クラウンブリッジ
の臨床

原著第5版

CONTEMPORARY FIXED PROSTHODONTICS

Fifth edition

Stephen F. Rosenstiel
Martin F. Land
Junhei Fujimoto

藤本浩平：監訳

岡村光信　廣瀬正法　錦織　淳：訳

医歯薬出版株式会社

訳者一覧（敬称略）

■監訳者
　藤本　浩平：藤本歯科医院

■訳　者
　岡村　光信：岡村歯科医院
　廣瀬　正法：元藤本歯科医院
　錦織　淳　：錦織歯科医院

■原著第2版～原著第4版訳者
・原著第2版　藤本順平共著・訳
・原著第3版　藤本順平共著・監訳，山本健一，岡野昌治，菅野英也，千ヶ崎乙文訳
・原著第4版　藤本順平共著・監訳，岡野昌治，菅野英也，千ヶ崎乙文訳

CONTEMPORARY FIXED PROSTHODONTICS

FIFTH EDITION

Stephen F. Rosenstiel, BDS, MSD
Professor Emeritus, Restorative and Prosthetic Dentistry
College of Dentistry
The Ohio State University
Columbus, Ohio

Martin F. Land, DDS, MSD
Professor of Fixed Prosthodontics
School of Dental Medicine
Southern Illinois University, Edwardsville
Alton, Illinois

Junhei Fujimoto, DDS, MSD, DDSc
Part-Time Lecturer, Tokyo Medical and Dental University
Director, J.F. Occlusion and Prosthodontic Postgraduate Course;
Private Practice
Tokyo, Japan

ELSEVIER

ELSEVIER

Higashi-Azabu 1-chome Bldg. 3F

1-9-15, Higashi-Azabu,

Minato-ku, Tokyo 106-0044, Japan

CONTEMPORARY FIXED PROSTHODONTICS

Copyright © 2016 by Elsevier Inc. All rights reserved.

ISBN：978-0-323-08011-8

This translation of *Contemporary Fixed Prosthodontics, 5th edition* by **Stephen F. Rosenstiel, Martin F. Land and Junhei Fujimoto** was undertaken by Ishiyaku Publishers, Inc. and is published by arrangement with Elsevier Inc.

本　書，**Stephen F. Rosenstiel, Martin F. Land and Junhei Fujimoto** 著：*Contemporary Fixed Prosthodontics, 5th edition* は，Elsevier Inc. との契約によって出版されている．

クラウンブリッジの臨床　原書第 5 版 by **Stephen F. Rosenstiel, Martin F. Land and Junhei Fujimoto.**

Copyright © 2018 Elsevier Japan KK. Ishiyaku Publishers, Inc.
ISBN：978-4-263-44527-3

All rights reserved. No part of this publication may be reproduced or transmitted in any form or by any means, electronic or mechanical, including photocopying, recording, or any information storage and retrieval system, without permission in writing from the publisher. Details on how to seek permission, further information about the Publisher's permissions policies and our arrangements with organizations such as the Copyright Clearance Center and the Copyright Licensing Agency, can be found at our website: www.elsevier.com/permissions.

This book and the individual contributions contained in it are protected under copyright by the Publisher （other than as may be noted herein）．

注　意

本翻訳は，医歯薬出版がその責任において請け負ったものである．医療従事者と研究者は，ここで述べられている情報，方法，化合物，実験の評価や使用において，常に自身の経験や知識を基盤とする必要がある．医学は急速に進歩しているため，特に，診断と薬物投与量については独自に検証を行うものとする．法律のおよぶ限り，Elsevier，出版社，著者，編集者，監訳者，翻訳者は，製造物責任，または過失の有無に関係なく人または財産に対する被害および／または損害に関する責任，もしくは本資料に含まれる方法，製品，説明，意見の使用または実施における一切の責任を負わない．

Contributors

Robert F. Baima, DDS
Clinical Associate Professor, Department of Periodontology and Restorative Dentistry, School of Dentistry, University of Detroit Mercy, Detroit, Michigan; Diplomate, American Board of Periodontology, Diplomate, American Board of Prosthodontics

Rick K. Biethman, DMD
Assistant Professor, Department of Restorative Dentistry, School of Dental Medicine, Southern Illinois University, Alton, Illinois

William A. Brantley, PhD
Professor and Director of the Graduate Program in Dental Materials Science, Division of Restorative and Prosthetic Dentistry, College of Dentistry, The Ohio State University, Columbus, Ohio

Isabelle L. Denry, DDS, MS, PhD
Professor, Department of Prosthodontics and Dows Institute for Dental Research, College of Dentistry, The University of Iowa, City, Iowa

R. Duane Douglas, DMD, MS
Associate Professor and Chair, Department of Restorative Dentistry, School of Dental Medicine, Southern Illinois University, Alton, Illinois

A. Jon Goldberg, PhD
Professor, Department of Reconstructive Sciences, Director, Center for Biomaterials, School of Dental Medicine, University of Connecticut, Farmington, Connecticut

Julie A. Holloway, DDS, MS
Professor and Head, Department of Prosthodontics, College of Dentistry, The University of Iowa, Iowa City, Iowa

Christa D. Hopp, DMD, BS
Associate Professor,
Section Head, Operative Dentistry, School of Dental Medicine, Southern Illinois University, Alton, Illinois

William M. Johnston, PhD
Professor Emeritus, Division of General Practice and Materials Science, College of Dentistry, The Ohio State University, Columbus, Ohio

Peter E. Larsen, DDS
The Larry J. Peterson Endowed Professor, and Chair of Oral and Maxillofacial Surgery, College of Dentistry, The Ohio State University, Columbus, Ohio

Edwin A. McGlumphy, DDS, MS
Professor, Department of Restorative and Prosthetic Dentistry, College of Dentistry, The Ohio State University, Columbus, Ohio

Jonathan C. Meiers, DMD, MS
Chief, Dental Service, VA Connecticut Healthcare System, 950 Campbell Ave. West Haven, Connecticut

Donald A. Miller, DDS, MS
Private Practice, Chicago and Naperville, Illinois, Clinical Associate Professor, University of Illinois at Chicago College of Dentistry; Diplomate, American Board of Endodontics

Van P. Thompson, DDS, PhD
Professor, Division of Tissue Engineering and Biophontics, King's College London Dental Institute, London, United Kingdom

Alvin G. Wee, DDS, MS, MPH
Associate Professor, Division of Oral Facial Prosthetics/Dental Oncology, Department of Otolaryngology—Head and Neck Surgery; Member, Cancer Prevention and Control Program, University of Nebraska Medical Center Eppley Cancer Center, Courtesy Associate Professor, College of Dentistry, University of Nebraska Medical Center, Omaha, Nebraska

Burak Yilmaz, DDS, PhD
Associate Professor, Division of Restorative Science and Prosthodontics, College of Dentistry, The Ohio State University, Columbus, Ohio

監訳者　序

　アメリカ補綴学会の会長を務めたStephen F. Rosenstiel, Martin F. Landの両先生，そして私の父親である藤本順平の3人の補綴専門医は，補綴学の分野で大変広く翻訳，採用されているランドマーク的テキストである『Contemporary Fixed Prosthodontics』の初版を1988年に出版して以来，1995年，2001年，2006年と順調に版を重ね，約25年後の2015年にはついに第5版を出版した．藤本順平はインディアナ大学Fixed & Removable Prosthodontics大学院修了後，1976年からフロリダ大学歯学部のCrown & Bridge科の助教授として赴任した．この時代のフロリダ大学では咬合学の大家であるParker Mahan先生が基礎研究部門，Harry Lundeen先生が咬合学の主任として着任しており，Chewing Machineを作製したCharles Gibbs博士らとともに藤本順平は顎運動，咬合の研究に加わり，現在の咬合学の理論的礎を築いた．1977年に藤本順平はCrown & Bridge科主任となり，大学院を修了したばかりのRosenstiel先生とLand先生を医局員として迎え入れた．この3人は当時のアメリカでは一般的であった臨床的経験に基づいた治療技術を重視した補綴教育から，科学的根拠に裏づけられた予知性の高い臨床の提供を目指すインディアナ大学大学院での教育方針を採用，実践した．なかでもクラウン・ブリッジの臨床訓練では当時，学生は歯冠形成，印象までの操作が一般的であったのに対して，ワックスアップ，鋳造，陶材の築盛までの課題を実習課題に設定した．学生からは反発を受けたものの，3人はIndiana Mafiaと呼ばれ徹底した臨床教育を展開し評価された．『Contemporary Fixed Prosthodontics』は，この3人のIndiana Mafiaたちによって質の高い補綴治療の提供を目指す学部学生，大学院生，研究生，臨床家のために，基礎・臨床科学的知識の統合，および先端的技術の科学・生物学的根拠を提供する補綴学の理想的な教科書として6年の歳月をかけて執筆された．第5版までに，保存修復技術，歯科材料学，インプラント治療におけるコーンビームCT・画像診断技術，歯科のデジタル技術の発展が可能にしたバーチャル環境での技工操作，オールセラミック補綴やCAD/CAM技術などの歯科医療の技術的発達を網羅しながら，初版以来重視されている補綴以外の専門分野の理解を目的に歯周病に関する内容が新たに加筆され，さらに充実した内容にアップデートされた．『Contemporary Fixed Prosthodontics』は版を重ねながらアメリカにおける歯科医療全般，歯学部教育環境の変化を反映しており大変興味深い．日本の臨床家，歯学部の学生，研究生にも本書を通じて歯科医療の本質的テーマをご理解いただけると信じている．世界で広く読まれている本書第5版翻訳に携わることができたことを，父とともに大変嬉しく思う．

　最後に，今回の日本語版出版を快諾いただき，ご助言，ご協力を賜った関係各位に厚くお礼申し上げます．また，ご多忙の中翻訳作業を進めていただいた岡村光信先生，廣瀬正法先生，錦織淳先生に深く感謝致します．

2018年5月

藤本浩平

原著者　序

　イギリス，オランダ，日本から来た3人の若い歯科医師がインディアナポリスの歯学部で初めて出会ったのは1975年の夏が終わろうとしている頃だった．3人はともにクラウンブリッジ補綴学に対し感心を抱いていたが，その当時はまだその40年後に『Contemporary Fixed Prosthodontics第5版』を出版するというこのうえない喜びを味わえるとは知る由もなかった．

　われわれ3人はクラウンブリッジ補綴学の理論と実践を学ぶことになったが，それにより，感情の大きな振れ幅を痛感することにもなった．すなわち不安から自信まで，挫折から達成感まで，不安から満足，ときには誇りまでを経験することとなった．そして現在，この分野において最も広く読まれ，多くの言語に翻訳されている本書の全面改訂版を上梓できることを，とても誇らしく思っている．

　改訂のための作業は前版と同様に困難を極めた．臨床手技および歯科材料の領域において技術的進歩はわれわれの想像を超えるものがあり，画像装置とCAD/CAMの進歩のために（本書の適切な場所に）新たな1章を設け，そこで新しい技術の進歩をまとめることも考えられた．しかしそうとはせず，これまでの改訂で行ってきたように，本文中の必要な箇所に新技術について随時加筆する方法を採った．改訂のための見直しの早期段階において，新しいシステムのいくつかは，そのステップを追いながら紹介するのは不可能であることがわかった．進歩や改良のペースが非常に速いので，1章を全面的に新たに書き起こしたのでは内容がすぐに古いものとなってしまう．結果としてわれわれは新しい技術の根底にある原理を抽出し，その情報（多くは一般的な歯科文献以外から収集したもの）を本文中の適切な箇所に統合する方針を採用した．

　今回の第5版では診断およびインプラント埋入のためのコーンビームCTについて追加した．印象採得は光学印象によって幅が広がり，石膏模型はモニター上で生成されるバーチャルな模型に相当するものとして対比されるようになった．ワックスパターンの作製はいまだに標準的な手法ではあるが，CADによるパターンの設計と3Dプリンターやミリングに関する情報が加えられた．同様に，陶材焼付鋳造冠のメタルフレームや全部陶材冠の項目も改訂され，新しいCAD/CAMの技術が追加されている．

　前版が上梓されて以降，歯科技工業界には革新的な変化が起こっている．規模の小さい技工所は，高価な新技術への投資を行いやすい大手の技工会社と対抗していかなければならない．技工所や製造業者を訪問した際に感じるのは，CAD/CAMへのスムーズな移行は容易ではないということである．

　何年も前に，大規模な技工所の熟練した1人のセラミストが全部陶材修復物をデジタル製作する任に就くことになった．彼は見つけうる限りで最も優秀で聡明なコンピュータ要員に対し必要となる歯科的知識を教え始めたところ，吸収が非常に速いことに驚かされたという．このプロセスを数年間続け，今度は最も経験豊富な有資格の歯科技工士に，新しく開発されたCAD/CAMツールの操作法を教えるようになり，「半年以内の稼働を目指しています．過去を振り返っている暇はありませんよ」と語った．

　このような経験からも，固定性補綴学の基本的な技術において確固たる基盤を築くことの重要性が改めて強調される．基礎があってこそ，初めて新しい技術への応用が可能となるのである．固定性補綴学を学ぶ学生はたとえ従来の方法でクラウンや単純なブリッジを作製する場合であっても，歯の構造，形態および機能を熟知していなければならない．同様に，形態と機能を完全に理解することは，現在の最先端の技術に熟達するためにも必須の条件である．アメリカおよびカナダの学部カリキュラムに広く採用された技術については新しいイラストを使ってできるかぎり収載してある．以前は推奨される方法であったものが，今では一般的な技法になっているものもあり，器具の写真は最新のものに差し替えて，全体にわたって新しい材料が追加されている．

　われわれは本書が博士課程の学生や博士研究員，臨床家や研究者にとって役立つことを願っている．十分かつ適切な索引も備わっており，多忙な臨床家や歯科関連製造業者がエビデンスに基づいた情報をすぐに取り出せるよう工夫をこらしてもいる．

Stephen F. Rosenstiel
Martin F. Land
Junhei Fujimoto

原著者　謝辞

多くの同僚や友人たちに感謝の意を込めて……．

まず何から述べればよいだろうか．30年の年月を経て，本書の発展に献身的な貢献を果たしてくれたすべての人々の名前を正確に挙げることはもはや不可能である．われわれから依頼したときには必ず，彼らは概念や新しい技術，図，写真，材料など，望むものは何でも快く提供してくれた．引用や転載の許諾が断られることはなく，いつも好意的な対応をしてくれた．今回もあらゆる努力を払ってきちんと正確に出典と協力者を明示するよう努めたつもりである．誤りや脱落があるとすれば，それは決して意図的なものではなく，責任はすべて著者にあるのでご容赦願いたい．

下記の方々には特別な謝意を表したい．

James Cockerill，RBP には前回と同様に写真の選択・提供においてご尽力いただいた．

執筆担当：Robert F. Baima, Rick K. Biethman, William A. Brantley, Isabelle L. Denry, R. Duane Douglas, Martin A. Freilich, A. Jon Goldberg, Julie A. Holloway, Christa D. Hopp, William M. Johnston, Peter E. Larsen, Leon W. Laub, Edwin A. McGlumphy, Jonathan C. Meiers, Donald A. Miller, M. H. Reisbick, James L. Sandrik, Van P. Thompson, Alvin G. Wee, Burak Yilmaz.

Southern Illinois 大学歯学部の教員およびスタッフ：Dr. Jeffrey Banker, Dr. Rick Biethman, Dr. Robert Blackwell, Dr. Duane Douglas, Dr. Randy Duncan, Dr. Christa Hopp, Ms. Nancy Inlow, Dr. Daniel Ketteman, Dr. Dennis Knobeloch, Ms. Robin Manning, Dr. Jack Marincel, Ms. Tobbi McEuen, Dr. Charles Poeschl, Dr. Steven Raney, Dr. Vincent Rapini, Dr. William Seaton, Dr. Joseph Sokolowski, Dr. Charles Thornton, Ms. Michele Wadlow, Dr. Daniel Woodlock.

Ohio 州立大学の教員およびスタッフ：Dr. Shereen Azer, Dr. Nancy Clelland, Dr. Allen Firestone, Dr. Lisa Knobloch, Dr. John Nusstein, Dr. Robert Seghi, Dr. Burak Yilmaz, Ms. Amy Barker からは多くの貴重な洞察と長期にわたる絶え間ないご支援を賜った．

写真家の Brodie Strum（Chicago, Illinois）は，12章のポストの写真に関してお力添えいただいた．

メディカルイラストレーター達には版を重ねるごとにわかりやすさと美しさの拡充・洗練に貢献していただいた：Krystyna Srodulski（San Francisco, California），Donald O'Connor（St. Peters, Missouri），Sandra Cello-Lang（Chicago, Illinois），Sue E. Cottrill（Chicago, Ilinois），Kerrie Marzo（Chicago Heights, Illinois）．

Elsevier の優秀なチームはわれわれが改訂作業を最後まで成し遂げることを信じ続け，妥協することなく品質を追求する彼らの姿勢により，これまでで最もすぐれた改訂版とすることができた．上級情報戦略担当 Kathy Falk，上級コンテンツ開発専門担当 Courtney Sprehe，上級プロジェクトマネージャー Rachel McMullen 諸氏の他面にわたる援助，忍耐力および理解に感謝したい．

歯科関連製品のメーカーおよび販売店の担当者各位からは，製品の情報および図・写真をご提供いただいた．

これまでも改訂のたびに人生の伴侶である妻 Enid，Karen そして Yoshiko に感謝の意を記してき

たが，残念なことに Karen Tolbert Land は 2014 年の 1 月 4 日に亡くなり，この 5 版の完成を見ることはできなかった．彼女の家は Illinois 州の Alton にあり，St. Louis で Elsevier のスタッフと会うときには必ずわれわれの本拠地のような役割を果たした．彼女の歓待がなければこのような改訂はできなかったはずである．

　経験豊かな先達の言葉がある．「自分の経歴を振り返ってみると，私は固定性補綴学に関して多くのことを教えることができるが，最も重要なのは，これは本心からの言葉なのだが，今までに飽きたと思ったことが 1 回もない，ということだ」

　Contemporary Fixed Prosthodontics 第 5 版は，われわれがこの類い稀なる挑戦を開始した頃最初に思い描いていたものとほぼ同じ姿で具現化することができた．歯科補綴学は最も挑戦しがいのある臨床専門分野であることに疑いの余地はないが，本書がこの分野の理論と実践を前へ進めるための一助となれば幸いである．ここにすべての答えがあるわけではないが，歯学生，臨床家，研究者，メーカー関係者諸氏ならびに，われわれが敬愛してきたこの学問を修得するのに必要な興味と熱意を抱くすべての人々は，自分たちの求める答えのほとんどではないにしてもその多くを本書から見出すことができるであろう．

Stephen F. Rosenstiel
Martin F. Land
Junhei Fujimoto

CONTENTS

クラウンブリッジの臨床　原著 第5版
Contemporary Fixed Prosthodontics 5th ed

監訳者 序 ………………………………………… vi
原著者 序 ………………………………………… vii
原著者 謝辞 ……………………………………… viii
索　引 …………………………………………… 930

Part I　治療計画および前処置

1章　患者情報聴取と臨床診査 ……………… 2
1. 患者情報 …………………………………… 2
1　主　訴…2
2　個人的情報…5
3　医科的既往歴…5
4　歯科的既往歴…6
2. 診　査 ……………………………………… 7
1　全身的診査…8
2　口腔外診査…8
3　口腔内診査…9
4　X線診査…19
5　歯髄診断…19
3. 診断と予後 ………………………………… 19
1　鑑別診断…19
2　予　後…21
4. 有歯顎症例のための補綴診断用指標（PDI）…… 23
1　歯の欠損の部位と程度…23
2　支台歯の状態（歯の欠損のない症例では，歯の状態）…23
3　咬合様式…24
4　残存顎堤…24
5　分類体系…24
6　部分欠損症例および歯の欠損のない症例のためのPDI分類体系使用のガイドライン…32
5. まとめ ……………………………………… 34

2章　診断用模型の応用 …………………… 36
1. 診断用模型のための印象採得 …………… 36
1　アルジネート印象材…37
2　診断用印象の採得方法…37
2. 咬合器の選択 ……………………………… 39
1　非調節性小型咬合器…40
2　半調節性咬合器…40
3　全調節性咬合器…42
3. フェイスボウ ……………………………… 44
1　水平横断軸…44
2　キネマティック蝶番軸フェイスボウ…45
3　平均値型蝶番軸フェイスボウ…47

4. 中心位記録 ………………………………… 48
1　下顎誘導…50
2　前歯プログラミング装置…51
3　中心位記録法…52
4　部分欠損歯列における顎間関係記録…59
5. 診断用模型の咬合器装着 ………………… 59
1　上顎模型…59
2　下顎模型…59
3　評　価…60
6. 咬合器の後方調節機構 …………………… 62
1　平均値…63
2　偏心位における顎間関係の記録…63
3　簡易型パントグラフ…64
4　パントグラフの記録…65
5　エレクトロニックパントグラフ…66
6　ステレオグラム…66
7. アンテリアガイダンス …………………… 67
1　機械的なアンテリアガイドテーブル…67
2　レジン製カスタムアンテリアガイドテーブル…67
3　カスタムアンテリアガイドテーブルの作製…67
8. 診断用模型の変更修正 …………………… 68
9. バーチャル咬合器 ………………………… 70
10. まとめ …………………………………… 72

3章　治療計画の作成 ……………………… 75
1. 患者のニーズの把握 ……………………… 75
1　現存する病態の改善…75
2　将来の疾患の予防…76
3　機能の回復…76
4　外観の改善…76
2. 利用できる材料と術式 …………………… 76
1　可塑性材料…76
2　鋳造金属による修復…76
3　陶材焼付鋳造冠…78
4　ファイバー強化型レジン…79
5　全部陶材修復物…79
6　固定性補綴物…79
7　インプラント支持の補綴物…80
8　部分床義歯…80
9　全部床義歯…81
3. 歯の欠損の治療 …………………………… 82
1　抜歯の決定…82
2　抜歯後に補綴を行わなかった場合の結果…82
4. 支台歯の選択 ……………………………… 82
1　単独欠損歯の補綴…82
2　複数欠損歯の補綴…86
3　部分床義歯の適応症…93

5. 治療の順序 …95
1 症状に対する治療…95
2 増悪する病態の安定化…95
3 最終的な治療…96
4 術後管理（フォローアップ）…97
6. まとめ …97

4章　咬合の原則
1. 解　剖 …101
1 顎関節…101
2 靱　帯…101
3 筋…102
4 歯　列…104
2. 中心位 …105
3. 下顎運動 …105
1 基準平面…105
2 限界運動…106
3 機能的運動…109
4 異常機能運動…110
4. 咬合研究の歴史 …112
1 両側性平衡咬合…113
2 片側性平衡咬合（グループファンクション）…113
3 ミューチュアリープロテクテッドオクルージョン…114
5. 患者の適応能力 …115
1 低い閾値…116
2 高い閾値…116
6. 病的咬合 …116
所見と症状…116
7. 咬合治療 …118
1 オクルーザルスプリント療法…119
2 装置の作製…119
3 術後管理…125
8. デジタルシステム …125
9. まとめ …126

5章　歯周組織の検証
1. 病　因 …129
1 初期病変…129
2 早期病変…130
3 確立期病変…130
4 進行期病変…131
5 歯周炎…131
2. 予　後 …135
3. 生物学的幅径 …138
1 補綴マージンの設定…138
2 歯肉バイオタイプ…143
3 生物学的幅径侵害の予防とその修正…143
4. オベート・ポンティック …147
5. インプラント埋入予定部位の維持・造成 …148
6. 抜歯の影響 …149
7. まとめ …152

6章　口腔内の前処置
1. 口腔外科的処置 …156
1 軟組織の処置…156
2 硬組織の処置…158
3 顎矯正外科…159
4 インプラント支持の固定性補綴物…159
2. 修復歯の二次齲蝕 …159
3. 支台築造 …160
1 選択の基準…160
2 製作の手順…162
4. 歯内療法 …168
1 評　価…168
2 治　療…169
5. 最終的な歯周治療 …169
1 角化歯肉…169
2 粘膜修復治療…170
3 歯冠長延長術…171
4 歯間乳頭の維持と再建…174
6. 矯正治療 …175
1 評　価…175
2 治　療…177
7. 最終的な咬合治療 …177
1 診断のための咬合調整…178
2 咬合調整の実際…179
8. まとめ …183

Part II　臨床術式：Section 1

7章　歯冠形成の原則
1. 生物学的条件 …190
1 歯冠形成時の損傷の防止…190
2 歯質の保存…195
3 将来の口腔の健康に影響を与える事項…195
2. 機械的条件 …210
1 維持形態…210
2 抵抗形態…215
3 変形の防止…220
3. 審美的条件 …221
1 オールセラミック修復…222
2 陶材焼付鋳造冠…222
3 部分被覆冠…225
4. 歯冠形成の計画と評価 …227
1 診断用歯冠形成…227
2 患者と術者の位置…229
5. まとめ …229

8章　全部鋳造冠の形成
1. 長　所 …234
2. 短　所 …235
3. 適　応 …235
4. 禁　忌 …236

5. 原 則 …… 236
　特記事項…236
6. 形 成 …… 237
　形成の手順…237
7. まとめ …… 246

9章　陶材焼付鋳造冠の形成 …… 248
1. 適 応 …… 248
2. 禁 忌 …… 249
3. 長 所 …… 249
4. 短 所 …… 249
5. 形 成 …… 250

10章　部分被覆冠，インレー，アンレーの形成 …… 263
1. 部分被覆冠 …… 263
　1　適 応…263
　2　禁 忌…264
　3　長 所…264
　4　短 所…264
　5　形 成…264
　6　臼歯の部分被覆冠の形成…265
　7　前歯の部分被覆冠の形成…274
　8　ピンレッジの形成…278
2. インレーとアンレー …… 284
　1　適 応…284
　2　禁 忌…285
　3　長 所…286
　4　短 所…286
　5　形 成…286
　6　MOインレー，DOインレーの形成…286
　7　MODアンレーの形成…288

11章　全部陶材修復の形成 …… 296
1. 全部陶材冠 …… 296
　1　長 所…296
　2　短 所…296
　3　適 応…297
　4　禁 忌…297
　5　形 成…298
2. セラミックインレーとアンレー …… 300
　1　適 応…300
　2　禁 忌…301
　3　長 所…301
　4　短 所…301
　5　形 成…302
3. ポーセレンラミネートベニア …… 306
　1　長所と適応症…306
　2　形 成…306

12章　根管処置歯の修復治療 …… 313
1. 治療計画 …… 313
　1　臨床上の失敗…315

　2　前歯に対する考察…315
　3　臼歯に対する考察…316
2. ポストコア形成の原則 …… 317
　1　歯質の保存…317
　2　維持形態…319
　3　抵抗形態…324
3. 術 式 …… 324
　1　根管充填材の除去…325
　2　根管の形成…327
　3　歯冠部歯質の形成…334
　4　ポストの作製…337
　5　コアの作製…343
　6　暫間修復物…346
　7　埋没と鋳造…347
　8　試 適…350
　9　セメント合着…350
　10　ポストの除去…350
4. まとめ …… 351

13章　インプラント支持の固定性補綴 …… 357
1. インプラントの種類 …… 357
　1　ブレード型インプラント…358
　2　歯根型インプラント…358
2. インプラントの治療計画 …… 360
　1　臨床評価…360
　2　X線的評価…360
　3　診断用模型…361
　4　骨の診査（ボーンサウンディング）…364
3. インプラントの位置決定の原則 …… 364
　1　解剖学的制約…364
　2　補綴的配慮…367
4. 外科用ステント …… 371
5. インプラント外科 …… 373
　1　インプラント一次手術…373
　2　インプラント二次手術──インプラントの露出…375
6. インプラント修復 …… 375
　1　臨床用インプラントコンポーネント…375
　2　インプラント修復の選択肢…386
　3　セメント維持型のインプラントクラウンとスクリュー維持型のインプラントクラウン…397
7. インプラントの長期的成功に影響を与える生体力学的因子 …… 402
　1　咬 合…402
　2　インプラントと天然歯の連結…403
　3　インプラントとフレームワークの適合…404
8. メインテナンス …… 405
9. 偶発症 …… 406
　1　骨吸収…406
　2　補綴の失敗…406
10. まとめ …… 406

14章　歯周組織の管理と印象採得 …… 410
1. 必要条件 …… 411

1　歯周組織の健康…411
　　2　唾液のコントロール…411
　　3　歯肉圧排…413
　2. **材料学**……422
　　弾性印象材…422
　3. **印象用トレー**……427
　4. **各個トレーの作製**……428
　　1　使用器材…428
　　2　手　順：即時重合レジン…429
　　3　手　順：光重合レジン…431
　　4　評　価…432
　5. **印象採得**……434
　　1　弾性印象材…434
　　2　可逆性ハイドロコロイド…439
　　3　閉口印象法…440
　　4　特別に考慮すべき事項…441
　　5　消　毒…441
　　6　評　価…441
　6. **デジタル印象法**……443
　　1　スキャニングシステムの種類…444
　　2　光の反射…444
　　3　アクティブウェーブフロントサンプリング…445
　　4　並列共焦点スキャニング…445
　　5　収集したデータの構築…445
　　6　光学印象機器…446
　7. **まとめ**……446

15章　固定性暫間修復物……449
　1. **必要条件**……449
　　1　生物学的条件…449
　　2　機械的条件…451
　　3　審美的条件…452
　2. **材料と作製法**……453
　　1　外面用モールド（ESF）…454
　　2　組織面用モールド（TSF）…458
　　3　固定性暫間修復物の材料…461
　3. **材料学**……462
　　1　遊離基重合…464
　　2　モノマーによる特性の違い…465
　　3　フィラー…465
　4. **手　技**……465
　　1　使用器材…465
　　2　間接法で作製するカスタムメードの暫間ブリッジ…467
　　3　間接-直接法で作製するカスタムメードの暫間ブリッジ…470
　　4　カスタムメードの暫間被覆冠…474
　　5　デジタル暫間修復物…475
　　6　ラミネートベニア…477
　　7　既製ESFを用いた暫間クラウン…477
　　8　ポリカーボネート冠…477
　　9　アルミニウム冠…479
　　10　ポストコアの暫間修復物…482
　　11　セメント仮着…484
　　12　撤去，再装着，修理…486
　　13　審美性の向上…487
　5. **ファイバー強化型コンポジットレジンを使用した固定性暫間修復物**……489
　　1　入手可能な材料…489
　6. **まとめ**……491

Part III　技工物の作製

16章　技工サイドとのコミュニケーション……496
　1. **歯科技工と認定制度**……496
　2. **相互責任**……497
　　1　歯科医師…498
　　2　歯科技工士…498
　3. **歯科医師の責務**……499
　　1　感染予防…499
　　2　歯冠形成…499
　　3　形成マージン…501
　　4　咬合器装着…501
　　5　技工作業委任書…502
　4. **適切な確認**……507
　5. **まとめ**……510

17章　作業模型および歯型……512
　1. **具備すべき条件**……513
　2. **材料学**……513
　　1　石　膏…513
　　2　レジン…515
　　3　弾性歯型材…515
　3. **選択基準**……515
　　1　種々の模型…515
　　2　作業模型-歯型法の選択…518
　4. **方　法**……522
　5. **作業模型の咬合器装着**……527
　　1　作業模型と診断用模型…527
　　2　既存の咬合に合わせた修復…530
　　3　咬合の再構築…533
　　4　咬合器装着の確認…533
　6. **閉口印象法**……533
　7. **バーチャル作業模型-歯型法**……535
　　1　光学印象…535
　　2　スキャナーの種類…535
　　3　バーチャル模型…537
　8. **まとめ**……541

18章　ワックスパターン……544
　1. **必要条件**……544
　　1　欠陥の修正…545
　　2　適切なセメントスペースの確保…545
　　3　マージンの印記…549
　2. **材料学**……550

CONTENTS

　3. 術　式 ･･････････････････････････････････ 551
　　1　使用器材…552
　　2　ワクシングインスツルメント…552
　　3　臼歯部のワックスアップ…555
　　4　前歯のワックスアップ…572
　　5　ワックスのカットバック…573
　　6　連結部のワックスアップ…573
　　7　3Dプリンターによるワックスパターン…576
　　8　ミリングによるワックスパターン…576
　4. ステップの要約 ･････････････････････････ 577
　5. まとめ ･････････････････････････････････ 577

19章　陶材焼付鋳造冠のためのフレームワークの設計と金属の選択 ･･･････････････ 580
　1. 具備すべき条件 ･････････････････････････ 581
　　1　解剖学的形態でのワックスアップ…581
　　2　咬合の分析…582
　2. カットバック ･･･････････････････････････ 585
　　1　使用器材…585
　　2　手　順…585
　3. 3Dプリンターを利用したフレームワークのパターン作製 ･･･････････････････････････ 590
　4. 金属の選択 ･････････････････････････････ 590
　　1　陶材焼付用合金の機械的・物理的特性の歯科的な意味あい…590
　　2　利用可能な合金…597
　4. ステップの要約 ･････････････････････････ 604
　5. まとめ ･････････････････････････････････ 605

20章　ポンティックの設計 ･･････････････ 610
　1. 術前の評価 ･････････････････････････････ 611
　　1　ポンティックのスペース…611
　　2　顎堤の形態…611
　　3　外科的修正…612
　　4　顎堤形態の保存…613
　2. ポンティックの分類 ･････････････････････ 618
　　1　完全自浄型ポンティック…619
　　2　鞍状型ポンティックとリッジラップ型ポンティック…621
　　3　改良リッジラップ型ポンティック…621
　　4　円錐型ポンティック…623
　　5　オベイト型ポンティック…623
　　6　改良オベイト型ポンティック…624
　3. 生物学的条件 ･･･････････････････････････ 625
　　1　顎堤との接触状態…625
　　2　口腔衛生への配慮…625
　　3　ポンティックの材料…626
　　4　咬合力…627
　4. 機械的条件 ･････････････････････････････ 627
　　　ポンティックに使用される材料…628
　5. 審美的条件 ･････････････････････････････ 630
　　1　歯肉との関係…630
　　2　歯冠長…631
　　3　近遠心的幅径…631
　6. ポンティックの作製 ･････････････････････ 635
　　1　市販されている材料…635
　　2　陶材焼付鋳造ポンティック…636
　　3　メタルポンティック…641
　7. まとめ ･････････････････････････････････ 641

21章　部分床義歯の維持装置 ･･････････ 644
　1. 治療計画 ･･･････････････････････････････ 644
　　　成功の条件…647
　2. 歯冠形成 ･･･････････････････････････････ 651
　　1　装着方向…651
　　2　レストシート…652
　　3　軸面形態…652
　3. 印象採得 ･･･････････････････････････････ 653
　　　咬合採得…654
　4. ワックスパターンの作製 ･････････････････ 654
　　1　サベイライン…654
　　2　ガイドプレーン…656
　　3　咬合面レストシート…656
　5. 厳密な仕上げ工程 ･･･････････････････････ 657
　　　ミリング…657
　6. 試適評価とセメント合着 ･････････････････ 658
　7. 既存の部分床義歯に適合する鋳造冠の作製 ･･･ 658
　8. アタッチメント ･････････････････････････ 659
　　1　歯冠外アタッチメント…659
　　2　歯冠内アタッチメント…660
　　3　バー，スタッド，磁石…664
　9. まとめ ･････････････････････････････････ 667

22章　埋没と鋳造 ････････････････････････ 671
　1. 必要条件 ･･･････････････････････････････ 671
　　1　スプルー…671
　　2　円錐台…673
　　3　鋳造リングとリングライナー…673
　　4　リングレス埋没法…674
　　5　スプルー植立法…674
　2. 材料学 ･････････････････････････････････ 675
　　1　石膏系埋没材…675
　　2　リン酸塩系埋没材…677
　3. 材料の選択 ･････････････････････････････ 679
　　1　鋳造用合金の選択…679
　　2　埋没材の選択…681
　4. 埋　没 ･････････････････････････････････ 682
　　1　使用器材…682
　　2　手　順…683
　5. 鋳造促進法 ･････････････････････････････ 686
　6. 鋳　造 ･････････････････････････････････ 686
　　1　鋳造機…686
　　2　鋳造法…687
　7. ステップの要約 ･････････････････････････ 694
　8. まとめ ･････････････････････････････････ 694

23章　色の表現方法，色の再現過程および審美性 …… 697
1. 色の表現方法 …… 697
1　マンセル（Munsell）表色系…697
2　CIELAB 表色系…698
2. 色の再現過程 …… 699
3. シェードマッチング段階 …… 700
視覚的シェードマッチング…700
4. 機器による色分析 …… 713
測色機器…713
5. シェード再現段階 …… 715
6. 審美性 …… 716
1　スマイルの分析…716
2　調和（均整・プロポーション）…716
3　バランス…719
4　正中線…719
5　切縁側鼓形空隙の形態…719
6　切歯の傾斜…720
7. まとめ …… 720

24章　陶材焼付鋳造冠 …… 723
1. 歴史的背景 …… 723
2. 概論 …… 723
3. メタル調製 …… 724
1　形態…724
2　埋没材の除去…725
3　酸化膜の除去…725
4　メタル仕上げ…725
4. 材料学 …… 728
1　陶材の製造…728
2　ポーセレンテクニック…730
3　陶材の種類…730
4　陶材と合金の結合…731
5　結合に影響を与える因子…733
5. 選択の基準 …… 736
1　オペーク陶材…736
2　ボディ陶材およびインサイザル陶材…736
6. 作製 …… 736
1　ポーセレンの築盛…737
2　内部のキャラクタリゼーション…743
3　カントゥアの付与…744
4　グレージングと表面のキャラクタリゼーション…745
5　外部のキャラクタリゼーション…746
7. カラーレスクラウン …… 746
1　長所と短所…746
2　適応と禁忌…747
3　カラーレスクラウンのためのコーピングデザイン…747
8. トラブル解決法 …… 749
1　亀裂…749
2　気泡…750
3　問題のある外観…750
9. 加圧形成セラミックス …… 751
10. ステップの要約 …… 751
11. まとめ …… 752

25章　全部陶材修復物の作製 …… 756
1. 歴史的背景 …… 756
2. 強化陶材 …… 757
3. 歯科用陶材強化の機序 …… 757
1　製作上の欠陥…757
2　表面の亀裂…758
3　結晶強化処理…758
4　化学的強化処理…758
5　応力誘起相変態…758
6　グレージング（艶焼き）…758
7　応力腐蝕の防止…759
4. 全部陶材システム …… 759
1　アルミナスコアセラミック法…759
2　ヒートプレスセラミック…762
3　機械加工セラミック…763
4　機械加工・焼付セラミック…767
5　金属強化システム…769
5. 全部陶材システムの選択 …… 771
1　破折抵抗…772
2　審美性…772
3　摩耗性…772
6. インレーおよびアンレー …… 772
7. 全部陶材ブリッジ …… 774
8. 全部陶材による支台築造 …… 775
9. 陶材修復物のレジン接着 …… 775
10. まとめ …… 775

26章　レジン接着性ブリッジ …… 779
1. レジン接着性ブリッジの発達 …… 780
1　接着ポンティック…780
2　有孔性鋳造体レジン接着性ブリッジ（機械的維持）…780
3　エッチング鋳造体レジン接着性ブリッジ（マイクロメカニカルな維持—"メリーランドブリッジ"）…781
4　陶材支台装置…781
5　化学接着によるレジン接着性ブリッジ（接着性ブリッジ）…782
2. 設計の概念 …… 785
3. 長所 …… 786
4. 短所 …… 787
5. 適応 …… 788
6. 禁忌 …… 789
7. 作製 …… 790
1　支台歯形成…790
2　臼歯部の歯冠形成とフレームワークの設計…793
3　修復物の接着…797
4　咬合…798
8. 術後の管理 …… 798

9. ステップの要約 …799	1 暫間修復物と合着材…842
10. まとめ …799	2 評価の順序…842
	3 隣接面接触部…843

27章　ブリッジの連結部 …803
1. 固定性連結部 …803
2. 非固定性連結部 …805
3. 連結部の設計 …805
4. 連結部の種類 …806
   1 固定性連結部…806
   2 非固定性連結部…807
5. 材料学 …809
   1 鑞…809
   2 鑞付け用フラックスとアンチフラックス…810
   3 鑞付け用埋没材…811
   4 非貴金属の接合…811
6. 鑞付け方法の選択 …811
   1 全部鋳造ブリッジの鑞付け…813
   2 陶材焼付鋳造ブリッジの鑞付け…815
7. 熱源 …815
   1 トーチ（ブローパイプ）を用いた鑞付け…815
   2 オーブン鑞付け…816
   3 マイクロウェーブ鑞付け…817
   4 レーザー溶接…817
8. 鑞付け精度 …817
9. 鑞付け方法 …818
   評価…823
10. ステップの要約 …824
11. まとめ …826

28章　鋳造修復物の仕上げ …829
1. 目的と手順 …829
   1 区域1―マージン部内面…829
   2 区域2―鋳造体内面…830
   3 区域3―スプルー…831
   4 区域4―隣接面接触部…832
   5 区域5―咬合面…834
   6 区域6―軸壁…836
   7 区域7―マージン部外面…836
2. ステップの要約 …838

Part IV　臨床術式：Section 2

29章　試適評価，キャラクタリゼーション，グレージング …842
1. 試適評価 …842
   1 暫間修復物と合着材…842
   2 評価の順序…842
   3 隣接面接触部…843
   4 マージンの適合状態…845
   5 安定性…847
   6 咬　合…847
   7 陶材修復物…853
2. キャラクタリゼーションとグレージング …857
   表面の色修正とキャラクタリゼーション…862
3. まとめ …867

30章　合着用材と合着手順 …869
1. 仮　着 …869
2. 恒久的合着 …869
   1 従来の鋳造修復物…869
   2 歯科用セメント…869
   3 合着材の選択…874
   4 セメント合着のための修復物と歯面の調製…878
   5 使用器材…878
   6 接着性レジン…881
3. セラミックベニア・インレーの合着 …881
   1 接着性レジンの選択…882
   2 修復物の接着…882
4. ステップの要約 …885
5. まとめ …888

31章　術後管理 …890
1. 合着後の診査 …891
2. 定期的リコール …891
   1 既往歴と一般診査…891
   2 口腔衛生と食事および唾液…891
   3 齲　蝕…892
   4 歯周病…894
   5 咬合機能障害…894
   6 歯髄と根尖周囲組織の健康…895
3. 緊急治療 …897
   1 疼　痛…897
   2 支台装置の緩み…898
   3 連結部の破折…899
   4 ポーセレン前装部の破折…900
4. 再治療 …905
   1 計画された再治療…907
   2 自己管理不良…907
5. 症例提示 …907
6. まとめ …927

Part I
治療計画および前処置

Part I　治療計画および前処置

1章 患者情報聴取と臨床診査
History Taking and Clinical Examination

　固定性補綴治療は，歯を人工代用物によって置換および修復する治療法であり，補綴物は簡単に口腔内から取り外すことはできない．この治療の目的は，機能，審美性そして快適さを回復することである．固定性補綴治療は，患者と歯科医師の双方に優れた満足感を提供することができる．すなわち，不健康で審美的にも機能的にも良好でない歯列の状態から，審美性を大きく改善するとともに，長期的に良好に機能する，快適で健康的な咬合に変容させるのである（図1-1 A・B）．この治療は多岐にわたり，1歯のみの鋳造冠による単純な修復（図1-1 C），1歯またはそれ以上の欠損歯の固定性補綴物（図1-1 D）やインプラント支持補綴物（図1-1 E）から，全顎あるいは全歯にわたる非常に複雑な修復（図1-1 F）まで，幅広い種類がある．

　技術的にも学問的にも難易度の高いこの分野で予知性の高い成功を得るためには，患者との最初の面談と診断から治療の実施段階を経て計画された術後管理に至るまで，あらゆる詳細な事項に対して細心の注意を払うことが不可欠である．これを怠れば，歯科医師と患者の両者にとって満足できない予想外の結果となり，お互いの信頼も失われるだろう．

　治療途中または治療後に遭遇する問題は，患者情報聴取・初期診査時の誤りや不備に起因していることが多い．未熟な歯科医師は，起こりうる落とし穴をあらかじめ知らせてくれる診断上の情報を十分に収集しないうちに，性急に治療段階に進んでしまう．

　正しい診断は，適切な治療計画を立てるうえでの必要条件である．そのためには関連するすべての情報を得る必要がある．患者情報としては，全身および口腔の健康状態，その患者の要望，好み，生活環境などの包括的な事項が含まれていなければならない．本章では，固定性補綴治療について適切な決定を行うために必要な情報を得ることに特に重点をおいて，患者の情報聴取・臨床診査の基本を概説する．

1. 患者情報

　患者情報には，関連する医科的・歯科的既往歴を含む患者個人のあらゆる履歴の他に，患者が治療を求める理由に関わるすべての情報が含まれていなければならない．主訴は，できれば患者自身の言葉で記録するべきである．スクリーニング質問票（図1-2）は病歴聴取に有用である．質問票は患者とともに再確認する必要があり，記入に誤りがあれば訂正し，不明確な項目については確認をとる．患者が未成年者であったり障害があって内容を理解できないような場合には，後見人または監督責任をもつ親を同席させなければならない．

1 主　訴

　患者が治療を求める主な理由の正確性と重要性を，まず分析する必要がある．主訴は氷山の一角にすぎず，注意深い診査によって患者自身が気づいていない問題や疾患が明らかになることが多い．それでも，主訴は患者にとって主要な，あるいは唯一重要な問題である．したがって，包括的治療計画を提案する際に，主訴をどのように解決するかに特に注意しなければならない．経験の浅い歯科医師は，"理想的な"治療計画を立てようとして患者の要望をすぐに見失うことがある．その結果，歯科医師が患者の視点を理解しているとは思えない，あるいは理解しようとしていないという理由で，患者は苛立ちを感じるかもしれない．

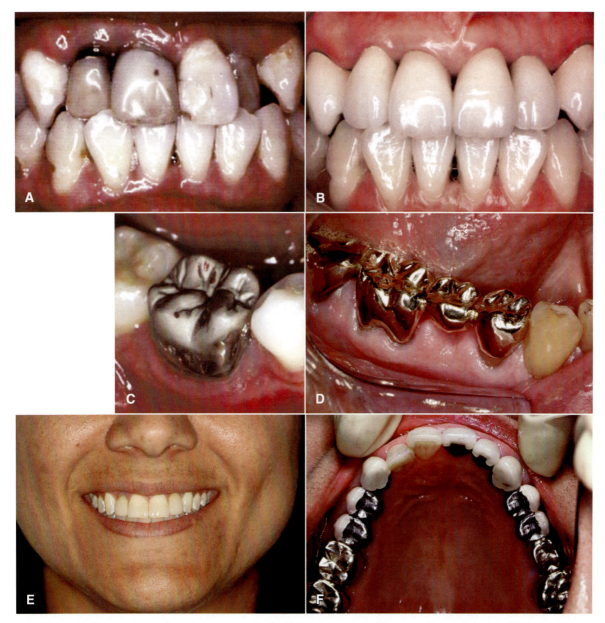

図1-1 A：著しく損傷を受けた上顎歯列．B：陶材焼付鋳造固定性補綴物による修復．C：全部鋳造冠によって修復された下顎大臼歯．D：下顎大臼歯の欠損部に装着された3ユニットブリッジ．E：インプラント支持クラウンによる上顎両側側切歯の先天性欠損修復．F：多数歯修復を含む広範囲の固定性補綴物．（Cの提供：Dr. X. Lepe，Dの提供：Dr. J. Nelson，Eの提供：Dr. A. Hsieh）

通常，主訴は次の4群に分類される．
・快適さ（疼痛，知覚過敏，腫脹）
・機能（咀嚼障害，構音障害）
・社会性（口臭，嫌な味）
・外観（歯・修復物の破折や外観不良，変色）

❶ 快適さ

痛みのあるときは，その部位，性質，程度，発生頻度とともに，初発時期，増悪因子（たとえば，圧力，熱いもの，冷たいもの，甘いもの），性質のあらゆる変化を記録するべきである．痛みの性質が限局性か，あるいは広汎性かにも注意する．患者自身に痛い箇所を指で指し示してもらいながら注意深く観察することもしばしば有用である．

腫脹がある場合には，部位，大きさ，硬さ，色調，いつから触知されているのか，増大傾向にあるのか，または縮小傾向にあるのかを記録する．

❷ 機　能

咀嚼障害は咬頭破折や歯の欠損などの局所的問題に起因することもあれば，より広範な不正咬合や神経筋機能障害を示していることもある．

Part I　治療計画および前処置

氏名 _____　　日付 _____　　年齢 _____　　受付番号 _____

健康に関する質問

1. 過去2年間に入院もしくは医師の治療を受けたことがありますか. _____
2. 過去2年間で, 健康状態が変化したと感じたことがありますか. _____
3. ペニシリンまたはその他の薬物に対してアレルギーがありますか. _____
4. 下記の疾患について, 現在治療中あるいは過去に治療したことがありますか.「はい」か「いいえ」を○で囲んで下さい.

心臓発作	はい／いいえ	じんましん, 発疹	はい／いいえ	薬物乱用	はい／いいえ
心臓病	はい／いいえ	癌治療	はい／いいえ	エイズ	はい／いいえ
心臓手術	はい／いいえ	放射線治療	はい／いいえ	HIV感染症	はい／いいえ
狭心症（胸の痛み）	はい／いいえ	潰瘍	はい／いいえ	糖尿病	はい／いいえ
高血圧	はい／いいえ	胃炎	はい／いいえ	肝炎	はい／いいえ
僧帽弁逸脱	はい／いいえ	裂孔ヘルニア	はい／いいえ	腎臓病	はい／いいえ
心雑音	はい／いいえ	皮下出血	はい／いいえ	精神病治療	はい／いいえ
人工心臓弁	はい／いいえ	大量出血	はい／いいえ	失神	はい／いいえ
先天性心臓疾患	はい／いいえ	人工関節	はい／いいえ	発作	はい／いいえ
心臓ペースメーカー	はい／いいえ	関節炎	はい／いいえ	てんかん	はい／いいえ
リウマチ熱	はい／いいえ	喘息	はい／いいえ	貧血	はい／いいえ
脳卒中	はい／いいえ	しつこい咳	はい／いいえ	女性の方のみ	
アレルギー	はい／いいえ	肺気腫	はい／いいえ	妊娠中	はい／いいえ
				授乳中	はい／いいえ
				婦人病	はい／いいえ

　　タバコを吸いますか.　　はい／いいえ　　種類 _____　本数 _____
　　アルコールを飲みますか.　はい／いいえ　　種類 _____　量 _____

5. 上に書かれていない病気・健康状態・問題が何かありますか. _____
6. 最後に内科医にかかったのはいつですか. _____
7. かかりつけの医師の名前および住所 _____
8. 現在, 薬を飲んでいますか. _____
9. 以前の歯科治療によって何か問題や不安がありましたか. _____

歯科に関する質問　「はい」か「いいえ」を○で囲んで下さい.

10. 噛んだときに痛みますか.　　　　　　　　　　　　　　　　　　はい／いいえ
11. 冷水にしみたり触ったときに痛みがありますか.　　　　　　　　　はい／いいえ
12. 歯や歯肉が痛むことがよくありますか.　　　　　　　　　　　　　はい／いいえ
13. 歯磨きをすると歯肉から出血しますか.　　　　　　　　　　　　　はい／いいえ
14. 口の中が乾いたり, 熱く感じることがありますか.　　　　　　　　はい／いいえ
15. 顎や頸またはこめかみに痛みを感じることがありますか.　　　　　はい／いいえ
16. 大きく口を開けたり, 大きな物を噛むときに痛みがありますか.　　はい／いいえ
17. 噛んだり, 顎を動かしたときに関節の音がしますか.　　　　　　　はい／いいえ
18. 頭痛がありますか.　　　　　　　　　　　　　　　　　　　　　　はい／いいえ
19. 耳痛または耳の前方に痛みを感じたことがありますか.　　　　　　はい／いいえ
20. 食後に顎の"疲れ"を感じますか.　　　　　　　　　　　　　　　はい／いいえ
21. どこで咬み合わせたらよいか, わからなくなったことがありますか.　はい／いいえ
22. 歯がじゃまになったことがありますか.　　　　　　　　　　　　　はい／いいえ
23. 質問されたこと以外で, 何か話しておきたいことがありますか.　　はい／いいえ
24. これまでの事柄で, 何かわからなかったことがありますか.　　　　はい／いいえ

上記に関して何か変更があるときは病院にお知らせします.

　　　　　　　　　　　　　　　　　　　　○で囲む.　本人　親　後見人
　　　　　　　　　　　　　　　　　　　　署名（未成年者の場合：親または法定後見人）
　　　　　　　　　　　　　　　　　　　　_____
　　　　　　　　　　　　　　　　　　　　日付 _____

図1-2　スクリーニング質問票

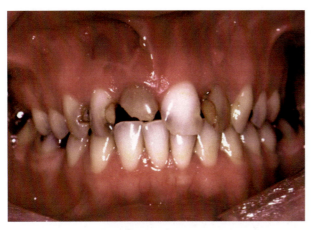

図1-3 外観不良は修復歯科治療を求める一般的な理由の1つである．

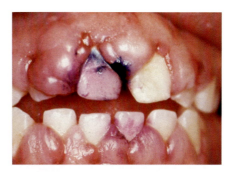

図1-4 抗痙攣薬の服用による著しい歯肉増殖（提供：Dr. P. B. Robinson）

③ 社会性

口臭や嫌な味は，口腔清掃不良と歯周病の存在を示していることが多い．社会的な圧力は，多くの患者にとって治療を求めるきっかけとなる．

④ 外 観

歯の外観不良（図1-3）は，これを改善することができるかどうかについて患者が助言を求める強力な動機づけ因子の1つである．こうした症例では，歯の欠損や叢生，または歯や修復物の破折を生じていることがある．歯の形態不良，位置異常，変色，形成不全が認められることもある．歯の変色は歯髄疾患の存在を示唆する場合がある．

2 個人的情報

患者の氏名，住所，電話番号，性別，職業，勤務状況，婚姻状態，経済状態などを記録する．初診時の5分間程度の何気ない会話のなかで多くの事柄を知ることができる．互いの関係を確立して患者が歯科医師を信頼するための基盤を築くことは，正しい診断・予後・治療計画の確立に影響を与えるが，一見重要でなさそうな些細な個人的情報の詳細も大きな影響力を有していることが多い．

3 医科的既往歴

正確かつ最新の全身的な医科的既往歴には，患者が服用しているあらゆる薬剤と，関連するすべての健康状態が含まれている必要がある．必要に応じて患者の担当医に連絡をとり，確認してもよい．医科的既往歴は次のように分類するとわかりやすい．

1. 治療方法に影響する健康状態（たとえば，抗菌薬の術前投与が必要な疾患，ステロイド薬や抗凝固薬の使用，薬剤や歯科材料に対するアレルギー反応の既往）．こうした状態が確認された場合には，治療の選択肢が厳しく制限されることもあるが，通常は包括的治療計画の一部に修正を加えることで対応できる．

2. 治療計画に影響を与える健康状態（たとえば，放射線治療の既往，出血性障害，著しい高齢，末期疾患）．こうした状態は患者の歯科治療への反応に作用し，予後に影響を与える可能性がある．たとえば，抜歯予定部位に以前に放射線治療を受けた患者には，重篤な合併症を避けるために特別な処置（高圧酸素）が必要である．

3. 口腔内に症状を呈する全身状態．たとえば，歯周病は，糖尿病，閉経，妊娠や抗痙攣薬の使用などによって悪化することがある（図1-4）．胃食道逆流症，過食症，拒食症の症例では，胃酸逆流のために歯が酸蝕していることがある[1,2]（図1-5）．またある種の薬剤は，顎関節症（TMD）[3]に似た症状や唾液分泌量の減少[4,5]といった副作用を伴う．

4. 歯科医師，スタッフに対してリスクとなりうる因子（たとえば，B型肝炎，AIDS，梅毒のキャリアであることが疑われる，または確定している患者）．現在，歯科診療室では感染予防を確実に行うために，"ユニバーサルプレコーション（全員を対象とした予防措置）"が実施され

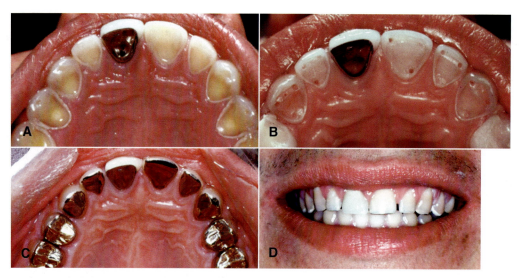

図1-5　A：自己誘発性の胃酸逆流による広範囲の損傷．舌側面は歯頸部の細長い帯状部を除いて，象牙質が露出している．B：部分被覆冠の形成を行った．C・D：完成した修復物．

ている．すなわち，すべての患者に対して完全な感染予防策を講じることを意味し，キャリアであることがわかっている患者を治療する際に追加措置は必要ない[6]．

4 歯科的既往歴

臨床医は，診断を下す前に詳細な診査をすべて行うべきである．十分な臨床経験があれば，臨床医は初診時に治療の必要性を予備的に評価することがしばしば可能である．しかしながら，診断のためのより詳細な情報の考察と分析が必要となることが多い（2章参照）．また，以前に行われた治療の質については，治療が行われたときの状況がほとんどの場合わからないため，公正な評価は困難なことがある．法的な手続きのためにこうした評価を求められた場合には，"通常行われる慣例的な"標準的医療に詳しい専門家に患者を紹介するべきである．

① 歯周治療に関する既往歴

患者の口腔衛生状態を評価し，以前に受けた口腔衛生指導と患者が現在行っているプラークコントロールの方法について話し合う．以前にデブライドメント（根面郭清処置）が行われていればその頻度を記録し，以前に行われた歯周外科処置すべてについても，処置日と内容を記載する必要がある．

② 修復治療に関する既往歴

患者の修復治療の既往歴としては，単純なコンポジットレジン充塡やアマルガム充塡のみである場合もあれば，クラウンや広範な固定性補綴物を含む場合もある．既存の修復物の経過年数を知ることによって，装着予定の固定性補綴物の予後および寿命の判定にある程度役立つ．

③ 歯内療法に関する既往歴

患者は，どの歯に歯内療法を受けたのかを覚えていないことが多い．歯内療法の有無はX線写真によって容易に明らかにすることができる．根尖部の健康状態を継続的に観察し，病変の再発を即座に発見するために，定期的にX線所見を評価するべきである（図1-6）．

④ 矯正治療に関する既往歴

咬合分析は，矯正治療後の歯列の評価において不可欠な要素である．修復治療が必要と思われる際には，補綴修復を行う歯科医師が咬合分析を行うべきである．歯の位置を長期間にわたって安定させ，異常習慣（異常機能）を改善または除去するために，咬合調整（咬合面の再形成）が必要となることがある（6章参照）．場合によっては，以前に受けた矯正治療の結果として，歯根吸収（X線写真で確認できる）（図1-7）が起こっていることがある．この

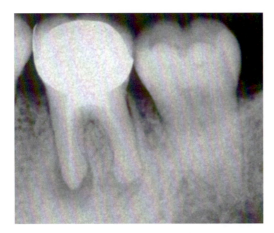

図1-6 不完全な歯内療法のために根尖病巣が再発した．再治療が必要である．

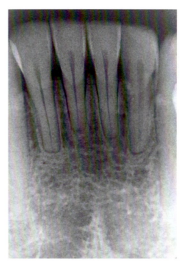

図1-7 矯正治療後の根尖部歯根吸収

ようなケースでは歯冠歯根比が悪化するため，将来行われる補綴治療とその予後も影響を受ける可能性がある．部分矯正（MTM）によって修復処置が単純になることも多い．矯正治療においては，（修復のための）部分矯正を最初から組み込めば時間を大幅に節約できることが多い．したがって，補綴医と矯正医の良好なコミュニケーションは非常に有用である．

⑤ 可撤性補綴治療に関する既往歴

患者の可撤性補綴治療の既往は，注意深く評価しなければならない．たとえば，部分床義歯はさまざまな理由で使用されていないことがあり，患者は義歯をもっていることさえ話さないかもしれない．通常は，注意深い問診と診査によって可撤性補綴物に関する話題を引き出すことができる．うまくいかなかった以前の可撤性補綴物について患者の説明を聞くことは，これから行う治療が成功するかどうかを判断するうえで非常に役に立つ可能性がある．

⑥ 口腔外科に関する既往歴

歯科医師は欠損歯に関する情報や，抜歯時に生じた問題に関する情報を収集しなければならない．また，外科的矯正治療後の補綴処置が必要な患者においては，特別な評価とデータ収集が必要である．どのような治療を始める前にも，計画している治療の補綴的要素が，外科的要素と十分に調和していなければならない．

⑦ X線に関する既往歴

以前に撮影されたX線写真は，歯科疾患の経過を判断するうえで有用な場合もある．可能であれば以前のX線写真を入手するべきである．通常，歯科医院では他院から要請があれば速やかにX線写真か良好なデュープを送るが，ほとんどの場合，最新の診断用X線写真が不可欠であり，診査の一部として撮影を行う必要がある．

⑧ 筋筋膜痛と顎関節症の既往歴

筋筋膜痛，顎関節部のクリッキング，または触診時の異常な筋緊張や圧痛などの神経筋症状は，固定性補綴治療を始める前に治療し，解決しておくべきである．このような徴候を示す患者は複雑な事態に陥る危険性が高いが，スクリーニング質問票によって効率よく特定することができる．顎関節症に対して以前に行った治療（たとえば，スプリント，投薬，バイオフィードバック，運動療法）があれば，それについても患者に質問する必要がある．

2．診　査

診査において，臨床医は異常を発見するために，視診，触診，聴診の手段を用いる．誤りを防ぐためには，現在の状態を診断するようなコメントを述べるのではなく，実際に観察されたことを正確に記録することが重要である．たとえば，「歯肉の炎症」（この記述では"診断"のニュアンスになる）と記

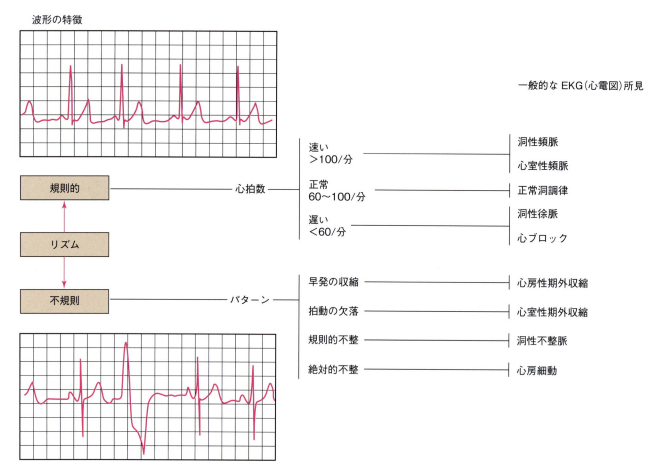

図1-8　心電図の波形と代表的な心電図所見（提供：Dr. T. Quilitz）

録するのではなく，「腫脹」「発赤」「プロービング時の歯肉出血」と記録するべきである．

　将来的に固定性補綴治療を希望している患者には，徹底的な診査とデータ収集が必要である．診査とデータ収集に関する詳細なプロトコールは，口腔診断学の成書に記述されている[3,4]．

1　全身的診査

　患者の全身的外観，歩行状態，体重を評価する．皮膚の色を確認して，呼吸数，脈拍，体温，血圧などのバイタルサインを計測し，記録する．中高年以上の患者は心血管系疾患のリスクが高い．診療室用として比較的安価な心電計が入手可能である（図1-8）．バイタルサイン測定値が正常範囲から外れている患者は，最終的な補綴治療を開始する前に，包括的な医学的診査のために紹介するべきである．

2　口腔外診査

　顔面の非対称性には特に注意する．正常範囲からのわずかな逸脱が，潜在する重篤な病状を示すものかもしれないためである．顎関節，咀嚼筋と同様に，頸部リンパ節も触診する．

① 顎関節

　患者に開閉口運動をさせながら両側耳珠の前方を触診して，顎関節の位置を確認する．これにより，開口時の左右下顎頭の運動の相対的タイミングを比較することができる．非同時性の動きは，一方の下顎頭の正常な滑走運動を妨げる片側性関節円板転位を示している可能性がある（4章参照）．外耳孔に指を入れ，前方に軽く圧を加えながら触診する（図1-9）と，関節円板後方付着部の障害を知る手助けとなる．運動時の圧痛や疼痛があれば記録する．圧痛や疼痛は，血管と神経に富む円板後部組織の炎症

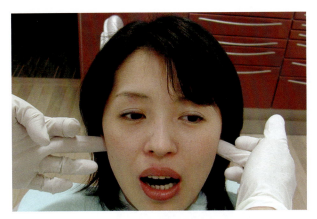

図1-9 外耳孔に指を入れ，顎関節を後方から触診する．

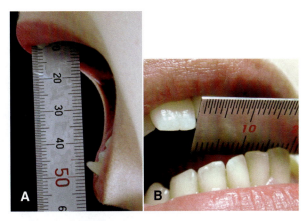

図1-10 最大開口量50mm以上（A），最大側方運動量約12mm（B）が正常値である．

性変化を示唆していることがある．顎関節のクリッキングは外耳孔からの触診によって感知できることが多いが，下顎頭の外側極の上を直接的に触診した場合は骨上の軟組織がクリック音を消すために，見つけにくいかもしれない．患者の下顎角部に指先を当てると，指先と下顎骨との間には非常に薄い軟組織しかなく，わずかなクリッキングも確認することができる．

平均最大開口量は50mm以上であるので，最大開口量が35mm未満であれば開口障害を意味する[9,10]．このような開口障害は関節包内の変化を示していることがある．同様に，開閉口時の正中のずれがあれば記録する．最大側方運動量を計測してもよい（正常値は約12mm）（図1-10）．

2 咀嚼筋

続いて，関連する他の姿勢筋群とともに咬筋，側頭筋を触診し，圧痛の有無を調べる（図1-11）．触診は両側同時に行うのが最も望ましい．これにより，患者は左右の差を比較して，術者に告げることができる．圧は軽く加えるべきであり（閉じたまぶたに対して不快感がなく我慢できる程度の圧力というのが，良い目安である），患者がわずかでも左右の差を感じた場合には，その不快感の程度を軽度，中等度，重度に分類して告げるように指示しておく．明らかな非同時性の動きや顎関節症の徴候があれば，Solberg（1976）[9]，Krogh-Poulsen と Olsson（1966）[11]の方法などに従って，系統的順序で包括的な筋群の触診を行う必要がある．患者の反応に基づいて各触診部位にスコアをつける．神経筋あるいは顎関節の治療を始めるのであれば，診査者は同じ部位を定期的に再度触診して，治療に対する反応を評価することができる（図1-12）．

3 口　唇

患者が自然に微笑んだときと，大きく歯を見せて笑ったときの歯の見え具合を観察する．これは，固定性補綴の治療計画において[12]，特に審美領域においてクラウンや固定性補綴物を製作する必要がある場合には，重大な意味をもつことがある．患者によっては微笑んだときに上顎前歯しか見えない．患者の25%以上は，大きく歯を見せて笑っても上顎中切歯の歯肉側1/3は見えない[13]（図1-13）．スマイルの程度は上口唇の長さ，可動性および歯槽突起の長さによって決定される．患者が笑うと，口が少し開いてしばしば上下の歯列の間に暗い間隙が見える（図1-14）が，この間隙は"ネガティブスペース（negative space）"[14]とよばれている．歯の欠損，歯間離開，破折歯や不良修復物のためにネガティブスペースの調和は乱され，修正を必要とすることも多い[15]（23章参照）．

3 | 口腔内診査

口腔内診査により，軟組織，歯，支持組織の状態に関して多くの情報を得ることができる．舌，口腔底，口腔前庭，頬，硬口蓋，軟口蓋を診査し，異常があればすべて記録する．漠然とした評価ではなく

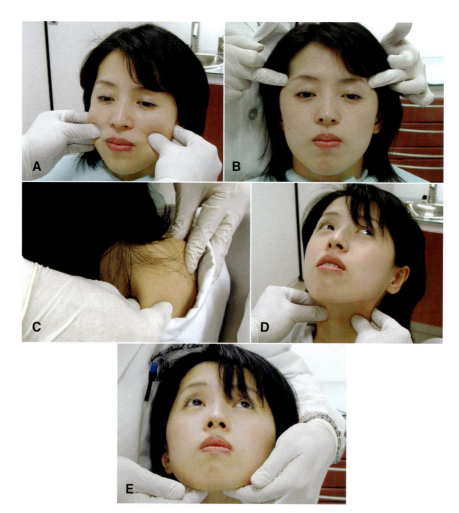

図1-11 筋の触診. A：咬筋. B：側頭筋. C：僧帽筋. D：胸鎖乳突筋. E：口腔底

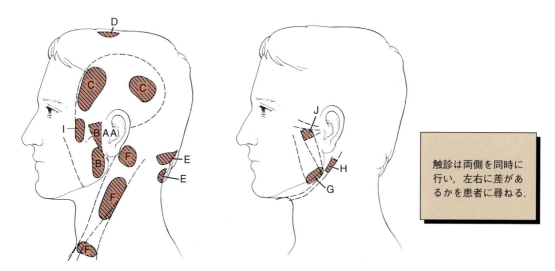

触診は両側を同時に行い，左右に差があるかを患者に尋ねる．

図1-12 筋の圧痛を評価するための触診部位. A：関節包の外側・背側. B：咬筋の深部・浅部. C：側頭筋の前部・後部. D：頭頂. E：後頸部の項部・基部. F：胸鎖乳突筋の停止部・体部・起始部. G：内側翼突筋. H：顎二腹筋の後腹. I：側頭筋腱. J：外側翼突筋
(Krogh-Poulsen WG, Olsson A：Occlusal disharmonies and dysfunction of the stomatognathic system. Dent Clin North Am 10：627, 1966. より引用)

1章　患者情報聴取と臨床診査

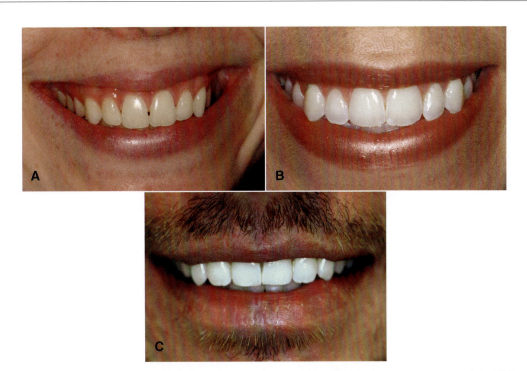

図1-13　特に前歯部のクラウンやブリッジを考えている場合，スマイルの分析は重要な診査の1つである．A：大きく微笑したときに歯肉組織がかなり見える人もいる．B：一方，中切歯の歯肉縁さえ見えない人もいる．C：この人の場合はスマイル時に歯がわずかしか見えない．

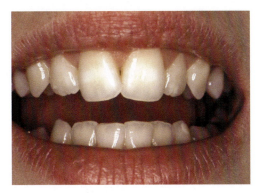

図1-14　診査時に上下歯列間の"ネガティブスペース"を評価する．

客観的な指数を用いた場合に限り，これらの情報を治療計画時に正しく評価することができる．

1　歯周組織の診査*

歯周組織の診査[16]によって，細菌性付着物の状態や宿主組織の反応，可逆的および不可逆的な損傷の程度について評価する．固定性補綴治療を成功させるためには歯周組織の長期的な健康が不可欠である（5章参照）．歯周病があれば，計画した補綴治療を開始する前に必ず治療しなければならない．

1）歯　肉

診査の前に歯肉を乾燥させ，水分によって微妙な変化や細部が不明瞭にならないようにする．色調，表面性状，幅，形態，硬さ，位置に注意し，記録する．続いて注意深く歯肉を触診し，歯肉溝部に滲出液や排膿がみられないかを調べる．

健康な歯肉（図1-15 A）はピンク色でスティップリングがあり，下層の結合組織にしっかりと結合している．遊離歯肉縁はナイフエッジ状であり，鋭くとがった歯間乳頭が歯間部を満たしている．こうした正常所見からの逸脱があれば，すべて記録する．慢性辺縁性歯肉炎が進行すると（図1-15 B），歯肉は腫脹してスティップリングが消失し，辺縁歯肉や歯間乳頭はとがった形態を失い，出血や滲出液が認められるようになる．

各歯の周囲の角化付着歯肉の幅を評価するには，歯周プローブを用いて歯肉縁から角化歯肉帯までの幅を歯の長軸方向に沿って計測し，その値から歯肉溝の深さを減じる．また，別法として，歯周プローブや探針の側部を用いて辺縁歯肉をそっと押し下げる．歯肉歯槽粘膜境（MGJ）にくると，この器具

---

* この項は Robert F. Baima が執筆

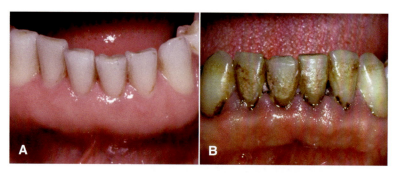

図 1-15　A：健康な歯肉．ピンク色，ナイフエッジ状で付着がしっかりしている．B：歯肉炎．プラークと歯石のために辺縁部の炎症が起こっており，遊離歯肉縁の色調，形態，硬さが変化している．この症例では，炎症が角化付着歯肉に波及している．

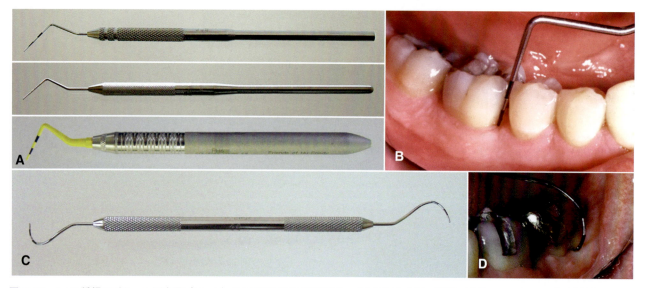

図 1-16　A：3 種類のポケット測定用プローブ．B：隣接部での歯周プローブの適切な位置．根面に平行で，できるかぎり隣接部近くに，垂直方向に挿入する．C・D：目盛り付き根分岐部用プローブ（A・C は Boyd LB: Dental instruments, 5th ed. St. Louis, Saunders, 2015. より引用）

操作による抵抗が突然なくなり，固く結合した歯肉が柔軟性のある粘膜に移行したのがわかる．第三の方法として，MGJ に近い非角化粘膜に局所麻酔薬を組織内に注入して粘膜をわずかに膨らませる方法がある．

2）歯周組織

歯周プローブ（図 1-16 A）を用いて，歯周ポケットおよび健康な歯肉溝の深さ（mm 単位）を計測することができる．歯周プローブは必ず歯軸に平行に挿入して，しっかりと，しかし力を入れすぎずに歯肉溝内を全周にわたって"歩く"ように動かす．プローブの先端が歯肉溝根尖側部に接触していれば，プロービングデプスが得られる（図 1-16 B）．この方法によって，アタッチメントレベルが急に変化していても見つけることができる．また，歯間部ではわずかに角度（5〜10°）をつけてプローブを挿入することによって，存在する病変の形態を明らかにすることができる．プロービングデプス（通常は 1 歯につき 6 点計測）は歯周診査票に記録する（図 1-17）．診査票には，歯の動揺や位置異常，隣接面間の間隙や不十分な接触，辺縁隆線の高さの不一致，欠損歯または埋伏歯，角化付着歯肉が十分にない部位，歯肉退縮，根分岐部病変，小帯付着位置異常といったデータも記載される．

3）臨床的アタッチメントレベル

上皮アタッチメントレベルを記録することは，歯周組織の破壊の程度を定量化するのに役立ち，歯周炎（結合組織性付着の喪失）の診断に欠かすことができない[17,18]．また，個々の歯の予後について客観的な情報を得ることができる．臨床的アタッチメン

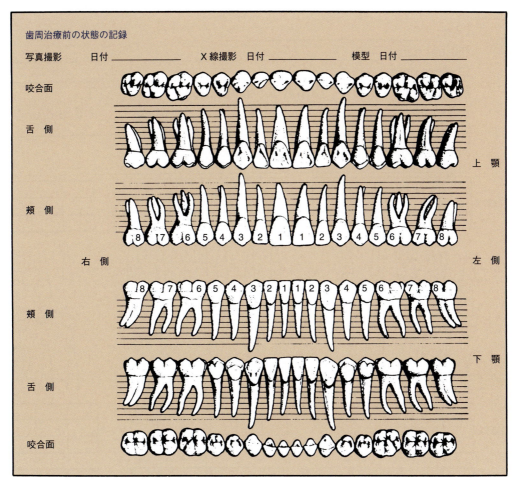

図1-17 プロービングデプスを記録する歯周診査票．平行線は約2mm間隔である．診査票に用いられる表記法を以下に示す．
1. 欠損歯は消す．
2. 抜歯予定の歯は歯冠部に赤で×印を記入する．
3. 歯肉レベルを連続する青の実線で記入する．
4. 各歯のプロービングデプスを赤の線で記録する（歯間部には記録しない）．
5. 各歯のポケットの形態（赤線と青線の間）を赤鉛筆で塗る．
6. 根分岐部病変（2分岐・3分岐）のある部位に赤で小さな×印をつける．
7. 隣接間隙の部位に赤で2本の平行線（││）を記入する．
8. 隣接面接触が不適切な部位に赤で波状の線を記入する．
9. 歯肉側のオーバーハングの部位に赤で山印（∧）を記入する．
10. 歯周組織に影響を及ぼす不良補綴物および齲窩の輪郭を赤で描く．
11. 捻転歯は実際の位置の輪郭を青で描く．
(Goldman HM, Cohen DW: Periodontal Therapy, 5th ed. St Louis, Mosby, 1973. より一部改変)

レベルは，プロービングデプスの根尖側限界点と歯の表面の固定基準点〔一般的には修復物のマージンまたはセメント-エナメル境（CEJ）が用いられる〕との距離を計測することによって決定する．この測定値を改良型歯周診査票（図1-18）に記録する．遊離歯肉縁が臨床歯冠上に位置し，上皮のアタッチメントレベルがCEJにある場合，付着の喪失はなく，退縮はマイナスの数値となる．アタッチメントレベルが根面上にあり，遊離歯肉縁がCEJにある場合は，付着の喪失はプロービングデプスに等しく，退縮はゼロである．歯周組織の破壊と退縮が認められる状態では，付着の喪失はプロービングデプスと退縮の測定値の和になる[19]（図1-18 B・C）．臨床的アタッチメントレベルは，歯周病の現在の活動度よりもむしろ当該部位の歯周組織の破壊の程度を測定するものである．これは歯周炎診断の"ゴールドスタンダード"といえるもので[20]，初回の歯周診査時に記録しておくべきである[21]．また，総体的な診断，治療計画の策定，歯列の予後評価において考慮すべき重要事項である．

Part I　治療計画および前処置

Date:＿＿＿＿＿＿＿＿＿＿
Patient name:＿＿＿＿＿＿＿＿＿＿
Student name:＿＿＿＿＿＿＿＿＿＿
Periodontal Chart:　Initial　Re-evaluation　　　SPT　　　POE
Pages of chart:　　　　1-4　　　　　1 & 5　　　6 and/or 1-4　　1-4

Medical Alert:

PD
Recession
AL

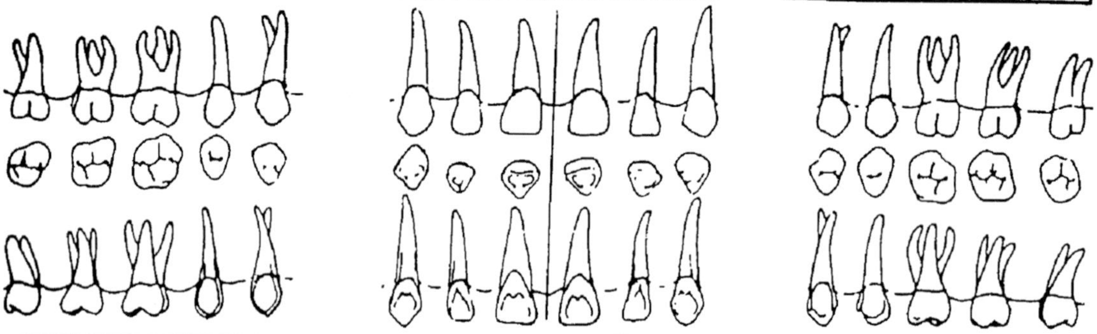

PD
Recession
AL

PD
Recession
AL

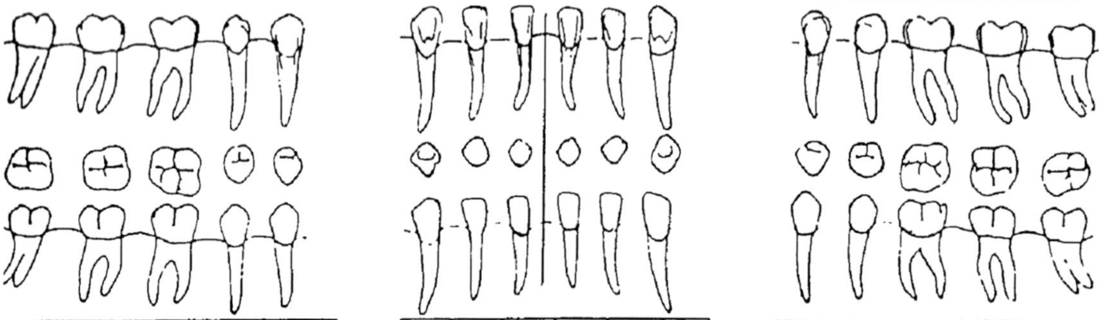

PD
Recession
AL

Instructor:
(Name & number)

Keys:
Furcation: V (I), ▽ (II), ▼ (III)　　Crown:　　　　Overhang:
Missing tooth: ⓧ　　　　　　　　Open contact: ∥　　Rotation:
Unerupted/Impacted tooth:　　　　Root canal:　　　Drifting:
Mobility: I, II, III (written in space between occlusal and buccal surface)

A

図1-18　A：改良型歯周診査票.（つづく）

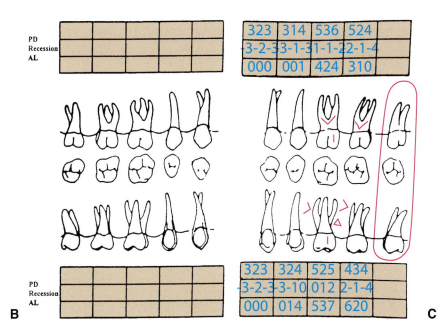

図 1-18（つづき）　B：上顎右側の拡大図．プロービングデプス（PD），歯肉退縮（Recession），付着の喪失（AL）を記録する．C：上顎左側の診査記録例．（提供：University of Detroit Mercy School of Dentistry, Department of Periodontology and Dental Hygiene, Detroit）

❷ 歯の診査票

歯列の状態を診査票に正確に記録することによって，歯の状態に関する重要な情報が得られ，治療計画も容易になる．

適切な診査票（図 1-19）は，歯の存在・欠損，齲蝕，修復処置，咬耗，摩耗，破折，形成異常，酸蝕を示している．歯の欠損は，隣在歯の位置に影響を与えることが多い（3 章，『歯の欠損の治療』の項参照）．隣接面に齲蝕があれば，たとえ X 線写真で齲蝕が認められなくても隣在歯の隣接面を注意深く診査するべきである．経時的な齲蝕進行の程度と範囲は，固定性補綴治療の最終結果に多大な影響を及ぼす可能性がある．既存の修復物の状態や種類を記録する（たとえば，アマルガム，鋳造金合金，コンポジットレジン，オールセラミック）．隣接面接触が開いている部位や食片圧入のある部位も確認しなければならない．咬合小面（ファセット）の存在は滑走する接触が経時的に維持されていたことを示しており，異常機能活動を示唆している可能性がある（4 章参照）．咬合小面は診断用模型上のほうが見つけやすいことが多いが（2 章参照），臨床診査中に確認されたすべての咬合小面の部位を記録する．歯の破折線は固定性補綴による介入処置が必要かもしれない．ただし，過剰な荷重を受けない軸壁の非常に細い亀裂は，処置せずにリコール時の経過観察だけでよいことが多い（31 章参照）．破折の位置およびその他の異常を診査票に図示しておく．

❸ 咬合診査

咬合診査ではまず，単純な開閉口運動を数回行うよう患者に指示し，その様子を注意深く観察する．この診査の目的は，患者の咬合が理想咬合（4 章参照）とどの程度異なり，その差異に患者がどの程度うまく適応しているかを判断することである．早期接触，歯の配列，偏心位での咬合接触，顎の運動性に特に注意する．

1）早期接触

中心位（4 章参照）および最大咬頭嵌合位における歯の関係を評価する必要がある．終末蝶番軸での閉口時にすべての歯が同時に嵌合する場合，中心位（CR）が最大咬頭嵌合位（MI）（2 章，4 章参照）に一致しているという．早期接触がどこにあるかを調べるために，下顎を終末蝶番軸に誘導する（2 章と 4 章の両手誘導法と終末蝶番軸運動の記述を参照）．患者にいずれかの歯が接触するまで "ごく軽く咬む" ように指示し，早期接触があればその部位を指

Part I 治療計画および前処置

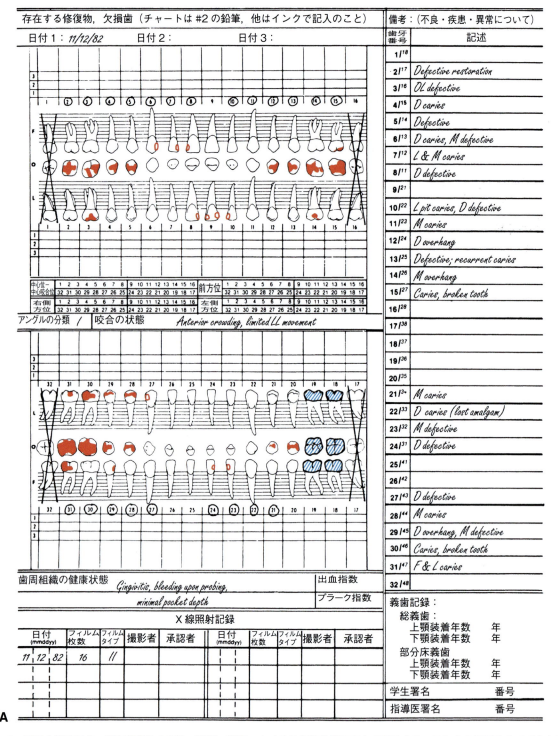

図 1-19 A：適切な診査票は，既存修復物の部位・種類・範囲，すべての病的状態の存在を明示する．これらの情報はすべて永久的な患者記録の一部となる．

し示すように指示する．上下顎臼歯（通常は大臼歯）間に早期接触がある場合は，その位置から咬頭嵌合位までの運動を注意深く観察し，その方向を記録する．これを"CRからMIへの滑走"という．滑走の存在，方向，推定される距離を記録し，早期接触のある歯を記録する．このようなCRとMIの不一致は，存在する可能性のある他の徴候や症状と照らし合わせて評価するべきである（たとえば，以前に口腔外診査中に観察された異常な筋緊張，歯周診査時に記録された早期接触のある歯の動揺，滑走時に接触する歯の咬合小面）．

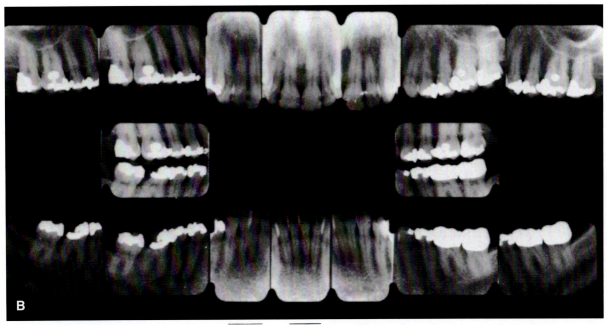

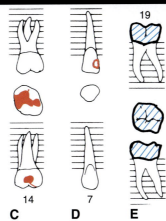

図1-19 つづき　B：全顎口内法X線診査の所見は臨床所見と比較したうえで，記録する．C～E：診査票では，口腔内の状態をわかりやすく示すために図示する．以下の表記法は有用であろう．
1. アマルガム修復（C）は，塗りつぶして修復物の大きさ・形態・位置を示す．
2. 歯冠色の修復物（D）は，輪郭を描いて修復物の大きさ・形態・位置を示す．
3. 金合金の修復物（E）は，輪郭と斜線を描いて修復物の大きさ・形態・位置を示す．
4. 臨床的またはX線写真上で確認される欠損歯は，頰側面・舌側面・咬合面の図全体に大きな×印を描く．
5. 齲蝕は根尖部に書かれた歯牙番号を○で囲み，齲窩の位置を右の記述欄の該当箇所に記載する．
6. 不良修復物は歯牙番号を○で囲み，右の記述欄の該当箇所に記載する．
(Roberson T, et al: The Art and Science of Operative Dentistry, 4th ed. St Louis, Mosby, 2002. より一部改変)

2）全般的な配列

　叢生，捻転，挺出，空隙，咬合異常，垂直被蓋と水平被蓋をすべて記録する（図1-20）．多くの例において，欠損部に隣接する歯は若干移動している．わずかな歯の移動であっても，固定性補綴治療に大きく影響する．傾斜歯は歯冠形成のデザインに影響を与え，修復治療前に部分矯正（MTM）が必要となるかもしれない．挺出歯は臨床的に見逃されがちだが，固定性補綴物の設計や作製を複雑にすることが多い．

予定している固定性補綴物と隣在歯との相対的関係は重要である．補綴治療を必要とする歯の大きな充填物が脱離し，時間が経過したために，そこに隣在歯が移動しているかもしれない．このような配列の変化は，充填物が脱離した歯に対する鋳造修復物の作製を非常に複雑にしたり妨げたりするだけでなく，抜歯を必要とすることもある（図1-20B）．

3）側方および前方運動時接触

　歯の垂直被蓋と水平被蓋の程度を記録する．術者の指示により，ほとんどの患者は自発的な前方運動

が可能である．この運動中に，前歯の被蓋による臼歯の離開の程度を確認する．臼歯の偏心運動時の接触は，好ましくない場合がある（4章参照）．

続いて側方運動に誘導し，非作業側および作業側の接触の有無を記録する．こうした偏心運動時の接触の有無は薄いMylarストリップ（シムストック）*を用いて確認することができる．臼歯部咬頭でシムストックが保持されていれば明らかにわかる（図1-21）．過剰な荷重を受けている歯は，さまざまな程度の動揺を起こすことがある．歯の動揺（フレミタス，歯根震盪）は，触診によって確認することができる（図1-22）．過剰な咬合接触が疑われる場

---

*訳注　Mylar：マイラーとは，録音テープや絶縁膜用の，張力の大きい薄いポリエステル
　　　シムストック：咬合接触の診査に用いる薄いフィルム

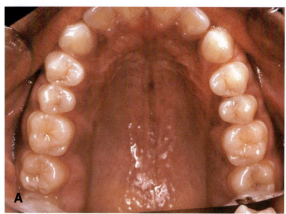
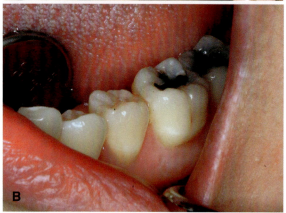

図1-20　歯の配列は口腔内で評価できるが，診断用模型によってさらに詳細な評価が可能となる．A：歯列には齲蝕がなく歯の配列も良好である．B：垂直的配列の乱れ．下顎大臼歯が挺出し，辺縁隆線の不一致を招いている．

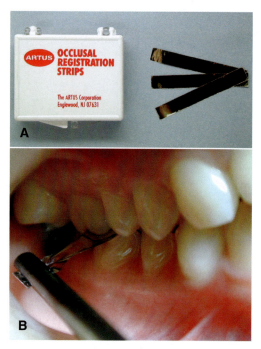

図1-21　A：薄いMylarストリップ（シムストック）．B：シムストックを用いた偏心位での歯牙接触の診査．

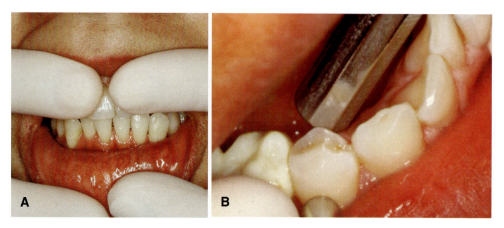

図1-22　A：フレミタス（触診時の歯の動揺）は側方滑走運動時の歯の接触を示す．B：2本のインスツルメントのハンドル端部を用いて歯に水平方向の力を加え，動揺を診査する．

合には，患者が上下の歯を軽く数回咬み合わせたときに，唇頬側面に手指を当てることによって，MI時にどの歯が動揺しているのかを特定するのが容易になる．

4）下顎の運動性

患者自身が容易に下顎を動かすことができるか，また，蝶番運動の閉口時および滑走運動時に下顎がどのように誘導されるかを評価する必要がある．これらの情報は，神経筋機能および咀嚼機能を評価するのに有用だからである．患者が防御反射パターンを獲得している場合には，再現性のある蝶番運動を誘導するのは困難あるいは不可能である．下顎運動の制限はすべて記録しておく．一方の側方偏心運動は比較的容易に行えるが，反対側への運動は困難な場合がある．このような運動性の制限は，包括的な咬合分析と神経筋分析に基づいて評価しなければならない（4章，6章参照）．

4 X線診査

デジタルX線写真は，臨床診査を補足する貴重な情報を提供してくれる．包括的な固定性補綴治療の計画を立てるためには，各歯の骨支持の程度や歯根の状態を詳細に知ることが重要である．X線被曝ガイドラインによると，撮影枚数を治療の決定に影響を与え得る枚数だけに制限すべきとしているが，新患の固定性補綴治療計画を立てるためには，通常，全顎のデンタルX線写真（図1-23）が必要である．

パノラマX線写真（図1-24）は歯の存在・欠損について有益な情報を与えてくれる．特に第三大臼歯や埋伏歯の評価，インプラント埋入前の骨の評価（13章参照），欠損部の骨内に残根があるかどうかのスクリーニングに役立つ．しかし，パノラマX線写真からは骨支持，歯根構造，齲蝕，根尖周囲病変を評価できるほどの十分な詳しい像は得られない．

顎関節症や，その他の多岐に及ぶ病態（骨代謝障害をはじめとして，代謝障害，遺伝的障害，頸動脈石灰化といった軟組織石灰化など）の評価のためには，特殊なX線撮影が必要であろう[21]．顎関節の評価のためには，位置づけ装置を使用した経頭蓋撮影（図1-25）を行うことで下顎頭の外側1/3が描出され，ある程度の構造的・位置的変化を発見するために用いることができる．しかし，読影は困難であることがあり[22]，他の撮影法のほうが得られる情報は多い場合もある（図1-26）[23]．コーンビームCTはほとんどのインプラント植立に不可欠と考えられている．骨の形態および骨量が可視化されるので，実際に埋入可能なインプラント体のサイズを正確に決定することが可能となった（図1-27）．

5 歯髄診断

あらゆる修復処置に先立って，歯髄の健康状態を確認しなければならない．通常は，温度刺激に対する反応を評価することにより確認する．しかし，歯髄診断は求心性神経路しか評価していない．そのため，神経路は損傷を受けていても血液供給が健全である場合には，誤診の可能性がある．したがって，このような歯の診査にあたっては，X線写真を注意深く観察することが重要である．

3. 診断と予後

固定性補綴治療を求める患者のすべてにおいて診断上の問題があるわけではないが，特に患者が疼痛や咬合機能異常の症状を訴えて来院したときには，診断を誤る可能性がある．齲蝕や破折歯といった明らかに主訴の原因となっていると考えられる状況を解消するために治療が必要な場合もある．論理的かつ系統的な診断方法は，間違いを防ぐのに役立つ．

1 鑑別診断

患者情報聴取と診査を終えたら，鑑別診断を行う．観察された病状の原因として可能性の高いものを特定し，可能性の高い順に記録する．通常，このような可能性を支持するエビデンスを集めることによって確定診断を下すことができる．

典型的な診断は，臨床的な病歴聴取や診査によって得られた情報を凝縮したものである．たとえば，以下のような診断がある．「28歳男性，医科的既往歴に特記事項なし，バイタルサイン正常．主訴：6̅

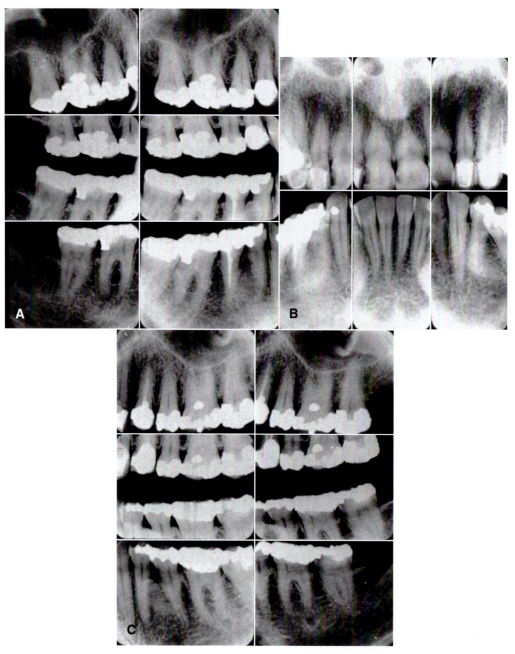

図1-23 A〜C：全顎口内法X線診査によって各歯の構造と骨支持の詳細な評価ができる．

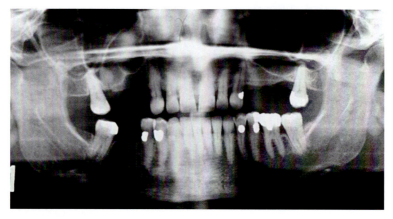

図1-24 パノラマX線写真は像に歪みがあるため，全顎口内法撮影の代用とはならないが，未萌出歯の評価，欠損部骨内の残根のスクリーニング，インプラント埋入前の骨の評価にきわめて有用である．

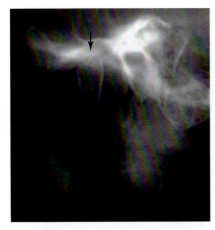

図 1-25　経頭蓋撮影 X 線写真で下顎頭の外側極が示されている（矢印）．

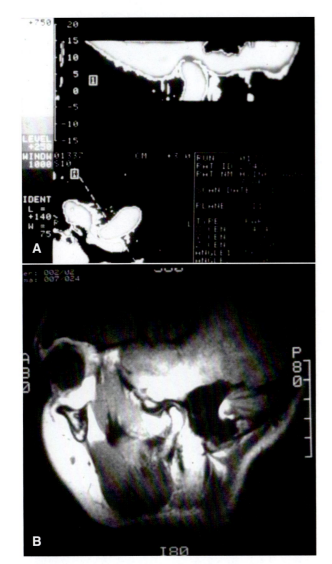

図 1-26　先進の技術によって，任意の断面でコンピュータによる画像の再構成ができる．A：コンピュータ断層撮影（CT スキャン）．B：磁気共鳴映像法（MRI）は軟組織をより詳細に示す．（提供：Dr. J. Petrie）

の近心舌側咬頭の破折．8|8，|68，|8 は欠損歯．大臼歯を抜歯後，不快感があると訴えている．スマイルラインが高い．齲蝕：3| 近心面，|4 遠心面，|5 近心面-咬合面，|6 近心面-咬合面-遠心面．|1 は根管処置歯．上下左右臼歯部に広汎型歯肉炎，1|12 は退縮を伴う．76|7 に深さ 5 mm のポケット．X 線写真上で |6 に根尖部病変．歯髄診断で |6 は失活歯」

この仮想シナリオの診断は患者の問題を要約しており，後に治療計画（3 章参照）を立てる際に優先順位をつけることができる．この症例では，患者はおそらくもっと以前から不満を抱えていたのだが，症状が出るようになったので受診に至ったと考えられる．

2　予　後

予後とは，疾病の経過の推測である．予後の評価は困難な場合もあるが，患者の管理と優れた治療計画立案には予後が非常に重要であることを認識しなければならない．歯科疾患の予後は全身的因子（患者の年齢，口腔環境の抵抗性の低下）や局所的因子（特定の歯に加わる力，口腔清掃用具のアクセス）によって影響を受ける．たとえば，歯周病に罹患した若年者では，同じ歯周病を有する年長者の場合よりも慎重な予後となる．若年者では全身的抵抗性が一般に未成熟であるため，歯周病はより悪性の経過をたどってきている．このような事実を治療計画に反映させる必要がある．

固定性補綴物は不利な状況下で機能する．湿った口腔内環境では，歯の周囲の温度や酸性度はたえず変化し，荷重も大きく変動する．包括的な臨床診査は予後を確立するうえで役に立つ．すべての事実および観察結果は，まず個々に考察してから適切に関連づける．

❶ 全身的因子

患者の歯列における全体的な齲蝕有病率は，その状態を治療しなかった場合の将来のリスクを示している．重要な因子として，プラークコントロールの方法についての患者の理解・把握とそれを実行する身体能力がある．患者の年齢や全般的健康状態を考

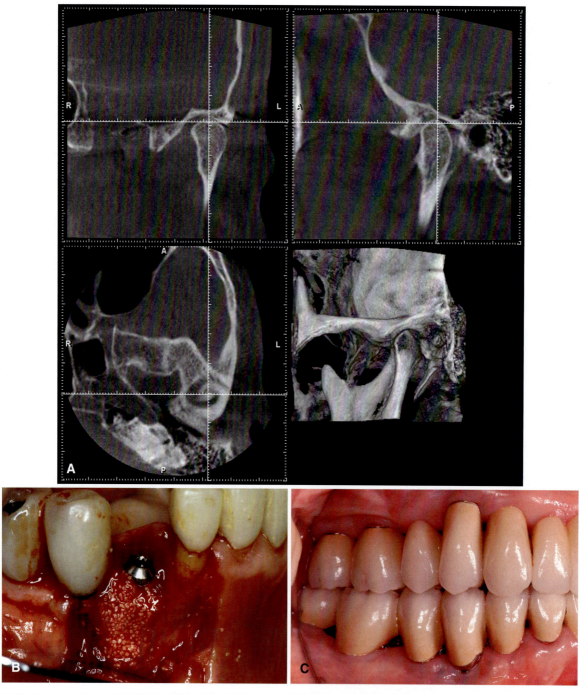

図1-27 A：コーンビームCTは任意の断面で観察が可能なため，顎関節症の確定診断に有用である．B：顎堤増大術．C：修復完了．

慮に入れた全身的な問題点の分析は，重要な情報を提供してくれる．たとえば，歯周病の発生率は糖尿病患者のほうが健常者より高くなる傾向があり，そのような患者では治療に先立って特別な予防処置が必要となるかもしれない．このような状態は予後全体にも影響を及ぼす．

咬合力が非常に強い患者（図7-39参照）がいる一方で，そうではない患者もいる．肥大した挙上筋の緊張異常が口腔外診査で確認され，口腔内に複数の咬合小面が観察される場合には，咬み締めるよう指示してもすぐに疲れてしまう虚弱な90歳の高齢患者よりも，歯への荷重はかなり大きい．全般的な予後を決定する他の重要な因子は，歯科治療歴とその成功である．以前に行われた治療が長年にわたって成功している場合は，良好に作製されていると思われる補綴物が装着後数年で失敗または脱離してい

る場合に比べて，より良い予後が期待できる．

❷ 局所的因子

前歯の垂直被蓋は，歯列における荷重の配分に直接的影響を与えるだけでなく，予後にも影響を与える可能性がある．垂直被蓋が極端に小さいと臼歯部への負担が大きくなり，一般的にあまり良い状態とはいえない（4章参照）．好ましくない方向の荷重あるいは大きな荷重が存在する場合に比べて，好ましい荷重下では軽度の歯の動揺はそれほど心配する必要はない．クラウン装着予定の大臼歯に隣接して埋伏歯がある場合，さらなる成長が予想される若年患者においては重大な問題になるおそれがあるが，成長期以降の患者ではそれほど問題にならないだろう．

個々の歯の動揺，歯根の方向，歯根構造，歯冠歯根比，その他多くの因子が，固定性補綴物の全般的な予後に影響を与える．これらについては後述する（3章参照）．

4. 有歯顎症例のための補綴診断用指標（PDI）

米国補綴医学会（ACP）は，診断所見に基づいて有歯顎症例（部分欠損症例[24]および歯牙欠損のない症例[25]）のための診断用指標を作成した．ACPの許可および支援を得て，以下にこれをまとめる．これらの指標は，術者が患者のために適切な治療を決定するのを助けることを意図したものである．各指標について，class Ⅰからclass Ⅳの4つのカテゴリーが定義されている．class Ⅰは合併症を伴わない単純な臨床状態，class Ⅳは複雑な臨床状態を指す．これらの指標は，有歯顎患者の診断および治療に関わる歯科医療従事者のために考案されている．この指標の利点として，①同一術者の一貫性の徹底，②歯科医療従事者間のコミュニケーションの改善，③治療の複雑さに応じた医療保険の償還，④歯学部附属病院におけるスクリーニングツールの改善，⑤治療結果の評価および研究のための基準の標準化，⑥診断上の一貫性の向上，⑦患者紹介の決定の単純化が考えられる．

各クラス（理想的または軽度の問題，中等度の問題，重要な問題，重度の問題）は，下記の項目について具体的な診断基準により区別される（部分欠損の場合）．

1. 歯の欠損の部位と程度
2. 支台歯の状態
3. 咬合様式
4. 残存顎堤

歯の欠損のない症例では，歯の状態と咬合様式のみを評価する．

1 歯の欠損の部位と程度

① 欠損部が理想的または軽度の問題しかない場合とは，欠損部が片顎のみに限られ，以下のいずれかの状態に該当する場合である．
- 切歯2本までの上顎前歯部欠損
- 切歯4本までの下顎前歯部欠損
- 小臼歯2本または小臼歯1本・大臼歯1本までの上顎または下顎臼歯部欠損

② 欠損部に中等度の問題がある場合とは，欠損部が上下の歯列弓にあり，以下のいずれかに該当する場合である．
- 切歯2本までの上顎前歯を含む欠損
- 切歯4本までの下顎前歯を含む欠損
- 小臼歯2本または小臼歯1本・大臼歯1本までの上顎または下顎臼歯を含む欠損
- 上顎または下顎の犬歯欠損

③ 欠損部に重要な問題がある場合には，以下の状態が含まれる．
- 3歯以上または大臼歯2本以上の上顎または下顎臼歯部欠損
- 前歯部から臼歯部に及ぶ3歯以上の欠損

④ 欠損部に重度の問題がある場合には，以下の状態が含まれる．
- 治療への患者の多大な協力が求められる単独または複数の欠損

2 支台歯の状態（歯の欠損のない症例では，歯の状態）

① 支台歯の状態が理想的または軽度の問題しかな

い場合：
・補綴前処置が必要ない

② 支台歯の状態に中等度の問題がある場合：
・1～2分画（口腔を6分画に分割）で内側性修復物を維持・支持する歯質が不十分
・支台歯に局所的補助療法（1～2分画の歯周治療，歯内療法，矯正治療）が必要

③ 支台歯の状態に重要な問題がある場合：
・4分画以上で内側性あるいは外側性修復物を維持・支持する歯質が不十分
・支台歯に広範な補助療法（4分画以上の歯周治療，歯内療法，矯正治療）が必要

④ 支台歯の状態に重度の問題がある場合：
・支台歯の予後が不良

3 咬合様式

① 理想的または軽度の問題しかない咬合様式の特徴は以下のとおりである：
・補綴前処置が必要ない
・大臼歯・上下顎がⅠ級関係

② 中等度の問題がある咬合様式の特徴は以下のとおりである：
・咬合様式に局所的補助療法（早期接触の咬合調整など）が必要
・大臼歯・上下顎がⅠ級関係

③ 重要な問題がある咬合様式の特徴は以下のとおりである：
・咬合様式全体の再確立が必要だが，咬合高径を変える必要はない
・大臼歯・上下顎がⅡ級関係

④ 重度の問題がある咬合様式の特徴は以下のとおりである：
・咬合高径を変えて，咬合様式全体の再確立が必要
・大臼歯・上下顎がⅡ級2類関係またはⅢ級関係

4 残存顎堤

部分欠損の場合，無歯顎症例のための分類体系（Classification System for Complete Edentulism）[26]を用いて，欠損部を分類する．

5 分類体系

4つのクラスとその下位分類により部分欠損症例の分類体系とする．無歯顎症例の分類体系には2つのクラスを用いる．

1 class Ⅰ

このクラス（図1-28, 1-29）は，歯の欠損（片顎に限定）の部位と程度，支台歯の状態，咬合の特徴，残存顎堤の状態が，理想的または軽度の問題しかないという特徴をもつ．4つの診断基準すべてが好ましい状態である．

1. 欠損部の部位と程度が理想的または軽度の問題しかない．すなわち：
・欠損部は片顎のみに限られる．
・欠損部は支台歯の生理学的支持に悪影響を与えていない．
・欠損部には，切歯2本までの上顎前歯部欠損，切歯4本までの下顎前歯部欠損，小臼歯2本または小臼歯1本・大臼歯1本までの臼歯部欠損が含まれる．

2. 支台歯の状態は理想的または軽度の問題しかなく，補綴前処置は必要ない．

3. 咬合は理想的または軽度の問題しかなく，補綴前処置は必要ない．大臼歯・上下顎がⅠ級関係である．

4. 残存顎堤の状態は無歯顎症例分類のclass Ⅰである．

2 class Ⅱ

このクラス（図1-30, 1-31）は，上下顎の欠損の部位と程度，支台歯の状態（局所的補助療法が必要），咬合の特徴（局所的補助療法が必要），残存顎堤の状態に，中等度の問題があるという特徴をもつ．

1. 欠損部の部位と程度に中等度の問題がある．すなわち：
・欠損部は片顎または上下顎である．
・欠損部は支台歯の生理学的支持に悪影響を与えていない．

1章　患者情報聴取と臨床診査

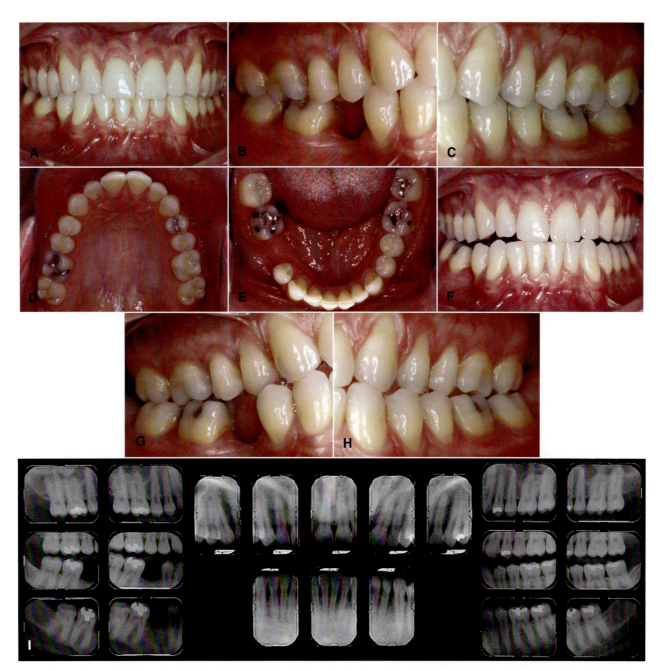

図1-28　class I. この症例は歯の欠損部，支台歯の状態，咬合が理想的または軽度の問題なので，class I に分類される．1分画（口腔を6分画に分割）に1歯欠損部が1つ存在する．残存顎堤はタイプAと考えられる．A：最大咬頭嵌合位，正面観．B：最大咬頭嵌合位，右側面観．C：最大咬頭嵌合位，左側面観．D：上顎咬合面観．E：下顎咬合面観．F：前方運動時，正面観．G：右側方運動時，右側面観．H：左側方運動時，左側面観．I：全顎X線写真．（McGarry TJ, et al: Classification system for partial edentulism. J Prosthodont 11: 181, 2002. より引用）

25

Part I 治療計画および前処置

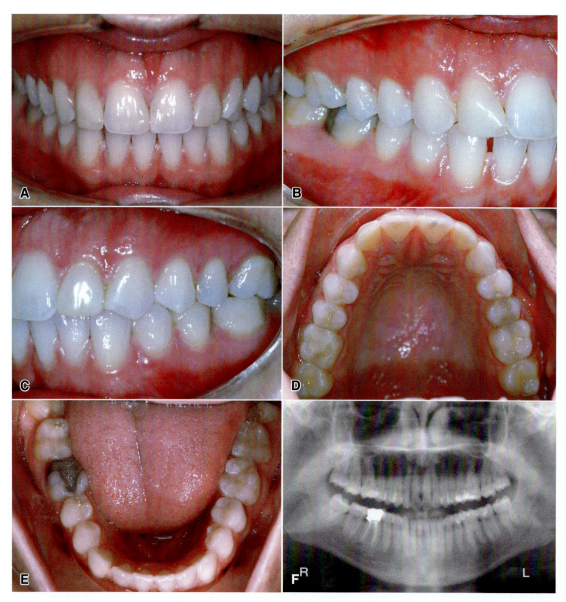

図 1-29 class I. この症例は歯の状態，咬合様式が理想的または軽度の問題なので，class I に分類される．1 分画に大きなアマルガムコア修復歯が 1 歯あり，全部被覆冠修復が必要である．A：最大咬頭嵌合位，正面観．B：最大咬頭嵌合位，右側面観．C：最大咬頭嵌合位，左側面観．D：上顎咬合面観．E：下顎咬合面観．F：パノラマ X 線写真．（McGarry TJ, et al: Classification system for the completely dentate patient. J Prosthodont 13: 73, 2004. より引用）

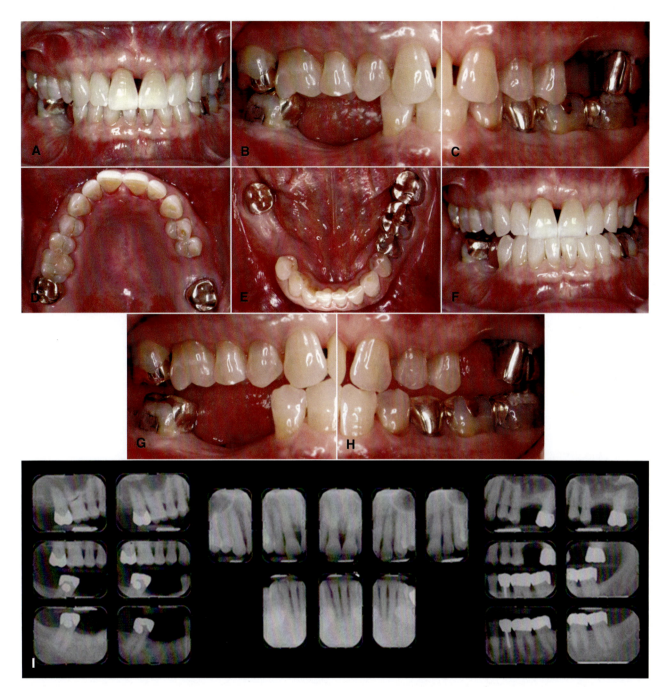

図1-30 class II. この症例は上下顎の2分画に欠損部が存在するので，class IIに分類される．A：最大咬頭嵌合位，正面観．B：最大咬頭嵌合位，右側面観．C：最大咬頭嵌合位，左側面観．D：上顎咬合面観．E：下顎咬合面観．F：前方運動時，正面観．G：右側方運動時，右側面観．H：左側方運動時，左側面観．I：全顎X線写真．（McGarry TJ, et al: Classification system for partial edentulism. J Prosthodont 11：181, 2002. より引用）

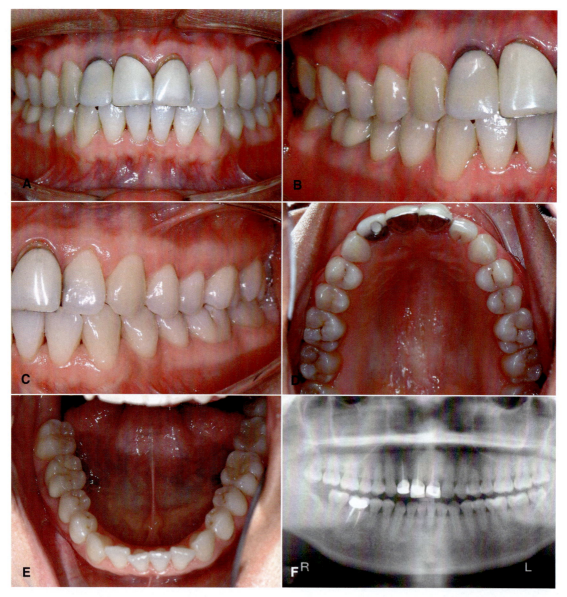

図1-31 class II. この症例は1分画に審美的要素を含む3つの不良修復物が存在するので，class IIに分類される．歯肉の構造および個々の歯のバランスという要素が加わっているために，診断は複雑になる．A：最大咬頭嵌合位，正面観．B：最大咬頭嵌合位，右側面観．C：最大咬頭嵌合位，左側面観．D：上顎咬合面観．E：下顎咬合面観．F：パノラマX線写真．(McGarry TJ, et al: Classification system for the completely dentate patient. J Prosthodont 13: 73, 2004. より引用)

・欠損部には，切歯2本までの上顎前歯部欠損，切歯4本までの下顎前歯部欠損，小臼歯2本または小臼歯1本・大臼歯1本までの臼歯部欠損（上顎または下顎），犬歯欠損（上顎または下顎）が含まれる．
2. 支台歯の状態に中等度の問題がある．すなわち：
・1～2分画（口腔を6分画に分割）の支台歯で，内側性あるいは外側性修復物を維持・支持する歯質が不十分である．
・1～2分画の支台歯で，局所的補助療法が必要である．
3. 咬合に中等度の問題がある．すなわち：
・咬合の修正に，局所的補助療法が必要である．
・上下顎の関係は大臼歯・上下顎がI級関係である．
4. 残存顎堤の状態は無歯顎症例分類のclass IIである．

③ class III

このクラス（図1-32，1-33）は，上下顎の欠損

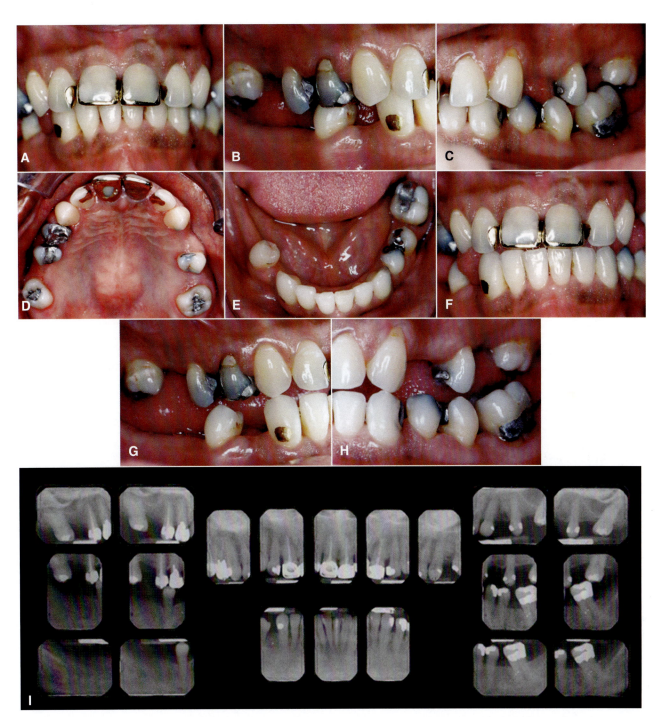

図1-32 class III. この症例は欠損部が上下顎にそれぞれ複数存在するので，class IIIに分類される．外側性修復物が必要であり，支台歯の状態は重要な問題を有する．複数の歯が挺出，転位している．咬合高径を変えずに咬合様式を再確立する必要があり，咬合は重要な問題を有する．A：最大咬頭嵌合位，正面観．B：最大咬頭嵌合位，右側面観．C：最大咬頭嵌合位，左側面観．D：上顎咬合面観．E：下顎咬合面観．F：前方運動時，正面観．G：右側方運動時，右側面観．H：左側方運動時，左側面観．I：全顎X線写真．(McGarry TJ, et al: Classification system for partial edentulism. J Prosthodont 11：181, 2002. より引用)

の部位と程度，支台歯の状態（かなりの局所的補助療法が必要），咬合の特徴（咬合高径を変えずに咬合全体の再確立が必要），残存顎堤の状態に，重要な問題があるという特徴をもつ．

1. 欠損部の部位と程度に重要な問題がある．すな

わち：

・欠損部は片顎または上下顎である．

・支台歯の生理学的支持に欠損部が悪影響を与えている．

・欠損部には，上顎または下顎の臼歯3歯以上また

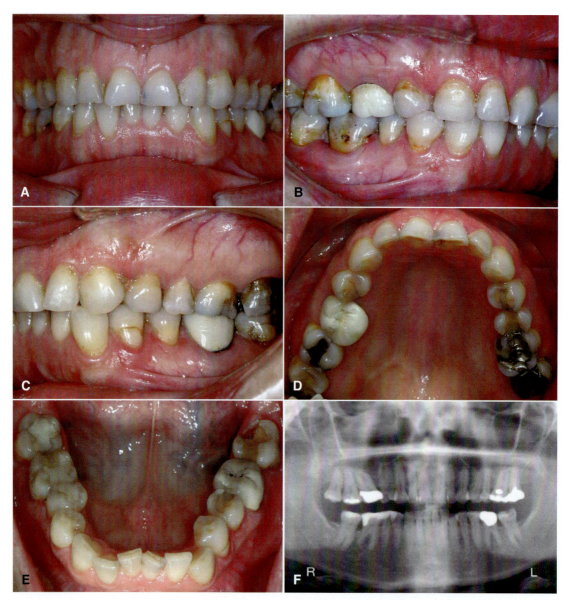

図1-33 class III. この症例は4分画にアマルガムおよびコンポジットレジンによる大きな不良修復物が存在するので, class III に分類される. ほぼすべての臼歯における残存歯質に重要な問題が認められる. 咬合高径を変えずに咬合様式を再確立する必要があり, 咬合は重要な問題を有する. A：最大咬頭嵌合位, 正面観. B：最大咬頭嵌合位, 右側面観. C：最大咬頭嵌合位, 左側面観. D：上顎咬合面観. E：下顎咬合面観. F：パノラマX線写真.（McGarry TJ, et al: Classification system for the completely dentate patient. J Prosthodont 13: 73, 2004. より引用）

は大臼歯2本以上の欠損, 前歯部から臼歯部に及ぶ3歯以上の欠損が含まれる.
2. 支台歯の状態に中等度の問題がある. すなわち：
・3分画の支台歯で, 内側性あるいは外側性修復物を維持・支持する歯質が不十分である.
・3分画の支台歯で, かなりの局所的補助療法（歯周治療, 歯内療法, 矯正治療など）が必要である.
・支台歯の予後はある程度見込める.
3. 咬合に重要な問題がある. すなわち：
・咬合高径を変えずに咬合様式全体の再確立が必要である.
・上下顎の関係は大臼歯・上下顎がII級関係である.
4. 残存顎堤の形態は無歯顎症例分類の class III である.

④ class IV

このクラス（図1-34, 1-35）は, 上下顎の歯の欠損部位と程度（予後が不良），支台歯の状態（広

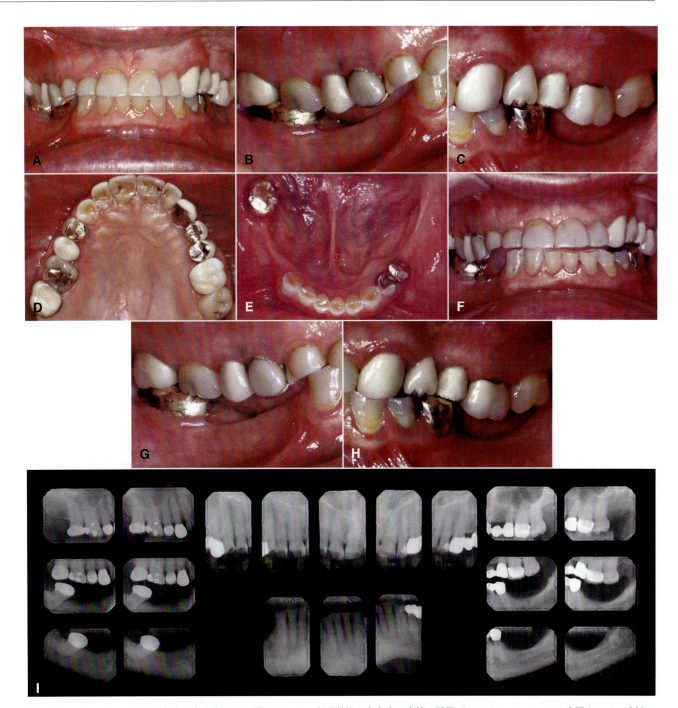

図 1-34 class IV. この症例は歯の欠損部が上下顎にみられ，生理学的な支台歯の支持に問題があるので，class IV に分類される．咬耗の進行と不良修復物のために，支台歯の状態には重度の問題があり，外側性修復物と補助療法を必要としている．咬合高径と適切な咬合様式を再確立する必要があり，咬合に重度の問題がある．A：最大咬頭嵌合位，正面観．B：最大咬頭嵌合位，右側面観．C：最大咬頭嵌合位，左側面観．D：上顎咬合面観．E：下顎咬合面観．F：前方運動時，正面観．G：右側方運動時，右側面観．H：左側方運動時，左側面観．I：全顎 X 線写真．（McGarry TJ, et al: Classification system for partial edentulism. J Prosthodont 11：181, 2002. より引用）

範な治療が必要），咬合の特徴（咬合高径を変えて，咬合の再確立が必要），残存顎堤の状態に重度の問題があるという特徴をもつ．

1. 欠損部の部位と程度が，咬合に重度の問題を来たしている．すなわち：
- 欠損部は広範で，上下顎に及ぶ場合もある．
- 欠損部は支台歯の生理学的支持に悪影響を及ぼし，予後が不良である．
- 欠損部には後天的または先天的な顎顔面欠損が含まれる．
- 少なくとも 1 か所の欠損部で予後が不良である．

2. 支台歯の状態に重度の問題がある．すなわち：

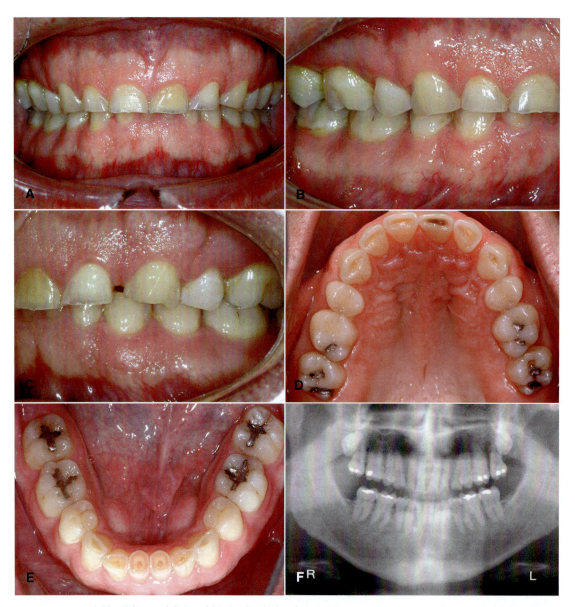

図1-35 class IV. この症例は進行した咬合面の咬耗が3分画以上に存在するので，class IVに分類される．咬合高径と適切な咬合様式を再確立する必要があり，咬合に重度の問題がある．A：最大咬頭嵌合位，正面観．B：最大咬頭嵌合位，右側面観．C：最大咬頭嵌合位，左側面観．D：上顎咬合面観．E：下顎咬合面観．F：パノラマX線写真．（McGarry TJ, et al: Classification system for the completely dentate patient. J Prosthodont 13: 73, 2004. より引用）

- 4分画以上の支台歯で，内側性あるいは外側性修復物を維持・支持する歯質が不十分である．
- 4分画以上の支台歯で，広範な局所的補助療法が必要である．
- 支台歯の予後が不良である．

3. 咬合に重度の問題がある．すなわち：

- 咬合高径を変えて，咬合様式全体の再確立が必要である．
- 上下顎の関係は大臼歯・上下顎がII級2類関係またはIII級関係である．

4. 残存顎堤の形態は無歯顎症例分類のclass IVである．

他の特性としては，局所性または全身性疾患の重度の徴候・症状が挙げられ，癌治療の後遺症，上下顎の運動障害または運動失調，適切な治療後も患者が慢性的な症状を訴える治療抵抗性などが含まれる．

6 部分欠損症例および歯の欠損のない症例のためのPDI分類体系使用のガイドライン

ワークシート（図1-36，表1-1）の使用により

	class I	class II	class III	class IV
歯牙欠損の部位と程度				
理想的または軽度の問題：片顎	■			
中等度の問題：上下顎		■	■	
重要な問題：3歯以上			■	■
重度の問題：予後に懸念				■
先天的または後天的な顎顔面欠損				■
支台歯の状態				
理想的または軽度の問題	■			
中等度の問題：1〜2分画		■		
重要な問題：3分画			■	
重度の問題：4分画以上				■
咬合				
理想的または軽度の問題	■			
中等度の問題：局所的補助療法		■		
重要な問題：咬合様式			■	
重度の問題：咬合高径の変更				■
残存顎堤				
無歯顎症例分類のclass I	■			
無歯顎症例分類のclass II		■		
無歯顎症例分類のclass III			■	
無歯顎症例分類のclass IV				■
予後不良と判断される症状				
全身性疾患による重度の口腔内所見				■
上下顎の運動障害・運動失調				■
治療抵抗性の症状				■

図1-36 補綴診断用指標分類決定のためのワークシート

注：個々の診断基準を評価し，該当する欄をチェックする．最も複雑なクラスの所見に基づき，最終分類を決定する．
ワークシート使用のガイドライン
1. 1つでも複雑なクラスに該当があれば，そのクラスに分類する．
2. これから行う治療術式を考慮することで，診断レベルの選択が影響を受けてはいけない．
3. 初期の補綴前処置や補助療法により，最初の分類レベルは変わる可能性がある．
4. class Iおよびclass IIの患者で審美的懸念や問題があれば，分類を1段階上げる．
5. class Iおよびclass IIの患者で顎関節症の症状があれば，分類を1段階以上上げる．
6. 下顎が無歯顎で上顎が部分欠損または有歯顎の場合は，class IVに分類する．

診断因子の分析が容易になる．各基準について評価を行い，該当欄にチェックマークを入れる．症例の診断基準が2つ以上のクラスにまたがる場合は，最も複雑なクラスを選択して診断する．

分類体系を整合性をもって確実に適用するために，以下の追加的ガイドラインに従うべきである．
1. これから行う治療術式を考慮することで，診断レベルの選択が影響を受けてはいけない．
2. 初期の補綴前処置あるいは補助療法により，最初に行った分類レベルは変わる可能性がある．既存の補綴物を撤去した後に，分類の再評価を要する場合もある．
3. class Iおよびclass IIの症例で審美的懸念や問題があれば，分類を1段階上げる．
4. class Iおよびclass IIの症例で顎関節症の症状があれば，分類を1段階以上上げる．
5. 上顎が無歯顎で下顎が部分欠損の場合，上下顎をそれぞれ適切な分類体系に従って診断する．すなわち，上顎は無歯顎症例分類体系に従って分類し，下顎は部分欠損症例分類体系に従って

表1-1 欠損のない症例の補綴診断用指標分類決定のためのワークシート

	class I	class II	class III	class IV
歯の状態				
理想的または軽度の問題：1分画に3歯以下	x			
中等度の問題：1～2分画に1歯以上		x		
重要な問題：3～5分画に1歯以上			x	
重度の問題：全分画，4歯以上				x
咬合様式				
理想的または軽度の問題	x			
中等度の問題：アンテリアガイダンスは正常		x		
重要な問題：広範な修復，咬合高径変更なし			x	
重度の問題：広範な修復，咬合高径変更				x
予後不良と判断される症状				
全身性疾患による重度の口腔内所見				x
上下顎の運動障害・運動失調				x
治療抵抗性の症状				x

注：個々の診断基準を評価し，該当する欄をチェックする．最も複雑なクラスの所見に基づき，最終分類を決定する．
ワークシート使用のガイドライン
1. これから行う治療術式を考慮することで，診断レベルの選択が影響を受けてはいけない．
2. 初期の補綴前処置あるいは補助療法により，最初の分類レベルは変わる可能性がある．
3. 審美的懸念や問題があれば，分類を1段階以上上げる．
4. 顎関節の症状があれば，分類を1段階以上上げる．
5. 患者は最適な歯周組織の健康を獲得し維持するための治療を受けると想定されている．
6. 欠損のない症例の定義に適合しない場合は，部分欠損症例の分類体系に従って分類する．

分類する．この原則の唯一の例外は，下顎が無歯顎で上顎が部分欠損または有歯顎の場合である．このような症例は必然的に複雑であり，問題が長期にわたる可能性があるので，どちらの分類体系でもclass IVに分類すべきである．

6. 歯周組織の健康は，部分欠損症例の診断・予後に深く関連している．この分類体系の目的としては，患者は適切な補綴治療を行えるように歯周組織の健康を獲得し維持していると想定している．

部分欠損症例の分類体系は，この分類体系を統一的に使用できるようにするために，最も客観的な基準に基づいている．このような標準化は，歯科医療従事者と第三者との間のコミュニケーションの改善に役立つ可能性がある．この分類体系は，専門医または高度なテクニックの特別な訓練や経験を積んだ臨床医の治療を必要とすると思われる症例を特定するのに役立つ．また，この分類体系は異なる治療術式を評価する研究プロトコールにも有用である．治療が複雑さを増すなかで，この部分欠損症例分類体系は，無歯顎症例分類体系と併用することで，歯学部附属病院においてより良い医療を提供するために患者を最も適切に割り振ることにも役立つ．臨床医，教育者，研究者の使用と観察に基づき，この分類体系は必要に応じて改変してよい．

5. まとめ

包括的な患者情報聴取と詳細な診査は，術者が成功裏に治療計画を立案するための十分な資料を提供する．あまりにも性急に情報聴取と診査が進められると，詳細な情報が失われ，治療中に重大な問題を引き起こす可能性もある．そのときには修正は困難または不可能であるかもしれない．また，全般的な治療結果や予後も悪影響を受けるおそれがある．特に，以前の治療に関する特別な懸念や将来の治療への期待については，患者一人ひとりで異なるので徹底的に理解しておくことが重要である．固定性補綴治療の間に遭遇する問題の多くは，初期の診査とデータ収集の段階で見逃された因子に直接，端を発している．診断は，観察された問題点とそれらの根底にある原因の総括である．患者の全般的な予後は，全身的因子および局所的因子によって影響を受ける．

Study Questions

1. 診査および治療計画提示を行っているときの，患者の主訴とその対処の重要性について述べよ．
2. 医科的既往歴の一部として観察される状態をどのように分類するか？
3. 包括的な歯科的既往歴聴取に含まれるさまざまな領域を挙げよ．
4. 口腔内の徴候・症状の原因となり，固定性補綴治療計画に影響を与える可能性のある全身疾患は何か？
5. 包括的な口腔外診査に含まれる項目は何か？　また，触診の必要があるすべての構造物を挙げよ．
6. 包括的な歯周診査に含まれる3つの重要な観察項目について述べよ．また，なぜそれらは固定性補綴治療の評価に重要なのか？
7. 歯の診査票には，何を記録するのか？
8. 診断に用いられるX線写真の種類を挙げ，それぞれの撮影法の利点と限界を述べよ．
9. 患者の予後に影響を与える全身的および局所的因子の例を挙げよ．

● 引用文献

1. Moazzez R, et al: Dental erosion, gastrooesophageal reflux disease and saliva: how are they related? J Dent 32: 489, 2004.
2. Milosevic A: Eating disorders and the dentist. Br Dent J 186: 109, 1999.
3. Cope MR: Metoclopramide-induced masticatory muscle spasm. Br Dent J 154: 335, 1983.
4. Pajukoski H, et al: Salivary flow and composition in elderly patients referred to an acute care geriatric ward. Oral Surg Oral Med Oral Pathol Oral Radiol Endod 84: 265, 1997.
5. Hunter KD, Wilson WS: The effects of antidepressant drugs on salivary flow and content of sodium and potassium ions in human parotid saliva. Arch Oral Biol 40: 983, 1995.
6. Infection control recommendations for the dental office and laboratory. J Am Dent Assoc (Suppl): 1, 1992.
7. Epstein O, et al: Pocket Guide to Clinical Examination, 4th ed. St. Louis, Elsevier, 2009.
8. Little JW, et al: Little and Falace's Dental Management of the Medically compromised Patient, 8th ed. St. Louis, Elsevier, 2012.
9. Solberg WK: Occlusion-related pathosis and its clinical evaluation. In Clark JW, ed: Clinical Dentistry, vol 2, chap 35. Hagerstown, Md, Harper & Row, 1976.
10. Pullinger AG, et al: Differences between sexes in maximum jaw opening when corrected to body size. J Oral Rehabil 14: 291, 1987.
11. Krogh-Poulsen WG, Olsson A: Occlusal disharmonies and dysfunction of the stomatognathic system. Dent Clin North Am 10: 627, 1966.
12. Moskowitz ME, Nayyar A: Determinants of dental esthetics: a rational for smile analysis and treatment. Compend Contin Educ Dent 16: 1164, 1995.
13. Crispin BJ, Watson JF: Margin placement of esthetic veneer crowns. I. Anterior tooth visibility. J Prosthet Dent 45: 278, 1981.
14. Lombardi RE: The principles of visual perception and their clinical application to denture esthetics. J Prosthet Dent 29: 358, 1973.
15. Rosenstiel SF, Rashid RG: Public preferences for anterior tooth variations: a web-based study. J Esthet Restor Dent 14: 97, 2002.
16. Parameter on comprehensive periodontal examination. American Academy of Periodontology. J Periodontol 71: 847, 2000.
17. Guidelines for periodontal therapy. American Academy of Periodontology. J Periodontol 69: 405, 1998.
18. Carranza FA Jr, Newman MG: Clinical Periodontology, 8th ed. Philadelphia, WB Saunders, 1996.
19. Goodson JM: Selection of suitable indicators of periodontitis. In Bader JD, ed: Risk Assessment in Dentistry. University of North Carolina Dental Ecology, Chapel Hill, N.C., 1989.
20. American Academy of Periodontology: Parameters of Care. Chicago, American Academy of Periodontology, 1998.
21. Carter L: Clinical indications as a basis for ordering extra-oral imaging studies. Compend contin Educ Dent 25: 351, 2004.
22. Van Sickels JE, et al: Transcranial radiographs in the evaluation of craniomandibular (TMJ) disorders. J Prosthet Dent 49: 244, 1983.
23. Brooks SL, et al: Imaging of the temporomandibular joint: a position paper of the American Academy of Oral and Maxillofacial Radiology. Oral Surg Oral Med Oral Pathol Oral Radiol Endod 83: 609, 1997.
24. McGarry TJ, et al: Classification system for partial edentulism. J Prosthodont 11: 181, 2002.
25. McGarry TJ, et al: Classification system for the completely dentate patient. J Prosthodont 13: 73, 2004.
26. McGarry TJ, et al: Classification system for complete edetulism. The American College of Prosthodontics. J Prosthodont 8: 27, 1999.

Part I 治療計画および前処置

2章
診断用模型の応用
Diagnostic Casts and Related Procedures

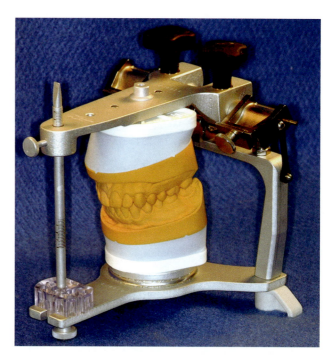

図 2-1　半調節性咬合器に装着された診断用模型（提供：Whip Mix Corporation, Louisville, Ky）

　半調節性咬合器に装着した正確な診断用模型（図2-1）は，固定性補綴治療を計画するうえで非常に重要である．咬合器に装着することで，神経・筋の防御反射に妨げられることなく，歯の静的・動的位置関係を診査することが可能となり，また，あらゆる方向から観察できるので，口腔内では観察困難な咬合の様子（たとえば，咬合位における舌側咬頭の位置関係）を容易に把握できる．上顎模型がフェイスボウによって位置づけられ，中心位（CR）記録を使って下顎模型が咬合器に装着され，前方位および側方位の咬合記録を用いて関節要素が正しく設定されているなら，その患者の顎運動がほぼ正しく再現できる．模型がCRで咬合器に装着されている場合は，すべての滑走運動が再現できるので，CRと咬頭嵌合位（MI）両方の位置での評価が可能である．

　その他の重要な情報としては，無歯顎における咬合高径があり，これは臨床診査において明示するのは困難である．咬合器上では，これらのことが咬合位や下顎の全運動範囲において容易に評価できる．支台に予定している歯の相対的な配列と角度は，個々の歯のわずかな位置の変化と同様に，口腔内よりも模型上で評価するほうが簡単である．咬合器に装着された診断用模型によって，咬合平面と咬合の詳細な分析ができ，より良い診断や治療計画が可能となる．歯冠形成を模型上で"予行演習"することができ，また，診断用ワックスアップを行うことで，予定した治療の結果が評価できる．

1. 診断用模型のための印象採得

　上下顎歯列の正確な印象が必要である．印象が正確に採得されていないと，それによってつくられた模型は不正確となり，多くの悪影響を及ぼす．たとえば，上下いずれかの咬合面に気泡を巻き込み，印象に小さな凹みができると，模型の咬合面に突起ができることになる．これに気づかずに，注意深く取り除かなければ咬合器装着が不正確になり，診断データが間違ったものになる．

　固定性補綴物のための診断用模型の印象採得は，可撤性補綴物も同じ患者に作製するのでなければ，歯頸線を数ミリ越えた範囲までで通常は十分である．不可逆性ハイドロコロイド（アルジネート）印象材を適切に取り扱えば，治療計画立案の目的には十分に正確であり，表面精度も得られる．しかし，この印象材は寸法変化を避けるために石膏を2時間以内に注入する必要があり[1]，固定性補綴物を実際に作製するための作業模型や歯型の印象としては十

分な再現性はない（17章参照）．アルジネート印象材に代わるものとして，シリコーンゴム印象材の組成と類似した製品（17章参照）が市販されている[2]．石膏注入が遅れざるをえない場合には，このような印象材の使用を考慮すべきである[3]．

1 アルジネート印象材

アルジネート印象材はアルギン酸のナトリウムまたはカリウム塩であり，水溶性である．硫酸カルシウムと化学的に反応して不溶性のアルギン酸カルシウムを生成する．アルジネート印象材には主にケイ藻土（強度と凝集力を与える）や第三リン酸ナトリウム（Na_3PO_4）などの他の成分が含まれている．第三リン酸ナトリウムや同様の化合物は，遅延剤として硫酸カルシウムと優先的に反応することによって硬化時間を調節する．この反応が完了して遅延剤が消費されると，ゲル化が始まる．また，練和に用いる水の温度を変えることによって硬化時間を調節することもできる．硬化したアルジネート印象材は多量の水分を含むため，空気中では（離液によって）乾燥し，水中では（吸水によって）容易に膨潤して印象の変形の原因となる．したがって，アルジネート印象は必ず，印象採得後ただちに石膏を注入しなければならない．

2 診断用印象の採得方法

使用器材

- 印象用トレー
- モデリングコンパウンド
- 練和用ボウル
- 練和用スパチュラ
- 角切りガーゼ
- アルジネート印象材
- 米国歯科医師会（ADA）規格タイプIVあるいはV石膏（訳注：超硬石膏）
- 真空練和器
- 湿潤器
- 消毒薬

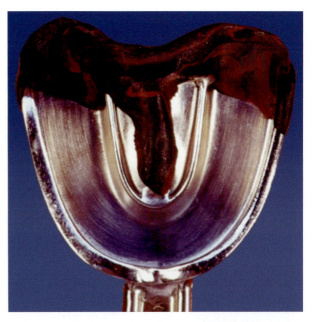

図 2-2　モデリングコンパウンドを用いて既製の印象用トレーを調整し，容易にアルジネート印象材の支持を強化することができる．トレーの後縁を延長する必要があることが多い．口蓋が深い場合，トレーを調整して口蓋部のアルジネート印象材を支持できるようにする必要があるが，リムロックトレー辺縁の維持部（アンダーカット）をコンパウンドでふさいではならない．

1 トレーの選択

すべての印象材は，印象用トレーとの保持を必要とする．アルジネート印象材においては，接着剤の使用，または小孔やトレー辺縁部のアンダーカットによって，保持を与えることができる．どのような種類のトレーを用いても，臨床的に許容できる程度の正確さで印象を採得することが可能である[4]が，硬いプラスチック製のトレーを使用したほうがメタルの有孔トレーよりも正確な模型を作製できる[5]．アルジネート印象では，患者の口腔内に楽に挿入できるトレーのうち最も大きなものを選択する．アルジネート印象材を多量に使用するほど，より正確な印象が得られる．すなわち，アルジネート印象材に厚みがあるほど表面積／容積比が好ましい値になり，離液や吸水の影響を受けにくくなるので，好ましくない寸法変化を生じにくい．これとは逆に，ラバー系印象材では，印象材の厚みが均一に薄くなるようにつくられた個人トレーを用いるほうがよい．こうすることで，最も正確な印象が得られる（14章参照）．

アルジネート印象材のごく一部でもトレーによっ

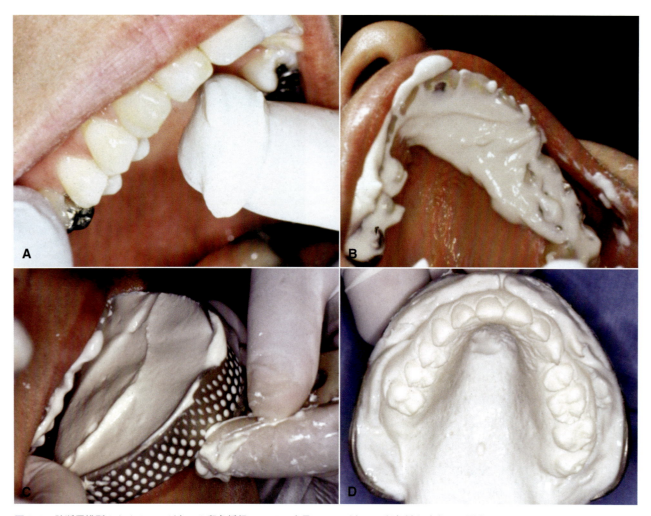

図2-3 診断用模型のためのアルジネート印象採得．A，B：少量のアルジネート印象材を咬合面の裂溝にこすりつける．C：トレーの挿入．D：採得された印象．

て裏打ちされていない場合や，硬化の途中でトレーが動いた場合には，印象材の変形が起こりうる．こうした理由から，モデリングコンパウンドを用いてトレー辺縁を修正しなければならないことがある（図2-2）．

❷ 印象採得

最良の結果を得るためには，歯を清掃して口を十分にすすがせる必要がある．歯面をある程度乾燥させることは必要であるが，乾燥しすぎるとアルジネート印象材が付着してしまう．印象材を均質に練和し，トレーに盛り，手袋をはめた指を濡らして，その表面をなめらかにする[6]．同時に少量の印象材を咬合面の裂溝にこすりつけてから（図2-3 A・B），トレーを口腔内に挿入する（図2-3 C）．また，少量の印象材を頬側歯肉部の凹みにもこすりつける．トレーを患者の口腔内に挿入し装着したら，患者にゆっくり口を閉じるように伝える．もしトレーを装着している間患者が口を大きく開けようと力を入れていると，印象材は頬側歯肉部の凹みまたは上唇の下から出てしまうことがよくある．

印象材の粘着性がなくなったら（ゲル化），初期硬化のサインである．トレーはゲル化の2〜3分後に素早く撤去するべきである．硬化した印象をじわじわと，あるいは小刻みに動かして撤去すると，粘性流の結果，著しい変形が起こる．また，アルジネート印象材のなかには，ゲル化後2〜3分以上口腔内に留置すると変形するものもある[7]．口腔内から取り出した印象（図2-3 D）は水洗・消毒して弱いエアで少し乾燥させ，ただちに石膏を注入するべきである．消毒として，適切なグルタールアルデヒド溶液を印象にスプレーして，密閉式のビニール袋

に約10分間入れておき，その後で石膏を注入する．
または，印象をヨードフォアあるいはグルタールアルデヒド消毒薬に浸す．アルジネート印象はラバー系印象材よりもはるかに多くの細菌を保有するので[8]，消毒は交差感染を予防し技工サイドのスタッフを守るための重要な予防措置である（14章参照）．消毒処置による精度の著しい低下は認められない[9,10]．精度を確保するために，口腔内から印象を取り出してから15分以内に石膏を注入し終えるべきである．印象を湿ったタオルでくるんでおいても，15分以内に石膏を注入することの代わりにはならない．トレーを保持台に固定する前に，過剰な印象材をトリミングする．ADA規格タイプIVまたはV石膏（訳注：超硬石膏）を真空練和して用いることが望ましい．特定のアルジネート印象材と石膏が反応して表面粗れを起こすことがあるので，硬石膏の選択は重要である[11]．

　練和後，1か所（たとえば，片側臼歯部の後方）に少量の硬石膏を置く．続けて同じところに硬石膏を少量ずつ加えると，気泡ができるのを最小限に抑えるのに役立つ（17章の石膏注入法を参照）．気泡が入った場合は，インスツルメント類（たとえば，歯周プローブやワックススパチュラ）を使って，つつくことで気泡を除くことができる．石膏が硬化するまでの間，石膏を注入した印象は必ずトレーを下にして置くべきであり，決して上下を逆にしてはならない．石膏を注入してまもない印象の上下を逆にすると，結果的に模型の面粗れを起こす[12]．咬合器に装着するための維持部となる基底面をつくるために硬石膏を加える．

　最高の強度と精密な表面を得るために，石膏を注入した印象を濡れた紙で包み湿潤器内に1時間入れておく．これによって，石膏硬化中のアルジネート印象材の変形を最小限に抑えることができる．硬化中の石膏模型は決して水中に浸けてはならない．水中に浸けると，普通石膏，硬石膏，超硬石膏のいずれも吸水膨張現象のために硬化膨張が2倍から3倍にもなる（22章参照）．最良の結果を得るためには，石膏注入1時間後に印象から外すべきである．

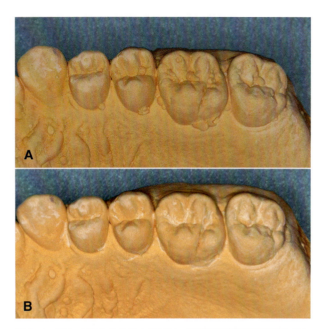

図2-4　正しく咬合させるためには，診断用模型は正確でなければならない．A：咬合面に気泡による突起があると正確な咬合分析はできない．B：適切な手技によって満足のできる模型ができる．

❸ 評　価

　診断用模型の作製は単純な手順であるように思われるが，正しく行われないことが多い．一見したところではごくわずかな誤差が，診断上の重大な誤りを引き起こす可能性がある．疑わしい印象や模型は廃棄し，やり直すべきである（図2-4）．印象の気泡は石膏模型上の小突起となる．こうした気泡は正しい咬合を妨げ，その後の咬合分析やその他の診断手順を無意味にしてしまう可能性がある．

2. 咬合器の選択

　模型を咬合器に装着しなくても個々の歯列内での歯の配列に関する情報は得られるが，上下顎の機能的関係の分析はできない．このような分析を行うには，顎運動を再現する機械装置である咬合器に診断用模型を装着する必要がある．咬合器は生体の関節窩に相当する顆路指導部を備えることで，下顎頭の動きを再現している．咬合器は下顎限界運動をいかに厳密に再現できるかによって分類されている．下顎限界運動は顎関節の骨および靭帯によって決定されるため，比較的一定であり再現性がある．ほとんどの咬合器は，下顎限界運動を再現するために機械的に調節できる顆路指導部を用いているが，既製の

プラスチック製アナログ，または患者固有のデータに基づいて調製されるプラスチック製カスタムアナログを用いるものもある．もし，咬合器が実際の患者の限界運動を厳密に再現できるなら，患者の動きに機能的に調和した補綴物を技工室でデザインできるので，チェアタイムを大幅に短縮することができる．さらに，装着時にも調整に要する時間が少なくなる．

一部の咬合器では上弓と下弓は分離できないが，容易に分解できるものもある．上下を分解できる咬合器は，上弓と下弓を蝶番位で固定するためのラッチまたはクランプ様の構造を有している．咬合器の選択は，治療法の種類と複雑性，治療上の正確性の必要度，一般的な便宜性によって決められる．たとえば，固定性補綴物のワックスアップのときには，咬合器を2つに分解できるほうが扱いやすいという利点がある．治療に応じた適切な咬合器を使用することによって，次の段階の治療過程で多くの時間を節約することができる．

1 非調節性小型咬合器

鋳造修復物の多くは，非調節性の小型咬合器または簡易型咬合器上で作製される（図2-5）．しかしながら，こうした咬合器には下顎運動のすべてを再現する能力はないため，これらの使用によって修復物の咬合に不調和をきたすことが多い．このような不調和は口腔内で調整できるものもあるが，調整は時間のかかることが多く，精度を低下させる可能性もある．咬合の不調和を修正しないで放置すると，結果として，咬合干渉やそれに伴う神経筋異常を生じることもある．

実際に問題となるのは，小型咬合器と患者との蝶番運動閉口路の軌跡の相違である．通常，ほとんどの非調節性咬合器上では，蝶番軸と修復される歯との間の距離が口腔内に比較して著しく小さい．そのため咬頭の位置が正しく再現されず，早期接触のある修復物が作製される可能性がある．この種の非調節性咬合器の弧状運動は，臨床上の開閉口路よりも急角度に動くことになり，作製された後方歯の修復物の下顎遠心斜面と上顎近心斜面の間に早期接触を

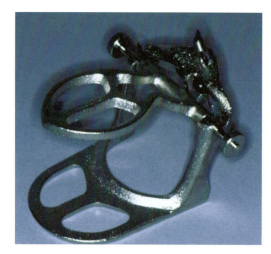

図2-5　非調節性小型咬合器

生じる（図2-6）．

咬合器の設計によっては，隆線と溝の方向が同じ原理で影響を受ける．これは非作業側に早期接触が生じやすくなるので，注意するべき重要なことである（1章，4章，6章参照）．

2 半調節性咬合器

通常行われるほとんどの固定性補綴において，半調節性咬合器（図2-7）の使用は，治療中の臨床的調整の必要性をできるかぎり小さくして，診断のために必要な情報を得るための実際的なアプローチである．半調節性咬合器の使用は法外な時間や熟練を必要としない．また，咬合器の各部位は，相当する生体の解剖学的大きさとほぼ等しい．そのため，半調節性咬合器に装着された診断用模型は，十分な正確性をもって位置づけることができるので，通常，弧状運動の誤差は臨床的には無視できる程度に小さくなる（たとえば，作製された補綴物のチェアサイドでの調整時間を最小限にできる）．

半調節性咬合器には，アルコン型（「咬合器」を意味する"***ar***ticurator"と「下顎頭」を意味する"***con***dyle"の合成語）（図2-8 A・C）およびコンダイラー（非アルコン）型（図2-8 B・D）の基本的な2つのデザインがある．コンダイラー型の咬合器は上弓が下弓にしっかりと取り付けられ，人工歯排列を行う際に操作しやすいため，総義歯補綴ではかなり広く使用されている．しかし，鋳造修復では

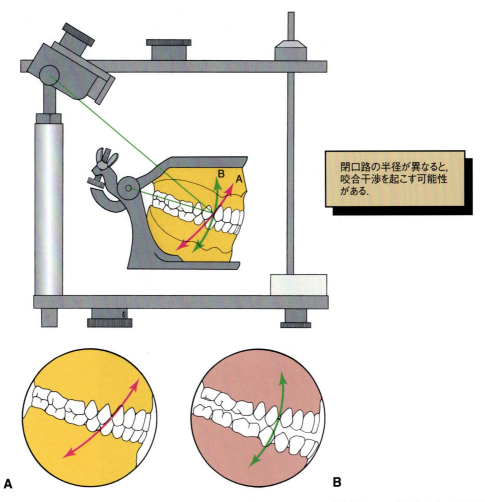

図2-6 非調節性の小型咬合器を使用した場合には，患者の閉口路とは異なるために，早期接触のある修復物となる可能性がある．A：解剖学的に正確な咬合器は正しい閉口路を示す．B：非調節性の小型咬合器では閉口路の半径が小さく，チェアサイドでの試適の際に蝶番運動で閉口する小臼歯間の早期接触を生じる．

咬合器の構造上ある程度の誤差が生じるため，アルコン型の咬合器が開発されるに至った．

アルコン型の咬合器では，顆頭球は下弓に固定されているが，顆路指導部は上弓に固定されている．したがって，コンダイラー型咬合器では下顎の動きが"逆"になり，わかりにくいのに対して，アルコン型咬合器は解剖学的に"正しく"，下顎運動を理解しやすい．アルコン型咬合器の顆路指導部の角度は，上顎模型の咬合平面を基準にして設定されるのに対し，コンダイラー型では，下顎模型の咬合平面に対して設定される．

ほとんどの半調節性咬合器は，顆路角，プログレッシブサイドシフトあるいはイミディエートサイドシフトの調節が可能である．一部の咬合器の顆路指導部は直線的であるが，最近の咬合器では彎曲をつけ，解剖学的により正確なものになっている．

半調節性咬合器の顆路指導部は顎間関係の記録を使うことにより，患者の動きを再現できるように調節が可能である．これら咬合記録はさまざまな厚みのワックスや適当な材料により採得されており，患者の閉口状態が記録されている．こうした記録は数ミリの厚さになることがあるので，ワックスで採った下顎前方位での咬合記録によってコンダイラー型咬合器を調節すると誤差が出ることがある．それは，顆路指導部が上顎の咬合平面を基準として設定されていないためである．

咬合器の調整に用いる下顎前方位での咬合の記録をコンダイラー型咬合器から取り外すと，上顎咬合平面と顆路とがより平行に近づき，後に作製される補綴物の咬頭頂の高径は減少する（表4-3参照）．

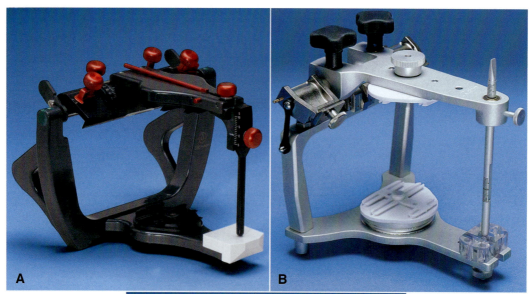

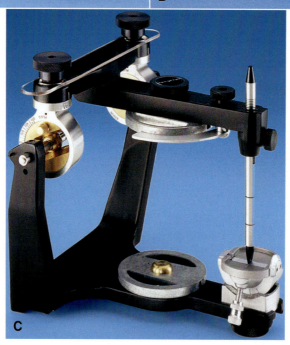

図2-7　アルコン型の半調節性咬合器．A：Denar Mark 330咬合器．B：Whip Mix 2240咬合器．C：Hanau Wide-Vue咬合器．（A〜Cの提供：Whip Mix Corporation, Louisville, Ky）

3 全調節性咬合器

　全調節性（または調節性の高い）咬合器（図2-9）は，さまざまな顎位をとることができ，患者の下顎限界運動に従って調節できる咬合器である．顎運動再現の正確性は，術者の配慮と技術，咬合器および記録装置に固有の誤差によって決定される．また，下顎骨はわずかにしなること，顎関節は剛体でないことから生じうる位置のずれにも左右される．

　咬合器の調節にはワックスによる記録を使うよりも，患者の下顎限界運動を連続的に記録するパントグラフの記録を使ったほうがよい．このような下顎運動を再現するための装置を咬合器に装着し，咬合器が患者の下顎運動，特に限界運動を再現するように調節する．一般的ではない運動経路を含めてあらゆる軌道を再現する全調節性咬合器を使用すると，複雑な補綴物を作製しても，評価時や装着時の調整を最小限にすることができる．

　一般的な診療で全調節性咬合器が必要となることはあまりない．全調節性咬合器の使用・調整には時間がかかり，歯科医師・歯科技工士の両者に高いレベルの技術と理解が要求される．しかし，いったん

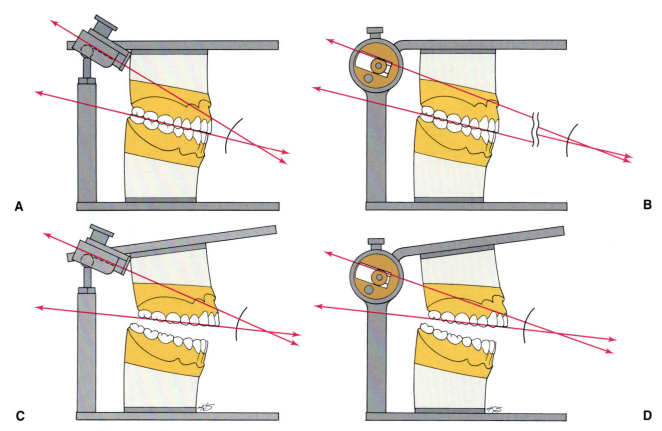

図2-8 A・C：アルコン型咬合器．B・D：コンダイラー型咬合器．アルコン型の設計の利点は，顆路が上顎咬合平面に対して一定の角度となることである．コンダイラー型の設計では，咬合器を開くと顆路の角度が変化し，前方位で採得した記録を用いて咬合器を調節している場合に誤差を生じる可能性がある．（Shillingburg HT, et al: Fundamentals of Fixed Prosthodontics, 2nd ed. Quintessence Publishing, Chicago, 1981. より改変）

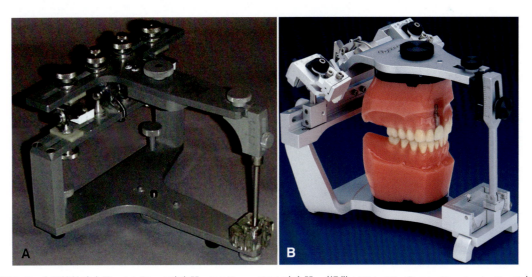

図2-9 全調節性咬合器．A：Stuart 咬合器．B：Denar D5A 咬合器．（提供：Whip Mix Corporation, Louisville, Ky）

技術を習得してしまえば，全調節性咬合器から得られる詳細な情報によってチェアサイドでの治療時間はかなり短縮できるであろう．したがって，治療が複雑になるほど全調節性咬合器は非常に有用になる．たとえば，すべての後方歯群の同時修復を予定している場合や，特異的な下顎運動パターンを有する口腔において歯列全体を修復する必要がある場合である．

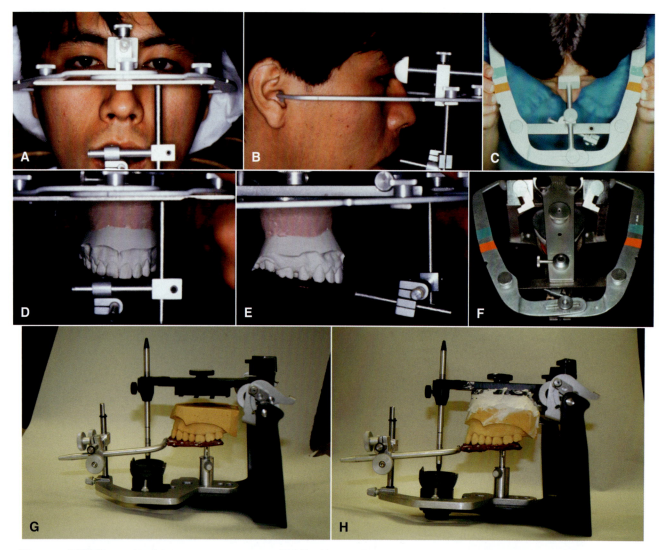

図2-10 半調節性フェイスボウトランスファーにより，蝶番軸に対して上顎模型を位置づける．A：患者に装着されたフェイスボウの正面観．B：側面観．3つめの基準点としてナジオンを利用する．C：上面観．D〜F：咬合器に対する位置関係を示す正面観，側面観および上面観．G, H：別の方法として，トランスファー専用のジグを使用して模型を咬合器に位置づけることもある．

3. フェイスボウ

1　水平横断軸

水平横断軸を中心とした下顎蝶番運動は再現可能である．矢状面における下顎の回転の中心である仮想の蝶番軸は，固定性補綴物を作製するときに非常に重要な意味をもつ．フェイスボウは，患者の下顎の水平開閉口軸に対して，上顎咬合面が前後的・左右的にどのような位置にあるのかを記録するために用いられる．フェイスボウを咬合器に固定し，上顎の記録をトランスファーすることで，模型は咬合器の蝶番軸に対して正しい位置にくることが保証される（図2-10）．上顎模型を装着用硬石膏か普通石膏で咬合器に装着してから，顎間関係記録を使って上顎模型に対する下顎模型の位置を決める．患者の模型を咬合器に正確に装着できれば，質の高い補綴物の作製や装着に要する時間を短縮できる．

ほとんどのフェイスボウは強固なキャリパー状の装置で，ある程度調節ができる．フェイスボウには，平均値型フェイスボウとキネマティックフェイスボウの2種類がある．平均値型フェイスボウはキネマティックフェイスボウに比べて正確性に劣るが，日常的な歯科処置の多くにはこれで十分である．キネマティックフェイスボウは，患者の開閉口運動を厳密に咬合器上に再現することが欠かせない場合に適応となる．たとえば，固定性補綴物の作製中に技工室で咬合高径を変更すると決定した場合，

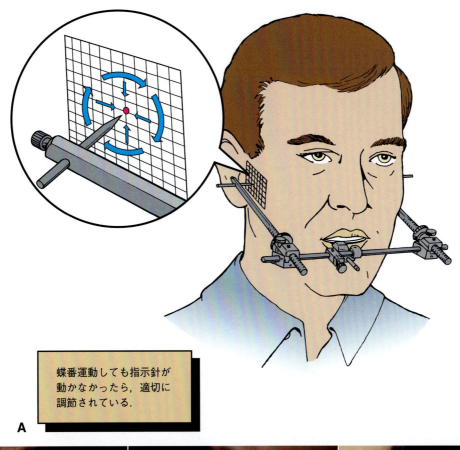

蝶番運動しても指示針が動かなかったら，適切に調節されている．

A

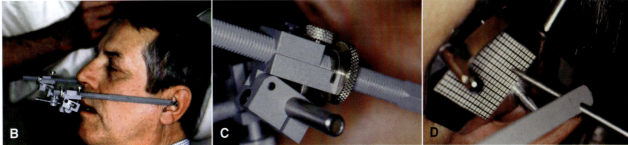

図2-11 蝶番軸の記録．A：左右の指示針はフェイスボウによって下顎の歯に固定されているクラッチへとつながっている．下顎が厳密に回転運動をするとき，指示針は実際の回転軸と一致していたら動かない．もし指示針の位置が，実際の蝶番軸より前後あるいは上下にずれていると，下顎が回転運動をするとき，矢印のように弧状に動く．この円弧によって，指示針をどちらの方向へ調節したらよいかがわかる．B：蝶番軸記録装置を位置づける．C：スクリューによりサイドアームを調節する．D：指示針が弧状に動かなくなるまで調節を続ける．

キネマティックフェイスボウの使用と正確な中心位記録が必要である．

2 キネマティック蝶番軸フェイスボウ

1 蝶番軸の記録

　顎関節外側の皮膚に近接するキネマティックフェイスボウの指示針（スタイラス）の動きを観察することによって，下顎の蝶番軸を1mm以内の精度で決定することができる．印象用トレーに似たクラッチを下顎歯列にシリコーンパテや印象用石膏のような硬い材料を使って装着する．キネマティックフェイスボウは，前方の横走ロッドと2本の調節できるサイドアームの3部分からなっている．この横走ロッドを患者の口から前方に突き出ているクラッチの一部に取り付ける．サイドアームをロッドに固定し，指示針が顎関節部にできるかぎり近接するように調節する．終末蝶番運動をさせるように下顎を誘導し，指示針が純粋な回転運動をするようになるまで指示針の位置をネジによって上下および前後方向に調節する（図2-11）．すべての部品が下顎に強

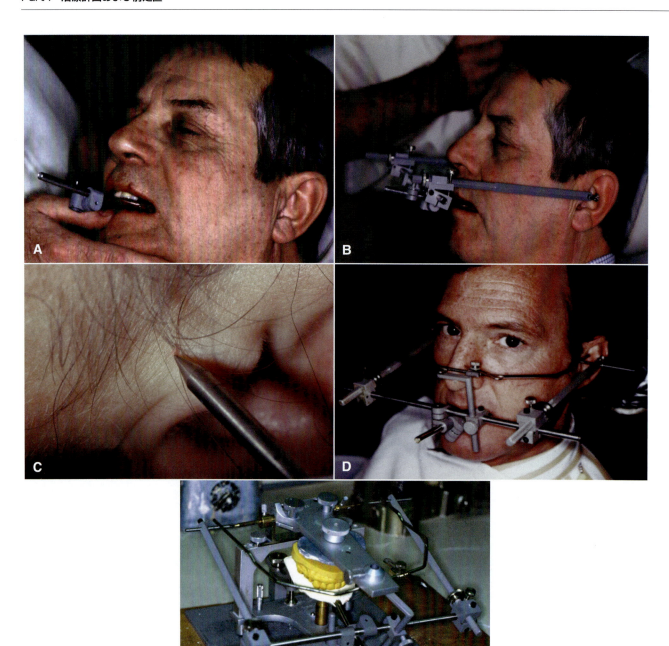

図2-12 キネマティック蝶番軸フェイスボウ．A：下顎にクラッチを装着したところ．取り外す際はクラッチの左右にあるネジを緩めて2つに分解する．B：クラッチにフェイスボウを取り付けたところ．C：あらかじめ印記した蝶番軸の位置に指示針を合わせる．D：組み立てられたキネマティック蝶番軸フェイスボウ．E：咬合器上に正しく配置されたキネマティック蝶番軸フェイスボウ．

固に固定されているので，純粋な回転運動を示していれば指示針が蝶番軸に一致していることを意味している．この純粋な回転運動を確認したら，続いて蝶番軸の位置を患者の皮膚上に印記する．将来，評価基準として参照する予定または必要がある場合には，印記が残るようにしてもよい．

2 キネマティックフェイスボウトランスファー

上顎歯の咬頭頂の圧痕をフェイスボウフォーク上の記録材に印記し，フェイスボウをフェイスボウフォークの前方部に固定する（図2-12）．指示針が皮膚上の蝶番軸の印記に一致するまでサイドアームを調節する．皮膚が動いて蝶番軸が不正確にならないように，患者に印記したときと同じ姿勢をとらせる．通常，ポインターがフェイスボウに取り付け

2章　診断用模型の応用

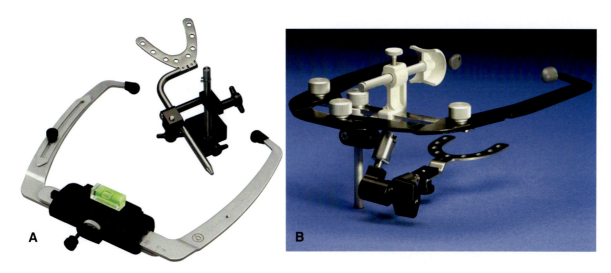

図 2-13　平均値型蝶番軸フェイスボウ．A：Denar Slidematic フェイスボウ．B：Whip Mix QuickMount フェイスボウ．前方基準点であるナジオンリレーターに注意．（提供：Whip Mix Corporation, Louisville, Ky）

られており，術者の選んだ再現可能な基準点にこれを調節する．基準点は再現するためにこの後も使われる．最後にキネマティックフェイスボウの記録を咬合器に移し，上顎模型を装着する．

キネマティックフェイスボウは使用に時間がかかることから，一般に広範囲の補綴治療（特に咬合高径を変更する場合）に限って使用されている．このような場合には，得られた蝶番軸が不正確であると，許容できない誤差を招いて治療結果を損ねるおそれがある．

3　平均値型蝶番軸フェイスボウ

平均値型蝶番軸フェイスボウ（図 2-13）は，真の水平横断軸に近似した解剖学的平均値を利用している．メーカーは，こうしたフェイスボウを真の蝶番軸に対して許容できる誤差の範囲内で設計している．一般的には，外耳道のように容易に確認できる基準点に，聴診器に似たイヤーピースによってフェイスボウを位置づけする．こうしたフェイスボウは，自動的に位置決めがなされ，装置自体も複雑ではないため，片手で操作することができる．ほとんどの診断や修復処置を行ううえで十分に正確な記録が得られる．しかしながら，どのような平均値のフェイスボウを選択したとしても，咬合面の角度には誤差が生じる[14]とともに，蝶番軸からの距離は最小でも 5 mm の誤差が見込まれる[13]．さらに，咬合高径を挙上した顎位で厚い顎間関係記録を採得した場合，相当不正確になる可能性がある．

1　前方基準点

前方基準点（図 2-14）を用いることによって術者は，最初に記録した位置を以後の患者来院時に咬合器上に再現することができる．これにより以前に記録した咬合器の設定が再利用できるので時間が節約できる．前方基準点には内眼角あるいは皮膚上のそばかすやほくろなどを選ぶ．前方基準点に印記し，蝶番軸の 2 点と合わせて 3 点を用いることによって，上顎模型の空間的な位置を決定する．これには次のような利点がある．

- 最初に咬合器の顆路指導部を調整すると，その後の模型装着に際してフェイスボウを繰り返して使用する必要がなく，顆路指導部を再調整する必要もない．
- 上顎模型が蝶番軸に対して正しく位置づけられているので，偏心位での記録に基づいて咬合器を再調整しなくても咬合器の顆路指導部に平均値を使用できる．
- 咬合器の調節によって得られた各目盛りの数値を既知の平均値と比較することにより，患者ごとの差異に関する情報や，修復治療の際に問題を生じる可能性について知ることができる．

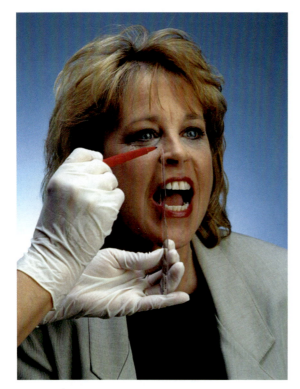

図2-14 前方基準点．Denar Slidematic フェイスボウでは，上顎中切歯切端から43mm上方の点を前方基準点として用いる．他のシステムでは眼窩下孔あるいはナジオン（鼻根点）を用いて前方基準点を決定する．基準点に印記することで，解剖学的な位置を常に等しくすることができる．また，基準点を用いれば，その後に記録を繰り返すことなく模型を咬合器に装着することができる．（提供：Whip Mix Corporation, Louisville, Ky）

❷ フェイスボウトランスファー

使用器材

- 平均値型蝶番軸フェイスボウ
- モデリングコンパウンド
- ロール綿

手 順（図2-15）

① フェイスボウフォークにモデリングコンパウンドを盛る．
② 温水に浸けてコンパウンドを軟化した後，フォークを上顎歯列に圧接して咬頭頂の圧痕をつける（図2-15 A）．フェイスボウフォークを患者の口腔内に挿入し，上顎歯列の咬頭頂の印象を採得する．フェイスボウフォークを口腔外に取り出した後に上顎模型の正確な位置づけができるように，圧痕は十分な深さがなければならないが，咬頭頂だけを記録するべきである．すべての咬頭あるいは咬頭全体を印象する必要はなく，診断用模型を正確に位置づけるのに必要な咬頭だけ記録する．印象が深すぎると，診断用模型は歯列をすべて正確に再現しているわけではないため，模型の位置づけが不正確になる可能性がある．一般的に，窩よりも咬頭頂のほうが正確に再現される．
③ 口腔内からフォークを取り出し，コンパウンドを冷やして再び適合させ，変形が起こっていないことを確認する．記録材に小窩や裂溝の詳細が印記されると，石膏模型を位置づける際に不正確になる．再適合させる前に必要に応じて記録材を調整する．再適合後に安定性を確認する．
④ フォークと下顎歯列の間にロール綿を咬ませて，フェイスボウフォークを安定させる（図2-15 B）．また，ワックスをフォークの下顎切歯部分に加えてもよい．下顎前歯部にワックスを使うとフォークが安定する．
⑤ ユニバーサルジョイントをフォーク上にスライドさせ，キャリパーを動かして前方基準点に一致させる（図2-15 C）．
⑥ 正しい順序でネジを確実に締め，トランスファーを完了させる（図2-15 D）．
⑦ 顆頭間距離を調節できる咬合器の場合には，計測値を記録する（図2-15 E）．フェイスボウを口腔内から取り出す．

他の平均値型フェイスボウでは，使用方法が少し異なる（図2-15 F～K）．

4. 中心位記録

中心位記録（図2-16）によって，終末蝶番軸上の中心位（CR）における上顎歯列に対する下顎の位置が決定できる．終末蝶番軸上では開閉口は純粋な回転運動となる．顎関節において，両側下顎頭がそれぞれの関節円板の血管を含まない最も薄い部分と接しており，この下顎頭と関節円板が一体となって前上方に位置し，関節結節後面の斜面に相対しているときの上下顎の関係を中心位（CR）という．

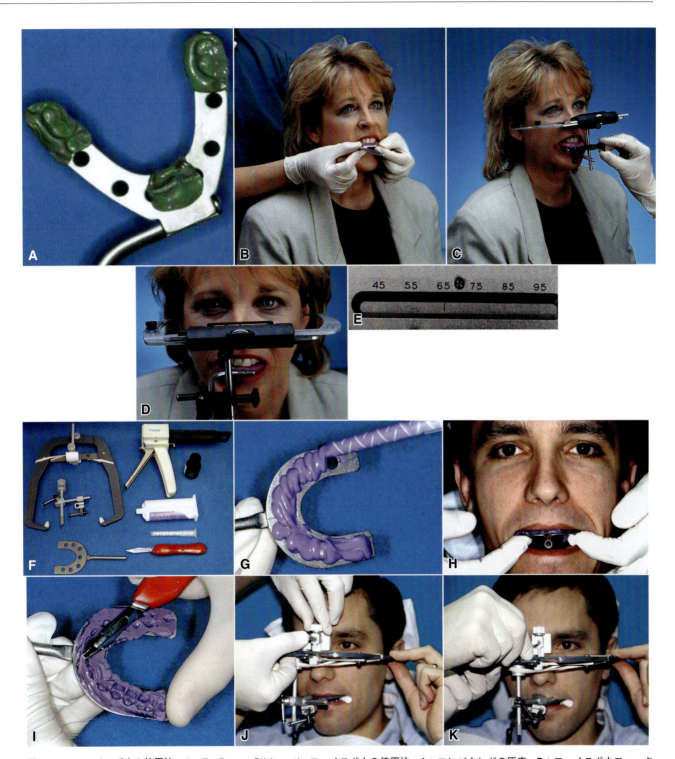

図2-15 フェイスボウの使用法．A〜E：Denar Slidematicフェイスボウの使用法．A：コンパウンドの圧痕．B：フェイスボウフォークを安定させる．C：フェイスボウをフェイスボウフォークに付け，ネジを締める．D：調節が完了したところ．E：顆頭間距離はフェイスボウ上面の数値を読む．F〜K：Whip Mix QuickMountフェイスボウの使用法．F：使用器材．G：自動練和されたエラストマーをトランスファーフォーク上に盛る．H：フェイスボウフォークを上顎歯に適合させる．I：模型との適合を容易にするために，鋭利な刃でトリミングする．J：ナジオンリレーターを固定．K：ネジをきつく締める．（提供：Whip Mix Corporation, Louisville, Ky）

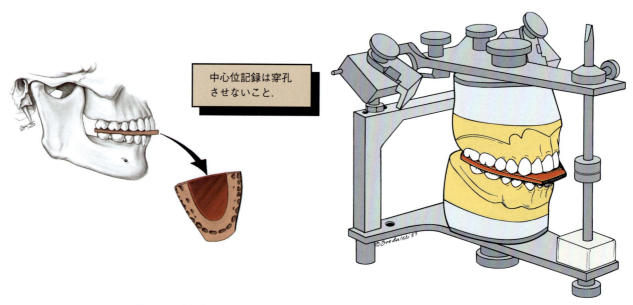

図2-16 中心位記録によって，患者の中心位での歯の位置関係を咬合器に移す．

この下顎頭の位置は，歯の接触関係とは無関係である．

この位置で歯は最大咬頭嵌合していることもあれば，していないこともある．中心位記録を咬合器上の上顎模型に移し，下顎模型を上顎模型に対して位置づけるのに用いる．装着用石膏を用いて下顎模型を咬合器に装着したら，中心位記録は取り外す．上顎模型がフェイスボウによって蝶番軸に対して正確に位置づけられていれば，上下の模型は正確に中心位で咬合する（図2-15参照）．適切な滑走運動時の咬合記録によって咬合器の調節機構が正しく設定されていれば，中心位から偏心位への下顎運動を再現することができる．一般的に，中心位から咬頭嵌合位への滑走は中心位記録を使って咬合器に装着した模型上で容易に再現することができる．それゆえ，早期接触（偏位性咬合接触）が観察可能であり，固定性補綴治療に先立って咬合調整が必要かどうか判断することができる．咬頭嵌合位で咬合器に装着された模型では，中心位や接触関係の評価はできない．したがって，中心位で診断用模型を咬合させることには，診断的に高い価値がある．

キネマティックフェイスボウを使うときは，理論的には，終末蝶番位の咬合記録の厚さは重要ではない．厚さが増せば，単に回転量が増加するだけである．平均値型フェイスボウを使った場合は，いかなる弧状運動もある程度の不正確さを伴う．どちらのフェイスボウでも小さな誤差は生じうるものであり，咬合記録を薄くすることによって誤差を最小限に抑えることができる[15,16]．とはいえ，歯が記録を穿孔しないことが大切である．咬合採得時にわずかでも歯の接触があると，歯根膜の機械受容器によって支配される神経筋の防御反射のために，下顎が変位する可能性があり，その結果，下顎運動を正しく再現できなくなる．

1 下顎誘導

模型が正確に咬合器に装着されるかどうかは，歯科医師によって下顎が正確に誘導されるかどうかに左右される．開閉口運動中に両側下顎頭は同じ位置を保つべきである．下顎を無理に後方に動かそうとすると，下顎は下方に変位する．その位置で修復物を作製すれば，咬合が高いことが評価時にわかるであろう（図2-17）．

前方に面している下顎頭の荷重負担面を，誘導によって，関節円板を正しく介在させた状態で側頭骨下顎窩に近接させる．この誘導が容易にできるかどうかは，患者の神経筋の弛緩の程度および歯科医師の正確な技術に依存しており，その正確な技術は，歯科医師が下顎を制御するのを患者が許すかどうかにかかっている．下顎を力で動かそうとしたり揺さ

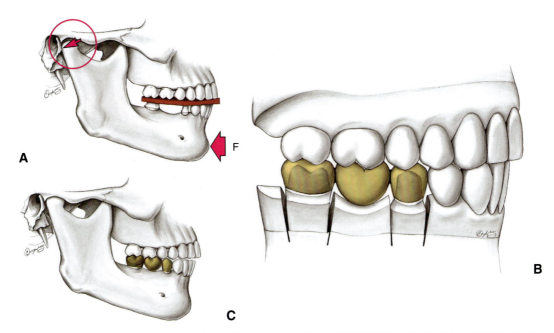

図 2-17　間違った中心位咬合採得．A：下顎が力（F）で後方へ押された場合，下顎頭は最上方位に位置せず，後下方（小さい矢印）に動く．B：この中心位記録によって咬合器に装着された模型上で作製した修復物は，すべて口腔内での試適時に咬合が高くなる．C：前歯の関係に注意．

ぶったりすると，患者に筋の防御反応を引き起こす．

Dawson[17]が1973年に報告した両手を用いる誘導法が，再現可能な確実に習得できる方法[18]として推奨される[19]．この方法は，デンタルチェアを水平にし，患者の頭部を術者の体の正中で抱きかかえるようにして座る．両手の拇指を患者のオトガイ部に，残る4指を下顎下縁にあてがって（図2-18 A），拇指を下方へ，残る4指を上方へと静かに圧を加え，関節円板が下顎窩の適正な位置に収まるように下顎を誘導する．続いて，終末蝶番閉口路の弧に沿って，注意深く下顎を蝶番運動させる．片手で行う誘導法（図2-18 B）では指で上方に圧を加えるが，この方法では反対側の手で記録材を置くことができるものの，下顎頭を適正な位置に確実に誘導するのは困難である．

2　前歯プログラミング装置

中心位（CR）が咬頭嵌合位（MI）と一致していない患者では，下顎を蝶番運動させる際に防御反射が起こることがある．確立されている防御反射は歯が接触するたびに増強されるために，患者によっては下顎の誘導・蝶番運動を容易にさせてくれないこ

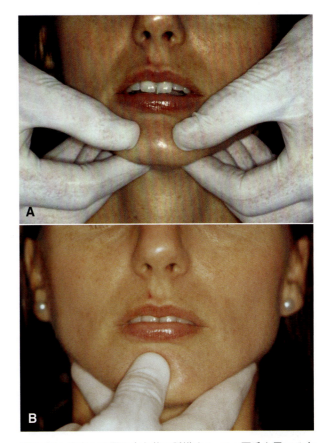

図 2-18　患者の下顎を中心位に誘導する．A：両手を用いる方法．B：片手を用いる方法．術者の拇指および下顎下縁に置かれた4指の位置に注意．

とがある．歯を接触させなければ，このような反射が起こることなく，誘導は容易になる．ロール綿やプラスチック製リーフゲージ，または即時重合レジンで作製した小さな前歯プログラミング装置（"Luciaのジグ"とよばれることがある）[20]によって，歯の接触を防ぐことができる（図2-19）．

前歯プログラミング装置を30分間装着した後も下顎を十分に誘導できない場合は，著しい神経筋機能異常の存在が考えられる．通常は，こうした機能異常はスプリント（作製法，調整法は4章参照）を装着することによって軽減される．

3 中心位記録法

中心位記録に用いることのできる方法はいくつかある．記録材料の選択は，模型の精度にある程度影響される．たとえば，ラバー系印象材を用いて非常に高い精度で作製された模型は，ポリビニルシロキサン（付加型シリコーン）印象材などのきわめて精度の高い咬合記録材を用いて咬合させることができる．しかし，アルジネート印象材を用いて作製されたやや不正確な診断用模型は，咬合採得用ワックスなどの"許容度の高い"材料を使用したほうが，うまく咬合させることができる．ただし，記録は適切に補強されている必要がある．種々の記録材料や技術にはかなり違いのあることが報告されている[21]ので，中心位を記録するときは，特に注意が必要である．

1 補強したAluwaxを用いた記録

補強したAluwaxは中心位を記録するための"許容度の高い"材料である（図2-20 A）．この方法は初めにWirth（1971）[22]，さらにWirthとAplin（1971）[23]によって報告されたもので，信頼性があり，再現性の高い方法であることが証明されている[24, 25]．

使用器材

・保温性のワックスシート（たとえばAluwax）
・軟性金属シート（No. 7 Ash's metal）
・ピンクのベースプレートワックス（ハード）

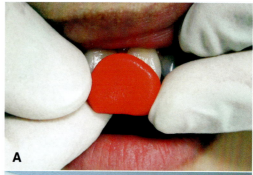
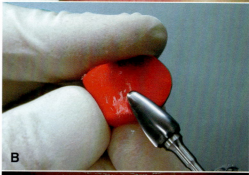
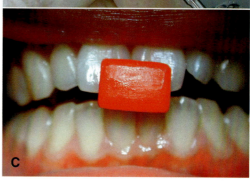

図2-19 中心位咬合採得を容易にするために前歯プログラミング装置を用いる．A：即時重合レジンを練和し，上顎中切歯に適合させる．患者の下顎を誘導して閉口させ，臼歯部で約1mm離開している状態で止めさせる．B：圧痕を目安にプログラミング装置の形態修正を行う．C：完成したプログラミング装置は患者がなめらかに側方・前方運動を行えるものでなければならない．接触面に傾斜があると下顎を過度に後退させがちなので，避けなければならない．（つづく）

・スティッキーワックス
・ハサミ
・氷水

手 順

① 咬合採得用ワックス半シート分を温水中で軟化し，上顎歯列咬頭頂に適合させる．患者に閉口させ，下顎歯列咬頭の圧痕をつける（図2-20 B）．この圧痕は最終的な記録にはならないが，下顎歯列のおよその位置を示しているので，後の参考基準となる．

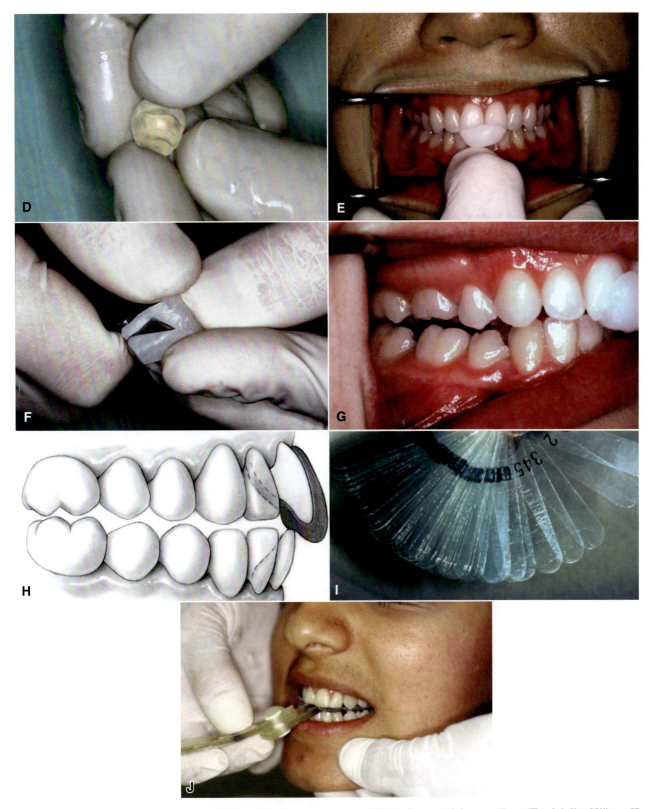

図2-19（つづき）　D：別の方法として，熱可塑性材料を用いてもよい．E：材料を軟化させて適合させた後，下顎を中心位に誘導して閉口させる．F：メスでトリミングする．G：再度，臼歯の離開を確認する．H：装着時の装置の断面図．I・J：習慣的に咬頭嵌合位に咬み込んでしまうのを防ぐために，プラスチック製リーフゲージを用いることもある．

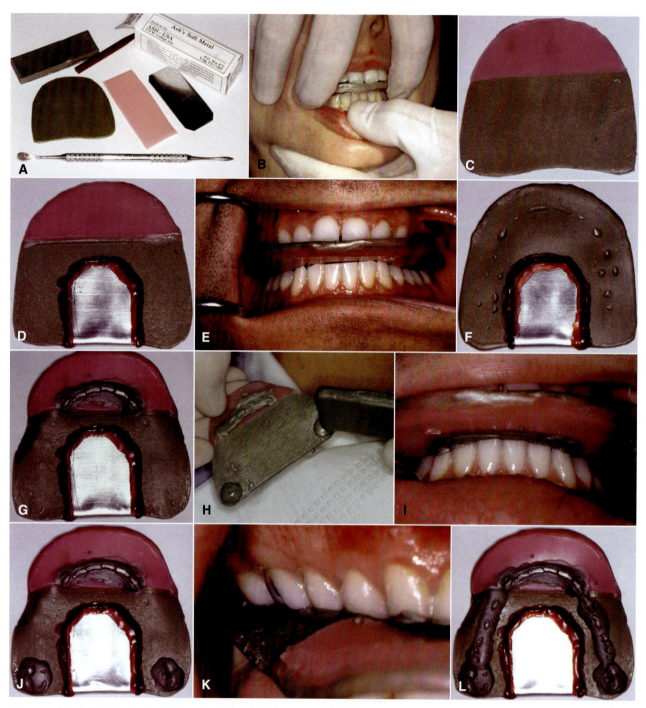

図2-20 中心位記録法．中心位の再現性は，採得時に患者に中心位を数回繰り返しとらせることによって，確実なものとなる．A：使用器材．B：軟らかいAluwaxのシートを上顎歯列に圧接する．C：ピンクのワックス（ハード）をAluwaxのシートの下顎前歯部にのせる．D：ワックスシートを補強するために，後方辺縁部をNo.7のAsh's metalではさみ，スティッキーワックスで固定する．E：補強したワックスシートを挿入し，下顎を中心位に誘導してピンクのワックス上に静止させる．F：上顎の圧痕は，咬頭頂だけが印記されていることを確認しておく．Aluwaxを下顎前歯の圧痕に少量加える．記録を再度挿入して中心位へ誘導する．G：前歯の圧痕を再度Aluwaxに印記する．H：第一大臼歯部にワックスを追加する．I：もう一度蝶番運動で閉口させる．J：大臼歯の圧痕がはっきりと印記されている．前歯の圧痕は同じ場所に再現されていなければならない．圧痕の重なりは不正確であることを示している．K：小臼歯部にAluwaxを加えてから再度中心位に誘導する．L：採得された中心位記録．（提供：Dr. J. N. Nelson）

② 記録の下顎前歯部にピンクのベースプレートワックス（ハード）を添加し（図2-20 C），軟性金属シートを追加して口蓋部を強化する．辺縁部をスティッキーワックスで封鎖する（図2-20 D）．
③ 必要があれば記録を再度軟化して，上顎歯列に適合させる．下顎を中心位に誘導して閉口させ，ベースプレートワックスに浅く圧痕をつける．臼歯が接触していないことを確かめる．接触していたらベースプレートワックスを追加する（図2-20 E・F）．
④ 記録を注意深く取り出し，変形が生じていないことを確認する．氷水で十分に冷やす．
⑤ 再び上顎歯列に記録を適合させ，その安定性を確認する．上顎模型があれば，模型上での適合も評価する．
⑥ 下顎前歯部にのみ保温性のAluwaxワックスを追加し，同様に下顎を誘導する．患者を仰臥位にすれば，より良好な制御が可能となる．
⑦ ワックスに下顎前歯切端の圧痕をつけ，数回繰り返して再現性を確認する．記録を取り出し，再び氷水で冷やして前歯部の圧痕を硬化させる（図2-20 G）．
⑧ 下顎臼歯部に少量のワックスを追加し（図2-20 H），記録を再び適合させる（図2-20 I）．新しくワックスを追加する際は，記録を乾燥させなければならない．乾燥していないと，ワックスが接着せず，剝離する可能性がある．前歯部の圧痕に下顎歯列を誘導し，患者に軽く閉口させる．ベースプレートワックスは咬み込みすぎるのを防いでくれる．過度の力は，記録を変形させたり下顎骨を変形させたりする[26]．下顎挙上筋によって，下顎頭の最上方位が確実に記録される．
⑨ 記録を取り出し，冷やす．

この一連の方法の利点は，中心位の記録が採れれば何度でも再現できることである．保温性Aluwaxは軟らかく，簡単に変形する．そのため，患者の下顎が厳密に同じ位置に誘導されない場合はすぐに明らかになる（図2-20 J）．すべての咬頭の圧痕が必要十分に浅い記録が採得され（図2-20 K・L），同じ弧状運動が4回再現できているなら，中心位へ正確に誘導されたことが確かめられる．

中心位記録は他の方法と材料によっても得ることができる．ピンクのベースプレートワックス（ハード）（図2-21）や，前方から後方にかけてわずかなテーパーがあらかじめ付与されているブルーの板状ワックス（図2-22）は，中心位記録の採得に多用される材料である．

❷ ラバー系材料または酸化亜鉛ユージノールを用いる前歯プログラミング装置による記録

使用器材

・即時重合レジン
・ワセリン
・ラバー系材料
・シリンジ
・外科用メス

手 順

① 即時重合レジンを用いて前歯プログラミング装置を作製する．レジンをパテ状に練り，中切歯に分離剤としてワセリンを塗布してから，歯に圧接する．前歯プログラミング装置の舌側の形状は歯の舌面形態に従う．形態修正後に，臼歯部は離開していなければならない（図2-19 H参照）．前歯プログラミング装置を装着して患者が閉口した際に，下顎が動いてはならない．
② 臼歯部では接触がなく，前歯プログラミング装置でのみ咬合接触があることを確認する．装置は安定して定位置になければならない．必要ならば，少量のワセリンを内面に塗って安定を助けてもよい．
③ 再現性のある中心位が得られるまで，下顎の閉口を練習させる．
④ シリンジ先端の大きさが十分で，ラバー系材料が無理なく流れるかどうかを確認する．必要があれば，外科用メスを用いてシリンジ先端の開口部を拡大する．
⑤ ラバー系材料を取り出し，メーカーの指示に従

Part I 治療計画および前処置

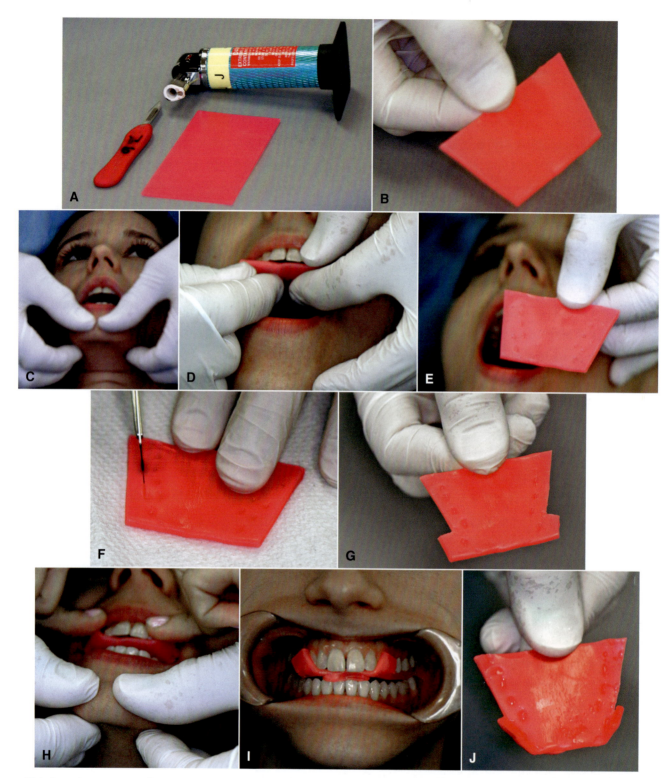

図2-21 ピンクのベースプレートワックス（ハード）を使用した中心位記録法．A：使用器材．B：ワックスを軟化して二重にし，適切な形態にトリミングする．C：蝶番運動を誘導する．D：ワックスを上顎歯列に適合させる．E：側方歯群の咬頭頂の浅い圧痕が残る程度にワックスを圧接する．F：小臼歯と大臼歯の頬側咬頭頂に沿ってトリミングする．G：トリミングの終了した記録．H：犬歯の唇側面を覆うようにワックスを折り曲げる．I：採得終了時の正面観．J：圧痕が浅いことにより，模型が正確に位置づけられる．

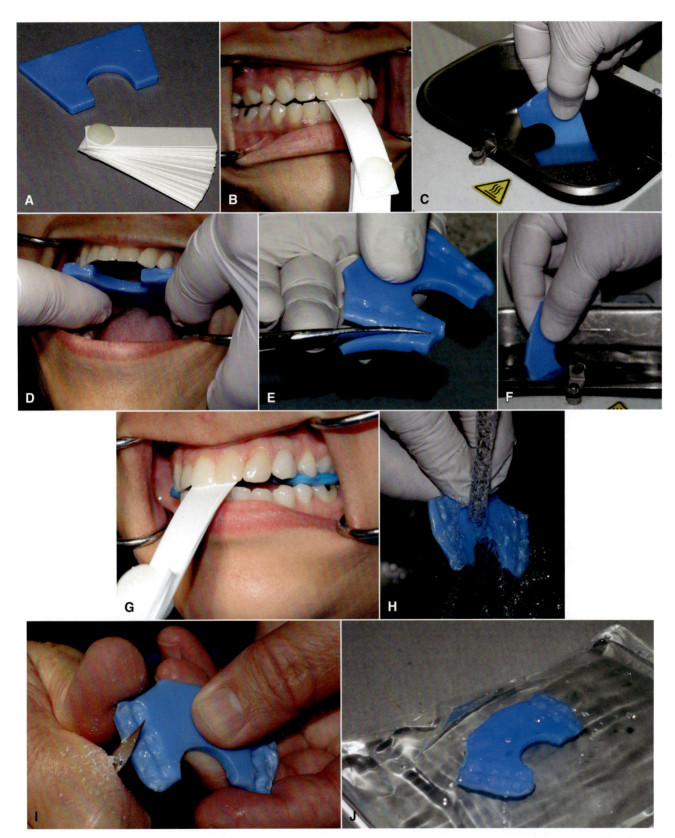

図2-22 採得用に形成済みのブルーの板状ワックスとリーフゲージを使用した中心位記録法. A：咬合採得に使用される形成済みブルーワックスとリーフゲージ. B：後方歯群の離開のためにリーフゲージを前歯部に咬ませる. C：歯列に適合する部分のワックスを温水中で軟化させる. D：上顎歯列にワックス記録材を適合させる. E：頬側咬頭頂に沿ってトリミングする. F：ワックスをもう一度軟化する. G：患者の下顎を中心位に誘導し，下顎の咬頭頂の圧痕をつける. H：記録を冷水で冷やす. I：余剰のワックスは咬頭頂の圧痕のみが残るように鋭利な刃物で削除する. J：中心位の再現性が確認できたら，技工作業に使用するまで記録を冷水中に保管する.

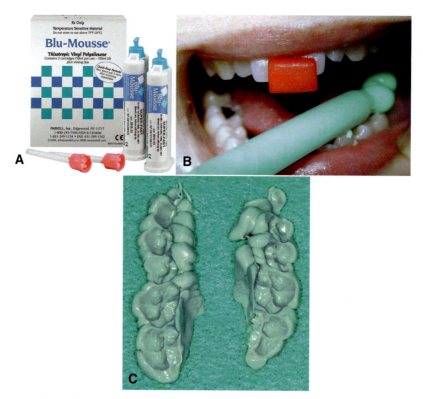

図 2-23　中心位記録．A：中心位咬合採得に使用されるラバー系材料．B：下顎の片側臼歯部に記録材を適用する．術者はレジン製の前歯プログラミング装置を用いて（図 2-19 参照）再現性のある記録位が得られるようにする．材料が硬化するまで患者に咬合させておく．C：トリミング前の記録．（A の提供：Parkell, Inc., Edgewood, N Y）

って練和する（図 2-23 A）（自動練和式の材料が使いやすい）．

⑥ 歯の咬合面をエアで乾燥し，シリンジを用いて下顎歯列の咬合面に材料を注入する（B）．

⑦ 下顎を誘導して蝶番運動をさせ，前歯プログラミング装置上に静止させる．材料が硬化するまでこの位置を保つよう患者に指示する．

⑧ 記録を口腔内から取り出し（C），外科用メスを用いて頰側咬頭に沿って切断する．

⑨ 上下顎模型が記録上で完全に安定することを確認する．

ラバー系材料を用いる代わりにガーゼメッシュと咬合採得用酸化亜鉛ユージノールペーストを用いてもよい（図 2-24）．手順はラバー系材料の場合に準じるが，材料を下顎歯列上にシリンジで注入するのではなく，口腔外で咬合採得用ガーゼメッシュに塗布してから口腔内に入れ，中心位に誘導する．このときガーゼメッシュを支えるフレームを，必ず閉口運動に干渉しない位置に置くように注意しなければならない．

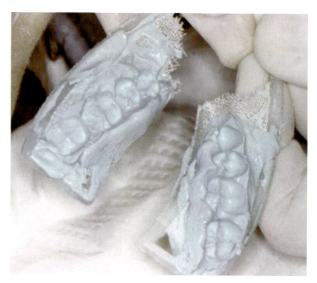

図 2-24　ラバー系材料の代わりに，ガーゼメッシュを張ったプラスチックフレームと酸化亜鉛ユージノールペーストを用いることもできる．

その他の記録材としては，印象用石膏や即時重合レジンなどがある．いずれの材料でも，模型が記録材に完全に適合するかどうかが正確性を決定することになる．模型よりも記録材のほうが再現性が高いために，特に窩の周囲で模型が完全に適合しないこ

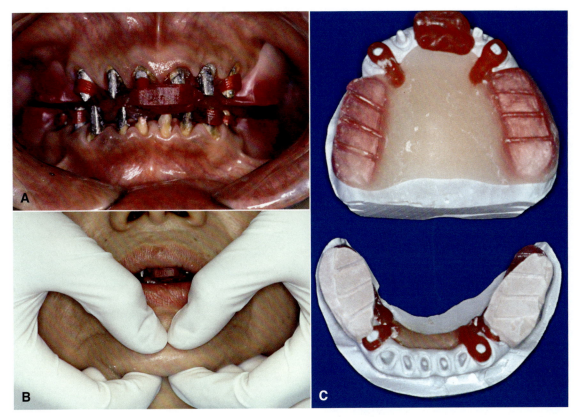

図 2-25　部分欠損の模型を咬合器に装着するためのアクリルレジン製咬合床

とが多い．模型が記録に完全に適合するまで，こうした余計な細部は注意深く取り除く必要がある．

4　部分欠損歯列における顎間関係記録

両側性に安定を提供する十分な残存歯がない場合には，前述のような中心位記録は採得できないことがある．この場合，アクリルレジンを用いて咬合床を作製しなければならない（図 2-25）．軟組織の変形があると，硬い材料をある 1 組の模型上から別の模型上に正確に移すことはできない．この軟組織変形による誤差を避けるために，咬合床は咬合器に装着する模型上で作製するべきである．模型の破損が懸念される場合は，専用の複印象用フラスコで複製用寒天印象材を用いて正確な複模型を作製し，この模型上で咬合床を作製するとよい．

5. 診断用模型の咬合器装着

1　上顎模型

フェイスボウを咬合器に取り付け，フェイスボウフォークに上顎模型（図 2-26）をのせる．楔や専用の支柱を用いて模型の重量を支え，フォークが曲がってしまうのを防ぐことができる．模型基底面に溝を付与して水で濡らし，膨張率の低い速硬性咬合器装着用石膏または普通石膏を用いて咬合器に装着する．

2　下顎模型

下顎模型を上顎模型に対して正確に位置づけるために，切歯指導釘を十分に引き下げて中心位記録の厚みを補正することが必要である．咬合器の上下を逆にし，咬合記録を上顎模型にのせる．下顎模型（図 2-27）を注意深く記録にのせ，上下の模型の安定性を確認する．スティッキーワックスを用いて金属製の棒または木製舌圧子で上下の模型を固定してもよい．下顎模型上に装着用石膏を十分に盛り，顆頭球が左右の顆路指導部に完全に納まっているように注意しながら，咬合器の下弓を閉じる．咬合器にセントリックラッチがあれば，この手順は簡単になる．ラッチがなければ，石膏が初期硬化するまで

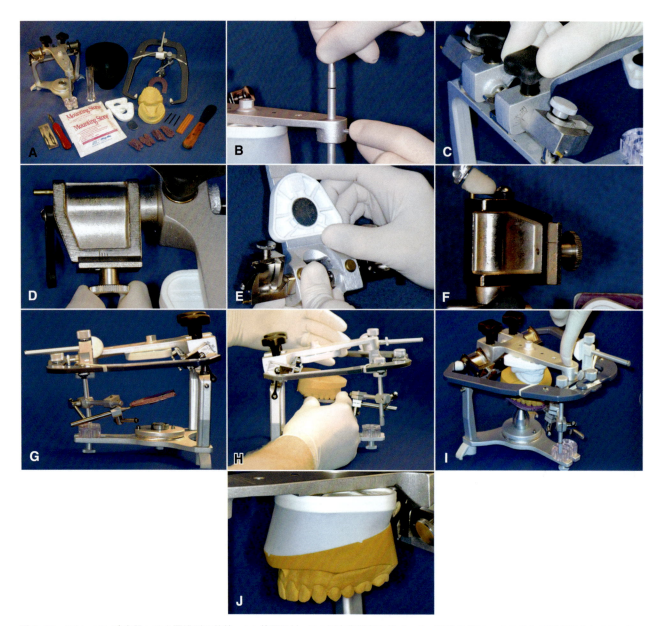

図 2-26　Whip Mix 咬合器への上顎模型の装着．A：使用器材．B：切歯指導釘を抜く．C：顆路角をフェイスボウの設定に合わせる．D：サイドシフトをゼロにする．E：マウンティングプレートをつける．F：顆路指導部にフェイスボウのイヤーピースをセットする．G：フェイスボウを咬合器に装着する．H：アンダーカットを付与した上顎模型を湿らせてフェイスボウフォークにのせる．I：模型とマウンティングプレートに装着用石膏をのせる．咬合器の上弓をフェイスボウのクロスバーに接触するまで閉じる．J：必要なら石膏を追加する．（提供：Whip Mix Corporation, Louisville, Ky）

押さえていなければならない．石膏が完全に硬化するまで，表面を滑らかにしようとしてはならない．

3　評価

中心位，咬頭嵌合位ともに，正確性が重要である．歯科医師は咬合器の調節機構を設定する前に，模型上の歯の接触と患者の口腔内での接触を比較して中心位の正確性を確認しなければならない（図2-28）．臨床診査の際に，薄い咬合紙を用いて中心位における歯の接触位置を印記することができる．通常は，上顎咬頭の近心斜面と下顎咬頭の遠心斜面に印記される．印記の正確な位置を写し取るために，薄い咬合印記用ワックスを患者に咬ませる．咬合器に装着した模型を閉じ，咬合紙を用いて中心位の接触点を印記する．印記用ワックスを模型上に移したときに，穿孔部がこの咬合紙による印記と完全に一致するべきである．

さらなる確認として，咬合器に装着した模型の咬頭嵌合位を診査する．通常，最大咬頭嵌合位は下顎が中心位から移動した位置であり，半調節性咬合器

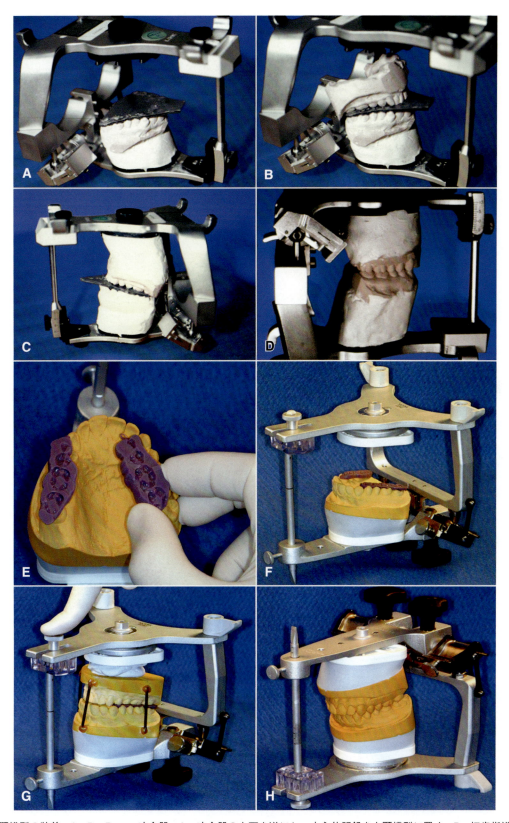

図2-27 下顎模型の装着．A〜D：Denar咬合器．A：咬合器の上下を逆にし，中心位記録を上顎模型に置く．B：切歯指導釘を調節し，下顎模型を記録に合わせる．C：模型を装着用石膏で装着する．D：切歯指導釘を引き上げると，上下顎模型は中心位で接触する．E〜H：Whip Mix咬合器．E：トリミングした中心位記録．F：上下逆にした咬合器に中心位記録をのせる．G：切歯指導釘を調節し，下顎模型を安定させ，石膏をあらかじめ湿らせた模型とマウンティングプレートにのせてから，咬合器を閉じる．H：装着完了．（E〜Hの提供：Whip Mix Corporation, Louisville, Ky）

上では完全に正確に再現することはできない可能性がある．しかしながら，咬頭嵌合位に明白な食い違いがあれば，例外なく咬合器装着が間違っていることを示している．咬合器装着の正確性のさらなる確認が必要な場合には（作業模型を装着する場合など），追加の中心位記録を採得し，スプリットキャスト法またはDenar Centri-Checkマーキングシステム（Whip Mix Corporation, Louisville, Ky.）（図2-29）のような計測装置によって，比較することができる．

6. 咬合器の後方調節機構

さまざまな咬合器の長所と短所を表2-1に要約する．より精巧な（全調節性）咬合器は幅広い調節が可能であり，顆路に正確に従うように設定するこ

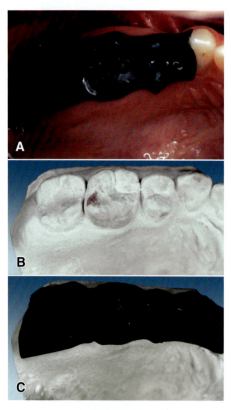

図2-28 咬合器装着の正確性を確認する．A：上顎歯に咬合印記用ワックスを適合させ，患者の下顎を誘導して中心位で閉口させる．B：薄い咬合紙を用いて模型上の接触点を印記する．C：咬合器装着が正確であれば，模型上の印記はワックスの穿孔部に一致する．

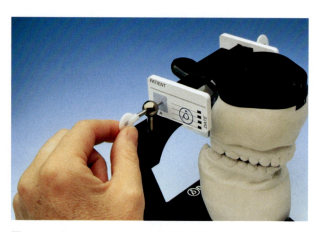

図2-29 Centri-Checkマーキングシステム（Denar社）．模型は咬合器上と同じ位置関係に置かれるが，下顎頭要素は2本の描記針に置き換えられている．各描記針で咬合器の上弓につけられたグラフ用紙に印記する．中心位記録が正確かどうかは，この印記と比較することによって確認することができる．（提供：Whip Mix Corporation, Louisville, Ky）

表2-1 固定性補綴治療のための咬合器の選択

全調節性	半調節性		非調節性（平均値型）		咬合器に装着しない模型	
Denar D5-A Stuart TMJ	アルコン型 Denar Mark II Whip Mix Hanau 183-2	コンダイラー型 Hanau 96H20 Dentatus	大型	小型	歯列	1/4顎

多い ←	診断のために得られる情報	← 少ない
多い ←	技工サイドに伝わる咬合に関する情報	← 少ない
多い ←	初診時に必要な時間と技術	← 少ない
少ない →	セメント合着までに必要なチェアタイム	→ 多い

| 上下顎にわたる
複数の修復
アンテリアガイダンス
の欠如
重度の咬合異常 | 固定性補綴治療を必要としている
ほとんどの患者の診断評価・治療 | | 大型咬合器は単冠修復用（ある
程度の咬合調整が必要）
小型の蝶番咬合器は咬合の影響
が最小の場合にのみ使用 | | 咬合の影響が最小の
場合にのみ使用 | |

（Rosenstiel SF: Occlusal relationships, registration, and articulation. In Rayne J, ed: General Dental Treatment. London, Kluwer, 1983. より改変）

とができる．全調節性咬合器の後方調節機構は，前方および側方運動時の歯の接触を再現して，下顎頭の運動を再現するように設計されている．半調節性咬合器で調節できる範囲は，これに比べて限られている．半調節性咬合器の後方調節機構は，下顎運動の臨床的に最も重要な部分（たとえば，顆路角と下顎のサイドシフト）を模倣するように設計されている．半調節性咬合器は，偏心位における顎間関係の記録または簡易型パントグラフを用いて設定することができる．その他の方法としては，平均値を用いて調節する方法もある．偏心位の顎運動を誤差なしに再現するよう咬合器を調節する方法はないことを銘記しておくことは重要である[27]．

1 平均値

顆路角，イミディエートサイドシフト，プログレッシブサイドシフトについては，臨床的な観察に基づいて，一般的に適用できる平均値が明らかになっている．これらの平均値は通常，フランクフルト平面および正中矢状面に対する値として表されている．たとえば，イミディエートサイドシフトの平均値は1.0 mmと報告されている[28]．

咬合器の後方調節機構の設定に平均値を用いる場合には，実際の咬合器の調整値はメーカーによって異なることを忘れてはならない．しかし，咬合器の調節機構の違いにもよるが，平均値を用いる方法が，他の方法（たとえば，特に半調節性咬合器が直線的な前方運動しかできない場合に，偏心位での顎間関係記録を用いて咬合器を調節する方法）と比較して，必ずしも不正確であるとはかぎらない．

2 偏心位における顎間関係の記録

半調節性咬合器の後方調節機構を設定するために，偏心位での顎間関係の記録（チェックバイト）が推奨されている[29]．上顎と下顎の歯列間にワックスまたは他の記録材を介在させ，下顎の偏心位における下顎頭の位置を記録する方法である．下顎が移動した位置で静的な位置関係の記録を採得する．両側の顆路角を調節するために前方位の記録を採得し，両側のサイドシフトを調整するために左右の側方位の記録を採得する．

偏心位での記録を用いて調節された咬合器は，2つの顎位において正確であるにすぎない．すなわち，中心位と偏心位の記録を採得した顎位のみである（図2-30）．咬合器上でこの2つの顎位の間を動く経路は，実際の下顎の運動とは大きく異なる可能性がある．前方・側方への運動路は実際の下顎では必ず彎曲しているのに対し，半調節性咬合器上では直線的な動きをする可能性がある．誤差をできるかぎり少なくするために，最新の半調節性咬合器の多くは顆路指導部に彎曲をつけている．

使用器材

・咬合採得用ワックス

手 順

① 再現性が得られるまで，患者に前方位・両側方位を練習させる．前方位は上下顎前歯の切端同士が咬み合うまで，側方位はそれぞれ上下顎犬歯の切端同士が咬み合うまで患者の下顎を誘導する．著者らは患者を誘導することによって記録が容易に採得できることを見出したが，誘導しないで採得した記録も同様に正確である[30]．

② ワックスの記録材を上顎歯列に適合させ（図2-31 A），下顎を前方位に誘導する．患者に閉口させて，記録材に圧痕をつける（図2-31 B）．正中線が一致しており，側方から見て上下顎切歯の切端同士が咬み合っていることを確認する．

③ 側方位を採得する際は，非作業側の離開分を補うために，記録材の片側臼歯部にワックスを追加する．

④ 記録材を患者の上顎歯列に適合させ，下顎を側方位に誘導する．上下顎犬歯の切端同士が咬み合っていることを再び確認する（図2-31 C・D）．

⑤ 反対側の側方位で同じ手順を繰り返す．

⑥ 咬合器の後方調節機構を設定する際に区別しやすいように，それぞれの記録に印をつける（図2-31 E）．

Part I 治療計画および前処置

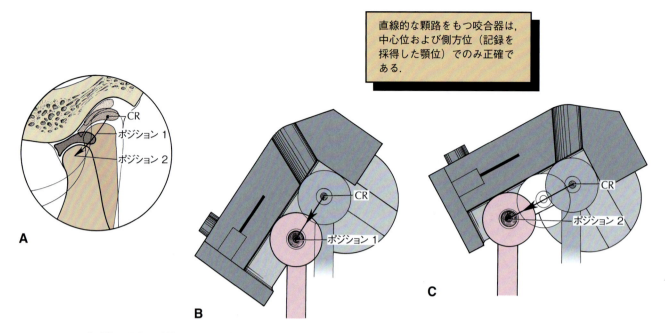

図 2-30 A：典型的な顆路は彎曲しており、中心位の近くで勾配は最も急になる。直線的な顆路をもつ半調節性咬合器を偏心位での咬合記録を用いて調整する場合，どの顎位で記録が採得されたかによって，下顎の実際の動きとは大きく異なった値となる。B：1の顎位で採得された記録。C：2の顎位で採得された記録。

> 直線的な顆路をもつ咬合器は，中心位および側方位（記録を採得した顎位）でのみ正確である。

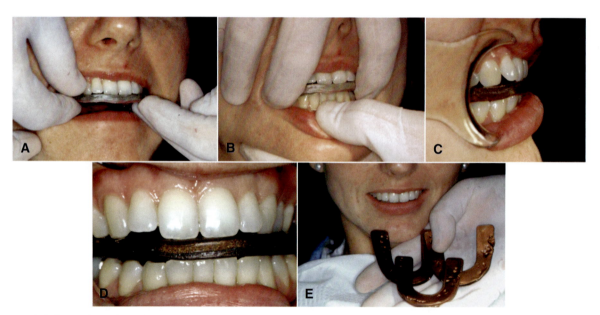

図 2-31 偏心位での顎間関係の記録。A：ワックスを上顎歯列に適合させる。B：前方位の記録。C・D：患者を誘導して左右側方運動をさせる。上下顎犬歯の切端同士が咬み合う位置で左右の記録を採得する。E：完成した記録。

3 簡易型パントグラフ

簡易型パントグラフ（図 2-32）は，下顎運動のなかで臨床的に最も重要な意味があると考えられる特定の要素だけを計測する。この要素とは，通常，顆路角と下顎のサイドシフトである。簡易型パントグラフは手早く組み立てることができる。記録を行うことで数値が直接計測され，この数値を半調節性咬合器の調整に利用して診断に有用な情報を得ることができる。

簡易型パントグラフによって，顆路角が極端に小さいことや，下顎のサイドシフトが極端に大きいことが明らかになることがある。このいずれかの状態が存在することが判明した場合は，臼歯部の修復が

2章 診断用模型の応用

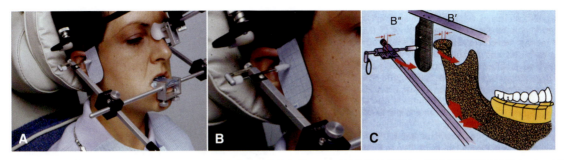

図2-32　A：Panadent Axi-Path Recorder．B・C：描記針は顆路をたどり，患者の下顎を誘導して偏心限界運動が行われている間にサイドシフト（B"・B'）を計測する．（提供：Panadent Corporation, Colton, Calif）

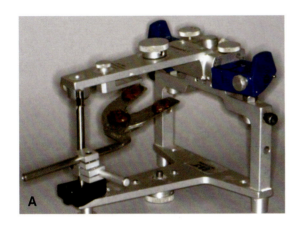

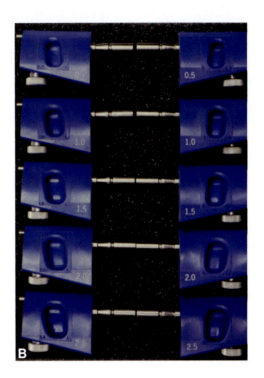

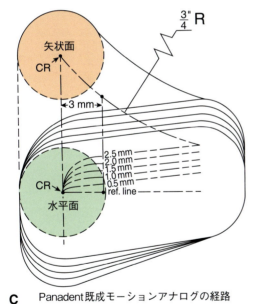

C　Panadent既成モーションアナログの経路

図2-33　A：支持脚を備えたPanadent PCH咬合器．B：簡易型パントグラフあるいは側方位の咬合記録を用いて，サイドシフト量の異なるフォッサブロック（モーションアナログ）のなかから選択する．ブロックは回転させて適正な顆路に合わせる．C：モーションアナログブロックの仕様（矢状面・水平面）．CR：中心位．3/4"R：フォッサ彎曲の3/4インチ半径．（提供：Panadent Corporation, Colton, Calif）

複雑になることが見込まれ，全調節性咬合器の使用が推奨される．メーカーによっては，形状の異なる取り外し式の標準的"顆路指導部"を提供しているところもある．この"顆路指導部"は，簡易型パントグラフを用いて得られた計測値に基づいて選択する（図2-33）．

4　パントグラフの記録

通常，全調節性咬合器の設定はパントグラフの記録（図2-34）に基づいて行われる．下顎運動は運動経路を記録板上にトレースすることによって記録される．記録板は片顎にしっかりと固定されてお

り，描記針は対顎に取り付けられている．下顎の正確な運動記録を得るためには全部で6枚の記録板が必要である．左右の側方限界運動および前方運動の記録を各記録板上に描記させる（図2-35）．それから，パントグラフを咬合器に取り付け，記録上の描記針の動きを咬合器が忠実に再現できるようになるまで，後方調節機構を調整・修正する．

正確性にやや劣るが簡便な方法として，トレースを直接数値化することによって咬合器に記録を移さずにその数値を使って後方調節機構を設定する方法がある．

5 エレクトロニックパントグラフ

エレクトロニックパントグラフ（Cadiax Compact 2 System）は，機能運動および限界運動を記録し，計測するように設計されている（図2-36）．下顎運動を記録・計測する上弓と下弓からなり，正確で信頼性のある下顎頭の測定値が得られることが示されている[31]．

6 ステレオグラム

顆路を咬合器上で再現するもう1つの方法は，下顎運動の三次元的な記録を削り出し法あるいは型取

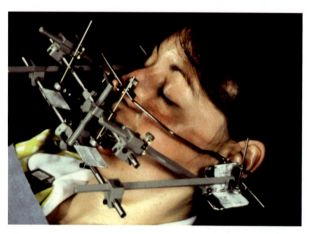

図2-34　パントグラフ記録のために使用されるStuartの装置
（提供：Dr. R. Giering, Dr. J. Petrie）

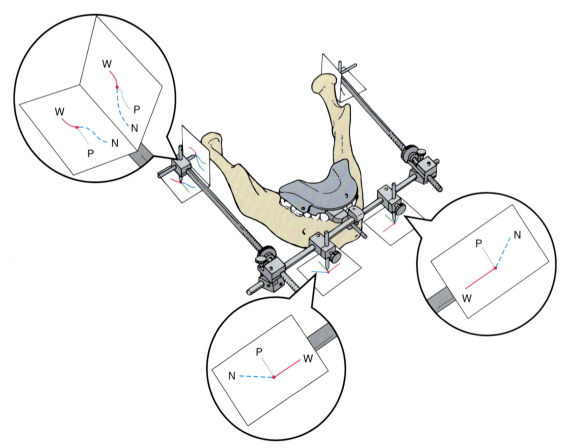

図2-35　パントグラフの運動経路は，膨大な数の偏心運動記録を採得しない限りは得られないような情報を提供してくれる．この模式図は，6枚の描記板（上弓に付属しているが，図を見やすくするために上弓は省略した）と，下弓に付属している描記針の相対的な位置関係を示している．N：非作業側（平衡側）の運動経路．P：前方運動経路．W：作業側の運動経路．中心位は各経路の交点である．

り法によって作製する方法である．このステレオグラムを用いて，顆頭球が移動する顆路指導部を各患者に合わせてカスタムメイドする．

7. アンテリアガイダンス

下顎限界運動は，歯の接触と左右の顎関節の形態によって制限されている．正常な顎間関係を有する患者では，前方運動の際に前歯の垂直的・水平的被蓋および上顎切歯舌側面の陥凹は重要な意味をもっている．側方運動では，後方歯も関与する場合もあるが，通常，犬歯間の接触が優位を占めている（4章参照）．前歯部の形態を変更する修復処置は，滑走時の歯の接触に多大な影響を与える可能性がある．こうした理由から，前歯の形成を予定している場合には，前歯の接触状態をそのまま正確に咬合器に移して，歯を形成する前に咬合器上で検討し，データを保存しておくべきである．

1 機械的なアンテリアガイドテーブル

咬合器メーカーのほとんどは，機械的なアンテリアガイドテーブル（切歯指導板）（図2-37）を提供している．ガイドテーブルは，前後に角度を調節して前方誘導を模倣することができる．また，翼状の側方板によって側方誘導を近似的に調節できる．しかしながら，これらの調節機構の精度は，新しく作製する修復物に天然歯の実際の舌側面形態を再現するには不十分である．したがって，こうした機械的ガイドテーブルは，主に総義歯やオクルーザルスプリントの作製に際して用いられる（4章参照）．

2 レジン製カスタムアンテリアガイドテーブル

これは簡単な装置であり，前歯の接触が下顎限界運動に与える影響を歯科医師が確認する際に，前歯の接触関係を正確に咬合器上に移すために使用する（図2-38）．アクリルレジンを用いて接触関係を記録し，全部被覆修復のための歯冠形成によって天然歯の舌側面形態が変化したあとも，接触関係の情報は保存される．この方法は，一部の咬合器で後方調節機構の設定に用いられるステレオグラムに似ている．

3 カスタムアンテリアガイドテーブルの作製

使用器材（図2-38 A）

・プラスチック製インサイザルテーブル
・トレーおよびフォッサボックス用アクリルレジン

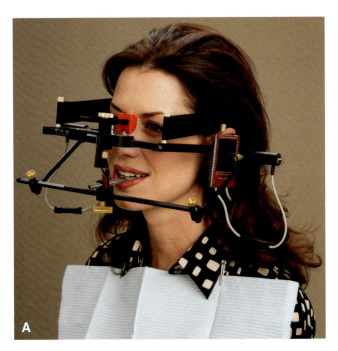
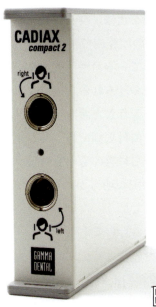

図2-36　エレクトロニックパントグラフ．Denar Cadiax Compact 2は咬合器調節を自動的に計算する記録用コンピュータシステムである．（提供：Whip Mix Corporation, Louisville, Ky）

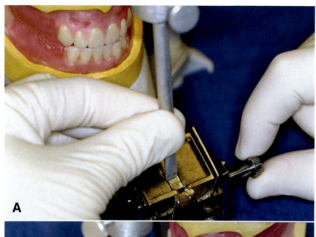
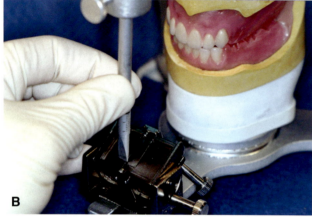

図 2-37　機械的なアンテリアガイドテーブル．A：前方誘導の調整．横にあるネジで側方板を調節する．B：右側の作業側運動は左側の側方板で調節する．

・ワセリン

手　順

① 切歯指導釘を引き上げてワセリンを塗布してから，確実な結合が得られるように，プラスチック製インサイザルテーブルをアクリルレジンモノマーで湿らせる（図 2-38 B〜D）．
② 少量のレジンを練り，インサイザルテーブルに盛り上げる（図 2-38 E）．
③ 切歯指導釘をインサイザルテーブルから約 2 mm 引き上げ，先端部にワセリンを塗布してレジンが軟らかいうちに閉じる（図 2-38 F・G）．
④ レジンが重合過程の餅状期にある間に，咬合器を手で操作して，蝶番・側方・前方運動をさせる（図 2-38 H〜I）．指導釘がこれらの滑走運動を行う際に，指導釘の先端部がその運動路にある餅状のレジンを押しやることでガイドが成形されていく．最終的に，側方および前方の機能運動から限界運動までが印記された，正確で強固な下顎運動の三次元的記録となる（図 2-38 J・K）．
⑤ 途中で模型を損耗させたり損傷しないように注意しながら，レジンが可塑性を失うまでこの閉口位の運動を続ける．模型の間に薄いプラスチックのフィルムを置くと，ガイドテーブルの精度に大きく影響せずに損耗を最小限に抑えることができる．

■評　価

　カスタムアンテリアガイドテーブルが完成すれば，あらゆる滑走運動時において切歯指導釘はカスタムアンテリアガイドテーブルに接しているはずである．薄いシムストック（Mylar ストリップ）を用いて，これを確認することができる．接触が不十分であれば，少量のレジンを新しく練って追加し，同じ手順を繰り返す．使用したレジンが多すぎると，アンテリアガイドテーブルが咬合器の蝶番開閉口路を妨げることがある（図 2-39）．余剰のレジンは，形態修正で容易に取り除くことができる．

8. 診断用模型の変更修正

　診断用模型を正確に咬合させておくことの長所の 1 つに，患者の口腔内で不可逆的な変更を実施する前に，計画している治療手順を模型上で試みることができる点が挙げられる．複雑な問題を解決しようとする際に，こうした診断手順は重要である．非常に経験豊富な歯科医師であっても，さまざまな治療計画のなかから最善のものを選択するのは困難な場合がある．状況が明らかに単純であっても，通常，術者が模型上でこうした診断手順に費やした時間は十分に報われるものである．

　診断用模型の変更修正には次のものが含まれる．
1. 骨格性の顎の不調和（ディスクレパンシー）を外科的矯正治療によって修正するに先立って，模型上で上下顎の歯列関係を変更する．
2. 矯正治療の前に，歯の位置を変更する（図 2-40）．

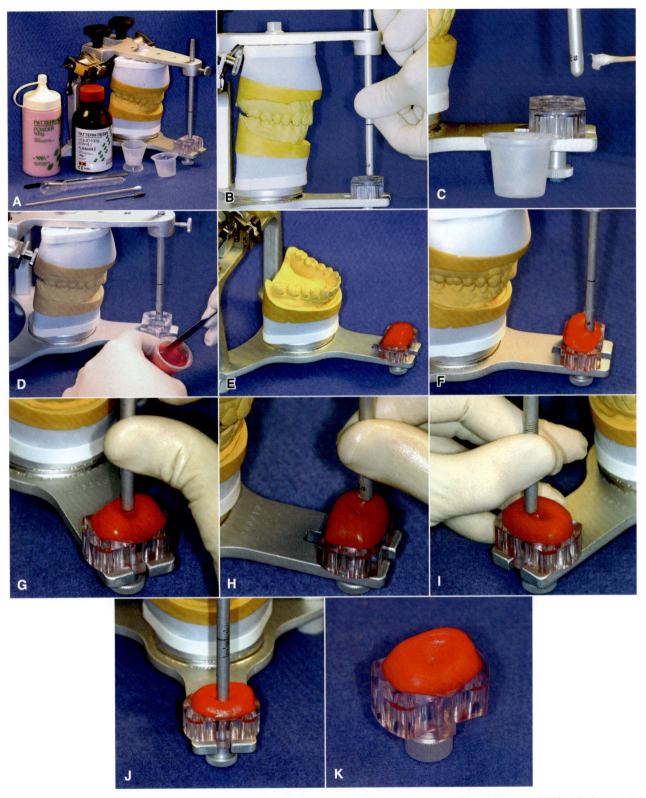

図2-38 カスタムアンテリアガイドテーブルの作製.A:使用器材.B:切歯指導釘を1〜2mm引き上げる.C:指導釘の先端にワセリンを塗布する.D:レジンを練る.E:インサイザルテーブルにレジンを盛る.F:レジンが軟らかいうちに閉じる.G:前方運動をさせる.H:右側の作業側運動をさせて左半分を形づくる.I:左側の作業側運動をさせて右半分を形づくる.J:レジンの硬化を待つ.K:余剰なレジンを削除する.(提供:Whip Mix Corporation, Louisville, Ky)

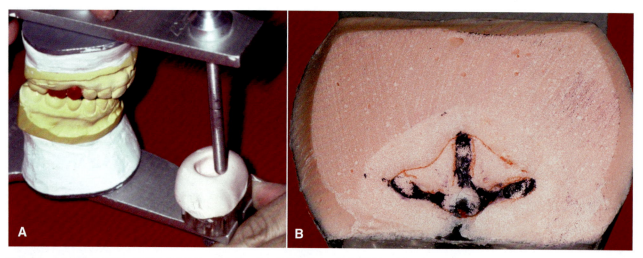

図2-39　A：カスタムアンテリアガイドテーブルのレジンが多すぎる．切歯指導釘の閉口路に干渉するようであれば，余剰部分を削除しなければならない．B：余剰部分を削除して完成したアンテリアガイドテーブル．側方・前方誘導が記録されている．

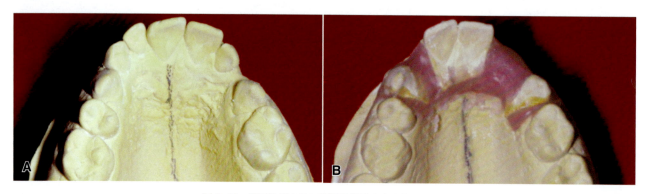

図2-40　矯正治療の前に診断用模型を変更修正する．

3. 選択的咬合調整を口腔内で試みる前に，咬合接触関係を修正する．
4. 固定性修復治療の前に試験的に歯冠形成とワックスアップを行う（図2-41）（固定性補綴治療が必要な患者にとって最も有用な診断方法の1つである．術者は計画している修復治療案を石膏模型上で試み，分析することができる．これによって実際の治療に関する重要な情報が前もって得られ，予定している治療法を患者に説明するのに役立つ）．

多くの場合，これらの選択肢のうち2つ以上を併用することが必要になる．実際に歯科医師は，ほとんどの治療計画における決定（形成のデザインや支台歯の選択，固定性補綴物の最適な装着方向の選択，あるいは症例を固定性補綴物によって治療するか可撤性補綴物によって治療するかの決定）を，これらの診断手法を忠実に実践することによって簡単に行うことができる．

9. バーチャル咬合器

CAD/CAMの進歩に伴い，全歯列の光学的スキャニングがかなり容易に行われるようになってきた（14章の『デジタル印象法』の項も参照）．最近ではバーチャル咬合器のソフトウェアも開発されている[32]．これは，光学的スキャニングによって得られたバーチャル模型をバーチャル咬合器に装着するものである．一部のバーチャル咬合器では顆路の調節もある程度可能である．バーチャル模型を蝶番軸に対して正しい位置に装着するには，フェイスボウに相当するデジタル機器が必要である．現状では，模型は平均値に基づいて装着されることが多い（図2-42）が，図2-43に示したシステムでは，模型を正しい位置に装着することが可能である．そのためには，本章ですでに述べたように，アナログの石

2章 診断用模型の応用

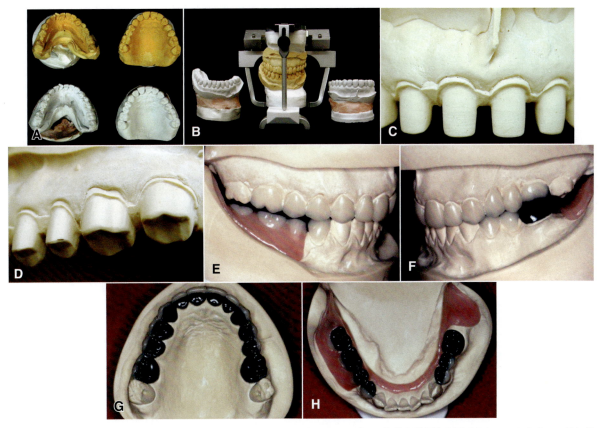

図2-41 診断用ワックスアップの手順. 診断のための歯冠形成とワックスアップは, 複雑な補綴治療計画をわかりやすくして予知性の高い結果を導く助けとなる. A・B：咬合器上で交互に交換できるように, 正確に咬合器に装着（クロスマウント）された2組の診断用模型. 部分欠損の下顎模型を咬合器に装着するためには咬合床を用いる. C・D：診断のための歯冠形成を模型上で行うことで, 審美性と機能性を考慮した適切な削除量を決定することができる. E～H：診断のための義歯人工歯排列とともに診断用ワックスアップを行う.（提供：Dr. J. Bailey）

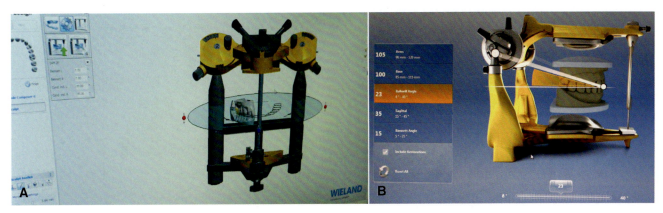

図2-42 バーチャル咬合器の2例. A：Wielandシステムでは, 1/4顎のバーチャル模型を咬合器の三次元画像における任意の位置に示すことができる. B：Cerecバーチャル咬合器も平均値に基づいてバーチャル模型を任意の位置に示すことができる. 平均値を変更することも可能である.

膏模型をフェイスボウと中心位記録による従来の方法によって咬合器に装着し, それをスキャンしたものが必要である. まず, 上下顎の歯列模型をスキャンしてから, 通常よりも厚いマウンティングプレートを使用して咬合器に装着する. これにより, 模型と装着用石膏の厚さを抑えることができ, 咬合記録を介在させプレートに対応する専用の台座を備えたスキャナーに模型をセットすることが可能となる. この状態でスキャンすることで, 上顎模型と下顎模型の正しい位置関係を保ち, バーチャル咬合器の任

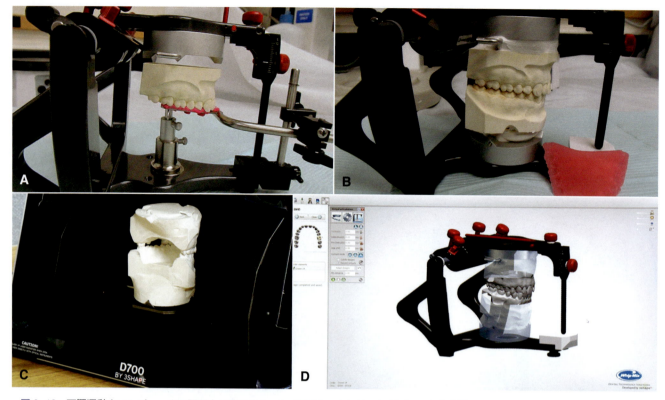

図2-43 下顎運動をコンピュータの画面上に再現する．A：専用のマウンティングプレートを使用してDenar Mark 330咬合器に石膏模型を装着する．このプレートにより技工用スキャナーに模型を正しく位置づけることが可能になる．B：偏心位の咬合記録を用いて後方指導要素を調節する．C：TEHスキャナーは専用のマウンティングプレートに対応した台座を備えているので，スキャニングによって得られたバーチャル模型はバーチャル咬合器（D）の蝶番軸に対して正確に位置づけられる．（提供：Whip Mix Corporation, Louisville, Ky）

意の蝶番軸に対して正しく模型を位置づけることができる．バーチャル咬合器の顆路の後方指導要素は，アナログの石膏模型を装着した際に得られたデータに基づいて調節可能である．

ソフトウェアの現状のバージョンでは，顆路の前方指導要素は使用されない．実際のところ，後方指導要素を調節することで前方指導要素も変化するのだが，開発メーカーによると，バーチャル咬合器においては直線的な平均値を使用して模型の偏心運動がコントロールされている．診断用の石膏模型や診断用ワックスアップ，あるいは診断用の暫間修復物から理想的な前方指導要素を導入する手法を開発することが，バーチャル咬合器を進歩させるための次なるステップの1つであることは間違いないと考えられる．

10. まとめ

診断用模型により価値のある予備的情報が得られ，また，臨床診査中にはわからないことが多い患者のニーズについて広範囲に概観できる．診断用模型は正確なアルジネート印象により得られ，フェイスボウと顎間関係記録を使って半調節性咬合器に装着しなければならない．一般的に行われるほとんどの固定性補綴の診断目的には，平均値型蝶番軸フェイスボウで十分である．咬合高径の変更など，特別な注意が必要な場合には，キネマティックフェイスボウを使用する．咬合器には2種類あり，アルコン型とコンダイラー型がある．高度に複雑な治療のためには，全調節性咬合器が必要とされる．このような咬合器はパントグラフによる運動記録を使って調節する．

診断用模型は偏心位の歯の接触を観察し，中心位から咬頭嵌合位への滑走の有無を評価するために，中心位で咬合器に装着しなければならない．中心位は，顎関節において両側下顎頭がそれぞれの関節円板の血管を含まない最も薄い部分と接しており，それらが一体となって前上方に位置し，関節結節後面の斜面に相対しているときの上下顎の関係をいう．

この下顎頭の位置は歯の接触関係とは無関係である．中心位を記録するために，歯科医師は上下顎の歯の間に適当な材料を介在させ，患者を中心位に誘導する．両手を用いる誘導法で行うことができる．欠損歯が多い場合は，蠟堤を付与した咬合床を作製して中心位記録を採得する必要がある．

再現性のある蝶番運動に患者の下顎を誘導することが困難な場合は，前歯プログラミング装置が有用である．これにより"筋肉の記憶"による影響を少なくし，下顎の蝶番運動を容易に再現することが可能となる．

咬合器の後方調節機構は，解剖学的平均値，または偏心位における記録，簡易型パントグラフ，パントグラフ，またはステレオグラムを用いて調節することができる．

アンテリアガイダンスは咬合器の機械的ガイドテーブルで近似的に調節することができる．これ以外に，診断用模型をもとにレジンでカスタムガイドテーブルを作製する方法がある．後者は，前歯を修復する場合に有用である．

バーチャル咬合器の発展には大きな期待が寄せられている．しかし，最新のシステムにおいても，バーチャル咬合器のためのソフトウェアは，石膏模型上で観察される下顎運動のシミュレーションを完全には描出できていないのが現状である．

診断用ワックスアップ，診断用歯冠形成，診断用模型の変更修正といった診断手順は，診断と治療計画をより良いものにすることができる．

Study Questions

1. アルジネート印象材の使用法と限界について，材料の特性の概要も含めて述べよ．
2. 診断用模型をなぜ中心位で咬合器に装着するのか？　咬頭嵌合位で装着しないのはなぜか？
3. 口腔内診査よりも診断用模型によるほうが決定しやすい事柄を5項目挙げよ．
4. フェイスボウの使用目的は何か？　平均値フェイスボウはキネマティックフェイスボウとどう違うのか？　選択基準は何か？
5. アルコン型咬合器とコンダイラー型咬合器の違いを述べよ．簡易型蝶番咬合器を使用してもよいのはどのような場合か？　また，使用してはいけないのはどのような場合で，それはなぜか？
6. 咬合器を調節する際の運動記録の役割は何か？
7. 簡易型パントグラフおよびパントグラフの記録は，何を目的として行うのか？　それらが必要となるのは，どのような場合か？
8. カスタムアンテリアガイドテーブルを作製する目的は何か？　それは，どのような場合に必要か？
9. 診断用ワックスアップが必要となる場合を2例挙げよ．

●引用文献

1. Erbe C, et al: Dimensional stability of contemporary irreversible hydrocolloids: humidor versus wet tissue storage. J Prosthet Dent 108: 114, 2012.
2. Patel RD, et al: An in vitro investigation into the physical properties of irreversible hydrocolloid alternatives. J Prosthet Dent 104: 325, 2010.
3. Nassar U, et al: Dimensional stability of irreversible hydrocolloid impression materials as a function of pouring time: a systematic review. J Prosthet Dent 106: 126, 2011.
4. Mendez AJ: The influence of impression trays on the accuracy of stone casts poured from irreversible hydrocolloid impressions. J Prosthet Dent 54: 383, 1985.
5. Damodara EK, et al: A randomized clinical trial to compare diagnostic casts made using plastic and metal trays. J Prosthet Dent 104: 364, 2010.
6. Lim PF, et al: Adaptation of finger-smoothed irreversible hydrocolloid to impression surfaces. Int J Prosthodont 8: 117, 1995.
7. Khaknegar B, Ettinger RL: Removal time: a factor in the accuracy of irreversible hydrocolloid impressions. J Oral Rehabil 4: 369, 1977.
8. al-Omari WM, et al: A microbiological investigation following the disinfection of alginate and addition cured silicone rubber impression materials. Eur J Prosthodont Restor Dent 6: 97, 1998.
9. Hall BD, et al: Effects of a chemical disinfectant on the physical properties of dental stones. Int J Prosthodont 17: 65, 2004.
10. Johnson GH, et al: Dimensional stability and detail reproduction of irreversible hydrocolloid and elastomeric impressions disinfected by immersion. J Prosthet Dent 79: 446, 1998.

11. Reisbick MH, et al: Irreversible hydrocolloid and gypsum interactions. Int J Prosthodont 10: 7, 1997.
12. Young JM: Surface characteristics of dental stone: impression orientation. J Prosthet Dent 33: 336, 1975.
13. Palik JF, et al: Accuracy of an earpiece face-bow. J Prosthet Dent 53: 800, 1985.
14. O'Malley AM, Milosevic A: Comparison of three facebow/semi-adjustable articulator systems for planning orthognathic surgery. Br J Oral Maxillofac Surg 38: 185, 2000.
15. Piehslinger E, et al: Computer simulation of occlusal discrepancies resulting from different mounting techniques. J Prosthet Dent 74: 279, 1995.
16. Adrien P, Schouver J: Methods for minimizing the errors in mandibular model mounting on an articulator. J Oral Rehabil 24: 929, 1997.
17. Dawson PE: Temporomandibular joint pain-dysfunction problems can be solved. J Prosthet Dent 29: 100, 1973.
18. Tarantola GJ, et al: The reproducibility of centric relation: a clinical approach. J Am Dent Assoc 128: 1245, 1997.
19. McKee JR: Comparing condylar position repeatability for standardized versus nonstandardized methods of achieving centric relation. J Prosthet Dent 77: 280, 1997.
20. Lucia VO: A technique for recording centric relation. J Prosthet Dent 14: 492, 1964.
21. Gross M, et al: The effect of three different recording materials on the reproducibility of condylar guidance registrations in three semi-adjustable articulators. J Oral Rehabil 25: 204, 1998.
22. Wirth CG: Interocclusal centric relation records for articulator mounted casts. Dent Clin North Am 15: 627, 1971.
23. Wirth CG, Aplin AW: An improved interocclusal record of centric relation. J Prosthet Dent 25: 279, 1971.
24. Lundeen HC: Centric relation records: the effect of muscle action. J Prosthet Dent 31: 244, 1974.
25. Kepron D: Variations in condylar position relative to central mandibular recordings. In Lefkowitz W, ed: Proceedings of the Second International Prosthodontic Congress, p 210. St. Louis, Mosby, 1979.
26. Teo CS, Wise MD: Comparison of retruded axis articular mountings with and without applied muscular force. J Oral Rehabil 8: 363, 1981.
27. Tamaki K, et al: Reproduction of excursive tooth contact in an articulator with computerized axiography data. J Prosthet Dent 78: 373, 1997.
28. Lundeen HC, Wirth CG: Condylar movement patterns engraved in plastic blocks. J Prosthet Dent 30: 866, 1973.
29. Bell LJ, Matich JA: A study of the acceptability of lateral records by the Whip-Mix articulator. J Prosthet Dent 38: 22, 1977.
30. Celar AG, et al: Guided versus unguided mandibular movement for duplicating intraoral eccentric tooth contacts in the articulator. J Prosthet Dent 81: 14, 1999.
31. Chang WSW, et al: An in vitro evaluation of the reliability and validity of an electronic pantograph by testing with five different articulators. J Prosthet Dent 92: 83, 2004.
32. Solaberrieta E, et al: Direct transfer of the position of digitized casts to a virtual articulator. J Prosthet Dent 109: 411, 2013.

Part I　治療計画および前処置

3章 治療計画の作成
Treatment Planning

治療計画の立案とは，患者の歯列を良好な健康状態と最適な機能および外観に回復させるための治療の各段階を，1つの論理的な流れとして系統立てて構築することである．治療計画は書面にして提示し，詳細にわたって患者とともに検討しなければならない．治療計画を立案する際には，患者との良好なコミュニケーションが非常に重要である．歯科における問題を解決するには実にさまざまな方法があるが，患者の意向と関心は，適切な治療計画を立案するにあたって最も重要な事柄である．患者に適した治療計画に基づき，現在の状態および問題点，予定している歯科治療の範囲，治療にかかる時間と費用，治療を成功させるために必要となる家庭での注意事項（ホームケア）および歯科診療室で歯科医師や歯科衛生士が行う術後管理（フォローアップ）に関する情報を患者に知らせる．さらに，どのような処置であれ不可逆的な処置を開始する前に，治療の進行状況や新たな情報の入手に応じて治療計画を部分的に変更せざるをえなくなる可能性があることも，患者に理解してもらわなければならない．

本章では，固定性補綴治療を計画する際に必要となる決定事項について概説する．なかでも最も重要なのは患者のニーズと意向を明らかにすることであるが，提供できる治療の範囲に応じて考えなければならない．固定性補綴物（ブリッジ）を考慮している場合，長期的に良好な経過を得るためには，支台歯を注意深く評価しなければならない．最終的に，治療計画は，現在行っている包括的な口腔ケアの一部として，適切に順序立てられたものでなければならない．

1. 患者のニーズの把握

成功する治療計画は，患者のニーズを正しく把握したうえに成り立つ．患者のニーズに治療計画を合わせずに，いわゆる"理想的な"治療計画の概念に患者を合わせようとすれば，治療の成功は得られるはずもない．多くの場合では複数の計画を提示して，それぞれの利点・欠点を明らかにしながら検討する．実際，説明を怠って他の治療の選択肢を提示しなかった場合は，法的な義務を怠ったとみなされうる．

治療は，現存する病態の改善，将来の疾患の予防，機能の回復，外観の改善といった目的を達成するものでなければならない．

1 現存する病態の改善

現存する病態は，臨床診査の過程で明らかになる（1章参照）．通常，疾患の誘発因子を明らかにしてそれを減少させることによって，また，抵抗因子を明らかにしてそれを強化することによって，活動性の疾患を停止させることができる（図3-1）．たとえば，口腔衛生指導は，誘発因子である残留プラーク量を減少させ，将来的な齲蝕予防に有用である．また，歯肉の健康状態の改善にも役立ち，疾患に対してより抵抗力のある健康な組織となる．重度の齲蝕患者に対しては，さらなる予防措置（たとえば，洗口剤，高濃度フッ化物配合歯磨剤，食事指導）が必要となる．損傷のある歯や欠損歯を補綴治療によ

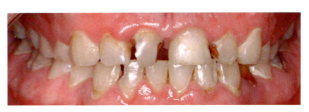

図3-1　プラークコントロールが不良で，齲蝕と咬耗が認められる．

って修復すると同時に，その原因となった疾患を治療することが重要である．

2 将来の疾患の予防

患者が将来その疾患にかかる可能性は，患者の病歴および疾患の一般的な有病率を知ることによって予測することができる．治療せずに放置すればいずれ疾患にかかると考えられる場合は，治療計画を立てるべきである．

最初に行われる治療の1つは，活動性疾患を沈静化するためのものであり，不良補綴物の撤去や齲蝕病変の治療が行われることが多い．この段階で患者の口腔衛生状態が不良な場合は，症状安定後にプラークコントロールの改善が認められるかどうかを観察する．改善が認められないときは，正しい口腔衛生の方法について改めて患者指導を行う．結果的に，不良な口腔衛生状態が最終的な治療計画に悪影響を及ぼすのは当然のことである．

3 機能の回復

客観的な計測は難しいかもしれないが，診査時に機能の程度を評価する．機能（たとえば，咀嚼や発音）の障害を改善するために治療を計画することがある．固定性補綴治療の前処置としては，咬合調整による顎位の変更（4章および6章参照）や，喪失歯を補綴する前に残存歯をより好ましい位置に移動する矯正処置などが挙げられる．

4 外観の改善

患者は自分の外観に満足していないために，歯科治療を受けようとすることが多い．しかしながら，歯科的な審美性を客観的に評価することは難しい（23章参照）．歯科医師は，患者の歯列の外観の評価ができるように審美領域における専門的知識を備えるべきであり，また，患者の意見を注意深く聞かなければならない．現状の外観が社会的価値観から大きく逸脱している場合は，考えられる治療方法の可能性（およびその限界）を患者に示すべきである．ただし，やみくもに外観を改善しようとする分別のない試みのために，長期的に歯の健康が損なわれるようなことがあってはならない．治療の結果として起こる可能性のある不利益についても，患者に必ず知らせるべきである．

2. 利用できる材料と術式

現在ある修復材料や術式にはいずれも限界があり，天然歯質がもつ特性に完璧に調和するものはない．適切な方法を選択する前に修復材料や術式の限界を理解しておく必要がある．そうすることで，実験的な治療は避けられる．

1 可塑性材料

可塑性材料（たとえば，銀アマルガムやコンポジットレジン）は，最も広く用いられる歯科用修復材料であり，損傷を受けた歯を簡単かつ保存的に修復することができる．しかしながら，これらの材料の機械的性質は，鋳造修復や陶材焼付鋳造修復よりも劣る．可塑性材料の耐用性は，残存歯質の強度と質に左右される．歯質の補強が必要な場合は，鋳造修復物を作製するべきである．多くの場合，アマルガムあるいはコンポジットレジンがコアとして用いられる（6章参照）．

大きなアマルガム修復（図3-2 A）は，口腔内で直接成形またはカービングする．この直接法は非常に難しいので，カントゥアや咬合が不完全になることが多い．クラウン（図3-2 B, C）などの間接法修復によって，より正確な形態の修復物を容易に作製することができる．

2 鋳造金属による修復

鋳造冠（図3-2 B）は口腔外環境で歯科技工操作により作製し，合着材（セメント）で合着する．裁縫用の指ぬきをはめるときのように，鋳造冠は支台歯に適合するようにつくられる．できるかぎり合着材が唾液にさらされることがないように，クラウンの長期使用のためには支台歯と十分に適合している必要がある．精緻な技法により，高度な辺縁適合性と正確に形成された軸面および咬合面をもつ鋳造冠の製作が可能になった．天然歯冠の理想的な形態を再現することで，歯肉の健康と良好な咬合機能の維

3章 治療計画の作成

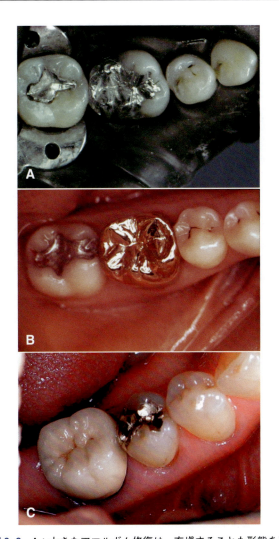

図3-2 A：大きなアマルガム修復は，充填することも形態を正確に付与することも難しい．B：全部鋳造金属冠は強度に優れ，間接法による技工操作で外形をつくることができる．C：審美性の高いクラウンは鋳造金属冠よりも強度的に劣るものの，この症例では第一大臼歯の修復に用いられている．

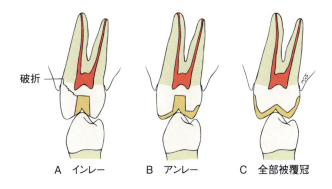

咬頭の歯質の強度が低下するにつれて咬頭を保護することの重要性が増す．

図3-3 A：内側性の鋳造修復物（インレー）は合着時あるいは機能時に楔効果を発揮する．咬頭の強度が低いと破折が起こる．B：咬頭を被覆するアンレーは保護効果が高いが，維持力は低いことが多い．C：全部被覆冠は最も破折を起こしにくく，維持力も高いが，歯周病や審美性の低下を招く場合もある．（Rosenstiel SF: Fixed bridgework — the basic principles. In Rayne J, ed: General Dental Treatment. London, Kluwer Publishing, 1983. を改変）

持が助長される．クラウンの内面は支台歯の軸面を圧迫することなく適合し，なおかつ機能時に安定して変位しないものでなければならない．したがって，クラウン製作時にはわずかな誤差しか許されない．鋳造修復物のための歯冠形成の設計は特に重要であり，7～10章で詳細に論じる（図3-3）．

❶ 内側性修復物

内側性鋳造修復物（インレー）（図3-4）は可塑性材料による成形修復と同様に，支持と維持とを残存歯質の強度に依存している．しかしながら，形成壁への楔効果に抵抗するためにはかなりの歯質が必要とされる（図7-28参照）．このため，インレー修復は強度が大きく低下した歯には禁忌である（図

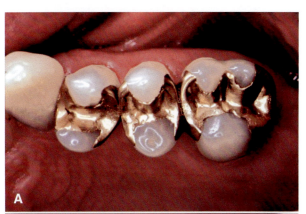

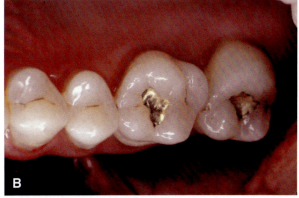

図3-4 A：MODインレーは歯の破折のリスクがあるので，一般に禁忌である．しかし修復物として非常に長期間機能する場合もある．写真のMODインレーは1948年に装着したもので，2012年に患者が死亡するまで満足できる機能を果たした．B：写真の小さな金箔充填は1943年に修復したもの．

77

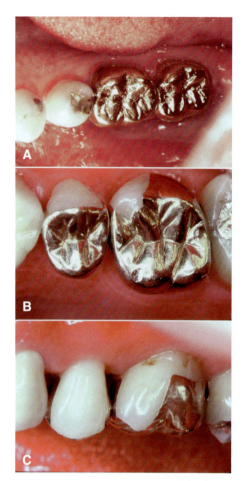

図3-5 A：第一・第二大臼歯の全部鋳造金属冠．B：部分被覆冠（咬合面）．C：部分被覆冠（頰側面）．部分被覆冠ではより多くの歯質を保存できる．

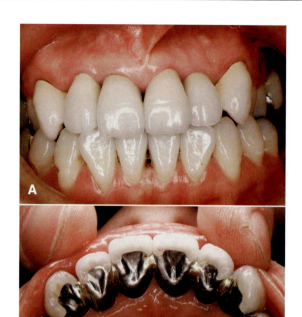

図3-6 上顎前歯部の陶材焼付鋳造冠

3-4 A）．インレー修復は正しく作製すれば，鋳造用金合金の強度と耐蝕性ゆえに，たいへん耐久性に優れている．しかし，小さな隣接面齲蝕の場合，アマルガム窩洞に比べ，より多くの歯質を削除しなければならないことが多い．

② 外側性修復物

外側性鋳造修復物（クラウン）（図3-5）は，残存歯質の全部あるいは一部および咬合面を被覆し，齲蝕や外傷によって弱くなった歯を補強し保護する．強度をもたせるために十分な厚さの材料が必要なため，内側性修復に比べてかなり多くの歯質を削除しなければならない．外側性修復物のマージンは遊離歯肉付近あるいは歯肉縁下に設定しなければならないことが多く，そのため組織の健康維持が困難になる可能性がある．外側性修復のための形成は，機械的維持力を増強するために，内側性修復の要素（たとえば，グルーブやピンホール）を組み合わせる場合もある（7章の『維持形態』と『抵抗形態』の項を参照）．

3 陶材焼付鋳造冠

陶材焼付鋳造冠（メタルセラミッククラウン）（図3-6）は，鋳造されたメタルコーピングに歯冠色の陶材の層を焼き付けたものであり，機能と外観を回復させる全部被覆冠が必要なときに用いられる．天然歯に近い外観を得るには陶材の厚さが一定量以上必要なため，歯質を十分に削除する必要がある．このため，修復物の最も目につく部分だけを前装するのであれば歯質は保存できるものの，陶材焼付鋳造冠の形成はきわめて非保存的である．

陶材焼付鋳造冠の唇側マージンが明瞭に見えることが多く，外観を損ねている場合もある．マージン部を歯肉縁下に設定することによって隠すことはできるが，歯肉の炎症を増悪させる可能性があるので，可能であれば歯肉縁下のマージンは避けるべきである[1]．唇側マージン部を金属ではなく陶材で作製することによって外観を改善することができるが，技工操作は難しくなる（24章参照）．

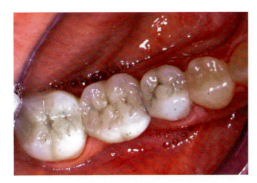

図3-7　ファイバー強化型レジンブリッジ

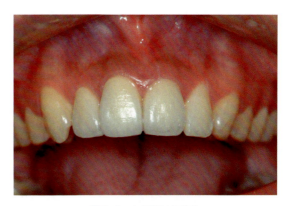

図3-8　全部陶材修復物

4　ファイバー強化型レジン

　コンポジットレジンの技術的進歩，特にグラスファイバーやポリエチレンファイバー[2-4]の導入によって，間接法によるインレーやクラウン，あるいはブリッジの作製にコンポジットレジンがよく用いられるようになった[5]．良好な辺縁適合性と審美性が得られる（図3-7）が，機能的な負荷に対しては耐久性が低いため，長期的な暫間修復物としては非常に有用である（15章の『ファイバー強化型コンポジットレジンを使用した固定性暫間修復物』の項を参照）．

5　全部陶材修復物

　全体が歯科用陶材でできているクラウンやインレー，ラミネートベニアは，最も審美性に優れた固定性修復物である（図3-8）．この修復の短所は，強度がやや不足している点（製作法によって異なる）と，内面およびマージンの満足な適合を得るのが難しい点である．一部の全部陶材修復物は院内で製作されるが，それ以外は歯科技工所での製作となる．一般的に，内面の適合に関しては，技工所で製作したほうが院内でのミリングよりも優れているとされている．院内でミリングする利点としては，1回の来院で審美的な修復物を装着できるので，暫間修復物が不要となることが挙げられる．最近では審美的修復物の強度を改善するために，高強度のアルミナや，ジルコニア，尖晶石，二ケイ酸リチウムのコア[6-8]に透明度の高い陶材を前装する方法や，白榴石や雲母によって強化した透明度の高い材料を用いる方法が注目されている[9-12]（25章参照）．削り出し素材による審美的修復物は非常に強度の高い陶材修復物であり，着色されたフルジルコニアクラウンは臼歯部において十分な審美性を備えている[13]．全部陶材修復物は間接法で作製され，エッチング可能な陶材冠は通常コンポジットレジンを用いて合着される．維持に必要な歯面の微細な凹凸を得るために，クラウンの内面には酸エッチング法を用いる．

6　固定性補綴物

　固定性補綴物（図3-9）は，1本あるいは複数の歯が抜歯を余儀なくされる場合や喪失している場合によく適用される．要抜去歯あるいは欠損歯は，ポンティック（橋体）によって置き換えられる．ポンティックは，欠損歯の機能的要求を満たすよう設計されるが，審美的要求をも満たさなければならないことも多い（20章参照）．ポンティックは連結部を経てブリッジの支台装置と一体化している．支台装置は形成された支台歯上の修復物である．

　ブリッジの構成要素はすべて技工操作により作製し，完成してから口腔内でセメント合着する．このため，支台歯形成の際に精密な平行性が要求される．個々の支台装置に加わる脱離力の総和はかなり大きくなりうるため，支台装置には十分な維持力が必要である．ブリッジは非常に長期にわたり機能することが示されており[14]，そのためには，荷重の大きさと方向を制御し，患者が適切な口腔清掃を実践できるようにすることが必要である．

Part I 治療計画および前処置

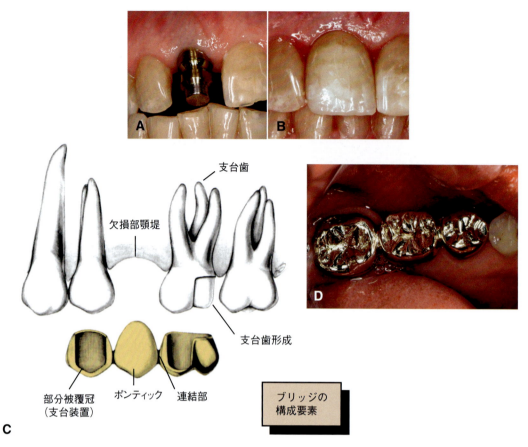

図3-9 A：上顎右側中切歯に行われるインプラント支持単冠修復．印象用コーピングがインプラント体に連結されている．B：全部陶材修復物．C：3ユニットブリッジと主な構成要素．D：ポンティックは両側の支台歯に装着した鋳造冠と強固に連結している．連結部は天然歯の隣接面接触領域に相当する範囲内に位置し，十分な強度を備えながらもプラークコントロールを妨げない大きさでなければならない．

7 インプラント支持の補綴物

単独あるいは複数の欠損歯を，インプラント支持の補綴物によって置き換えることができる（図3-10）．"オッセオインテグレーション"を成功させるためには，インプラント床形成の際にできるだけ骨に侵襲を加えないように，またチタン製のフィクスチャーが正確に適合するようにしなければならない[15]．インプラントは骨内でオッセオインテグレーションを獲得するまで，数か月間は荷重を加えないでおく．1回法の場合は，すぐに暫間修復物を装着する．その後，補綴物を装着し，機能と審美性を回復する（13章参照）．

8 部分床義歯

部分床義歯（図3-11）は，喪失歯とその支持組織を修復するために設計される．義歯が適切に設計

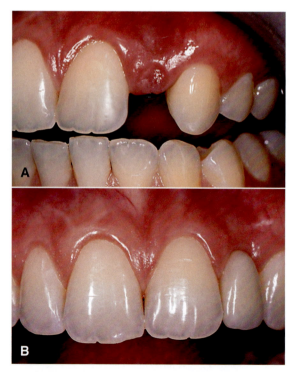

図3-10 A：1本のインプラントを埋入し，ヒーリングアバットメントが装着されている．B：上顎左側側切歯のインプラント支持クラウン．

3章 治療計画の作成

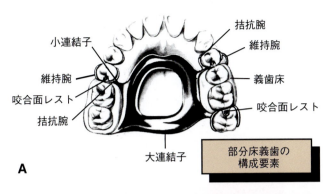

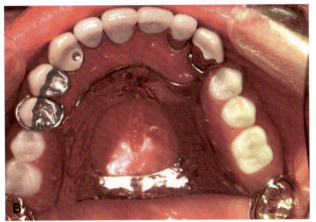

図3-11　A：部分床義歯の構成要素．B：臼歯部の喪失を部分床義歯で補綴している．維持歯である小臼歯には最大豊隆部を調整した陶材焼付鋳造冠，大臼歯には金合金のクラウンを装着する．

されていれば，荷重は残存歯と顎堤に配分される．部分床義歯に加わる力を正確に制御するには，適正な形態のガイドプレーン（誘導面）とレストシートを設けた固定性鋳造修復物を維持歯に装着する（21章参照）．それぞれの部分床義歯に必要とされるデザインにより装着されるクラウンの最大豊隆部は異なり，それに対応した支台歯形成が必要となる．

9 全部床義歯

　全部床義歯の難しさの多くは，義歯が安定しないことと，支持骨が徐々に吸収していくことに関連している．咬合に注意を払って設計すれば，義歯の安定は向上する．対合歯が固定性修復物である場合の全部床義歯は，常に咬合に注意して治療計画を立てなければならないが，下顎に切歯しか残存していない場合の上顎義歯は特に不安定になり，結果的に対合する上顎前方顎堤に損傷を与える[16]（図3-12）．症例によっては，歯内療法を行った歯根の上にオーバーデンチャーを装着することによって顎堤を保存し，全部床義歯の安定を向上させることができる場

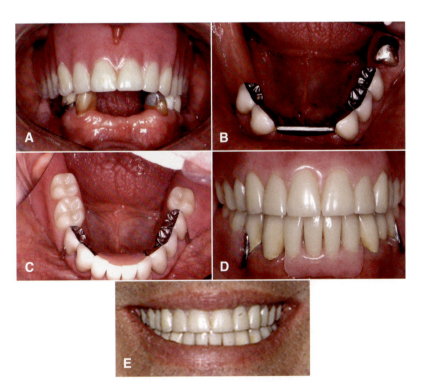

図3-12　上顎に全部床義歯，下顎に部分床義歯とそれを維持する固定性補綴物の組み合わせの場合は，特別な治療計画が必要とされる．通常，上顎に仮義歯を作製し，整った咬合平面に合わせて下顎の固定性補綴物を作製する．A：術前の外観．B：陶材焼付鋳造冠によるバーの支持．C：下顎の部分床義歯．D, E：修復物の完成．（提供：Dr. J. A. Holloway）

合もある[17]（図21-39参照）.

3. 歯の欠損の治療

固定性補綴物を使用した治療計画には，多くの場合に，喪失歯の補綴が含まれる．ほとんどの症例では，齲蝕や歯周病の結果として歯を喪失している．欠損の原因が先天性欠如や外傷，腫瘍性疾患の場合もあるが，それはまれである．

1 抜歯の決定

抜歯を行うか否かは，その歯を保存した場合の利点と欠点を評価したうえで決定を下す．予後が望めないと思えるような歯でも非常に特殊で複雑な術式を用いることによって，保存が可能な場合もある．このような場合には，その処置を行うことのリスクと利点を患者に十分説明しておく必要がある．また，抜歯が最も適切な治療法である場合もある（図3-13）．喪失歯の補綴を行うのか，また行う場合にはどのような方法を採るのかについて決定するのは，抜歯後数か月あるいは数年経てからではなく，抜歯を勧めるときのほうがよい．

2 抜歯後に補綴を行わなかった場合の結果

欠損歯を補綴するかしないかの決定には，注意深い費用対効果分析が必要である．臼歯部の喪失により後方の支持が失われると，残存歯列に過剰な力が加わり，損傷や機能障害を招く可能性がある．しかしながら，臼歯部が欠損していても十分な機能が可能であることを示している研究もある[18]一方で，喪失した第二大臼歯をインプラント支持のクラウンで補綴すると，咀嚼機能の客観的な向上と主観的な満足感が得られることが示されている[19]．1本の欠損歯を補綴しなかったために，正常な歯列が維持できなくなることもある．隣在歯や対合歯と支持組織，頰・口唇・舌の軟組織からその歯に加わっていた力のバランスが崩れるためである（図3-14）．結果として，喪失歯のスペースに対合歯が挺出あるいは隣在歯が傾斜したり，傾斜した隣在歯の接触点が失われたりする．さらにその結果，支持組織の健

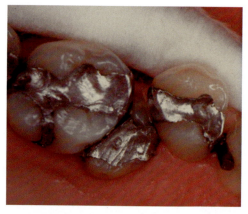

図3-13　治療計画の悪い例．このように転位した第二小臼歯は，修復するべきではない．（提供：Dr. P. B. Robinson）

康や咬合に悪影響を与えるおそれがある．しかし，欠損部に隣接する歯の損傷リスクは大きくないことが示されており[20]，隣在歯の移動の速度は通常遅い[21]．

とはいうものの，隣在歯がかなり移動してしまってから喪失歯を単に補綴しても，さらなる崩壊が進むのを防ぐことはできるかもしれないが，歯列を完全な健康状態に戻すには不十分であろう．抜歯のときにすぐに治療を行わなければ，いずれ矯正治療による歯の移動や追加の鋳造修復（乱れた咬合平面の修正）などの広範囲にわたる治療計画が必要になるかもしれない．

4. 支台歯の選択

ブリッジは必ず，できるかぎり単純な設計にするべきである．すなわち，安定した単独の支台装置を備え，ポンティックの両端を強固に支える設計である．多数の支台歯を連結したり，非固定性連結部や中間支台歯を使用したりすると，補綴処置は非常に困難になり，結果として長期的な予後が低下することが多い（図3-15）．

1 単独欠損歯の補綴

進行した歯周病によって骨の支持が弱くなっている場合を除いて，単独欠損歯は多くの場合に近心・遠心に1つずつ支台歯をもつ3ユニットブリッジによって修復することができる．上顎あるいは下顎の犬歯を補綴する場合は例外で，ブリッジが側方に移

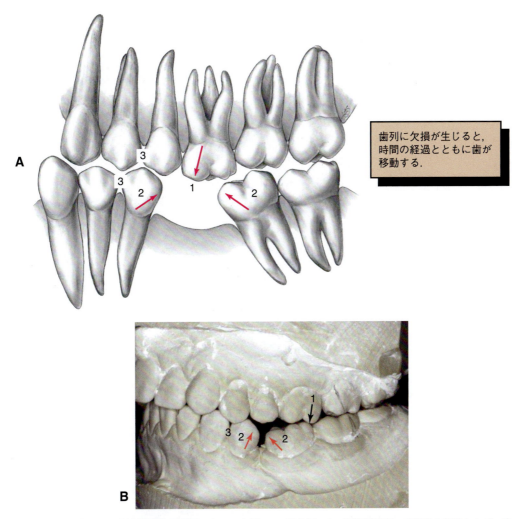

図 3-14　下顎第一大臼歯の喪失を固定性補綴物で補綴しなかった例．A：概念図，B：診断用模型．典型的な結果として，①対合歯の挺出，②隣在歯の傾斜，③接触点の喪失が起こる．（A：Rosenstiel SF: Fixed bridgework — the basic principles. In Rayne J, ed: General Dental Treatment. London, Kluwer Publishing, 1983. を改変）

動するのを防ぐために，側切歯と中切歯とを連結する必要がある．このように前歯部において2本の支台歯を利用する方法は double abutting と呼ばれている．

❶ カンチレバー式ブリッジ

ポンティックの一側だけが支台歯に固定されているブリッジを，カンチレバー式（延長ブリッジ）と呼ぶ．たとえば，側切歯のポンティックが犬歯の陶材焼付鋳造冠だけで支えられている場合である．3ユニットブリッジの作製に伴う難しさが軽減するという理由で，カンチレバーは依然として広く用いられている．健全な中切歯を形成するのを嫌って，カンチレバーの使用を好む歯科医師も多い．

しかしながら，単独支台によるカンチレバーの長期的な予後は良くない[22]．歯の周囲の支持組織が最も力に耐えられるのは，歯の長軸方向に力が加わった場合であり[23]，単純な3ユニットブリッジを用いる場合がこれにあたる．カンチレバーは支持組織に側方力を加えることになり，支台歯の傾斜や回転，移動を引き起こすなどの悪影響を与える可能性がある（図3-16）．実験分析によって[24,25]，このようなブリッジが有害な作用を及ぼすおそれのあることが確認されている．しかし，レジンによる修復物を支台装置としたブリッジの場合には，破折後の再接着が非常に容易である[26] という理由から，カンチレバーのほうが好まれていることが臨床経験によって示唆されている（26章参照）．

複数歯を修復する場合には，カンチレバー式ブリッジが用いられる機会が増える場合もある（図

Part I 治療計画および前処置

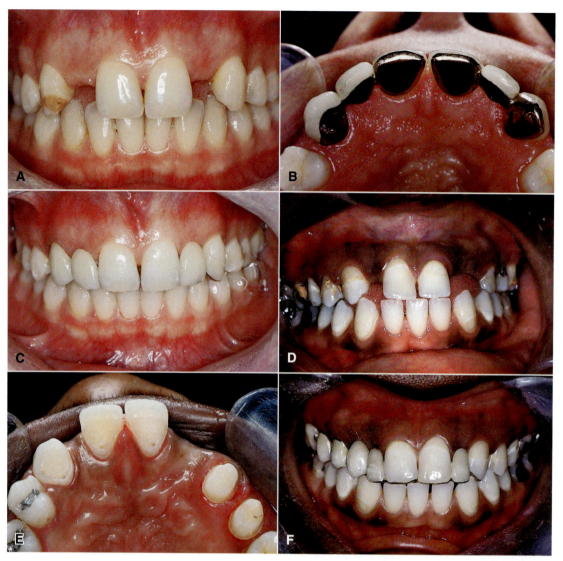

図3-15　A〜C：両側側切歯の先天性欠如を，2つの単純な3ユニットブリッジによって補綴した．D〜F：別症例．両側側切歯の先天性欠如に加えて，左側の犬歯も欠損している．Aの状況よりもはるかに難しい修復であり，8ユニットのブリッジにする必要がある．

3-20参照）．有害な側方力には健全な歯周支持組織をもつ複数の支台歯が抵抗し，支台歯の移動は起こりにくい．また，カンチレバーはインプラント支持の補綴物にも用いられ，良好な結果を得ている（13章参照）．

❷ 支台歯の評価

歯を形成する前に各支台歯を十分に診査することによって，時間と費用をかなり節約することができ，患者からより大きな信頼を得ることも可能である．X線撮影を行い，温度刺激や電気刺激に対する反応を診査することによって，歯髄の健康状態を評価する．装着されている修復物，窩洞の裏層材，残存齲蝕を除去し[27]（ラバーダム防湿下で行うことが望ましい），露髄の可能性がないかを注意深く診査する．歯髄の健康が疑われる歯は，固定性補綴治療を開始する前に歯内療法を行うべきである．単純なアマルガムやコンポジットレジン修復においては，多少のリスクを冒しても直接覆髄を行うことは容認できる．しかしクラウンで修復する際は，一般的に抜髄処置を選択するのが望ましい．固定性補綴治療は多くの時間と費用を要するものである．苦労して補綴物を装着した後で歯内療法が必要になると，新製した補綴物の咬合面からアクセスするしかなく，これによって補綴物の長期的予後が悪くなり，治療全体の成功が危うくなる．

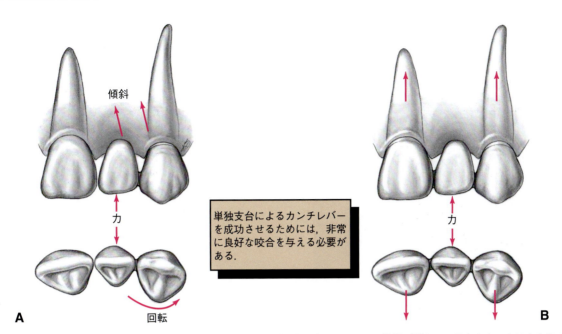

図3-16 A：カンチレバー式ブリッジに加えられる力は，一側の抵抗しか受けないので，均衡が崩れる．垂直方向の力は支台歯の傾斜を起こし，水平方向の力は回転を起こす．B：欠損部の両側隣在歯を補綴物に含めることにより，歯は単なる回転や傾斜ではなく歯体移動をせざるをえないので，力への抵抗を高めることが可能となる．（Rosenstiel SF: Fixed bridgework ― the basic principles. In Rayne J, ed: General Dental Treatment. London, Kluwer Publishing, 1983. を改変）

❸ 歯内療法が行われた支台歯

　歯内療法が正しく行われた歯は，ポストコアを用いることによって，維持・強度ともに十分な支台歯となりうる（12章参照）．しかしながら，失敗がないとはいえず，特に歯根の短い歯や歯冠部の残存歯質が少ない歯の場合に失敗が起こりやすい．ポストコアの維持を最大限に得るために注意する必要がある．著しく損傷した歯の歯内療法を試みるよりも，抜歯したほうがよい場合もある．

　歯内療法後にどのような修復を行うかは，歯科医師が最善の決定を行うために有用な情報である．たとえば，クラウンが必要な上顎小臼歯は，全部陶材冠か陶材焼付鋳造冠で修復されるのが一般的である．この歯に歯内療法を行うにあたり，頰側咬頭が破折している場合は舌側咬頭の破折例よりも良好な予後が望める．高い審美性を備えたクラウンは頰側のショルダーを広く形成する必要があり，これにより残存している頰側咬頭の強度は著しく低下する．一方，舌側咬頭はより保存的に形成され，歯質による維持が大きくなることで，予後が向上する（7，9，12章参照）．

❹ 未修復の支台歯

　修復処置がなされていない歯や齲蝕のない歯は，理想的な支台歯である．保存的に形成して，修復物に強い維持力と最高の審美性を与えることが可能である（図3-17）．修復物や齲蝕がないので，支台装置のマージンの位置を自由に設定することができる．成人の患者では，未修復の歯は，形成の設計や術式をよく考えて選択するかぎり，歯髄を危険にさらすことなく安全に形成することができる．患者によっては，まったく健全な歯を切削してブリッジの固定源とすることを嫌うこともある．このような場合は，重要なのは個々の歯の状態ではなく，患者の口腔全体の健康であることを強調するべきである．

❺ 近心傾斜している第二大臼歯

　齲蝕のために若いうちに下顎第一大臼歯を喪失する例は，今でも比較的よくみられる（図3-18）．喪失後の空隙を放置すると，特に第三大臼歯が萌出している場合，第二大臼歯は近心に移動するおそれがある．その結果，第三大臼歯が補綴物の平行な装着方向に干渉するので，満足できるブリッジを作製することが困難，さらには不可能になる．

Part I 治療計画および前処置

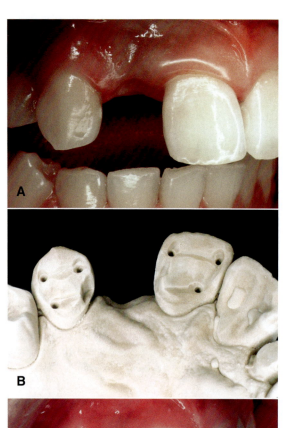

図3-17 A, B：未修復の支台歯は，支台装置のために保存的に形成することができる．C：上顎側切歯欠損をブリッジによって審美的に修復している．

このような場合，ブリッジの作製にあたり，形成の設計を変えるか，非固定性連結とすることがある．別の方法として，単純な固定式装置を用いた矯正治療によって，傾斜した支台歯を整直させるという正攻法[28]を考慮してもよい．しかしながら，第一大臼歯の抜去時に保隙装置（図3-19）を作製しておけば，問題はすべて回避することができたはずである．保隙装置は，矯正用の角型ワイヤーを顎堤に沿って曲げ，隣在歯の小さな修復物上に固定する単純なものでよい．

2 複数欠損歯の補綴

複数歯を補綴する場合に，固定性補綴治療はより難しくなる．1つの長い連続的な欠損や中間に支台歯のある複数の欠損（図3-20）を修復する場合，特に前歯部と臼歯部を1つの固定性補綴物で補綴する際に問題が起こる．広範な補綴治療を行う際に問題を過小評価すると，失敗を招きやすい．治療を確実に成功させる1つの鍵は，咬合器に装着した診断用模型上で，製作予定の補綴物の診断用ワックスアップを行って，補綴治療計画を立てることである．このことは，特に乱れた咬合平面を修正する場合や，咬合高径を変える場合，インプラント支持の補綴物が推奨される場合，固定性補綴物と可撤性補綴物を組み合わせて使用する場合など，複雑な固定性補綴治療を行う際には不可欠である．このような複雑な治療の明確なゴールは，経験を積んだ補綴医でさえ，はっきりとわからないことがある（図2-41参照）．

1 支台歯への過剰な荷重

支台歯が移動や動揺をきたすことなく，どの程度まで加えられた力に順応する能力があるのかを評価しなければならない．この支台歯の能力は，補綴治療計画に直接影響を及ぼす．グラインディング（歯ぎしり）やクレンチング（くいしばり）などの異常機能（悪習慣）（4章参照）のときに特に大きな力が加わる可能性があり，このような大きな損傷を受けた歯列を修復する際には，悪習慣を除く必要があることはいうまでもない．咬合をうまく再構成することによって悪習慣の持続期間や強さが軽減されることを期待する考え方もあるが，これを支持する科学的根拠は今のところほとんどない．スプリントなどを十分長い期間にわたって使用し，悪習慣が減少したことが明らかにならないかぎり，新しい修復物が悪習慣を減少させると仮定したうえで治療を始めるのは賢明とはいえない[29]．

1）力の方向

応力の強さを制御することは難しいが，ブリッジを適切に設計することによって，応力を最も好まし

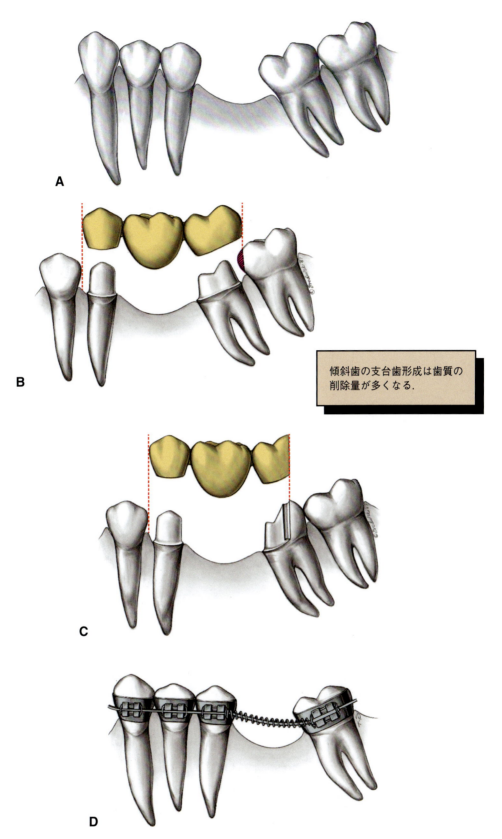

傾斜歯の支台歯形成は歯質の削除量が多くなる．

図 3-18　A：下顎第一大臼歯の早期喪失によって，第二大臼歯と第三大臼歯が近心傾斜・移動している．B：通常の3ユニットブリッジは，第三大臼歯によって装着が妨げられるため，適用できない．C：遠心の支台歯である第二大臼歯の形成を工夫することでも対応可能である．D：より良い治療計画は，ブリッジを作製する前に第三大臼歯を抜歯し，矯正治療によって第二大臼歯を整直させることである．（Rosenstiel SF: Fixed bridgework — the basic principles. In Rayne J, ed: General Dental Treatment. London, Kluwer Publishing, 1983. を改変）

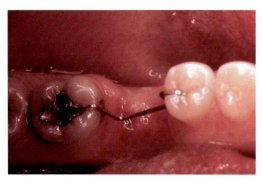

図 3-19　角型の矯正用ワイヤーを用いて単純な保隙装置を作製し，抜歯後の支台歯の移動を予防することができる．ワイヤーは小さな修復物によって維持されている．別の方法として，矯正用のバンドをリテーナーとして用いてもよい．
注意：これらの単純な保隙装置は，対合歯の挺出を予防することはできない．挺出が予想される場合は，暫間的なブリッジが必要である．

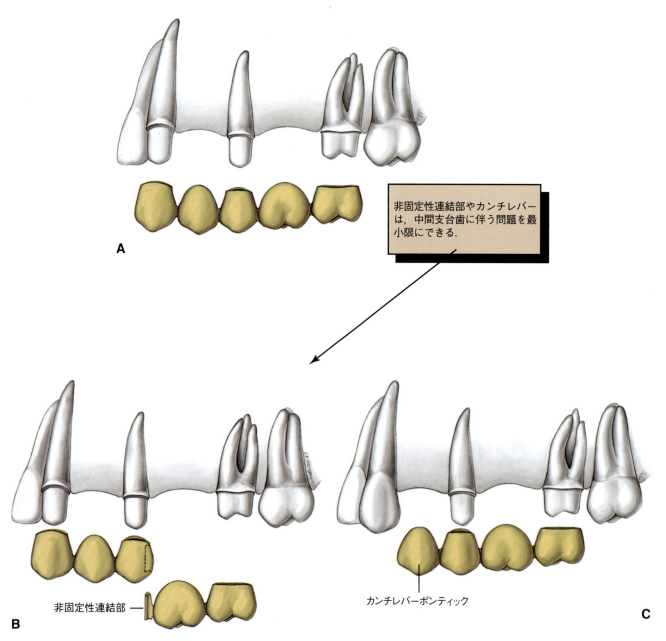

非固定性連結部やカンチレバーは，中間支台歯に伴う問題を最小限にできる．

非固定性連結部

カンチレバーポンティック

図 3-20　A：上顎の第一大臼歯と第一小臼歯を補綴する5ユニットブリッジ．中間の支台歯は，機能時に梃子の支点として働き，前方あるいは後方の支台歯のクラウンを脱離させる可能性がある．このタイプのブリッジを成功させるためには，非常に維持力の強い支台装置が必要である．B：別の方法として，大臼歯のポンティックと第二小臼歯との間に鳩尾形の非固定性連結部を用いる方法もある．C：歯周組織による支持が十分である場合は，より単純な方法として，第一小臼歯のポンティックをカンチレバーにすることもできるであろう．
（Rosenstiel SF: Fixed bridgework — the basic principles. In Rayne J. ed: General Dental Treatment. London, Kluwer Publishing, 1983. を改変）

表3-1 支台歯の歯根表面積

	歯根表面積 (mm²)	1/4顎に占める歯根表面積 (%)
上顎		
中切歯	204	10
側切歯	179	9
犬歯	273	14
第一小臼歯	234	12
第二小臼歯	220	11
第一大臼歯	433	22
第二大臼歯	431	22
下顎		
中切歯	154	8
側切歯	168	9
犬歯	268	15
第一小臼歯	180	10
第二小臼歯	207	11
第一大臼歯	431	24
第二大臼歯	426	23

(Jepsen A: Root surface measurement and a method for x-ray determination of root surface area. Acta Odontol Scand 21：35, 1963. より引用)

い方向，すなわち支台歯長軸方向に向けることができる．有害な側方力が及ぶのを前歯部だけに限定することが可能である．前歯部は顎関節の支点から離れている（すなわち，作業桿が長い）ため，有害な作用は減弱される（4章参照）．

2) 歯根表面積

固定性補綴治療を計画するときには，支台歯となる予定の歯の歯根表面積を評価しなければならない．1926年にAnte[30]は，支台歯の歯根表面積の総和が，補綴する歯の歯根表面積の総和よりも小さい場合，ブリッジの適用は賢明ではないことを示した．この提言が"アンテの法則"として他の研究者ら[31-33]にも受け入れられ，正当性が確認されてきた．永久歯の歯根表面積の平均値を表3-1に示す[34]．アンテの法則の一例として，第一大臼歯と第二小臼歯が欠損している症例を考えてみよう（図3-21）．この場合，第二大臼歯と第一小臼歯の支台歯の歯根表面積の総和は欠損歯の歯根表面積の総和とほぼ等しいので，歯周病による骨の吸収がなければ，4ユニットブリッジのリスクは許容範囲内である．しかし，第一大臼歯と第一・第二小臼歯が欠損している場合には，欠損歯の歯根表面積の総和は支台歯となりうる歯の歯根表面積の総和よりも大きいので，ブリッジはリスクが大きく，適切ではないと考えられる．

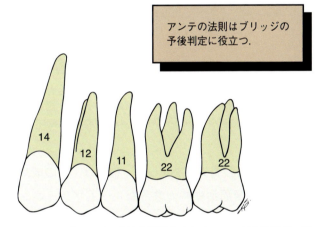

アンテの法則はブリッジの予後判定に役立つ．

図3-21 ブリッジの支持を評価するためのアンテの法則は，喪失歯の歯根表面積の総和と支台歯となる歯の歯根表面積の総和との関係を評価する方法である（数字は，歯根表面積のパーセントを表す）．第一大臼歯（22%）と第二小臼歯（11%）が欠損している場合，4ユニットブリッジによって補綴すれば，支台歯（第二大臼歯と第一小臼歯）の歯根表面積の総和（34%）は，補綴される歯の歯根表面積の総和よりわずかに大きくなる．したがって，その他の有害な要素がなければ，このブリッジの予後は良いと考えられる．しかし，第一小臼歯（12%）も欠損している場合は，欠損歯の歯根表面積は45%になるのに対し，残る支台歯（犬歯と第二大臼歯）の歯根表面積はわずか36%しかないことになり，条件は著しく悪化する．

しかしながら，NymanとEricsson[35]は，骨の支持がかなり失われた歯をブリッジの支台歯として使用しても成功することを示し，アンテの法則の妥当性に疑問を投げかけた．彼らが検討した症例の大半は，支台歯の歯根表面積の総和が補綴した歯の歯根表面積の総和の半分以下でありながら，8～11年に

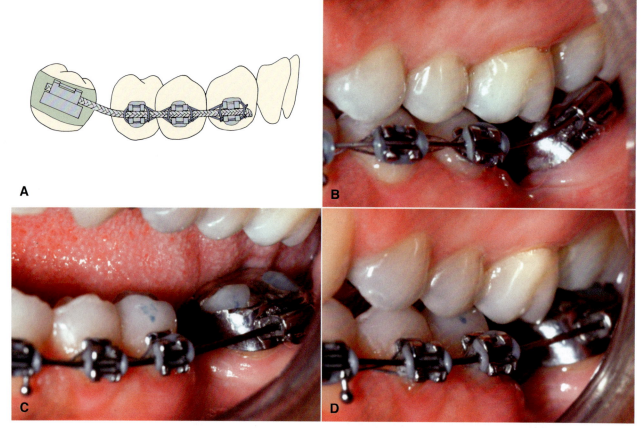

図3-22　A：方向の良くない支台歯は，ブリッジの支台歯として形成することが困難あるいは不可能であり，十分な支持力も得られない．B：傾斜した大臼歯を矯正用ワイヤーで整直させる．C：矯正開始から1か月後．D：矯正による整直が2か月後におおむね完了．（Proffit WR, Fields HW, Sarver DM: Contemporary Orthodontics, 5th ed. St. Louis, Mosby, 2013. より引用）

わたって付着の喪失がなかった．彼らは，この成功の要因は，歯周治療時の厳密なルートプレーニング，観察期間中の適切なプラークコントロール，補綴物の咬合の精緻な設計であるとした．骨が十分にない支台歯でもブリッジの支持が可能であるということは，他の研究者ら[36, 37]によっても確認されている（図31-45 G, H参照）．

3）歯根の形態と方向

歯周組織による支持が不十分な場合は，歯根の形態と方向を考慮しなければならない．歯根が離開した大臼歯は，根が円錐状で根間中隔がほとんどない大臼歯よりも良好な支持力が得られる．断面が楕円形の単根歯は，同じくらいの歯根表面積でも断面が円形の単根歯よりも支持力が高い．同様に，正しい方向の歯は，傾斜している歯よりも良好な支持力を発揮する．歯の方向は，矯正治療によって改善することができる（図3-22）．

4）歯周病

歯周病のために水平性骨吸収が起こると，歯根膜によって支持される歯根の表面積が著しく減少することがある[38]．ほとんどの歯根は円錐状の形態をしているため（図3-23），歯根の1/3が露出すると支持面積の半分を失うことになる．さらに，臨床歯冠が長くなるため梃子の作用によって，支持骨に加わる力は増大する．したがって，支台歯の候補となる歯に著しい骨吸収がある場合は，いっそう注意深く評価する必要がある．

一般に，歯周組織が非常に良好な健康状態に戻っており，なおかつ長期的なメインテナンスが確実になっていれば[39, 40]，歯周組織による支持が著しく減少した歯にブリッジを装着して治療を成功させることは可能である．歯周組織の健康を徹底的に管理することなく，広範囲の補綴による修復を試みた場合，結果は悲惨なことになりうる．

健康な歯周組織は，あらゆる固定性修復を行うた

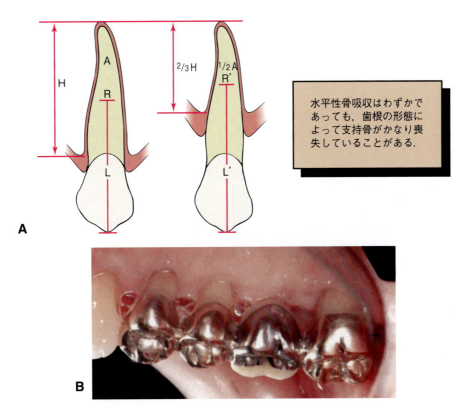

図3-23 A：ほとんどの歯根は円錐形であるため，実際に支持に関与する面積（A）は，骨の高さ（H）から予想できる値以上に減少している．さらに，回転の中心（R）が根尖方向に移動し（R'），梃子の腕（L'）が長くなるので，歯の周囲の支持組織に加わる力が増大する．B：ブリッジによって上顎第一大臼歯を補綴している．支台歯である第二小臼歯と第二大臼歯の骨の支持が十分ではないので，付加的な安定を与える支台歯として，第一小臼歯を加えている．（A：Rosenstiel SF: Fixed bridgework — the basic principles. In Rayne J. ed: General dental treatment, London, Kluwer Publishing, 1983. を改変）

めの必要条件である．支台歯が正常な骨の支持を得ていれば，患者が時にプラークコントロールを怠ることがあったとしても，長期的な予後に影響があるとは考えられない．しかしながら，歯周病のために著しい骨吸収のある歯を支台歯として用いている場合，耐性は非常に低い．したがって，プラークコントロールを常に良好に行うことが，絶対に必要である．

5）スパンの長さ

咬合の荷重による過度のたわみのために，スパンの長いブリッジが失敗することがある（図3-24）．過度のたわみによって，前装陶材の破折，連結部の破損，支台装置の緩み，好ましくない軟組織の反応などが起こり，補綴物の機能を失わせてしまう可能性がある．すべてのブリッジは，荷重が加わるとわずかにたわむ．スパンが長いほど，たわみは大きくなる．たわみはスパンの長さに比例するのではなく，スパンの長さの3乗に比例する．したがって，他の条件が同じである場合，単独のポンティックがある一定量たわむとすると，同様のポンティック2歯の場合のたわみは8倍になり，ポンティック3歯の場合は27倍となる[41]（図3-25）．特に下顎の場合，臼歯3本を1つのブリッジで補綴して，予後が良好であることはほとんどない[42]．このような場合には，通常，インプラント支持の補綴物か部分床義歯のほうが長期的な予後を期待できることが多い．

やむをえずスパンの長いブリッジを作製する場合，ポンティックと連結部は，歯肉の健康を損なわない程度にできるかぎり断面を太くし，強度を確保するべきである．また，補綴物の材料は，強度と剛性に優れたものでなければならない（19章の『金属の選択』の項を参照）．

❷ 複数の前歯の補綴

複数の前歯を補綴する際には，審美性が問題となり，また，歯を長軸と水平方向に傾斜させようとす

Part I 治療計画および前処置

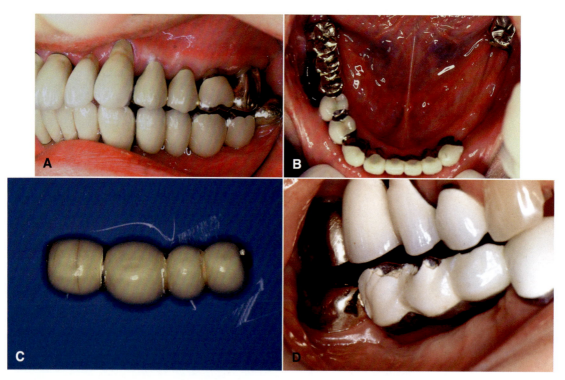

図 3-24　A：スパンの長すぎるブリッジは9年間機能してきた．B：しかし，遠心のポンティックと支台装置の間が破折．C：たわみのため，陶材部分に頬舌的なクラックが認められる．D：スパンの長いブリッジの失敗例．

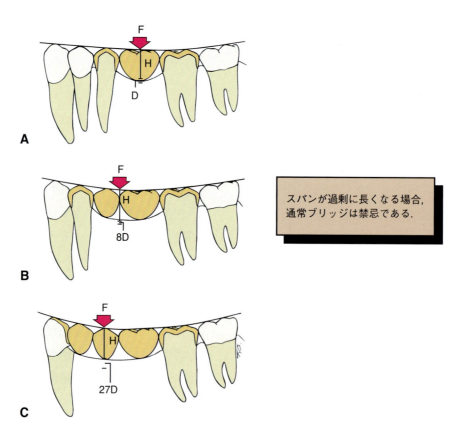

スパンが過剰に長くなる場合，通常ブリッジは禁忌である．

図 3-25　ブリッジのたわみは，その長さの3乗に比例する．A：単独のポンティックは，ある力（F）に対して少量（D）たわむ．B：2歯分のポンティックは，同一の力に対して 2^3 倍（8D）たわむ．C：3歯分のポンティックは，3^3 倍（27 D）たわむ．

る側方力に抵抗する必要があるため，特に考慮が必要である．

下顎の4切歯の欠損は，通常，両側の犬歯を支台歯とする簡単なブリッジによって補綴することができる．通常，第一小臼歯を支台歯に含める必要はない．切歯1本だけが残存している場合，その歯を保存することでブリッジの設計と作製が不必要に複雑になり，長期的な予後が危うくなるので，抜歯が望ましいことが多い．下顎の切歯は小さいため，通常，支台歯には適さない．プラークコントロールがほとんど不可能になってしまうので，修復物をオーバーカントゥアにしないことが特に重要である．このため術者は，①審美性において妥協してでも陶材の前装部を薄くするか，②形成時の露髄を覚悟するか，③戦略的な抜歯を行うかのいずれかを選択しなければならないことがある．

上顎切歯の複数欠損では，外観の修復と支持の獲得に関して，非常に大きな問題がある．上顎切歯は歯列弓の彎曲部に位置しているので，上顎切歯のポンティックへの力は支台歯を外側に傾斜させようとする方向に働く．下顎の切歯とは異なり，上顎切歯は直線上に並んでいない（特に狭窄歯列弓やV字形歯列弓の患者の場合）．スパンが長い前歯部ブリッジでは，両側に支台歯を追加して側方力に抵抗しなければならない．したがって，上顎切歯4本を修復するとき，一般に両側の犬歯および第一小臼歯を支台歯として用いるべきである[43]．

複数の上顎切歯をブリッジで補綴する場合，良好な外観を得ることがかなり難しいこともある．外観と発音のために理想的なカントゥアと歯の位置を得るのに難渋する場合がある．診断用ワックスアップは，審美的な問題を評価するのに非常に有用な手段である．治療が進めば，暫間修復（15章参照）を行う．暫間修復によって，外観とリップサポートおよび発音を評価する．また，患者が外観に満足するまで容易に形態を変え，調整することができる．その後，最終補綴物を暫間修復物に倣ってつくることにより，ブリッジが完成し装着したときに，当惑するような意見の相違が起こるのを避けることができる．

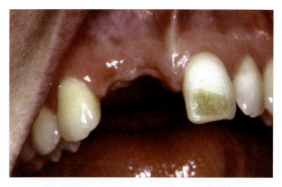

図3-26　事故で切歯2本を失い，歯槽骨もかなり喪失している．外科的歯槽堤増大術を行わずに審美的な固定性補綴物を作製することは，非常に困難かあるいは不可能である．（提供：Dr. N. Archambo）

外傷や歯周病のために歯が喪失した場合に起こりうることだが，前歯部の骨の喪失が著しい場合には，顎堤に欠損があることもある（図3-26）．一般に，ブリッジは欠損している歯の構造のみを補綴するのであって，支持組織を補綴するものではないため，顎堤欠損の症例では部分床義歯を考慮するべきである（特にスマイルラインが高い患者の場合）．この場合も，患者と歯科医師が最適な治療法を決定するのに，暫間修復が助けになることがある．また，治療の予知性はあまり高くないが，外科的歯槽堤増大術[44]も選択肢の1つである．

3 部分床義歯の適応症

欠損部位はなるべく部分床義歯ではなくて固定性補綴物で修復することが望ましい．よくできた固定性補綴物は，部分床義歯よりも健康を改善し高い機能を提供するため[45]，ほとんどの患者に好まれるが，以下のような場合では部分床義歯が適応となる．

1. 欠損部顎堤による垂直的咬合支持が必要な場合．たとえば，遠心の支台歯が存在しない場合など（図3-27）

2. 側方運動に対する抵抗を，反対側の歯や軟組織に求める必要がある場合．たとえば，スパンの長い欠損部で安定を確保したい場合など

3. 目につきやすい前歯部に相当量の骨の喪失があり，ブリッジでは良好な外観が得られない場合（図3-28）

欠損部が複数ある場合は，ブリッジと部分床義歯

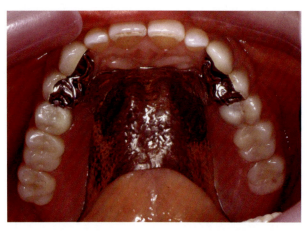

図3-27 部分床義歯によって，両側の上顎第二小臼歯と第一・第二大臼歯を補綴している．（提供：Dr. J. A. Holloway）

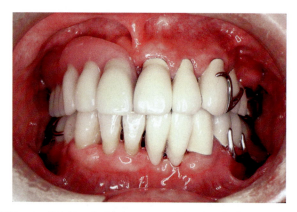

図3-28 相当量の骨が喪失している場合，部分床義歯によって，ブリッジよりも自然な外観を与えることができる．

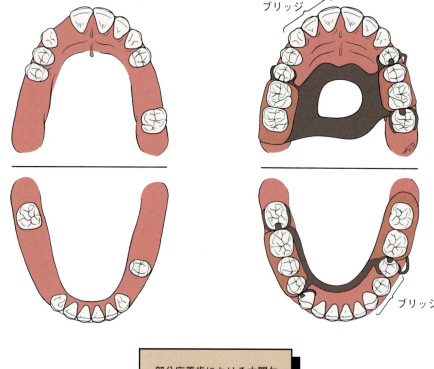

部分床義歯における中間欠損の数を減らすことは有効である．

図3-29 複数の欠損部に対する治療計画．複数の歯が欠損している場合，ブリッジと部分床義歯の組み合わせが補綴として最も良いと考えられる．上顎右側の側切歯欠損は，単純な3ユニットブリッジ（部分床義歯よりも清掃が容易である）によって修復する．単独で残存している下顎の左側第二小臼歯は，3ユニットブリッジによって犬歯と連結する．単独で残存している小臼歯を取り囲む設計の部分床義歯の予後は良くないことが多い．(Rosenstiel SF: Fixed bridgework — the basic principles. In Rayne J. ed: General Dental Treatment. London, Kluwer Publishing, 1983. を改変)

を組み合わせた修復が最良であることが多い（図3-29）．その目的は，ブリッジを使うことにより部分床義歯で補綴する欠損部位の数を減らすこと，中間支台歯を避けること，そして特に重要なのは，患者が部分床義歯を装着していないときでも前歯部の欠損部位が補綴された状態で患者のスマイルに影響を与えないことである．

5. 治療の順序

患者のニーズを把握し，現存する病態を改善する適切な方法を決定したら，治療の各段階の順序を論理的に決定しなければならない．これには，症状に対する治療，増悪する病態の安定化，最終的な治療，術後管理の計画などが含まれる．順序を間違うと，治療の質を下げるような誤りを招いたり，再製に余計な費用がかかったりすることもあるので，適切な順序で治療を進めることが非常に重要である．

1 症状に対する治療

治療計画では，急性症状に伴う不快感を和らげることが優先される（図3-30）．症状の原因としては，歯の破折，急性歯髄炎，慢性歯髄炎の増悪，膿瘍，急性歯周炎・歯肉炎，筋筋膜痛機能障害などが挙げられる．

術者が必要とするのは，患者の病状の本態が確定でき，治療を直ちに開始できるよう診断が下せるのに十分な情報である．詳細な検査は，前述のような急性症状が治まるまでは行うべきではないし，また不可能な場合が多い．

■急性ではない問題の緊急治療

幸いなことに，固定性補綴治療の適応となるような患者のほとんどは，急性症状の治療を求めていない．しかし，前歯のクラウン脱離，ポーセレン前装部の亀裂や破折，部分床義歯の破損など，即座に対応を要する問題を抱えていることもある（図3-31）．

2 増悪する病態の安定化

治療の第二段階は，病因の除去や患者の抵抗力強化（あるいはその両者）によって，増悪している齲蝕や歯周病の病態を安定させることである．

1 齲 蝕

齲蝕の治療は通法に従って行い，可塑性材料に適正な外形を与えて歯を修復する．齲歯は，次の治療段階であるブリッジの支台歯となることもある（6章参照）．しかし，齲蝕になりやすい患者の場合は，クラウンによる補綴を避けることが望ましい．歯質

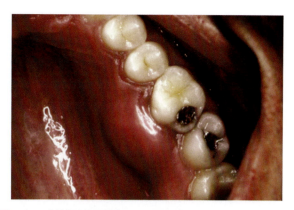

図3-30　急性根尖周囲膿瘍による腫脹（提供：Dr. P. B. Robinson）

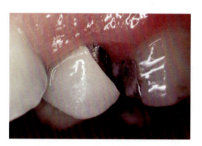

図3-31　外観と快適さを回復するために，ポーセレンの破折はすぐに処置をしなければならないことが多い．

削除量の多い治療を行っても，齲蝕の再発によって再治療となる可能性があるからである．齲蝕再発の危険性には，食事指導，口腔衛生，フッ化物応用，さらには患者の進捗をモニターするための定期的なフォローアップの組み合わせで対応することができる．

2 歯周病

持続的な不可逆性の骨の喪失を伴う慢性歯周炎は，毎日の有効なプラークコントロールによってできるかぎり早期に治療するべきである．歯面が平滑で，歯の形態が歯肉溝へのアクセスを妨げなければ，プラークを適切に除去することができる．したがって，以下の対応が非常に重要である（図3-32）．

- 不良修復物の再製
- 齲蝕歯質の除去
- オーバーカントゥアのクラウンの形態修正（特に根分岐部付近）
- 適切な口腔衛生指導と，家庭での確実な実施

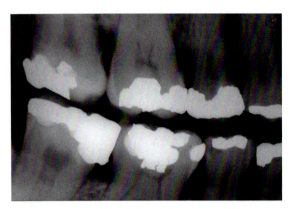

図 3-32 オーバーハングと欠陥のある修復物が，適切なプラークコントロールを妨げている．安定化の段階の治療の一部として，形態の修正が必要である．

3 最終的な治療

安定化の段階を完了すると，歯の健康の増進，機能の回復，外観の改善を目的として，長期的な選択的治療を始めることができる．この治療にはかなり長い期間を要することもある．1人の患者に複数の治療計画が提案されることもあり，治療の複雑さも，通常のメインテナンスを伴う最小限の修復治療から，顎矯正外科治療や矯正治療に引き続いて行う全顎にわたる補綴的再建まで，さまざまである．提案した治療法の利点と欠点を患者に十分に説明するべきである．診断用模型とワックスアップは，きわめて有効なコミュニケーションツールとなる．最終的な治療計画を確立するときには，その計画は，後になって問題が生じた場合に以前の治療を繰り返す必要がないようなものでなければならない．通常，まず口腔外科処置を計画し，続いて歯周治療，歯内療法，矯正治療，固定性補綴治療を行い，最後に可撤性補綴治療を行う．

1 口腔外科処置

治療計画は，治癒のための時間と顎堤の骨改造（リモデリング）のための時間を含めて考慮しなければならない．そのためには，予後に望みのない歯，未萌出歯，残根，破折根尖部は早期に除去するべきである．同様に，すべての外科的補綴前処置（たとえば，歯槽堤形成術）も，治療の初期に行わなければならない．

2 歯周治療

ほとんどの歯周治療は，病態の安定化を図る治療段階で行っておくべきである．ポケット除去手術，歯肉歯槽粘膜形成術，組織誘導再生療法（GTR），歯根切除術などの手術は，必ずこの段階で行わなければならない（5章参照）．

3 歯内療法

歯内療法が，不快感の緩和と病態安定化の段階ですでに行われている場合もあるだろう．また，鋳造修復のための十分なスペースを提供するために，または著しい損傷や咬耗のみられる歯に維持をもたせるために，便宜的抜髄処置が必要なこともある．

歯髄の健康に疑いのある歯は，単独の修復物を計画しているのであれば，定期的にリコールを行うのが適切な治療であろうと考えられるが，ブリッジの支台歯として使うのであれば，予防的に抜髄処置を行うべきである．

4 矯正治療

部分矯正は，固定性補綴治療の補助的な治療としてよく行われている．後に行われる補綴治療に必要なスペースを確保するために，理想的な位置に歯を移動させることの利点はきわめて大きい．支台歯の位置が悪いために支台装置の解剖学的形態を"修正"してしまう行為が技工操作において行われることがよくあるが，これは予後に必ず悪影響を及ぼす．固定性補綴治療を開始する前に，歯を整直，回転，側方移動，圧下，挺出させて，歯の位置的関係を改善することができる．治療計画を提案するとき，特に歯の喪失が放置されていて歯が移動している場合には，必ず矯正治療を考慮するべきである．

5 固定性補綴治療

固定性補綴治療は，これらの予備的治療が完了するまで始めるべきではない．この順序を守れば，万一予見できなかった問題点が上述の治療中に表面化しても，最初の治療計画を変更することができる．たとえば，歯内療法を予定していた歯が治療不可能とわかり抜歯となった場合，最初の固定性補綴治療

の計画はかなりの変更を必要とする．

1）咬合調整

固定性補綴治療を開始する前に，咬合調整が必要となることが多い．その理由は，咬合調整は神経筋障害の軽減に有用であり（4章，6章参照），また，包括的な固定性補綴物によるリハビリテーションに必要な整形的安定性を獲得するのに役立つからである．広範な固定性補綴治療を行う場合，咬頭嵌合位と中心位とのずれ（滑走）を最初になくせば，正確で許容度のある咬合関係を得ることができるであろう（4章参照）．治療範囲が広範ではない場合は，患者の機能に問題がなければ，現在の咬合状態に合わせて固定性補綴物を作製してもよいかもしれない．しかしながら挺出や移動が起こっている場合は，患者の咬合様式に妥協するのではなく，挺出や移動を修正するべきである．

2）前歯部の修復

前歯部と臼歯部の両方を修復する場合，通常，前歯部の修復を先に行う．前歯は下顎の限界運動に影響を与え，それによって臼歯部の咬合面形態も変化するからである（4章，18章参照）．臼歯部を先に修復すると，前歯部を修復する際に前歯舌側面のカントゥアが変化するため，臼歯部の修復物にかなりの調節が必要になることがある．

3）臼歯部の修復

対合する臼歯部を同時に修復すると，都合が良いことが多い．同時に修復すると，ワックスコーンテクニックにより効率の良い咬合関係を構成することができる（18章参照）．可能であれば，反対側の治療を始める前に，片側の治療を完成させるほうがよい．上下左右の臼歯部すべてを同時に修復しようとすると，患者と術者にとって状況がかなり複雑になりやすくなる．暫間修復物の破折や破損，両側の局所麻酔に伴う不快といった問題が起こるほか，顎位の記録の正確性を確認するのも難しくなる．

❻ 複雑な補綴治療

咬合高径の変更や，ブリッジと部分床義歯の組み合わせなどを含む複雑な補綴治療が必要な場合，治療の順序を注意深く計画することがきわめて重要である．推奨できる1つの方法は，診断用模型のクロスマウント法である（図3-33）．2組の診断用模型を用意し，咬合器上で相互に交換できるように，双方とも正確に咬合器に装着する．1組の模型は，治療の最終ゴールを目指して形成とワックスアップを行い，部分床義歯を予定している部位には人工歯を排列する．咬合器上で，ワックスアップの咬合状態と外観を注意深く評価する．前歯を補綴する場合，咬合床に前歯を排列しておけば，直接口腔内で外観と発音を評価することができる．口腔内での歯冠形成は，まず一顎のみで行い，作業模型を咬合器に装着する際の重要な基準とするために対顎の咬合面は保存する．最終的な修復物は，対顎の診断用ワックスアップに合わせてワックスアップし，最適な咬合関係を構築する．一顎が完成したら対顎を修復し，予定した結果を得ることができる．

4 術後管理（フォローアップ）

各患者に応じたフォローアップと定期的なリコールのプログラムは，治療計画に欠かせないものである．その目的は，歯の健康状態を継続的に観察し，新たに生じた疾患の徴候を早期に発見し，必要に応じて治療を直ちに開始することである（31章参照）．修復物は永久に使用できるものではない．修復物はどれも損耗する可能性があり，交換を必要とすることもある．適切なフォローアップは，口腔の健康を長期的に維持するのに役立つ．

6. まとめ

論理的な治療計画の基本となるのは，患者のニーズを把握し，期待や願望を聞き出すことと，使用可能な適切な治療材料と術式をそれらに照らし合わせて比較検討することである．また，どの材料と方法を用いれば予後が良いのか否かを評価することも含まれる．その後，合理的な順序に従って治療を始め，症状の緩和，安定化，最終的な治療，フォローアップと進めていくことができる．いかなる段階においても，治療の範囲は患者の協力する姿勢と能力に応じて変更され，それぞれの患者で異なる明確なゴールと目的によって影響を受ける．

Part I 治療計画および前処置

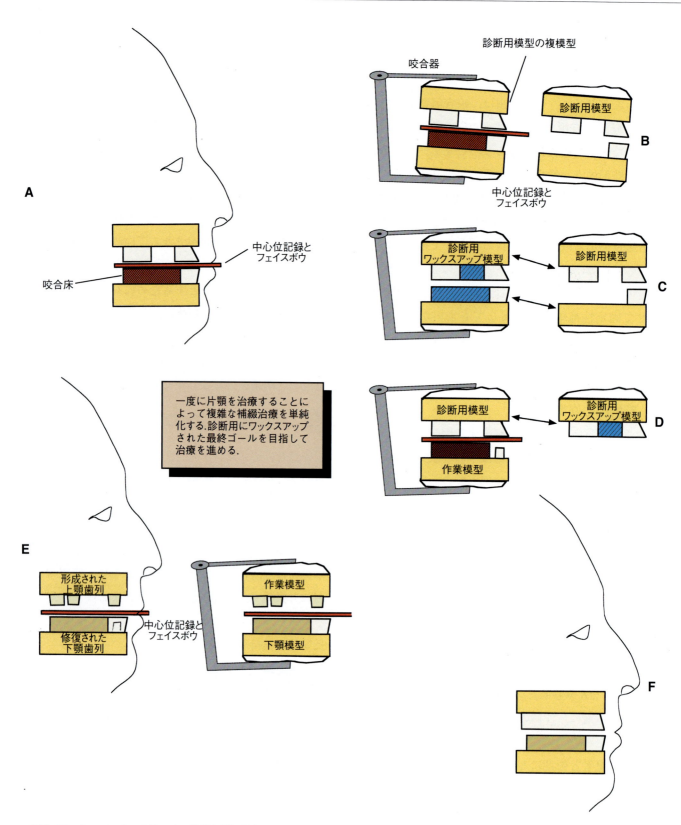

図3-33 クロスマウント法による複雑な補綴治療の手順．A：複雑な補綴治療を必要とする患者の概形印象，フェイスボウおよび中心位の記録を採得する．図の例では，下顎の模型を咬合器に装着するために咬合床が必要である．B：診断用模型の複模型を作製し，フェイスボウと中心位の記録を用いて，各組を咬合器の同じ位置に装着する．C：1組の診断用模型上で，予定している治療の最終ゴールを目指してワックスアップを行う．部分床義歯を計画している場合は，この段階で人工歯を排列する．もう1組の模型は手を加えずにとっておく．D：上顎あるいは下顎のいずれかをまず治療する．図の例では，下顎はクラウンの歯冠形成を終えている．下顎の作業模型は，手を加えていない上顎の歯列で採得した中心位の記録を用いて咬合器に装着する．この中心位の記録を用いて，手を加えていない上顎模型に対して下顎の作業模型を装着する．その後，上顎模型を咬合器から外し，クロスマウントしたもう一方の診断用ワックスアップの模型に置き換える．下顎の修復物は，上顎の診断用ワックスアップ模型に対して最適な咬合平面が得られるように作製する．E：下顎の修復を終えたら上顎の歯を形成し，新しく修復された下顎歯列に対して咬合器に装着する．F：診断用ワックスアップと同様の修復が完成する．

Study Questions

1. 固定性補綴物のデザインに影響する事柄を12項目挙げ，それらがどのような影響を与えるかを述べよ．
2. 固定性補綴物よりも部分床義歯が適応となる場合を，4つ以上挙げよ．
3. ブリッジにおいて，非固定性連結部が適応になるのはどのような場合か？　また，禁忌になるのはどのような場合か？
4. 患者が多数の歯科臨床分野にわたるニーズを抱えている場合，一般的な治療の順序とその理由を述べよ．また，咬合治療の順序とその理由についても述べよ．
5. ブリッジによる上顎4前歯の修復と，下顎4前歯の修復とを比較せよ．それぞれ，どのように治療するのか？
6. 最も問題を起こしづらい咬合力およびその理由を述べよ．どのような咬合力/荷重を避けるべきか？　その理由も述べよ．
7. ブリッジのスパンの長さおよびデザインは，どのようにたわみに影響するか？　高い剛性が必要な場合とその理由を述べよ．
8. 複雑な補綴的問題に対処するためのクロスマウント法を用いて，修復における多くのニーズを有する患者を治療する際の手順を述べよ．また，治療順序の重要性を簡単に説明せよ．

●引用文献

1. Palomo F, Peden J: Periodontal considerations of restorative procedures. J Prosthet Dent 36: 387, 1976.
2. Karmaker AC, et al: Continuous fiber reinforced composite materials as alternatives for metal alloys used for dental appliances. J Biomater Appl 11: 318, 1997.
3. Rosenthal L, et al: A new system for posterior restorations: a combination of ceramic optimized polymer and fiber-reinforced composite. Pract Periodontics Aesthet Dent 9 (5 suppl): 6, 1997.
4. Zanghellini G: Fiber-reinforced framework and Ceromer restorations: a technical review. Signature 4 (1): 1, 1997.
5. Frese C, et al: Fiber-reinforced composite fixed dental prostheses in the anterior area: A 4.5-year follow-up. J Prosthet Dent 112 (2): 143, 2014.
6. Claus H: Vita In-Ceram, a new procedure for preparation of oxide-ceramic crown and bridge framework. Quintessenz Zahntech 16: 35, 1990.
7. Magne P, Belser U: Esthetic improvements and in vitro testing of In-Ceram Alumina and Spinell ceramic. Int J Prosthodont 10: 459, 1997.
8. Zimmer D, et al: Survival rate of IPS-Empress 2 all-ceramic crowns and bridges: three years' results. Schweiz Monatsschr Zahnmed 114: 115, 2004.
9. Denry IL: Recent advances in ceramics for dentistry. Crit Rev Oral Biol Med 7: 134, 1996.
10. Sorensen JA, et al: IPS Empress crown system: three-year clinical trial results. J Calif Dent Assoc 26: 130, 1998.
11. Denry IL, et al: Effect of cubic leucite stabilization on the flexural strength of feldspathic dental porcelain. J Dent Res 75: 1928, 1996.
12. Fabbri G, et al: Clinical evaluation of 860 anterior and posterior lithium disilicate restorations: retrospective study with a mean follow-up of 3 years and a maximum observational period of 6 years. Int J Periodontics Restorative Dent 34: 165, 2014.
13. Dhima M, et al: Practice-based clinical evaluation of ceramic single crowns after at least five years. J Prosthet Dent 111: 124, 2014.
14. Walton TR: An up to 15-year longitudinal study of 515 metal-ceramic FPDs: Part 1. Outcome. Int J Prosthodont 15: 439, 2002.
15. Adell R, et al: A 15-year study of osseointegrated implants in the treatment of the edentulous jaw. Int J Oral Surg 10: 387, 1981.
16. Saunders TR, et al: The maxillary complete denture opposing the mandibular bilateral distal-extension partial denture: treatment considerations. J Prosthet Dent 41: 124, 1979.
17. Brewer AA, Morrow RM: Overdentures, 2nd ed. St. Louis, Mosby, 1980.
18. Sarita PTN, et al: Chewing ability of subjects with shortened dental arches. Community Dent Oral Epidemiol 31: 328, 2003.
19. Nam DH, et al: Change in masticatory ability with the implant restoration of second molars. J Prosthet Dent 111: 286, 2014.
20. Shugars DA, et al: Survival rates of teeth adjacent to treated and untreated posterior bounded edentulous spaces. J Am Dent Assoc 129: 1089, 1998.
21. Gragg KL, et al: Movement of teeth adjacent to posterior bounded edentulous spaces. J Dent Res 80: 2021, 2001.
22. Cheung GS, et al: A clinical evaluation of conventional bridgework. J Oral Rehabil 17: 131, 1990.
23. Glickman I, et al: Photoelastic analysis of internal stresses in the periodontium created by occlusal forces. J Periodontol 41: 30, 1970.
24. Wright KWJ, Yettram AL: Reactive force distributions for teeth when loaded singly and when used as fixed partial denture abutments. J Prosthet Dent 42: 411, 1979.
25. Yang HS, et al: Stress analysis of a cantilevered fixed partial denture with normal and reduced bone support. J Prosthet Dent 76: 424, 1996.
26. Briggs P, et al: The single unit, single retainer, cantilever resin-bonded bridge. Br Dent J 181: 373, 1996.

27. Christensen GJ: When to use fillers, build-ups or posts and cores. J Am Dent Assoc 127: 1397, 1996.
28. Miller TE: Orthodontic therapy for the restorative patient. I. The biomechanic aspects. J Prosthet Dent 61: 268, 1989.
29. Holmgren K, et al: The effects of an occlusal splint on the electromyographic activities of the temporal and masseter muscles during maximal clenching in patients with a habit of nocturnal bruxism and signs and symptoms of craniomandibular disorders. J Oral Rehabil 17: 447, 1990.
30. Ante IH: The fundamental principles of abutments. Mich State Dent Soc Bull 8: 14, 1926.
31. Dykema RW, et al, eds: Johnston's Modern Practice in Fixed Prosthodontics, 4th ed, p 4. Philadelphia, WB Saunders, 1986.
32. Tylman SD, Malone WFP: Tylman's Theory and Practice of Fixed Prosthodontics, 7th ed, p 15. St Louis, Mosby, 1978.
33. Shillingburg HT, et al: Fundamentals of Fixed Prosthodontics, 2nd ed, p 20. Chicago, Quintessence Publishing, 1981.
34. Jepsen A: Root surface measurement and a method for x-ray determination of root surface area. Acta Odontol Scand 21: 35, 1963.
35. Nyman S, Ericsson I: The capacity of reduced periodontal tissues to support fixed bridgework. J Clin Periodontol 9: 409, 1982.
36. Freilich MA, et al: Fixed partial dentures supported by periodontally compromised teeth. J Prosthet Dent 65: 607, 1991.
37. Decock V, et al: 18-Year longitudinal study of cantilevered fixed restorations. Int J Prosthodont 9: 331, 1996.
38. Penny RE, Kraal JH: Crown-to-root ratio: its significance in restorative dentistry. J Prosthet Dent 42: 34, 1979.
39. Nyman S, et al: The role of occlusion for the stability of fixed bridges in patients with reduced periodontal tissue support. J Clin Periodontol 2 (2): 53, 1975.
40. Laurell L, et al: Long-term prognosis of extensive polyunit cantilevered fixed partial dentures. J Prosthet Dent 66: 545, 1991.
41. Smyd ES: Dental engineering. J Dent Res 27: 649, 1948.
42. Napankangas R, et al: Longevity of fixed metal ceramic bridge prostheses: a clinical follow-up study. J Oral Rehabil 29: 140, 2002.
43. Dykema RW: Fixed partial prosthodontics. J Tenn Dent Assoc 42: 309, 1962.
44. Olin PS, et al: Improved pontic/tissue relationships using porous coralline hydroxyapatite block. J Prosthet Dent 66: 234, 1991.
45. Aquilino SA, et al: Ten-year survival rates of teeth adjacent to treated and untreated posterior bounded edentulous spaces. J Prosthet Dent 85: 455, 2001.

Part I　治療計画および前処置

4章 咬合の原則
Principles of Occlusion

ほとんどの修復処置は，咬合面形態に影響を与える．適正な歯科治療を行えば，動的および静的状態において機能的な咬合接触関係が回復されるはずである．最適な機能を発揮し，支持組織に対する外傷を最小限に抑え，歯列全体に対して均等に荷重を配分することができるように，上下顎の歯は閉口時には均一に接触しなければならない．歯列の完全性と適切な機能を長期的に維持するためには，正しく配列した歯の位置が安定していることが重要である．

ほとんどの歯列は，理想的な配列および咬合から逸脱している．多くの患者は理想的とはいえない咬合に順応しているが，歯や筋組織，顎関節（TMJ）あるいは歯周組織の望ましくない変化により不正咬合が存在している場合もある．咬合機能異常の診断の補助として，患者の咬合の解剖学的特徴と機能を，"最適な"または"理想的な"咬合の概念を基準にして評価することが有用である．理想的と考えられる咬合からのずれは客観的に評価することができ，治療計画時および実際の治療期間中における有効な指標となるであろう．

これまでに多くの"理想的"咬合の概念が提唱されている．何をもってして"理想的"，または"容認できる"，"有害"とするかについては，いまだに文献中の議論が続いている．

本章では，咬合を学ぶうえで重要な解剖学的構造を概説し，下顎運動についても論じる．理想的な咬合と病的な咬合の概念を対比して紹介するとともに，咬合理論の歴史に触れ，最後に初期段階の咬合治療のための一般的な指針を示す．

1. 解 剖

1　顎関節

顎関節の主な構成要素は，頭蓋底，下顎骨，咀嚼筋群およびそれらに関係する神経・血管系である．顎関節は蝶番運動・滑走運動の両方が可能な蝶番滑走関節である．側頭骨の下顎窩および関節結節と，下顎骨の下顎頭との間に，関節円板が介在している．

下顎頭と下顎窩の関節面は，血管を含まない線維性組織で被覆されている（これに対して，他の関節はほとんどが硝子軟骨で覆われている）．関節円板は密な結合組織からなり，関節面に相当する部分には血管や神経はない．関節円板の後方部は，血管と神経に富む疎な結合組織である円板後部組織（弾性のある上層と弾性のないコラーゲン性の下層の2層からなるため，二層部と呼ばれる）に付着し，円板後部組織は関節を取り囲む関節包の後壁につながっている（図4-1）．関節円板の内側および外側は，下顎頭の内・外側極に強固に付着している．円板の前方部は，関節包および外側翼突筋上頭に移行している．関節円板の上方・下方には上関節腔，下関節腔の2つの空隙があり，関節包と滑膜に囲まれ滑液が存在する．関節円板は，それぞれ下顎頭の内・外側極に強固に付着しているので，下顎頭の蝶番および滑走運動に追随して動く．後方の結合組織の付着は疎であるので，下顎頭の動きに伴い伸展する．

2　靱 帯

下顎体は，複数の筋と3組の靱帯によって頭蓋底に付着している．この3組の靱帯とは，顎関節靱帯（外側靱帯），蝶下顎靱帯，茎突下顎靱帯である（表4-1）．靱帯はあまり伸展しないので，関節の運動を制限する．顎関節靱帯は下顎の回転を抑制し，限界運動を制限することで，顎関節の構造物を保護する[1]．蝶下顎靱帯と茎突下顎靱帯（図4-2）は，下顎頭と関節円板の分離を制限し，さらに蝶下顎靱帯は下顎の前方運動も制限する．

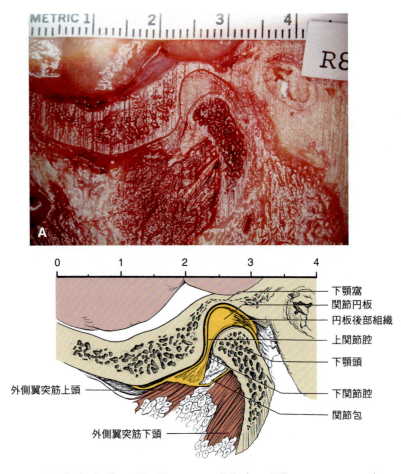

図4-1 顎関節（矢状断）．下顎は開口している状態（Aの提供：Dr. K. A. Laurell）

表4-1 顎関節の靱帯（下顎骨に付着する靱帯）

靱　帯	起始部	停止部	機　能
顎関節靱帯（外側靱帯） 　表在部 　内　側	関節結節の外面 下顎窩外側縁の下稜	下顎頸後面 下顎頸外側	開口時の下顎頭の回転運動の制限 下顎後方運動の制限
蝶下顎靱帯	蝶形骨棘	下顎小舌下部	顎関節の付属器官 （下顎運動への関与については諸説あり）
茎突下顎靱帯	茎状突起	下顎角と内側翼突筋筋膜	下顎の過大な前方運動（突出）の制限 （下顎運動への関与については諸説あり）

3 筋

複数の筋が下顎運動に関与している．これらの筋は，咀嚼筋群と舌骨上筋群に分類することができる（図4-3）．咀嚼筋には側頭筋，咬筋，内側翼突筋，外側翼突筋があり，舌骨上筋にはオトガイ舌骨筋，顎舌骨筋，顎二腹筋がある．それぞれの筋の起始部，停止部，神経支配，栄養血管をまとめて表4-2に示す．

■筋の機能

下顎筋群の機能は，複雑な働きが調和した結果，発揮されるものである．咀嚼筋のうち側頭筋，咬筋，内側翼突筋は，下顎の挙上と側方運動を行う．外側翼突筋は上頭と下頭に分かれており，2つの別個の筋として機能し，開閉口時に下顎を水平方向に動かす．外側翼突筋の下頭は下顎の前方・下方・側方運動時に収縮し，上頭は閉口時に収縮する．上頭は関節円板だけでなく下顎頸にも付着しているので，下顎頭を関節円板に向かって強く引き上げるこ

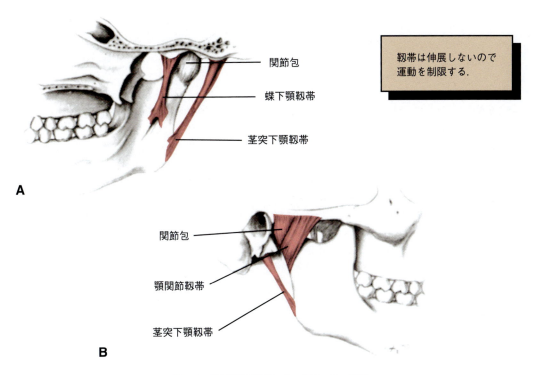

図4-2 顎関節の靱帯．A：内面，B：外面

靱帯は伸展しないので運動を制限する．

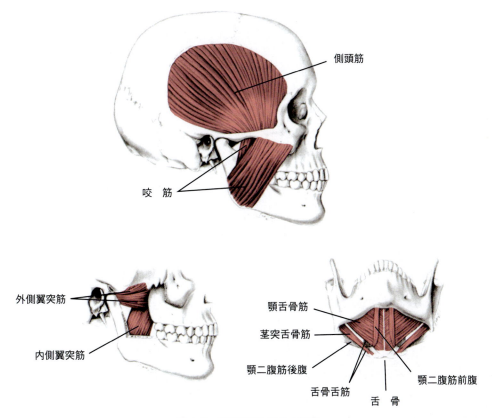

図4-3 咀嚼筋群と舌骨上筋群

とにより，下顎頭と円板を正しい位置関係に保つうえで役立っていると考えられる．

舌骨上筋群には2つの機能があり，舌骨の挙上または下顎の下制のいずれかに働く．どちらの運動が起こるかは，頸部，顎部の他の筋の収縮状態によって決定される．咀嚼筋が収縮しているときには，舌

表4-2 下顎骨に付着する筋

筋	起始部	停止部	神経支配	栄養血管	機能
側頭筋	側頭窩	筋突起ならびに下顎枝前縁	深側頭神経（下顎神経の分枝）	中・深側頭動脈（浅側頭動脈ならびに顎動脈の分枝）	下顎の挙上ならびに後退，回転運動の補助，クレンチング時に活動
咬筋	頬骨弓	下顎角	咬筋神経（三叉神経の分枝）	咬筋動脈（顎動脈の分枝）	下顎の挙上ならびに前突，側方運動の補助，クレンチング時に活動
内側翼突筋	翼突窩，蝶形骨翼状突起外側板内面	下顎角内面	内側翼突筋神経（三叉神経の分枝）	顎動脈の分枝	下顎の挙上，側方および前方運動
外側翼突筋上頭	蝶形骨大翼の側頭下面	関節包および関節円板，下顎頸	咬筋神経もしくは頬神経の分枝	顎動脈の分枝	閉口時の関節円板の位置決め
外側翼突筋下頭	蝶形骨翼状突起外側板外面	下顎頸	咬筋神経もしくは頬神経の分枝	顎動脈の分枝	下顎の前突・下制，側方運動
顎舌骨筋	下顎骨体内面	舌骨ならびに顎舌骨筋縫線	顎舌骨筋神経の分枝（三叉神経の分枝）	オトガイ下動脈	舌骨の挙上および固定
オトガイ舌骨筋	オトガイ棘	舌骨	第一頸神経〜舌下神経	舌動脈の分枝	舌骨の挙上および前方牽引
顎二腹筋前腹	筋膜を介して舌骨に付着している腱	二腹筋窩（下顎骨下縁）	顎舌骨筋神経の分枝（三叉神経の分枝）	顔面動脈の分枝	舌骨の挙上，下顎の下制

骨上筋群は舌骨を挙上するが，舌骨下筋群（舌骨を胸骨，鎖骨に固定している）が収縮しているときには，舌骨上筋群は下顎を下制し，後退させるように働く．オトガイ舌骨筋と顎舌骨筋によって下顎の開口運動が始まり，顎二腹筋前腹によって下顎の下制が完了する．茎突舌骨筋（同じく舌骨上筋群に属する）は，舌骨を固定することによって間接的に下顎運動に関与している可能性があるが，下顎運動においてそれほど重要な役割を果たしてはいない．

4 歯列

上下顎の歯の相対的位置は下顎運動に影響を及ぼす．これまでに多くの"理想的な"咬合について記述がなされている[2]．そのほとんどにおいて，下顎頭が関節窩に完全に納まっているときに上顎と下顎の歯が同時に接触し，機能時においては下顎の調和のとれた運動を歯が阻害しないものとされている．理想的には，両側の下顎頭が関節円板とともに関節窩に完全に納まっているときには，上顎と下顎の歯は最大咬頭嵌合するはずである．すなわち，上顎臼歯部の舌側咬頭と下顎臼歯部の頬側咬頭が，それぞれ対合する窩と均等で安定した接触状態になければならない．それによって，単独の歯に過剰な荷重をかけることなく，これらの機能咬頭がストッパーとして働いて垂直顎間距離を保持することがで

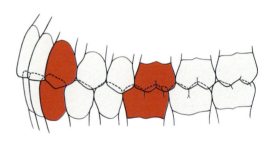

図4-4 アングルⅠ級の咬合関係

き，この間，左右の顎関節はいずれも緊張のない位置にある．

しかし，多くの患者において，最大咬頭嵌合は下顎頭が若干滑走した位置で起こる．これが咬頭嵌合位と呼ばれ，下顎頭の位置に関わりなく，対合する歯が完全に嵌合する位置と定義される．場合によっては，下顎頭の位置に関わりなく，上下顎の歯が最良に適合した状態とみなされることもある．

上顎第一大臼歯の近心頬側咬頭が下顎第一大臼歯の頬面溝と咬合する場合を矯正学的にアングルⅠ級と呼び（図4-4），この咬合が正常であると考えられている．アングルⅠ級では，上顎前歯部は水平的・垂直的に下顎前歯を被蓋している．この位置は，上顎と下顎の前後的位置関係が正常で，上下顎の大臼歯が正しく嵌合している場合と定義されている．矯正学の教科書[3]では従来から，理想的な水平・垂直被蓋を2mmと記述している．しかし，ほ

とんどの患者にとっては，臼歯部の不適切な接触を防ぐためには，前歯部の垂直被蓋はもう少し大きいほうが望ましい．経験的に，前歯の垂直被蓋が大きい歯列は，垂直被蓋の少ない歯列よりも長期的な予後が良いと思われる．

2. 中心位

中心位は，両側の下顎頭が関節円板の最も薄い無血管領域と接しており，かつ，下顎頭-円板複合体が関節結節後壁斜面の前上方に位置しているときの上下顎の関係と定義される．中心位は歯の接触とは無関係である．また，下顎を前上方位に誘導し，横方向の水平軸を中心とする回転運動だけを行わせることにより，臨床的に中心位を知ることができる．

中心位は診断および治療において，信頼性が高く再現性のある位置であると考えられている．咬頭嵌合位が中心位に一致している場合は，修復治療は容易なことが多い．咬頭嵌合位が中心位に一致していない場合は，修復治療を始める前に咬合の修正が必要かどうかを決定する必要がある．

3. 下顎運動

空間におけるあらゆる運動と同様に，下顎の複雑な三次元的運動は2つの基本的な構成要素に分解できる．その要素とは，平行移動（剛体のすべての点が等しく変位する運動）と回転運動（剛体が軸を中心として回転する運動）である（図4-5）．三次元的運動はすべて，この2つの構成要素で表すことができる．この要素を直交する3平面（矢状面，水平面，前頭面）に投影して描記すれば，下顎運動を理解しやすい（図4-6）．

1 基準平面

❶ 矢状面

矢状面（図4-7）では，下顎骨は純粋な回転運動ならびに滑走運動をすることができる．回転運動はターミナルヒンジアキシス（終末蝶番軸：左右の下顎頭の回転中心を結んだ仮想の水平線）を中心に起こる．純粋な回転運動は，切歯での開口量が約12mmの位置までに限られており，その後は顎関

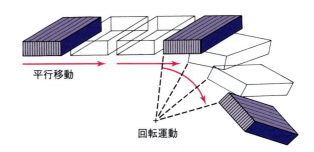

図4-5 剛体の三次元的運動は，平行移動（剛体のすべての点が等しく変位する運動）と回転運動（剛体のすべての点が軸を中心として回転する運動）の組み合わせによって表すことができる．

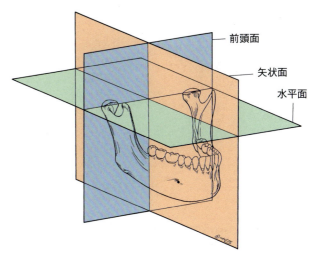

図4-6 基準平面

節靱帯と乳様突起前方の構造体の作用によって下顎骨は滑走する．下顎の開口初期の回転（蝶番）運動は，関節突起と関節円板の間で起こる．滑走運動時には外側翼突筋の下頭が収縮し，下顎頭と関節円板を一体として関節結節後壁斜面に沿って前方に動かす．下顎が前方移動するときも，下顎頭は同様に動く．

❷ 水平面

水平面では，下顎は複数の垂直軸を中心に回転することができる．たとえば，下顎の側方運動は，作業側の下顎頭を貫く軸を中心とした回転運動からなり，このときの側方への変位量は比較的少ない（図4-8）．また，作業側下顎頭の水平面におけるわずかな側方移動（ラテロトルージョン，ベネット運動[4]，サイドシフトという）はよくみられる（図4-9）．同時に，若干の前方移動（前側方移動）ま

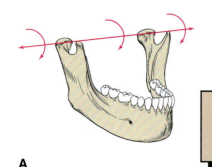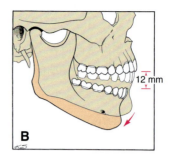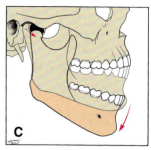

図4-7　A：矢状面における下顎の回転は，ターミナルヒンジアキシス（終末蝶番軸）を中心としている．B：前歯切縁で約12mm以上開口すると，下顎は平行移動を強いられる．C：最大開口時；下顎頭は前方に滑走している．

限界運動は純粋な回転運動および滑走運動からなる．

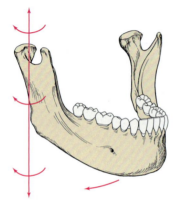

図4-8　水平面における下顎の回転は，側方運動時に起こる（回転軸は下顎頭内に位置している）．通常，比較的わずかな平行移動（サイドシフト）がみられる．

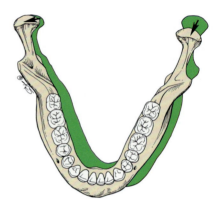

図4-9　水平面における下顎の右側方運動

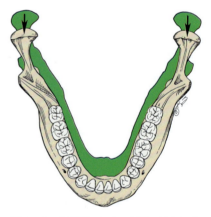

図4-10　水平面における下顎の前方運動

たは後方移動（後側方移動）も起こり，非作業側の下顎頭は，関節窩の内側壁と顎関節靱帯により制限される範囲で，前内方へ移動する．さらに，下顎は直線的な前方運動もできる（図4-10）．

3 前頭面

下顎骨の側方運動を前頭面で見ると，非作業側の下顎頭は下内方へ移動し，作業側の下顎頭は，前頭面に垂直な矢状軸を中心に回転する（図4-11）．この場合も，非作業側の関節窩内側壁の解剖学的形態によって規定される側方移動（サイドシフト）が観察されることがある．さらに作業側の関節窩の解剖学的形態によって，外上方への移動（上側方移動）または外下方への移動（下側方移動）が起こることがある．前方運動のときは，両側の下顎頭が関節結節後壁斜面に沿って下方へ動くので，前頭面では図4-12のように見える．

2 限界運動

下顎運動は，顎関節および靱帯，神経筋機構，歯によって制限されている．Posselt[5]は，解剖学的構造によって規定される限界において，所定の平面上で下顎がどのような運動をするかを初めて図に描き，これを限界運動と名づけた（図4-13）．複数の決定要素が下顎の運動範囲をどのように制御して

いるのかを理解しようとする際に，ポッセルトの古典的研究は非常に参考になるものである．

ポッセルトは最大限の下顎運動を三次元的に図示した（図4-13 B）．すべての下顎運動がその境界線内で起こる．図の上部の水平方向の線は，切歯点の前方運動を表している（図4-13 Bの番号を付した実線を参照）．

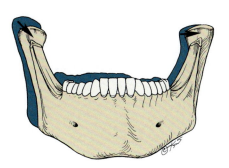

図4-11　前頭面における側方運動

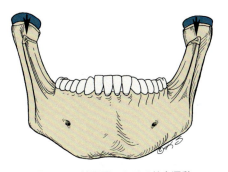

図4-12　前頭面における前方運動

前方運動路において，下顎前歯は咬頭嵌合位から出発し，上顎前歯の舌側面形態に沿って誘導される．これによって臼歯が徐々に離開しながら，下顎前歯が切端咬合の位置に至る．これはポッセルトの図形において，下方に向かう線として描かれている．下顎がさらに前方に移動するにつれて，前歯は切端咬合の位置を示す水平的な軌道上を滑走する（図形の平坦な部分）．その後，再び臼歯が接触するまで上方に移動する．下顎がさらに前方に移動すると通常は明確な歯の接触はみられない．

ポッセルトの三次元図形の最右端の境界線（図4-13 B）は，最前方位における開閉口路を表している．下顎の最大開口位は図形最下方の尖端である．図形の左側の境界線は最後方の閉口路を表している．この運動は2相に分かれ，下方部分では回転と滑走が同時に起こっており，下顎頭が関節窩内に戻るまでの運動である．第2相は，ポッセルトの図形の左側境界線の上方部分である．ここでは回転運動だけが行われる．

■下顎運動の後方・前方決定要素

後方・前方決定要素（表4-3）は下顎運動を規定または限定する解剖学的構造である．前方決定要素は歯列の咬合であり，後方決定要素は顎関節および関連構造物である．後方決定要素（図4-14）（関節

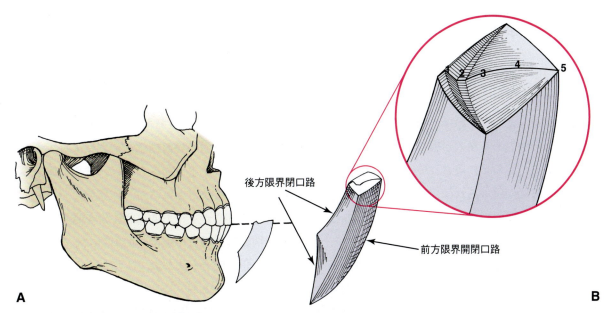

図4-13　A：矢状面における下顎の限界運動．B：すべての下顎運動を表した三次元像（ポッセルトの図形）．1：下顎前歯は上顎前歯の舌側面陥凹部に沿って移動する．2：切端咬合位．3：切歯は臼歯が再び接触するまで上方に移動する．4：前方運動路．5：下顎の最前方位．

表4-3 咬合の決定要素の違いが修復物の咬合面形態へ与える影響

後方決定要素	差異	修復物への影響
関節結節の傾斜	急角度 平坦	臼歯の咬頭が高くなりうる 〃　　　　低くなる
関節窩内側壁	側方移動量が大きい 〃　　　　小さい	臼歯の咬頭が低くなる 〃　　　　高くなりうる
顆頭間距離	大きい 小さい	作業側と非作業側の運動路のなす角度が小さくなる 〃　　　　　　　　　　　　　　　　　大きくなる
前方決定要素	**差異**	**修復物への影響**
前歯の水平被蓋	大きい 小さい	臼歯の咬頭が低くなる 〃　　　　高くなりうる
前歯の垂直被蓋	大きい 小さい	臼歯の咬頭が高くなりうる 〃　　　　低くなる
その他	**差異**	**修復物への影響**
咬合平面	前方顆路となす角度が小さい 〃　　　　　　　　大きい	臼歯の咬頭が低くなる 〃　　　　高くなりうる
前後的彎曲	彎曲が強い（半径が小さい） 〃　弱い（　〃　大きい）	最後臼歯の咬頭が低くなる 〃　　　　　　　高くなりうる

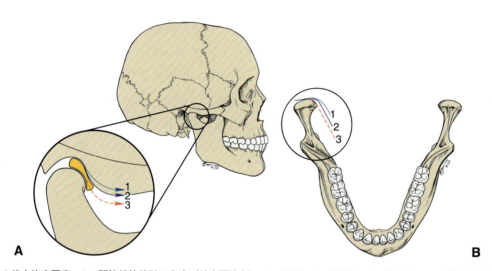

図4-14 咬合の後方決定要素．A：関節結節後壁の角度（前方顆路角）．1：平坦，2：平均的，3：急勾配．B：関節窩内側壁の形態．1：平均より大きいサイドシフト，2：平均的なサイドシフト，3：非常に小さいサイドシフト．

結節後壁の形態，関節窩内側壁の形態，下顎頭の形態）を変更することはできない．また，患者の神経筋反射に影響を与えられるのは，間接的な方法（たとえば，咬合接触のある歯の形態修正や，オクルーザルスプリントの装着）に限られている．関節結節後壁の斜面の角度が急であれば，下顎の側方および前方運動時に，下顎頭の動きの下方へのベクトル成分が大きくなり，臼歯部が早く離開する．同様に，下顎頭は前方に動くときにわずかに内側に移動する（下顎のサイドシフトすなわち側方移動）が，関節窩内側壁の解剖学的形態の違いが内側移動の大きさに影響を与える．内側に向かうベクトル成分が大きければ，サイドシフトの量も大きくなる．実際の運動路やシフトのタイミングを決定しているのは，顎関節の解剖学的形態である．作業側下顎頭の運動は，関節窩外側壁の解剖学的形態によって大きく影響される．サイドシフトの量は，非作業側下顎頭の運動によって決定されるが，作業側において下顎頭が外側に動くか上下方向に動くかを誘導しているのは，関節窩外側壁の解剖学的形態である．サイドシフトの量は咬合が失われても増加することはないと考えられている[6]．

前方決定要素（図4-15）は前歯部の垂直・水平被蓋と上顎前歯部の舌側面形態である．これらは，

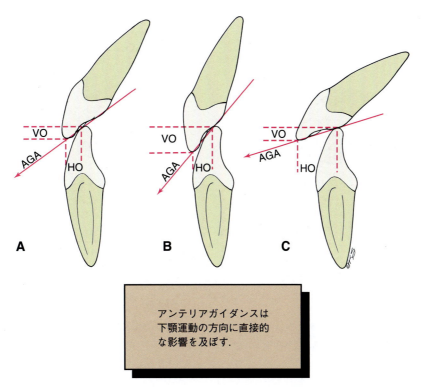

図4-15 咬合の前方決定要素．水平被蓋（HO）および垂直被蓋（VO）が異なれば切歯の被蓋関係も異なり，アンテリアガイダンスの角度（AGA）はさまざまに変化する．A：アングルⅠ級．B：アングルⅡ級2類（VOが増加し，AGAが急勾配になる）．C：アングルⅡ級1類（HOが増加し，AGAは平坦になる）．

アンテリアガイダンスは下顎運動の方向に直接的な影響を及ぼす．

場合によっては修復処置や歯科矯正治療により変化させることができる．垂直被蓋が大きければ，下顎の前方運動の初期において下顎切歯の運動はより下方に向かい，咀嚼運動の最終段階での運動路は垂直に近くなる．水平被蓋が大きくなると，下顎の動きは水平に近くなる．

後方決定要素と前方決定要素が合わさって下顎運動に影響を及ぼしているのだが，2要素の相互関係は明らかにされていない[7]ことに注意する必要がある．すなわち，アンテリアガイダンスの傾斜が大きい患者でも，必ずしも臼歯部の離開角度が急峻であるは限らず，逆に臼歯部の離開角度が急峻な患者でも必ずしもアンテリアガイダンスの傾斜が大きいとは限らない．

3 機能的運動

下顎の機能的運動とは，発話や咀嚼，あくびや嚥下，その他の関連するすべての活動が，正常に正しく，また特徴的に行われることをいう．下顎の機能的運動（咀嚼や発話のときに起こるような運動）のほとんどは，歯や顎関節，咀嚼に関係する筋および靱帯による生理的限界よりも内側の範囲内で行われる．したがってこれらの運動は通常，限界運動となることはめったにない．

1 咀嚼

咀嚼運動は学習によって習得される運動である．出生時には咬合平面は存在しない．上下の歯が互いに接触するまで萌出して初めて，受容器からのメッセージが大脳皮質に送られ，咀嚼筋への刺激を制御する．舌や頰粘膜からの刺激，さらにおそらく筋自体および歯根膜からの刺激も，このフィードバックパターンに影響していると考えられる．

成人が食物を噛み切るときには，まず適度に口を開け，下顎を前方へ動かして，上下の前歯をほぼ切端と切端で接触させる．それから，下顎前歯切端が上顎前歯舌側面陥凹部に沿って移動し，下顎が最初の位置に戻る際に，噛み切った食塊は口腔の中央部まで運ばれる（図4-16）．ついで，口がわずかに開いて舌が食塊を咬合面に乗せるように働き，下顎は側方に移動して誘導歯（通常は犬歯）が接触するまで閉口して食塊を噛み込む[8]．下顎が最初の位置

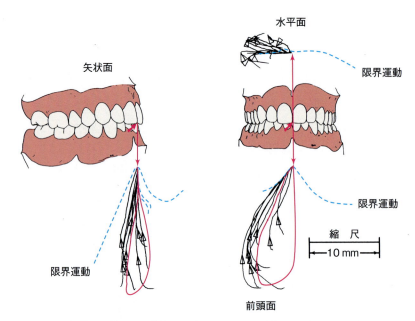

図4-16 切歯点における下顎の限界運動と,軟らかい食物を咀嚼しているときの運動の比較.正射投影法による矢状面・前頭面・水平面観(Gibbs CH, et al: Chewing movements in relation to border movements at the first molar. J Prosthet Dent 46: 308, 1981.より引用)

に戻って咀嚼サイクルが完了する[9].食塊が小さくなって嚥下することができるようになるまで,このパターンが繰り返される.そしてまた,新しいサイクルを最初から始めるわけである.下顎の閉口路の方向は,歯が接触していないときには咬合平面の傾きによって,また歯が接触してからは咬頭嵌合位に向かう咬合誘導によって影響される[10].

小児にみられる咀嚼パターンは,成人の咀嚼パターンとは異なっている.約10歳までの小児の咀嚼運動は側方運動から始まる.10歳を過ぎると徐々に成人のパターンに近づき,垂直に近い方向から咀嚼を始めるようになる[11](図4-17).圧受容器からの刺激が,機能的な咀嚼サイクルの発達に重要な役割を果たしている[12].

❷ 発 話

歯,舌,口唇,口腔底,軟口蓋は,発音に影響する共鳴室を形づくっている.軟音のc音,ch音,s音,z音を発音するときには前歯は非常に接近するが,通常,発話のときに歯は接触せずに"スピーキングスペース"(発話時に上下歯列の切端・咬合面間に生じる空間)をつくる[13].摩擦音のf音を発音するときには,下口唇の赤唇縁の内側に上顎前歯の切端が接触して呼気の流出を阻む.可撤性および固定性補綴処置において咬合高径と歯の位置を修正するうえで,音声の分析は診断の指針として有用である[14-17].

4 異常機能運動

下顎の異常機能運動は,咀嚼,嚥下,発話などの正常な機能の範囲を越えて起こる持続性の活動であるといえるであろう.異常機能活動には多くの形態があり,ブラキシズム(歯ぎしり),クレンチング(咬みしめ,食いしばり),咬爪,鉛筆咬みなどがこれに含まれる.異常機能の典型的な特徴は,長時間持続する強い筋収縮と過活動である.同時に,正常な咀嚼サイクルとは異なる過度の咬合圧や歯の接触時間の延長もみられる.こうした状態が長く続くと,異常な歯の咬耗,歯根膜腔の拡大,歯の動揺や移動,破折をきたす可能性がある.また,筋緊張の亢進,筋痙攣,筋炎,筋肉痛などの筋機能障害や,発痛点の圧痛刺激から起こる関連痛(頭痛)が起こることもある.症状の程度には,かなり個人差がある.異常機能活動のなかで最もよくみられるのは,ブラキシズムとクレンチングである.持続的な異常機能活動の病歴をもつ患者には,X線写真で歯槽突起の骨密度上昇が多く認められる.

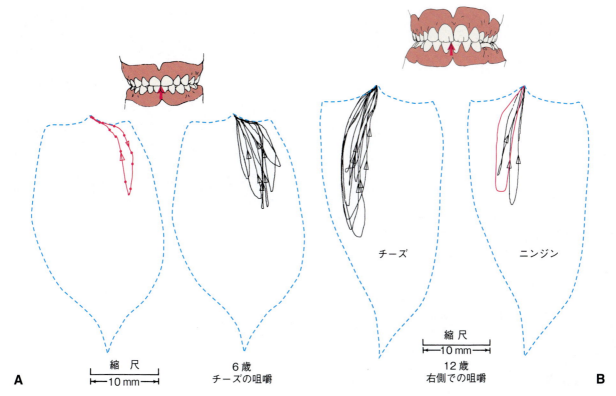

図 4-17　咀嚼運動の前頭面観．点線は限界運動．A：小児の咀嚼．開口時の大きな側方運動と，閉口時の小さな側方運動が特徴．B：10歳を過ぎると，咀嚼パターンは成人に似てくる．(Wickwire NA, et al: Chewing patterns in normal children. Angle Orthod 51：48, 1981. より引用)

1　ブラキシズム

　下顎咀嚼運動以外の，不随意，律動性または痙攣性で，非機能的な歯ぎしり，グラインディング，クレンチングは，咬合性外傷を引き起こす可能性があり，これらはまとめてブラキシズムと呼ばれている（図 4-18）．この異常活動は夜間あるいは昼間に起こるが，昼夜を問わない場合もある．ブラキシズムは無意識に起こりはじめるが，夜間のブラキシズムは，患者が眠っていてブラキシズムに気づかないために，昼間よりも悪影響を与える可能性が大きい．夜間のブラキシズムは発見が難しいので，異常な歯の損耗や疼痛が認められる場合には，ブラキシズムを疑うべきである．ブラキシズムの有病率は約10％で，通常，年齢とともに減少する[18]．ブラキシズムの原因は明らかでないことが多いが，一部の説によると，不正咬合，神経筋機構の障害，情緒的苦痛に対する反応，またはこれらの因子の組み合わせに関係しているとされている[19]．双生児を対象としたコホート研究により，遺伝学的影響が大きいこと[20]，症状は睡眠障害に関係していること[21]，喫煙者の発症率は 3 倍高いこと[22] が報告されている．ブラキシズムのある患者の咀嚼運動には変化が認められており[23,24]，早期咬合接触（咬合干渉）を避けようとすることが原因と考えられる．また，神経筋機構の働きによっても，干渉する咬頭が摩滅することがある．臼歯の干渉部を支点とする梃子の原理により，下顎の前方または側方運動が生じる．このため前歯に過剰な荷重が加わり，結果として前歯が著しく咬耗する．通常，前歯の咬耗は犬歯に始まり，中切歯および側切歯へと進行する．咬耗の結果，垂直被蓋が減少すると，臼歯に咬耗面が認められることが多くなる．しかし，正常人の咀嚼パターンはさまざまであり，咀嚼運動の変化と咬合機能障害との間に仮に関連性があるとしても，明らかに証明されているわけではない[25]ことに注意しなければならない．

　一説によると[26]ブラキシズムは，情緒的な反応や咬合干渉を背景として，無意識の反射によって制御されるレベルで起こっているとされている．ある種の不正咬合では，咀嚼運動中に神経筋機構が精緻

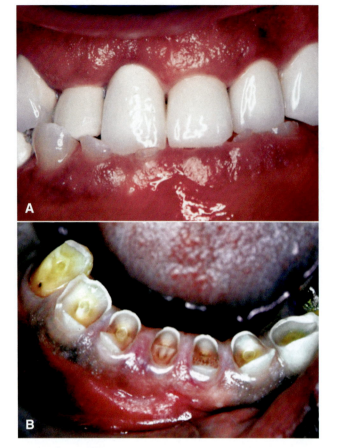

図4-18 異常機能の1つであるグラインディングによる広範囲の歯の咬耗．（提供：Dr. M. Padilla）

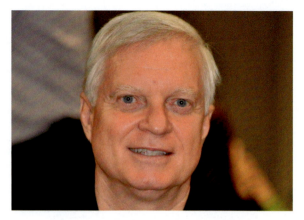

図4-19 下顎角部における咬筋の過剰発達

な制御を行って，特定の咬合干渉を回避している．干渉を避けるためにより高い筋活動が要求されると，筋緊張が高まって，活動亢進した筋に疼痛が生じ，このため運動が抑制されることがある．ブラキシズムと顎関節症との関連性は，あるとしても，まだ明らかではない[27]．

ブラキシズムのある患者は，歯に相当な力を持続的に加えている可能性があり，その多くは側方力であると考えられる．臼歯は長軸方向の垂直力には耐性が高いが，側方力に対してそれほどの耐性はない．特に頬舌方向の力が加わると，歯根膜腔は急速に拡大して，歯の動揺度が大きくなる．

❷ クレンチング

クレンチングは，上下顎に力を入れて歯を咬みしめている状態と定義され，しばしば急性の神経緊張や身体的労作と関連している．咬みしめの圧は，短時間の弛緩を何回かはさんで，かなりの時間にわたって続くことがある．原因は一般に，咬合の異常よりもむしろ，ストレス，怒り，肉体労働，作業への極度の神経集中が関係している．ブラキシズムとは異なり，クレンチングでは圧の集中する方向が臼歯のほぼ長軸方向であり，有害な側方力が関与していないので，必ずしも歯に損傷を与えることはない．クレンチングが持続することで，アブフラクション（セメント-エナメル境部の歯質の欠損）が起こる場合もある[28,29]．また，荷重の増加により，歯周組織，顎関節，咀嚼筋に損傷を与える可能性がある．典型的な症状として，下顎挙上筋の過剰発達があり，この場合，下顎角部の咬筋に著明な膨隆が認められる（図4-19）．患者の来院理由となりうる筋緊張の亢進，筋痙攣，筋炎が起こることがある．ブラキシズム同様，クレンチングの診断は難しい場合もあり，患者自身が意識的に制御することは不可能でないとしても，困難である．

4. 咬合研究の歴史

歴史的に，咬合の研究は概念の変遷を繰り返しつつ発達してきた．咬合の概念は，おおまかに，両側性平衡咬合[30]，グループファンクション（片側性平衡咬合），ミューチュアリープロテクテッドオクルージョン（"前歯と臼歯が相互に保護しあう咬合"の意）の3つに分類することができる．最近，固定性補綴学や修復歯科学の教育では，ミューチュアリープロテクションの概念が強調されるようになっている（図4-20）．しかし，良好な治療結果を得るために修復処置に要求されることは多様であるの

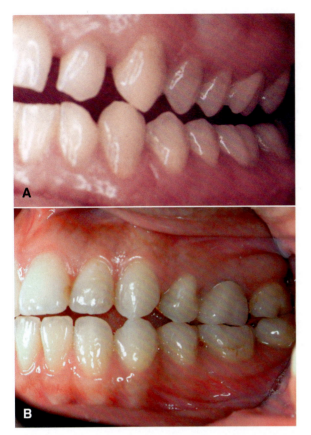

図4-20　A：ミューチュアリープロテクテッドオクルージョン（犬歯誘導咬合）．側方運動時に非作業側の歯は接触せず，作業側の犬歯のみが接触する．B：片側性平衡咬合（グループファンクション）．側方運動時に非作業側の歯は接触せず，作業側の歯は均一に滑走接触している．

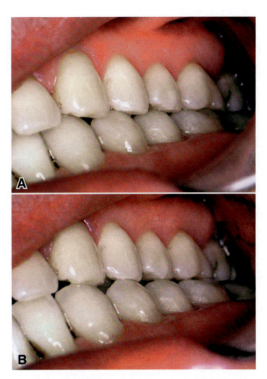

図4-21　片側性平衡咬合（グループファンクション）．側方運動時に非作業側の歯は接触しない（A）が，作業側では均一に滑走接触がみられる（B）．

で，術者は，考えられる咬合様式の組み合わせ，それらの利点，欠点，適応症について理解しなければならない．

多くの患者において，歯が最も大きい面積で接触するのは中心位よりも前方で起こる．この中心位の前方に位置する最大咬頭嵌合位は"中心咬合位"と呼ばれることが多いが，中心位における咬合接触を表すのにも同じ用語が使われている．混乱を避けるために，本書では"最大咬頭嵌合位（MI）"と"中心位（CR）"を使用する．

1　両側性平衡咬合

可撤性補綴学における初期の研究は，両側性平衡咬合の概念を中心としていた．この咬合様式では，最大咬頭嵌合位とあらゆる偏心咬合位ですべての歯が接触する必要がある．全部床義歯の作製時にこのように人工歯を排列することによって，非作業側の接触が義歯の脱離を防ぎ，義歯の安定性を維持するのに役立つ．しかしながら，両側性平衡咬合の原理を天然歯列や固定性補綴に適用しようとしても，精巧な咬合器を用いて細部にまで注意を払っても咬合を確立するのは非常に困難であることがわかった．さらに，失敗する確率も高くなった．咬合面の損耗や，歯周組織の破壊の増加あるいは進行，神経・筋の障害が認められた．神経・筋の障害は，好ましくない荷重を避ける目的で非作業側の臼歯を接触させないことにより軽減されることが多かった．こうしたことから，グループファンクション（片側性平衡咬合）の概念が提唱されるようになった[31]（図4-21）．

2　片側性平衡咬合（グループファンクション）

片側性平衡咬合では，偏心運動時にすべての臼歯の作業側のみが接触する．この咬合様式はグループファンクションとも呼ばれる．非作業側では，下顎が中心位に達するまで臼歯の接触は起こらない．したがって，この咬合様式においては，荷重は作業側のすべての臼歯の支持組織が受けることになる．こ

のことは，たとえば，犬歯の支持組織に問題がある場合に有利である．作業側では，機能運動時の咬合荷重は1/4顎すべての歯根の表面に伝えられ，一方，非作業側の臼歯は接触しない．前方運動時には，臼歯の接触は起こらない．

■ ロングセントリック

片側性平衡咬合の概念が発展し，下顎の運動にある程度の前後的な自由度を与えると有利であることが提唱された．この概念は，ロングセントリックとして知られている．Schuyler[32]はロングセントリックを最初に主張した1人で，下顎が中心位から前歯が接触するまで前方に動いていくときに臼歯が調和を保って滑走することが重要であると考えた．他の研究者たち[33]は，健康な天然歯列では中心位と咬頭嵌合位が一致することはきわめてまれであることから，ロングセントリックを支持した．しかしその正確な長さは定まっていない．一定の咬合高径において，0.5～1.5mmというさまざまな長さのロングセントリックが提唱されている．ロングセントリックの理論は，下顎頭は下方に動きはじめる前に，歯が水平方向に滑走するのに相当する距離を関節窩内で水平移動することができるということを前提にしている．また，臼歯が離開する（下顎の偏心運動時に対合する上下の歯の間に空隙を生じる）前に水平的に動けるように，上下顎前歯間の水平的スペース（すなわち上顎前歯の舌側面窩の深さ）も大きくなければならない．

3 ミューチュアリープロテクテッドオクルージョン

1963年にStuartとStallard[34]は，D'Amico[35]が行った初期の研究に基づいて，ミューチュアリープロテクテッドオクルージョンと呼ばれる咬合様式を提唱した．この咬合では，中心位と咬頭嵌合位が一致する．上顎前歯6本と下顎前歯6本はともに下顎のすべての滑走運動を誘導し，下顎の側方および前方運動時に臼歯はまったく咬合接触しない．

前歯の咬合関係（アンテリアガイダンス）は，この咬合様式を達成するうえできわめて重要である．ミューチュアリープロテクテッドオクルージョンでは，臼歯は咀嚼運動の最終段階でのみ接触し，歯にかかる水平方向の荷重を軽減する．同時に，下顎が咬頭嵌合位に戻るときに垂直的顎間距離を保つストッパーとなる．咬合の機能を最大限に発揮させるために，臼歯の咬頭傾斜を鋭角にし，滑走運動時に咬頭同士が近接するが接触せずに離開するような咬合を与える．また，咀嚼筋の神経筋機構に関する最近の生理学的研究[8]は，ミューチュアリープロテクテッドオクルージョンの有用性を支持している．しかし，修復されていない歯列における研究では，ミューチュアリープロテクテッドオクルージョンに分類される咬合は比較的少ない[36]．

1 最適な咬合

理想的な咬合では，歯にかかる荷重は適切に配分されるべきである．Bakkeらは，咬合接触は咀嚼時の筋の活動に影響を与えることを報告している[37]．咬合の安定に悪影響を与えるような修復処置を行えば，挙上筋の活動のタイミングと強さが変化してしまうであろう．歯に加わる側方力は避けるか，または少なくとも最小限にするべきであり，荷重は主に歯の長軸方向に平行に加わるようにしなければならない．機能咬頭の先端が歯根の中心線上にあり，荷重が辺縁隆線ではなく咬合面の窩に加わっていれば，この条件は達成しやすい．また，下顎の偏心運動時に臼歯の接触がなければ，側方力は減少する．しかし，咀嚼効率を高めるためには，臼歯の咬頭は適度に高くなければならない．安定化のための接触を担うのは主として下顎頬側咬頭であり，McDevittとWarrethは，荷重を正しく受けている歯の数を維持あるいは増加することは，咬合治療の目的の1つであると提言している[38]．

作業側の対合する咬頭同士が咀嚼運動の終末において嵌合すれば，歯の咀嚼および臼磨運動は高まる．ミューチュアリープロテクテッドオクルージョンは，おそらく他の咬合様式に比べてこの基準を満たしていると思われる．ミューチュアリープロテクテッドオクルージョンの特徴は，以下のとおりである[39]．

1. 下顎頭が最上方位にあるとき，歯列弓のすべて

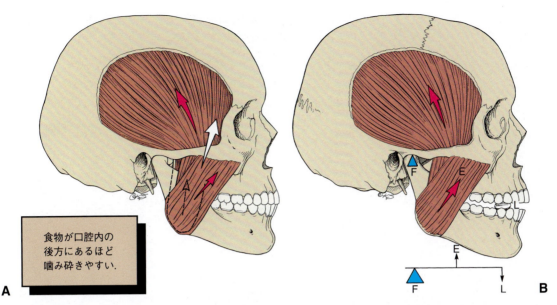

図 4-22 下顎における梃子の原理．A：下顎の挙上筋は顎関節の前方かつ歯列の後方に付着し，III 級の梃子を形成している．B：支点（F）は顎関節で，力または作用（E）は咀嚼筋によって加わり，抵抗または荷重（L）は歯の間の食物である．一定の作用に対して，梃子の腕が長いほど，食物に加わる荷重は小さくなる．したがって，臼歯部より前歯部のほうが加わる荷重が小さい．

の歯が均一に接触すること
2. 垂直方向に咬合力が加わるような安定した臼歯の接触
3. 中心位と最大咬頭嵌合位の一致（CR＝MI）
4. 下顎の側方または前方運動時に，臼歯が接触しないこと
5. 機能的な下顎の運動に調和した前歯の接触

　これらの基準を満たすためには，以下のような状態が前提となる．①すべての歯が存在する．②歯周組織が健康である．③交叉咬合が存在しない．④咬合はアングル I 級である．

2 理論的根拠

　咀嚼時に，複根歯である臼歯ではなく，単根歯の前歯に荷重を加えることは一見非論理的に思えるかもしれない．しかし，犬歯と切歯は，臼歯に比べて力学的に明らかに有利である[40]．咀嚼筋によって加えられる力の作用は，咬合接触が前方で起こるほど弱くなる．

　下顎は III 級の梃子である（図 4-22）．III 級の梃子は最も効率の悪い梃子で，他の例として釣竿が挙げられる．竿が長いほど，一定の重さの魚を水の中から釣り上げるのに大きな力を必要とする．同じことが咀嚼筋と歯についてもいえる．最初の歯と歯の接触がより前方であるほど（すなわち，梃子の腕が長いほど），咀嚼筋によって加わる力の効率は悪くなり，歯に加わる荷重は小さくなる．犬歯は歯根が長く，根の表面積が非常に広いうえに，歯列弓において有利な位置にあるので，偏心運動を誘導するのにたいへん適している．誘導の機能は歯根膜線維中の圧受容器により制御されている．この圧受容器は機械的刺激に対して，感受性が非常に高い[41]．

　偏心運動中に臼歯を接触させないようにすれば，臼歯に加わる側方力は減少する．したがって，片側性平衡咬合（グループファンクション）では，ミューチュアリープロテクテッドオクルージョンに比べて，大臼歯と小臼歯により大きな側方力（すなわち，病的な状態を引き起こしうる荷重）が加わりやすいといえる．

5. 患者の適応能力

　咬合異常に対する適応反応は，患者によって著しく異なっている．取るに足らないと思えるような咬合の欠陥に耐えることができない患者もいれば，明らかな不正咬合があってもさほどの症状を示さない患者もいる（図 4-23）．ほとんどの患者は，咬合の小さな欠陥に対して，急性症状を呈することなく，適応できると思われる．

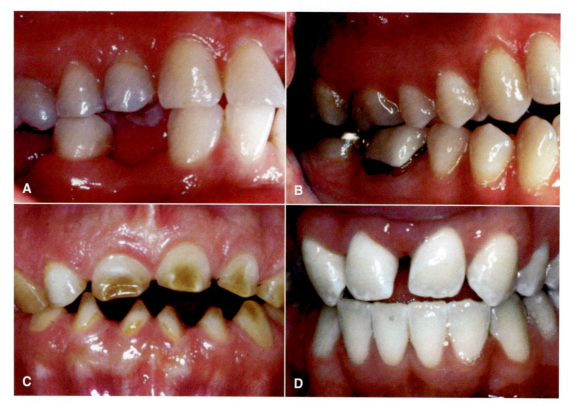

図4-23 患者の適応能力．ここに挙げた患者は4名とも咬合についての機能上の心配や訴えをもっていなかった．A：45歳の女性．臼歯部咬合接触の喪失が前歯部歯間空隙の形成に関与していると考えられるが，受診した動機は前歯部の審美性だった．B：26歳の女性．第二・第一大臼歯のみで接触しているが，愁訴も神経筋症状もなかった．C：エナメル質形成不全の患者．機能的愁訴ではなく審美的理由で治療を求めていた．D：21歳の男性．両側の側切歯が先天的に欠損しているが，矯正治療後の固定性補綴治療目的で紹介により受診した際，機能障害や疼痛の訴えはなかった．

1　低い閾値

　疼痛の閾値が低い患者を診断することは，通常，困難ではない．閾値が低い患者はあらゆる疼痛を即座に訴える．しかし低い閾値と心気症を混同してはならない．閾値が低いのは，単に咬合の不具合に対して適応能力が低いことを示しているにすぎない．個々の患者の耐性または適応能力は，変化しやすい．情緒的ストレスや全身的な倦怠感を抱えているときには適応能力が低くなり，著しい頭痛，筋痙攣，疼痛などの臨床症状が現れる．

2　高い閾値

　病状が進行して多くの所見が明らかに認められるにもかかわらず，不正咬合に適応してしまっている患者は，自分の歯列に違和感を覚えないかもしれない．しかし，疼痛がない場合，あるいは患者が訴えない場合でも，歯の咬耗と筋や顎関節の損傷が増悪するのを予防し，または最小限に抑えるために咬合治療が推奨される場合もある．

6. 病的咬合

　病的咬合とは，顎口腔系に病理的変化を起こす可能性がある咬合関係である．このような咬合は，歯と顎関節との調和がかなり乱れており，治療を必要とするような症状を呈する．

　所見と症状

　病的咬合が存在していることを示す徴候は多い．通常，患者は複数の症状を呈しているので，診断は複雑となることが多い．ほとんどの場合，特定の症状と不正咬合との直接的な相関関係を証明することは不可能であるが，下記の症状があれば，確定診断の一助となる．

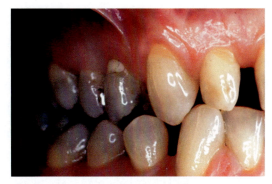

図4-24 不安定な咬合．抜歯後に補綴処置を行わなかったために，歯の傾斜や移動が起こっている．

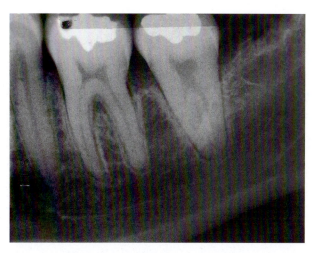

図4-25 下顎大臼歯の歯根膜腔の拡大と動揺の増加．側方および前方運動時に早期接触が認められた．

1 歯

歯に，過度の動揺または隣接面接触点の離開，異常な咬耗がみられることがある．単独の歯または対合する上下の歯の過剰な動揺は，咬合力が過剰であることを示していることが多い．この動揺は，中心位または偏心運動時における早期接触によって起こっていることもある．早期接触を検知するには，動揺のある歯の歯冠部に示指の先を当て，患者にタッピングするよう指示する．他の方法では簡単に知ることができないわずかな動揺（フレミタス）も，多くの場合この方法で指先に感じることができる．

隣接面接触点の離開は，不安定な咬合に起因する歯の移動の結果である可能性があり，さらなる診査を行う必要がある（図4-24）．以前の治療のときにつくられた診断用模型があれば，咬合の安定がどのように変化したかを評価するのに役立つ．歯の異常な咬耗または咬頭や切端の破折は，異常機能活動の存在を示す所見であるかもしれない[42,43]．しかし，広範囲の歯の損耗は，酸蝕と咬耗の併発が原因であることが多い[44-46]．この場合，酸は食品由来（たとえば，柑橘類の過剰摂取）または内因性（胃酸の逆流や頻繁な嘔吐による）であると考えられる．

2 歯周組織

慢性の歯周病が，咬合の過重負担により直接的に引き起こされるという確かな証拠はないが，歯根膜腔の拡大（X線写真から知ることができる）は早期咬合接触の存在を示していることがあり，歯の動揺を伴うことも多い（図4-25）．同様に，歯の周囲に限局した歯周組織の欠損は，その背景に咬合性外傷があることが多い．広範な骨の吸収を伴う進行した歯周病を有する患者では，わずかな咬合の不均衡でも歯の移動が急速に起こることがある．歯周病が進行した患者の場合，歯の動揺のために適切な口腔衛生管理がいっそう困難になり，結果的に，歯周病の再発を引き起こす可能性もある．歯周組織の支持が良好な患者に比べて，歯冠歯根比が良くない患者では，正確な咬合調整の重要性がさらに増すと考えられる（31章参照）．

3 筋

触診時の急性または慢性の筋痛は，ブラキシズムまたはクレンチングのような緊張性習慣の存在を示していることがある．慢性の筋疲労は，筋痙攣と疼痛を引き起こす可能性がある．ある研究では[47]，複数の被験者に約30分間歯ぎしりをさせたところ，多くの被験者で筋痛がピークに達したのは歯ぎしりから2時間後で，痛みは7日間も持続した．非対称性の筋活動は，前頭面で患者の開閉口運動を観察することによって診断することができる．数mmの逸脱はよくみられるが，これを超えるものは機能障害の所見である可能性があり，精査を必要とする（図4-26）[48]．開口障害（牙関緊急）は，下顎挙上筋が弛緩していないことによる場合もある．

4 顎関節

顎関節の疼痛またはクリッキング，ポッピング

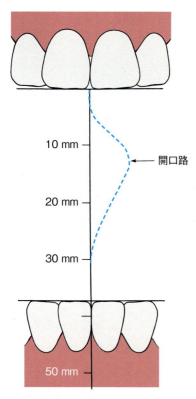

図4-26 開閉口運動路の正中線からの逸脱は，非対称性の筋活動や顎関節内障の存在を示唆していることがある．この図では，開口路が正常範囲を超えて左側に逸脱している．

（訳者注：ともに関節音の1つ）は顎関節症を示唆している．クリッキングとポッピングがあっても，患者が気づいていないこともある．関節鏡は診断の補助として有用である．ある研究では，関節雑音が一般的に信頼度の高い顎関節症の指標であることが明らかにされた[49]．患者が顎関節の疼痛を訴えていても，実際は筋原性の疼痛が顎関節への関連痛となっていることもある．

クリッキングは顎関節内障に関連していることもある．開閉口運動時の片側性のクリッキング（相反性クリック）があり，正中線の偏位を伴う患者は，関節円板の転位が疑われる．転位した関節円板が下顎頭の正常な前方移動を妨げる（あるいは，ゆっくり移動させる）ために，関節円板転位のある関節方向に正中線が偏位するのが一般的である．顎関節のクリッキングを触診で検知するには，下顎頭外側極ではなく下顎角の部分を触診するほうが，術者の手指と骨組織の間にある組織の量が少ないので，有効である．

⑤ 筋筋膜疼痛機能障害

筋筋膜疼痛機能障害（myofascial pain dysfunction：MPD）症候群では，片側の耳介前方部に放散性疼痛を認め，反対側顎関節に筋の圧痛，またはクリッキングやポッピングを伴い，下顎機能も制限される．原発部位は顎関節ではなく筋であることが多いが，後に機能的な問題によって顎関節に器質的変化をきたす．MPDの原因については，主に3つの説がある．①精神生理学説[50]によれば，MPDは，ブラキシズムとクレンチングの結果，慢性の筋疲労が生じ，筋痙攣や顎運動の変化をきたしたものとしている．歯の動揺が続いて起こることもあり，筋痙攣が軽くなったときに咬合異常が明らかになる．この理論に従えば，治療は理学療法よりも情緒的側面に集中するべきである．②筋由来説[51]によれば，MPDの原因は持続的な筋の活動亢進であり，顎関節や頭頸部への関連痛を伴うものとしている．③物理的変位説[52]によれば，歯の咬合異常によって下顎頭が変位し，歯列からのフィードバックが変わったために，筋痙攣を生じているとしている．

多くの病因が同時に存在する場合は，正しい診断と治療が困難になることが多い．MPDのある患者は，咬合治療，薬物治療，バイオフィードバック，理学療法などの複数の専門分野にわたる治療が必要な場合もある．広範囲の固定性補綴治療は，患者の状態が許容できるレベルで安定するまで延期するべきである．

7. 咬合治療

咬合干渉に関連した症状や所見を呈する患者の場合は（6章の『最終的な咬合治療』の項を参照），咬合治療を考えるべきである[53]．この治療には，矯正治療による歯の移動，咬合面の選択的形態修正による有害な咬合接触の除去，咬合力の配分をより好ましいものにする歯冠修復や欠損歯の補綴が含まれる．

咬合治療の目的は，以下のとおりである．
1. 咬合力を歯の長軸方向に向ける．
2. 中心位において，すべての歯が同時に接触するようにする．

とがあるため，ある種の神経筋反射を解除するための装置（たとえば，前歯プログラミング装置など）が必要となることがある．

1 オクルーザルスプリント療法

オクルーザルスプリント（スプリント，咬合副子ともいう）は，顎関節症やブラキシズムの治療に広く使用されている[1]．対照臨床試験で，この装置によって筋筋膜痛が効果的に抑制された（オクルーザルスプリント療法による改善を患者が報告している）．しかしながら，その作用機序の仮説は証明されておらず，さまざまな仮説（下顎頭や関節円板の位置の変化，咀嚼筋活動の軽減，有害な口腔習慣の改善，咬合の変化）のいずれも，科学的研究よる整合性のある裏づけはなされていない[54]．固定性補綴治療の観点からみると，オクルーザルスプリントは，咬合様式の変化に患者が耐えられるかどうかを確認する際に特に有用である．予定された咬合様式をアクリルレジン床上で模擬的に構成することによって，わずかに咬合高径は増加するが，可逆的な方法で患者の耐性をテストすることができる．オクルーザルスプリントに対する患者の反応が良好であれば，修復治療に対する反応も同様に良好であることが予想できる．このように，オクルーザルスプリント療法は，固定性補綴治療を開始する前の重要な診断法としても利用できる．オクルーザルスプリントは上顎歯列用または下顎歯列用として作製できる．術者によっては好みがあり，一方が優れているという者もあるが，実際には上顎用，下顎用ともに効果的であることがわかっている．

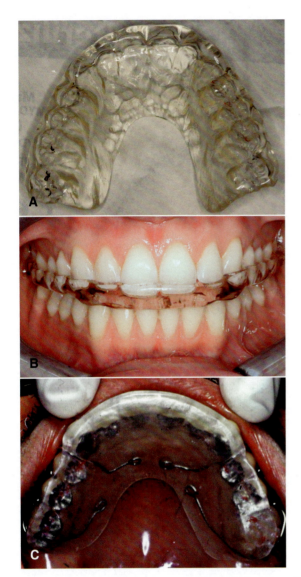

図4-27 オクルーザルスプリント．A：装置の外観．B，C：装着時．（提供：Dr. W. V. Campagni）

3. 歯の位置的安定性を増すために，斜面での咬合接触を除去する．
4. 中心位と咬頭嵌合位を一致させる．
5. 患者に適した咬合様式を獲得する（たとえば，グループファンクションかミューチュアリープロテクテッドオクルージョンか）．

短期的には，透明なアクリルレジンで作製された片顎の咬合面を覆う可撤性のオクルーザルスプリントによってこれらの目的を達成することができる（図4-27）．より恒久的には，選択的形態修正，歯の移動，補綴処置，あるいはこれらの組み合わせによって治療する．最終的な咬合治療は，正確な下顎の誘導（特に中心位への誘導）を必要とする．患者は筋の防御反射のために，下顎の誘導に抵抗するこ

2 装置の作製

複数の方法によって，機能的なオクルーザルスプリントを作製することが可能である[45]．加熱重合レジンを用いたものは耐久性に優れているが，即時重合レジンを単独で用いたものや，真空成型材と併用したものも同様に十分機能しうる．即時重合レジンは，オクルーザルスプリントをチェアサイドで作製する必要があるときに有用である．表4-4に，間接法と直接法の比較を示す．

表4-4 オクルーザルスプリントの比較

間接法（加熱重合レジン）	直接法（即時重合レジン）
審美性が高い；きわめて透明感が高い 密度が高いため，破損，変形，損耗のトラブルが少ない 咬合器を使用するため，咬合接触点の付与が正確にできる 装着時のチェアタイムが少ない 歯および軟組織への適合が良好 技工料金が高い（ワキシング，フラスコ埋没，研磨） 大きさの調整が容易 維持安定のための被覆範囲が小さい 維持のためにボールクラスプを使う	1回のアポイントで作製可能 口腔内で作製するため，誤差が生じやすい 真空成型材料は薄くて柔軟性が高いので，維持安定のため被覆範囲が大きくなる 破折や破損時には，チェアサイドでの修理が必要となる レジンが多孔性のため，変色，臭い，過度の損耗をきたしやすい 高い耐久性が必要な場合は，加熱重合レジンで複製をつくることができる

（提供：Dr. J. E. Petrie）

1 真空成型材による直接法

① 真空成型器を用いて，透明な熱可塑性レジンシートを診断用模型に圧接する．厚さ1mmの硬いレジンシートが適している．過度のアンダーカットがブロックアウトされていることを確認する．レジンシート辺縁をトリミングし，唇頬側の軟組織をすべて露出させる．唇頬側面では，装置の辺縁は歯肉辺縁から十分離れていなければならない（図4-28 A）．上顎用装置の口蓋側は，強度をもたせるために硬口蓋の前方1/3まで延長する．

② 口腔内に試適し，装置の適合と安定性を確認する．切歯部に少量の即時重合レジンを追加し，両手を使って下顎を中心位に誘導する（2章参照）．下顎を開閉口運動させ，レジン上に浅い圧痕をつける（図4-28 B）．

③ 切歯部と犬歯部にさらに即時重合レジンを追加し，レジンが軟らかいうちに，下顎を閉口させたまま後方，前方，側方に誘導する．ついで，レジンを重合させる．レジンは模型上で，または口腔内に装置を装着した状態で，重合させるよう注意すべきである．さもなければ，重合熱のために装置が変形する可能性がある．

④ 咬合紙を用いて，中心位において各切歯に明瞭なオクルーザルストップを残すとともに，前方および側方運動時において滑らかで均一な接触が得られるように調整する（図4-28 C）．前方運動時の接触は切歯のみとし，側方運動時の接触は作業側の犬歯のみとする（図4-28 D）．この時点で臼歯の接触があれば，削合して取り除く．

⑤ 診療室で，患者に数分間装置を装着させておく．前方および側方運動を繰り返すことによって，下顎の誘導に関するほとんどの問題は解決する．場合によっては，患者に装置を一晩装着させなければ，筋の獲得性の防御的活動パターンを解除できない場合もある．このようなときには，臼歯の挺出を避けるために，患者を24～48時間以内に再来院させなければならない．

⑥ 装置の臼歯部に即時重合レジンを追加し，下顎を中心位に誘導する．アクリルレジンが重合するまで，中心位を保つ．

⑦ 装置を口腔内から取り出し，レジンに残った対合歯の圧痕を確認する（図4-28 E）．装置を模型に戻し，模型ごと圧力釜の温水に漬けると，重合を速めることができる（図4-28 F）．

⑧ 対合歯の機能咬頭によって形成された圧痕に鉛筆で印をつける．咬頭の圧痕がない場合には，新しいレジンを追加し，装置を再装着する．

⑨ バーまたはホイールを用いて余剰のレジンを除去し，鉛筆の印の部分のみを残す（図4-28 G）．臼歯を離開させるために，他の接触はすべて除去しなければならない．

⑩ 口腔内で咬合紙を用いて中心位での接触を印記し確認する．各機能咬頭が均一に印記されるまで，咬合接触が強い箇所を削合する．

⑪ 色の異なる咬合紙を用い，前方および側方運動時の接触を確認する．必要があれば，機能咬頭接触を除去しないように注意しながら調整する．

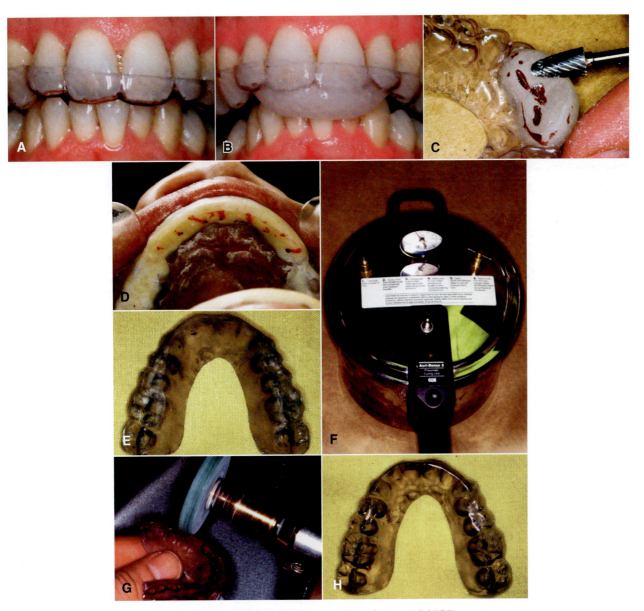

図4-28 直接法によるオクルーザルスプリントの作製過程

⑫ 咬合接触面を変化させないように注意しながら，装置の形態修正と研磨を行う（図4-28 H）.

⑬ 一定期間使用後に問題がなければ，一般的な義歯床裏装法を注意深く用いて，加熱重合レジンで複製をつくることもできる.

❷ 即時重合レジンによる間接法

この方法では，診断用模型が咬合器に正確に装着されていることが非常に重要である．咬合器装着時の比較的小さな誤差でも，試適時にかなりの時間を費やすことになりうる．模型上の咬合面の粗れや気泡，軟組織の膨隆部による干渉は咬合器装着時の誤差を引き起こす可能性があるので，特に注意しなければならない.

① 装置の作製が，中心位記録を採得したときと同じ咬合高径で行われることを確認する．これにより，平均値型フェイスボウを使用することによって起こる咬合器装着時の誤差が少なくなる.

② 初めは切歯指導板を水平にして，咬合器を調整する.

③ 臼歯部のクリアランスが約1mmになるように，咬合器のインサイザルガイドピンを下げる（図4-29 A）．これで，中心位記録を採得したときと同じ咬合高径のはずである.

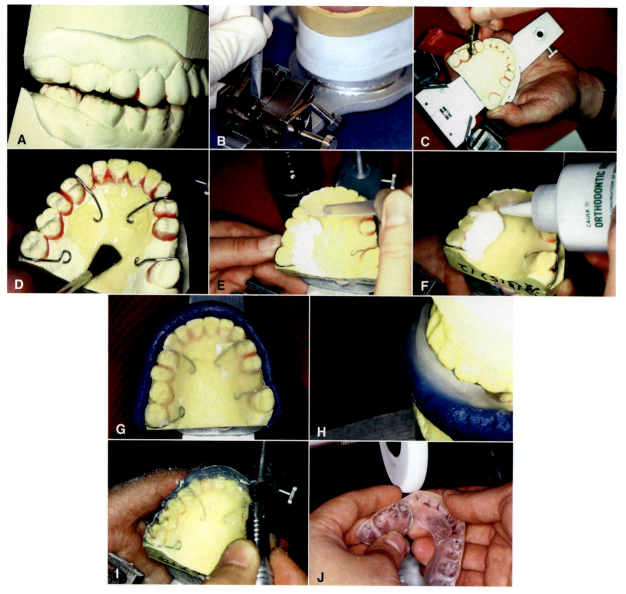

図4-29 即時重合レジンを用いた間接法によるオクルーザルスプリントの作製過程

④ 使用する咬合器の種類によっては，ステップ③の後，切歯指導板の位置を変える必要がある．

⑤ 咬合器上で前方運動させ，対合歯とのクリアランスを確認する．クリアランスが1mm未満の場合は，切歯指導板を傾斜させることによって増加させる．

⑥ 切歯指導板の両翼を上げ，あらゆる側方運動時のクリアランスが少なくとも1mmになるようにする（図4-29 B）．適切なクリアランスを得るために，場合によってはインサイザルガイドピンを上げる必要がある．

⑦ 模型上に各歯の最大豊隆部を記入し，ワックスを使用してアンダーカットをブロックアウトする（図4-29 C）．

⑧ 唇頬側のアンダーカットに合わせてワイヤークラスプを曲げる．模型表面に分離剤（たとえば，Al-Cote）を塗布し，乾燥させる（図4-29 D）．アクリルレジンが付着するのを防ぐために，対合歯の模型を水に漬けておいてもよい．

⑨ 即時重合の透明アクリルレジンを用いて装置を作製する（図4-29 E）．レジンの液と粉末を交互に加えていく（図4-29 F）．気泡が入るのを防ぐために，レジンは常にモノマーで濡らしながら少量ずつ加える（図4-29 G）．

⑩ レジンが軟らかいうちに咬合器を閉じる（図4-29 H）．各機能咬頭の圧痕がわずかに生じる

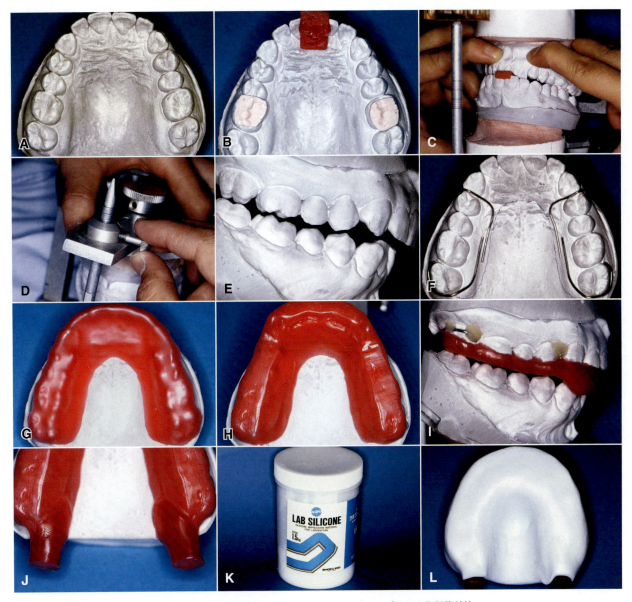

図 4-30 即時重合レジンによるオクルーザルスプリント作製代替法

ようになるまで，必要に応じてレジンを加える．
⑪ 再び，レジンが軟らかいうちに咬合器を閉じ，前方および側方運動を行う．インサイザルガイドピンが切歯指導板に接触するときに，レジンが前歯に均一に接触するようになるまでレジンを添加あるいは除去する．アクリルレジンの操作時間は限られており，またレジンの重合後に咬合接触点は微調整されるので，この時点での調整はおおよそでよい．
⑫ 装置を模型に戻し，模型ごと圧力釜の温水に漬けて重合させる．重合が完了したら，模型を熱湯で流蠟する．

⑬ 咬合器上で咬合の微調整を行う（図 4-29 I）．
 a. 中心位で各機能咬頭が均一に接触していなければならない．
 b. 中心位で各前歯にストップが存在していなければならない．
 c. 前方運動時の切歯の接触は，なめらかで均一でなければならない．
 d. 側方運動時の作業側犬歯の接触も，なめらかで左右均一でなければならない．
⑭ 模型から装置を外して，咬合接触面を変化させないように注意しながら，装置の形態修正と研磨を行う（図 4-29 J）．
⑮ 口腔内に試適し，装置の適合と安定性を確認す

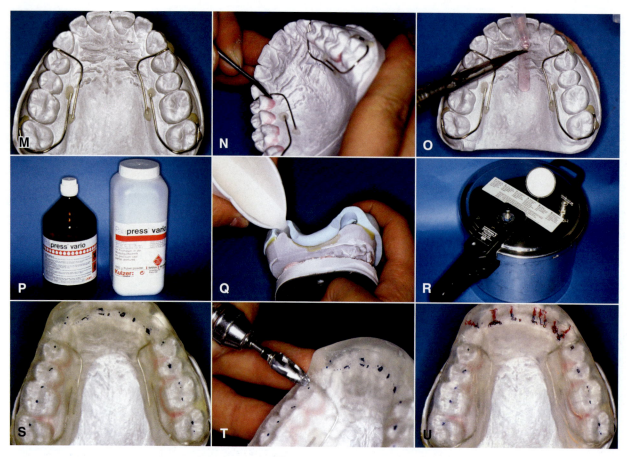

図4-30 つづき

る．また，2色の咬合紙を用いて，中心位と前方・側方運動時の咬合接触を確認し，必要に応じて調整する．

③ 即時重合レジンによる間接法（代替法）

① 正確な上下顎模型および咬合記録を用意する（図4-30 A, B）．
② 模型を中心位で咬合器に装着し，咬合面間クリアランスが約2mmになるようインサイザルガイドピンを調節する（図4-30 C〜E）．
③ 上顎模型に合わせてステンレスワイヤークラスプを屈曲適合させ（図4-30 F），ベースプレートワックス2枚を圧接する（図4-30 G）．
④ 前歯部に斜面を付与し（図4-30 H），下顎前歯と均一に咬合接触するように調整する（図4-30 I）．
⑤ 完成したワックススプリントの臼歯部後方にワックススプルーを付与する（図4-30 J）．
⑥ 技工用シリコーンを圧接し，インデックスを作製する（図4-30 K, L）．
⑦ 模型を流蠟した後，クラスプを元の位置に戻し，スティッキーワックスで固定する（図4-30 M, N）．
⑧ 模型に分離剤を塗布する（図4-30 O）．
⑨ メーカーの指示に従って即時重合レジンを混和する．シリコーンインデックスを模型上に戻し，液状レジンをスプルーから流し込む（図4-30 P, Q）．
⑩ 模型を圧力釜に入れ，レジンを重合させる（図4-30 R）．
⑪ 模型を咬合器に再装着し，ミューチュアリープロテクテッドオクルージョンが得られるまで咬合調整を行う（図4-30 S, T）．
⑫ 完成したオクルーザルスプリント（図4-30 U）を模型から外し，研磨した後に試適する．

④ 加熱重合レジンによる間接法

加熱重合レジンを用いて，さらに強度の高い装置

をつくることができる．咬合器に装着された診断用模型上でワックスアップを行うことで望ましい咬合面形態をつくり上げるか，あるいは真空成型したレジンシートを用いて直接法によりパターンを作製する．全部床義歯の場合と同様に，フラスコに埋没して重合させる．レジンの重合収縮は避けられないので，仕上げ，研磨を行う前に模型を咬合器に再装着し，調整することが重要である．

① 模型を中心位で咬合器に装着する．再装着ができるように，装置を作製するほうの模型基底面にV字形の刻みを入れておく．
② ワックスを用いて，セントリックストップとアンテリアガイダンスを有する望ましい形態に装置を形づくる．即時重合レジンの装置の場合と同様に，咬合器の切歯指導板を用いる．
③ 咬合器から模型を外し，通常の全部床義歯と同様に，フラスコに埋没する．
④ 透明な加熱重合レジンを用いて装置を作製する．
⑤ 咬合器に再装着し，咬合の調整を行う．
⑥ エアガンを用いて装置を模型から外し，浮石末や適当な研磨材を使って外面をレーズで研磨する．
⑦ 水中に保管する．

5 細部にわたる注意

どの方法を選択しても，良好な装置を完成させるためには，作製時および装着時に細部にまで注意することが必要である．直接法で作製する場合には，十分に適合させたレジンシートを使って，手順に正確に従う．たとえば，臼歯部にレジンを加える前に，アンテリアガイダンスが正しく確立され，患者の下顎が容易に中心位に誘導されることを確かめてから臼歯部のオクルーザルストップを印記する．間接法で作製する場合には，正しい咬合高径で採得された正確な中心位記録に合わせて，模型を咬合器に装着する．簡単なはずの臨床手順で失敗する原因で最も多いのは，不正確な咬合器装着であろう．その結果，オクルーザルスプリントをチェアサイドで試適する際に調整量が非常に多くなり，患者と術者のフラストレーションが募る．

3 術後管理

患者に装置を装着した後に，咬合接触が均等に配分されているかを確認し，必要に応じて修正しなければならない．患者には，口腔内を清掃するとき以外は装置を一日中装着するように，また調整のために1週間間隔，そして2週間間隔で定期的に（または，何らかの問題に気づいた場合には早めに）来院するように指示する．装置の装着によって不快感が軽減された場合には，最終的な咬合調整（6章参照）あるいは修復治療，またはその両方の成功が見込まれる．装置によって不快感が取り除かれなかった場合は，主訴の原因や関連要素に関してさらに評価・診断を行うべきである．診断上注意すべき患者は，最初は症状が改善されたと言っていたのに，後になって前より悪化したと訴える例である．このような状況においては，多くの場合に患者が装着の指示を守っていないことが疑われるので確認が必要である．このような患者に広範囲の固定性補綴治療を計画する際には，十分に注意しながら進めなければばらない．

8. デジタルシステム

下顎の動的な運動をデジタル的に捕捉して再現する方法は驚異的な進歩をみせている（2章参照）が，後方決定要素と前方決定要素の複合的な作用を正しく捉え，運動を正確に再現するには，まだ課題が残されている．CT，MRI，コーンビームCTによるデータの欠点は，それらが静的な状態しか描出できない点である．SICATファンクションは，三次元X線解析，光学印象，動的な下顎運動の記録によるデータを合成するソフトウェアである．これにより得られた情報は，診断のために使用され，また，統合データセットに合わせたオクルーザルスプリントの作製も可能である（図4-31）．しかし，現時点ではこのシステムを支持する科学的データは限られている．

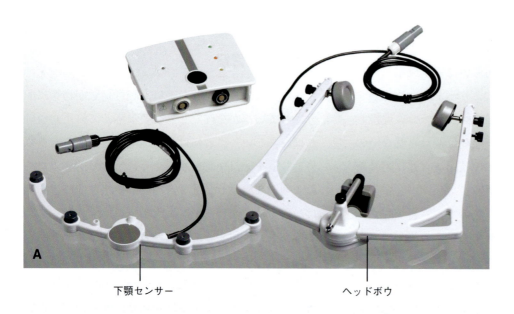

下顎センサー　　ヘッドボウ

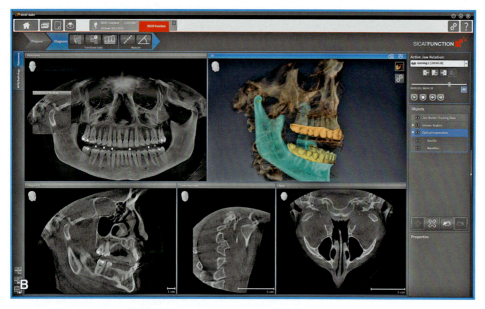

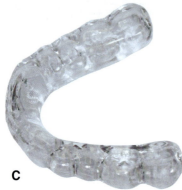

図4-31　SICATファンクションは，三次元X線システムと光学印象による下顎運動のトラッキングシステム（CEREC, Sirona）を統合するソフトウェアである．A：SICAT顎運動トラッカー記録装置．B：SICATファンクションのサンプル画面．開発メーカーによると，下顎頭と関節窩との位置関係を動的に再現できるとともに，各患者で異なる下顎運動をいかなる顎位においても三次元的に表示できるとしている．C：SICATオプチモーションにより，三次元X線データ，光学印象データ，記録された運動テータに基づいて作製された治療用装置．（提供：SICAT GmbH & Co. KG, Bonn, Germany）

9. まとめ

　下顎運動は，ある一定の解剖学的限界によって規定される．限界運動は，顎関節および靱帯，歯によって制限を受けている．機能運動の例として発話と咀嚼があり，異常機能運動の例としてブラキシズムとクレンチングがある．異常機能運動は機能的な意義をもたず，健康に悪影響を及ぼすおそれがある．

両側性平衡咬合が全部床義歯に適用された場合には，すべての人工歯が滑走運動時に均一に接触するので，義歯の安定に役立つ．両側性平衡咬合は有歯顎患者に有害な作用を及ぼす可能性があり，固定性補綴治療には禁忌である．グループファンクション（片側性平衡咬合）では，側方運動時に作業側の臼歯のみが咬合接触する．この咬合様式は，荷重を複数の歯に配分する必要がある場合に適応となりうる．荷重が最も望ましい形で配分されるのは，ミューチュアリープロテクテッドオクルージョンである．この咬合様式では中心位と咬頭嵌合位が一致し，上下顎前歯の関係（アンテリアガイダンス）によりすべての滑走運動において臼歯が離開することで，良好な結果が得られる．

咬合異常に関係している可能性のある病状がみられる場合には，咬合治療が必要となる．オクルーザルスプリントは，診断および治療の両方の目的で有効な補助手段となりうる．このような患者に対しては，本格的な修復治療を行う前に，咬合に関する治療を開始し完了しなければならない．

Study Questions

1 下顎骨に付着する靱帯の機能ならびに起始部と停止部について述べよ．
2 下顎骨に付着する筋肉の機能ならびに起始部と停止部について述べよ．
3 限界運動とは何か？　ポッセルトの三次元図形を図説せよ．
4 咬合の決定要素は何か？　また，それらは何を決定するか？
5 病的咬合の例を挙げ，5つの項目に分類し，それぞれの分類に関連する複数の症状も合わせて述べよ．
6 ミューチュアリープロテクテッドオクルージョンの咬合様式とその利点ならびに適応症について述べよ．ミューチュアリープロテクテッドオクルージョンが好ましくないのはどのような場合か？　それはなぜか？
7 正常機能時と異常機能時の特徴的な下顎運動について説明せよ．咀嚼パターンに対する年齢の影響について述べよ．
8 両側性平衡咬合，片側性平衡咬合およびミューチュアリープロテクテッドオクルージョンの違いは何か？
9 オクルーザルスプリントの目的は何か？　それを使用する理由を述べ，どのように設計するべきか説明せよ．その設計の理論的根拠も述べよ．

●引用文献

1. Okeson JP: Management of Temporomandibular Disorders and Occlusion. 7th ed, St. Louis, Mosby, 2013.
2. Schweitzer JM: Concepts of occlusion: a discussion. Dent Clin North Am 7: 649, 1963.
3. Proffit WR, Fields HW Jr: Contemporary Orthodontics, 3rd ed. St. Louis, Mosby, 1999.
4. Bennett NG: A contribution to the study of the movements of the mandible. Odontol Sec R Soc Med Trans 1: 79, 1908. (Reprinted in J Prosthet Dent 8: 41, 1958.)
5. Posselt U: Movement areas of the mandible, J Prosthet Dent 7: 375, 1957.
6. Goldenberg BS, et al: The loss of occlusion and its effect on mandibular immediate side shift. J Prosthet Dent 63: 163, 1990.
7. Pelletier LB, Campbell SD: Evaluation of the relationship between anterior and posterior functionally disclusive angles. II. Study of a population. J Prosthet Dent 63: 536, 1990.
8. Hayasaki H, et al: A calculation method for the range of occluding phase at the lower incisal point during chewing movements using the curved mesh diagram of mandibular excursion (CMDME). J Oral Rehabil 26: 236, 1999.
9. Lundeen HC, Gibbs CH: Advances in Occlusion. Boston, John Wright PSG, 1982.
10. Ogawa T, et al: Inclination of the occlusal plane and occlusal guidance as contributing factors in mastication. J Dent 26: 641, 1998.
11. Wickwire NA, et al: Chewing patterns in normal children. Angle Orthod 51: 48, 1981.
12. Lavigne G, et al: Evidence that periodontal pressoreceptors provide positive feedback to jaw closing muscles during mastication. J Neurophysiol 58: 342, 1987.
13. Burnett CA, Clifford TJ: Closest speaking space during the production of sibilant sounds and its value in establishing the vertical dimension of occlusion. J Dent Res 72: 964, 1993.
14. Pound E: The mandibular movements of speech and their seven related values. J Prosthet Dent 16: 835, 1966.
15. Pound E: Let /S/ be your guide. J Prosthet Dent 38: 482, 1977.
16. Howell PG: Incisal relationships during speech. J Prosthet Dent 56: 93, 1986.
17. Rivera-Morales WC, Mohl ND: Variability of closest speaking space compared with interocclusal distance in dentulous

18. Duckro PN, et al: Prevalence of temporomandibular symptoms in a large United States metropolitan area. Cranio 8: 131, 1990.
19. Hathaway KM: Bruxism. Definition, measurement, and treatment. In Fricton JR, Dubner RB, eds: Orofacial Pain and Temporomandibular Disorders. New York, Raven Press, 1995.
20. Hublin C, et al: Sleep bruxism based on self-report in a nationwide twin cohort. J Sleep Res 7: 61, 1998.
21. Macaluso GM, et al: Sleep bruxism is a disorder related to periodic arousals during sleep. J Dent Res 77: 565, 1998.
22. Madrid G, et al: Cigarette smoking and bruxism. Percept Mot Skills 87: 898, 1998.
23. Mongini F, Tempia-Valenta G: A graphic and statistical analysis of the chewing movements in function and dysfunction. J Craniomandib Pract 2: 125, 1984.
24. Faulkner KD: Preliminary studies of some masticatory characteristics of bruxism. J Oral Rehabil 16: 221, 1989.
25. Mohl ND, et al: Devices for the diagnosis and treatment of temporomandibular disorders. Part I: introduction, scientific evidence, and jaw tracking. J Prosthet Dent 63: 198, 1990.
26. Rugh JD, Solberg WK: Electromyographic studies of bruxist behavior before and during treatment. J Calif Dent Assoc 3(9): 56, 1975.
27. Lobbezoo F, Lavigne GJ: Do bruxism and temporomandibular disorders have a cause-and-effect relationship? J Orofac Pain 11: 15, 1997.
28. Grippo JO: Abfractions: a new classification of hard tissue lesions of teeth. J Esthet Dent 3: 14, 1991.
29. Owens BM, Gallien GS: Noncarious dental "abfraction" lesions in an aging population. Compend Contin Educ Dent 16: 552, 1995.
30. Sears VH: Balanced occlusions. J Am Dent Assoc 12: 1448, 1925.
31. Schuyler CH: Considerations of occlusion in fixed partial dentures. Dent Clin North Am 3: 175, 1959.
32. Schuyler CH: An evaluation of incisal guidance and its influence in restorative dentistry. J Prosthet Dent 9: 374, 1959.
33. Mann AW, Pankey LD: Concepts of occlusion: the P.M. philosophy of occlusal rehabilitation. Dent Clin North Am 7: 621, 1963.
34. Stuart C, Stallard H: Concepts of occlusion. Dent Clin North Am 7: 591, 1963.
35. D'Amico A: Functional occlusion of the natural teeth of man. J Prosthet Dent 11: 899, 1961.
36. Ogawa T, et al: Pattern of occlusal contacts in lateral positions: canine protection and group function validity in classifying guidance patterns. J Prosthet Dent 80: 67, 1998.
37. Bakke M, et al: Occlusal control of mandibular elevator muscles. Scand J Dent Res 100: 284, 1992.
38. McDevitt WE, Warreth AA: Occlusal contacts in maximum intercuspation in normal dentitions. J Oral Rehab 24: 725, 1997.
39. Dawson PE: Evaluation, Diagnosis, and Treatment of Occlusal Problems, 2nd ed. St. Louis, Mosby, 1989.
40. Stuart CE, Stallard H: Diagnosis and treatment of occlusal relations of the teeth. Texas Dent J 75: 430, 1957.
41. Ramfjord S, Ash MM: Occlusion, 4th ed. Philadelphia, WB Saunders, 1994.
42. Ekfeldt A: Incisal and occlusal tooth wear and wear of some prosthodontic materials: an epidemiological and clinical study. Swed Dent J Suppl 65: 1, 1989.
43. Imfeld T: Dental erosion. Definition, classification and links. Eur J Oral Sci 104: 151, 1996.
44. Lewis KJ, Smith BGN: The relationship of erosion and attrition in extensive tooth loss. Case reports. Br Dent J 135: 400, 1973.
45. Rytomaa I, et al: Bulimia and tooth erosion. Acta Odontol Scand 56: 36, 1998.
46. Simmons JJ 3rd, Hirsh M: Role of chemical erosion in generalized attrition. Quintessence Int 29: 793, 1998.
47. Christensen LV: Facial pain and internal pressure of masseter muscle in experimental bruxism in man. Arch Oral Biol 16: 1021, 1971.
48. Ishigaki S, et al: Clinical classification of maximal opening and closing movements. Int J Prosthod 2: 148, 1989.
49. Leader JK, et al: The influence of mandibular movements on joint sounds in patients with temporomandibular disorders. J Prosthet Dent 81: 186, 1999.
50. Mikami DB: A review of psychogenic aspects and treatment of bruxism. J Prosthet Dent 37: 411, 1977.
51. Schwartz LL: A temporomandibular joint pain-dysfunction syndrome. J Chron Dis 3: 284, 1956.
52. Gelb H: An orthopedic approach to occlusal imbalance and temporomandibular dysfunction. Dent Clin North Am 23: 181, 1979.
53. Dawson PE: Position paper regarding diagnosis, management, and treatment of temporomandibular disorders. J Prosthet Dent 81: 174, 1999.
54. Dao TT, Lavigne GJ: Oral splints: the crutches for temporomandibular disorders and bruxism? Crit Rev Oral Biol Med 9: 345, 1998.

Part I 治療計画および前処置

5章

歯周組織の検証

Periodontal Considerations

Robert F. Baima,
Rick K. Biethman

歯周治療に関する成書では，歯周病患者の病因，診断，治療計画ならびに治療方法，口腔内環境と全身的な健康状態との関連を詳細に解説している[1,2]．一方このチャプターでは，包括的な固定性補綴治療に必要な歯周組織の診断・治療に関するテーマに絞った解説を行うこととする．

臨床的には歯周治療は非常に効果的な治療法で，現在は治療が不可能な歯周病的な問題から歯を喪失する患者は少ない（図5-1）．この点は，繰り返しいわれている歯周病的な問題が原因で歯を喪失することが多いという学術的な見解とは異なる．しかしながら，歯周病的に大きな問題を持つ歯でも適切な歯科治療を受けることで一定の期間，維持することは可能である[3-7]．2009～2010年のNational Health And Nutrition Examination Survey（NHANES）[8]によると，3mm以上の付着喪失もしくは4mm以上の歯周ポケットのある歯を1本以上持つ成人の米国人の割合は38.5％であるといわれている．

中～重度の歯周病に罹患した患者における歯周治療後の長期間（20年間）にわたるメンテナンスに関する調査では，歯の喪失が見られなかった患者は半分以上，歯の喪失が3本以下であった患者は75％であると報告されている[3,6]．この調査からは，適切な歯周治療後のメンテナンスで多くの成人患者（90～95％）は歯周病によって歯を喪失することはないといえる．反面，歯周病に罹患した歯は長期にわたり維持できることは証明されているが，補綴物を十分に支えることができる状態であるとは限らない．

歯周病的な問題を持つ歯を喪失する多くの場合は，適切な治療を受ける機会の欠如による結果である．人口全体の歯周病罹患率と比較した場合，経済的に困窮した集団は6％高いとされていることから[10]，歯周病は貧窮や教育の欠如と強い相関性があるといわれている[8,9]．適切な治療費を負担することができないために歯周病に罹患した状態が放置されることから，治療費は，歯の喪失を防ぐという観点において重要な問題である．

1. 病因

歯周病の病因は複雑である．歯周病は歯肉，歯根膜，歯の表面，歯槽骨といった局所の問題以外に細菌感染・患者の行動習慣に修飾された複雑な宿主の免疫反応を要因とする疾患である[11]．歯周病発症のメカニズムとして，貪食細胞，リンパ系，抗体・免疫複合体，補体・血液凝固カスケード，免疫反応と局所的な血液循環が関与している．

歯肉炎と呼ばれる「プラークによる初期病変（Initial plaque-induced lesion）」は，時系列に従って初期病変（Initial），早期病変（Early），確立期病変（Established），進行期病変（Advanced）と呼ばれる部分的に重複した連続的なステージに分けられる．

1 初期病変

初期病変（図5-2）とは歯肉溝に限局した病変で，健全な歯肉が2～4日連続的にプラークの付着した状態で放置された結果，発症する．歯肉内の血管は拡張し，局所的な血管炎が起こり，白血球による滲出液が歯肉溝内に滲出する．血管周囲のコラーゲンは失われ，タンパク・炎症性細胞が代わりに組織を満たす．接合上皮（Junctional Epithelium）の

Part I 治療計画および前処置

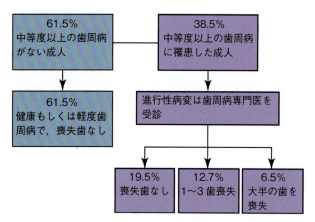

図 5-1 2010 年度全米国民健康栄養調査（National Health and Nutrition Examination Survey・NHANES）[8] および Hirshfeld, Wasserman らによる 22 年間にわたる歯周治療・メンテナンスに関する報告を統合したもの．全米国民の 6.5％は，現代の歯周治療が無効な重症歯周病に感染している．

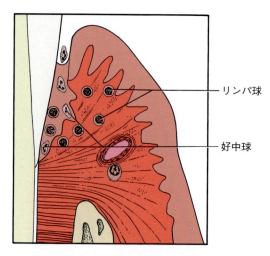

図 5-3 歯肉炎・歯周炎の移行状態を示す早期病変．存在が優位な炎症性細胞は接合上皮下層に見られるリンパ球である．上皮が Rete Ridge（乳頭間突起）が見られる領域に侵入し，増殖を開始している．（Periodontal Disease: Basic Phenomena, Clinical Management, and Occlusal and Restorative Relationships, 2nd ed. Schluger S. 著，Philadelphia, Lea & Febiger, 1990 に掲載されている図を改変）

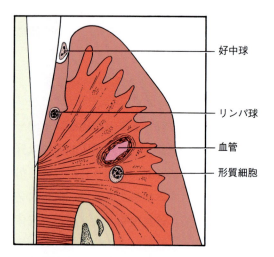

図 5-2 初期病変．初期段階の炎症状態では多形核白血球（Polymorphonuclear Leukocytes）の存在が優位である．

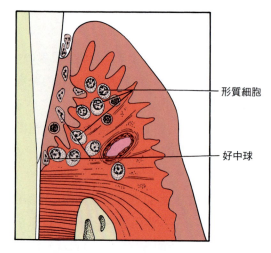

図 5-4 確立期病変を示す．接合上皮はポケット内面上皮へ転換し，歯肉溝から歯周ポケットへの病的変化が開始している．おもな炎症性細胞は形質細胞である．（Periodontal Disease: Basic Phenomena, Clinical Management, and Occlusal and Restorative Relationships, 2nd ed. Schluger S. 著，Philadelphia, Lea & Febiger, 1990 に掲載されている図を改変）

最歯冠部寄りの位置は変化する．

2 早期病変

病変形成のステージには明確な段階は存在しないものの，早期病変（図 5-3）は一般的にはプラーク付着後 4～7 日付近で起こる病態である．この段階では辺縁歯肉からさらなるコラーゲン喪失が見られる．また，歯肉溝滲出液の増加に伴い，接合上皮に隣接する炎症性細胞・リンパ系細胞も増加する．接合上皮の基底細胞の増殖，結合組織線維芽細胞に著明な変化が見られる．

3 確立期病変

プラーク付着後 7～21 日付近で歯肉炎は確立期に移行する（図 5-4）．病変は歯肉溝根尖寄りの狭い領域に限局しているものの，早期病変で見られる結合組織喪失は継続的にみられる．本ステージでは形質細胞が多くみられ，結合組織中の免疫グロブリンの存在，接合上皮細胞の増殖（図 5-5）が観察さ

5章　歯周組織の検証

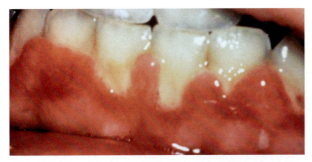

図5-5　進行した歯肉病変．歯間部歯肉（歯間乳頭）は炎症に伴う浮腫性の所見を示している．側切歯唇面を被覆する紅斑・浮腫性組織に注目．

れる．この段階で歯周ポケットの形成を伴うこともある．

4 進行期病変

歯肉炎確立期の病変が，歯の表面から線維性付着を喪失し進行期病変・歯周炎に移行するタイミングを掴むことは困難である（図5-6）．進行期病変に移行した場合でも，確立期病変の所見である結合組織のコラーゲン喪失・線維芽細胞の変化は継続的に観察できる．歯周ポケットが形成されることでポケットデプスは深くなり，病変は歯槽骨に及ぶ．骨髄が線維性結合組織に置き換えられる結果，免疫病理学的な組織反応や歯肉における炎症性変化とともに歯根表面の線維性付着の著明な喪失が起こる．

5 歯周炎

結合組織性付着が喪失したときに，歯肉炎から不活期と急性期が交互に見られる病態の歯周炎へ移行する（図5-7）．治療目的で介入する前の骨・結合組織性付着の喪失量が歯周炎による組織破壊の程度を示し，補綴的観点から該当歯の予後の評価に影響を与える指標となる．

効果的な歯周組織の管理は下記の3つの要素で構成される．
① 毎日の効果的な患者自身によるプラーク除去
② 歯周ポケット，根面上からの歯石・歯周病原細菌の除去
③ 2～6か月おきのメンテナンス（SPT：Supportive Periodontal Therapy）[12]

プラーク除去能力の優れた患者が少ないことは事

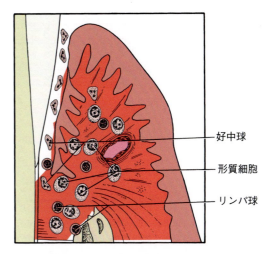

図5-6　進行期病変を示す．CEJ（Cemento Enamel Junction）より根尖寄り根面の結合組織性付着の喪失による歯周ポケットの形成が開始されている．また，骨組織は線維性結合組織に置き換えられることで喪失する．おもな炎症性細胞は形質細胞で，リンパ球も散在する．

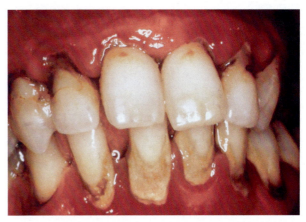

図5-7　歯周炎を示す．プラーク・歯石の堆積の結果，CEJの根尖寄り根面の結合組織性付着喪失が起こっている．

実であるが，健全な免疫機能は残留するプラークの悪影響を補うものであると考えられている[13]．

歯周病による病変は，遠心面で観察されても近心面は健全な状態を示すように，部位特異性が見られる（図5-8）[14]．このことから，歯周病の診断・治療は部位特異性に配慮することが理に適っている．近年では唾液検査を通じて病的な細菌の存在[16]・活発な硬組織破壊を探知[15]することが可能である．しかしながら，これらの多くの検査は，特定の部位ではなく口腔内全体を総括的に評価する検査で費用も高価なために，日常の臨床で多用することは困難であることも事実である．現時点では歯周病の実態評価をするうえで，部位特異的で費用面・信頼性とい

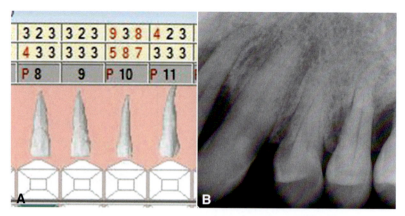

図 5-8 歯周病の部位特異性（Site Specific Nature）を示す．A. 上顎右側中切歯から上顎左側犬歯までの歯周ポケット計測値．B. 上顎左側側切歯には著明な骨喪失が確認できるが，隣接する上顎左側犬歯の骨喪失による変化は軽微である．

	1	2	3	4	5	6	7	8	9	10	11	12	13	14	15	16
Facial 12/15/06			5 5 6	4 3 4	4 3 5	3 2 3	3 2 3	3 2 3	3 3 3	0 0 0	3 2 3	3 2 3	3 2 3	6 6 7	5 6 6	
05/23/08			6 7 6	3 2 3	3 2 3	3 2 3	3 2 2	2 1 2	2 1 3	3 3 4	3 2 3	3 2 3	3 2 3	5 6 7	6 5 7	
01/12/11			2 4 2	3 2 3	3 2 3	3 2 3	3 2 2	2 1 2	2 1 3	3 2 3	3 2 3	3 3 3	3 3 3	3 3 4	4 2 3	
10/21/13			2 4 2	3 2 3	3 2 3	3 2 3	3 2 2	2 1 2	2 1 3	3 2 3	3 2 3	3 3 3	3 3 3	3 3 4	4 2 3	
Lingual			4 4 5	3 2 5	4 3 3	3 2 3	3 3 4	3 2 2	4 3 4		4 3 4	3 3 3	4 3 4	8 7 8	6 4 6	
			4 4 3	3 3 3	4 3 3	3 2 3	2 2 3	3 3 3	3 2 3	4 2 3	3 2 3	2 2 4	3 2 3	4 7 6	3 3 5	
			2 2 2	2 1 2	2 2 4	4 2 3	3 2 3	3 2 3	3 2 3	3 2 3	3 2 3	2 2 3	3 2 3	4 2 4	4 3 3	
			2 2 4	4 1 4	4 2 4	4 2 3	3 2 3	3 2 3	3 2 3	3 2 3	3 2 3	2 2 3	3 2 3	4 2 4	4 3 3	

	32	31	30	29	28	27	26	25	24	23	22	21	20	19	18	17
Lingual		5 4 5		7 4 6	6 3 4	4 3 3					4 3 4	4 3 4	3 2 3	5 4 6	6 4 6	
		5 4 5		4 4 4	5 3 3	3 2 2					3 2 2	2 2 2	2 2 2	7 6 5	8 6 5	
				3 3 3	3 3 3	3 2 2					3 2 2	3 2 2	2 2 3	2 3 3	3 2 3	
				3 3 4	3 3 3	3 2 2					3 2 2	3 2 2	2 2 3	2 3 3	3 2 3	
Facial		4 3 4		5 3 4	3 2 3	3 2 3					3 2 3	3 2 3	5 4 5	4 4 4	4 4 4	
		6 4 4		4 2 3	5 5 5	3 3 3					3 2 3	3 2 3	2 2 4	4 3 6	4 3 5	
				3 3 3	3 3 3	2 3 2					3 2 3	2 2 3	2 2 3	3 3 3	3 3 3	
				3 3 4	3 3 3	2 3 2					3 2 3	2 2 3	2 2 3	3 3 4	4 3 3	

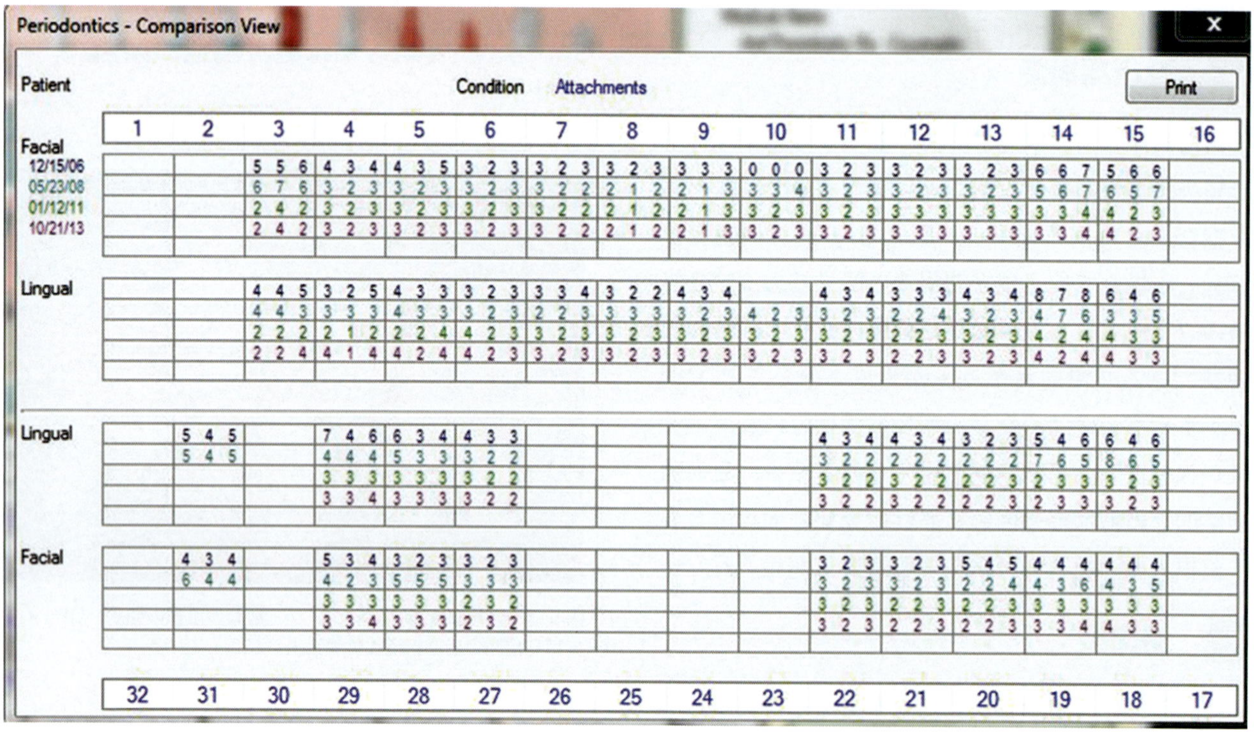

図 5-9 経時的な SPT 治療（Supportive Periodontal Therapy）におけるアタッチメント・レベル（付着レベル）計測値を示す．この図ではアタッチメント・レベルが 7 年間にわたり安定した状態で維持されたことを示す．

う点で最も信頼できる臨床的な指標はポケットデプス・付着レベル，出血（BOP：Bleeding On Probing），歯の動揺の経時的な比較である（図 5-9）[17-19]．

スケーリング・ルートプレーニング（SC/RP）は，すべての歯周治療法と比較しても付着回復の度合いが高く，リーズナブルにポケットデプス・BOP，細菌叢の改善を期待することが可能である．また，比較的費用対効果も高く，術後の偶発的な問題も少ない[21, 22]ことから，依然として歯周治療の基本はスケーリング・ルートプレーニングである[12, 20]といえる．スケーリング・ルートプレーニングは手用スケーラー・超音波スケーラー・レーザーを利用し，清潔な根面を獲得することが目的である．この際に最も重要なのは根面郭清に使用する器具ではなく，根面の清掃状況の質である．機械的な根面清掃のためのアクセスが困難な場合，歯周病原細菌に対して抗菌薬を適応することも可能である．

歯の支持骨を喪失した場合，炎症の改善を見込めるいかなる治療，口腔清掃状況の改善・抗菌薬治

療，スケーリング・ルートプレーニング，レーザー治療，外科処置を施術することで歯肉縁の退縮が見られる．これらのさまざまな歯周治療のなかでも，多くの患者にとってスケーリング・ルートプレーニングが基本的な歯周治療となることが多い．この歯肉の炎症状態を改善させることに伴う歯肉退縮は，精密な歯肉縁の位置，左右側の対称性を持った歯肉縁を審美的な観点から重視する修復・補綴処置を行う術者にとって非常に重要な課題である（図5-10）．

外科的な歯周治療を必要とする状況は，① スケーリング・ルートプレーニング後の2～3か月おきのメンテナンス中にも持続的な支持骨の喪失が観察された患者[23]，② 臼歯部における固定性補綴治療を行ううえで清掃が困難な歯肉縁下マージンを設定しなくてはならない場合，もしくは維持形態が確保できない低い歯冠高径がある場合[24]が考えられる．歯周外科は，喪失した硬組織の回復もしくは歯周支持組織切除，根面表面の徹底した清掃を実施することである．しかしながら，術後も定期的にSPTを行わない限り，外科処置を施術した部位にプラークが再び付着して歯周病は再発し，さらなる付着の喪失が起こる[25]と考えられている．スケーリング・ルートプレーニングを含むさまざまな歯周外科の術後7年の経過では，歯周ポケットの減少・アタッチメントレベルの改善・歯の維持に関してどの術式も効果が期待できる[26, 27]．定期的なSPTは歯周治療を成功に導くうえで重要で，実施しない場合歯周治療は失敗してしまう．

多くの歯周治療に関する疫学的な調査では，一般的なSPTの間隔は2～3か月と定義されている[4, 28]．SPTの間隔は患者個人の状況に応じて延長・短縮される．SPT時に行う歯周処置の判断は，当日のポケットデプス・アタッチメントレベル・BOP・動揺等の臨床的な指標を前回のSPTと比較したうえで判断する（図5-11）．前回のSPTと比較して2mm以上の付着喪失は継続的な歯周支持組織の破壊が発生していることを示す客観的な指標[19]であると考えられている．BOPが見られないことは，歯周組織の健全性を示す指標として考えられている[29]．また，同一部位にてBOPが連続して検出されることは将来的な付着喪失の可能性を示す指標とされている（図5-12）[30]．歯の動揺の増加は，付着レベル・ポケットデプスの計測値に変化が見られない場合は，咬合接触関係・歯髄の状況の精査が必要であると考えるべきである．SPTの際に毎回ペリオチャートを記載し，データを蓄積することは，歯周支持組織を健全に維持するメンテナンス処置を「一般的な」処置から，患者個人個人の状況に最適化した施術につなげる行為である．

SPTのもう一つの臨床的な効果は，う蝕発生率を下げることである．複数の隣接面う蝕に関する調査[31, 32]によると，2週間おきの口腔清掃指導・クロルヘキシジン，フッ素による洗口は新たな隣接面う蝕発生にまったく影響を与えないが，歯科医療従事者によるProfessional Cleaningは効果的であると報告している（表5-1）．別の歯周病治療を受けている子供（年齢3～13歳）の歯周病罹患率を調査した報告によると，6か月おきに口腔内清掃を20年間継続したところ，歯周支持組織の破壊は見られず，う蝕の発生率は20年間で1本のみであった．

Axelssonらは，375人の成人に対してスケーリング・ルートプレーニングとう蝕治療を実施したあとに15年間にわたり観察を行った[14]．最初の6年間は2～3か月おきのSPTを実施し，その影響を観察したところ，95％の患者は新たなう蝕・歯周組織の破壊は見られず安定した状況を維持した．これらの95％の患者に対してはSPTの間隔を1年間に1，2回程度に減らして，さらに観察を続けた．残りの5％のう蝕・歯周組織の破壊が確認された患者は，2～3か月おきのSPTを継続的に続けた．両グループの患者すべてに対する15年間にわたる観察の結果，低いう蝕発生率を維持し，歯周支持組織の破壊はほぼ見られなかった[34]．この調査から，理論的には活発なう蝕の発生や歯周支持組織の破壊が見られる患者では，2～3か月おきのSPTは妥当な治療方法であるということがいえる．さらに，SPTを開始して2年を経過した時点で，う蝕・歯周支持組織破壊が見られない患者の場合はSPTの間隔を4～6か月に延長してよい．このSPTプログラムを

Part I 治療計画および前処置

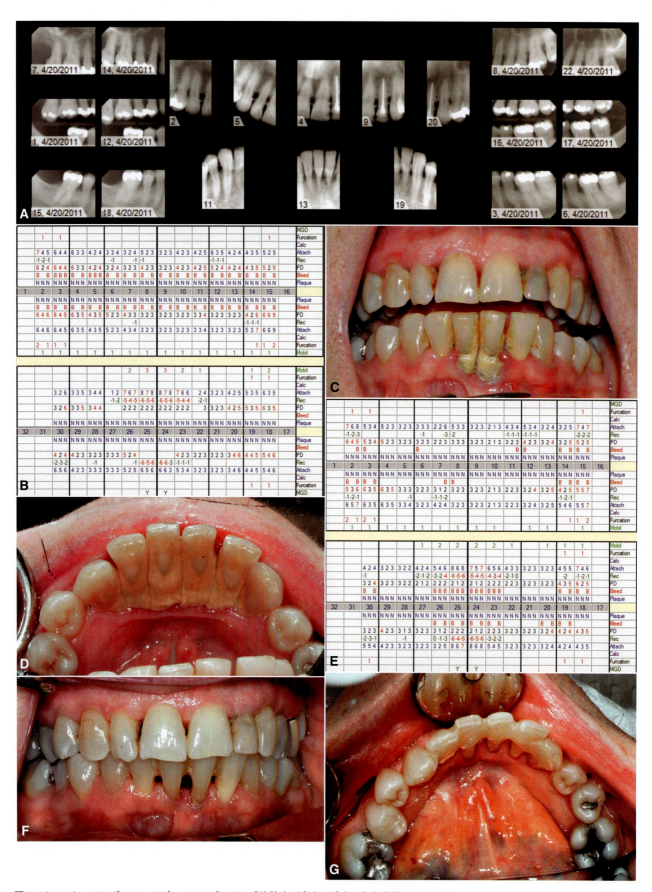

図5-10 スケーリング・ルートプレーニングによる感染除去が炎症の減少と歯肉退縮をもたらす．
A, Bは術前の全顎的な中〜重度歯周病を示すX線写真，歯周ポケット計測データを示す．C, Dは術前の口腔内写真．Eはスケーリング・ルートプレーニング後の再評価時の歯周ポケットの減少，歯肉退縮を示すデータ．F, Gはスケーリング・ルートプレーニング後の炎症性変化の解消，歯肉退縮を示す口腔内写真．（画像C, D, F, GはSpencer Shoff先生提供）

																	MGD
		1															Furcation
																	Calc
		2 4 2	3 2 3	3 2 3	3 2 3	3 2 2	2 1 2	2 1 3	3 2 3	3 2 3	3 3 3	3 3 3	3 3 4	4 2 3			Attach
		-2							-1	-1	-1						Rec
		2 2 2	3 2 3	3 2 3	3 2 3	3 2 2	2 1 2	2 1 3	3 2 3	3 2 3	3 2 3	3 2 3	3 2 4	4 2 3			PD
																	Bleed
		N N N	N N N	N N N	N N N	N N N	N N N	N N N	N N N	N N N	N N N	N N N	N N N	N N N			Plaque
1	2	3	4	5	6	7	8	9 N	10 N	11	12	13	14 N	15	16		
		N N N	N N N	N N N	N N N	N N N	N N N	N N N	N N N	N N N	N N N	N N N	N N N	N N N			Plaque
																	Bleed
		2 2 4	4 1 4	4 2 4	4 2 3	3 2 3	3 2 3	3 2 3	3 2 3	3 2 3	2 2 3	3 2 3	4 2 4	4 3 3			PD
																	Rec
		2 2 4	4 1 4	4 2 4	4 2 3	3 2 3	3 2 3	3 2 3	3 2 3	3 2 3	2 2 3	3 2 3	4 2 4	4 3 3			Attach
																	Calc
																	Furcation
																	Mobil

図 5-11　詳細な歯周検査項目を示す．これらの検査項目は歯周病学的に安定している患者では 1 年に 1 回，歯周病の活性が高い患者ではメインテナンスの来院時に毎回確認する必要がある．Calc・Calculus：歯石．MGD, Muco Gingival Defect：粘膜・歯肉欠損．PD, Pocket Depth：ポケット・デプス．Rec, Recession（Gingival）：歯肉退縮

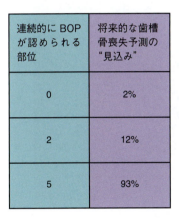

図 5-12　プロービング時に歯肉出血（Bleeding On Probing BOP）が検出されないということは，歯周病的には安定状態を示す信頼性の高い臨床的指標である．しかし，同一部位にて持続的に BOP が検出される場合，同部位に関して将来的な骨喪失が起こるリスクは高い．

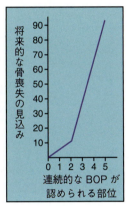

表 5-1　う蝕の減少

介入（処置）	隣接面での明確なう蝕減少効果
口腔衛生指導（2 週間ごと）	無
クロルヘキシジン洗口（2 週間ごと）	無
フッ素洗口（2 週間ごと）	無
歯科医院での口腔清掃（2 週間ごと）	有

実施するうえで重要なのは，う蝕・ポケットデプス・アタッチメントレベル・BOP・動揺度を SPT 実施のたびに正確・確実に記録することである．SPT が行われるときに前回のデータと比較し，当日の施術内容に反映させることが鍵である．

2. 予後

喪失した歯を補綴治療によって補う場合，残存する歯の予後を正確に判断することは大切である．予後の判断を下すことは，歯周病の予測される病状の進行を可能な限り正確に捉えて歯の予後を推測することである．予後とは，① 歯列全体，② 1 歯単位の 2 つの観点から評価する．予後の判断を行ううえで患者の精密な口腔内診査・歯科的既往歴ならびに全身的な既往歴から最初の暫定的な予後評価を行う（Box 5-1）．一般的には Good, Hopeless といった明確な状況の判断は比較的容易である．しかし，Good〜Hopeless 以外の Poor 〜 Questionable といった中間的な予後の評価は，現在の評価のガイドラインの信頼性が低いために正確な判断は難しい．歴史的には Poor な予後とされる基準は，50％以上の付着喪失もしくは II 級の分岐部病変であった．また，Questionable な予後の基準は 50％以上の付着喪失，II・III 級の分岐部病変，不良な歯冠歯根比もしくは歯根形態とされている（図 5-14 参照）[35-38]．

実際の現状に適切な予後は，歯周初期治療が完了し治療後の反応を評価したうえで再評価時の判断を行う．この場合の歯周初期治療は，スケーリング・ルートプレーニング，口腔衛生状態の改善，プラー

Box 5-1　歯周病的見地からの歯の予後判定基準

総括的臨床要素
　患者年齢
　歯周病感染の重症度
　プラークコントロール
　患者の歯科治療への協力度（コンプライアンス）
　患者の経済的状況（治療支払い能力）
局所的因子
　プラーク・歯石
　歯肉縁下の修復物
　叢生
　歯根吸収
う蝕罹患状況，過去の治療歴
全身・環境因子
　喫煙

全身疾患の状況
遺伝的要素
ストレス
口腔内乾燥症
解剖学的因子
　円錐状の短い歯根
　根面の凹部形態
　根面の発育溝
　根近接
　根分岐部形態
補綴・修復的要因
　補綴物の支台歯としての機能性
　う蝕罹患状況
　失活歯

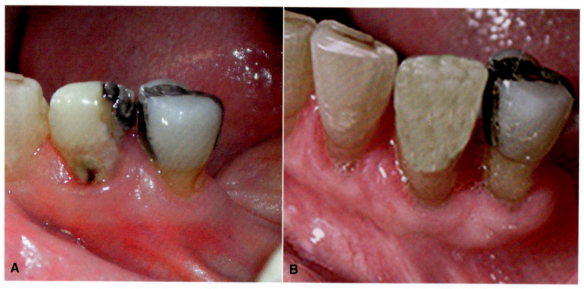

図5-13　スケーリング・ルートプレーニング後の歯肉治癒環境をよくするために，Aのような不良補綴物，オープンコンタクト，う蝕は，Bのように歯周初期治療の段階で処置されなければならない．

ク除去を阻害する不良補綴物の形態修正・撤去を行い，歯肉ポケット内の細菌の減少，根面の細菌性毒素の除去，不良補綴物・歯石などの細菌の温床となる局所的環境因子の除去を目的とする．不良補綴物への対応が初期治療中に実施されない場合，歯周支持組織の治療後の治癒に悪影響を与えると考えられている．歯肉付近のう蝕，補綴物マージンのオーバーハング，オープンコンタクト（隣接面コンタクト）はスケーリング・ルートプレーニング実施前もしくは実施時には対応を完了させておくことが処置後の歯肉治癒を促すことになる（図5-13）．歯周初期治療を通じて歯周ポケット計測値・BOPの著明な改善反応が見られた歯に関しては，予後の評価は初期治療前の暫定的評価と比較して肯定的な評価となる[39,40]．

歯列全体，あるいは個々の歯の判定を行ううえで時間的な要素は重要であり，観察期間が長いほどよいと考えられている．初期治療が終了したあとの1年間は，2〜3か月おきにスケーリング・ルートプレーニングを実施することが望ましい．また初期治療後の1年間の間に，緊急性の高い問題点への対応ならびに口腔清掃状態，治療に対する協力度・理解度（コンプライアンス）を図る機会とする．この初期治療完了1年後にわたる歯周支持組織の状態を再評価時の状態と比較する作業を通じて3回目の予後予測を実施し，より信頼性の高い結果を求める．こ

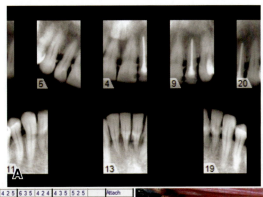
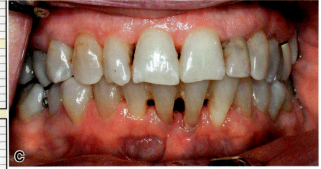

図5-14 Hopeless, Poor, Questionable といった不良な予後判定の歯でも，数年間にわたり維持することは可能である．X線所見では歯は大きな修復治療の必要性がない状態（A）であったが，下顎前歯をレジンにて保定（C）することで機能的な安定性を回復した（B）．患者の口腔衛生管理，メンテナンスに関する協力度は数年間にわたり評価し，最終的な治療を開始することは可能である．（Dr. Spencer Shoff 提供）

のことから，理想的には，歯の予後を踏まえた包括的な補綴治療を開始するタイミングは初期治療が完了してから1年後といえる[41]．

歯周病は部位特異的に発現する性質を持っており，多くの場合，付着を喪失した歯でも隣接する歯に悪影響を与えることは少ない[42]．このため，隣接歯がPoorもしくはQuestionableな予後の評価を持つ歯でも数年にわたり維持することは可能である．補綴治療計画では，このような問題を持つ歯は維持しつつ，GoodもしくはFairな予後の歯を欠損区間の補綴に利用することも可能な場合がある（図5-14）．同様に支持組織に問題を持つ歯（Compromised tooth）でも，欠損歯のない歯列においてある程度維持することは可能である．しかしながら，支持組織に問題を持つ歯が包括的補綴治療が必要な状況の欠損歯を含む歯列に存在する場合，支持に問題を持つ歯の戦略的抜歯を行うことで補綴治療の術後の予知性を高めることもあるので考慮するべきである（図5-15）．

抜歯後に歯肉・歯槽骨頂部分の退縮・吸収が起こる（図5-18参照）ことは，インプラント治療を検討する場合は不利な現象である．このために戦略的抜歯を行う場合，抜歯予定の該当歯に対して，軟組織・硬組織の形態を治療上有利に利用することを目的に，暫定的な支台歯としての利用（図5-16）[43, 44]，もしくはインプラント埋入部分術前処置として矯正治療による意図的挺出（OFE：Orthodontic Forced Eruption）[45]（図5-17）を検討することも可能である．インプラント治療が普及する前は，Hopelessな予後の歯は積極的に抜歯される傾向にあったが，現在はインプラント治療・審美性に配慮して予後の悪い歯でも保存・利用されるようになってきた[46]．

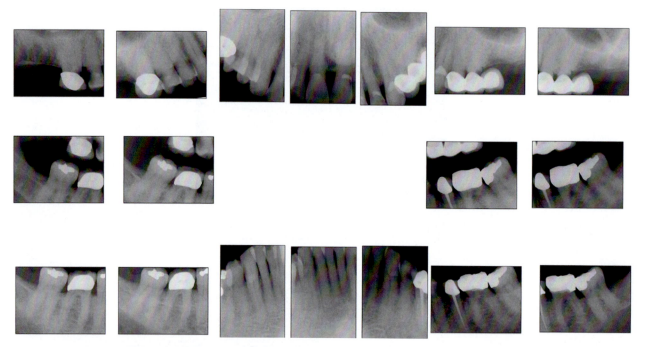

図 5-15　Poor，Questionable の予後判定歯を示す．最終的な補綴治療の予知性を高めるために，画像の上顎右側第一小臼歯・第一大臼歯，左側第二小臼歯，下顎左側第一小臼歯は抜歯が必要であると判断した．

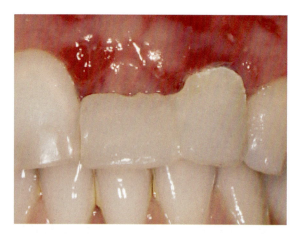

図 5-16　上顎右側中切歯，左側側切歯を支台歯として固定性暫間補綴物を装着した．このような固定性暫間補綴物は骨移植術を行った部位の治癒期間中の創面保護に寄与する．（Misch CE 著，Contemporary Implant Dentistry 3rd ed. St Louis, Mosby, 2008 より）

3．生物学的幅径

歯肉の根面への付着は，幅 1 mm の根面に対する結合組織的付着（Connective Tissue Attachment）および幅 1 mm の根面に対する上皮性付着（Epithelial Attachment）で構成される[47]．上記の結合組織的付着と上皮性付着を組み合わせた根面に対する付着がみられる区間を，Biologic Width と表現する．根面に対して歯肉が付着するためには，最低 2 mm の付着の区間が必要で，健全な状態では，歯肉溝の深さは唇面・舌側では 1 mm，隣接面では 2～3 mm であるといわれている（図 5-19）．これらの数値はあくまでも平均値であって，すべての患者で同じであるということではない[48]．平均的な Biologic Width の数値は患者の Biotype が "Thin" で，補綴物のマージンを歯肉縁下に設定する場合には当てはまらない．このような場合，術者は歯肉縁から結合組織付着区間を貫通して歯槽骨頂までをプロービング（ボーン・サウンディング）した数値から歯肉溝の深さを差し引くことで，個々の部位・患者固有の Biologic Width を知ることができる．

1　補綴マージンの設定

補綴物の形成マージンの位置は，歯肉縁上，歯肉同縁もしくは歯肉縁下に設定することが可能である．特に歯肉縁上，歯肉同縁の形成マージンは形成・仕上げ・印象が行いやすい．歯肉縁上，歯肉同縁の形成マージンは，効果的なプラーク除去が可能になるために，歯肉縁の健全性を維持することに有用である．しかし，過去の補綴治療・根面上のう蝕・審美性への配慮・歯冠維持形態の確保といった理由から，歯肉縁下に形成マージンを設定しなくて

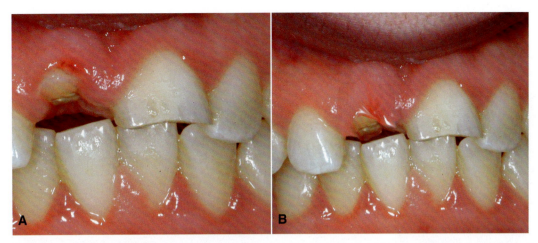

図 5-17 Hopeless な予後判定の上顎右側中切歯は抜歯前に矯正力による意図的歯牙挺出を行うことで抜歯予定の歯根周辺の骨・歯肉組織の造成を期待することができる．A：挺出術前の歯肉退縮を伴う画像．B：挺出術 3 か月後の歯肉の位置を示す．

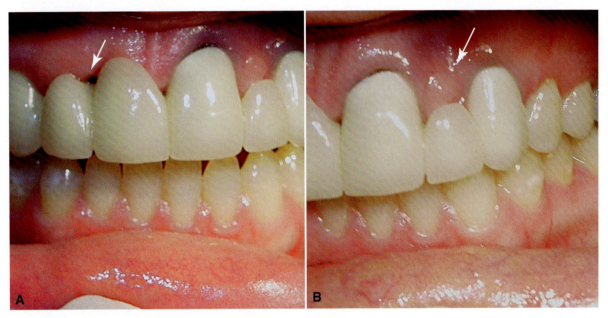

図 5-18 上顎側切歯の先天性欠如の症例を示す．A：上顎右側中切歯は抜歯されたことによる同部位および側切歯部の骨・歯肉（矢印部分）の 2 歯分の喪失に伴う大型の組織欠損に着目．B：同症例における左側中切歯単独の喪失部ではより多くの骨・歯肉（矢印部分）が維持されていることがわかる．本症例は Thin Biotype 患者であったため，抜歯に伴う骨・歯肉の吸収反応は著明であった．

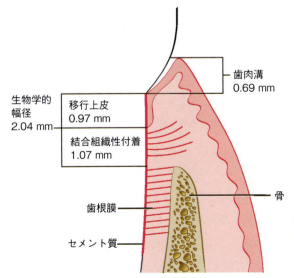

図 5-19 Biologic Width（生物学的幅径）の平均値を示す．2.04 mm の生物学的幅径の領域に修復物のマージンが侵入すると炎症性反応を惹起する．（Newman MG 著，Carranza's Clinical Periodontology, 10th ed. St. Louis, Saunders, 2006 より）

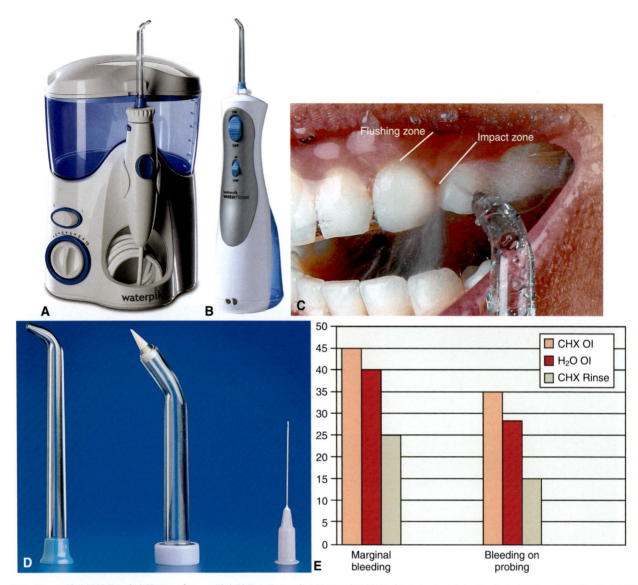

図5-20 口腔清掃器具の歯肉縁下のプラーク除去効果を示す．歯肉縁下の水流洗浄（Subgingival Irrigation）はクロルヘキシジンによる洗口より効果的であった．A：Waterpik社 Classic Water Flosser装置．B：Waterpik社 Cordless Water Flosser装置．C：波動的水流により2相（Flushing Zone：水洗域，Impact Zone：水流衝突域）の流体洗浄効果が期待できる．D：イリゲーター・チップ，左側からStandard Jet Tip, Pik Pocket Subgingival Irriation Tipおよび Cannula．E：歯肉縁下の水（H_2O）による水流洗浄（Subgingival Irrigation）はクロルヘキシジン（CHX）による洗口より効果的であったことを示す調査結果．（画像A，Bは米国コロラド州，Fort Collins町，WaterPik社より提供，画像C～EはNewman MG著，Carranza's Clinical Periodontology, 10th ed. St. Louis, Saunders, 2006より提供）

はならない場合もある．

　健全な歯面と比較して，補綴物・修復物の形成マージン付近はプラーク付着を助長する粗造性，間隙（Open Margin）が見られることがある．この形成マージンの位置が歯肉縁から離れれば離れるほどプラークの清掃性は向上し，歯肉の健全性が確保しやすくなる．このために歯肉縁上の形成マージンは最も歯肉にとって健全性が得られやすい[49,50]．ちなみに，清掃の観点からは歯肉縁下の清掃では歯ブラシ

表5-2 口腔清掃器具の歯肉縁下のプラーク除去効果

装置	歯肉縁下の深さ
歯ブラシ	0.5 mm
デンタルフロス	2.5 mm
ウオーター・ピック	4.0 mm

は0.5 mm，デンタルフロスは2.5 mm，水流によるジェット洗浄装置は4 mmまで清掃効果は期待できるとされている（図5-20，表5-2）．患者の大半は歯ブラシによる清掃が唯一の口腔清掃手段である

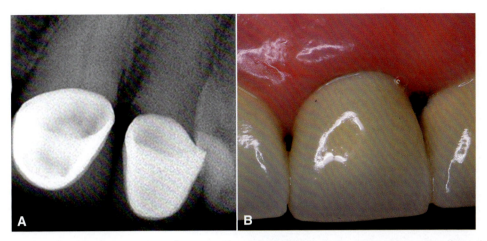

図5-21 A：上顎左側中切歯・側切歯におけるオープン・マージン（不適合補綴物）は骨・歯間乳頭喪失を伴う著明な炎症性反応を起こす．B：臨床所見．

ことが多い[51]．

このことから歯肉縁下マージンは問題が多く，可能な限り臨床での適応は回避されるべきである[52]．歯周支持組織的にみると，歯肉縁下マージンは歯肉における炎症反応を引き起こす傾向にある[53]．歯肉縁下マージンにおける炎症反応は，軽度の臨床的な炎症的変化が見られない程度から，腫脹，発赤，出血，骨喪失が確認される明確な炎症反応まで観察できる．炎症反応の強弱は多くの要素に影響を受ける．炎症反応の要素としての患者の全身的な健康状態と歯肉のBiotypeの2点に関しては，歯科医師が操作できる条件ではない．しかしながら患者の全身的な健康状態，Biotypeに関して術者が注意深く観察・認識していれば，歯肉縁下マージンを設定するにあたり，これらの条件に配慮した治療上の判断を下すことが可能となる．

逆に歯肉縁下マージンを設定するにあたり歯科医師が操作できる条件としては，マージンの歯肉縁下の形成位置，補綴物との適合の精度，補綴物表面性状の滑沢度である[54]．

歯肉縁下マージンの位置が清掃の可能な領域に設定され，適度なマージン付近での適合精度が付与されることで，歯肉の炎症反応を臨床的に検知できない軽度な程度に抑えることは可能である．補綴物のマージンに200μm以上の間隙が見られる場合は，多くの細菌が定着しやすい環境になるため，細菌数に比例して大きな炎症反応を惹起する（図5-21）．

マージン付近の材料（金属・陶材・コンポジットレジン）の比較では，同程度の滑沢な表面性状を付与すると歯肉の炎症反応は同等で拮抗した．

歯冠のエマージェンスプロファイルは，形成マージンの歯根方向の根形態を模倣しなくてはならない．また，歯冠のエマージェンスプロファイルはオーバーカントゥアよりも多少アンダーのほうが歯肉の炎症状態の改善をもたらすという報告がある[55]．歯冠のオーバーカントゥアの原因として最も頻度が高いものは，不十分な形成量である．歯肉縁下マージン付近に補綴物の修復マージンを設定する場合には，付着歯肉の幅が最低でも3mmは必要である[56]．

❶ 歯肉縁下マージン設定に関するガイドライン

健全な歯肉溝をプロービングする際には，プローブの先端は上皮性付着域に0.5mm程度侵入するため，付着領域を保護するために，歯肉縁下マージンの設定位置は一般的には歯肉溝の深さの半分以内に留めるようにといわれている．健全な歯肉溝では，歯肉溝の最深部は付着領域の最も歯冠寄りの位置にあたるため，補綴物・修復物のマージンはこの付着領域を侵害してはならない．つまり，歯肉溝のプローブによる計測値が1mmの場合，補綴物・修復物のマージンは歯肉縁下0.5mm以上深い位置に設定すると付着領域（Biologic Width）に侵入すること

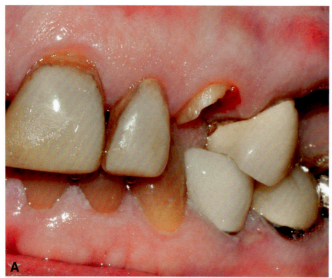
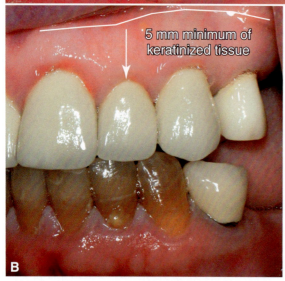

図 5-22　歯肉縁下に補綴物マージンを設定する歯の歯肉の条件として，最低でも 3 mm の付着・角化歯肉がなければならない．画像の上顎左側前歯の唇面の歯肉溝の深さは 2 mm であるとすると，この場合は最低でも 5 mm の角化歯肉が唇面に存在する必要がある．

になる．また，浅く健全な歯肉溝は炎症のある歯の支持組織と比較すると歯肉退縮に対しても抵抗性が高いとされている．深さ 3 mm の健全な隣接面の歯肉溝では，歯肉縁下 1～1.25 mm のマージンの設定が可能である（図 5-22）．また，歯周ポケットでは計測値が深ければ深いほど，治療後の歯肉退縮が起こる潜在的可能性は高いと考えるべきである．

歯肉縁と同位にマージンを設定することは，補綴物・修復物の歯肉境界付近における歯肉の健全性と補綴物の機能性・審美性を両立する妥協点である．しかし，マージンを歯肉縁下 0.5～1 mm 程度の位置に設定しなくてはならない場合の補綴学的な理由としては，①支台歯形成における維持・抵抗形態の確保，②マージンが既存の修復と重複しないようにマージンを健全な歯質上に設定する，③補綴物・歯根境界における歯質の色を遮蔽が必要な場合などが挙げられる．

歯肉縁下 1 mm 以上深い位置に設定したマージンは，Biologic Width（生物学的幅径）を侵害するだけでなく，滑沢で移行的な形成面の確保・正確な印象採得・補綴物の適合の確認が困難になるために，プラーク除去，メンテナンスなどに悪影響を与えると考えられている．

付着領域内に設定されたマージンは，生物学的幅径侵害（Biological Width Violation：BWV）反応を引き起こす．生物学的幅径侵害は歯の唇面における近心・遠心ラインアングル（隅角）上に発生することが多く，歯槽骨の厚みが原因とされてい

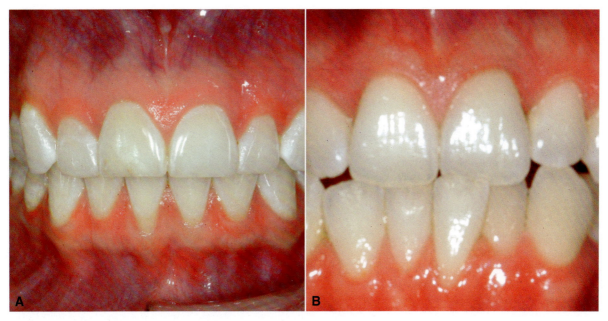

図 5-23　A：Thick Biotype．B：Thin Biotype．
特に Thin Biotype における最小限の角化歯肉の存在，血管が透過して観察できる．

る[47, 57]．

2 歯肉バイオタイプ

　歯肉のバイオタイプに応じて外傷に対する反応は異なるが，生物学的幅径（付着領域）への侵害反応もその一つである．歯根を被覆する歯槽骨・歯肉が薄い場合を Thin Biotype と呼ぶ[58]．歯肉の炎症反応では一般的には腫脹・浮腫・発赤・出血が見られるが，Thin Biotype の場合は炎症反応の影響で歯肉退縮，歯槽骨喪失が起こり，生物学的幅径が根尖寄りに移動して再構築される．歯周支持組織に厚みがある Thick Biotype は人口の 3 分の 2 を占めており，男性が多いとされている（図 5-23）反面，Thin Biotype は女性に多いとされている．また，同一の口腔内でも Thin／Thick の両 Biotype が混在することもある．臨床的には，Thin Biotype の歯肉溝ではペリオプローブを挿入した場合，歯肉を通してプローブの存在が肉眼で透けて観察できることが特徴で，さまざまな歯科治療の影響で歯肉退縮が発生するリスクが高い歯肉である（表 5-3）[59-62]．

3 生物学的幅径侵害の予防とその修正

　生物学的幅径侵害の修正には，補綴マージン相当の支持骨を削除することで付着領域を根尖方向に移動する外科的な手段（図 5-24），および付着領域からマージン（歯）を歯冠方向に移動させる矯正治療（図 5-25）を利用した 2 つの手段が存在する．外科的な手段は，一般的には生物学的幅径侵害を解決する手段としては治癒速度の速い処置で，根尖方向に移動した歯肉縁の位置は術後 3 か月ほどで安定する．よって，臼歯部の補綴処置で最終マージンを設定する時期は術後 3 か月，審美的な考慮が必要な前歯部分では 6 か月待機したほうが理想的である[24]．外科的な生物学的幅径侵害の修正は，単独歯に実施する場合，歯槽骨の整形（生物学的幅径侵害が発生している部分の支持骨の削除）は前後の歯槽骨の形態（高低差）を考慮して急激な変化ではなく，移行的な形態を確保しなければならない．つまり，歯槽骨整形は侵害が見られる 1 本の歯に対して，移行的な歯槽骨形態を確保するために，近心・遠心の両隣在歯を含む 3 歯分の歯槽骨の整形を実施する必要がある．外科的修正は単独の歯の歯冠高径が長くなるために，特に審美性が求められる上顎前歯部分では適応には注意が必要である．前歯部分での外科

表5-3 Thick Biotype，Thin Biotype の比較

Thin Gingival Biotype	Thick Gingival Biotype
歯頸部辺縁歯槽骨が薄い． 根面上の歯槽骨には骨の薄さに伴う，裂開・開窓部位がみられる． 角化歯肉の幅が狭い． 歯肉の厚みは 1.5 mm 以下，幅 3.5〜5 mm 歯頸部付近の歯槽骨・歯肉形態は著明なスキャロップ形状 （唇面中央部〜隣接面頂点との高低差が大きい．） 歯肉辺縁の位置は CEJ と同等もしくは根尖寄り "三角形状"歯冠形態（近遠心隣接面から歯頸部に向けて円錐状の歯冠形態） 隣接面コンタクト：隣接歯との接触面積が小さく，切端寄りの位置に存在する． 歯冠唇面歯頸部の凸面形状が弱い． 歯周疾患罹患後は歯肉退縮が起こりやすい． 抜歯後の歯肉・唇面骨吸収はそれぞれ 2 mm 以上発生 外科処置（フラップ）術後は骨・歯肉の吸収が観察 インプラント埋入処置後の歯間乳頭の喪失 歯頸部歯肉縁下の補綴物・根歯質間でのマージンにおける色の変化が歯肉を通し観察できる．	歯頸部辺縁歯槽骨が厚い． 厚い根面上歯槽骨壁 角化歯肉の幅が大きい． 歯肉の厚みは 2 mm 以上，幅 5〜6 mm 歯頸部付近の歯槽骨・歯肉は平坦なスキャロップ形態 （唇面中央部〜隣接面頂点との高低差が少なく，平坦） 歯肉縁は CEJ より歯冠寄り "長方形状"歯冠形態 隣接面コンタクト：隣接歯との接触面積が大きく，歯頸部寄りの位置に存在する． 歯冠唇面歯頸部の凸面形状が著明 歯周病罹患後は深い歯周ポケット・垂直性骨欠損を観察 抜歯後の歯肉・唇面骨吸収はそれぞれ 2 mm・1 mm 以下 外科処置（フラップ）術後は骨・歯肉の肉眼で観察可能なほどの組織吸収が起こる可能性は少ない． 短く厚みのある歯間乳頭はインプラント術後も形態が消失することはない． 歯頸部歯肉縁下の補綴物・根歯間でのマージンにおける色の変化は厚みある歯槽骨・歯肉のおかげで透過することなく視覚的障害は少ない．

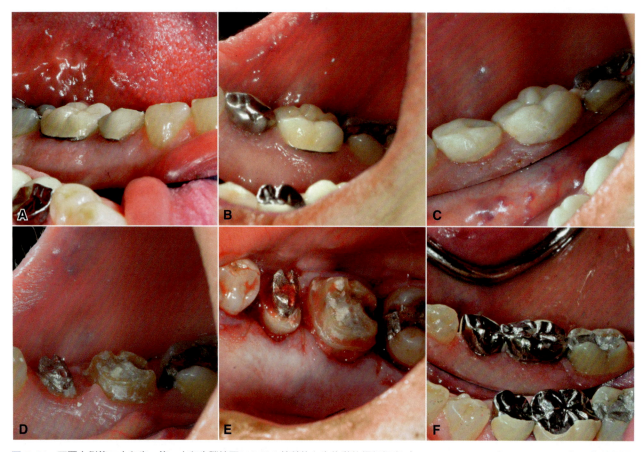

図5-24 下顎右側第二小臼歯・第一大臼歯隣接面における外科的な生物学的幅径侵害（Biologic Width Violation：BWV）の修正処置．A・B：処置前の臨床所見．C：暫間冠を装着した状態での術前臨床所見．D：歯冠高径が低く，フェルールが確保されていない術前支台歯形態．E：歯冠延長術直後の所見．F：最終補綴物装着．

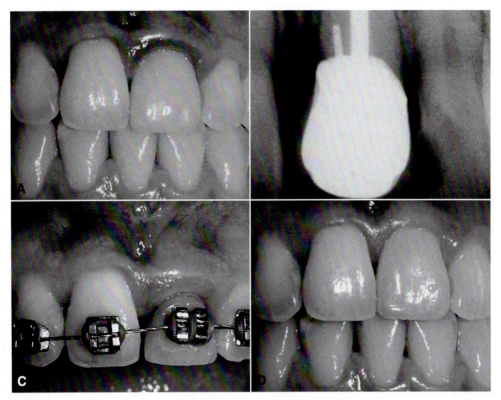

図 5-25　上顎左側中切歯における矯正力による意図的挺出を応用した生物学的幅径侵害の修正処置．A：左側中切歯補綴物による発赤した浮腫性の歯肉縁．B：咬翼法による X 線撮影にて生物学的幅径侵害状態であることを確認．C：矯正力にて歯肉，歯の支持骨を歯の切端方向に牽引する（意図的挺出）．D：切端方向に延長した過剰な歯槽骨・歯肉を外科的に切除，調整して生物学的幅径侵害の修正，審美的な歯肉形態を獲得する．（Newman MG 著，Carranza's Clinical Periodontology, 10th ed. St. Louis, Saunders, 2006 より提供）

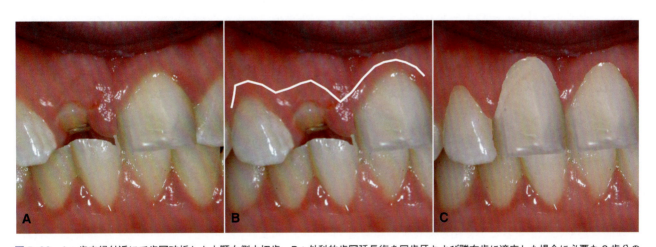

図 5-26　A：歯肉縁付近にて歯冠破折した上顎右側中切歯．B：外科的歯冠延長術を同歯牙および隣在歯に適応した場合に必要な 3 歯分の歯肉・歯槽骨切除範囲を白線で示した．C：同部位に対して外科的歯冠延長術を施術した場合，歯冠が長く，不整な歯肉縁形態をもたらす結果となる．

的修正は，前歯を構成するすべての歯の歯冠高径が大きくなることで審美的な利益がある場合に適応されるべきである（図 5-26）．逆に，臼歯部では歯冠高径が解剖学的に低い傾向があるうえに，既に歯肉縁下マージンが設定されている既往の歯も多く，補綴物の抵抗形態・維持形態が確保しにくい状況がある[63] ので，外科的な修正は積極的に適応される．臼歯部分での外科的な修正の結果，歯冠高径を確保し，補綴物マージンを清掃性の高い歯肉縁上もしくは同縁レベルに設定が可能になる．

❶ 生物学的幅径の侵害に対する最適な治療方法の選択（歯冠延長術）

前歯部分におけるCrown Lengthening（歯冠延長術）には，レーザーやフラップを開けない形での外科的な術式が挙げられる．歯肉切除を伴う歯冠延長術を実施する場合，切除しても，患歯においては十分な量の角化歯肉が残る程度の角化歯肉の存在が必要である．補綴マージン下3mmに健全な生物学的幅径を再確立するための支持骨の切除は，手用器具・回転切削器具，レーザーを利用して，歯肉溝を通過して施術される．このようなMinimally Invasive（最小限の侵襲）に基づいた処置は高度な施術技術が要求される処置である．Minimally Invasiveな歯冠延長術では，処置部位に対する操作性に制限があるので，歯根表面は粗造で骨整形された表面には切削器具の操作跡が残りやすい傾向にある．また，前歯部分におけるMinimally Invasiveな歯冠延長術が適応できる症例に関しては，同様な症例に対して従来のフラップを開けた場合の処置と比較すると，処置結果には大きな違いはない[64, 65]．

歯根形態整形術は，フラップを開けて施術した場合の歯冠延長術に付随して行うことができる処置である．歯根形態整形術は，十分な残存歯質がある歯根に対して，ダイヤモンドポイントにて根表面を平坦化（整形）することで，既存の補綴マージンを除去することである[66]が，そのほかに，根表面を積極的に整形することで不整なCEJ（Cemento Enamel Junction）[67]，根面近接，根面溝・根分岐部での根面の形態修正を行うことにも適応が可能である．特に臼歯は歯の断面形態が大きいため，根面形態を生理的な形態に修正することで歯冠延長術の際の歯槽骨の切削量を減らすことが期待できる．

歯冠延長術を必要とする歯は，補綴物の最終的な補綴マージンの位置を術者が推測して決定することをなくすために，齲蝕はすべて除去しておく必要がある．また，支台築造が完了した歯には暫間冠を装着し，施術時にはこの暫間冠を外すことで隣接面への歯槽骨の整形が容易に行えるようにしておく．

歯根に対して支持骨を根尖方向に削除する歯冠延長術は，歯の破折に対する抵抗性を減弱させる要因として，歯冠・歯根比の悪化，および歯槽骨削除・整形後の新たな骨レベルでの歯根断面積の減少を招くことが挙げられる．歯（支台歯）に対して形成マージンを根尖方向に移動することは，切削歯質増加・形成面の歯髄近接，歯間空隙の拡大など解決が難しい問題を招くことも認識しなければならない．これらの現象は，特に審美性が求められる上顎前歯への施術を検討した場合に考慮を必要とする問題である．

審美性が求められる領域では，矯正力によって歯を挺出させることで歯肉縁に著明な変化を与えることなく生物学的幅径侵害への対応が可能である[68]．1か月に1mm程度の弱圧（15〜50g）の矯正力にて歯を歯冠側方向に牽引した場合，歯槽骨・歯肉は歯に付随して位置が変化する．挺出させる歯は隣接する歯槽骨より数mm程度歯冠方向に牽引し，2か月ほど保定したあと，歯の挺出に付随する過剰な歯肉・歯槽骨は外科的に除去することで，生物学的幅径侵害の修正が可能である[69]．一方で急速な挺出を行う場合は，数週間の間に強い矯正力を加えながら目的の歯の位置に牽引し，3か月間の保定のあと，歯槽骨・歯肉の位置の評価を行い，最終的な補綴治療に移行する[70]．また，歯の牽引中は歯槽骨縁上線維切断術（歯根表面の歯根膜線維による付着を歯肉溝切開にて切断する操作）を1週間おきに実施し，牽引に伴う歯槽骨・歯肉の付随移動を防止しながら牽引する．

歯間乳頭

歯間乳頭の形態は，① 両隣在歯隣接歯面，② 隣接面コンタクト直下，③ 付着部の最歯冠寄りの部位に囲まれた空間を占有することが理想的である．歯の隣接面の鼓形空隙の大きさ・形状が理想的であれば，隣接面の骨レベルから5mm（付着領域最歯冠寄りの部位から3mm）の位置まで歯間乳頭の頂点は維持される[71]．しかし，歯間乳頭の形状が理想的でない場合には，術者は補綴治療，矯正治療あるいはその両方を応用し，歯冠形態・鼓形空隙の形状を変えることで乳頭形態を操作することが可能である．

Spear, Clooneyらは以下のような記述で歯間乳頭

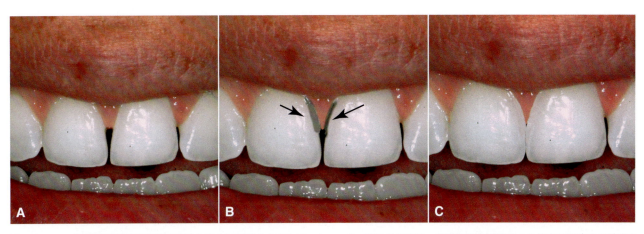

図5-27　A：歯間乳頭は隣接面鼓形空隙を完全に空間を占有していない．B：画像の矢印は，歯間乳頭を隣接面から側方に圧迫する効果を持つ歯肉縁下に延長したラミネート・ベニア修復物の適応を提案．C：ラミネート・ベニア修復物の隣接面コンタクト部分は根尖方向に長く延長した．意図的に隣接面鼓形空隙を側面・高径の方向から狭くすることで歯間乳頭は圧縮され，高径の高い・鋭い形状の歯間乳頭を演出することに寄与する．

を表現している．

「歯間乳頭は歯の支持組織付着部の上に一定の容積を持つ風船と捉えるべきである．その風船（歯間乳頭）の形状と高さは，歯の隣接面の鼓形空隙によって左右される．鼓形空隙が近遠心的に広すぎる場合，「風船」は平坦で浅くなり，頂点は鈍な形状をもつ．鼓形空隙が近遠心的に理想的な場合，頂点は鋭い形態を持ち，歯肉溝の深さは2.5〜3mmという健全な数値を示す．鼓形空隙が狭小な場合，歯間乳頭は唇側・舌側に向けて突出，Colを形成して炎症状態に陥る．」

このような比喩は，特に鼓形空隙の空間を十分に占有しない歯間乳頭に当てはめることができる．このような歯間乳頭の評価は，術者が歯間乳頭頂点から隣接面歯槽骨頂までの距離を計測することから始まる．歯間乳頭頂点から歯槽骨までの距離が5mm以下であれば術者は隣接歯の近遠心面に修復材を付与し，隣接面から圧縮することで歯間乳頭頂点を歯槽骨頂から5mm程度まで押し上げることができる．もし，歯槽骨頂から乳頭頂点までの距離が5mm以上存在する場合，隣接面コンタクトの位置を乳頭頂点まで根尖方向に下げて対応する（図5-27）．

隣接する歯の根面間の距離が拡大した場合，その影響として隣接面コンタクトが歯冠方向に移動し，隣接面鼓形空隙が拡大してしまう．このような場合，矯正治療にて歯根の平行性を確保することを通じて隣接面コンタクトの位置を改善，隣接面鼓形空隙を縮小することで歯冠乳頭の高径を改善し，理想的とされる乳頭頂点が尖った乳頭形態の獲得が期待できる（図5-28）．

4. オベート・ポンティック

歯を抜歯することは，隣接面コンタクト・鼓形空隙の半分を喪失することである．歯間乳頭の形態に影響を与える隣接面コンタクト・鼓形空隙の支持を失う結果，乳頭形状は平坦化し，審美的な障害となる．抜歯に伴う歯間乳頭の変形は，乳頭形態維持に必要な隣接面コンタクト・鼓形空隙の支持を付与するオベート・ポンティックを設定することで防ぐことができる[2,72]．オベート・ポンティックの抜歯窩挿入部分は抜歯した歯根と同じ大きさ・形態を付与し，歯肉縁から2.5mmほど挿入した状態で設定する．オベート・ポンティックの抜歯窩挿入部分は術後4週間後に清掃性を確保することを目的に，2.5mmから1.5mmに調整する（図5-29）．また，抜歯時には抜歯窩周囲の形態保存を目的とする硬組織の移植（抜歯窩保存術）を実施することが望ましい．適切な形態を付与されたオベート・ポンティックは抜歯窩開口部を閉鎖し，抜歯窩内移植材の保持に寄与する．抜歯窩周囲の骨レベルが保たれた場合には歯間乳頭の状態も維持されることが期待できる．

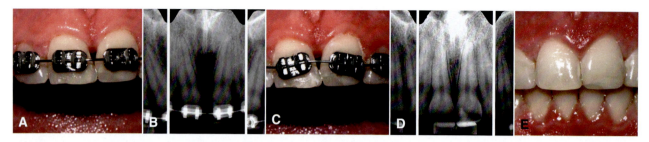

図5-28　A：上顎左右側中切歯間の歯間乳頭は隣接面鼓形空隙を完全に空間を占有していない．B：同歯のX線所見では，歯間乳頭の圧縮効果が期待できない放射状に開いた状態の歯根傾斜が確認された．C：矯正治療用のブラケットを放射状に開いた歯根を平行に矯正する方向で歯冠唇面に再接着する．D：術後のX線所見で適切（平行）な歯根傾斜が確認された．E：術後，上顎左右側中切歯間の歯間乳頭は隣接面鼓形空隙を完全に占有していることが確認された．（Newman MG著，Carranza's Clinical Periodontology, 10th ed. St. Louis, Saunders, 2006より提供）

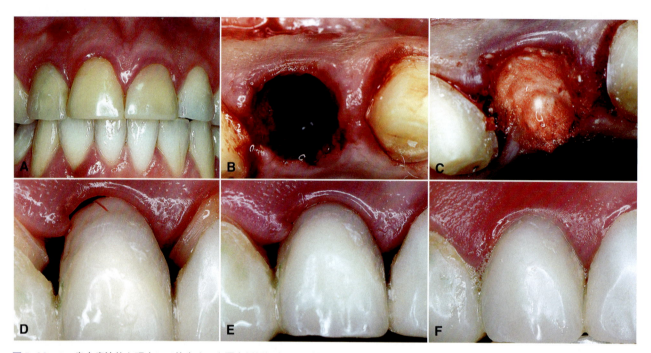

図5-29　A：歯内療法的な理由にて抜歯する上顎右側側切歯．B：低侵襲操作による抜歯後の抜歯窩．C：抜歯窩は骨移植材にて充填．D：固定性暫間補綴物を作成．オベート・ポンティック基底面は抜歯窩に対して深さ2.5mm挿入し，抜歯窩開口部の閉鎖および，歯間乳頭の側方への支持を図る．E：抜歯部の術後8週間後の治癒状態．F：理想的な歯間乳頭形態が維持された状態で最終補綴物が装着された．

　オベート・ポンティックを支えるための理想的な顎堤形態は，歯肉にダイヤモンドポイント・電気メス・レーザー装置を応用して凹面状のくぼみを付与して形成することも可能である．この際，臼歯のポンティックは前歯のポンティックよりも平坦なくぼみの形状を形成する．審美的な配慮から，くぼみの深さは唇面にて1.0〜1.5mmに設定，歯肉溝から歯根・歯冠が立ち上がっているような視覚効果を付与する．ポンティックの抜歯窩最深部から歯槽骨頂間の歯肉の厚みは，最低でも2mm確保する必要がある．ポンティック直下の歯肉の厚みが2mm以上ある場合は軟組織の過剰な増殖が起こり，2mm以下であれば2mmの歯肉の厚みを確保するために歯槽骨整形が必要である．

5. インプラント埋入予定部位の維持・造成

　インプラント埋入のために骨組織の量が不足している部位に対して硬組織を造成する場合，同部位に対してフラップ挙上（翻転），骨移植材設置，移植部分を被覆するバリア・メンブレンの設置，創面の一次性閉鎖（Primary Closure・移植材を完全にフ

ラップにて被覆・閉鎖）を確保するためのReleasing Incisionを施術する必要がある．

インプラント埋入部位の骨造成術は高度な手術技術が要求される処置である（図5-30）．骨造成効果を最大に促すためには10～12週間，骨造成部分のフラップの閉鎖状態（一次性閉鎖）を維持する必要がある．また外科処置上，創面の閉鎖を確保するためにフラップ操作をしやすくするため，厚みを薄くする操作も必要である．このフラップの厚みを取り除く操作は血液供給を損なう反面，治癒の経過の中で創面閉鎖に必要な組織の自由度（柔軟性・伸展性）を確保するために必要である．可撤性の暫間補綴物（暫間義歯），咀嚼行為は治癒過程にある脆弱な移植術創面部分に無用な物理的なストレスを与え，メンブレン・移植材露出等の原因となるので創面の保護への配慮が必要である．このような状況では，抜歯予定の支台歯を利用した暫間固定性補綴物による創面（フラップ）保護は有効な手段である[45]．

6. 抜歯の影響

前歯における抜歯後の硬・軟組織の平均的な顎堤の吸収は，垂直方向に2.0～3.5mm，水平方向に1～2mm起こるために，補綴歯（ポンティック）と隣接歯との間で歯頸部の歯肉レベルに違いをもたらす[47,73-76]．Thin Biotype患者では最大7.5mmの歯肉退縮・骨吸収が発生し，反面，Thick Biotypeでの顎堤の変化は少ない傾向にある[77]．抜歯に伴う顎堤の変化を予防するために，さまざまな骨移植材，もしくはバリア・メンブレンとの組み合わせを抜歯と同時に抜歯窩に適応し，総称としてSite Preservation（抜歯部保存術・抜歯窩保存術）と呼ぶ．これらの再生療法的な処置の効果は硬・軟組織の吸収を完全に防止することは難しいものの，軽減することは期待できる[78]．

Site Preservationの効果が見込みやすいThick Biotype患者の上顎前歯部に処置を行った場合，水平・垂直方向で最大1～2mm程度の組織吸収に留めることが可能とされている[79]．

Thin Biotype患者の場合，上顎前歯に対して低侵襲の抜歯・Site Preservationを施術したにもかかわらず，著明（5～7mm）な硬・軟組織の吸収が起こることがある[80]．上顎前歯の根面を被覆する歯槽骨の厚みが1mm以下であるThin Biotype患者では，抜歯後に起こる血液供給の障害が治癒期間中の歯槽骨に悪影響を与える．特に，歯肉を2～4mm露出，高いスマイルラインを持つThin Biotype患者における上顎前歯の抜歯症例は最も対応が困難な症例で，いかなるSite Preservation・再生療法的な処置を実施しても，審美性を損なう著明な硬・軟組織吸収を防ぐことは難しい．

このような困難なシナリオでは，OFE（Orthodontic Forced Eruption・意図的歯牙挺出術）を抜歯予定の歯に適応し，矯正治療にて3mm以上歯冠方向に牽引する対応法を選択できる．意図的歯牙挺出術では歯根を牽引することで歯根膜を緩め，歯根の移動に付随して硬・軟組織の位置を動かすことが可能である．歯根を3mm程度，牽引した結果，抜歯は容易になり，また歯冠方向に移動した余分な2～4mmの硬・軟組織は抜歯後の吸収反応によって隣在歯の組織レベルと揃うことが期待できる．このOFEの概念は，特に垂直方向に硬組織が不足しているインプラント埋入予定部位の造成にも応用できる（図5-31）．OFEを適応し，抜歯予定の32本の歯に対して平均6.2mm挺出させた結果，垂直（歯冠）方向に硬組織は4.0mm，軟組織では3.9mmの歯肉の移動が得られたことをAmatoらは報告[69]している．また，歯肉の増加に伴い，垂直方向への歯間乳頭の移動も観察された．軽度で持続的な矯正力を歯に適応することで，歯は1か月あたり1～2mm程度の挺出が可能である．OFE完了後，挺出した歯の抜歯は2～3か月間保定することで骨組織の石灰化・成熟期間の後に抜歯する[69]．

抜歯予定の歯に対して，インプラント予定部位の組織造成目的に行ったOFEの効果は，外科的な造成処置と同等といわれている[81,82]．完全無歯顎症例における幅径の3mm程度の骨造成は，粒子状の骨移植材，バリア・メンブレンを応用することで外科的には可能である．しかし，完全無歯顎症例での垂直方向における骨造成は活性の高いブロック状自家

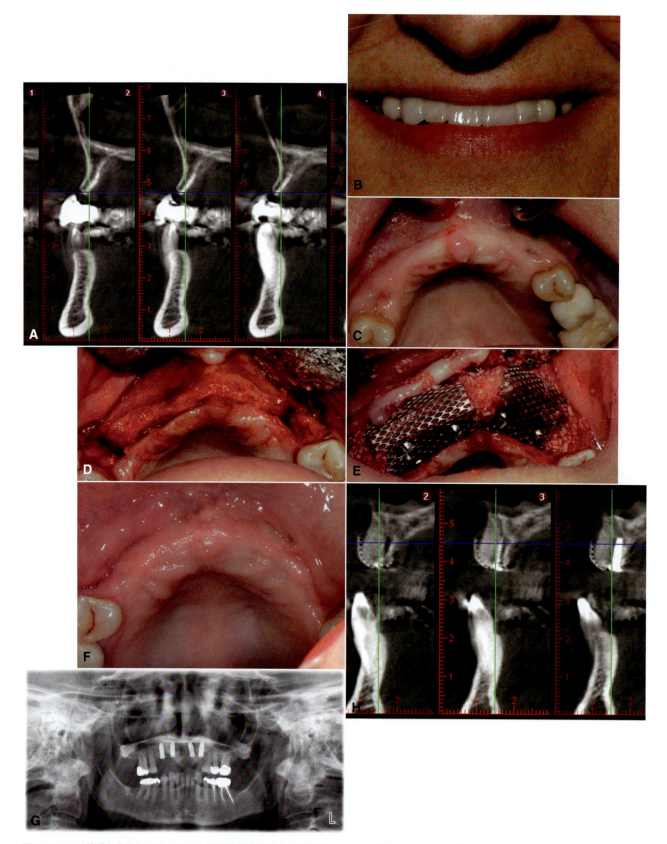

図5-30 A：著明な骨吸収がみられる上顎前歯部歯槽骨のX線写真．B・C：術前のスマイル画像および，上顎前歯の顎堤の画像．D：全層弁による歯肉剥離．E：無歯顎歯槽骨の移植予定部分の皮質骨は削除（Decortication）し，骨移植を実施．骨移植材の安定した充填空間の確保のために2枚のチタン・メッシュのプレートをスクリューにて設置．プレートはさらに吸収性メンブレンで被覆，フラップは層状に縫合．F：術後4か月経過した移植部位．G：骨造成された顎堤に対して4本のインプラントが埋入されたことを示すX線写真．H：画像Aと比較すると，明確な骨造成が確認できるX線写真．

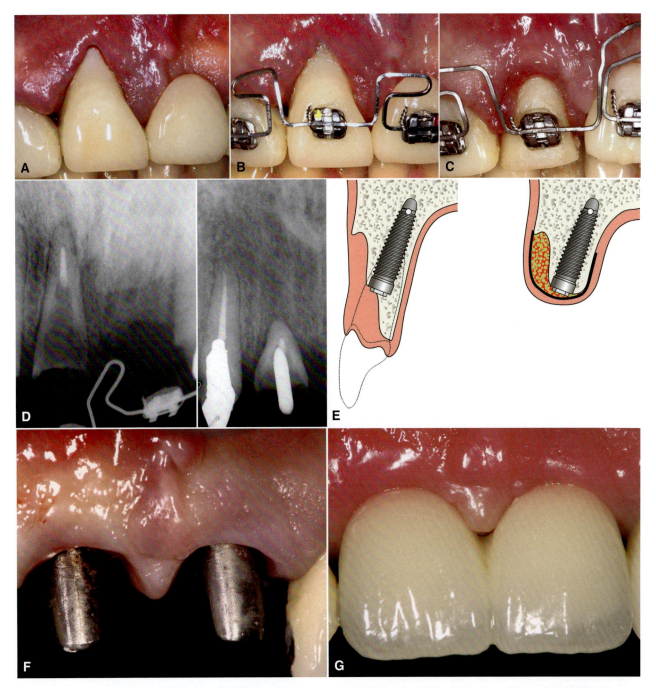

図5-31 A：Thin Biotype患者における，歯肉退縮を伴う抜歯予定の上顎右側中切歯．同歯の抜歯によって重大な審美的問題が起こることは明らかである．B：意図的歯牙挺出術（Orthodontic Forced Eruption：OFE）にて抜歯予定の歯を切端・口蓋方向に牽引．C：歯の牽引に伴う良好な唇面歯肉形態を示す．D：10 mm程度のOFEを実施した状態でのX線写真．E：OFEによって期待できる歯冠切端方向及び幅（唇面）の歯槽骨形態を示す図．F：歯槽骨唇面の骨移植と同時に埋入されたインプラント．G：本症例のインプラント支持組織の審美的な最終形態はOFEを適応していなければ獲得できない形態である．(Watanabe T著，Creating Labial Bone For Immediate Implant Placement：A Minimally Invasive Approach By Using Orthodontic Therapy In The Esthetic Zone, J Prosthet Dent 110：435, 2013より)

骨を利用しない限り困難である[83-87]．ブロック状自家骨が採取できる部位は下顎枝上行枝，オトガイ部，腸骨，大腿骨である．大型のブロック状自家骨部を被覆するための軟組織は，移植骨採取前に下肢から採取されることが多い．ブロック状自家骨移植術と比較してOFEは高い予知性を持って垂直方向の骨組織・角化歯肉を造成することができる．また垂直方向の骨造成実施部位における追加的な横方向の骨造成は，OFEによって量・厚みの増加した角化歯肉の存在によって容易に実施できるようにな

る．

矯正治療による歯牙挺出術によって，歯肉・骨組織の歯冠方向への移動をもたらす[69]．歯牙挺出術の目的が歯肉・骨組織の位置を変えることなく，歯の挺出のみ行うことを目的とするならば，1，2週間おきに歯槽骨縁上歯根膜切断術（Crestal Fiberotomy），根面上の歯根膜線維の除去をスケーリング・ルートプレーニングにて併用しながら繰り返し実施しなければならない．軽度で持続的な矯正力は毎月1〜2mm程度の歯の挺出を可能にする．抜歯予定の歯に対しては，抜歯後の組織吸収を想定して2mm過剰に歯を挺出する配慮が必要である[70]．

7. まとめ

歯周治療は，予知性の高い処置である．歯周治療の後に多くの歯または，すべての歯を喪失してしまう症例の傾向としては，歯周初期治療に対する反応が悪い点が挙げられる．Thin Biotype患者は，比較的侵襲が低い処置，単純な抜歯に対しても過剰な歯肉退縮，歯肉・骨喪失吸収反応が起こるため，最も対応が困難な歯周・補綴治療上の問題を抱える症例である傾向がある．術者がこれらの臨床的な問題を早期に認識することは，治療による歯周支持組織への損害を可能な限り少なくすることに配慮した治療計画を作成することが可能である．

Study Questions

1. 歯周病治療における外科（ポケット減少術）・非外科的治療（スケーリング・ルートプレーニング）を実施した場合の10年後の術後経過に関して比較し，議論せよ．
2. 多くの歯周病患者では2，3か月おきのSupportive Periodontal Therapy（SPT）は歯周病の再発を抑制するのに効果がある．頻繁なSPTによって得られるその他の治療上の利益とはどのようなことが考えられるか？
3. 歯周病学的に不良な予後評価を持つ歯でも，多くの場合，一定期間維持することは可能である．補綴治療計画オプションにおいてこのことがどのような影響を与えるのか議論せよ．
4. 前歯の抜歯における歯肉退縮の術前予測を行う場合，Thick・Thin Gingival Biotypeの歯肉退縮への影響に関して議論せよ．
5. 外科的な歯冠延長術および歯牙挺出術を行った場合に起こる歯冠・歯根比への影響についてそれぞれ説明せよ．
6. 上顎中切歯の抜歯と同時に抜歯窩保存術を行うことは，歯間乳頭維持の観点から適切か？

● 引用文献

1. Lindhe J, et al: Clinical Periodontology and Implant Dentistry, 5th ed, vol 2. Oxford, U.K., Wiley-Blackwell, 2008.
2. Newman MG, et al, eds: Carranza's Clinical Periodontology, 11th ed. St. Louis, Elsevier/Saunders, 2012.
3. Hirschfeld L, Wasserman B: A long-term survey of tooth loss in 600 treated periodontal patients. J Periodontol 49 (5): 225, 1978.
4. Bostanci HS, Arpak MN: Long-term evaluation of surgical periodontal treatment with and without maintenance care. J Nihon Univ Sch Dentistry 33 (3): 152, 1991.
5. Svärdström G, Wennström JL: Periodontal treatment decisions for molars: an analysis of influencing factors and long-term outcome. J Periodontol 71 (4): 579, 2000.
6. McFall WT Jr: Tooth loss in 100 treated patients with periodontal disease. A long-term study. J Periodontol 53 (9): 539, 1982.
7. Wood WR, et al: Tooth loss in patients with moderate periodontitis after treatment and long-term maintenance care. J Periodontol 60 (9): 516, 1989.
8. Eke PI, et al: Prevalence of periodontitis in adults in the United States: 2009 and 2010. J Dent Res 91 (10): 914, 2012.
9. Kim JK, et al: Prevalence of oral health problems in U.S. adults, NHANES 1999-2004: exploring differences by age, education, and race/ethnicity. Spec Care Dentist 32 (6): 234, 2012.
10. Dye BA, et al: Trends in oral health status: United States, 1988-1994 and 1999-2004. Vital Health Stat 11 (248): 1, 2007.
11. Schroeder HE, Listgarten MA: Fine structure of the developing epithelial attachment of human teeth. Monogr Dev Biol 2: 1, 1971.
12. Slots J: Low-cost periodontal therapy. Periodontol 2000 60 (1): 110, 2012.
13. Drisko CH: Nonsurgical periodontal therapy. Periodontol 2000 25: 77, 2001.
14. Reddy MS, et al: Periodontal disease progression. J Periodontol 71 (10): 1583, 2000.
15. Kinney JS, et al: Oral fluid-based biomarkers of alveolar bone loss in periodontitis. Ann N Y Acad Sci 1098: 230,

2007.
16. Belstrøm D, et al: Differences in bacterial saliva profile between periodontitis patients and a control cohort. J Clin Periodontol 41 (2): 104, 2014.
17. Weinberg MA, Hassan H: Bleeding on probing: what does it mean? Gen Dent 60 (4): 271, 2012.
18. Goodson JM: Diagnosis of periodontitis by physical measurement: interpretation from episodic disease hypothesis. J Periodontol 63 (4 Suppl): 373, 1992.
19. Listgarten MA: Periodontal probing: what does it mean? J Clin Periodontol 7 (3): 165, 1980.
20. Heitz-Mayfield LJA, Lang NP: Surgical and nonsurgical periodontal therapy. Learned and unlearned concepts. Periodontol 2000 62 (1): 218, 2013.
21. Sanz I, et al: Nonsurgical treatment of periodontitis. J Evid Based Dent Pract 12 (3 Suppl): 76-86, 2012.
22. Hallmon WW, Rees TD: Local anti-infective therapy: mechanical and physical approaches. A systematic review. Ann Periodontol 8 (1): 99, 2003.
23. McLeod DE: A practical approach to the diagnosis and treatment of periodontal disease. J Am Dent Assoc 131 (4): 483, 2000.
24. Hempton TJ, Dominici JT: Contemporary crown-lengthening therapy: a review. J Am Dent Assoc 141 (6): 647, 2010.
25. Nyman S, et al: Periodontal surgery in plaque-infected dentitions. J Clin Periodontol 4 (4): 240, 1977.
26. Rylander H: Changing concepts of periodontal treatment: surgical and non-surgical. Int Dent J 38 (3): 163, 1988.
27. Pihlstrom BL, et al: Comparison of surgical and nonsurgical treatment of periodontal disease. A review of current studies and additional results after years. J Clin Periodontol 10 (5): 524, 1983.
28. Dentino A, et al: Principles of periodontology. Periodontol 2000 61 (1): 16, 2013.
29. Lang NP, et al: Absence of bleeding on probing. An indicator of periodontal stability. J Clin Periodontol 17 (10): 714, 1990.
30. Lang NP, et al: Bleeding on probing. A predictor for the progression of periodontal disease? J Clin Periodontol 13 (6): 590, 1986.
31. Axelsson P, et al: The effect of various plaque control measures on gingivitis and caries in schoolchildren. Community Dent Oral Epidemiol 4 (6): 232, 1976.
32. Axelsson P, Lindhe J: Effect of oral hygiene instruction and professional toothcleaning on caries and gingivitis in schoolchildren. Community Dent Oral Epidemiol 9 (5): 251, 1981.
33. Chambrone L, Chambrone L: Results of a 20-year oral hygiene and prevention programme on caries and periodontal disease in children attended at a private periodontal practice. Int J Dent Hyg 9 (2): 155, 2011.
34. Axelsson P, et al: On the prevention of caries and periodontal disease. J Clin Periodontol 18 (3): 182, 1991.
35. Persson GR: Perspectives on periodontal risk factors. J Int Acad Periodontol 10 (3): 71, 2008.
36. Page RC, Beck JD: Risk assessment for periodontal diseases. Int Dent J 47 (2): 61, 1997.
37. Garcia RI, et al: Risk calculation and periodontal outcomes. Periodontol 2000 50: 65, 2009.
38. Halperin-Sternfeld M, Levin L: Do we really know how to evaluate tooth prognosis? A systematic review and suggested approach. Quintessence Int 44 (5): 447, 2013.
39. Aimetti M: Nonsurgical periodontal treatment. Int J Esthet Dent 9 (2): 251, 2014.
40. Segelnick SL, Weinberg MA: Reevaluation of initial therapy: when is the appropriate time? J Periodontol 77 (9): 1598, 2006.
41. Claffey N, Egelberg J: Clinical indicators of probing attachment loss following initial periodontal treatment in advanced periodontitis patients. J Clin Periodontol 22 (9): 690, 1995.
42. Wojcik MS, et al: Retained "hopeless" teeth: lack of effect periodontally-treated teeth have on the proximal periodontium of adjacent teeth 8-years later. J Periodontol 63 (8): 663, 1992.
43. Chronopoulos V, et al: Tooth- and tissue-supported provisional restorations for the treatment of patients with extended edentulous spans. J Esthet Restor Dent 21 (1): 7, 2009.
44. Cortes A, et al: Transition from failing dentition to full-arch fixed implant-supported prosthesis with a staged approach using removable partial dentures: a case series. J Prosthodont 23 (4): 328, 2014.
45. Rokn AR, et al: Implant site development by orthodontic forced eruption of nontreatable teeth: a case report. Open Dent J 6: 99, 2012.
46. Horowitz F, et al: A review on alveolar ridge preservation following tooth extraction. J Evid Based Dent Pract 1 (3 Suppl): 149, 2012.
47. Schmidt JC, et al: Biologic width dimensions—a systematic review. J Clin Periodontol 40 (5): 493, 2013.
48. Smith RG, et al: Variations in the clinical sulcus depth of healthy human gingiva: a longitudinal study. J Periodont Res 31 (3): 181, 1996.
49. Valderhaug J, Heloe LA: Oral hygiene in a group of supervised patients with fixed prostheses. J Periodontol 48 (4): 221, 1977.
50. Moretti LAC, et al: The Influence of restorations and prosthetic crowns finishing lines on inflammatory levels after non-surgical periodontal therapy. J Int Acad Periodontol 13 (3): 65, 2011.
51. Drisko CL: Periodontal self-care: evidence-based support. Periodontol 2000 62 (1): 243, 2013.
52. Schätzle M, et al: The influence of margins of restorations on the periodontal tissues over 26 years. J Clin Periodontol 28 (1): 57, 2001.
53. Reeves WG: Restorative margin placement and periodontal health. J Prosthet Dent 66 (6): 733, 1991.
54. Felton DA, et al: Effect of in vivo crown margin discrepancies on periodontal health. J Prosthet Dent 65 (3): 357, 1991.
55. Kosyfaki P, et al: Relationship between crowns and the periodontium: a literature update. Quintessence Int 41 (2): 109, 2010.
56. Maynard JG Jr, Wilson RD: Physiologic dimensions of the periodontium significant to the restorative dentist. J Periodontol 50 (4): 170, 1979.
57. Nugala B, et al: Biologic width and its importance in periodontal and restorative dentistry. J Conserv Dent 15 (1): 12, 2012.
58. Sanavi F, et al: Biologic width and its relation to periodontal biotypes. J Esthet Dent 10 (3): 157, 1998.
59. Esfahrood ZR, et al: Gingival biotype: a review. Gen Dent 61 (4): 14, 2013.
60. Cook DR, et al: Relationship between clinical periodontal

biotype and labial plate thickness: an in vivo study. Int J Periodontics Restorative Dent 31 (4): 345, 2011.
61. Lee A, et al: Soft tissue biotype affects implant success. Implant Dent 20 (3): e38, 2011.
62. De Rouck T, et al: The gingival biotype revisited: transparency of the periodontal probe through the gingival margin as a method to discriminate thin from thick gingiva. J Clin Periodontol 36 (5): 428, 2009.
63. Sharma A, et al: Short clinical crowns (SCC) — treatment considerations and techniques. J Clin Exp Dent 4 (4): e230, 2012.
64. Braga G, Bocchieri A: A new flapless technique for crown lengthening after orthodontic extrusion. Int J Periodontics Restorative Dent 32 (1): 81, 2012.
65. McGuire MK, Scheyer ET: Laser-assisted flapless crown lengthening: a case series. Int J Periodontics Restorative Dent 31 (4): 357, 2011.
66. Tucker LM, et al: Combining perio-restorative protocols to maximize function. Gen Dent 60 (4): 280, 2012.
67. Satheesh K, et al: The CEJ: a biofilm and calculus trap. Compend Contin Educ Dent 32 (2): 30, 2011.
68. Sabri R: [Crown lengthening by orthodontic extrusion. Principles and technics]. J Parodontol 8 (2): 197, 1989.
69. Amato F, et al: Implant site development by orthodontic forced extraction: a preliminary study. Int J Oral Maxillofac Implants 27 (2): 411, 2012.
70. Kozlovsky A, et al: Forced eruption combined with gingival fiberotomy. A technique for clinical crown lengthening. J Clin Periodontol 15 (9): 534, 1988.
71. Tarnow DP, et al: The effect of the distance from the contact point to the crest of bone on the presence or absence of the interproximal dental papilla. J Periodontol 63 (12): 995, 1992.
72. Zitzmann NU, et al: The ovate pontic design: a histologic observation in humans. J Prosthet Dent 88 (4): 375, 2002.
73. Malchiodi L, et al: Evaluation of the esthetic results of 64 nonfunctional immediately loaded postextraction implants in the maxilla: correlation between interproximal alveolar crest and soft tissues at 3 years of follow-up: esthetic evaluation of 64 immediately loaded postextraction implants. Clin Implant Dent Relat Res 15 (1): 130, 2013.
74. Den Hartog L, et al: Treatment outcome of immediate, early and conventional single-tooth implants in the aesthetic zone: a systematic review to survival, bone level, soft-tissue, aesthetics and patient satisfaction. J Clin Periodontol 35 (12): 1073, 2008.
75. Thalmair T, et al: Dimensional alterations of extraction sites after different alveolar ridge preservation techniques — a volumetric study. J Clin Periodontol 40 (7): 721, 2013.
76. Wang RE, Lang NP: Ridge preservation after tooth extraction. Clin Oral Implants Res 23 (Suppl 6): 147, 2012.
77. Chen ST, Buser D: Clinical and esthetic outcomes of implants placed in postextraction sites. Int J Oral Maxillofac Implants 24 (Suppl): 186, 2009.
78. Cardaropoli D, et al: Relationship between the buccal bone plate thickness and the healing of postextraction sockets with/without ridge preservation. Int J Periodontics Restorative Dent 34 (2): 211, 2014.
79. Ferrus J, et al: Factors influencing ridge alterations following immediate implant placement into extraction sockets. Clin Oral Implants Res 21 (1): 22, 2010.
80. Chappuis V, et al: Ridge alterations post-extraction in the esthetic zone: a 3D analysis with CBCT. J Dent Res 92 (12 Suppl): 195S, 2013.
81. Eliasova P, et al: Implant site development in the distal region of the mandible: bone formation and its stability over time. Am J Orthod Dentofacial Orthop 145: 333, 2014.
82. Barros L, et al: Six-year follow-up of maxillary anterior rehabilitation with forced orthodontic extrusion: achieving esthetic excellence with a multidisciplinary approach. Am J Orthod Dentofacial Orthop 144: 607, 2013.
83. Khojasteh A, et al: Clinical importance of recipient site characteristics for vertical ridge augmentation: a systematic review of literature and proposal of a classification. J Oral Implantol 39 (3): 386, 2012.
84. Zakhary IE, et al: Alveolar ridge augmentation for implant fixation: status review. Oral Surg Oral Med Oral Pathol Oral Radiol 114 (5 Suppl): S179, 2012.
85. Urban IA, et al: Vertical ridge augmentation using guided bone regeneration (GBR) in three clinical scenarios prior to implant placement: a retrospective study of 35 patients 12 to 72 months after loading. Int J Oral Maxillofac Implants 24 (3): 502, 2009.
86. Jensen SS, Terheyden H: Bone augmentation procedures in localized defects in the alveolar ridge: clinical results with different bone grafts and bone-substitute materials. Int J Oral Maxillofac Implants 24 (Suppl): 218, 2009.
87. Chiapasco M, et al: Bone augmentation procedures in implant dentistry. Int J Oral Maxillofac Implants 24 (Suppl): 237, 2009.

Part I　治療計画および前処置

6章
口腔内の前処置
Mouth Preparation

　固定性歯冠補綴学の領域は広がり続けており，失敗例の多くは口腔内の前処置が不十分あるいは不完全であることに起因することが明らかになってきた．この口腔内の前処置とは，適切に固定性補綴治療が行えるように事前に終了しておくべき歯科的処置を指す．ほとんど必ずといってよいほど，クラウンやブリッジを装着する前に初期治療が行われる．多くの場合にこの初期治療は，多領域にわたるものとなる．これは，固定性補綴治療を必要とするに至った病因が，他の病的状態（齲蝕や歯周病が最も一般的である）をも助長するので，残存歯列の症状を抑え，さらなる悪化を防止するために，これらを早期に治療しなければならないからである．固定性補綴治療は，口腔内の環境が健康で，齲蝕がなく，適切な処置が施された歯に修復物を装着するのでなければ決して成功しない．急いで固定性補綴治療に着手することによって患者を助けようとする誤った考え方では，この事実が曖昧になってしまうことがある．残念ながら，このような考え方は不必要な早期の失敗につながることが多い．このような誤った行為の一例は，アマルガムやコンポジットレジンの不良修復物を除去しないままクラウンの歯冠形成を行う決定を，良かれと思って下してしまうことである．形成中に古い修復物が脱離し，X線では確認できなかった重度の齲蝕があることが判明し，歯内療法を行わざるをえないが，その結果について見通しが不透明な場合，患者との気まずい会話程度で済めばよいのだが，深刻なケースでは歯を喪失することとなり，最初に設定した治療計画の大幅な見直しが必要となる．そうなると，患者の歯科医師に対する信頼は著しく低下する．

　本章では，固定性補綴治療に関連するさまざまな歯科領域の処置について概説する．特定の処置について詳細な解説を行うことは，本書の目的とするところではないが，一般的に行われるいくつかの処置については本章でとりあげる．

　包括的な治療計画を立てることにより，歯と歯周組織を最適な健康状態に導くことを目的に，前処置を論理的で効率的な順序で行うことができる．また，細部にわたる口腔衛生の実践をとおして長期間にわたって口腔内の健康を維持するように患者を教育し，動機づけを行うことも同様に重要である．一般的な治療計画として，必ず以下の順序で治療を進めるべきである．

1. 症状（主訴）の緩和
2. 病因の除去（齲蝕歯質や歯石の除去など）
3. 損傷の修復
4. 口腔の健康維持（メインテナンス）

　広範な歯科疾患（歯の欠損，残根，齲蝕，不良修復物など）を有する患者の場合，典型的な治療順序は以下のようになる（図6-1）．

① 予備的評価（図6-1 A）
② 症状に対する救急処置（図6-1 B）
③ 口腔外科的処置（図6-1 C）
④ 齲蝕のコントロールと口腔内に現存する修復物のやり直し（図6-1 D）
⑤ 歯内療法（図6-1 E）
⑥ 最終的な歯周治療（予備的な咬合治療を伴うこともある）（図6-1 F）
⑦ 矯正治療
⑧ 最終的な咬合治療
⑨ 固定性補綴治療（図6-1 G・H）
⑩ 可撤性補綴治療（図6-1 I）
⑪ 術後管理

　しかしながら，前処置の順序は状況に応じて変更

Part I 治療計画および前処置

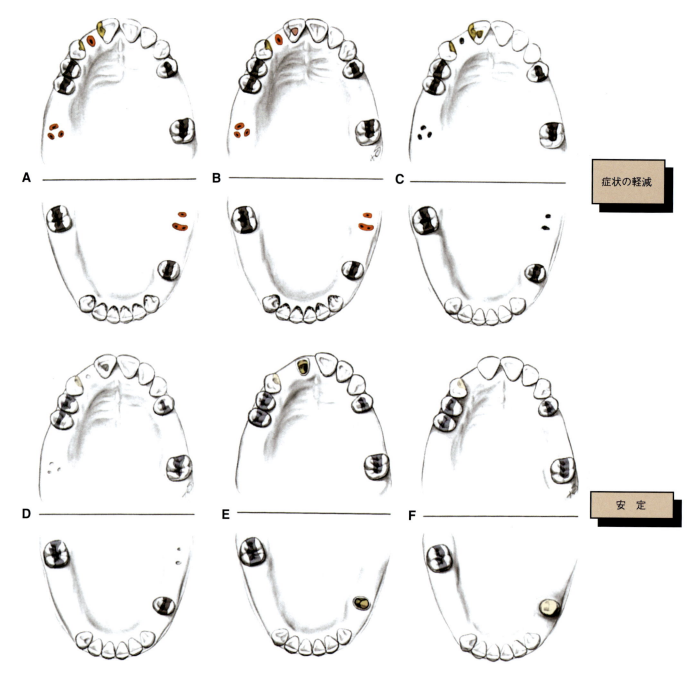

図6-1 治療の順序. A：患者は上顎右側中切歯が原因と考えられる疼痛を訴える. その他に数本の欠損歯, 残根, 齲蝕, 歯石, 不良修復物がみられる. B：中切歯の歯内療法を行い, 急性症状を軽減する. C：沈着物を除去し, 修復不可能な歯を抜歯する. D：齲蝕のコントロールを行い不良修復物を置き換える. 疾患の進行は止まっている. E：歯内療法を行い, 支台を築造して暫間修復物を装着する. F：最終的な歯周治療を行う.（つづく）

しなければならない．上記の治療段階の2つ以上の過程が同時に行われることも多い．齲蝕や不良修復物（オーバーハング）のために適切なプラークコントロールが妨げられることが多いので，予備的処置の一環としてこれらを除去・修正しなければならない．齲蝕処置の結果，露髄させたり，すでに存在している慢性歯髄炎を悪化させた場合は，予定よりも早い歯内療法が必要となるかもしれない．初期症状が軽減したら，臨床的診査と併せて，咬合器に中心位で装着した診断用模型上での診査を行い，患者の咬合治療の必要性を注意深く評価する（2章参照）．

1. 口腔外科的処置

1 軟組織の処置

補綴治療を行いやすくするために外科的処置が必

6章 口腔内の前処置

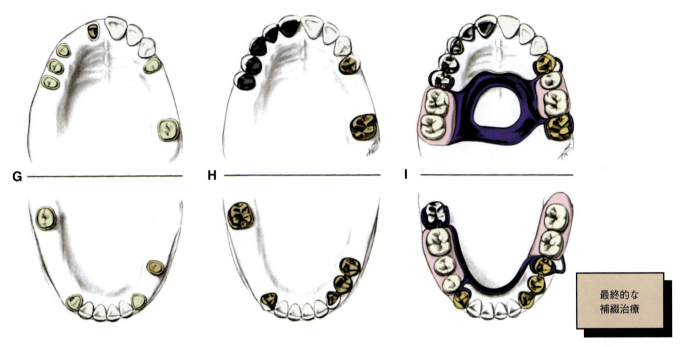

図6-1（つづき） G：最終修復物のための歯冠形成を行う．H：固定性補綴治療が完了する．I：積極的治療の段階を完了．固定性補綴物と可撤性補綴物の混在する複雑な補綴治療には，3章に記載した方法を用いることによって予知性の高い治療が行いやすくなる．

最終的な補綴治療

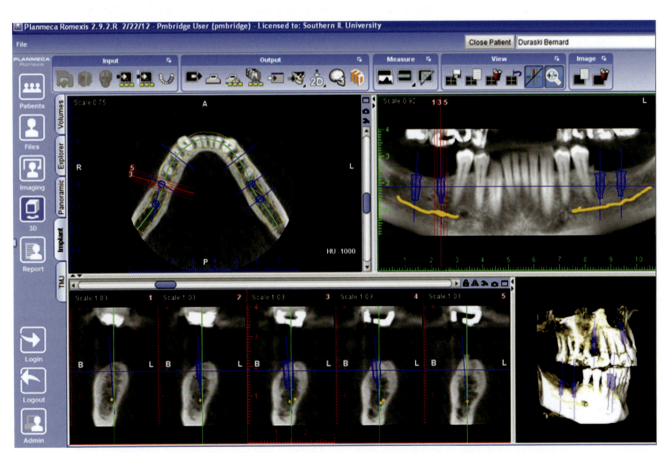

図6-2 インプラント埋入に必要な骨量を評価するのに，コーンビームCTは非常に有用である．

Part I 治療計画および前処置

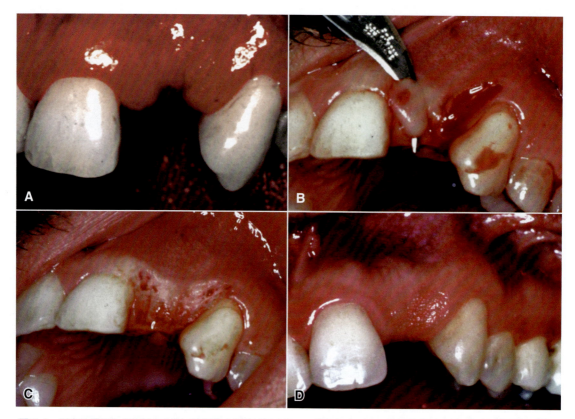

図6-3 固定性補綴物を作製する前に軟組織の外科処置を行い，欠損部顎堤の形態不良を修正する．A：軟組織の過形成により，ポンティックのデザインにとって望ましくない顎堤の形態となっている．B：軟組織の外科的切除．C：切除直後に形態を再評価する．D：治癒後，顎堤の形態が修正され，理想的なポンティックのデザインが可能となった．

要となりうる軟組織の異常は，初診時の診査かX線診査のときに確認するべきである．必要に応じて口腔外科医に紹介し，コンサルテーションや治療を受けさせる場合もある．病状の診断が困難な場合もあり，一般臨床医が診断に苦慮する場合には適切な専門医に紹介することが望ましい．最適な治療法を特定するためには，コーンビームCTなどの情報が必要となる場合もある（図6-2）．

ブリッジや部分床義歯の装着を容易にするために行われる軟組織の待機的外科処置としては，筋付着位置の変更，義歯を装着するための口腔前庭拡張術，歯冠形成時のアクセスを可能とし長期的予後を改善するために行われる臼歯遠心部のくさび状の軟組織除去（ディスタルウェッジ），固定性・可撤性補綴装置の装着を容易にするための欠損部の形態修正などがある（図6-3）．

2 硬組織の処置

抜歯は硬組織に対する最も一般的な処置である．

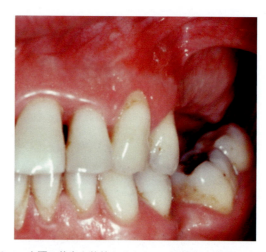

図6-4 上顎の義歯を装着するために，骨隆起の整形術が必要である．（提供：Dr. J. Bergamini）

治療に要する期間を短縮するために，抜歯はできるかぎり早い段階で行うべきである．そうすれば，抜歯窩の治癒と骨の形態回復を待つ間に別の処置を行うことができる．

骨隆起に対する歯槽骨整形（図6-4）も一般的な処置であり，特に義歯が納まるスペースが十分にない場合に適用される．上顎または下顎の骨隆起（図

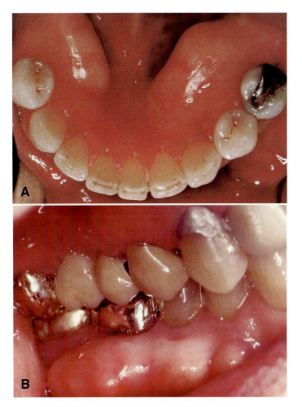

図6-5 A：部分床義歯作製の前に下顎骨隆起の骨整形が必要である．B：頰側骨隆起がプラークコントロールの妨げになっている．

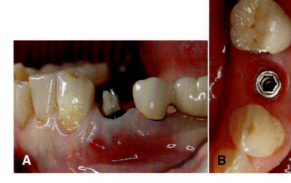

図6-6 A：下顎小臼歯の不適切な修復．歯周組織に侵襲を与えないように抜歯する必要がある．B：適切な外科的処置により，オッセオインテグレーションの得られたインプラント体周囲に健全な組織が存在する．

6-5）が固定性補綴物の作製の妨げとなることはほとんどないが，骨隆起を除去することで義歯の設計は容易になることがある．また，プラークコントロールに使用する清掃器具のアクセスが向上することもある．

多くの場合，埋伏歯や未萌出の過剰歯は，隣接する解剖学的構造体の損傷を避けるために，抜歯しておくことが望ましい．

3 顎矯正外科

重度の骨格性不正咬合に対しては，広範囲の補綴治療を始める前に，歯の移動を目的とした外科的矯正が必要な場合がある．顎矯正外科の適応となる患者の場合は，いかなる治療を行う前にも慎重な補綴学的評価と注意が必要である．専門家で構成された治療チームのメンバー全員と意思疎通を図ることが，成功にとって不可欠である．これを怠ると，顔面の骨格が期待どおりに改善されても，予想外の咬合機能障害を引き起こすことになりかねない．術後はプラークコントロール，齲蝕予防，歯周組織の健康が相互に関連性をもつことを患者に強調しておかなければならない．

4 インプラント支持の固定性補綴物

インプラント補綴は一般歯科医にとって日常的な治療の1つになっている．インプラント補綴を成功に導くためには，症例を注意深く選択し，選ばれた術式を適切に行うことが必要である（図6-6）．良好な機能を獲得しながら患者のすべての期待に応えるのは，審美領域において多大な困難を伴うことがある．各専門医が緊密に協力しながら，チームアプローチで治療を行うことが強く望まれる（13章参照）．

2. 修復歯の二次齲蝕

クラウンとブリッジは最終的な補綴処置である．時間も費用もかかる治療方法であるので，補綴物の長期的予後が期待できない場合には勧めるべきではない．クラウンを必要とする歯の多くは著しく崩壊しているか，すでに大きな修復物が装着されている．こうした歯に装着されている修復物は，どのような修復物であっても必ず注意深く診査し，その有用性について評価するべきである．少しでも疑わしい場合には修復物を再製することが推奨される．これまでは有用であったかもしれない修復物を再製するのに費やされる時間は，支台歯に齲蝕がなく適切に修復されているという確信を得るために払う代償としては決して高くない．修復物を完全に除去しな

Part I 治療計画および前処置

ければ，修復物の下の齲蝕を確実に発見することはきわめて困難であることが報告されている[1-3]．齲蝕がなくても，すでに装着されている修復物はクラウンやブリッジの支台装置として適さないこともある．

　支台築造のための形成は，特に維持力の付与の仕方に関して，通常の修復のための形成とは考え方が異なる．一般的に，クラウンを必要とする場合にはすでに装着されている修復物はすべて除去し，再び修復するべきである．修復を要する歯のほとんどは支台の修正が必要であるが，比較的範囲の狭い病変によって生じた小さな欠損の場合は，鋳造修復物の設計に含めるか，セメントでブロックアウトしてもよい（図6-7）．軸壁にアンダーカットが生じる可能性がある場合には，ブロックアウトする方法が推奨される．しかし，咬合面に小さな欠損がある場合には，ブロックアウトするよりも最終補綴物の一部とするほうがよいであろう．もちろん，前処置の期間中にこうした将来的な検討事項を予測することは困難である．すでに口腔内に存在するクラウンやブリッジを再製しなければならないときは，予測がさらに困難になる．この場合，不良修復物を除去しなければ修復物の下の損傷の程度はわからない．治療を始める前に患者と十分なコミュニケーションをとることが非常に重要である．

3. 支台築造

　支台築造（コア）は，クラウンの歯冠形成に先立って，崩壊した歯を理想的な解剖学的形態にするためのものである．コアは，最終補綴物が装着されるまで使用に耐えることができ，十分に機能することが求められる．また，プラークコントロールがしやすいような形態に仕上げなければならない．歯が理想的な形態に支台築造されていれば，その後の歯冠形成は非常に容易になり，健全歯質と同様に形成することができる．ガイドグルーブを用いると，咬合面と軸面の削除量を正確に把握することができ（8章参照），さまざまな歯に対して一貫した設計の形成を行うことができる．

1 選択の基準

　支台築造のための材料の選択は，歯の崩壊の程度，全体の治療計画，術者の好みによる（図6-8）．支台築造後の歯冠形成によって，コアの維持力と抵抗力が影響を受けることを十分に考慮する必要がある．グルーブやウェル（縦穴），ピンホールなどの維持形態は，最終補綴物の維持力を落とすことなく十分量の歯質削除を行うために，なるべく歯髄腔に近い位置に設定するべきである．歯冠形成時のコア

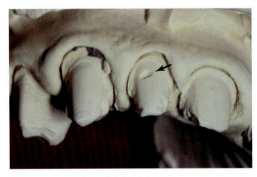

図6-7　アンダーカットになるような小さな欠損（矢印）は，セメントあるいはレジンを使って口腔内でブロックアウトするべきである．

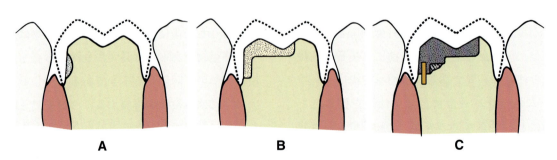

図6-8　支台築造を行うかどうかは歯の損傷の程度によって決まる．常に最終修復物を念頭において設計するべきである．A：セメント．欠損が小さい場合に適している．B：コンポジットレジン．欠損が大きい場合に適している．C：ピン維持によるアマルガム．広範囲に欠損した歯に適している．ピンの代わりにウェルが使われることも多い．

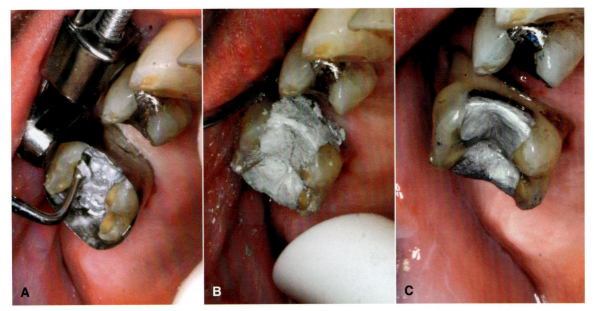

図6-9 マトリックスを用いたアマルガムによる支台築造．A：アマルガムの充填．B：マトリックスの撤去．C：完成したアマルガムコア．

脱落を防ぐうえで，接着性レジンが有用な場合もある．

❶ 歯科用アマルガム

アマルガムには適応の制限があるものの，多くの臼歯の支台築造材料として選択され続けている．微小漏洩がきわめて少ないため，歯冠形成のマージンがコアと歯質との境界から1mm以下のところに位置する場合に推奨される[4]．理想的な形態に成形することができ，長期的な暫間修復物としても十分に機能する．また，その強度はグラスアイオノマーセメントより高く，アンダーカット，ピン，スロットによって容易に維持を与えることができる．4-メタクリロキシエチルトリメリット酸無水物（4-META）を基剤とするような接着性レジンシステムを利用し[5-8]，修復物の漏洩をさらに減少させることができる[9,10]．アマルガムボンドシステム[11]を応用して高分子ビーズで維持を高めることも可能である．

アマルガムを正しくコンデンスするためには，強固でしっかりしたマトリックス（隔壁）が必要である．十分にコンデンスしなければコアは破損する．アマルガムはコンデンスが可能なので，隣接面接触を容易に付与することができる．歯冠部の歯質がほとんど残っていない歯を修復する場合には，マトリックスの設置が難しいことがある（図6-9）．これについては，本章の手順解説の項でふれる．歯冠の崩壊が著しいときは，裏装して咬合面をくり抜いたアルマイトのシェルクラウンを，マトリックスとして使用することができる．アマルガムはレジンベースの支台材料よりも硬化時間が長く，歯冠形成は通常，次回来院時となる．これが問題になる場合は，硬化時間の短い高銅球状アマルガム合金を選択する．高銅アマルガムは支台築造後約30分で歯冠形成を行うことができる．球状アマルガムは他のアマルガムよりも初期における強度が大きく，築造直後の破折の可能性が低いので，支台築造には有利である[12]．

❷ レジン添加型グラスアイオノマーセメント

小さな病変部をブロックアウトするのに適している．硬化が速く，ただちに歯冠形成を行うことができる．適切に築盛すれば象牙質との接着が得られるが，維持としてアンダーカットを補助的に付与することもある．十分なX線不透過性を有する材料を選択することが重要である．象牙質よりもX線透過性が高い材料は，X線像が齲蝕の再発として誤診されやすいため[13]，コア用に用いるべきではない．

表 6-1 支台築造のための材料

材料	長所	短所	適応症	注意点
アマルガム	強度に優れる 中間的［暫間］修復物としても使用できる	すぐには歯冠形成ができない コンデンスが必要 腐食する 接着しない*	ほとんどの支台築造	しっかりしたマトリックスを用いる
グラスアイオノマー	硬化が速い 接着性がある フッ素を含む	強度にやや劣る 水分の影響を受けやすい**	小さい欠損	水分のコントロール（防湿）
コンポジットレジン	硬化が速い 使いやすい ボンディングが得られる	熱膨張がある 硬化時に収縮する 遅発膨張がある	小さい欠損 前歯部	水分のコントロール（防湿）
鋳造用金合金	最も強度に優れる 間接法	2回の来院回数が必要 暫間修復が必要	広範な欠損	ピンホールの平行性

*ボンディング（接着）は4-メタクリロキシエチルトリメリット酸無水物（4-META）レジンにより得られる．
**レジン添加型グラスアイオノマーは水分の影響を受けにくい．

レジン添加型グラスアイオノマーセメントに含まれるフッ化物は，齲蝕再発の予防に役立つ可能性がある．グラスアイオノマーセメントの主な欠点は，強度がやや低いことである．そのため，広範な病変の長期的修復においては，アマルガムやコンポジットレジンに劣る[14, 15]．

③ コンポジットレジン

コンポジットレジンはグラスアイオノマーセメントと同様の多くの利点を有している．コンデンスを必要とせず，硬化も速い．抗齲蝕作用のあるフッ素徐放性の製品もある[16]．象牙質用のボンディング材か，裏層用グラスアイオノマーセメントのエッチングにより接着が得られる．現時点では，どの方法を用いても強い咀嚼力に耐えられる接着強度は得られないため，従来のアンダーカットによる維持も必要となる．一般的にエナメル質に対する接着は象牙質よりも容易で，経時的な強度も保たれる[17]．しかし，重合が築造後も持続し，熱膨張係数が高いため，クラウンの微小漏洩が起こるおそれがある[18]．また，コンポジットレジンの特性である吸水性についても，遅発膨張の原因となり，その結果，コンポジットレジンコア上に装着されたクラウン内面，特に軸面での適合がきつくなることが考えられる[19, 20]．遅発膨張は従来型のグラスアイオノマーセメントでは問題にならない[21]が，レジン添加型グラスアイオノマーセメントおよびコンポマーでは問題となる[22]．

多くの歯科医師は従来の歯冠色のコンポジットレジンではなく，特別な色のコア用レジンを使用する．これによりレジンと歯質との境界が識別しやすくなる．

④ ピン維持によるメタルコア

著しく崩壊した歯にはメタルコアが用いられる．テーパーピンにより，セメント合着したメタルコアを維持する．メタルコアの形成では，ピンホールの位置や設定に注意する必要があるが，それ以外は簡単である．メタルコアは技工操作による間接法で作製するため治療が複雑になり，費用もかかるが，良好な形態の支台が得られる．

支台築造に使用される材料の長所と短所を，表6-1に要約する．

2 製作の手順

① アマルガムコア

① 歯の防湿．防湿，感染の予防，術野の視野確保のためにラバーダムが強く推奨される．ラバーダムは通常のアマルガム修復の場合に準じて装着するが，歯質の崩壊が著しいときはラバーダムの装着が難しいことがあり，ロール綿による防湿しかできないこともある．
② 予定しているクラウンの形態を想定して支台築造のための形成を設計する．次に行われる歯冠形成によってコアの維持が失われないよう注意

する．アマルガムコアの形成は，通常のアマルガム修復の形成とは若干異なる場合がある．以下に述べる手順において，この違い[22]を明らかにしながら解説する．

③ 形成の範囲を制限する．通常のアマルガム充填では形成を拡大して残存している遊離エナメル質や咬合面の深い裂溝を削除するが，裂溝や接触域は歯冠形成時に結局は除去されるため，アマルガムコアの形成ではより保存的な外形線が望ましい．コアの形成範囲を最小限にとどめることで支持を求めるための歯質が保存されるが，形成範囲を制限しすぎて齲蝕歯質の取り残しがあってはならない（図6-10 A）．

④ 遊離エナメル質は便宜上，残してもよい．通常のアマルガム修復の窩洞形成では，必ず遊離エナメル質を除去しなければならない．遊離エナメル質が残っていると，機能時に破折してマージン部が欠損する可能性があるからである．しかし，アマルガムコアの場合は，遊離エナメル質がアマルガム填塞時の圧に耐えられる程度にしっかりしており，エナメル-象牙境に齲蝕がないのであれば，遊離エナメル質を保存してもよい．遊離エナメル質を保存することによって，マトリックスの設置もアマルガムのコンデンスも容易になる可能性がある（図6-10 B）．

⑤ 窩縁マージンを仕上げる．通常のアマルガム修復では，機能時にエナメル質やアマルガムが破折する可能性を最小限に抑えるために，窩縁マージンの角度は90°でなければならないが，アマルガムコアの場合はアマルガムと歯質の境界に強い応力は加わらない（クラウンにより保護されている）ため，辺縁の破折が問題になることはまずない．このため，鋭い窩縁隅角でも許容されることが多い．また，このような辺縁形態にすることによって歯質が有効に保存され，コンデンスもしやすくなる（図6-10 C）．

⑥ 手用のエキスカベーターか，低速ハンドピースで径の大きいラウンドバーを用いて，すべての齲蝕象牙質を注意深く完全に除去する．髄腔側では変色があっても硬い象牙質は残してよいが，エナメル-象牙境で齲蝕におかされた部分は完全に除去しなければならない．齲蝕検知液は，このような象牙質を明示するのに有用である．形成中に露髄した場合は，原因が齲蝕であれ機械的であれ，抜髄か抜歯が必要となる．直接覆髄法は，固定性補綴物が予定されている場合にはあまり良い方法ではないが，歯内療法を行うことを決めても即座に抜髄ができない場合は，適切な暫間修復を行うべきである．

⑦ 最適な抵抗形態をつくり上げる．通常のアマルガム充填と同様，アマルガムコアの場合にも咀嚼圧に対する十分な抵抗が必要不可欠である．可能であれば，咬合力に対して必ず垂直に形成するべきである．軸壁が傾斜している場合には，より強固な抵抗形態とするために連続した階段状形成に変更するべきである（図6-10 D）．

⑧ 支台築造に十分な維持を確保し，必要であればピン，スロット，ウェル（縦穴）によって維持力を増大させる．適切な維持形態の付与は，良好なコアを形成するうえで鍵となる．維持形態がクラウンの形成時に失われることのないように，コア設計時から考慮に入れておかなければならない（図6-10 D・E）．

陶材焼付鋳造冠や全部陶材冠のために多くの削除が求められる場合，この工程が非常に難しくなる可能性がある．ピンの位置は，根分岐部の位置や歯髄腔の大きさによって決定される．一般的には，メタルコア用のピンは通常の広範なピン維持のアマルガム修復時よりもさらに深く設置し，歯髄腔への穿孔を避けるために，歯軸に対してわずかに傾斜させるようにする．

スロットやウェルによって維持を与えることもできる．ピンと比較して，スロットやウェルでは象牙質内で生じる残留応力が少なくなり，露髄や歯髄損傷のリスクも減少する[23-27]．小径のカーバイドバーを用いて，予定しているクラウンのマージンよりも髄腔側に約1mmの深さで付与する．スロット内にアマルガムを注意深くコンデンスすることにより，コアの維持が向上する．

Part I 治療計画および前処置

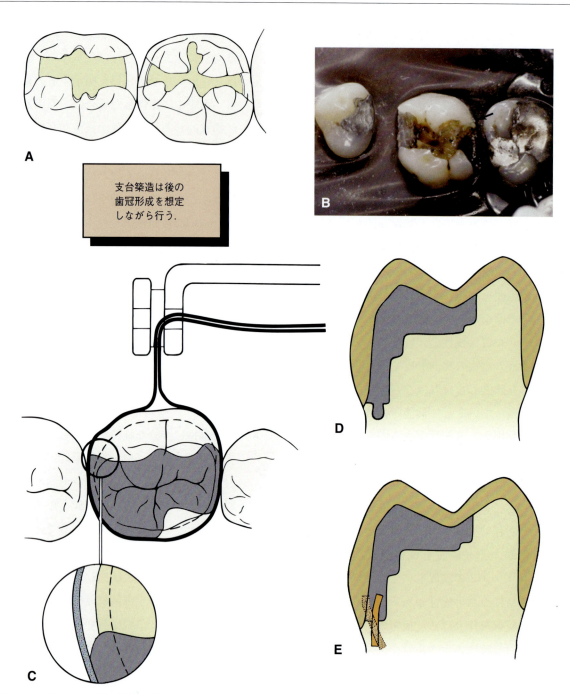

図 6-10 アマルガムコアの形成設計の原則は，通常の広範なアマルガム修復の形成とは若干異なる．A：齲蝕が完全に除去されていれば，コアの外形に裂溝や隣接面接触域・咬合接触点を含める必要はない．B：コアの形成では，遊離エナメル質（矢印）を残してもよい場合がある．遊離エナメル質を残すことで，マトリックスの装着が容易になることがある．遊離エナメル質はクラウンの歯冠形成のときに除去する．C：窩縁隅角はアマルガム修復の場合は鋭角になってはいけないが，アマルガムコアの場合には鋭角でもよい．D：咬合力の方向に対して垂直になるように連続した階段状に形成することによって，抵抗形態が改善される．E：維持としてピンを利用する場合，通常の広範なアマルガム修復のとき（点線）とは異なり，ピンホールの位置を若干髄腔側に近づけ，根面に対して角度をつけるようにする（実線）．これにより，歯冠形成後もコアの維持が確保される．

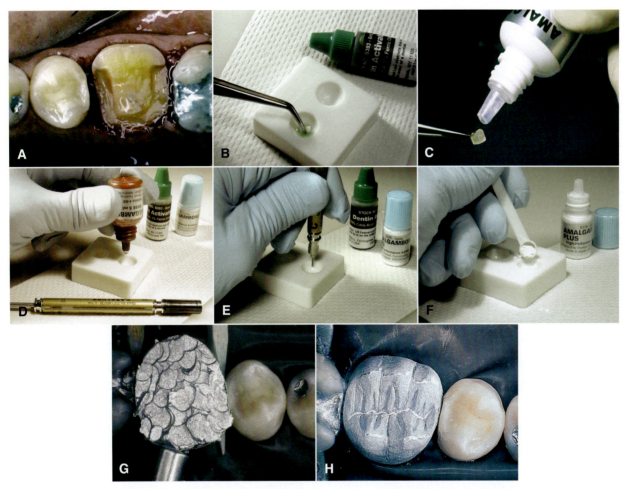

図6-11 アマルガムボンド（4-META製剤）のような接着材は，アマルガムコアの維持を補助するのに有用である．A：広範に歯質が失われ，支台修復のために形成が行われた下顎大臼歯．B：メーカーの指示に従い，象牙質コンディショナー（10％クエン酸，3％塩化第二鉄）を塗布する．塗布後，水洗し，軽く乾燥させる．C：プライマーを塗布し，20秒間待つ．液たまりが残っていたら，エアをかけて取り除く．プライマーを乾燥させる必要はない．D〜F：接着材を混和し，粉末ベースの裏層材を練和し，形成窩洞にブラシで適用する．G：裏層材がまだ乾かないうちにアマルガムを填塞する．H：仕上げの終了した修復物．（提供：Parkell Inc., Edgewood, N. Y.）

　ボンディング材はアマルガムの維持の助けになりうるが，現時点では，接着は咬合による荷重に耐えるには十分ではなく，従来の方法で維持を与えるべきである．ボンディング材の使用例を図6-11に示す．ボンディング材を利用する場合には，保管や操作法に関してメーカーの指示を厳守しなければならない．

1) 裏層材とバーニッシュ材

　形成が歯髄に近接した場合には，熱刺激が伝わるのを防ぐために裏層材が必要である．弱い材料はアマルガムのコンデンス時に破損しやすいので，レジン添加型グラスアイオノマーセメントのように良好な物理的性質を有する材料を選択するべきである．歯冠形成後にアマルガムコアの厚みが不十分になりそうな場合は，裏層材が厚くなりすぎないようにしなければならない．クラウンの形成が終わった時点で，コアのあらゆる部分において，最低でも1 mmのアマルガムの厚さが必要である．水酸化カルシウム系の裏層材は，顕微鏡レベルの露髄が疑われる深い窩洞に限って用いるべきである．この裏層材は一般に強度に劣り，アマルガムのコンデンス時の圧に対する耐性が低い．

2) マトリックスの装着

　強固で形態の整ったマトリックスを用いることにより，アマルガムが適切にコンデンスされ，形態の付与もしやすくなるが，多くの歯質が失われているときはマトリックスの装着が困難になることがある．トッフルマイヤーのような一般的なマトリック

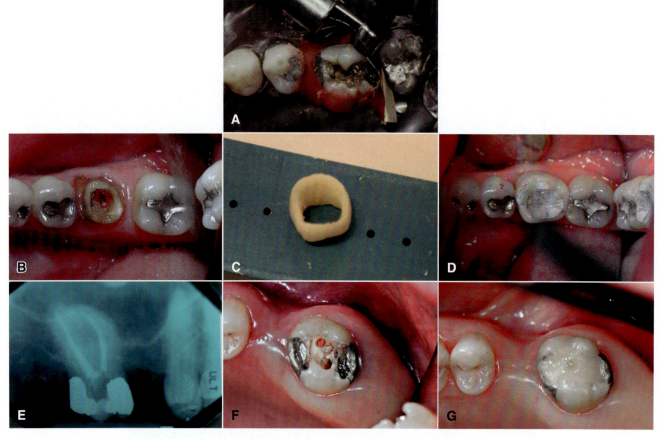

図6-12　A：即時重合レジンはアマルガムによる築造のためのマトリックスを安定させるのに役立つ．B：根管治療を行った大臼歯．歯冠部の残存歯質が少なく，支台築造時に十分な支持が期待できない．C：暫間クラウンの咬合面をくり抜き，マトリックスとして使用する．D：暫間クラウンのマトリックスにアマルガムを充填する．E：広範囲の修復が行われた大臼歯だが，根管治療が必要である．F：アマルガムの大部分を撤去するが，薄い壁を残してマトリックスとする．G：コンポジットレジンを充填する．

スリテーナーは，頰舌側の歯質がともに失われている場合には不安定である．環状型マトリックス（たとえば，AutoMatrix Retainerless Matrix System, DENTSPLY Caulk）は広範な修復に便利である．カッパーバンドや矯正用バンドを代用してもよい．これらは，アマルガムが硬化した後にバーで切断して除去する．隣接面にウェッジを用いたり，ひだをつけて形態を整えたり，モデリングコンパウンドや即時重合レジンを用いて外側から固定したりすると，マトリックスの安定性は改善される[28, 29]（図6-12 A）．また別の方法として，カッパーバンドや適切に裏装したアルマイトのクラウンフォームをマトリックスとして使用することもできる．

3）填塞

ウェル（縦穴）やピンの周囲に特に注意しながら，通法に従って填塞する．同日に歯冠形成を行う場合は，高銅球状アマルガム合金を選択する．広範な修復にはアマルガム充填器が有用である．

4）形態修正と仕上げ

マトリックスを除去するときにアマルガムを破折させないよう注意する．硬化のための時間をおいてから，マトリックスの咬合面側辺縁部の余剰アマルガムをトリミングし，ウェッジとマトリックスリテーナーを除去する．このとき，ハサミを用いて歯面近くでマトリックスバンドの頰側端を切断すると除去しやすくなる．切断後，隣接面接触部をとおしてバンドを舌側に引き出すことができる．バンドを咬合面側へ引くと，充填してまもないアマルガムを破折させやすい．

コアのままで比較的長期間利用するのであれば，通法に従って形態修正を行う．プラークコントロールをしやすくするために，このようなコアも仕上げ

を行うべきである．築造後すぐに歯冠形成を行う場合には，簡単に咬合面形態を付与するだけでもよいが，歯を安定させるために，咬合面は十分に整えておく必要がある．また，すべてのマージンを正確に形成しておく．余剰部が残っているとプラークが付着し，歯冠形成が困難になり，特にマージンの設定に関して問題が生じるからである．

❷ グラスアイオノマーセメントコア

① 歯を防湿する．アマルガムコアの築造時と同様，グラスアイオノマーセメントコアの築造時も水分のコントロールが不可欠である（図6-13, 6-14）．硬化中のアイオノマーセメントは水分にたいへん敏感である．硬化後は，乾燥させないように注意しなければならない．乾燥すると急速に劣化する．光重合レジン添加型グラスアイオノマーセメントは，初期における水分に対する感受性は低い[30]．

② 鋳造修復のための歯冠形成を行う．すでに装着されている修復物，裏層材，齲蝕を除去し，維持を増強するためのアンダーカットを形成する．グラスアイオノマーセメントは，健全象牙質の軸壁が少なくとも2つ残っている歯の小規模の支台築造に最も適している．現在入手可能なグラスアイオノマーセメントでは，ピン維持の大きなコアに利用できるだけの強度はない（一度の来院で支台築造と歯冠形成を行おうとする場合に，グラスアイオノマーセメントが選択されることが多い）．歯冠形成とアンダーカット付与の後，欠損が比較的小さければ，グラスアイオノマーセメントを用いて歯が理想的な形成形態になるように築盛する．化学的薬剤を用いてスメア層を一部除去することにより，象牙質への接着が高められるが，スメア層を除去しすぎると歯髄刺激を引き起こす可能性があるので，過剰な除去は推奨されない．10％ポリアクリル酸を含む象牙質表面処理剤を20秒間適用すれば十分である．ガーゼを用いて歯面を乾燥させてから，グラスアイオノマーセメントを填入する．エアシリンジを使用してはならない．

③ シリンジを用いてグラスアイオノマーセメントを填入する．セメントと歯の間に空隙をつくらないように気をつける．通常の自硬性グラスアイオノマーセメントは練和後ただちに充填しなければ，歯質との接着は得られない．通常，練

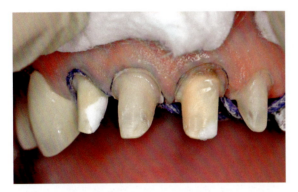

図6-13 上顎側切歯の支台は，レジン添加型グラスアイオノマーセメントで修復されている．

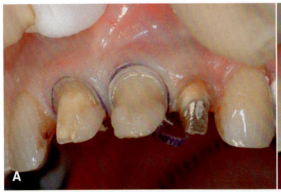
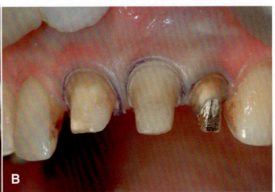

図6-14 A：中切歯の隣接面には，齲蝕除去による小さな欠損をブロックアウトするためにグラスアイオノマーセメントが充填されている．B：歯冠形成後．（提供：Dr. R. D. Douglas）

和後10秒でシリンジに装填し，次の10秒で塡入して，操作するべきである．メーカーによっては，カプセル入りのデリバリーシステムを提供しているところもあり，セメントをすばやく充塡するのに有用である．グラスアイオノマーセメントは流れ落ちないので，通常，小さな窩洞にマトリックスは必要ない．セメント塡入後すばやく操作し形態修正することができるが，3～4秒以上操作すると接着を妨げるので避けなければならない．やや多めに充塡し，硬化後（金属含有セメントでは5分以内）に再び歯冠形成を行うほうがよい．レジン添加型グラスアイオノマーセメントを使用する場合は，メーカーの指示に従って光重合する．

④ 他のコアと同様に仕上げ形成を行う．従来型のグラスアイオノマーセメントは硬化後は乾燥に非常に敏感である．歯冠形成時，暫間修復物作製時，印象採得時にもこのことを念頭におくべきである．レジン添加型グラスアイオノマーセメントのほうが乾燥の影響を受けにくい．生活歯も乾燥に鋭敏であるので，乾燥に注意することはすでに日常の診療で実行されているはずである．

❸ コンポジットレジンコア

コンポジットレジンのコア（図6-15）は，グラスアイオノマーセメントのコアよりもはるかに強度に優れている．この違いは，コンポジットレジンの間接引張強さのほうが大きいことに由来する[31]．このため，コンポジットレジンはピン維持の大きなコアに利用しうるだけの十分な強度をもっているが，現在入手可能なコンポジットレジンには欠点がある．すなわち，コンポジットレジンは吸水性や高い熱膨張性を有し，このためレジンと象牙質の接着の耐用期間に影響を与えている可能性がある．長期使用を実験的に再現した研究では，時間の経過とともに接着の低下が認められている[32]．このような結果に基づき，一部の歯科医師はコンポジットレジンによる築造をまったく行わなくなった．

1）防 湿

コンポジットレジンは水分の混入に敏感であるため，丁寧なラバーダム防湿が強く推奨される．

2）形 成

コンポジットレジンの形成はアマルガムコアの場合と同様に行う．装着されているすべての修復物と齲蝕を除去する．維持形態の付与は必要だが，接着による強化が見込まれる．

3）充 塡

光重合と化学重合のコア用コンポジットレジンが利用できる．光重合レジンは操作時間が長いので便利だが，深部でのレジンの重合が十分かどうかについては懸念がある．化学重合レジンはすばやく練和して充塡する必要があり，コンポジットレジン用シリンジ（C-R® シリンジ，Centrix, Inc.）を用いるのが望ましい．Mylarのマトリックスは，レジンを圧縮して確実に適合させるのに役立つ．

コア用コンポジットレジンは，通常の形成用ダイヤモンドポイントを用いて容易に形成することができるが，表面を深く削り込まないように軽いタッチで行う必要がある．

4. 歯内療法

1 評 価

最初のデータ収集のときに，歯内療法の必要性が見込まれるかどうかに注意しなければならない．臨床診査の一部として，すべての歯の歯髄診断を行う

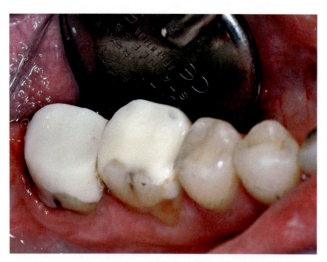

図6-15 全部被覆冠の歯冠形成に先立ち，コア材料としてコンポジットレジンが使用されている．（提供：Dr. A. Zonnenberg）

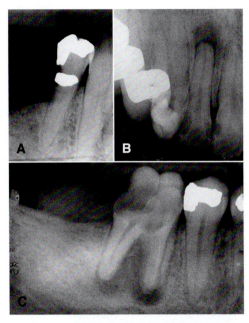

図6-16 よくみられる根尖病巣. A：歯根膜腔が拡大している. B・C：大きなX線透過像（成長した歯根肉芽腫か嚢胞）が認められる.（提供：Dr. G. Taylor）

べきである. 歯髄診断には冷却スプレー，"アイスペンシル"（麻酔用注射針のキャップに水を入れて凍らせたもので，簡便に作製できる），加熱したガッタパーチャ，電気歯髄診断器などを用いる. 冷温刺激による温度診は，歯髄の炎症の程度を知ることができるので，より有用な方法と考えられている. 電気診では，歯髄の生活・失活しか明らかにできない. 打診時の疼痛にも注意するべきである. 異常感覚，軟組織の腫脹，瘻孔，歯の変色がある場合には，必ず歯髄疾患を疑うべきである.

明確な症状を示す患者は，痛みを主訴とすることが多いので，診断上ほとんど問題とならない. しかし，歯髄の健康が疑われる場合には前処置の間にX線診査を行い，根尖病巣の所見（X線透過像や歯根膜腔の拡大）がないかどうか，画像を精査するべきである. 歯髄の予後に疑問がある場合には，打診による歯髄診断と荷重試験の結果を参考にしながらX線写真上の所見（図6-16）を評価することをルーチンとするべきである.

2 治 療

一般的な原則として，可能であれば外科的（逆行性）歯内療法ではなく，通常の歯内療法を行うべき

である. 外科的アプローチによって外傷が新たに加わるだけでなく，歯根端切除術によって歯冠歯根比が悪くなり，予定している補綴物の歯周組織による支持にも悪影響を及ぼすからである. すでに装着されているポストが再発した根尖病巣へのアクセスを妨げる場合には，通常ポストを除去する. 最も除去が容易なのは，ファイバーコアのポストである. 金属ポスト周囲のセメントを破壊するには，超音波振動が有効である（また，マセランキットも有用である. 12章参照）. 歯内療法を行った歯にポスト付きコアが必要な場合は，3～5mmの根尖封鎖を維持するべきである（12章参照）.

複数の支台歯間で共通の装着方向を設定しようとすると露髄が予見される場合や，損耗や損傷の著しい歯で歯冠部の残存歯質が少なく十分な維持を得ることができない場合には，選択的（便宜的）な歯内療法を行うのが望ましいこともある.

5. 最終的な歯周治療

Robert F. Baima, Rick K. Biethman

現存する歯周病を適切に診断し治療しておかなければ，固定性補綴治療の失敗は明らかである. 症状を安定させる治療に先立って，必ず患者の歯周組織の健康を入念に評価する. 歯周組織の健康が回復してはじめて，最終的な固定性補綴治療の計画に着手することが可能になる. 診査の際には，プロービングデプス，アタッチメントレベル，動揺度，歯冠歯根比，根分岐部病変，組織の健康，歯石の存在，患者によるプラークコントロールの方法について記録する（1章参照）. 5章で紹介した歯周治療は，慢性的な歯周病を管理する効果的な方法の基盤となるものである. さらに，広範囲の固定性補綴治療によって機能および審美性を向上させるために，歯周組織に対して特異的な処置を施す場合もある. 以下に基本的な考察を示すが，さまざまな手技に関する解説は5章で詳しく述べられている.

1 角化歯肉

長期的な歯周組織の健康に必要な角化歯肉の量については，議論の余地がある[33, 34]. 最低限の応力し

か加わらない健康な口腔内では，角化歯肉がまったく存在しなくても問題ないとされている[35]．修復物のマージンが歯肉縁下に位置する場合（インプラント補綴も含む）には，約5 mmの角化歯肉が必要であり，最低でも3 mmの付着歯肉があることが望ましい．歯肉の角化が不十分な場合や，局所的な歯肉退縮がある場合には，移植もしくは他の歯肉増大術を考慮する[36, 37]．患者に対して行われる介入としては，原因の排除，正しい口腔衛生の実践に関する再教育（必要に応じて），長期的維持が可能な安定した歯周組織を再構築するための外科的処置などが行われる．

2 粘膜修復治療

どの程度の治療を行うかは，各患者の状態に応じて決められる．粘膜修復治療は，以下に述べる移植術によって角化歯肉の幅を増大させるために行われる．

側方移動有茎弁移植（歯肉弁側方移動術）[38, 39]（図6-17）は，1歯の歯肉退縮や付着歯肉の不足があり，隣在歯あるいは隣接する欠損部顎堤に十分な量の角化歯肉がある場合に用いられる．有茎弁移植は

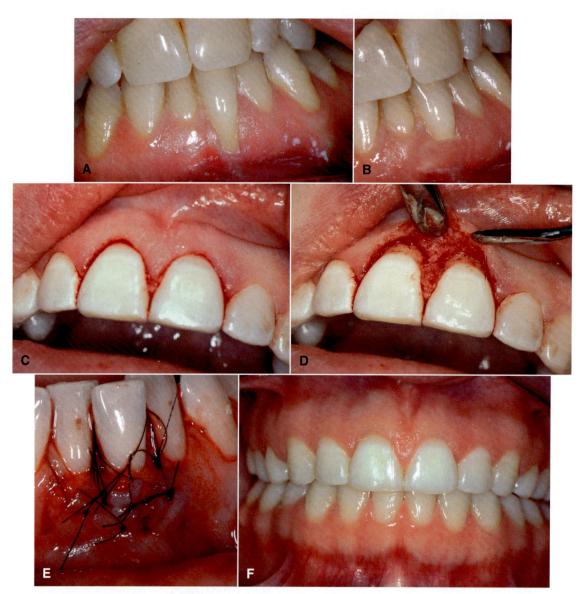

図6-17 側方移動有茎弁移植（訳注：図説は原著に則している）．A・B：下顎左側中切歯に限局性の歯肉退縮がみられる．側切歯には十分な幅の角化歯肉があり，供給側として適している．C：受給側の準備として，斜切開を加える．D：供給側の遠心に減張切開を加える．移植弁を側方移動させ，受給側に置く．E：移植弁を縫合する．供給側を被覆するために遊離自家歯肉移植を用いてもよい．F：移植弁が治癒した状態．供給側には必ず若干の付着の喪失（平均1 mm）が起こる．

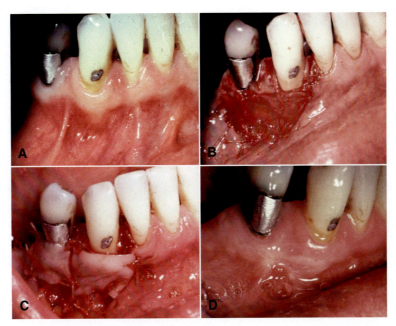

図6-18　遊離自家歯肉移植．A：支台歯になる予定の歯には十分な角化歯肉がない．B：受給側の準備を行う．C：移植片を受給側に縫合した．歯周パックで被覆する前に，小臼歯周辺で移植片の根尖側を一部調整する必要がある．D：移植片が治癒した状態（Aに比べて付着角化歯肉の幅が増加している）．これで最終修復処置を行うことができる．

弁に血液供給が維持されるので，最も予知性の高い治療といえる．この術式が最初に報告されたのは1956年である．

必要な部位には，付着歯肉の幅を増すために遊離自家歯肉移植（図6-18）が行われる．最も一般的な供給側は硬口蓋だが，角化している組織であれば顎堤やレトロモラーパッドでもよい．治癒には約6週間を要し[40-43]，その頃には供給側と移植片の外観は正常に復しているはずである．遊離歯肉移植により複数歯を同時に治療することもできる．この移植術は1963～1990年にかけてゴールドスタンダードとされていた[44-46]．現在でも，角化組織の質と量が最優先される非審美領域において使用されている．

歯冠側移動有茎弁移植[47,48]（図6-19）は，1歯もしくは複数歯に歯肉退縮および知覚過敏が認められる場合に用いる．付着角化歯肉の幅が不十分であれば，歯冠側移動の前に遊離歯肉移植を行って幅を増加させてもよい．

1990年以降，最も一般的な歯肉増大術は，結合組織移植である（図6-20）．この方法は，口蓋から部分層の形で採取した上皮下結合組織を使用することで，移植片切除後の創面を閉鎖できる．これにより供給側における患者の不快感を軽減し，色調のマッチングも改善される．結合組織移植片は有茎弁とともにトンネル状に移植することで，血行の改善と長期的予後が期待される．結合組織移植は露出した根面の被覆にも適用され，顎堤の増大や歯間乳頭の再建が図られる[49-51]．

3　歯冠長延長術

臨床的歯冠が非常に短く，補綴物が正常な軟組織の付着（生物学的幅径*，5章参照）を侵害しなければ適切な維持力を得られない場合には，外科的歯冠長延長術が適用されることがある[52-55]．また，これにより歯冠長の短い前歯部の審美性が改善される．症例によっては広範な歯肉縁下齲蝕，歯肉縁下の歯の破折，歯内療法に起因する歯根穿孔のために，見たところ保存の見込みがない歯でも，歯冠長延長術後に良好に修復できることがある．外科的歯冠長延長術によって歯冠歯根比を改善することはできるが，隣在歯の歯肉と歯槽骨が犠牲となる．術前に，抜歯するか修復するかについて決定を下さなければならない．

＊ 生物学的幅径とは，歯槽骨頂部から歯肉溝底部までの結合組織および付着上皮の幅を指す[36]．

Part I 治療計画および前処置

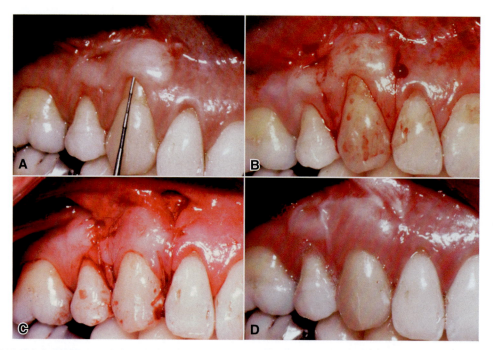

図 6-19　歯冠側移動有茎弁移植．A：自家歯肉移植後の遊離歯肉縁の位置を示す．約 4 mm の退縮がみられる．B：有茎弁のための切開．弁の基底部を広くとって切開を加えているので，弁への十分な血液供給が確保される．C：有茎弁を歯冠側に移動させ，セメント－エナメル境の位置で水平縫合と懸垂縫合によって緊密に縫合したところ．D：移植弁が治癒した状態．（提供：Dr. S. B. Ross）

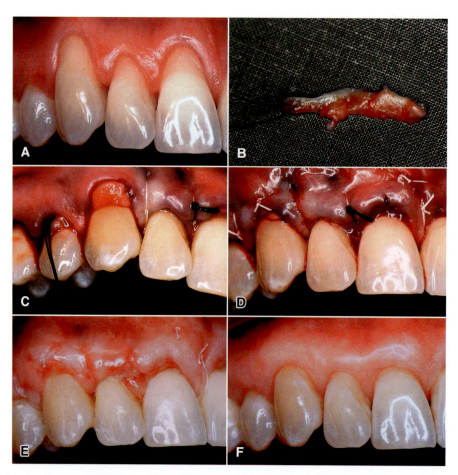

図 6-20　パウチ・トンネル法による根面被覆．A：術前．歯肉の退縮が認められる．B：口蓋から採取した結合組織移植片．C：移植片をパウチとトンネルに挿入した状態．D：唇側歯肉を歯冠側で縫合し，移植片を固定する．E：術後 2 週の治癒状態．F：術後 3 か月．根面は被覆され，辺縁歯肉の厚みも十分である．（提供：Dr. Robert R. Azzi）

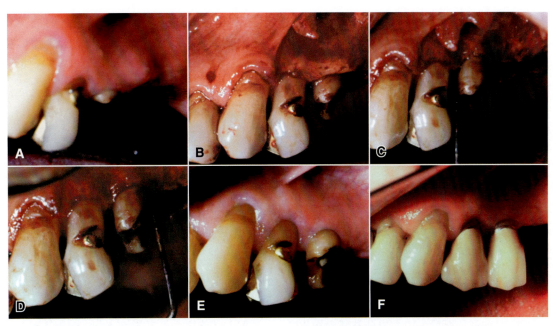

図 6-21　外科的歯冠長延長術．A：第二小臼歯に齲蝕があり，破折している．B：弁を剥離し，肉芽組織を除去する．C：近心の骨を除去し，破折部から骨までの距離を 3.5 mm に増加させる．D：遠心の骨を除去し，齲蝕部から歯槽頂までの距離を 3.5 mm に増加させる．E：外科的歯冠長延長術後の治癒した状態．F：セメント合着されたクラウン（部分床義歯で大臼歯欠損部を補綴するための維持歯となる）．

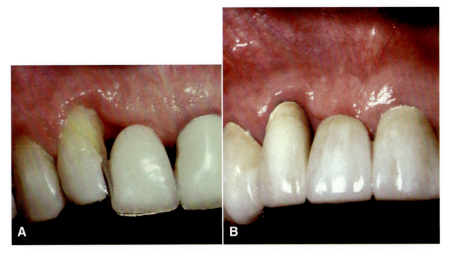

図 6-22　前歯部の外科的歯冠長延長術後には，審美的な問題が起こることがある．A：近心の歯肉欠損を改善するために，側切歯の歯冠長延長術を行った．B：遠心も含めて歯冠長延長術を行っていれば，歯肉の形態がなめらかに移行し，審美的に良好になっていたであろう．

歯冠長延長術は，患者や歯の状況に応じて，外科的に行ってもよいし，矯正治療と歯周治療を組み合わせた方法[56-60]で行ってもよい．

■**外科的歯冠長延長術**

歯肉切除術や電気メスを用いた外科処置だけで，歯冠長を効果的に延長することができる場合もある（図 6-21）が，通常は補綴物による生物学的幅径の侵害を防ぐために歯槽骨整形を必要とすることが多い．歯槽骨整形術では全層の粘膜骨膜弁を剥離し，歯槽骨切除によって，すでに装着されている修復物のマージンまたは齲蝕病変から歯槽頂までの間に 3.5～4 mm のスペースをつくる[52, 61]．このとき，以下の事柄についても考慮する必要がある．

1. 審美性：外科的歯冠長延長術（図 6-22）を適用する場合，歯冠長を延長した歯から隣在歯にかけて，軟組織をなめらかに移行させるのが難しいこともある．別の選択肢として，矯正的に挺出させるか抜歯して補綴する方法もある．外科的延長術を行う場合，歯槽骨整形は通常，審美性を考慮する必要のない舌側（口蓋側）を中

心に行い，唇側（頬側）は必要な場合にかぎって舌側（口蓋側）に移行させる程度に行うべきである．
2. 歯槽骨内の歯根の長さ：歯槽骨の支持が十分にない場合は，予後の疑われる歯に外科処置を施すよりも，抜歯して補綴するほうがよいことがある．
3. 隣在歯への影響：歯根破折や欠損が非常に深いために，隣在歯を著しい危険にさらさなければ骨の削除ができないことがある．このような場合は，抜歯するか矯正的に挺出させるのが望ましいであろう．
4. 臼歯根分岐部の露出：骨整形やオドントプラスティー（歯質整形）を行っても根分岐部の露出を治療できない場合は，抜歯の必要があるかもしれない．
5. 動揺：歯根の小さい歯や円錐状の歯根の歯の術後の動揺には，注意が必要である．歯自身が安定しない場合や，隣在歯によっても支えられない場合は，抜歯が必要となるだろう．
6. 欠損の大きさ：欠損の程度と，破折，根面齲蝕，歯頸部摩耗などの合併症について，治療計画時に注意深く評価しなければならない．
7. 歯根の穿孔：まれではあるが，歯内療法時に穿孔した場合は，抜歯するか，矯正的に挺出させるか，外科的に歯冠長を延長するかを穿孔の位置によって決定する[62]．
8. 軟組織の厚み：場合によっては，厚い歯肉組織が歯冠側方向へ組織の再生をもたらすことがある．これを防止するために，歯冠長延長術時に骨を多めに削除することが必要かもしれない[63]．

通常，外科的に歯冠長を延長した歯の修復は，術後4～6週で開始されるが，臨床研究[64]では，術後3～6か月の間に生物学的幅径および遊離歯肉縁の位置がほぼ安定することが示されている．したがって，外科的歯冠長延長術前または直後に当該歯の暫間修復を行い，3か月後に最終補綴物を作製するのが望ましいと考えられる．

外科的歯冠長延長術は，破折，穿孔，著しい齲蝕に対して必ずしも万能ではないが，適切な臨床判断に基づいて用いれば，困難で複雑な修復上の問題を解決するのに役立つことができる．

4 歯間乳頭の維持と再建

歯間乳頭の有無は，特に上顎前歯部において，補綴医や歯周病医そして患者にとって気になるものである．歯間乳頭の維持や再建には，組織あるいは骨の誘導再生法を応用するなど，さまざまな方法が用いられている（図6-23～25）[63-71]．これらの方法の結果については，予知性あるいは再現性が乏しい．乳頭の再建は，同部における付着の喪失量，新しく形成された乳頭への血液供給[72]，隣接接触面か

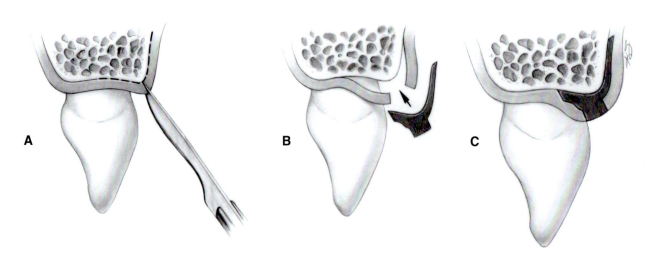

図6-23 歯間乳頭の外科的再建法．A：歯間乳頭に歯肉溝切開および唇側切開を加える．口蓋側の歯肉に付着した歯間乳頭は残す．B：結合組織移植片を準備し，部分層弁を唇側および口蓋側方向に持ち上げる．C：上顎結節部から採取した結合組織片を弁の下に置き縫合する．
(Azzi R, et al: Surgical reconstruction of the interdental papilla. Int J Periodontics Restorative Dent 18: 467, 1998. より引用)

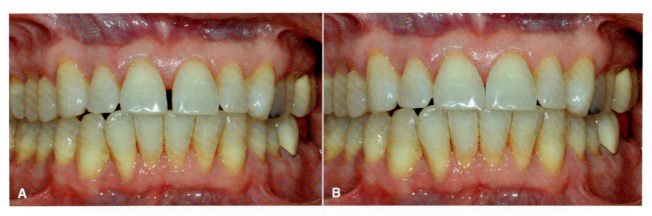

図 6-24　ラミネートベニア修復による審美性の改善をシミュレートするコンピュータ画像処理技術．隣接面接触が長くなり歯間乳頭が圧縮されることで，審美性の改善が見込まれる．画像は Adobe フォトショップなどの画像編集ソフトにより修正される．A：修正前．B：正中離開の閉鎖をシミュレートした画像．

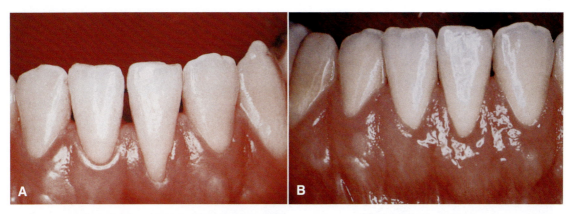

図 6-25　歯間乳頭の再建．A：術前．下顎中切歯間の歯間乳頭が喪失している．B：移植後の最終的な歯肉形態．（Azzi R, et al: Surgical reconstruction of the interdental papilla. Int J Periodontics Restorative Dent 18：467, 1998. より引用）

ら歯槽骨縁までの距離[73]などの多くの要因によって左右される．歯間乳頭の再建に用いられる方法の多くは外科手術と修復治療が併用されるので，それぞれの手技が協調して行われるよう入念な調整と計画が必要である．現存する歯間乳頭を保存するほうが，喪失した歯間乳頭を再現するよりも予知性が高いことはいうまでもない．

6. 矯正治療

　MTM（部分矯正）[74-78]によって，その後の修復処置の予後を著しく改善することができる．位置異常のある支台歯を整直させることにより，歯軸を改善しポンティックのスペースを増やし，最終補綴物の鼓形空隙の形態を改善することができる．また，咬合力が歯の長軸に平行な望ましい方向に向かうようになり，より好ましい形態に歯冠を形成できるため歯質の保存につながることも多い（図 7-12 B・C 参照）．

1 評価

　臨床診査においては，頰舌的および近遠心的な歯の位置異常に意識を向ける．交叉咬合や反対咬合などの異常な歯の接触関係がある場合は，矯正治療の必要性を考慮するべきである．特に，固定性補綴治療だけで異常な歯の接触関係や位置異常歯のカントゥアを修正しようとする試みが成功することはほとんどない．前処置の一環として矯正的な整復を行うことが望ましく，良好な結果が得られることが多い．

　矯正医に紹介して治療を依頼する必要があるかどうかは，咬合器に装着した診断用模型上で注意深く分析を行うことによって決定される．サベイヤーを

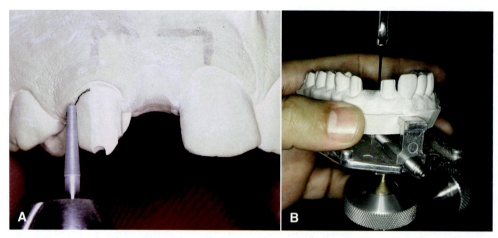

図6-26 固定性補綴治療の前に矯正治療が必要かどうかを判断するために，診断のための形成を行い（**A**），サベイヤーを用いて評価する（**B**）．

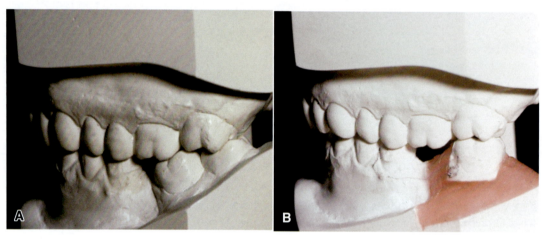

図6-27 診断用模型を分割し，矯正移動による望ましい歯の位置を決定する．（提供：Dr. P. Ngan）

用いることにより，分析の有効性がさらに高められる（図6-26）．有効な方法の1つ[79]として，複模型を分割し（図6-27），予定している矯正治療に従って整位した状態で分割片を再構築する方法がある．これにより，あらゆるMTM（正中離開の閉鎖，近心傾斜している臼歯の整直，傾斜歯の整位など）の有効性を容易に評価することができ，特に患者に治療案を説明するときに役立つ．再構築した模型上で診断のための形成やワックスアップを行うことにより，MTMから得られる利益が明らかに示されることが多い．審美性に優れた最適な治療計画を立案し，患者とのコミュニケーションを改善するために，多くの歯科医師がコンピュータ画像技術を応用している[80-83]（図6-28）．

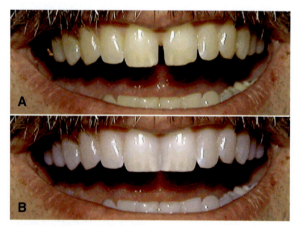

図6-28 治療計画立案の支援として，また，想定される審美的変化を患者に示すための補助として，コンピュータ画像技術が用いられる．**A**：修正前．**B**：正中離開の閉鎖をシミュレートした画像．

2 治療

　一般的な治療では，矯正医に紹介することなく，固定性補綴治療の前にMTMを行うことができる場合も多いが，治療が単に支台歯を傾斜，整直，挺出させる以上に複雑な場合には，矯正医のコンサルテーションを受けるべきである．

　単独の前歯を傾斜または挺出させる場合は，ブラケットを接着し，マルチストランドのエラスティックワイヤー（弾線）を結紮して歯を望ましい位置に移動させることができるが，前歯を移動させる場合には，治療を開始する前に唇側の骨量を注意深く評価し，十分であることを確認しておくことが重要である．修復処置によって正中離開を修正しようとしている場合にも，矯正治療を考慮するべきである．正中離開の空隙をすべての前歯周囲に再配分することで，審美性が劇的に改善されることも多い（図6-29 A～C）．

　診断用ワックスアップは，最適な歯の位置を決定するのに役立つ．近心傾斜している大臼歯は，コイルスプリング（図6-29 D～G）を用いて整直することができるが，まず初めに当該歯を咬合接触させないように咬合調整を行うべきである．歯冠形成後に放置されて移動した歯でも，単純な矯正装置（図6-30）により補綴物の装着が可能になることがある．矯正移動のときには，他の歯が移動してしまうという過失を避けるために，適切な固定源が必要である．

7. 最終的な咬合治療

　咬頭嵌合位と中心位を一致させ，同時に偏心位での咬頭干渉を除去することを主たる目的として（4章参照），口腔内の前処置の際に患者の咬合を再構成することが多い．この処置は，主として筋膜症状の緩和のために治療的な意味合いで行われたり，あるいは治療期間を通じて常に再現性のある安定した

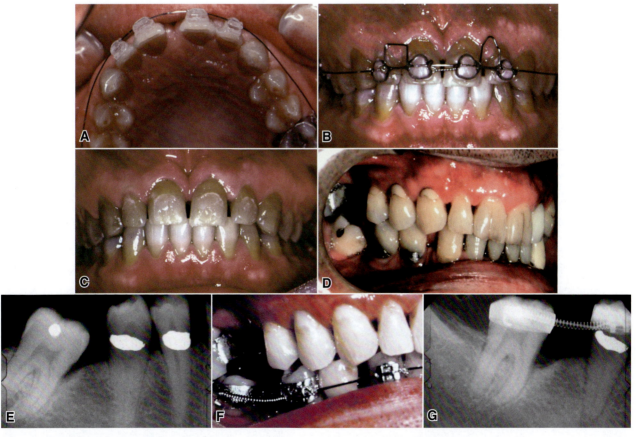

図6-29　固定性補綴治療の前処置として矯正治療で歯を移動させる．A～C：上顎正中離開を修正する前にMTMを行う．D～G：固定性補綴治療を行う前に，近心傾斜している大臼歯をコイルスプリングにより整直する．（D～Gの提供：Dr. P. Ngan）

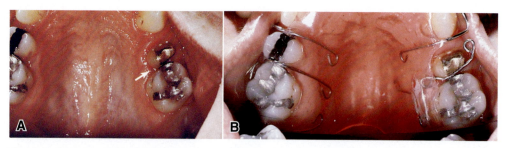

図6-30 A：上顎小臼歯（矢印）は陶材焼付鋳造冠のための歯冠形成を行ったが，暫間修復が不適切であった．残念ながら，この患者は暫間修復物が脱離したときに来院しなかった．そのため，小臼歯が遠心に移動して第一大臼歯と接触し，クラウンの装着ができなくなった．B：印象採得に先立って，歯を整位するために可撤性の装置を用いた．（提供：Dr. P. Ngan）

顎位を得るために，広範な修復治療に必要な前処置として行われる．中心位と咬頭嵌合位が一致していると，患者の顎模型を咬合器に正確に装着することが容易になる．治療として咬合調整を行うことには議論がある．最近の研究では，咬合が顎関節とそれに関連する筋の障害の発生に与える影響は少ないと考えられており[84,85]，また，咬合調整を禁忌とする臨床的エビデンスもある[86-88]．しかしながら，最終的な固定性補綴治療を行う前に，病的な状態を引き起こしている咬合の問題を診断し，軽減するべきである．通常，非侵襲的で可逆的な方法によって診断することができる[89]．歯周病の進行に関する咬合力の役割もまた議論のあるところである．最近の研究では，咬合力は歯周炎の発症要因ではないが，プラークに起因する炎症性の歯周病による付着喪失の進行に影響を与えるとする報告が優位を占めている[90]．

天然歯列の選択削合を考慮している場合，これが"引き算"だけの（歯質を除去する）治療であり，エナメル質の厚さによって制限されることを忘れてはならない．歯列に不可逆的な変化を与える前に，咬合調整に関連して修復処置が必要になる可能性について必ず注意深く診断しなければならない．

1　診断のための咬合調整

診断のための咬合調整を行うには，咬合器に中心位で装着した2組の模型（図6-31）が必要である．1組は参照基準として用い，もう1組は診断的咬合調整を行って，どれだけの歯質が削除されたかを評価する．2組の模型を比較することで，咬合調整の目的を果たすためにはさらにどれだけの歯質を削除しなければならないかを容易に判断できる．さらに，この診断用咬合調整によって，最終的に安定した顎位とするためには，一部の歯にはクラウンの作製が必要となることが判明することもある．このように，臨床的な処置を始める前に，治療計画の有効性を試すことが可能である[91]．

予定している削合の程度を明示できるように，診断用咬合調整を行う模型の咬合面にポスターカラー（石膏に染み込まない）を塗る．削除しなければならないエナメル質の量を術者が判定することができるように，咬合調整を始める前に，咬合器のインサイザルピンが中心位で咬合接触しているときの位置を記録する．そうすることで術者は削除すべきエナメル質の量を判断できる．また，最大咬頭嵌合位のピンの位置を記録しておくことも有用である．その後，模型を手用器具で削合する．ディスコイド-クレオイドカーバーが，望ましい形態を効率的に得るのに有用である．実施した咬合調整を各段階ごとに順を追って削合表に記録するか，模型の側面に印を入れる．咬合調整を完了したら，注意深く形態を評価する．象牙質に貫通しそうな部位を特定し，そのような歯には新たな修復処置が必要となりうることを患者に知らせておく．

選択削合の主な目的は，以下のとおりである．
・傾斜面での接触を除去し，咬頭対窩の咬合接触をつくり出すことにより，咬合力を歯の長軸方向に平行になるように再配分する．
・偏心位での咬合接触を除去する．これにより，最終的には中心位と最大咬頭嵌合位を一致させる．

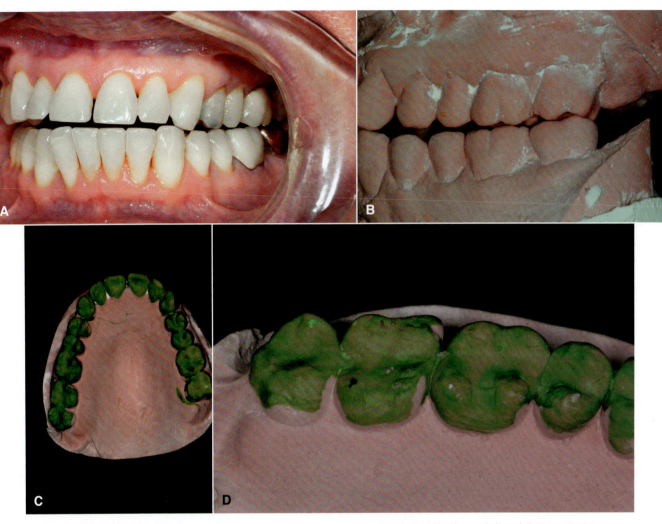

図6-31 A：中心位における臼歯部の早期接触が明らかに認められる．B：最初に早期接触が起こる部位が咬合器上で再現されている．C：診断用模型の複模型にポスターカラーを薄く塗布する．D：咬合紙で最初の接触点を記録する．

- 損耗した咬合面形態を改善する．咬頭の形態を明瞭にし，咬合面を小さくし，平坦になっている面に適切な発育溝および副溝を再形成する．
- 口腔清掃がしやすいように，辺縁隆線の不一致や挺出を改善する．
- 選択的な形態修正により，歯の配列異常を修正する．

これらの目標のすべてを常に達成できるわけではない．咬合調整を行わざるをえない場合には，機能的な咬合面形態を犠牲にしたり，機能的な咬合接触を破壊するべきでない．天然歯列では，臼歯部の咬合接触は下顎臼歯の頬側咬頭が主に担っている[92]．

2 咬合調整の実際

1 患者の選択

患者が不可逆的な削合治療の適応であるかどうかを決めるために，診断のために咬合器上で行った咬合調整を注意深く分析することが必要である．一般的に，中心窩の近辺で早期接触が起こっている場合には，咬頭斜面や反対側の咬頭の近くで早期接触している場合よりも，高い予知性が期待できる．削合を慎重にコントロールするよう細心の注意が必要である．削合しすぎてしまった歯は，元に戻すことができない．不可逆的な咬合調整が禁忌となる例を以下に示す．

1. ブラキシズムのある患者で，その習慣を完全

Part I 治療計画および前処置

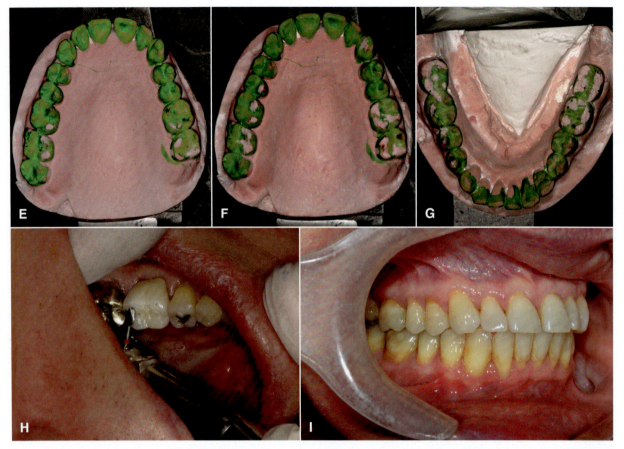

図6-31（つづき）　E：滑走がなくなるまで逐次削合していく．F・G：診断用咬合調整の終了．削合した模型をオリジナルの模型と比較することで，咬合調整が実際に可能かどうか，また追加の処置（エナメル質を穿孔し象牙質が露出する部位に対する修復処置など）が必要かどうかを判断することができる．H：実際の咬合調整．I：咬合調整の終了．中心位と最大咬頭嵌合位が一致している．

にはコントロールできない場合
2. 診断のための咬合調整から，非常に多くの歯質を削除する必要があると考えられる場合
3. 複雑な顎間関係（アングルⅡ級や骨格性のⅢ級）
4. 上顎の舌側咬頭が下顎の頬側咬頭と接触している場合
5. 前歯部の開咬
6. 著しい咬耗
7. 矯正治療や顎矯正治療を予定している場合
8. 理学療法やスプリント療法を予定している場合
9. 顎関節に疼痛がある場合
10. 下顎の誘導が難しい場合

　咬合調整は論理的な順序で行う必要がある．これによって処置が繰り返されるのを防ぎ，治療効果が向上する．さまざまな順序が提唱されているが，以下に述べる順序に従えば，良好で予知性の高い結果を得ることができる．神経筋系の視点からみると，患者は再現性の高い蝶番運動を誘導によって行うことができ，過度の努力を伴わずに偏心運動ができなければならない．これができない場合には新たな解決策が必要であり，咬合調整は禁忌である．

❷ 中心位における干渉の除去

　下顎骨が終末蝶番軸を中心に回転するとき（4章参照），下顎の歯はそれぞれ固有の弧を描いて閉口する．咬頭嵌合位と中心位が一致していない場合，中心位において早期接触が起こることは避けられない．このような接触を最初に除去する．

手　順

① 下顎の蝶番運動を行い，観察されるすべての滑走運動路（中心位における最初の接触と，最大

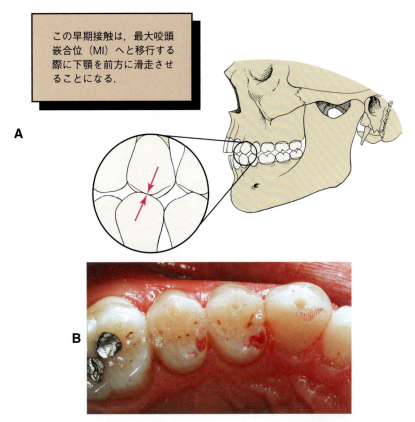

この早期接触は，最大咬頭嵌合位（MI）へと移行する際に下顎を前方に滑走させることになる．

図 6-32　下顎を前方に運動させるような干渉（前方への干渉）は，上顎歯の近心斜面と下顎歯の遠心斜面との間に起こる．

咬頭嵌合位に至るまでの量と方向）を最初に記録する．この運動（滑走）は，前方または側方方向に起こる．次に，最初の接触点を異なる色で記録する（赤で滑走運動を記録し，その上に接触点を黒で記録するとよい）．

② 下顎頭を前方に移動させるような干渉（前方への干渉）がないか調べる．こうした干渉は通常，上顎歯の近心斜面と下顎歯の遠心斜面の間でみられる（図 6-32）．

③ すべての歯が均等に接触するまで咬合調整を続ける（前歯は例外としてもよい）．側方滑走運動が両側とも犬歯によって適切に誘導されている場合は，犬歯から犬歯までの前歯咬合接触が再び得られるようになった時点で，一部の歯が接触していなくても咬合調整を終えるべきである（接触しない歯には適切な修復物を装着するほうがよい）．

④ 中心位から咬頭嵌合位への下顎の滑走が側方方向に起こる場合は，上顎歯の頬側斜面と下顎歯の舌側斜面の咬合調整を行う．早期接触は通常，下顎の作業側あるいは非作業側のいずれかにおいてみられる（外側あるいは内側への滑走）．

⑤ 外側への滑走がみられる場合は，上顎舌側咬頭の頬側斜面と下顎頬側咬頭の舌側斜面を各咬頭頂が接触するまで咬合調整する（図 6-33）．

⑥ 内側への滑走がみられる場合は，下顎頬側咬頭の頬側斜面または上顎舌側咬頭の舌側斜面を，各咬頭頂が接触するまで咬合調整する．このとき，上顎頬側咬頭と下顎舌側咬頭の内斜面を削合して，対合する中央溝を広げることにより，さらに精緻な修正を行うことができる（図 6-34）．

■評　価

歯の正常な解剖学的形態を維持しながら，上述の咬合調整の原則にできるかぎり従うべきである．中心位と最大咬頭嵌合位の不一致を修正すれば，すべての臼歯部は均一に接触するはずである．Mylar の薄いシムストックをピンセットで把持し，これを確認することができる（図 6-35）．

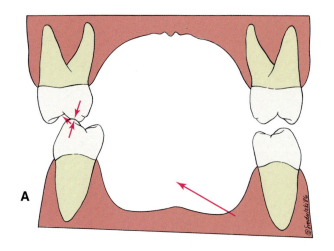

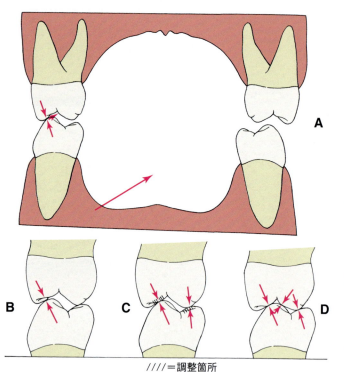

早期接触は対合する咬頭の斜面上に起こり，歯が最大咬頭嵌合位へと滑走するとき，矢印の方向へ下顎を移動させる．

////＝調整箇所

図6-34　A：選択削合によって，内側への滑走を修正する．B：咬頭頂が接触するまで，接触している斜面を咬合調整する．C：上下顎歯の内斜面をさらに削合することで，中央溝が広がる．D：3点接触を確立する．

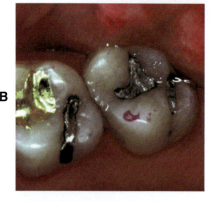

図6-33　上顎舌側咬頭の頰側斜面と下顎頰側咬頭の舌側斜面が最初に接触すると，下顎は外側へと滑走する．

❸ 側方および前方運動時の干渉の除去

咬合調整の次の段階では，作業側における滑走（外側への滑走）運動時，非作業側における滑走（内側への滑走）運動時，前方滑走運動時の干渉を除去する．赤と青の咬合紙を用いると，中心位の接触と偏心位の接触を識別しやすくなる．

ここで行う咬合調整の目標は，前方運動時におけるすべての臼歯の接触を除去し，作業側（外側）および非作業側（内側）への滑走運動時におけるすべての干渉を除去することである．患者によっては（犬歯が動揺している場合や，犬歯の骨支持が少ない場合など），理想的なミューチュアリープロテクテッドオクルージョンではなく，作業側をグループファンクションとすることを考慮するべきである．

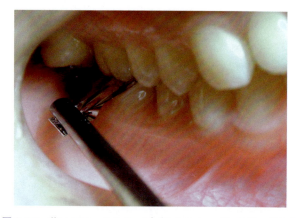

図6-35　薄いMylarストリップ（シムストック）を用いて咬合接触を確認する．

また犬歯に咬耗や位置異常がある場合も，グループファンクションとすることがある（4章参照）．

この段階では，中心位での接触点（セントリックストップ）を決して除去しないことが重要である．通常，偏心運動時に機能咬頭を逃がしてやるような溝を形成することによって，側方および前方運動時の干渉は除去される（図6-36，6-37）．

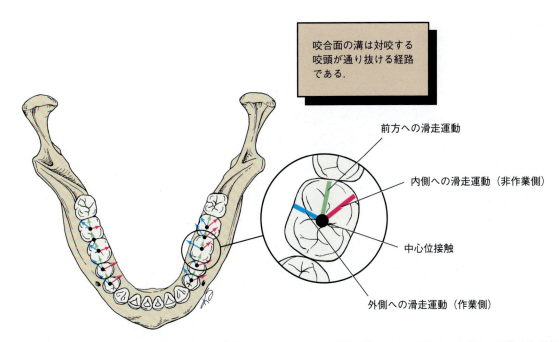

図 6-36 偏心運動時の干渉がどこに生じやすいのかを理解することによって，干渉が見つけやすくなる．矢印は，下顎の各滑走運動（内側，前方，外側への滑走運動）時に上顎の機能咬頭が通る経路を示す．たとえば内側への滑走（非作業側における滑走）運動時の干渉は，中心位接触から遠心頬側方向にみられる．上顎歯列弓では，経路は逆になる．

8. まとめ

　あらゆる固定性補綴治療を始める前に，論理的な治療順序を計画しておくべきである．齲蝕や不良修復物といった不安定で不健康な状態の治療は，完了させておかなくてはならない．通常，こうした口腔の前処置は，口腔外科，保存修復，歯内療法，歯周治療，歯科矯正，咬合治療などの多くの歯科専門分野にわたり，組み合わせて行われる場合もある．他のすべての歯科の分野と同様に，固定性補綴治療にとって口腔の前処置は非常に重要であり，細心の予備的処置を行うことによって，治療はより容易になるとともに，いっそう効果的になる．

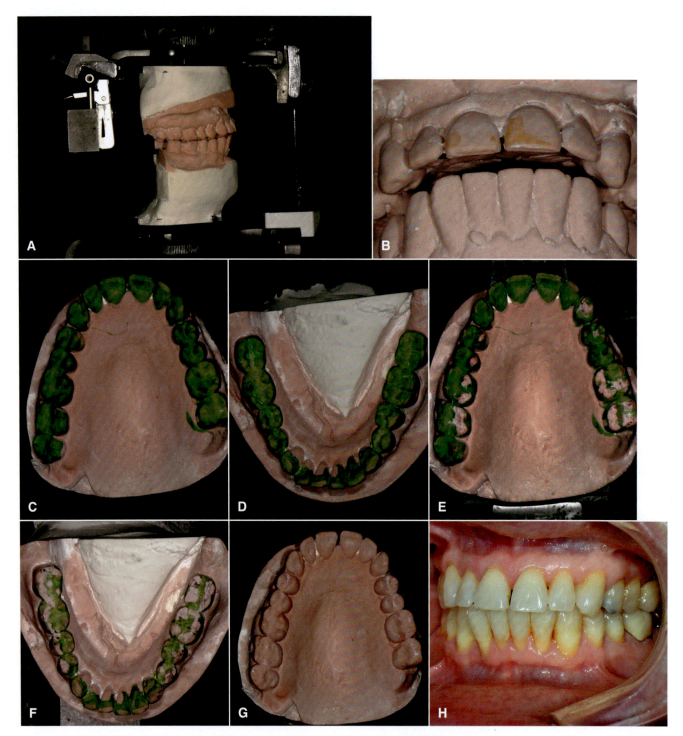

図6-37 診断的咬合調整．A：中心位で装着した診断用模型により，右側下顎大臼歯が最初に接触していることが示された．B：前歯部は中心位で大きく離開している（アンテリアカップリングの喪失）．C・D：診断用模型の複模型にポスターカラーを塗布する．E・F：診断用咬合調整によりポスターカラーが落ちることで，削合が進むにつれてどこに修正が加えられたかがすぐにわかる．G：手を加えていないオリジナルの模型を基準にして，どの程度の歯質が削除されたかを評価する．H：咬合調整により予後が改善されると判断した場合は，インフォームドコンセントを得て，エナメル質を穿孔した場合には修復治療が必要になる可能性について患者に忠告し，それから診断用に咬合調整した模型を参考にしながら，天然歯列の咬合調整を開始する．（提供：Dr. Rick Biethman）

Study Questions

1. 最終的な固定性補綴治療を始める前に行う口腔内の前処置を，どのような順序で進めるべきか詳細に述べよ．
2. 支台築造に用いられるさまざまな材料の長所，短所，適応症および考慮すべき注意点について述べよ．
3. 広範囲のアマルガムコアの形成は，通常のアマルガム修復の形成とどのような違いがあるか？ その理由は何か？
4. 3種類の歯肉移植術と，それらの適応症および限界について述べよ．
5. 固定性補綴治療を始める前に行うMTM（部分矯正）の適応症について述べよ．
6. 広範囲に及ぶ咬合調整の適応症と禁忌症ならびに，適用する場合の方法とその順序について述べよ．

● 引用文献

1. Kidd EM: Caries diagnosis within restored teeth. Oper Dent 14: 149, 1989.
2. Murat S, et al: Visibility of artificial buccal recurrent caries under restorations using different radiographic techniques. Oper Dent 38: 197, 2013.
3. Bilgin MS, et al: Post-treatment diagnosis of caries under fixed restorations: A pilot study. J Prosthet Dent 112 (6): 1364, 2014.
4. Tjan AHL, Chiu J: Microleakage of core materials for complete cast gold crowns. J Prosthet Dent 61: 659, 1989.
5. Fischer GM, et al: Amalgam retention using pins, boxes, and Amalgambond. Am J Dent 6: 173, 1993.
6. Worskett P: A comparative study of bonded and non-bonded amalgam restorations in general dental practice. Br Dent J 214: E19, 2013.
7. Gupta I, et al: Revisiting amalgam: a comparative study between bonded amalgam restoration and amalgam retained with undercuts. J Contemp Dent Pract 12: 164, 2011.
8. Olmez A, et al: Clinical evaluation and marginal leakage of Amalgambond Plus: three-year results. Quintessence Int 28: 651, 1997.
9. Tarim B, et al: Marginal integrity of bonded amalgam restorations. Am J Dent 9: 72, 1996.
10. Korale ME, Meiers JC: Microleakage of dentin bonding systems used with spherical and admixed amalgams. Am J Dent 9: 249, 1996.
11. Ratananakin T, et al: Effect of condensation techniques on amalgam bond strengths to dentin. Oper Dent 21: 191, 1996.
12. Schulte GA, et al: Early fracture resistance of amalgapin-retained complex amalgam restorations. Oper Dent 23: 108, 1998.
13. Antonijevic D, et al: An in vitro radiographic analysis of the density of dental luting cements as measured by CCD-based digital radiography. Quintessence Int 43: 421, 2012.
14. Plasmans PJ, et al: A preliminary study on a resin-modified glass-ionomer cement for transitional restorations and subsequent core buildups. Int J Prosthodont 13: 373, 2000.
15. Wilson NH, et al: A short-term clinical evaluation of a tricure glass-ionomer system as a transitional restoration and core buildup material. Quintessence Int 30: 405, 1999.
16. Cohen BI, et al: A five year study. Fluoride release of four reinforced composite resins. Oral Health 88: 81, 1998.
17. Fennis WM, et al: Randomized control trial of composite cuspal restorations: five-year results. J Dent Res 93: 36, 2014.
18. Hormati AA, Denehy GE: Microleakage of pin-retained amalgam and composite resin bases. J Prosthet Dent 44: 526, 1980.
19. Oliva RA, Lowe JA: Dimensional stability of composite used as a core material. J Prosthet Dent 56: 554, 1986.
20. Martin N, Jedynakiewicz N: Measurement of water sorption in dental composites. Biomaterials 19: 77, 1998.
21. Cooley RL, et al: Dimensional stability of glass ionomer used as a core material. J Prosthet Dent 64: 651, 1990.
22. Lambert RL, Goldfogel MH: Pin amalgam restoration and pin amalgam foundation. J Prosthet Dent 54: 10, 1985.
23. Outhwaite WC, et al: Pin vs. slot retention in extensive amalgam restorations. J Prosthet Dent 41: 396, 1979.
24. Shavell HM: The amalgapin technique for complex amalgam restorations. J Calif Dent Assoc 8: 48, 1980.
25. Bailey JH: Retention design for amalgam restorations: pins versus slots. J Prosthet Dent 65: 71, 1991.
26. Irvin AW, et al: Photoelastic analysis of stress induced from insertion of self-threading retentive pins. J Prosthet Dent 53: 311, 1985.
27. Felton DA, et al: Pulpal response to threaded pin and retentive slot techniques: a pilot investigation. J Prosthet Dent 66: 597, 1991.
28. Bonilla ED, et al: A customized acrylic resin shell for fabricating an amalgam core on the coronally debilitated, endodontically treated posterior tooth. Quintessence Int 26: 317, 1995.
29. Livaditis GJ: Crown foundations with a custom matrix, composites, and reverse carving. J Prosthet Dent 77: 540, 1997.
30. Nicholson JW, Croll TP: Glass-ionomer cements in restorative dentistry. Quintessence Int 28: 705, 1997.
31. Kerby RE, Knobloch L: Strength characteristics of conventional and silver-reinforced glass-ionomer cements. Oper Dent 17: 170, 1992.
32. Peumans M, et al: Clinical effectiveness of contemporary adhesives: a systematic review of current clinical trials. Dent Mater 21: 864, 2005.
33. American Academy of Periodontology: Guidelines for periodontal therapy. J Periodontol 69: 405, 1998.
34. American Academy of Periodontology: Parameter on mucogingival conditions. J Periodontol 71: 861, 2000.
35. Wennström JL: Lack of association between width of attached gingiva and development of soft tissue recession. A 5-year longitudinal study. J Clin Periodontol 14 (3): 181, 1987.

36. Maynard JG, Wilson RDK: Physiologic dimensions of the periodontium significant to the restorative dentist. J Periodontol 50: 170, 1979.
37. Wilson RDK, Maynard JG: Intracrevicular restorative dentistry. Int J Periodontics Restorative Dent 1: 34, 1981.
38. Grupe HE, Warren RF: Repair of gingival defects by a sliding flap operation. J Periodontol 29: 92, 1956.
39. Bjorn H: Coverage of denuded root surfaces with a lateral sliding flap: use of free gingival grafts. Odontol Rev 22: 37, 1971.
40. Sullivan HC, Atkins JH: Free autogenous gingival grafts. I. Principles of successful grafting. Periodontics 6: 121, 1968.
41. Dordick B, et al: Clinical evaluation of free autogenous gingival grafts placed on alveolar bone. Part I. Clinical predictability. J Periodontol 47: 559, 1976.
42. Oliver RC, et al: Microscopic evaluation of the healing and revascularization of free gingival grafts. J Periodontal Res 3: 84, 1968.
43. Staffileno H Jr, Levy S: Histological and clinical study of mucosal (gingival) transplants in dogs. J Periodontol 40: 311, 1969.
44. Holbrook T, Ochsenbien C: Complete coverage of the denuded root surface with a one-stage gingival graft. Int J Periodontics Restorative Dent 3: 9, 1983.
45. Miller PD Jr: Root coverage using the free soft tissue autograft following citric acid application. III. A successful and predictable procedure in areas of deep wide recession. Int J Periodontics Restorative Dent 5: 15, 1985.
46. Raetzke PB: Covering localized areas of root exposure employing the "envelope" technique. J Periodontol 56: 397, 1985.
47. Bernimoulin JP, et al: Coronally repositioned periodontal flap. Clinical evaluation after one year. J Clin Periodontol 2: 1, 1975.
48. Maynard JG: Coronal positioning of a previously placed autogenous gingival graft. J Periodontol 48: 151, 1977.
49. Chambrone L, et al: Evidence-based periodontal plastic surgery. II. An individual data meta-analysis for evaluating factors in achieving complete root coverage. J Periodontol 83 (4): 477, 2012.
50. Chambrone L, et al: Root-coverage procedures for the treatment of localized recession-type defects: a Cochrane Systematic Review. J Periodontol 81 (4): 452, 2010.
51. Thoma DS, et al: A systematic review assessing soft tissue augmentation techniques. Clin Oral Implants Res 20 (Suppl 4): 146, 2009.
52. Davarpanah M, et al: Restorative and periodontal considerations of short clinical crowns. Int J Periodontics Restorative Dent 18: 5, 1998.
53. Palomo F, Kopczyk RA: Rationale and methods for crown lengthening. J Am Dent Assoc 96: 257, 1978.
54. Ochsenbien C, Ross SE: A reevaluation of osseous surgery. Dent Clin North Am 13: 87, 1969.
55. Maynard JG: Personal communication, 1993.
56. Ross SB, et al: Orthodontic extrusion: a multidisciplinary treatment approach. J Am Dent Assoc 102: 189, 1981.
57. Brown IS: The effect of orthodontic therapy on certain types of periodontal defects: clinical findings. J Periodontol 44: 742, 1973.
58. Ingber JS: Forced eruption. I. A method of treating isolated one and two wall infrabony osseous defects: rationale and case report. J Periodontol 45: 199, 1974.
59. Delivanis P, et al: Endodontic-orthodontic management of fractured anterior teeth. J Am Dent Assoc 97: 483, 1978.
60. Potashnik SR, Rosenberg ES: Forced eruption: principles in periodontics and restorative dentistry. J Prosthet Dent 48: 141, 1982.
61. Baima RF: Extension of clinical crown length. J Prosthet Dent 55: 547, 1986.
62. Rosenberg ES, et al: Tooth lengthening procedures. Compend Contin Educ Dent 1: 161, 1980.
63. Pontoriero R, Carnevale G: Surgical crown lengthening: a 12-month clinical wound healing study. J Periodontol 72: 841, 2001.
64. Lanning SK, et al: Surgical crown lengthening: evaluation of the biological width. J Periodontol 74: 468, 2003.
65. Evian C, et al: Retained interdental procedure for maintaining anterior esthetics. Comp Contin Educ Dent 6: 5, 1985.
66. Han TJ, Takei HH: Progress in gingival papilla reconstruction. Periodontol 2000 11: 65, 1996.
67. Cortellini P, et al: The modified papilla preservation technique with bioresorbable barrier membranes in the treatment of intrabony defects. Case reports. Int J Periodontics Restorative Dent 16: 547, 1996.
68. Beagle JR: Surgical reconstruction of the interdental papilla: case report. Int J Periodontics Restorative Dent 12: 145, 1992.
69. Azzi R, et al: Surgical reconstruction of the interdental papilla. Int J Periodontics Restorative Dent 18: 467, 1998.
70. Tarnow DP, et al: The effect of the distance from the contact point to the crest of bone on the presence or absence of the interproximal papilla. J Periodontol 63: 995, 1992.
71. Pini Prato GP, et al: Interdental papilla management: a review and classification of the therapeutic approaches. Int J Periodontics Restorative Dent 24: 246, 2004
72. Johnson GK, Sivers JE: Forced eruption in crown-lengthening procedures. J Prosthet Dent 56: 424, 1986.
73. Tuncay OC: Orthodontic tooth movement as an adjunct to prosthetic therapy. J Prosthet Dent 46: 41, 1981.
74. Pegoraro LF, et al: Resolution of complex esthetic problems in abnormal anterior teeth: A clinical report. J Prosthet Dent 112 (2): 94, 2014.
75. Miller TE: Orthodontic therapy for the restorative patient. I. The biomechanic aspects. J Prosthet Dent 61: 268, 1989.
76. Celenza F, Mantzikos TG: Periodontal and restorative considerations of molar uprighting. Compendium 17: 294, 1996.
77. Shaughnessy TG: Implementing adjunctive orthodontic treatment. J Am Dent Assoc 126: 679, 1995.
78. Proffit WR: Contemporary orthodontics, 2nd ed. St. Louis, Mosby, 1993.
79. Ackerman JL, Proffit WR: Communication in orthodontic treatment planning: bioethical and informed consent issues. Angle Orthod 65: 253, 1995.
80. Grubb JE, et al: Clinical and scientific applications/advances in video imaging. Angle Orthod 66: 407, 1996.
81. Levine JB: Esthetic diagnosis. Curr Opin Cosmet Dent 9, 1995.
82. Goldstein RE, Miller MC: The role of high technology in maintaining esthetic restorations. J Esthet Dent 8: 39, 1996.
83. Clark GT, et al: The validity and utility of disease detection methods and of occlusal therapy for temporomandibular disorders. Oral Surg Oral Med Oral Pathol Oral Radiol

Endod 83: 101, 1997.
84. Fricton JR, et al: Critical appraisal of methods used in randomized controlled trials of treatments for temporomandibular disorders. J Orofac Pain 24: 139, 2010.
85. Kirveskari P: The role of occlusal adjustment in the management of temporomandibular disorders. Oral Surg 83: 87, 1997.
86. Kirveskari P, et al: Occlusal adjustment and the incidence of demand for temporomandibular disorder treatment. J Prosthet Dent 79: 433, 1998.
87. Kerstein RB, et al: A comparison of ICAGD (immediate complete anterior guidance development) to mock ICAGD for symptom reductions in chronic myofascial pain dysfunction patients. Cranio 15: 21, 1997.
88. McNeill C: Craniomandibular disorders: guidelines for evaluation, diagnosis, and management. In American Academy of Craniomandibular Disorders: Oral and facial pain. Chicago, Quintessence Publishing, 1990.
89. Gher ME: Changing concepts. The effects of occlusion on periodontitis. Dent Clin North Am 42: 285, 1998.
90. Meng JC, et al: The effect of equilibrating mounted dental stone casts on the occlusal harmony of cast metal complete crowns. J Prosthet Dent 104: 122, 2010.
91. Okeson JP: Management of temporomandibular disorders and occlusion, 7th ed. St. Louis, Elsevier, 2013. pp 399-420.
92. McDevitt WE, Warreth AA: Occlusal contacts in maximum intercuspation in normal dentitions. J Oral Rehabil 24: 725, 1997.

Part II

臨床術式：Section 1

Part II 臨床術式：Section 1

7章 歯冠形成の原則
Principles of Tooth Preparation

歯は，他のほとんどの組織にみられるような再生能力をもっていない．そのため齲蝕，外傷，損耗などの結果としてエナメル質や象牙質がいったん失われると，修復材料を用いて形態と機能を回復させなければならない．ほとんどの場合，歯に修復物を装着するには形成が必要であり，形成は基本原則に基づいて行われなければならない．この原則は，最終的に補綴治療が成功するかどうかを予測するための基本的な基準となる．歯冠形成時には，細部にわたる注意深い配慮が必要である．良好な歯冠形成によって，その後の手順〔暫間補綴，印象採得，歯型（ダイ）や作業模型の作製，ワックスアップなど〕が容易になる．

歯冠形成の原則は，次のように大きく3つに分類することができるであろう．
1. 生物学的条件（口腔組織の健康に影響する）
2. 機械的条件（修復物の強度と耐久性に影響する）
3. 審美的条件（患者の外観に影響する）

歯冠形成とその後の修復処置を成功させるためには，これらすべての要因について同時に配慮しなければならない．ある領域で何かを改善したために別の領域に悪影響を及ぼしたり，ある領域で完璧を求めようとして別の領域の失敗につながることもよくある．たとえば，陶材焼付鋳造冠（メタルセラミッククラウン）の作製（24章参照）では，天然歯に近い外観を得るためには十分な厚さの陶材が必要である．しかし，審美的理由で陶材を厚くするためにあまりにも多量の歯質を削除すれば，歯髄組織は損傷を受ける可能性があり（生物学的条件），歯の強度は著しく低下する（機械的条件）．歯冠形成の技術を十分に上達させるためには，さまざまな判断基準について深い知識と理解が欠かせない．最適な歯冠形成を完成させるためには（図7-1），生物学的条件・機械的条件・審美的条件について適切に考慮したうえで妥協点を模索し，それらの最善の組み合わせを見つけ出すことが必要である．

1. 生物学的条件

生活組織に影響する外科処置は必ず注意深く行い，不必要な損傷を避けなければならない．歯冠形成時に損傷を受けやすい構造体は，隣在歯，軟組織，形成される歯の歯髄である．歯冠形成が良好でなかったためにマージンの適合不良やクラウンの形態不良を招いた場合，固定性修復物周囲のプラークコントロールはいっそう困難になり，歯の健康を長期的に維持するうえで妨げとなる．

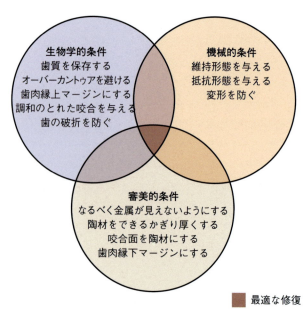

図7-1 最適な形成により，生物学的・機械的・審美的条件を満たす修復物の作製が可能になる．

1 歯冠形成時の損傷の防止

1 隣在歯

隣在歯に対する医原性の損傷は，保存修復歯科でよくみられる過失である．損傷を受けた隣接面接触点領域は，たとえ入念に形態修正・研磨を行ったとしても，損傷を受ける前の元の歯面に比べると齲蝕に罹患しやすくなる．これはおそらく，元の歯面のエナメル質にはより高い濃度のフッ素が含まれていることと，損傷を受けた面にはプラークが残留しやすくなるためであろう[1]．正しい方法で歯冠形成を行えば，隣在歯の隣接面に対する損傷を防ぐことが可能である．

隣在歯に金属製のマトリックスバンドを装着して保護することが有用な場合もあるが，薄いバンドを穿孔してその下のエナメル質を損傷してしまう可能性もある．望ましい方法としては，形成歯隣接面のエナメル質を利用して隣在歯を保護する方法がある．歯の幅径は，セメント-エナメル境（CEJ）の位置に比べて接触点領域では1.5〜2mm大きくなっているため，径の細いテーパー状ダイヤモンドポイントを用いて隣接部接触域のエナメル質を薄く残すように形成すれば，歯質の過剰な削除は避けられ，ポイントに角度をつける必要もない（図7-2）．隣在歯隣接面から距離をおこうとして不必要にポイントを傾斜させるのは，臨床でよくみられる誤りである．

2 軟組織

舌や頰の軟組織の損傷は，吸引チップ，ミラー（図7-3），フランジつき排唾管などを用いて注意深く当該軟組織を排除することによって防止できる．下顎大臼歯の舌側面を形成するときには，舌の保護に最大限の注意を払わなければならない．

3 歯髄

固定性補綴治療に際しては，特に歯質の削除量が多いときには，歯髄の損傷を防ぐために細心の注意を払わなければならない．歯冠形成後，数年経過して歯髄の変性が発現したという報告もある[2]．過熱，化学的刺激，細菌感染などが原因となって，非可逆性の歯髄炎を引き起こす可能性がある[3]が，特に象牙細管の新鮮な切断部では危険である．歯髄損傷の予防のためには，歯冠形成時に傷害を与えるリスクを減らすような術式や材料を選択しなければならない[4]．

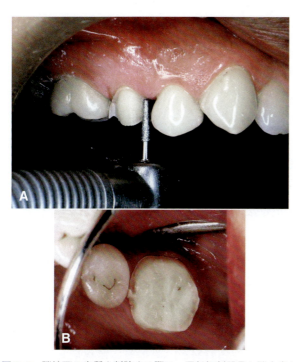

図7-2　隣接面の歯質を削除する際は，回転切削器具と隣在歯との間にエナメル質を薄く1層残すようにダイヤモンドポイントを位置づけることによって，隣在歯への損傷を防ぐことができる．
A：ダイヤモンドポイントの方向は小臼歯の長軸に平行である．
B：隣接面の削除がほぼ完了した状態．ダイヤモンドポイントが通過した近心側にエナメル質が維持されている．

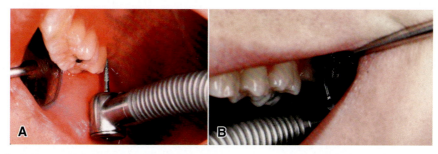

図7-3　軟組織の保護．A：形成中にミラーを使って舌を保護している．B：ミラーで頰粘膜を排除し傷害のリスクを避ける．

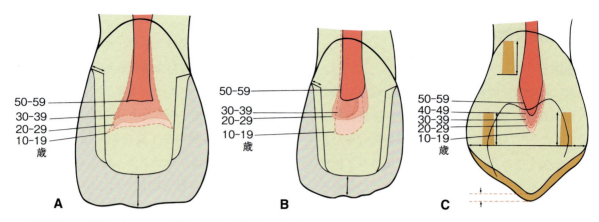

図 7-4　歯冠形成と歯髄腔の大きさとの関係．破線は各年齢層の歯髄腔の形態を表している．A：陶材焼付鋳造冠の形成を行った上顎中切歯．B：陶材焼付鋳造冠の形成を行った上顎側切歯．C：ピンレッジの形成を行った上顎犬歯．
（大橋康良：架工義歯の前歯部支台装置に関する研究．歯科学報 68：726, 1968. より引用）

　歯冠形成時には，歯髄腔の形態を必ず考慮に入れなければならない．歯髄腔の大きさはX線写真上で評価できるが，加齢とともに小さくなる．約50歳まで，頰舌方向よりも歯軸方向に大きく髄質は縮小する．歯冠形態との関連において，歯髄のさまざまな寸法の平均値が示されており[5]，図 7-4 と表 7-1 にそれらの値を示す．

❹ 歯髄損傷の原因

1）温　度

　回転切削器具と形成面の間の摩擦によってかなりの熱が生じる（図 7-5）．過度の圧力，高い回転数，切削器具の種類・形態・状態（図 7-6）のいずれもが発熱を増加させる可能性がある[6]．高速ハンドピースを用いると，間欠的な軽いフェザータッチで効率よく歯質を削除することができ，熱の発生も少ない．しかし，極力軽いタッチで形成したとしても，注水冷却しなければ歯は過熱される．注水は，回転切削器具が歯に接触する位置に正確に向けられていなければならない．注水によって削片（デブリ）が洗い流され（回転切削器具の目詰まりは切削効率を低下させるので，重要である）（図 7-7），象牙質の脱水（激しい歯髄刺激[2,7]の原因となる）を防ぐ．デブリの蓄積は回転切削器具の形状により異なることが示されており，ショルダー形状やシャンファー形状のダイヤモンドポイントはデブリの蓄積が少ない可能性がある．デブリは5分間の超音波洗浄でも容易には除去されない[8]．

　マージンを仕上げるときなどのように注水によって視野が妨げられる場合には，低速ハンドピースか手用切削器具を用いるのが最も安全である．空気による冷却だけを頼りに高速ハンドピースを用いるのは，容易に歯を過熱し，歯髄に損傷を与える可能性があり危険である[9]．高速ハンドピースを使って注水を行わずにマージンを仕上げる場合には，フェザータッチで間欠的に歯面に接することが求められる．

　グルーブやピンホールを形成するときには，冷却水が回転切削器具の切削端にまで届かないため特に注意が必要である．熱の蓄積を防ぐため，グルーブやピンホールなどの維持形態は必ず低速で形成するか，高速ハンドピースをフェザータッチで使用すべきである．

2）化学作用

　ある種の歯科材料（裏層材，修復用レジン，溶剤，合着材）の化学作用によって，歯髄損傷を引き起こすことがある[10]（特に新鮮切削象牙質に対して用いた場合）．象牙質接着材は，ほとんどの場合有効なバリアをつくるが，セメント合着された修復物の維持に効果があるかどうかは疑問である[11-13]．

　溶剤や界面活性剤が歯冠形成時の清掃や脱脂のために用いられることがあるが，これらの一部には歯髄刺激性のあることが証明されている[14]．セメント合着された修復物の維持を改善するわけではないので，一般にこれらの使用は禁忌である[15]．

3）細菌の作用

　修復物を装着した歯の歯髄損傷は，残留した細菌

表 7-1 歯髄と歯冠形態の関係

上顎中切歯									
年齢層(歳)	歯冠長(mm)	切端〜MPH(mm)	切端〜DPH(mm)	近心面〜MPH(mm)	遠心面〜DPH(mm)	唇側面〜MPH(mm)	唇側面〜DPH(mm)	舌側面〜MPH(mm)	舌側面〜DPH(mm)
10〜19	12.1	4.7	4.8	1.7	2.1	1.8	1.8	1.4	1.3
20〜29	11.5	4.8	5.1	2.2	2.3	1.9	1.9	1.4	1.2
30〜39	11.2	5.3	5.5	2.1	2.5	2.3	2.4	2.1	2.0
40〜49	10.8	6.3	6.2	2.5	2.9	2.0	2.1	2.0	1.8
50〜59	12.3	6.3	6.2	2.6	2.6	2.8	2.3	2.2	2.1
平均±SD	11.58±0.34	5.5±0.25	5.6±0.28	2.2±0.16	2.5±0.14	2.2±0.12	2.1±0.12	1.8±0.16	1.7±0.19
範囲	9.70〜14.00	4.0〜6.2	4.0〜6.2	1.2〜3.3	1.4〜3.5	1.5〜2.9	1.5〜2.9	1.0〜2.9	1.1〜2.9

上顎側切歯									
年齢層(歳)	歯冠長(mm)	切端〜MPH(mm)	切端〜DPH(mm)	近心面〜MPH(mm)	遠心面〜DPH(mm)	唇側面〜MPH(mm)	唇側面〜DPH(mm)	舌側面〜MPH(mm)	舌側面〜DPH(mm)
10〜19	10.1	3.9	4.3	2.4	2.6	2.0	2.1	1.3	1.3
20〜29	10.2	4.8	5.2	2.5	3.2	2.4	2.4	1.9	1.9
30〜39	10.0	4.8	—	2.4	3.2	2.1	2.3	2.0	1.7
40〜49	9.0	4.8	5.2	1.9	2.2	2.1	2.1	1.7	1.5
50〜59	9.7	6.0	—	2.2	2.3	2.3	2.3	2.6	2.5
平均±SD	8.84±0.23	4.9±0.40	4.9±0.32	2.3±0.20	2.7±0.19	2.2±0.04	2.2±0.15	1.9±0.11	1.8±0.17
範囲	7.90〜11.91	3.6〜6.2	3.6〜6.4	1.2〜3.2	1.8〜3.6	1.7〜2.7	1.8〜2.7	1.2〜3.2	1.1〜2.9

上顎犬歯						
年齢層(歳)	歯冠長(mm)	尖頭〜PH(mm)	近心面〜PH(mm)	遠心面〜PH(mm)	唇側面〜PH(mm)	舌側面〜PH(mm)
10〜19	10.7	4.4	3.4	4.0	2.7	2.3
20〜29	10.6	4.6	3.3	3.7	3.1	2.6
30〜39	10.5	4.8	3.0	4.0	2.9	2.5
40〜49	9.5	4.8	3.0	3.6	2.8	2.8
50〜59	9.9	5.4	2.8	3.4	2.9	3.0
平均±SD	10.23±0.26	4.8±0.20	3.1±0.13	3.7±0.12	2.9±0.11	2.6±0.15
範囲	8.29〜12.70	3.8〜7.2	2.3〜3.6	2.9〜4.8	2.5〜3.5	1.9〜3.7

MPH：近心髄角　DPH：遠心髄角　PH：髄角
(大橋康良：架工義歯の前歯部支台装置に関する研究. 歯科学報68：726, 1968. より引用)

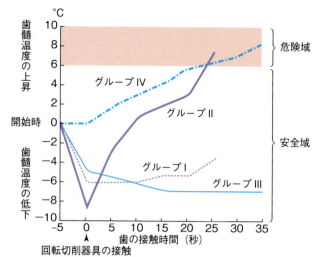

図7-5 歯冠形成時に歯髄の温度は上昇する．
グループⅠ：エアタービン（注水冷却）
グループⅡ：エアタービン（注水なし）
グループⅢ：低速（注水冷却）
グループⅣ：低速（注水なし）
(Zach L, Cohen G: Pulp response to externally applied heat. Oral Surg Oral Med Oral Pathol 19: 515, 1965. より引用)

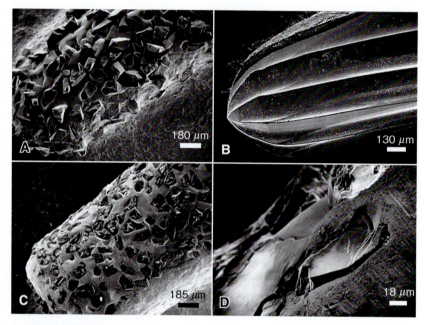

図7-6 回転切削器具の走査電子顕微鏡写真．A：未使用のダイヤモンドポイント，B：未使用のカーバイドバー，C：摩耗したダイヤモンドポイント，D：ダイヤモンド粒子が焼結剤のところで砕けている．（提供：Dr. J. L. Sandrik）

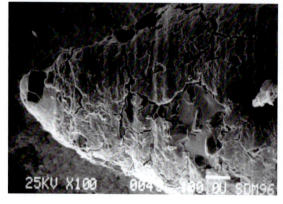

図7-7 大臼歯1歯の形成に使用したテーパー付きのダイヤモンドポイントの先端は目詰りしており，切削効率が低下する．

または微小漏洩のために象牙質にまで侵入した細菌の作用によるものとされている[16,17]．しかし，リン酸亜鉛セメントなど多くの歯科材料には抗菌作用があり[18]，また生活象牙質は感染に対する抵抗力をもつと考えられるので[19]，抗菌薬を日常臨床で使用する必要はない．現在は歯冠形成後やセメント合着前に，グルコン酸クロルヘキシジン消毒液（Consepsis，Ultradent Products, Inc.）などの抗菌薬を使用する歯科医師も多いが，その効果を証明した臨床試験はまだ報告されていない[20]．

固定性補綴物の支台となる修復物を装着する前に，齲蝕象牙質をすべて除去することが重要である．一般的に，鋳造修復が予定されている歯に対する間接覆髄法は，失敗した場合に費用を要した補綴治療が無駄になってしまうので禁忌である．

2 歯質の保存

修復歯科の基本的原則の1つは，歯冠形成の機械的および審美的条件を満たす形成デザインを維持しながら，できるかぎり歯質を保存することである．歯質を保存することにより，さまざまな処置や材料が歯髄に与える有害作用が抑制される．残存象牙質の厚みは歯髄反応の程度に反比例することが報告されており[21]，歯髄近くまで形成するのは避けなければならない．また，Dowdenは，象牙芽細胞の突起（トームス線維）に対するあらゆる損傷は，たとえ細胞核から離れたところの損傷であっても，象牙質-歯髄の境界面の細胞核に有害な影響を与えると報告している[22]．このため，起こりうる歯髄の異常反応を評価する際には，残存象牙質の量を考慮する必要があり，特に生活歯に対して全部被覆冠の形成を行うときには十分注意しなければならない（図7-8）．

以下のガイドラインに従うことによって，歯質を保存することができる．

1. 全部被覆冠ではなく部分被覆冠を用いる[23]（図7-9）．
2. 両軸壁間の収束角度（テーパー）ができるかぎり小さくなるように形成する（図7-10）．
3. 咬合面の削除は，修復物の厚さが均一になるように解剖学的形態に従って形成する（図7-11）．
4. 歯髄組織の周囲に残存歯質の厚みが最大限に維持されるように軸面を形成する．可能であれば，矯正治療によって歯の移動を行う（図7-12，図3-22参照）．歯の配列が最適ではない場合にはブリッジの支台歯形成のために軸面の形成を傾斜させることが必要となるが，矯正治療により傾斜を抑えて形成することができる．
5. 保存的であると同時に，歯冠形成の他の原則と矛盾しないマージン形状を選択する（図7-13）．
6. 形成を不必要に根尖方向に延長するのは避ける（図7-14）．根尖方向へ延長すると，より多くの歯質が削除されることとなる．

3 将来の口腔の健康に影響を与える事項

歯に不適切な形成が行われると，長期的な口腔の健康にも悪影響を与えかねない．たとえば，軸面削除が不十分であれば，必然的に修復物の形態はオーバーカントゥアになり，プラークコントロールを妨げ，歯周病[24]や齲蝕の原因ともなる．また咬合面

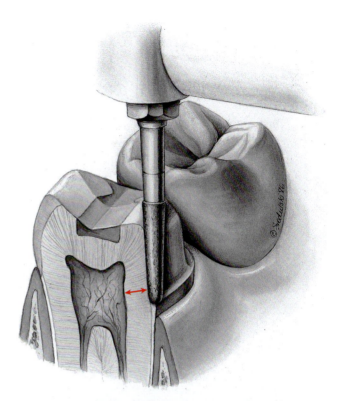

図7-8　全部被覆冠の歯冠形成を行うときは，削除が広範囲にわたり多くの象牙細管が切断されることから十分な注意が必要である．各象牙細管は歯髄と直接連絡している．なるべく多くの象牙質を保存すべきである（矢印）．

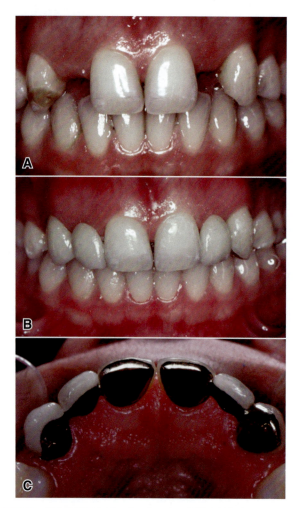

図7-9 部分被覆冠を用いることにより歯質を保存する．この症例では部分被覆冠をブリッジの支台装置として用い，両側側切歯の先天性欠如を補綴している．

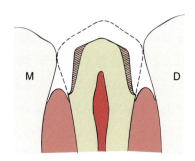

図7-10 テーパーをつけすぎると，相当量の歯質が失われる（斜線部）．

削除が不十分であれば，結果として形態不良，さらには咬合機能異常を生じることがあり，咬合接触域などの誤った位置にマージンが設定されればエナメル質のチッピングや咬頭の破折を生じることがある．

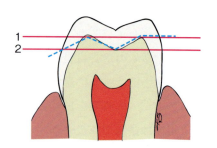

最小限のクリアランス
機能咬頭：1.5 mm
非機能咬頭：1.0 mm
辺縁隆線・窩：1.0 mm

図7-11 解剖学的形態に従って咬合面を形成することにより，歯質を過剰に削除することなく適切なクリアランスが得られる．咬合面を平坦に形成してしまうと，（1）クリアランスが十分に得られないか，（2）削除量が過剰になるという結果を招く．

1 軸面の削除

クラウンやブリッジの支台装置の軸面形態がオーバーカントゥアであると，歯肉に炎症を引き起こすことが多い．これは，患者にとって歯肉側マージン周囲のプラークコントロールの維持がより困難になるためであると考えられる[25]（図7-15）．適切な歯冠形成を行うことで，解剖学的な軸面カントゥアを作製するのに十分なスペースを与える．修復物と歯との境界はなめらかで段差がなく，移行的でなければならない．

ほとんどの状況下では，クラウンは形成前の歯のカントゥアや外形を再現するべきである（修復の目的が，歯の形態異常や位置異常の修正である場合を除く）．どちらかといえば，わずかにアンダーカントゥア気味の平坦な修復物のほうがオーバーカントゥアよりは許容できる．プラークのない状態を維持しやすいからである．しかし，歯間乳頭を維持するために前歯部クラウンの隣接面形態を豊隆させることは審美面において有効であろう[26]（5章参照）．適正な形態の軸面カントゥアをつくり上げるために，十分な量の歯質を削除しなければならない（特に歯周病が進行して重症化しやすい臼歯の隣接面や根分岐部）（図7-16）．

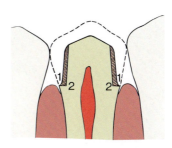

図 7-13 ショルダーマージン (2) は，審美修復が計画されている場合に，天然歯のような外観を得るために材料の厚みを十分に確保する目的で適用される．しかし，シャンファーマージン (1) のほうが保存的である．

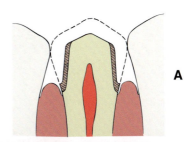

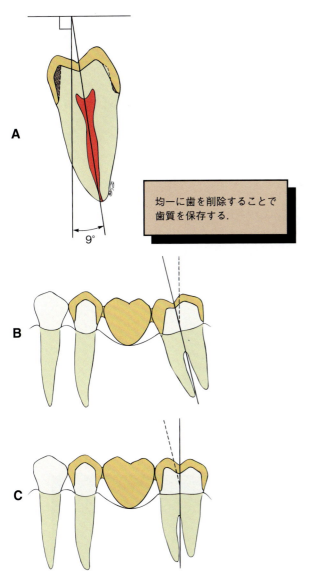

図 7-12 歯質を保存するために，できるかぎり均一に軸壁を形成する．A：装着方向は歯の長軸方向に一致させる．下顎大臼歯では長軸は舌側に 9〜14°傾斜している．下顎大臼歯を下顎咬合平面に垂直に形成してしまうのはよくみられる臨床的誤りであり，不必要に歯質削除量が増える結果となる（斜線部）．B：大臼歯の近心傾斜など歯列不正の場合は，ブリッジの装着路を得るために後方支台歯の近心面の削除量を増やす必要がある．C：形成前に後方支台歯を矯正的に整直させると，より保存的な歯冠形成が可能になる．

❷ マージンの設定

可能であれば，マージンは必ず歯肉縁上に設定するべきである．セメント合着された修復物の歯肉縁下マージンは，特に上皮付着を侵害した場合，歯周病の主要な病因因子の1つとして特定されている[27-32]（5章参照）．歯肉縁上マージンは，軟組織を傷つけることなく正確に形成しやすく，印象採得や光学印象も容易である．また，歯肉縁下マージンは

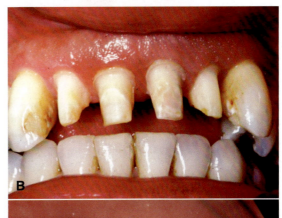

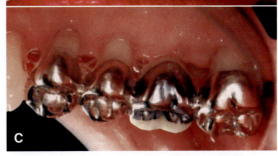

図 7-14 A：形成を根尖方向に延長すると歯冠の幅径が小さくなるので，さらなる歯質の削除が必要となる．B：審美的な理由でマージンを歯肉縁下に設定しようとする場合，歯周病が進行した歯の形成では相当量の歯質削除が必要になることがある．C：適用できる部位では，歯肉縁上マージンが望ましい．

象牙質やセメント質上に位置することが多いのに対して，歯肉縁上マージンは通常，硬いエナメル質上に位置する．

歯肉縁上マージンには，以下のような長所がある．

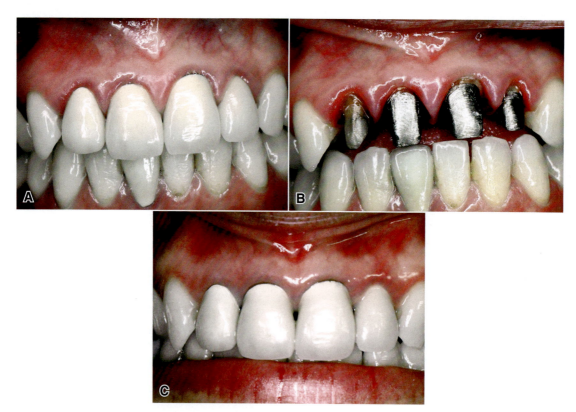

図7-15 A：オーバーカントゥアの修復物のために不健康な状態になった歯肉組織．B：歯質削除量が不十分である．C：修復物のカントゥアを修正すると，歯肉の健康が回復した．

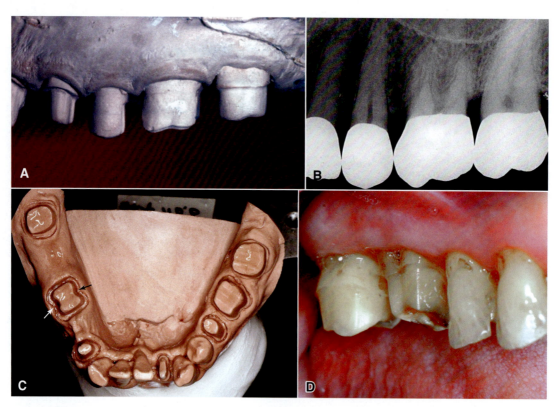

図7-16 A・B：歯冠形成で十分な軸面削除を行うことによって，適切な形態の鼓形空隙をつくり上げることができる．可能な部位では，部分被覆冠と歯肉縁上マージンを用いて歯質を保存する．C：根分岐部の形成を十分に行うことが重要である（矢印）．形成が不十分であれば，修復物はオーバーカントゥアになり，プラークコントロールが困難になる．D：第一大臼歯の頰側軸面の歯質を十分に削除することにより，根分岐部へのアクセスが容易になり，プラークコントロールが改善される．

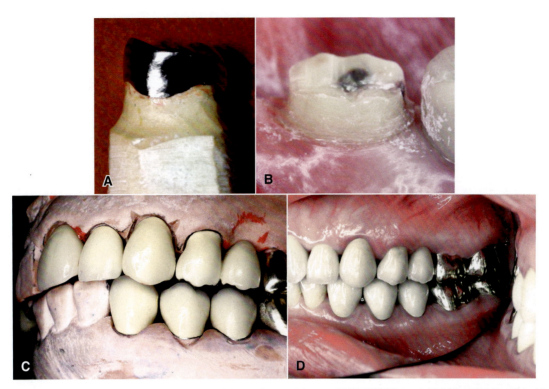

図7-17　歯肉縁下マージンが適応となる例．A：既存の修復物を含める場合．B：隣接面接触域よりも根尖側に延長する場合（十分な隣接面クリアランス）．C・D：陶材焼付鋳造冠のメタルカラーを隠す場合．

1. 軟組織を損傷させずに容易に仕上げることができる．
2. プラークのない状態に保ちやすい．
3. 印象採得が容易で，軟組織に損傷を与える可能性が低い．
4. 装着時，リコール時に修復物の評価を容易に行うことができる．

しかし，以下のいずれかの状態が存在する場合には，歯肉縁下マージン（図7-17）が適応となる．

1. 齲蝕，歯頸部の摩耗，修復物が歯肉縁下に及んでおり，歯冠長延長術（6章参照）が禁忌である．
2. 隣接面接触域が歯肉縁の高さまで根尖方向に広がっている．
3. 維持力や抵抗力を追加する必要がある（本章の「機械的条件」の項を参照）．
4. 審美的な修復物のマージンを唇側歯肉縁下に隠す必要がある．
5. 歯根の知覚過敏を，より保存的な処置（象牙質接着材の使用など）ではコントロールできない．
6. 軸面カントゥアを変更する必要がある（たとえば，部分床義歯の維持のためにクラスプを使用し，アンダーカットを付与する場合）（21章参照）．

若年健康成人の臨床歯冠長および歯肉溝の深さの平均値を図7-18に示す．

3 マージンの適合

セメント合着された修復物と歯との接合部は，合着材が溶解するうえ，本質的に接合面が粗造なため，常に二次齲蝕の発生する可能性がある部位である．修復物の歯への適合が精密であればあるほど，二次齲蝕や歯周病が生じる可能性は低くなる[33]．容認できるマージン間隙を示す正確な数値はないが，形成が適切に行われていれば熟練した歯科技工士は日常的に鋳造冠を適合精度10μm以内[34]に，またポーセレンマージンを適合精度50μm以内[35]に作製することができる．適切に設計された歯冠形成のマージンはなめらかで均一である．歯質と修復物との接合部が粗造であったり，不規則であったり，"段差"がついていたりすると，マージンの全長が著しく増大し修復物の適合精度は相当低下する（図7-19）[36,37]．なめらかなマージンを形成することの

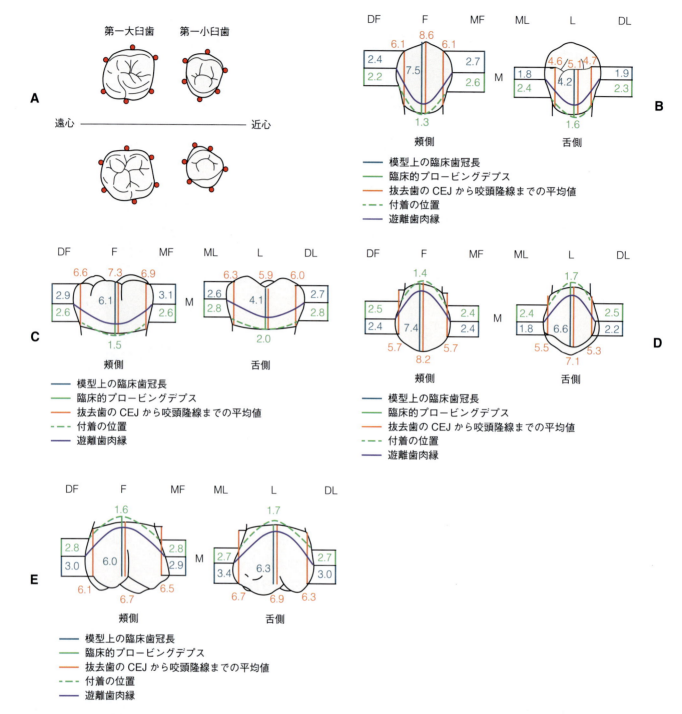

図7-18 臨床歯冠長と歯肉溝の深さの平均値．A：測定ポイント（咬合面観）．B：下顎第一小臼歯．C：下顎第一大臼歯．D：上顎第一小臼歯．E：上顎第一大臼歯．CEJ：セメント-エナメル境，DF：遠心頬側面，DL：遠心舌側面，F：頬側面，L：舌側面，M：近心，MF：近心頬側面，ML：近心舌側面．（Land MF の未発表データより）

臨床的重要性は，いくら強調しても強調しすぎることはない．時間をかけてなめらかなマージンを形成すれば，その後の歯肉圧排，印象採得，歯科技工士とのコミュニケーション，歯型作製，ワックスアップ，仕上げなどの操作が非常にしやすくなり，最終的に，より長期使用に耐える修復物が得られることになる．なめらかで正確に形成されたマージンは，CAD/CAM により修復物を作製するときには特に重要である[38]．

❹ マージン形態

これまでマージンの断面形態について多くの分析や議論がなされ[39-46]，さまざまな形態が提唱されてきた（**表7-2**）[47, 48]．マージン評価のためには，以下のマージンデザインのガイドラインを考慮すると

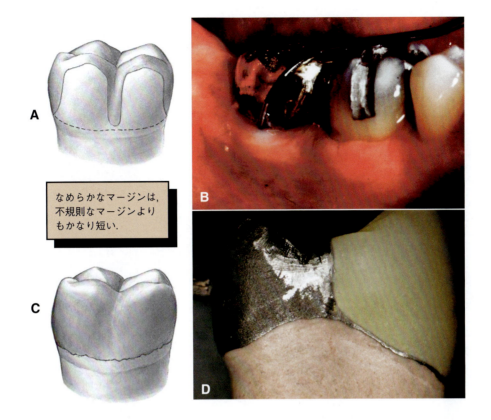

図7-19　A・B：形成の設計が適切でないために，マージンの長さが増大している．C：鋸歯状で不規則なマージンでは，正確に適合する修復物を作製するのは不可能に近い．D：なめらかな形成を行うことで，はじめて正確に適合するマージンが得られる．

よい．

1. 形成範囲を拡大しすぎることなく，窩洞面の線角部の遊離エナメル質を残さないで容易に形成ができる．
2. 印象面や光学スキャンおよび歯型上（もしくは画像上）で形成の確認が容易にできる．
3. 境界が明瞭で，ワックスパターンを境界に沿って仕上げる，もしくは画像上で修復物の辺縁を明瞭に設定することができる．
4. マージン部分の厚さが適切である（変形させずにワックスパターンを取り扱うことができ，修復物に十分な強度を与えることができる．ポーセレンを用いる場合には，修復物に十分な審美性を与えることができる）．
5. 歯質が保存される（上記の条件をすべて満たしたうえで）．

これまでに提唱されているさまざまなマージンデザインを表7-3に示す．

フェザーエッジやショルダーレスの歯冠形成（図7-20 A）は，歯質に対して保存的ではあるが，マージン部で十分な厚みが得られないので避けるべきである．これらのマージン形態は弾性印象材が開発される以前は多く使用されていたが，フェザーエッジのマージンでは歯質の削除量が不十分なため，解剖学的形態に基づいて適切な厚みをもたせることができない．鋳造修復の場合は，歯科技工士はワックスパターンを変形させずに取り扱うために，本来のカントゥアよりも厚みを増さざるをえなくなる．最も審美性の高い材料が使用されるミリングによる修復物の場合は，最低限必要とされる厚みは約1mmであり，フェザーエッジのマージンでは不可能である．フェザーエッジの変法であるチゼルエッジマージン（図7-20 B）は，軸面と形成していない歯質との角度が大きいときに用いられる．残念ながら，チゼルエッジマージンではテーパーがつきすぎたり，軸面削除の方向が歯の長軸と正しく一致していなかったりすることが多い．

フェザーエッジが適しているのは，ポーセレンラミネートベニアのマージンである（11章参照）．エナメル質をなるべく保存してベニアを接着すること

表7-2 さまざまな種類の回転切削器具により得られるマージン

回転切削器具の外観	形成されたマージン（低拡大）	形成されたマージン（強拡大）

シャンファーマージン
シャンファーカーバイド（高速）

シャンファーカーバイド（高速）
フィニッシングカーバイド（高速）

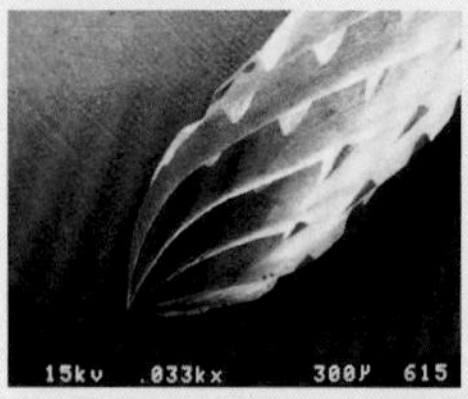

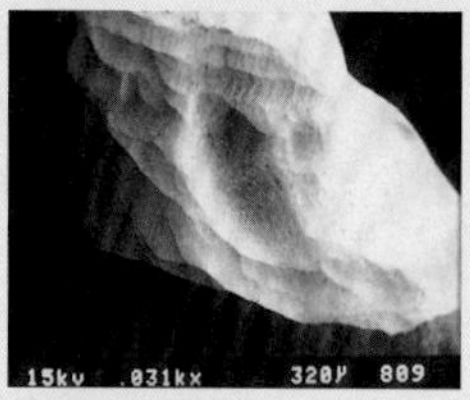

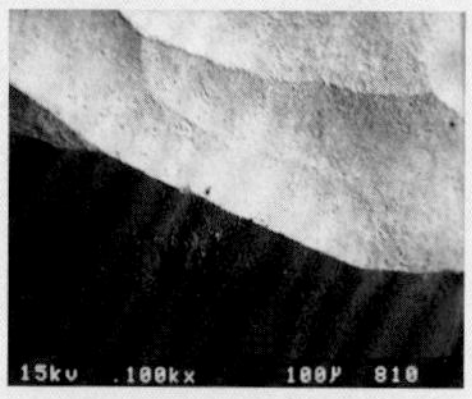

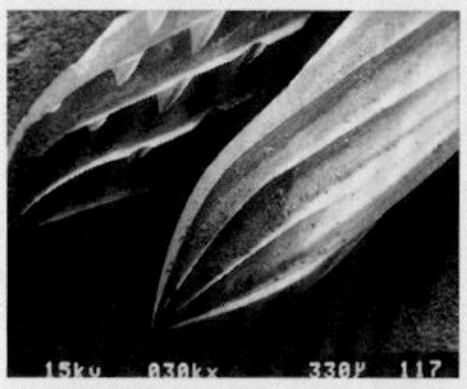

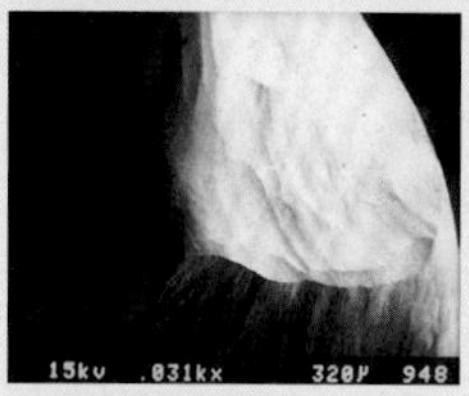

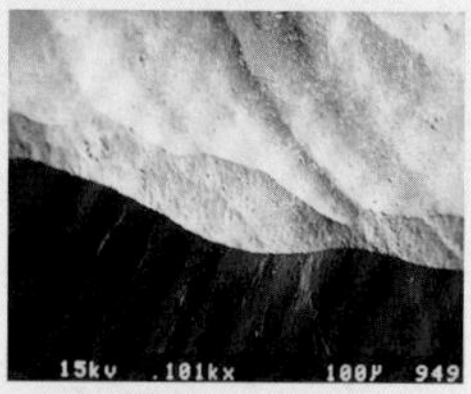

シャンファーカーバイド（高速）
フィニッシングカーバイド（低速）

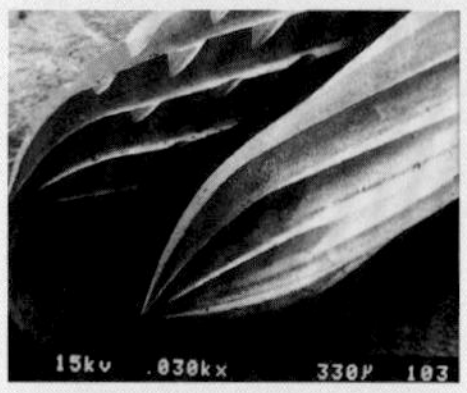

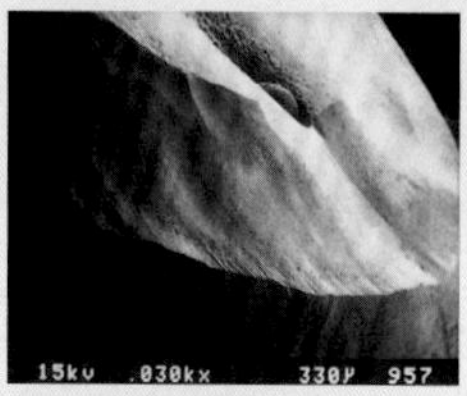

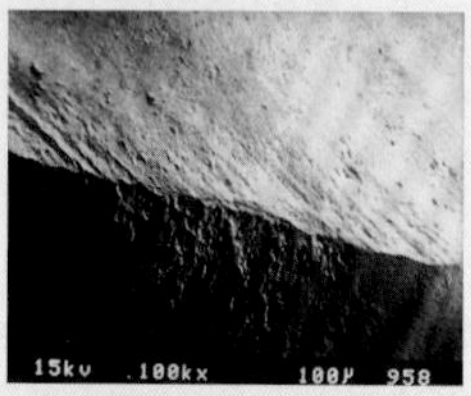

シャンファーダイヤモンド，コース（高速）

シャンファーダイヤモンド，コース（高速）
シャンファーダイヤモンド，ファイン（高速）

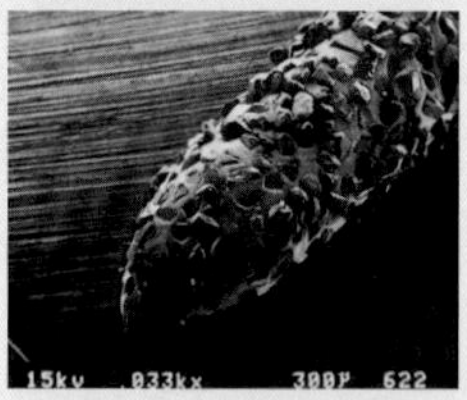

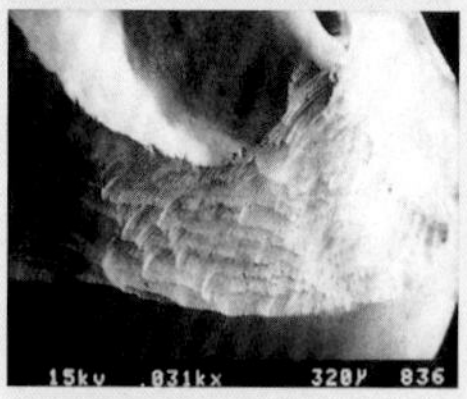

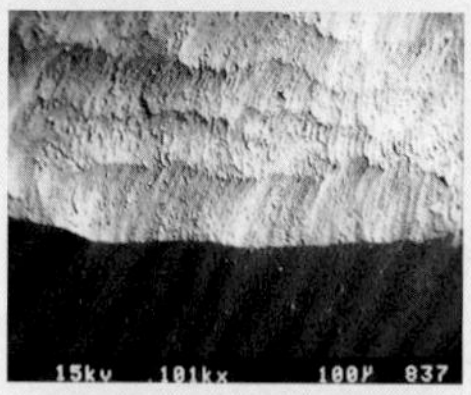

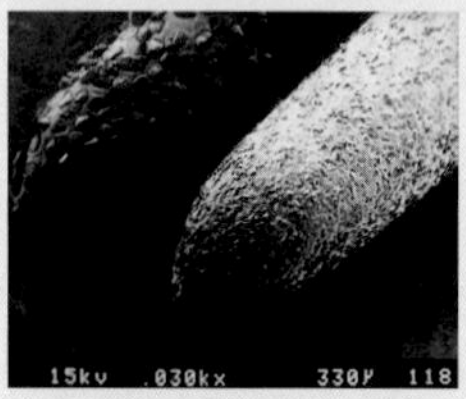

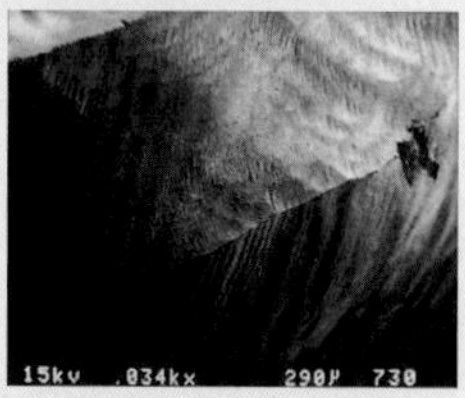

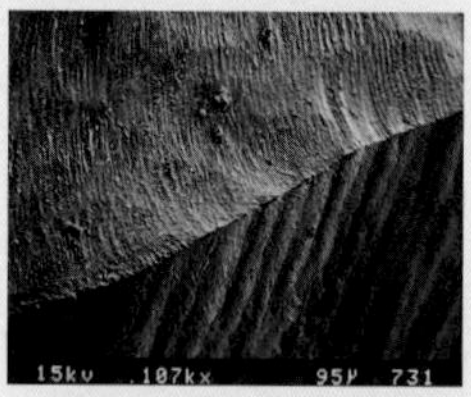

シャンファーダイヤモンド，コース（高速）
シャンファーダイヤモンド，ファイン（低速）

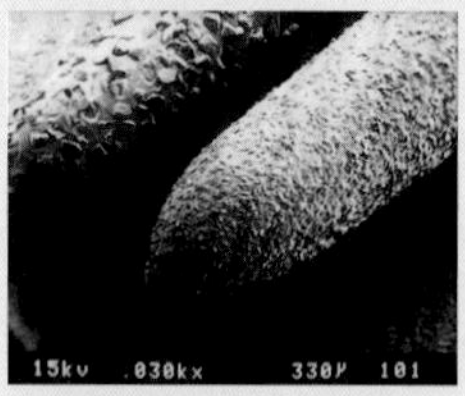

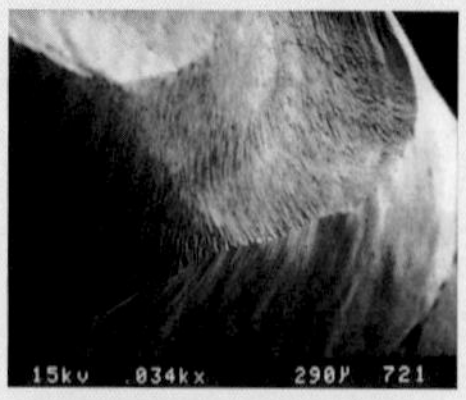

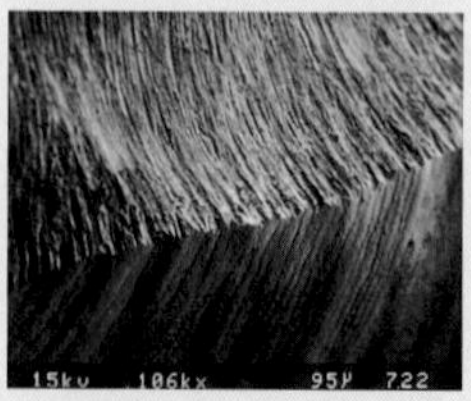

ショルダーマージン
クロスカットフィッシャー（高速）

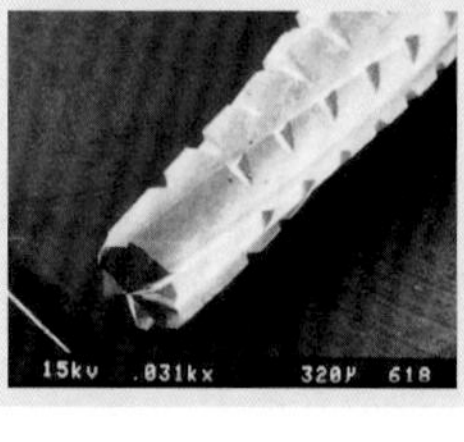

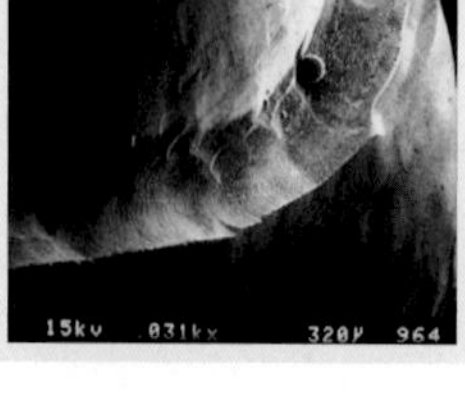

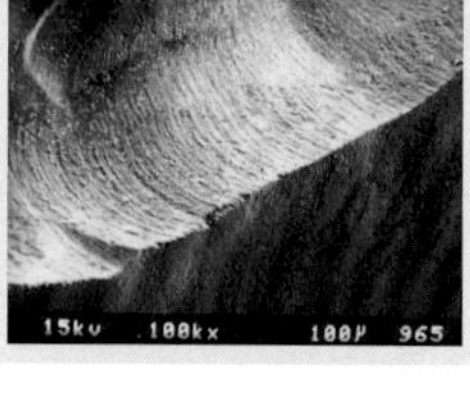

回転切削器具の外観	形成されたマージン（低拡大）	形成されたマージン（強拡大）

7章 歯冠形成の原則

表7-2 （つづき）

回転切削器具の外観	形成されたマージン（低拡大）	形成されたマージン（強拡大）

ショルダーマージン（つづき）
クロスカットフィッシャー（高速）およびホウ

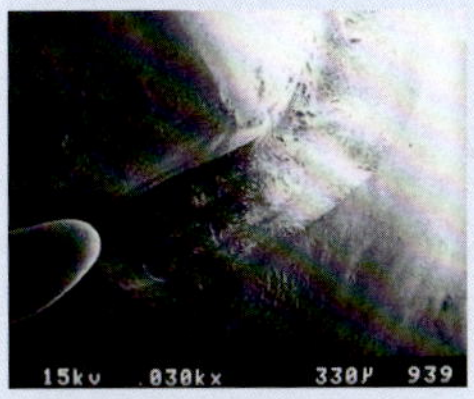

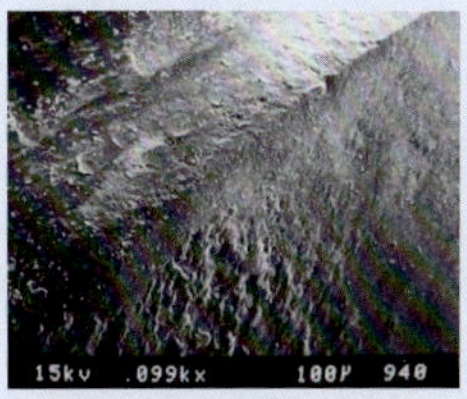

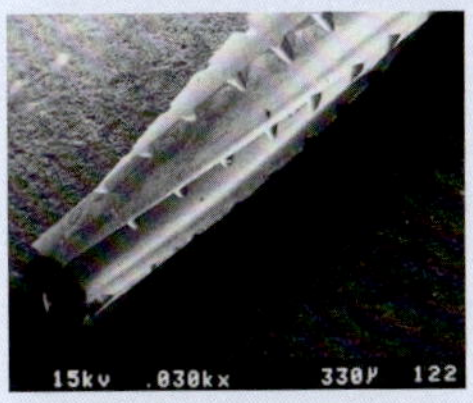

クロスカットフィッシャーカーバイド（高速）
フィニッシングカーバイド（高速）

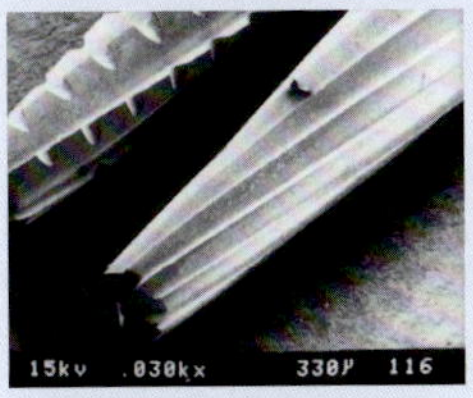

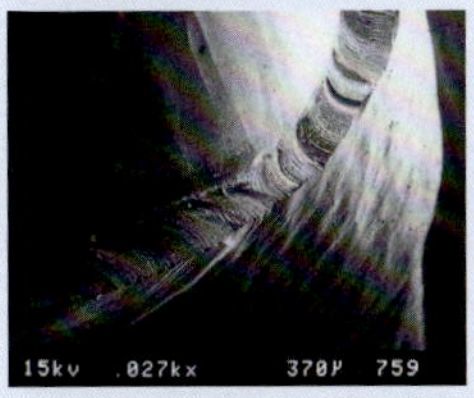

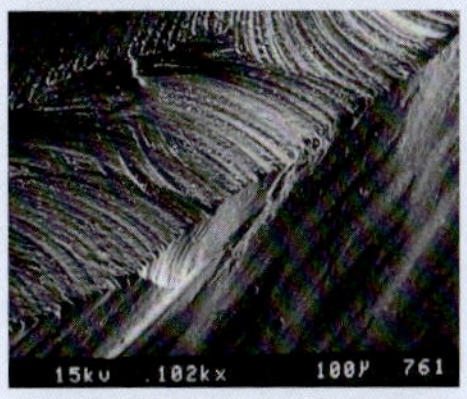

クロスカットフィッシャーカーバイド（高速）
フィニッシングカーバイド（低速）

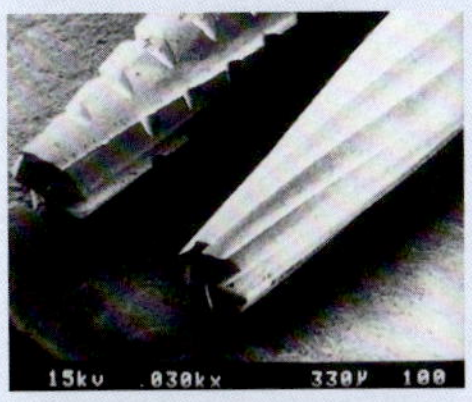

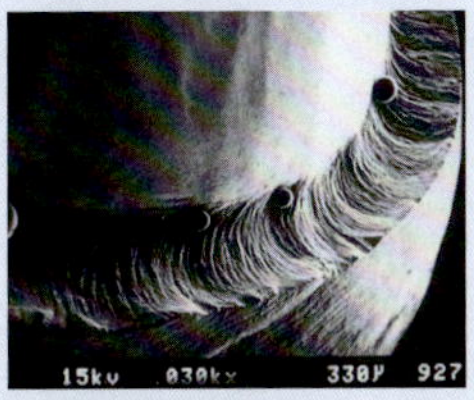

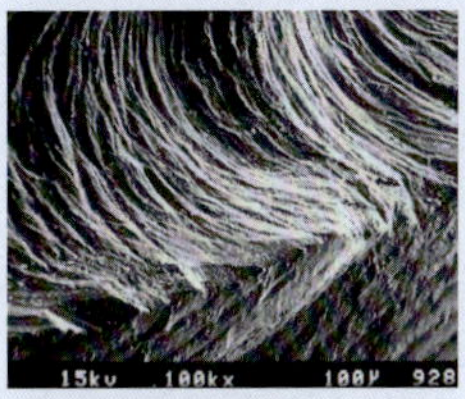

フラットエンドダイヤモンド，コース（高速）

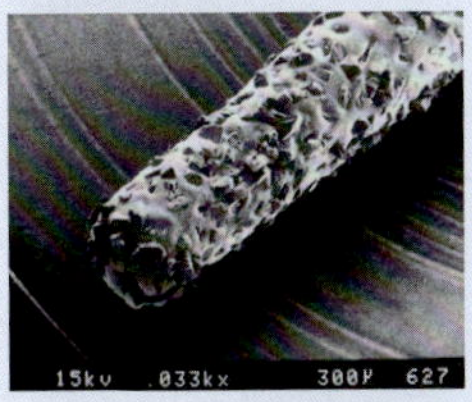

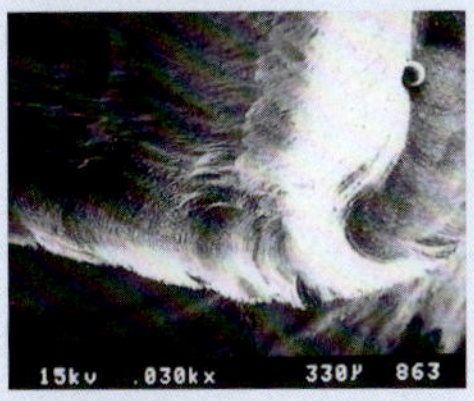

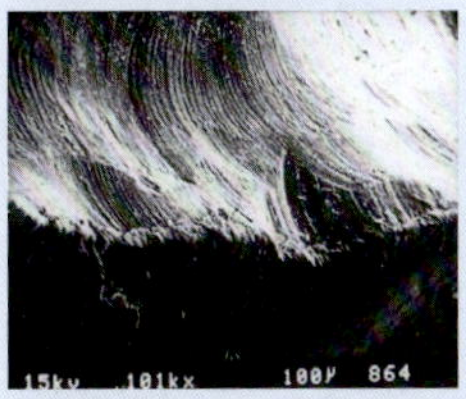

フラットエンドダイヤモンド，コース（高速）およびホウ

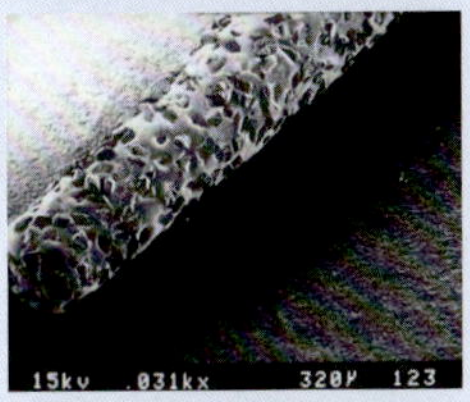

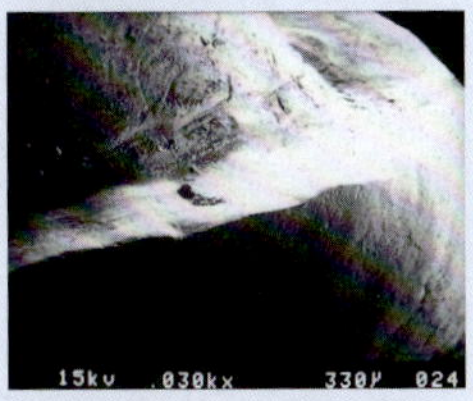

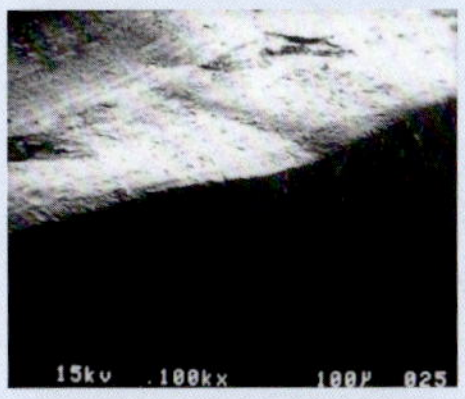

フラットエンドダイヤモンド，コース（高速）
ダイヤモンド，ファイン（高速）

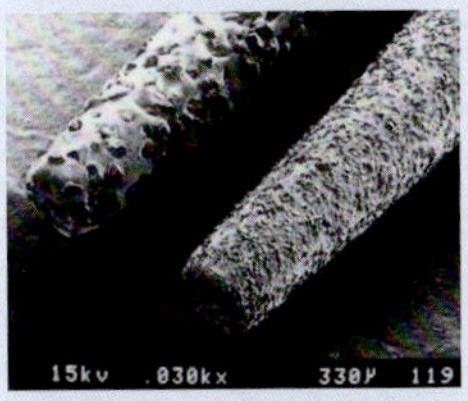

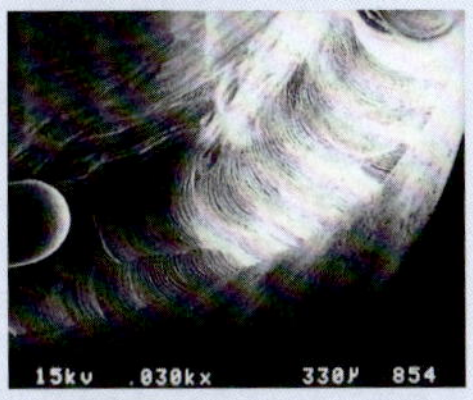

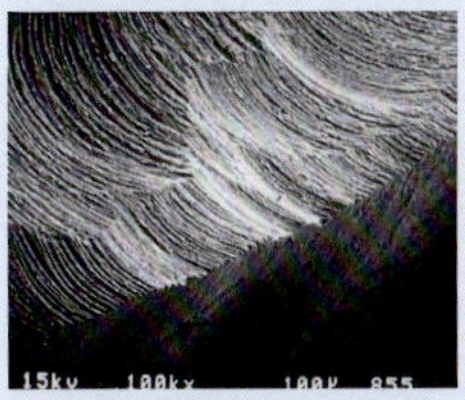

フラットエンドダイヤモンド，コース（高速）
ダイヤモンド，ファイン（低速）

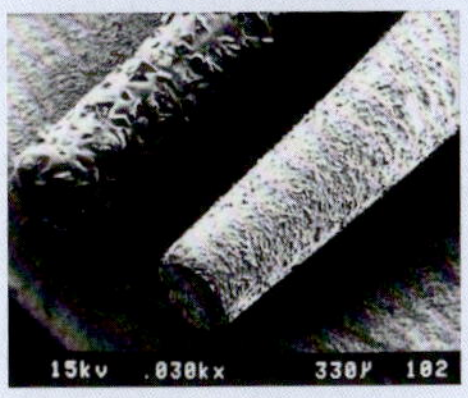

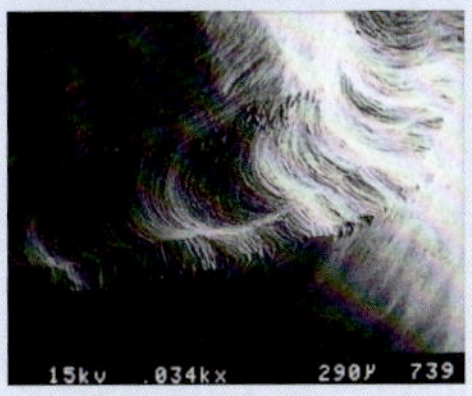

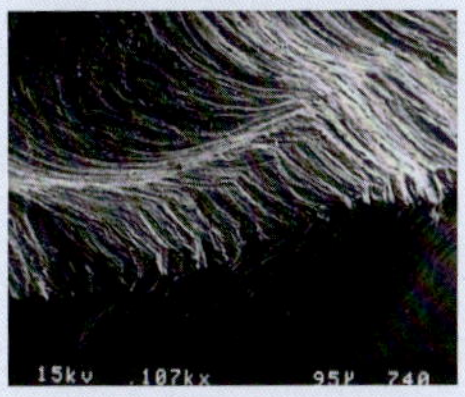

（提供：Dr. H. Lin）

表7-3 さまざまなマージンデザインの長所と短所

マージンデザイン	長　所	短　所	適　応
フェザーエッジ	歯質が保存される	十分な厚みが得られない	推奨されない
チゼルエッジ	歯質が保存される	マージン位置を調整するのが難しい	傾斜歯に適応されることがある
ベベル	遊離エナメル質を取り除く 金属のバーニッシュができる	歯肉側マージンに用いた場合，形成が歯肉溝内に及ぶ	上顎部分被覆冠およびインレー／アンレーの頬側マージン
シャンファー	マージンが明瞭である 十分な厚みが得られる 調整しやすい	遊離エナメル質を残さないよう注意する必要がある	金属鋳造冠 陶材焼付鋳造冠舌側マージン
ショルダー	修復材の厚みが得られる	歯質削除量が多い	陶材焼付鋳造冠唇頬側マージン 全部陶材冠
傾斜ショルダー	修復材の厚みが得られる ベベルの利点	歯質削除量が多い	陶材焼付鋳造冠の唇頬側マージン
ベベルドショルダー	修復材の厚みが得られる ベベルの利点	歯質削除量が多い 形成が根尖側に延びる	臼歯部陶材焼付鋳造冠の頬側マージン（歯肉縁上マージン）

が，接着の耐久性を高めるために重要だからである．マージン部のポーセレンは接着後に削合される（25章参照）．また，全部被覆冠と違ってラミネートベニアのマージン部は患者によるアクセスが可能であり，ベニア周辺のプラークコントロールが問題となることはほとんどないからである．

しかしほとんどの状況下では，フェザーエッジやチゼルエッジは容認できない．過去においては，フェザーエッジやチゼルエッジの主な利点は，カッパーバンドと硬いモデリングコンパウンドを用いた印象採得（現在ではほとんど用いられない方法）が行いやすいという点にあった．バンドが引っかかるような段差がなかったので，この目的には有用だった．シャンファーマージン（図7-20 C）は，金属鋳造冠や陶材焼付鋳造冠の金属だけの部分に特に適している（図7-21）．シャンファーマージンは明瞭で確認がしやすく，修復材料の十分な厚みが得られ，解剖学的に正しい軸面カントゥアを付与することができる．シャンファーマージンは目的に応じて正確に設定できるが，形成時には遊離エナメル質の鋭縁を残さないよう注意が必要である（図7-24参照）．

シャンファーマージンを形成するのに最も適した器具は，先端の丸いテーパー状ダイヤモンドポイントであろう．形成されるマージンは，ダイヤモンドポイントとまったく同じ形になる（図7-22）．マージンの正確さは，高品質ダイヤモンドポイントと，真円回転するハンドピースによって決まる．マージンは，設定した修復物の装着方向にダイヤモンドポイントを正確に保持して形成する（図7-23）．

歯から離れる方向にポイントを傾斜させると，アンダーカットを形成してしまう．歯に向かってポイントを傾斜させるとテーパーと削除量が過大となり，維持が失われる．シャンファーマージンは決してダイヤモンドポイントの先端の1/2を超える幅で形成してはならない．遊離エナメル質を残さないためである（図7-24）．先端に切削能力のないガイドのついたダイヤモンドポイントを使用してシャンファーを正しく設定するよう推奨する歯科医師もいるが[49]，ガイドが形成マージンの範囲を越えて歯質を損傷してしまうことがある[50]．

状況によっては，ベベルドマージン（図7-20 D）のほうが鋳造修復物に適していることがある（特に，齲蝕や楔状欠損，あるいは以前に装着されていた修復物に起因するレッジやショルダーがすでに存在する場合）．ベベルを形成する目的は，①鋳造した金属のマージンを形成した歯面に向けて屈曲したり圧接（バーニッシュ）したりできるようにする，②全部被覆冠が定位置にまできちんと入らなかった場合のマージン部の間隙[39]を，できるかぎり小さくする〔しかし，Pascoe[44]はクラウンが大きすぎる場合には，マージン部の隙間はベベルによって小さくならず，むしろ大きくなることを示している（図7-25）〕，③形成していない歯質が欠けるのを防ぐ

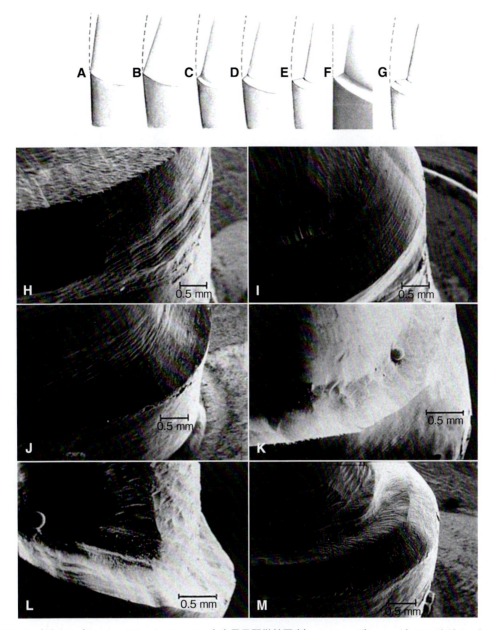

図7-20 マージンのデザイン（A～G：イラスト，H～M：走査電子顕微鏡写真）．A：フェザーエッジ，B：チゼル，C：シャンファー，D：ベベル，E：ショルダー，F：傾斜ショルダー，G：ベベルドショルダー，H：フェザー‐チゼルエッジ，I：ベベル，J：シャンファー，K：ショルダー，L：傾斜ショルダー，M：ベベルドショルダー．（提供：Dr. H. Lin）

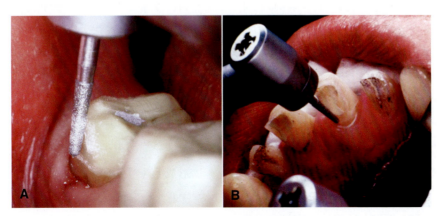

図7-21 シャンファーマージンは，金属鋳造冠（A）や陶材焼付鋳造冠の舌側マージン（B）に推奨される．

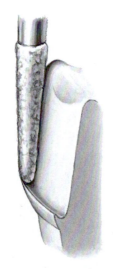

図 7-22　シャンファーマージンは，先端の丸いテーパー状ダイヤモンドポイントの陰型として形づくられる．

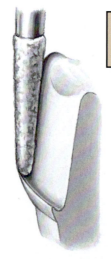

遊離エナメル質はすべて削除しなくてはならない．

図 7-24　シャンファーの幅は，形成に使用する回転切削器具の先端の幅の 1/2 以上に広くなってはいけない．1/2 を超える幅になると，遊離エナメル質の鋭縁が残ってしまう．

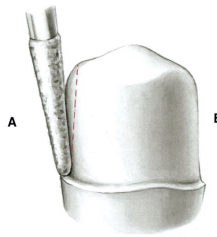
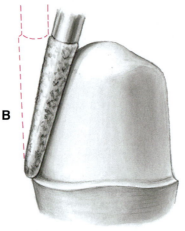

A はダイヤモンドポイントが装着方向から離れているためアンダーカットが生じる．B はダイヤモンドポイントが歯牙側に傾きすぎて過度なテーパー形成となる．

図 7-23　ダイヤモンドポイントの方向を正確にコントロールすることが重要である．A：歯から離れる方向にポイントを傾斜させるとアンダーカットを形成してしまう．対向する軸壁同士が咬合面方向に開いた形になる．B：歯に向かう方向にポイントを傾斜させると形成のテーパーが過大になる．

（たとえば，遊離エナメル質を除去することによって），の 3 つである．なお，バーニッシュのための器具のアクセスが制限されている場合，ベベルを付与する利点はほとんどない．これは特に歯肉側のマージンにあてはまる．歯肉側マージンにベベルを付与すると形成が歯肉縁下に及んだり，マージンがエナメル質上ではなく象牙質上に位置したりすることになる．上顎部分被覆冠の頬側マージンではベベルを付与することによって，すべての遊離エナメル質を除去し，残存歯質を破折から保護し，鋳造体のバーニッシュができるようにするべきである．

ショルダーマージン（図 7-20 E）は陶材に十分な厚みを与えることができるため，陶材焼付鋳造冠の前装部（特にポーセレンマージンとする場合）に推奨される．ショルダーは，形成していない歯面と直角になるようにする．鋭角では歯質が欠けやすい（図 7-26 A）．臨床では，唇側のショルダー形成が不十分になる傾向があり[51,52]，結果的に審美性を損ない，軸面形態が不良となる．

権威ある臨床医[48]のなかにはショルダーマージンよりもヘビーシャンファーを推奨する人もあり，また，一部の歯科医師はシャンファーのほうが正確に形成しやすいとしている．以前の研究[42,43]では，ショルダーマージンのほうが陶材築盛中のメタルフレームワークの変形が少ないと報告されていたが，最近の合金では研究結果は異なるだろう[53-56]．

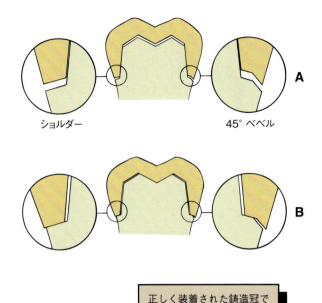

図7-25 歯肉側マージンのベベル付与がマージンの適合性に与える効果．A：冠の内径が形成歯より小さいか，同じ大きさである場合には，45°のベベルによってマージンのずれは70％減少する．B：クラウンの内径が形成歯よりわずかに大きい場合には，ベベルによってマージンのずれは増加する．実際の臨床では，合着材のスペースを与えるためにクラウンは形成歯より若干大きめにつくられている．

> 正しく装着された鋳造冠であれば，マージンのずれは最小限となるはずである．

120°の傾斜ショルダーマージン（図7-20 F）は，90°ショルダーの代わりに陶材焼付鋳造冠の前装部マージンに用いられることがある．傾斜ショルダーでは，遊離エナメル質が残存する可能性が少なく，かつ十分な厚みを与えることができるので，メタルフレームワークをナイフエッジ状に薄くして良好な審美性を得ることができる．

ベベルドショルダーマージン（図7-20 G）は，一部の権威ある臨床医により，陶材焼付鋳造冠の前装面に（ポーセレンマージンではなく）メタルカラーを用いる場合に推奨されてきた．ベベルの付与によって遊離エナメル質を除去することができ，金属部の仕上げもある程度可能になる．しかし，生物学的および審美的理由から，ベベルドショルダーよりもショルダーか傾斜ショルダーのほうが好ましい．ショルダーまたは傾斜ショルダーでは，メタルマージンをナイフエッジ状に薄くすることができ，マージンを上皮付着部近くに設定しなくても金属部を歯肉溝内に隠すことができるので，より優れた審美性

が得られる（図7-26 B）．表7-2に各切削器具で得られるシャンファーおよびショルダー形成を示す．

全部被覆冠形成についての今日の科学的知識に関する包括的文献レビューは，クラウンの種類，審美的要求，形成の容易さ，術者の経験に基づいてマージンのデザインを選択すべきであることを提言している．特定の種類のフィニッシュライン形状を選択することによって適合性が向上するかどうかについては，研究では検証されていない[57]．

⑤ 咬合に対する配慮

良好な歯冠形成は，完成した修復物に機能的な咬合面形態を付与するのに十分なスペースを与える．患者の咬合が挺出歯や傾斜歯によって崩壊していることがある（図7-27，図3-14参照）が，このような歯をクラウンのために形成するときには，必ず最終的につくられる咬合平面を注意深く分析し，それに従って歯質を削除しなければならない．支台歯の挺出を補正するために相当量の歯質の削除が必要になることも多い．これにより，形成の軸壁の高さが減少し，維持力や抵抗力などの力学的特性の低下を招く可能性があり（本項の後半を参照），グルーブやボックスといった補助的維持形態を付与する必要が生じうる．

十分なスペースを得るために，歯内療法まで必要になることもあるが，このような状況下では歯質を保存するという原則において妥協しても，外傷性咬合を引き起こす修復物によって損傷を受ける可能性を残すよりは好ましい．注意深い判断が求められることはいうまでもない．最適な咬合をつくり上げるために必要とされる歯質削除量を正確に決定するためには，診断用歯冠形成・ワックスアップが不可欠である．

⑥ 歯の破折の防止

破折しない歯はない．歯と歯が瞬間的に激しく衝突すると（交通事故，スポーツ時の外傷，不意に硬いものを嚙んだときなど），咬頭が破折する可能性がある．ブラキシズムのような悪習慣のために咬頭が破折することもある．

破壊につながるおそれのある応力をできるかぎり

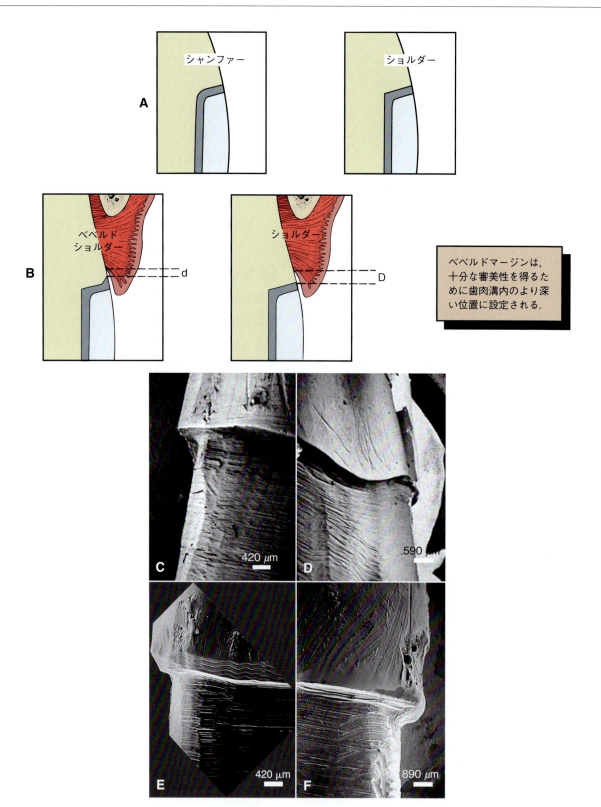

図7-26 A：ショルダーマージンではヘビーシャンファーマージンよりも金属の厚みが増すので，技工操作が容易になる．B：ベベルドショルダーの欠点は，ベベルによって幅が広くなった金属の帯を隠すために，マージンを歯肉溝内のより深い位置に設定しなければならないことである（dはDよりも小さい）．C：高速ハンドピースでダイヤモンドポイントを用いて形成したショルダーマージンの走査電子顕微鏡写真．D：鋭利なチゼルを用いて仕上げたマージンの走査電子顕微鏡写真．E：タングステンカーバイドバーを用いて付与したベベルの走査電子顕微鏡写真．F：鋭利な手用器具によって付与したベベルの走査電子顕微鏡写真．（顕微鏡写真提供：Dr. J. Sandrik, 歯冠形成：Dr. G. Byrne）

小さくするように歯冠形成を設計すれば，修復歯が破折する可能性を減少させることができる（図7-28）．たとえば，内側性鋳造修復物（インレー）は，咬合力が加わったときに，相対する形成面に対

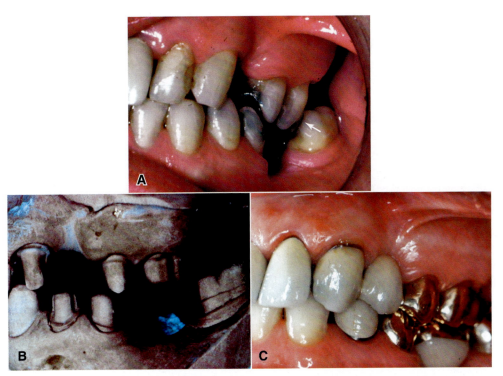

図7-27　A：欠損歯を補綴していなかったために歯が挺出し，前方運動時に干渉している（矢印）．B：咬合器上で行った歯冠形成と診断用ワックスアップを参考にして歯質を削除した．C：アンテリアガイダンスを阻害しない修復物の完成．

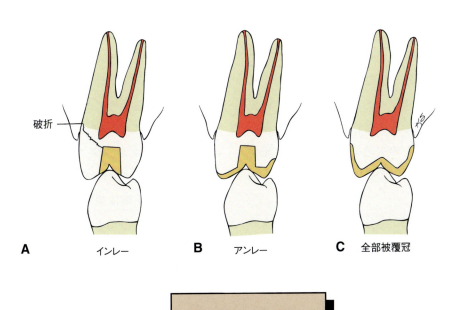

咬頭の構造的強度が損なわれているときには，咬頭の保護がより重要となる．

図7-28　A：内側性鋳造修復物（インレー）は，合着時や機能時にくさびとして作用することがある．咬頭が脆弱な場合は破折が起こりうる．B：咬頭を被覆するアンレーは歯質保護に関してインレーよりも優れているが，維持が十分でないことが多い．C：全部被覆冠は破折の防止と維持力に関しては最も優れているが，歯周病や審美性不良などの問題を伴うことがある．(Rosenstiel SF: Fixed bridgework—the basic principles. In Rayne J, ed: General dental treatment. London, Kluwer Publishing, 1983.より引用)

してくさびとして作用する傾向があるため破折を起こす可能性が高い．このくさび作用に対して残存歯質が抵抗しなければならない．残存歯質が薄い場合〔インレーの峡部（イスムス）が広くなるように形成した場合など〕は，機能時に歯が破折する可能性がある．インレーではなく咬頭を被覆した修復物

（アンレー）にすることによって，こうした破折の可能性は少なくなる[58]が，アンレーよりも全部被覆冠のほうがすぐれた解決策となることが多い．すべての咬頭をまとめて"包むように"被覆し，歯の破折に対して最大の保護効果を発揮するからである．

2. 機械的条件

固定性補綴装置のための歯冠形成の設計は一定の機械的原則に従わなければならない．機械的原則を無視すると，機能時に修復物の脱離，変形，破折などを招く可能性がある．これらの機械的原則は理論的・臨床的観察から導き出されたもので，実験的研究によって確認されている．

機械的条件は，①維持形態の付与，②抵抗形態の付与，③修復物の変形防止，の３つに分けられる．

1 維持形態

非常に粘着性の高い食物を噛んだ後，開口するときなどに，セメント合着された修復物の装着方向に一致した方向に力が作用することがある．このように装着方向と平行に作用する力によって修復物が脱離するのを防ぐような形成の特性を，維持形態という．クラウンやブリッジの失敗の原因として，維持の不足は齲蝕とポーセレンの失敗についで多くみられる[59,60]．

固定性修復装置の維持が十分かどうかを判定するには，歯科医師は以下の因子について考慮しなければならない．

1. 脱離力の大きさ
2. 歯冠形成の形態
3. 修復物適合面の粗造度
4. セメント合着されるものの材料
5. 合着材の被膜厚さと特性

1 脱離力の大きさ

セメント合着された修復物を装着方向に沿って脱離させようとする力は，修復物を圧下あるいは傾斜させようとする力よりも小さい．ブリッジや連結冠の連結部の下にフロスを通して引っ張ると，このような力が加わって脱離することがある．しかし，一般的に最も大きな脱離力が加わるのは，非常に粘着性の高い食物（キャラメルなど）を食べたときである．開口筋によりどの程度の脱離力が発生するかは，食物の粘性と修復物の表面積・表面性状によって変化する．

2 歯冠形成の形態

多くの固定性補綴装置の維持は，接着よりも形成の形態に依存している．従来の合着材（リン酸亜鉛セメントなど）のほとんどは非接着性であり，歯と修復物との間の摩擦による抵抗を増加させることによって作用するからである．合着材の粒子は歯と修復物の面同士が滑ることを防ぐが，合着した片方の面が持ち上がって離れるのを防止することはできない．これは，機械の中の砂や埃の粒子の影響に似ている．厳密にいうと砂や埃は金属に対して接着しているのではなく，すべり合う金属部品間の摩擦を増大している．砂や埃が機械式のカメラや時計の内部に入ってしまうと，増加した摩擦の影響で装置が動かなくなる可能性がある．

合着材が有効であるのは，修復物に装着方向が１つしかないときだけ，すなわち，修復物の自由な動きを制限するように歯が形成されているときだけである．制限された動きの一例として，ボルトとナットの関係がある（図7-29）．ナットはどの方向へも自由に動くことはできず，ボルトに刻まれたネジ山によって正確に規定された螺旋状の経路に沿ってのみ動くことができる．

２つの運動体のうち１つ（この場合には歯冠形成）がもう１つ（セメント合着された修復物）の動きを制限するという関係は数学的に研究されており，解析力学では運動素の閉じた面対偶（closed lower pair of kinematic elements）[61]として知られている．固定性補綴においてこれにあてはまるのは，すべり対偶のみである．これは，２面間ですべるよう拘束された２つの柱面（シリンダー）[*1]によって形成されている．柱面を規定する曲線が閉じている場合や，円柱の長軸に対して垂直方向への動きを妨げる

[*1] 円柱（シリンダー）の数学的な定義は，ある直線が別の直線に平行な状態を保ちながら，直線の両端が一定の曲線を描くよう動いた際につくられる立体である．

形態である場合には，両運動素は拘束される（図7-30）．

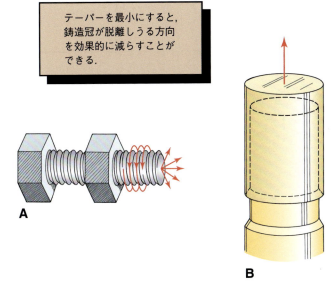

テーパーを最小にすると，鋳造冠が脱離しうる方向を効果的に減らすことができる．

図7-29　A：制限された動きの一例として，ボルトとナットの関係がある．ナットは正確に定められた螺旋状の経路（矢印）に沿ってしか動くことができない．B：維持が有効であるためには，歯冠形成によって修復物の動きを制限しなければならない．そのためには円柱状の形成が必要である（図7-30参照）．

シリンダー状の回転切削器具を一定の角度に保った状態で軸面を形成すれば，歯冠形成は柱面になる．形成の歯肉側マージンは数学的定義の曲線となり，咬合面と軸面との線角は歯肉側のマージン形態とほぼ相似形になるだろう．部分被覆冠では，グルーブによって柱面の長軸に対して垂直方向への動きを防ぐのに対して，全部被覆冠の形成の曲線は閉じている．しかし，全部被覆冠の形成で1つの壁面に過度の傾斜を与えると，もはや柱面ではなくなり，合着された修復物は複数の装着方向をもつため，形成によって動きを制限されない．このような場合には，合着材の粒子は形成面に沿ってすべるのではなく形成面から持ち上げられてしまう傾向にあり，維持は合着材の限られた付着力だけに依存することになる（図7-31）．

1）軸面傾斜（テーパー）

テーパーは，クラウンの歯冠形成によってつくられた対向する2つの外側壁（たとえば，クラウン形

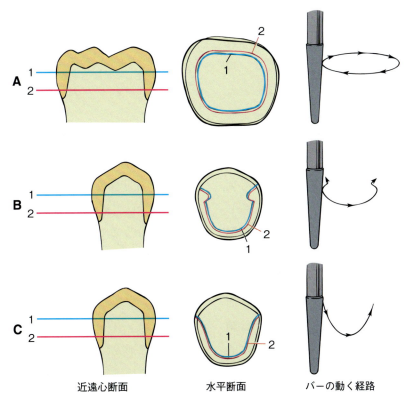

図7-30　歯冠形成された軸面での2つの水平断面（1と2）が一致していれば，その形成は円柱形である．A：この全部被覆冠は円柱形であるので維持は良好である．B：部分被覆冠の場合，水平断面が一致しており，長軸に対して垂直的な動きを妨げるグルーブが形成されていれば維持は良好である．C：この形成は円柱形ではある（水平断面の1と2が一致している）が，円柱の長軸に対して垂直方向に動くことができるため維持は不良である．（Rosenstiel E: The retention of inlays and crowns as a function of geometrical form. Br Dent J 103: 338, 1957.より引用）

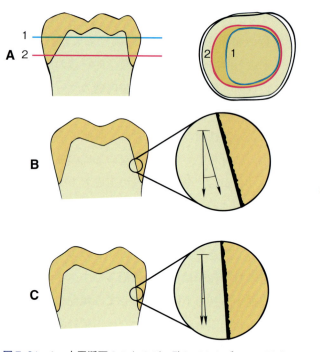

図 7-31　A：水平断面の1と2が一致しておらず，この形成にはほとんど維持がない．B：このような場合，合着材と軸壁との間にあまり摩擦は生じず，合着材には引張応力が加わる．C：平行に近い形成で摩擦による抵抗があり，維持は良好である．合着材には剪断応力が加わる．(Rosenstiel E: The retention of inlays and crowns as a function of geometrical form. Br Dent J 103: 338, 1957. より引用)

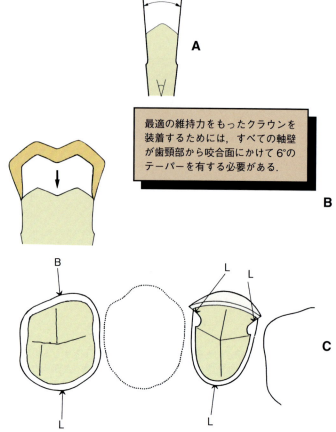

図 7-32　A：相対する軸面が開いている場合はアンダーカットになっている．B：アンダーカットのある形成に対して作製されたクラウンは，開いた2つの壁面を通過することができないので装着は不可能である．C：外開き形態以外でも，ブリッジの支台歯や，グルーブやボックスなどを形成した歯の場合には，アンダーカットが生じる可能性がある．この例では，1つの頬側壁(B)が4つの舌側壁(L)に対してアンダーカットになる可能性がある．

成の近心壁と遠心壁，頬側壁と舌側壁）がなす先細りの度合を，ある平面から評価したものと定義される．これらの対向する2つの面は収束角をなす．理論的には，軸面が平行になるように歯冠形成したときに最大の維持力が得られるが，現在の技術と器具を用いて平行に形成することは望ましくなく実際的でもない．その理由は，①ある程度のテーパーはクラウンの装着時に余剰の合着材の通路として必要で，②形成においてわずかなアンダーカットが生じることはまれではなく，極端にテーパーが小さい形成では修復物の装着ができなくなるからである．

　全部被覆冠形成におけるアンダーカットは，ワックスパターンやクラウンの着脱を妨げる形成歯壁面の不整と定義される．相対する外側軸面（または軸面の一部）が歯頸部から咬合面の方向に向かって開いてしまっている場合がこれに該当する（図7-32 A）．言い換えれば，形成歯歯頸部マージンでの直径が咬合面の直径よりも短い場合（逆テーパー）は，形成と同じ形の全部鋳造冠を装着することは不可能である（図7-23 A参照，図7-32 B）．2つの

壁面が相対するところでは，常にアンダーカットが存在する可能性がある（図7-32 C）．全部被覆冠の形成では，近心壁が遠心壁に対してアンダーカットとなりうるし，あるいは頬側壁は舌側壁に対して，また近心頬側壁は遠心舌側壁に対してアンダーカットとなりうる．また，同様に，部分被覆冠の形成では，隣接面グルーブの舌側壁は形成の舌側壁に対してアンダーカットとなりうるが，同グルーブの頬側壁は形成の舌側軸壁に対してアンダーカットとなりえない．しかし，これらの壁面のいずれかは対向する壁面との関係において，鋳造体が形成歯に装着される方向の数を制限する可能性がある．

　全部被覆冠の歯冠形成を行うときに，わずかなテーパーは臨床的に望ましい．このテーパーが小さい

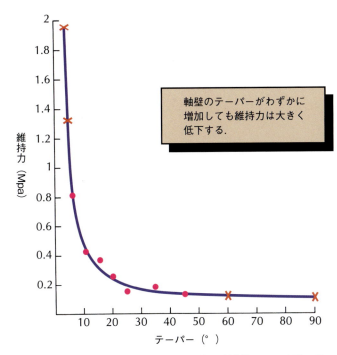

図7-33　維持力と収束角との関係．●は実験値，×は実験の範囲外の計算値を示す．(Jørgensen KD: The relationship between retention and convergence angle in cemented veneer crowns. Acta Odontol Scand 13: 35, 1995. より引用)

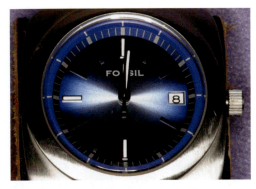

図7-34　推奨される収束角は6°で，ごくわずかなテーパーである．比較のためにわかりやすい例を挙げると，12時1分を示す時計の長針と短針とがなす角度は5.5°である．

場合には，合着された修復物の動きは形成によって効果的に制限され，いわゆる限られた装着方向をもつことになるが，テーパーが大きくなると修復物の自由な動きも増加し，結果的に維持力は低下する．

軸面の傾斜度と維持力の大きさとの関係を初めて実験によって示したのは，Jørgensen[62]である(1955)．Jørgensenは，さまざまなテーパーをもつガラリス[*2]製の円錐に真鍮製キャップを合着し，引張試験器を用いて維持力を計測した．その関係は双曲線で表され，テーパーが増大するとそれに反比例して維持力は大きく低下した（図7-33）．キャップの内面を粗造にした場合は，維持力はテーパーに反比例しなかった．テーパー[*3]が10°のときのキャップの維持力は，5°のときの約1/2であった．同様の結果は，他の研究者らによっても報告されている[63-65]．

[*2] 訳注　古いプラスチック素材の1つで，牛乳を原料としたカゼイン樹脂
[*3] この考察では，一般に歯科の文献においてもそうであるが，テーパー（taper）と収束（convergence）の2つの用語が同じ意味で用いられている．いずれも，相対する軸面間の角度を指す．

歯冠形成の適切なテーパーを選択するには，妥協が必要である．テーパーがあまりにも小さいと好ましくないアンダーカットを生じる可能性があり，逆にテーパーが大きすぎると維持力が不足する．相対する軸面間に推奨される収束角は6°である．この角度はリン酸亜鉛セメントでの維持力が最も高まる角度であることが示されている[66]．この角度を認識できることは重要である（図7-34）．形成の壁間のおよその収束角を即座に見積もる能力を身につける必要がある．テーパーをつけるために回転切削器具を故意に傾斜させる必要はない．必ず過剰に削除してしまうためである．むしろ，望ましいテーパーをもつ回転切削器具を一定の角度に保って形成するべきである．テーパーのついた回転切削器具を柱面の経路に沿って動かしながら形成すれば，形成を完了した軸面には望ましいテーパーが付与されているはずである．臨床では，特にアクセスが制限される臼歯の形成時，過度なテーパー形成を避けるのに困難を経験した歯科医師は多い[67-69]．

臨床医は近遠心方向よりも頬舌的方向の形成に大きなテーパーを付与しやすい傾向があり，また単冠よりもブリッジの支台歯形成のテーパーが過大になりやすい[70]．

修復物の脱離が起こらないよう常にグルーブを使うことを勧める人もいる．ただし，正確な方向のグルーブが軸壁のテーパーよりも容易に形成できるのかは明らかになっていない．最小のテーパーで精巧に軸壁を形成することは，機械的条件に合致しているとともに，多くの歯質を保存することができる．

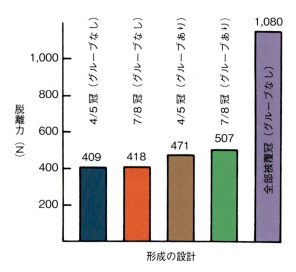

図7-35 各種形成デザインの維持力（Potts RG, et al: Retention and resistance of preparations for cast restorations. J Prosthet Dent 43: 303, 1980. より引用）

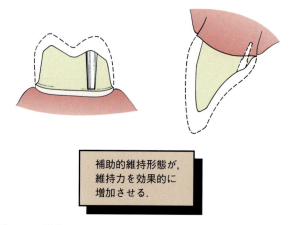

図7-36 形成にテーパーをつけすぎた場合，グルーブやピンホールを加えることによって装着方向が限定されるので，維持力を増加させることができる．

2）表面積

修復物のテーパーが小さく装着方向が限られている場合には，修復物の維持は装着方向の長さ（より正確にいえば，すべり接触の表面積）に依存している．このため，テーパーがほぼ同じであれば，軸面の短いクラウンよりも長いクラウンのほうが維持が良く[71]，小臼歯のクラウンよりも大臼歯のクラウンのほうが径が大きいので維持が良い．歯面に沿ってすべるのではなく，歯面から引き離されるようなクラウンの面（咬合面など）は，全体の維持力を有意に高めることはない．

3）応力の集中

維持力に関する失敗が起きた場合，合着材が歯の形成面と修復物の内面の両方に付着していることが多い．これらの症例では，合着材の強度が修復物に及んだ応力より小さかったために，合着材層内で凝集破壊が起こっているのである．こうした応力をコンピュータで分析することにより[72,73]，応力は合着材層の各所で均一ではなく，咬合面と軸面が接している部分に集中していることが明らかになった．こうした応力を最小限にするために咬合面・軸面の鋭い線角には丸みをつけるべきだが，それにより維持不良となる可能性もある[72,73]．形成の形態を変えることによって，間接的に修復物の維持を増強できる可能性もある．

4）形成の種類

形成の種類が異なれば維持力も変わる．他の因子（形成の高さなど）が同じであれば，維持力は小さいテーパーを有する軸面の表面積にほぼ比例する．したがって，全部被覆冠の維持力は部分被覆冠の維持力の2倍以上になる[74]（図7-35）．

すでに装着方向が限られている形成にグルーブやボックス（図7-36）を追加しても，表面積の増加は少ないため維持力に著しい変化はない．しかし，グルーブを付与することによって装着方向が限定される場合は，維持力が増大する[75,76]．

❸ 修復物適合面の粗造度

修復物の内面が非常に滑沢であるときは，維持力に起因する失敗は，合着材層内ではなく，合着材と修復物との界面で起こる．このような場合，修復物の内面を粗造にしたり，グルーブを形成したりすれば維持力は増大する[77-79]．50μmのアルミナを用いて鋳造体内面にサンドブラスト処理を行うのが最も効果的である．研磨面やマージン部にサンドブラストしないように注意深く行う．サンドブラスト処理によって，鋳造体の維持力は *in vitro* で64%増加することが示されている[80]．同様に，一部の合着材を用いた場合は修復物適合面を酸エッチングすることにより，維持を向上させることができる．

維持に関する失敗が合着材と歯との界面で起こることはほとんどない．したがって，形成面を故意に粗造にしても維持にはほとんど影響しない．また，

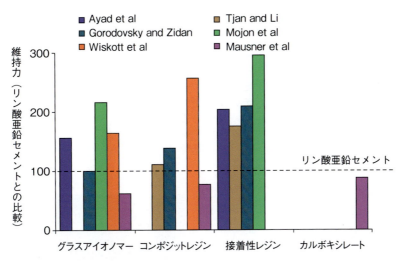

図7-37 クラウンの維持力に合着材が及ぼす影響を調べた6つの in vitro 研究データ[13, 86, 88, 96, 116, 117]．リン酸亜鉛セメントの維持力を100として，それとの比較を示す．接着性レジンセメントは常にリン酸亜鉛セメントよりも高い維持力を示す．コンポジットレジンセメントやグラスアイオノマーセメントは結果にばらつきがある．(Rosenstiel SF, et al: Dental luting agents: a review of the current literature. J Prosthet Dent 80: 280, 1998. より引用)

粗造にすることによって光学印象や印象採得，ワックスアップなどのクラウン作製操作を困難にしてしまうので，推奨できない（14章，18章参照）．

4 合着対象の材料

鋳造用合金の種類と，形成の軸面に存在するコアすなわち築造体材料の両方が維持力に影響する．実験室での試験結果の臨床的意義は，長期的な臨床研究ではまだ確認されていないが，鋳造用合金の反応性が高いほど，ある種の合着材との接着性が高まるようである．したがって，金含有量の多い低反応性合金よりも，卑金属合金のほうが維持力が強い[81]．さまざまなコア材料に対する接着効果の試験も行われているが，一致した結果は得られていない．合着材とコア材料との接着について調べたある実験研究では[82]，合着材はコンポジットレジンや金合金よりもアマルガムにより強く接着することが示された．しかしクラウンの維持力を調べた別の実験では[83]，アマルガムコアよりもコンポジットレジンコアのほうが高い値が得られた．この違いはコア材料の寸法変化に起因するものと考えられるが，この知見の臨床的な意義は明らかではない．

5 合着材

1）種 類

選択した合着材の種類は合着した修復物の維持に影響する[84-86]が，どの合着材を選択するかを決める際には，他の因子も考慮される．一般に，接着性レジンセメントの維持力が最も大きいことがデータにより示されている[87, 88]（図7-37）．ただし，接着性レジンセメントの耐久性については，長期間の臨床的なエビデンスは得られていない．長期 in vitro 研究によると，いわゆるナノリーケージ（低分子やイオンが樹脂含浸層を透過すること）により，レジンと象牙質との結合が劣化することが懸念されている[89, 90]．

2）被膜厚さ

合着材の被膜厚さの増加が修復物の維持に与える影響については，相反するエビデンス[91-94]が示されている．わずかに大きな修復物を作製する場合〔歯型にスペーサーを用いるとき（18章参照）や，ミリングによりクラウンを作製するとき（21章参照）〕には，このことが重要になるだろう．

合着した修復物の維持に影響を与える因子を，表7-4に要約してある．

2 抵抗形態

合着した修復物の脱離を防止するためには，形成に一定の特性をもたせなければならない．咀嚼や異常機能運動によって，補綴物に水平方向や斜め方向の大きな力が加わる可能性がある．これらの力は通常，維持によって耐えられる力よりずっと大きい

表 7-4　セメント合着した修復物の維持に影響を与える因子

因子	維持力が大きい ──────────────────────────────────→ 維持力が小さい
テーパー	平行 ─────────────────→ 6° ─────────────────→ 過剰
表面積	大 ──────────────────────────────────→ 小
形成の種類	大臼歯の全部被覆冠 → 小臼歯の全部被覆冠 → 部分被覆冠 → 内側性修復物
表面性状	粗造 ──────────────────────────────────→ 滑沢
被膜厚さ	影響は不明
合着材	接着性レジン → グラスアイオノマーセメント → カルボキシレートセメント／酸化亜鉛ユージノールセメント → リン酸亜鉛セメント

> 抵抗形態の良否を判断するさいには,「修復物が脱離するには,どれだけの量の歯質が破折しなければならないか,あるいはクラウンがどの程度変形しなければならないか」を考える.

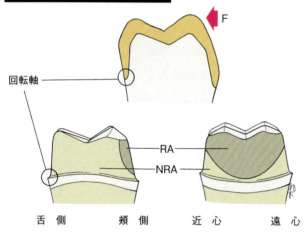

図 7-38　側方力 (F) が加わると,全部被覆冠の抵抗領域 (RA) に圧縮力が加わる. NRA は非抵抗領域を示す. (Hegdahl T, Silness J: Preparation areas resisting displacement of artificial crowns. J Oral Rehabil 4: 201, 1977. より引用)

(特に臼歯部の偏心位接触時に荷重が修復物に加わった場合). 側方力が加わると,歯肉側マージンを中心として回転することによってクラウンが傾き,支台歯から修復物が脱離する. 回転は,形成面のうち圧縮力の加わるあらゆる部分(抵抗領域と呼ばれる)で防止することができる(図 7-38). 複数の抵抗領域が組み合わさって,歯冠形成の抵抗形態をつくり出す. 抵抗形態とは,修復物の安定性を高め,装着路以外の軸に沿った脱離に抵抗する形成の特性と定義される.

適切な抵抗形態は,以下の事項に左右される.
1. 脱離力の大きさと方向
2. 歯冠形成の形態

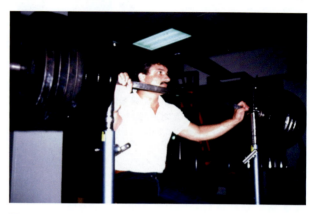

図 7-39　443 kg という咬合力を示す H 氏は,その大きさをわかりやすく示すために同じ重さのウェートのそばに座っている. (Gibbs CH, et al: Limits of human bite strength. J Prosthet Dent 56: 226, 1986. より引用)

3. 合着材の物理的特性

❶ 脱離力の大きさと方向

患者のなかには桁はずれに大きな咬合力を示す者もいる. Gibbs ら[95] は 4,340 N (443 kg)[*4] の咬合力を示した例(図 7-39)を報告している. これはきわめて異例であると考えるべきではあるが,修復物はこれに近い大きな力にも耐えられるように設計するべきである. 実際,ある実験研究では[72],ニッケルクロム製の試験用歯型に合着された全部被覆冠を脱離させるまでに,13,500 N (1,400 kg) を超える力が必要であった(図 7-40). これは口腔内で発生する力より,はるかに大きい.

正常な咬合では,咬合力はすべての歯に配分され,ほとんどが歯軸方向に加わる. 適正に設計された咬合様式に従って固定性補綴装置を注意深く作製すれば,荷重は良好に配分され,望ましい方向に加わるはずである(4 章参照). しかし,患者にパイ

---
*4 比較の例を挙げると,超重量級(105 kg 超級)のスナッチ世界記録は 213 kg である.

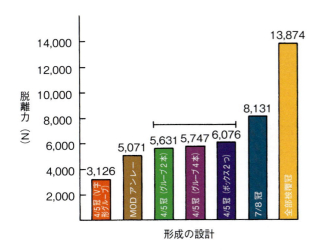

図7-40 形成デザインによる抵抗の違い．横線で示した形成では脱離力に統計学的有意差はない（$p>0.05$）．(Kishimoto M, et al: Influence of preparation features on retention and resistance. Part II: three-quarter crowns. J Prosthet Dent 49: 188, 1983. を改変)

プ喫煙やブラキシズムなどの悪習慣がある場合は，斜め方向のきわめて大きな力が修復物に加わるのを防ぐことは難しいかもしれない．したがって，すぐれた歯冠形成および修復物は正常な歯軸方向の力だけでなく，斜め方向の力にも耐えることができなければならない．臨床的耐久性の観点からみると，十分な抵抗形態は形成の全般的な維持力よりも重要かもしれないと論じられている[96,97]．

❷ 歯冠形成の形態

歯冠形成の形態は維持だけでなく，望ましい抵抗形態を得るうえでも重要な役割を果たす．歯冠形成は，軸面の特定の領域がクラウンの回転を防止するような形態でなければならない．形成の外形が十分な抵抗形態を有しているかどうかの判断する1つの具体的な方法として，「クラウンが傾くことにより歯から脱離するには，どれだけの量の歯質が破折しなければならないか」を考えるとよい．

抵抗は，軸壁のテーパー，形成の径，形成の高さの関係の関数である．テーパーの増加，形成の径の増加，形成の高さの減少により，抵抗は減少する[98]．形成の高さまたは径と，脱離に対する抵抗力はほぼ比例関係にある[99]．

5～22°の形成テーパーは臨床的に受け入れられる範囲とされている[100,101]．しかし，この範囲の上限では，セメント合着および非セメント合着の鋳造修復物の傾斜時の抵抗は不十分だが，テーパーが減少すると傾斜時の抵抗は有意に増加する[100,102]．

径が大きく歯冠高径が低い歯の形成には，抵抗形態がほとんどないことがわかっている[103]．一般に，大臼歯では十分な抵抗形態を付与するために小臼歯・前歯よりもさらに平行に形成する必要がある[103]．テーパーを10°以下にすれば，高さ3mmの形成で十分に抵抗形態が得られるが[102]，歯の径が増加すればさらに高さが必要である．大臼歯のクラウンでは抵抗が十分にない歯冠形成が多く見受けられるが[104]，形成の壁の高さは少なくとも3.5～4mmとすべきである．チェアサイドにおいてこの条件を簡単にクリアするには，高さと幅の比が4：10以上かどうかを評価すればよい．この比以上であれば，十分な抵抗形態を有すると考えられる．

HegdahlとSilness[104]は，歯冠形成の形態の変化に応じてこれらの抵抗領域がどのように変化するかを分析し，形成のテーパーが増加したり，軸面の角が丸みをおびたりすると抵抗が減少する傾向があること，それゆえ角錐形の形成は円錐形の形成よりも抵抗が大きいことを示した．健康な歯質に設けた隣接面グルーブやボックスは，クラウンの回転運動（傾斜）を妨げ，その際に圧縮が加わる合着材の面積を増加させるので，抵抗形態の強化に特に効果的である．このように，過度のテーパーを有する形成にはグルーブやボックスを付与することにより抵抗形態を改善することができる．また，ピンホールを形成してピンを取り巻く象牙質を活用することによっても同様の効果が得られる．

このような歯冠形成の工夫は，臨床における失敗データが必要性を示唆している[97]にもかかわらず，それほど用いられていないと考えられる[99]．

部分被覆冠は頬側の抵抗領域がないため，全部被覆冠に比べて抵抗が小さい（図7-41）．このようなケースでは隣接面のボックスやグルーブによって抵抗を与える（図7-42）．加わる力の方向に対してボックスやグルーブの壁が垂直であれば，抵抗は最大になる．したがって，V字形のグルーブよりもU字形のグルーブやフレアをつけたボックスのほうがより大きな抵抗を与える[74]．高径の低い形成の場

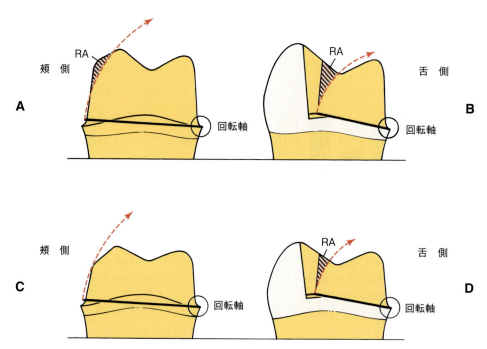

図7-41 部分被覆冠と全部被覆冠の抵抗形態．A：全部被覆冠の頬側壁は，舌側の軸を中心とした回転に対する良好な抵抗領域（RA）となるべきである．B：部分被覆冠では近心と遠心のグルーブによって抵抗を与えなければならない．C：全部被覆冠の高径が低い場合やテーパーが過剰な場合には，頬側壁の多くが失われるため，抵抗形態がごくわずかになってしまう．抵抗形態を高めるために近遠心的なグルーブを付与する必要がある．D：歯冠高径の小さい部分被覆冠の場合，グルーブによる規制が十分であれば抵抗形態の不良はそれほど問題ではないが，維持形態が不足している場合には，全部被覆冠を適用する必要があるかもしれない．

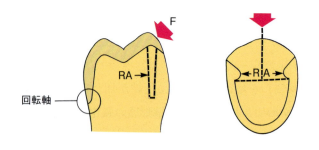

図7-42 A：部分被覆冠のグルーブは，舌側の歯肉側マージンに位置する軸を中心とする回転に対して，最大の抵抗を提供するものでなければならない．B：抵抗領域（RA）となるグルーブの舌側壁は，力（F）の方向に対して垂直になるように形成する．

合は，逆のことがあてはまる．高径の低い全部被覆冠の形成は抵抗が不足するのに対し，部分被覆冠の場合は隣接面グルーブが大きな抵抗を発揮する．一般的にグルーブの理想的な長さは4mmであるが，常にこの長さで形成できるわけではない．形成前に隣接面接触があった位置のなるべく近くに隣接面グルーブを設定することで，より多くの象牙質を保存することが可能である．この設定位置は歯の近遠心径が最も大きいからである．グルーブとボックスは，頬側壁と舌側壁が健全歯質に位置するように形成するべきである．

同様に，より効果的に抵抗を増すためには，過度に傾斜した形成壁に設けるグルーブは，咬合面側よりも歯頸側で深くなるように形成すべきである．過度のテーパーを有する形成の歯頸部でテーパーを小さくすることは，過度に傾斜した形成壁と同じ方向でグルーブを形成するよりも効果的であることが示されている[105]．

❸ 合着材の物理的特性

変形に対する抵抗は合着材の物理的特性（圧縮強さや弾性係数など）によって影響を受ける[106]．米国歯科医師会（ADA）／米国規格協会（ANSI）規格No. 96〔国際標準化機構（ISO）規格No. 9917〕では，リン酸亜鉛セメントの圧縮強さは24時間値で70 Mpa[*5]以上と規定している（図7-43）[118-121]．グラスアイオノマーセメントや大半のレジンセメントの圧縮強さはこれよりも大きく，また，カルボキシレートセメントではほぼ同じである[106]．

[*5] 1メガパスカル（MPa）は100万ニュートン/m^2に等しく，約145 psi（pounds per square inch）．

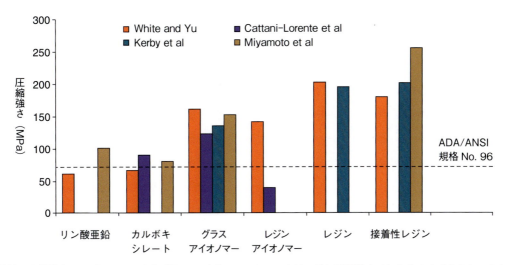

図7-43 合着材の圧縮強さ．レジンセメントとグラスアイオノマーセメントは，リン酸亜鉛セメントやカルボキシレートセメントよりも圧縮強さが大きいと報告されている[118-121]．レジン添加型グラスアイオノマーセメントは，他の合着材よりも変動が大きい．ADA：米国歯科医師会，ANSI：米国規格協会．(Rosenstiel SF, et al: Dental luting agents: a review of the current literature. J Prosthet Dent 80: 280, 1998. より引用)

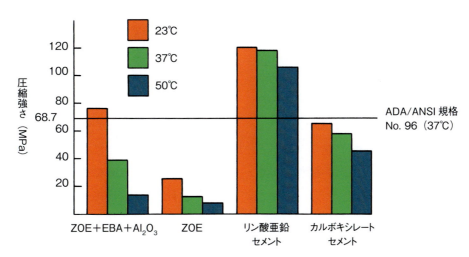

図7-44 異なる温度での合着材の圧縮強さ．ZOE：酸化亜鉛ユージノールセメント，EBA：EBA（エトキシ安息香酸）セメント，Al_2O_3：酸化アルミニウム．(Mesu FP: The effect of temperature on compressive and tensile strengths of cements. J Prosthet Dent 49: 59, 1983. より引用)

表7-5 セメント合着した修復物の抵抗に影響する因子

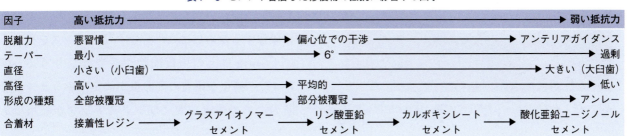

温度の上昇は合着材の圧縮強さに大きく影響し，特に強化型酸化亜鉛ユージノールセメントの強度を低下させる（図7-44）．室温（23℃）から体温（37℃）までの上昇によって，強化型酸化亜鉛ユージノールセメントの圧縮強さは半減する．さらに50℃（熱いものを食べているときに相当する）にまで温度が上昇すると，圧縮強さは80％以上も低下する[107]．新しく開発された合着材に関する同様の研

究は，まだ報告されていない．

リン酸亜鉛セメントはカルボキシレートセメントよりも弾性係数が高い．カルボキシレートセメントは比較的大きな塑性変形を示す[108]．これにより，リン酸亜鉛セメントの維持に比べて，カルボキシレートセメントの維持のほうが，形成のテーパーにより大きく依存するという観察結果を説明できるであろう[109]．

合着された修復物の脱離に対する抵抗に影響を与える因子を，表7-5にまとめた．

3　変形の防止

修復物は，機能時の永久変形を防ぐための十分な強度をもっていなければならない（図7-45）．強度が十分でなければ，特に修復物と合着材との界面や，金属とポーセレンとの界面で破壊が起こるという失敗に結びつくであろう．これは不適切な合金の選択，不十分な歯冠形成，陶材焼付鋳造冠のメタルフレームの設計不良などの結果である可能性がある（19章参照）．

❶ 合金の選択

タイプⅠ，タイプⅡの金合金（22章参照）は内側性鋳造修復物には適しているが，クラウンやブリッジには軟らかすぎるため，タイプⅢかタイプⅣの金合金（または適当な低金含有合金）を選択する．これらの合金は硬く，熱処理によって強度と硬度を増すことができる．

貴金属含有量の多い陶材焼付用合金がタイプⅣの金合金と同等の硬度をもつのに対し，ニッケルクロム合金はタイプⅣの金合金よりかなり硬い．スパンの長いブリッジのように大きな荷重が予測される場合にはニッケルクロム合金を適用してもよいが，ニッケルクロム合金の使用には課題と問題点がある（19章参照）．

❷ 適切な歯質削除

強度に優れた金属であっても，咬合力に耐えるためには十分な厚みが必要である（図8-4，図9-1B，図32-13参照）．多くの実験的データによれば，機能咬頭（下顎では頰側咬頭，上顎では舌側咬頭）では少なくとも約1.5mmの厚さの金属が必要である．非機能咬頭では加わる応力が小さく，これより薄くても（ほとんどの場合1mmで十分である）強固で耐久性のある修復物が得られる．咬合面は歯の咬頭を構成する面に沿って，できるかぎり均一に削除するべきである．これにより，歯質を可及的に保存しながら十分な咬合面のクリアランスを得ることができる．また，解剖学的形態に沿って形成された咬合面（図7-46）は，平面の"波形効果"[110]によってクラウンに剛性を与える．

歯列不正や歯の挺出があるときは，最終的な修復物に必要な厚みを想定して咬合面を形成しなければならない．たとえば，挺出歯では最適な咬合面形態と適切な咬合平面を再構築し，修復物の厚みを十分に確保するためには，十分なクリアランスを得るのに1.5mm以上の歯質削除が必要となりうる（図7-47）．適正な歯質の削除量を決定するうえで，診断のための歯冠形成，ワックスアップが有用であ

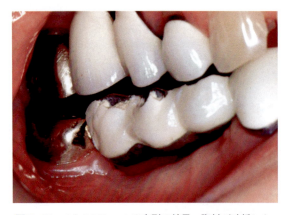

図7-45　メタルフレームの変形の結果，陶材が破折した．

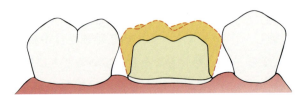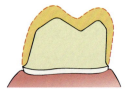

図7-46　解剖学的形態に従った咬合面削除により歯質は保存され，修復物に剛性を与える．

る．実用的な方法は，挺出歯を診断用模型上で削合し，理想的と思われる咬合平面を構築してみることである．対合歯と，必要であれば補綴歯も診断のために最終的な形態にワックスアップする．適当な弾性パテを用いて診断用ワックスアップの型を採得する．これを切断して歯列に適用すれば歯質削除の指標となり，理想的かつ保存的な歯質削除を行うことができる（図 7-48）．

3 マージンのデザイン

咬合圧による修復物マージンの変形を防ぐためには，咬合接触をマージンから避けるように形成の外形線を設計する．形成マージンを咬合接触の位置から約 1～1.5 mm 離すと，この要件を満足できる．

歯頸側では，変形を防ぐために十分に歯質を削除して，マージン部の修復材の厚みを確保する必要がある．たとえば，先に述べたように，フェザーエッジ形成ではマージン部の金合金が薄くなり，シャンファー形成の修復物に比べて強度的に劣ることが1つの欠点である．しかし，形成のテーパーが大きい場合は，形成の軸壁と歯髄組織との間に十分な象牙質の厚みを確保するために，マージンの幅を狭くすることが推奨される[111]．

形成による歯頸部の削除量は，修復材の選択と関連がある．金合金や解剖学的形態のジルコニアであれば，0.3～0.5 mm の厚さで十分である．陶材焼付鋳造冠の場合は，1～1.2 mm 厚のショルダーマージンが望ましいが，小さい歯や髄室が大きい歯ではこの厚みをとれないこともある．強度の低いセラミッククラウンでは，ショルダー形成のマージン部で 0.8～1.0 mm の厚さがあれば製作可能である．しかし，使用する材料や製作方法によっては最低限必要とされる厚さはもう少し増えるかもしれない[112]．CAD-CAM で修復物が作製されるようになり，使用されるミリングマシーンの性能によって必要とされる削除量が異なる場合がある．削除量の決定は，本章の冒頭で述べた生物学的条件と勘案しながら注意深く行わなければならない．

部分被覆冠は本質的に全部被覆冠より強度的に劣るので，部分被覆冠の形成におけるグルーブやレッジは，鋳造体の強度を増すために非常に重要である．歯の形成デザインにレッジを組み込むことで得られる梁状構造は，特に前歯のピンレッジ維持装置にとって有効な補強となる（図 7-49）．

3. 審美的条件

修復を行う歯科医師は，審美性について患者が何を期待しているかを把握する術を身につけなければならない．多くの患者は自分の修復物ができるかぎり天然歯に近く自然に見えることを望むが，患者の長期的な口腔の健康や機能を犠牲にして審美性を求めるべきではない．

最初の診査のときに，患者が話したり，ほほえんだり，笑ったりしたときに，どの歯のどの部分が見えるのかに注意し，患者の外観を十分に評価する（図 7-50）．審美性に関する患者の期待について，

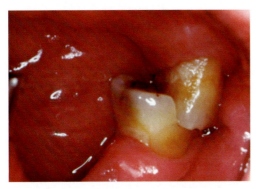

図 7-47　この大臼歯の咬合関係は著しい咬耗の結果である．歯冠形成を設計するときには，最終的な咬合平面を検討する必要がある．そのためには，診断のための歯冠形成およびワックスアップを参考にする．

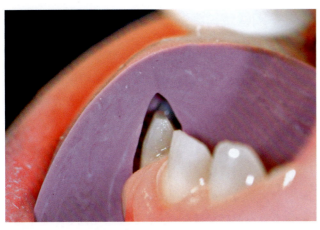

図 7-48　歯冠形成に先立って弾性パテによりインデックスを作製しておけば，歯質が均一に削除されているかを容易に評価することができる．

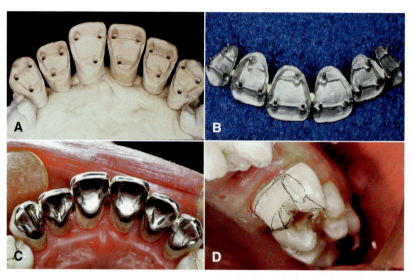

図7-49　A〜C：グルーブとレッジによりピンレッジ修復物の剛性を高める．D：部分被覆冠では，中心グルーブおよび近遠心の隣接面グルーブにより材料の厚みが増すことで強度を得ている．

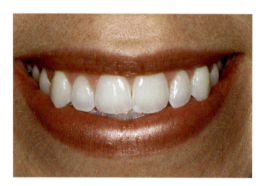

図7-50　スマイルの分析

口腔清掃の必要性や将来の疾病の可能性と関連づけて話し合わなければならない．単刀直入に「ご自分の歯の見え方に満足していますか？」と患者に尋ね，注意深くその返事を聞きながら患者を観察することは，情報収集において重要かつ有用である．その後に，患者の十分な協力を得てインフォームドコンセントを確立したうえで，適切な修復についての最終的な決定を下すことができる．

審美的修復の方法としては，唇頬側面の健全歯質を残す部分被覆冠，メタルフレーム上に陶材を築盛し審美性を考慮した陶材焼付鋳造冠，オールセラミック修復などがある（図7-51）．

1　オールセラミック修復

最も審美的に好ましい修復としては，オールセラミッククラウン・インレー・アンレー・ベニアが挙げられる（25章参照）．オールセラミック修復は他の修復方法よりも良好に天然歯の色調を模倣することができる．脆性破折のリスクは他の修復法よりいくらか大きいが，最新の材料は物性が向上しており，接着性レジンセメントの使用により強化することができる．

オールセラミッククラウンのための形成は，歯質にとって保存的であるとはいえない．というのは，十分な材料の厚みと強度を確保するために全周にわたって幅の広い90°のヘビーシャンファー形成が必要だからである．同じ理由で，舌側面も他の修復方法より多くの歯質削除が求められる．最適な審美性のためには少なくとも1〜1.2 mmの材料の厚みが必要である．このため，頬舌的に薄い歯や，若年者のように歯髄腔の大きな歯での適応は限られる．

2　陶材焼付鋳造冠

一部の陶材焼付鋳造冠にみられる外観不良（19章，24章参照）は，陶材の厚み不足が原因であることが多い．それに対し，クラウンの適正な軸面形態を損なうことによって，陶材の厚みを得ているケースもみられる（このようなオーバーカントゥアの修復物は，ほぼ間違いなく歯周病を招く）．さらに，陶材焼付鋳造冠の唇側マージンが常に正確な位置に設定されるわけではない．これらの問題を是正するには，陶材のための十分なスペースを確保し，マージンを正確に設定するための歯冠形成の原則が推奨

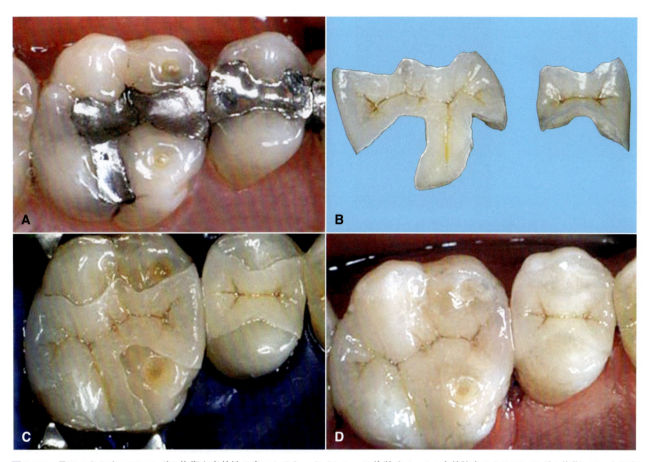

図7-51 目につきやすいアマルガム修復を審美性の高いセラミックインレーに換装する．A：審美障害のあるアマルガム修復．B：大臼歯と小臼歯のセラミックインレー．C・D：セラミックインレーによる修復．（Freedman G: Contemporary esthetic dentistry. St. Louis, Mosby, 2012. より引用）

される．こうした原則に従わなければ，良好な外観を得ようとして歯周組織の健康を犠牲にしてしまうことになる．

1 唇側面の歯質削除

陶材の厚みを確保して良好な外観を得，金属の厚みを確保して強度を得ようとすれば，唇側面の歯質を十分に削除することが重要である．適切な削除量は，陶材のメーカーやシェードの他に，フレームとして用いる合金の物理的特性にある程度左右される．一般に，中高年の患者の修復で良好な色調適合性を得るには，若年の患者の場合よりも陶材を若干厚めにする必要がある．一般的に，最適な外観を得るには少なくとも1.5mmの削除が必要とされる．色の深みや半透明感を表現するためには，十分な厚みの陶材（図7-52）が必要である．シェードの問題が起こりやすいのは，上顎切歯の冠の切端側1/3と歯頸側1/3である．これらの部位では，直接オペーク層から反射した光が修復物を目立たせてしま

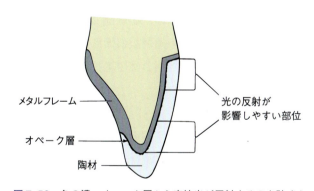

図7-52 色の濃いオペーク層から直接光が反射するのを防ぐためには，陶材の十分な厚みが必要である．最も重要な部位は歯頸側1/3と切端側1/3である．臨床では，この部位にオペーク修正のためのステインを使用することが多い．（McLean JW: The science and art of dental ceramics, vol 1. Chicago, Quintessence Publishing, 1979. より引用）

うことがある．オペーク陶材は通常，ボディ陶材とはシェードが異なるために，これらの部位では特殊なステインを用いた修正を要することが多い[113]（24章参照）．

非常に薄い歯（下顎前歯など）では，歯質を十分

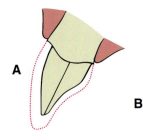
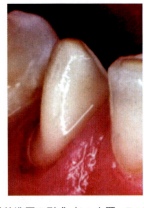

図7-53 推奨される陶材焼付鋳造冠の形成（A：上顎，B：下顎）．どちらも，唇側面削除は明確な2面形成になっている．

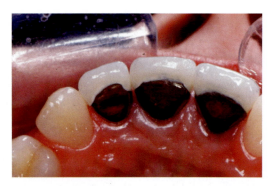

図7-54 最適な審美性を得るためには，隣接面の陶材を光が透過する必要がある．咬合に関与する舌側面は金属で，隣接面まで回り込んでいる．

に削除しようとすれば，露髄や残存歯質の強度低下が避けられないかもしれない．このような場合には，理想的とはいえない外観を受け入れなければならないこともある．

陶材焼付鋳造冠のための形成では，前歯唇側面は明確な2面形成が必要である（図7-53）．1つの平面で形成すると，歯頸側あるいは切端側の歯質削除が不十分になる．

❷ 切端の歯質削除

陶材焼付鋳造冠の切端には金属の裏打ちがなく，天然歯に近い半透明感を付与することができる．良好な審美性を得るためには，切端部で2mmの削除が推奨される．切端部の過剰な削除は避けなければならない．形成の抵抗形態および維持形態を損なうためである．

❸ 隣接面の歯質削除

隣接面の削除の範囲は，完成した修復物の陶材と金属の境界をあらかじめ正確に定めることによって決められる．前歯部の隣接面は，切端と同様に金属の裏打ちなしに修復すれば最も自然に見える．金属の裏打ちがなければ，天然歯と同じように光が修復物をある程度透過する（図7-54）．いうまでもなく，修復物がブリッジの一部である場合には連結部が必要であり，金属の裏打ちなしに修復するのは不可能である．

❹ 唇側マージンの設定

歯肉縁上マージンには多くの生物学的な利点がある．修復物の正確な歯冠形成が容易であり，清潔に維持しやすい．それでも，審美的な理由で歯肉縁下マージンが適応となることがある．特に患者の口唇線が高く，メタルカラーの唇側マージンを予定している場合である．

最初の診査のときに，患者のスマイルについても観察する（1章参照）．どの歯のどの部分が見えるかを記録することが重要である．口唇線が高い患者ではかなりの歯肉組織が露出し，全部被覆冠が必要な場合に大きな問題となる．根面が変色していなければ，唇側を歯肉縁上ポーセレンマージンにして（24章参照），陶材焼付鋳造冠で外観を修復することができる．口唇線が低い患者では，歯肉縁上のメタルカラーの設計にしてもよいかもしれない．通常の機能時に金属が見えないためである．一般に，ポーセレンマージンよりも金属マージンのほうが正確な適合が得られる．

しかし，通常の機能時に金属が見えないからというだけで，患者が歯肉縁上のメタルカラーで満足すると決めてかかってはいけない．金属の露出について不安を抱く患者もいるので，歯肉縁上マージンの利点について術前にしっかりと説明しておかなければならない．

メタルカラーは歯肉縁下に隠すことができるが，歯肉が薄い場合にはわずかに変色がみられる．マージンを歯肉溝内にうまく設定するためには，金属の露出をきたす歯肉の炎症や退縮を避けるか，最小限に抑えるように注意しなければならない．歯冠形成前に歯周組織が健全であることが必要である．歯周外科処置が必要な場合は，歯肉溝を完全に除去してしまうのでなく，術後に約2mmの深さとなること

7章 歯冠形成の原則

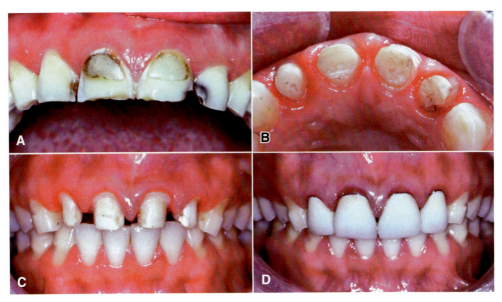

図7-55 不適切な形成デザイン．A：損傷の著しい切歯．陶材焼付鋳造冠による修復を計画している．B・C：形成の根尖側マージンは遊離歯肉の形態に沿っていない．D：唇側面では修復物のメタルカラーが露出し，隣接面では深いマージンのために歯周病を引き起こしている．

を目標とするべきである．術後は十分な時間をおいて歯周組織を安定させる．Wise[114]は，歯肉縁の位置は術後20週まで安定しないことを報告している（5章参照）．

マージンは，付着を侵襲するほど根尖側に深く設定してはいけない．歯槽骨縁から1.5mm以内にまでマージンを深くすると骨吸収が起こる[115]．マージンは遊離歯肉の形態に沿わせて，歯の中央部ではやや根尖側に，隣接面ではやや歯冠側に設定する．マージンがほとんど1つの平面になるように形成してしまうのは，よくある誤りである（図7-55）．結果として，唇側でカラーが露出し，隣接部では骨と歯間乳頭の不可逆的な喪失をきたす．

3　部分被覆冠

可能であれば，常に全部被覆冠を用いずに審美的に満足できる結果を得ることが望ましい．部分被覆冠のほうが歯質削除量が少なく，また，どのような修復材料を用いても天然歯のエナメル質には及ばないからである．部分被覆冠の審美性（10章参照）は，目につく可能性のある唇頬側と隣接面のマージンの正確な設定にかかっている．金属の露出は審美的とはいえず，多くの患者にとって受け入れがたいものである．部分被覆冠の形成が不適切であれば，患者は陶材焼付鋳造冠に交換するよう要求するかもしれない．その結果，不必要に歯質が失われ，組織損傷の可能性も大きくなる．

1　隣接面マージン

隣接面マージン（特に目につきやすい近心のマージン）の正確な設定は，部分被覆冠による審美的な修復を行ううえで非常に重要である．原則は，隣接面接触域よりもわずかに頬側の位置にマージンを設定することである．この位置であれば，隣在歯の遠心隅角によって金属は隠れ，またプラークコントロールのために歯と修復物の界面にアクセスすることも十分可能である．歯冠形成の角度も重要で，通常，臼歯では長軸に平行に，前歯では唇側面の切端側2/3に平行に形成するべきである．形成の角度が頬側や舌側に傾斜すると，金属が見えてしまう可能性は著しく高くなる（図7-56）．

臼歯の部分被覆冠の遠心マージンは，近心マージンに比べて目につきにくい．臼歯部遠心面では接触域を越えて形成を広げると，形成や修復物の仕上げが容易になり，清掃器具も届きやすくなる．

2　唇頬側マージン

上顎の部分被覆冠の頬側マージンは，咬合面-頬側面の線角をちょうど越えたところまで延ばすべきである．エナメル質の破折を防ぐために，短いベベルが必要である．外観があまり重要でない部位（大臼歯など）ではシャンファー形成にしてもよい．

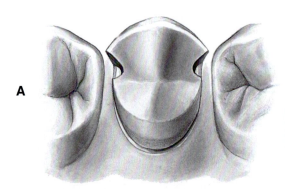
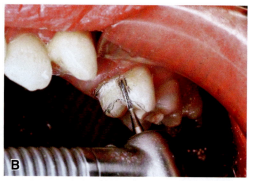

図7-56　A：良好な審美性を得るためには，部分被覆冠の近心マージンを正しい位置に設定することが重要である．仕上げのための適切なアクセスが得られるように，修復物は隣接面接触域をわずかに越えなければならないが，金属が目につかないように隠す必要がある．B：歯は長軸に沿って形成しなければならない．長軸に沿っていないと金属が目につきやすい．

歯型の作製には十分なクリアランスが必要であるが，なるべく金属が見えないようにしなくてはならない．

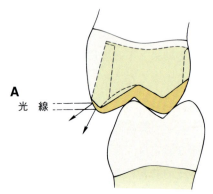

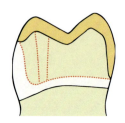

図7-58　下顎の部分被覆冠の機能咬頭（頰側咬頭）には，明確なシャンファーマージンが推奨される．シャンファー形成により，応力の加わる部位に金属の厚みを確保することができる．

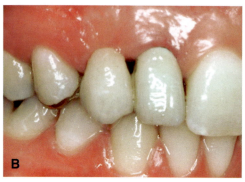

図7-57　A：部分被覆冠の唇頰側マージンは，見る人の目に光が直接反射しないような形態にしなければならない．B：3ユニットブリッジ．近心支台歯は犬歯であるが，側切歯のような外観に仕上げられている．遠心支台歯は部分被覆冠だが，金属冠の頰側マージン部の形態が適切であるため審美的にも良好である．

シャンファー形成にすると，金属の厚みを確保し強度を増すことができる．

金属の頰側マージンに適正な形態を与えれば（図7-57），見る者の目に光は反射しない．その結果，歯が通常より少し短く見えるだけで，頰側咬頭が金属で縁取られたように見えることはない．元の咬頭の形態に沿って頰側マージンを上手に設定すれば，最終修復物は満足できる外観となる．

下顎の部分被覆冠では，話しているときに下顎歯の咬合面が見えるため金属を隠すことはできない．シャンファー形成によって，大きな応力の加わる機能咬頭周囲に金属の厚みを確保することができるので，頰側マージンにはベベルではなく，シャンファーが推奨される（図7-58）．患者が金属の外観を受け入れられない場合には，咬合面を陶材で被覆した陶材焼付鋳造冠が作製される．

前歯の部分被覆冠を金属が見えないように作製することはできるが（図7-59），そのための形成には相当注意する必要がある．唇側マージンは切端の最高部をちょうど越えたところまで延ばすが，切端-唇側面の線角までは延ばさない．この位置であれば金属は歯質の破折を防いでくれるが，外観には触れない．

7章 歯冠形成の原則

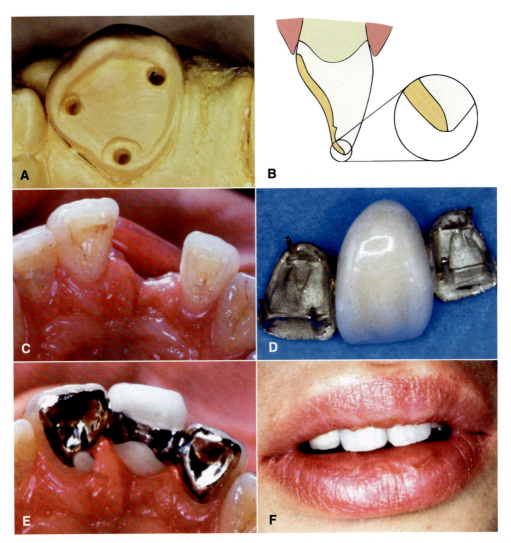

図7-59　A：金属をまったく見せないような部分被覆冠の形成は可能である．成功の鍵は，非常に注意深くマージンを設定することにある．B：切端を完全に被覆しない．修復物のマージンは切端の最高部と切端-唇側面の線角との間に位置する．C：欠損部の両側に位置する健全な切歯．D：ピンレッジの支台装置と陶材焼付鋳造ポンティックの3ユニットブリッジ．E：ブリッジの咬合面観．F：審美的に良好な結果が得られた．

4. 歯冠形成の計画と評価

歯冠形成は正確さを必要とし，技術的に複雑であり，不可逆的な処置である．したがって，歯冠形成をそのつど適切に行うことは術者の責任である．失敗の修正は不可能ではないにしても，困難であることが多い．予定している歯冠形成を診断用模型上で行ってみることは，より上質な形成を実現するために常に有効であることが実証されている．

1 診断用歯冠形成

診断のための歯冠形成は，実際の口腔内の歯冠形成の前に，咬合器に装着した模型上で行う．これによって，以下のような情報が得られる．

1. ブリッジの適切な装着方向を選択する（特に支台歯が傾斜あるいは捻転している場合や，歯冠形態が異常である場合）（図7-60, 61）．
2. 咬合の変更を計画している場合には，そのために必要な歯質削除量を決定する．
3. 部分被覆冠の唇頬側・隣接面マージンを，金属が見えない最も適切な位置に設定する．

診断用歯冠形成のもう1つの重要な利点は，計画している修復の各過程を術者が練習できることである．間違いをおかしても，患者に実害は及ばない．さらに，診断用歯冠形成を用いて暫間被覆冠をあらかじめ作製することができるので，実際の歯冠形成終了後のチェアタイムが著しく短縮される（暫間被覆冠作製の直接法・間接法は15章に記載）．

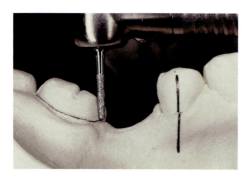

図 7-60　模型上で診断のための歯冠形成を行って、ブリッジの最適な装着方向を選択する.

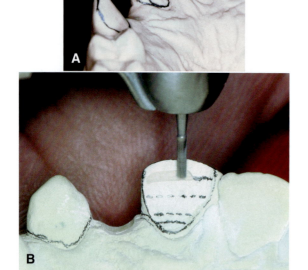

図 7-61　審美性に優れた部分被覆冠のための理想的な歯質削除量を決定するうえで、診断用歯冠形成はきわめて有用である.

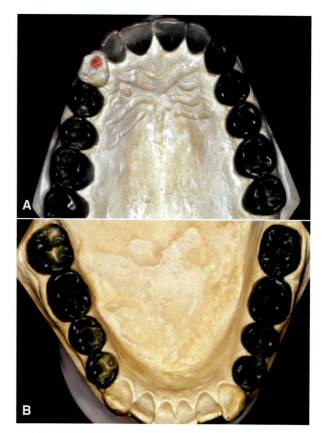

図 7-62　広範囲な補綴のための診断用ワックスアップ
（提供：Dr. M. Padilla）

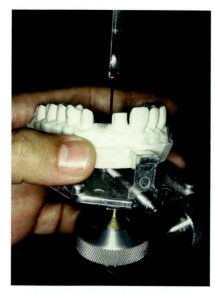

図 7-63　サベイヤーを用いて歯冠形成の軸方向を評価する.

❶ 診断用ワックスアップ

　非常に簡単な補綴治療計画の場合を除き、診断用ワックスアップ（図 7-62）を行うことが推奨される. ワックスアップは診断用模型上で行い、実際の補綴物の最適なカントゥアと咬合を決定するのに役立つ. 患者の咬合様式やアンテリアガイダンス（前歯誘導）を変更する必要がある場合、このワックスアップは特に有益である.

❷ 歯冠形成中の評価手順

　歯冠形成の各段階で、直視下またはミラーを使って注意深い評価を行うべきである. 複数の支台歯の平行性をとるのが困難なことがある. 隣接する支台歯の像を、ミラーを用いて重ね合わせて見るのは有効な手段である. 複雑な形成を評価する場合は、アルジネート印象を採得し、速硬性の石膏を注入する. サベイヤーを使用して（図 7-63）、歯冠形成軸の傾斜を正確に測定することができる. このような印象を採得することは余計な時間を要すると思われるかもしれないが、得られた情報によって問題を

特定して即座に対処することができるので，その後の処置の時間を節約できることが多い．歯冠形成において，ハンドピースを計測と切削の両方に使用することができる．そのためには，回転切削器具のシャンクと垂直になっているタービンヘッドの上面に注意を集中する．タービンヘッドの上面が形成歯の咬合平面に平行に保たれていれば，切削器具は自然に正しい方向になる（図7-64）．軸面削除のときにアンダーカットや過剰なテーパーを防ぐために，ハンドピースは同じ角度に保たなければならない．正しいテーパーは，ダイヤモンドポイントのテーパーによって付与される．最初はタービンヘッドを正しい角度で維持するために，反対側の指でタービンを支えるとよい．

2 患者と術者の位置

患者と術者の適切な位置を学ぶことは，適切な形成手順を学ぶことと同様に有益である．形成野を直視できるという利点は特に重要であり，直視は常に間接視，つまりミラーを利用して見るよりも好ましい．しかしながら，ある部分（たとえば，上顎大臼歯の遠心面）は直視することができない．

術者が未熟であるうえに，患者の頭をより好ましい位置に動かすのを躊躇していては，歯冠形成は必要以上に困難になる可能性がある．たとえば，患者に頭を左か右に傾けることによって，形成している大臼歯がかなり見やすくなることがある．ほとんどの場合，術者もしくは患者の位置をわずかに変えることで直視できるようになる．患者に最大開口させることで，必ずしも最良の視野が得られるとはかぎらない．ある程度開口した状態のほうが頰の排除がしやすいことがあり（図7-65），患者に下顎の側方運動をさせると，遠心頰側の線角を遠心面の頰側1/3とともに直視できることもある．臨床で，ミラーがなければ見えないのは，遠心面のわずかな部分だけである．全部被覆冠を形成するときは，歯の最も見やすい部分を最初に形成し，他の部分はミラーの助けを借りて最後に形成するとよい．

アクセスしにくい上顎臼歯を形成するときの，右利きの術者および患者の位置を図7-66に示す．

長時間の開口を強いることは患者を疲労させ，診療時の不快感のみならず，帰宅後に何らかの不具合を生じることもある．これを避けるには，形成歯の反対側にバイトブロックを咬ませるとよい．ブロックに咬み込んでわずかな咬合圧を加え続けられることで患者はリラックスでき，問題が生じるのを防ぐ，もしくは最小限にすることができる．

5. まとめ

歯冠形成の原則は，生物学的条件・機械的条件・審美的条件に分類することができる．これらの原則は相容れないことが多く，術者は修復物をどのよう

> 正しいテーパーを付与するには，テーパーのついたダイヤモンドポイントを歯に沿わせて周囲を平行移動させる．

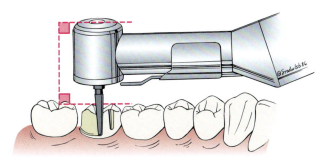

図7-64　ハンドピースの上面を咬合面に平行に維持すると，回転切削器具は正しい軸方向になる．

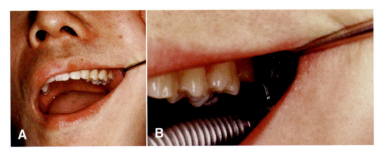

図7-65　患者の位置を注意深く決めることで，形成部位の直視が可能となることがある．A：患者が最大開口していないときのほうが器具を到達させやすいことが多い．少し開口した状態のほうが頰の排除がしやすいためである．B：頰側面へのアクセス．

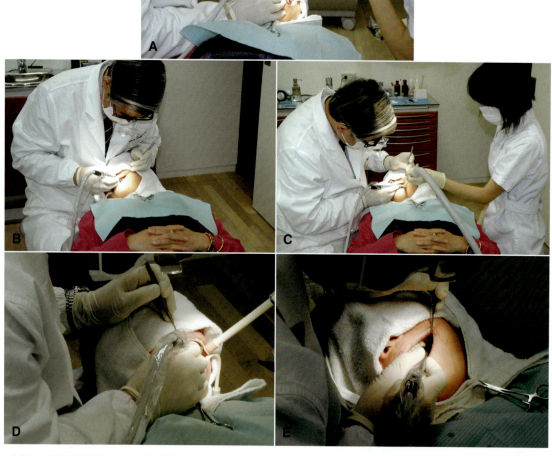

図7-66 右利きの歯科医師が患者の上顎臼歯部を歯冠形成するときの位置．A：上顎右側臼歯部．頰側面または咬合面の頰側1/2の削除．術者は診療用チェアに対し9〜11時の位置にいる．直視しやすいように患者の頭を左に向けてもらう．B：上顎右側臼歯部．口蓋側面または咬合面の口蓋側1/2の削除（ファンクショナルカスプベベルを含む）．術者は11時の位置にいる．直視しやすいように患者の頭を右に向けてもらう．C：上顎左側臼歯部．頰側面または咬合面の頰側1/2の削除．術者は9時の位置にいる．直視しやすいように患者の頭を右に向けてもらう．D：上顎左側臼歯部．口蓋側面または咬合面の口蓋側1/2の削除（ファンクショナルカスプベベルを含む）．術者は9時の位置にいる．直視しやすいように患者の頭を左に向けてもらう．E：上顎左側臼歯部．遠心面の削除．術者は9時の位置にいる．患者の頭を右に向けてもらい，口を少し閉じ，下顎を左側に動かしてもらうとアクセスしやすくなる．

に設計するかを決定しなければならない．1つの領域を重要視しすぎると他の因子への配慮が不足するため，治療の長期的な成功が制限される可能性がある．

形成が"完全"であるかどうかを判定するには，経験が役に立つ．歯冠形成は明確に定義された基準によって評価されなければならない．この基準を用いて，問題点を明らかにし修正することができる．診断用歯冠形成と評価用印象採得は大きな助けになることが多い．この後の各章では，さまざまな種類の歯冠形成について各ステップごとに説明されている．各ステップの背景にある正しい理論を理解することが重要である．この手順にきちんと従うことによって，容易に形成を成功させることができる．前のステップを評価し，必要があれば修正し，それが完了するまでは"先に飛びこす"ようなことをしてはいけない．術者が処置をあまりにも急ぐと，貴重な診療時間がむだになり，形成の質を低下させることになる．

Study Questions

1. 損傷の要因となる使用器材の操作や状態について述べよ．
2. 最適な咬合面および歯頸部のマージン形成位置について述べよ．また，理想的な設定ができない場合の理由を説明せよ．
3. 維持と抵抗の相違を述べよ．また，維持力を高める形成形態および抵抗性を増加させる形成形態について述べよ．
4. 6種類のマージン形態およびそれらの適用上の長所，短所，適応，禁忌について述べよ．
5. アンダーカットとは何か？ アンダーカットを除去するにはどうするか？ なぜ頰側壁と舌側壁が互いにアンダーカットになりうるのか？
6. 同じ歯に部分被覆冠と全部被覆冠の形成を行う場合，維持形態と抵抗形態はどのように異なるか．臨床歯冠長と歯のサイズはそれぞれどのように影響するか？ また，それはなぜか？
7. 歯冠形成をデザインする際に考慮するべき歯質の保存法を6項目挙げ，それぞれどのように歯質が保存されるかを説明せよ．
8. 診断用ワックスアップの目的は何か？ 診断用ワックスアップが適応となる例を4つ挙げよ．

● 引用文献

1. Qvist V, et al: Progression of approximal caries in relation to iatrogenic preparation damage. J Dent Res 71: 1370, 1992.
2. Zoellner A, et al: Histobacteriology and pulp reactions to long-term dental restorations. J Marmara Univ Dent Fac 2: 483, 1996.
3. Langeland K, Langeland LK: Pulp reactions to crown preparation, impression, temporary crown fixation, and permanent cementation. J Prosthet Dent 15: 129, 1965.
4. Baldissara P, et al: Clinical and histological evaluation of thermal injury thresholds in human teeth: a preliminary study. J Oral Rehabil 24: 791, 1997.
5. Ohashi Y: Research related to anterior abutment teeth of fixed partial denture. Shikagakuho 68: 726, 1968.
6. Morrant GA: Dental instrumentation and pulpal injury. II. Clinical considerations. J Br Endod Soc 10: 55, 1977.
7. Brännström M: Dentinal and pulpal response. II. Application of an air stream to exposed dentine, short observation period: an experimental study. Acta Odontol Scand 18: 17, 1960.
8. Land MF, et al: SEM evaluation of differently shaped diamond burs after tooth preparation. Abstract #344 (oral presentation), AADR General Session. J Dent Res 76 (Special Issue): 56, 1997.
9. Laforgia PD, et al: Temperature change in the pulp chamber during complete crown preparation. J Prosthet Dent 65: 56, 1991.
10. Hume WR, Massey WL: Keeping the pulp alive: the pharmacology and toxicology of agents applied to dentine. Aust Dent J 35: 32, 1990.
11. Johnson GH, et al: Crown retention with use of a 5% glutaraldehyde sealer on prepared dentin. J Prosthet Dent 79: 671, 1998.
12. Felton DA, et al: Effect of cavity varnish on retention of cemented cast crowns. J Prosthet Dent 57: 411, 1987.
13. Mausner IK, et al: Effect of two dentinal desensitizing agents on retention of complete cast coping using four cements. J Prosthet Dent 75: 129, 1996.
14. Going RE: Status report on cement bases, cavity liners, varnishes, primers and cleansers. J Am Dent Assoc 85: 654, 1972.
15. Dahl BL: Effect of cleansing procedures on the retentive ability of two luting cements to ground dentin in vitro. Acta Odontol Scand 36: 137, 1978.
16. Brännström M, Nyborg H: Cavity treatment with a microbicidal fluoride solution: growth of bacteria and effect on the pulp. J Prosthet Dent 30: 303, 1973.
17. Watts A: Bacterial contamination and the toxicity of silicate and zinc phosphate cements. Br Dent J 146: 7, 1979.
18. Dahl BL: Antibacterial effect of two luting cements on prepared dentin in vitro and in vivo. Acta Odontol Scand 36: 363, 1978.
19. Mjör IA: Bacteria in experimentally infected cavity preparations. Scand J Dent Res 85: 599, 1977.
20. Quarnstrom F, et al: A randomized clinical trial of agents to reduce sensitivity after crown cementation. Gen Dent 46 (1): 68, 1998.
21. Seltzer S, Bender IB: The dental pulp: biologic considerations in dental procedures, 2nd ed, p 180. Philadelphia, JB Lippincott, 1975.
22. Dowden WE: Discussion of methods and criteria in evaluation of dentin and pulpal responses. Int Dent J 20: 531, 1970.
23. Al-Fouzan AF, Tashkandi EA: Volumetric measurements of removed tooth structure associated with various preparation designs. Int J Prosthodont 26: 545, 2013.
24. Sorensen JA: A rationale for comparison of plaque-retaining properties of crown systems. J Prosthet Dent 62: 264, 1989.
25. Perel ML: Axial crown contours. J Prosthet Dent 25: 642, 1971.
26. Han TJ, Takei HH: Progress in gingival papilla reconstruction. Periodontol 2000 11: 65, 1996.
27. Silness J: Periodontal conditions in patients treated with dental bridges. III. The relationship between the location of the crown margin and the periodontal condition. J Periodont Res 5: 225, 1970.

28. Karlsen K: Gingival reactions to dental restorations. Acta Odontol Scand 28: 895, 1970.
29. Newcomb GM: The relationship between the location of subgingival crown margins and gingival inflammation. J Periodontol 45: 151, 1974.
30. Bader JD, et al: Effect of crown margins on periodontal conditions in regularly attending patients. J Prosthet Dent 65: 75, 1991.
31. Block PL: Restorative margins and periodontal health: a new look at an old perspective. J Prosthet Dent 57: 683, 1987.
32. Ackerman MB: The full coverage restoration in relation to the gingival sulcus. Compendium 18: 1131, 1997.
33. Felton DA, et al: Effect of in vivo crown margin discrepancies on periodontal health. J Prosthet Dent 65: 357, 1991.
34. Byrne G, et al: Casting accuracy of high-palladium alloys. J Prosthet Dent 55: 297, 1986.
35. Belser UC, et al: Fit of three porcelain-fused-to-metal marginal designs in vivo: a scanning electron microscope study. J Prosthet Dent 53: 24, 1985.
36. Ayad MF: Effects of tooth preparation burs and luting cement types on the marginal fit of extracoronal restorations. J Prosthodont 18: 145, 2009.
37. Asavapanumas C, Leevailoj C: The influence of finish line curvature on the marginal gap width of ceramic copings. J Prosthet Dent 109: 227, 2013.
38. Renne W, et al: Predicting marginal fit of CAD/CAM crowns based on the presence or absence of common preparation errors. J Prosthet Dent 108: 310, 2012.
39. Rosner D: Function, placement, and reproduction of bevels for gold castings. J Prosthet Dent 13: 1160, 1963.
40. Rosenstiel E: The marginal fit of inlays and crowns. Br Dent J 117: 432, 1964.
41. Hoard RJ, Watson J: The relationship of bevels to the adaptation of intracoronal inlays. J Prosthet Dent 35: 538, 1976.
42. Shillingburg HT Jr, et al: Preparation design and margin distortion in porcelain-fused-to-metal restorations. J Prosthet Dent 29: 276, 1973.
43. Faucher RR, Nicholls JI: Distortion related to margin design in porcelain-fused-to-metal restorations. J Prosthet Dent 43: 149, 1980.
44. Pascoe DF: Analysis of the geometry of finishing lines for full crown restorations. J Prosthet Dent 40: 157, 1978.
45. Gavelis JR, et al: The effect of various finish line preparations on the marginal seal and occlusal seat of full crown preparations. J Prosthet Dent 45: 138, 1981.
46. Hunter AJ, Hunter AR: Gingival crown margin configurations: a review and discussion. I. Terminology and widths. J Prosthet Dent 64: 548, 1990.
47. Dykema RW, et al: Johnston's modern practice in crown and bridge prosthodontics, 4th ed, p 27. Philadelphia, WB Saunders, 1986.
48. Shillingburg HT, et al: Fundamentals of fixed prosthodontics, 3rd ed, p 128. Chicago, Quintessence Publishing, 1997.
49. Dimashkieh MR: Modified rotary design instruments for controlled finish line crown preparation. J Prosthet Dent 69: 120, 1993.
50. Ramp MH, et al: Tooth structure loss apical to preparations for fixed partial dentures when using self-limiting burs. J Prosthet Dent 79: 491, 1998.
51. Seymour K, et al: Assessment of shoulder dimensions and angles of porcelain bonded to metal crown preparations. J Prosthet Dent 75: 406, 1996.
52. Hoffman EJ: How to utilize porcelain fused to gold as a crown and bridge material. Dent Clin North Am 9: 57, 1965.
53. Richter-Snapp K, et al: Change in marginal fit as related to margin design, alloy type, and porcelain proximity in porcelain-fused-to-metal restorations. J Prosthet Dent 60: 435, 1988.
54. Byrne G: Influence of finish-line form on crown cementation. Int J Prosthodont 5: 137, 1992.
55. Syu JZ, et al: Influence of finish-line geometry on the fit of crowns. Int J Prosthodont 6: 25, 1993.
56. Hamaguchi H, et al: Marginal distortion of the porcelain-bonded-to-metal complete crown: an SEM study. J Prosthet Dent 47: 146, 1982.
57. Goodacre CJ, et al: Tooth preparations for complete crowns: an art form based on scientific principles. J Prosthet Dent 85: 363, 2001.
58. Farah JW, et al: Effects of design on stress distribution of intracoronal gold restorations. J Am Dent Assoc 94: 1151, 1977.
59. Walton JN, et al: A survey of crown and fixed partial denture failures: length of service and reasons for replacement. J Prosthet Dent 56: 416, 1986.
60. Lindquist E, Karlsson S: Success rate and failures for fixed partial dentures after 20 years of service. I. Int J Prosthodont 11: 133, 1998.
61. Rosenstiel E: The retention of inlays and crowns as a function of geometrical form. Br Dent J 103: 388, 1957.
62. Jørgensen KD: The relationship between retention and convergence angle in cemented veneer crowns. Acta Odontol Scand 13: 35, 1955.
63. Kaufman EG, et al: Factors influencing the retention of cemented gold castings. J Prosthet Dent 11: 487, 1961.
64. Dodge WW, et al: The correlation of resistance and retention to convergence angle [Abstract no. 880]. J Dent Res 62: 267, 1983.
65. Hovijitra S, et al: The relationship between retention and convergence of full crowns when used as fixed partial denture retainers. J Indiana Dent Assoc 58 (4): 21, 1979.
66. Wilson AH, Chan DC: The relationship between preparation convergence and retention of extracoronal retainers. J Prosthodont 3: 74, 1994.
67. Nordlander J, et al: The taper of clinical preparations for fixed prosthodontics. J Prosthet Dent 60: 148, 1988.
68. Ohm E, Silness J: The convergence angle in teeth prepared for artificial crowns. J Oral Rehabil 5 (4): 371, 1978.
69. Ayad MF, et al: Assessment of convergence angles of tooth preparations for complete crowns among dental students. J Dent 33: 633, 2005.
70. Mack J: A theoretical and clinical investigation into the taper achieved on crown and inlay preparations. J Oral Rehabil 7: 255, 1980.
71. Reisbick MH, Shillingburg HT: Effect of preparation geometry on retention and resistance of cast gold restorations. Calif Dent Assoc J 3: 51, 1975.
72. Nicholls JI: Crown retention. I. Stress analysis of symmetric restorations. J Prosthet Dent 31: 179, 1974.
73. Nicholls JI: Crown retention. II. The effect of convergence angle variation on the computed stresses in the luting agent. J Prosthet Dent 31: 651, 1974.

74. Potts RG, et al: Retention and resistance of preparations for cast restorations. J Prosthet Dent 43: 303, 1980.
75. Kishimoto M, et al: Influence of preparation features on retention and resistance. Part II: three-quarter crowns. J Prosthet Dent 49: 188, 1983.
76. Galun EA, et al: The contribution of a pinhole to the retention and resistance form of veneer crowns. J Prosthet Dent 56: 292, 1986.
77. Worley JL, et al: Effects of cement on crown retention. J Prosthet Dent 48: 289, 1982.
78. Smith BGN: The effect of the surface roughness of prepared dentin on the retention of castings. J Prosthet Dent 23: 187, 1970.
79. Arcoria CJ, et al: Effect of undercut placement on crown retention after thermocycling. J Oral Rehabil 17: 395, 1990.
80. O'Connor RP, et al: Effect of internal microblasting on retention of cemented cast crowns. J Prosthet Dent 64: 557, 1990.
81. Saito C, et al: Adhesion of polycarboxylate cements to dental casting alloys. J Prosthet Dent 35: 543, 1976.
82. Chan KC, et al: Bond strength of cements to crown bases. J Prosthet Dent 46: 297, 1981.
83. DeWald JP, et al: Crown retention: a comparative study of core type and luting agent. Dent Mater 3: 71, 1987.
84. McComb D: Retention of castings with glass ionomer cement. J Prosthet Dent 48: 285, 1982.
85. Arfaei AH, Asgar K: Bond strength of three cements determined by centrifugal testing. J Prosthet Dent 40: 294, 1978.
86. Tjan AHL, Li T: Seating and retention of complete crowns with a new adhesive resin cement. J Prosthet Dent 67: 478, 1992.
87. el-Mowafy OM, et al: Retention of metal ceramic crowns cemented with resin cements: effects of preparation taper and height. J Prosthet Dent 76: 524, 1996.
88. Ayad MF, et al: Influence of tooth surface roughness and type of cement on retention of complete cast crowns. J Prosthet Dent 77: 116, 1997.
89. Prati C, et al: Permeability of marginal hybrid layers in composite restorations. Clin Oral Investig 9 (1): 1, 2005.
90. Chersoni S, et al: Water movement in the hybrid layer after different dentin treatments. Dent Mater 20: 796, 2004.
91. Jørgensen KD, Esbensen AL: The relationship between the film thickness of zinc phosphate cement and the retention of veneer crowns. Acta Odontol Scand 26: 169, 1968.
92. Hembree JH, Cooper EW: Effect of die relief on retention of cast crowns and inlays. Oper Dent 4: 104, 1979.
93. Gegauff AG, Rosenstiel SF: Reassessment of die-spacer with dynamic loading during cementation. J Prosthet Dent 61: 655, 1989.
94. Carter SM, Wilson PR: The effect of die-spacing on crown retention. Int J Prosthodont 9: 21, 1996.
95. Gibbs CH, et al: Limits of human bite strength. J Prosthet Dent 56: 226, 1986.
96. Wiskott HW, et al: The relationship between abutment taper and resistance of cemented crowns to dynamic loading. Int J Prosthodont 9: 117, 1996.
97. Trier AC, et al: Evaluation of resistance form of dislodged crowns and retainers. J Prosthet Dent 80: 405, 1998.
98. Weed RM, Baez RJ: A method for determining adequate resistance form of complete cast crown preparations. J Prosthet Dent 52: 330, 1984.
99. Wiskott HW, et al: The effect of tooth preparation height and diameter on the resistance of complete crowns to fatigue loading. Int J Prosthodont 10: 207, 1997.
100. Dodge WW: The effect of convergence angle on retention and resistance form. Quintessence Int 16: 191, 1985.
101. Shillingburg HT, et al: Fundamentals of fixed prosthodontics, 3rd ed, p. 120. Chicago, Quintessence Publishing, 1997.
102. Woolsey GD, Matich JA: The effect of axial grooves on the resistance form of cast restorations. J Am Dent Assoc 97: 978, 1978.
103. Parker MH, et al: New guidelines for preparation taper. J Prosthodont 2: 61, 1993.
104. Hegdahl T, Silness J: Preparation areas resisting displacement of artificial crowns. J Oral Rehabil 4: 201, 1977.
105. Proussaefs P, et al: The effectiveness of auxiliary features on a tooth preparation with inadequate resistance form. J Prosthet Dent 91: 33, 2004.
106. Rosenstiel SF, et al: Dental luting agents: a review of the current literature. J Prosthet Dent 80: 280, 1998.
107. Mesu FP: The effect of temperature on compressive and tensile strengths of cements. J Prosthet Dent 49: 59, 1983.
108. Branco R, Hegdahl T: Physical properties of some zinc phosphate and polycarboxylate cements. Acta Odontol Scand 41: 349, 1983.
109. McLean JW: Polycarboxylate cements: five years' experience in general practice. Br Dent J 132: 9, 1972.
110. Guyer SE: Multiple preparations for fixed prosthodontics. J Prosthet Dent 23: 529, 1970.
111. Doyle MG: The effect of tooth preparation design on the breaking strength of Dicor crowns: 3. Int J Prosthodont 3: 327, 1990.
112. Seydler B, et al: In vitro fracture load of monolithic lithium disilicate ceramic molar crowns with different wall thicknesses. Clin Oral Investig 18: 1165, 2014.
113. McLean JW: The science and art of dental ceramics, vol 1, p 136. Chicago, Quintessence Publishing, 1979.
114. Wise MD: Stability of gingival crest after surgery and before anterior crown placement. J Prosthet Dent 53: 20, 1985.
115. Palomo F, Kopczyk RA: Rationale and methods for crown lengthening. J Am Dent Assoc 96: 257, 1978.
116. Gorodovsky S, Zidan O: Retentive strength, disintegration, and marginal quality of luting cements. J Prosthet Dent 68: 269, 1992.
117. Mojon P, et al: Maximum bond strength of dental luting cement to amalgam alloy. J Dent Res 68: 1545, 1989.
118. Kerby RE, et al: Some physical properties of implant abutment luting cements. Int J Prosthodont 5: 321, 1992.
119. Cattani-Lorente M-A, et al: Early strength of glass ionomer cements. Dent Mater 9: 57, 1993.
120. Miyamoto S, et al: [Study on fatigue toughness of dental materials. I. Compressive strength on various luting cements and composite resin cores]. Nippon Hotetsu Shika Gakkai Zasshi 33: 966, 1989.
121. White SN, Yu Z: Compressive and diametral tensile strengths of current adhesive luting agents. J Prosthet Dent 69: 568, 1993.

Part II 臨床術式：Section 1

8章
全部鋳造冠の形成
The Complete Cast Crown Preparation

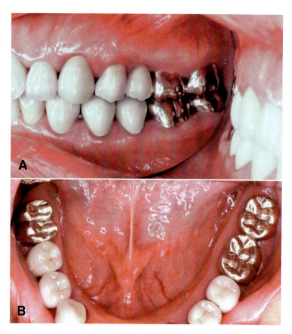

図8-1 荷重負担の大きい大臼歯を全部鋳造冠で修復した例．犬歯と小臼歯は歯列の前方に位置しているために目立つとともに，荷重負担も小さいので，陶材焼付鋳造冠で修復されている．

　審美的条件から適用には制約があるとしても，歯冠崩壊の著しい臼歯を修復する際には，常に全部鋳造冠を考慮に入れるべきである．全部鋳造冠の耐久性は，他のどの固定性補綴装置よりも優れている．単独の歯の修復としても，またブリッジの支台装置としても利用される．名称が示すとおり，修復歯の咬合面と軸面すべてを被覆する修復物である（図8-1）．

　修復物に元の天然歯のカントゥアを与えると同時に，修復材料の十分な厚さを確保するために，いかなる修復物の形成においても適切な量の歯質を削除することが必要である．可能なかぎり歯質の保存を心がけるべきだが（7章参照），必要な強度と最適な形態のクラウンを作製するためには，十分な量の歯質を削除する必要がある．

1. 長　所

　全部鋳造冠は歯のすべての軸面を形成するので，より歯質削除量の少ない修復を同じ歯に行う場合よりも維持力が大きい（たとえば7/8冠や4/5冠．図7-35参照）．

　通常，同一歯で比較した場合，全部鋳造冠の形成で得られる抵抗形態は部分被覆冠よりも優れている．全部鋳造冠の軸壁に十分な高さがあり，適切な角度のテーパーで形成されていれば，相当な量の歯質が破壊されないかぎり，クラウンの回転脱落は生じない．

　それに対して部分被覆冠は，隣接面のグルーブ（維持溝）またはボックスの咬合面部分に隣接する舌側の歯質が破壊されただけで，支台歯から回転脱落する（図7-41参照）．全部鋳造冠はシリンダー状の形状で歯を取り囲み，さらに波形の咬合面形態により補強されているので，強度は他の修復物よりも優れている．O形の環の鎖がC形の環の鎖よりも変形しにくいのと同様に，全部鋳造冠は歯質削除量の少ない部分被覆冠に比べ変形しにくい．

　全部鋳造冠によって，術者は歯の軸壁のカントゥアをある程度変えることができる．歯周組織への配慮という点から，カントゥアを修正できる範囲には限りがあることに留意しなければならないが，カントゥアの修正は位置異常歯を修復するのに役立つことがある．同様に，頰側面と舌側面のカントゥアを修正することにより，根分岐部に清掃器具が到達しやすくなる．この修正はフルーティングあるいはバレリングとも称される（図8-2）．部分床義歯の位置によって維持歯の最大豊隆部の高さがきわめて限定される場合のように，軸壁のカントゥアに対して

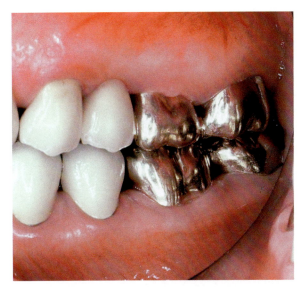

図 8-2　上下顎の第一大臼歯の全部鋳造冠の頬側軸壁にフルーティング（縦溝を付与）することにより，根分岐部に清掃器具が到達しやすくなり，修復物の長期的予後を向上させることができる．

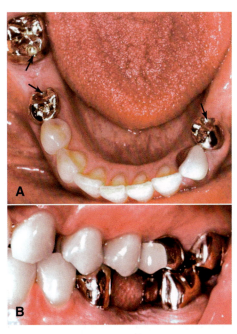

図 8-3　全部鋳造冠を下顎の部分床義歯の維持歯として用いている．陶材焼付鋳造冠が下顎左側犬歯（A）と上顎第一大臼歯（B）に装着されている．咬合面レスト（A, 矢印）と，サベイラインに基づくカントゥア（B）に近接して，拮抗するガイドプレーンがつくられている（21章参照）．

特別の条件が必要となる際は，全部鋳造冠が維持装置として第一に選択されることが多い．それは全部鋳造冠が，サベイラインやガイドプレーン，咬合面レストを適切に形成し，必要な修正を修復歯に加えることができる唯一の修復物であることによる（図8-3）（21章参照）．

また，全部鋳造冠は咬合の改善にも適している（歯質削除量が少ない保存的修復の場合は，咬合の修正は困難であることが多い）．挺出歯があるときや咬合平面の再構築が必要なときには，このことは特に重要な意味をもつ．

2. 短 所

全部鋳造冠では歯冠のすべての面を形成するので，歯質削除量が多くなり，歯髄や歯周組織に対して悪影響を及ぼす可能性がある．マージンが歯肉に近接しているため，歯肉組織に炎症がみられることもまれではない．しかし，全部鋳造冠の軸壁のカントゥアが適切で，適合が良好であれば，炎症は最小限に抑えられるはずである．

患者は金属が見えることが受け入れられない場合もあるので，スマイルラインが正常な患者では，全部鋳造冠は上顎大臼歯と下顎大臼歯・小臼歯に限定されるであろう．

3. 適 応

全部鋳造冠は，齲蝕や外傷によって大きく歯冠崩壊した歯を修復する場合に適応となる．最大の維持力と抵抗力を必要とする症例（たとえば，外観に触れにくく大きな荷重がかかる臼歯部）においては，必ず選択肢となる修復物である．臨床歯冠長が短いときや，スパンの長いブリッジの支台装置のように大きな脱離力が予想されるときには，より有効な維持形態とするためにグルーブを追加して，維持力の強化を図るべきである．

保存的な修復法（部分被覆冠）では不可能な軸面カントゥアの修正が必要な状況は，全部鋳造冠の適応症である．また，全部鋳造冠は部分床義歯の維持歯としても利用される．場合によっては部分被覆冠も維持歯となりうるが，必要なカントゥアを付与するのは全部鋳造冠より自由度が少ない．エナメル質の単純な修正だけで隣接面ガイドプレーンを形成できることもあるが，適切な方向をもつ拮抗ガイドプレーンやサベイングによるカントゥアをエナメル質の形態修正で得ることはほぼ不可能である．部分床義歯のメタルフレームワークの咬合面レストを形成

しようとすると，必要最小限の大きさのレストであっても相当量のエナメル質を削除する必要がある．形成時に象牙質が露出したら，鋳造冠で修復する必要がある[*1]．

臼歯部の根管処置歯には全部被覆冠が適応となる．全部鋳造冠は強度に優れているので，すでに装着されている修復物，齲蝕病変，歯内療法の際のアクセスホールなどによる歯質の欠損を補うことができる．

4. 禁忌

より保存的な修復物で治療目的が達成できるのであれば，全部鋳造冠は禁忌である．頰側面または舌側面が健全であるときは，部分被覆冠の利用を考慮するべきである．最大の維持力と抵抗力までは必要としないとき（たとえば，スパンの短いブリッジ）は，歯質をより多く保存するような形成を行うべきである．同様に，部分床義歯を計画している場合で，頰側に適度なカントゥアが残っているときや，エナメル質の修正（エナメルプラスティー）でカントゥアを得ることが可能なときは，全部鋳造冠は必要ない．審美的要求が高い場合（たとえば，前歯や外観に触れやすい臼歯）も，全部鋳造冠は禁忌である．

5. 原則

咬合面の形成においては，修復材料の厚みが十分に得られるだけの削除量が必要である．したがって，作製する修復物に利用される材料は，最小削除量に直接影響を与える．一般的に，全部鋳造冠の材料としては，タイプⅢ・Ⅳの鋳造用金合金か同程度の低カラット金合金を用いる．解剖学的形態のジルコニアクラウン（11章，25章参照）は，鋳造冠に代わる審美的な修復物である．ジルコニアクラウンの形成は鋳造冠と同様であるが，通常は咬合のクリアランスを大きくする必要がある．ここで術者は，クリアランスと削除量の違いを認識しておく必

[*1] 下顎小臼歯においては，しばしば咬合ないし下顎運動に影響を与えることなく，修正した咬合面の上にレストを置くことが可能である．

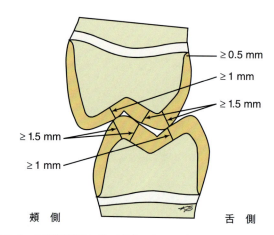

図8-4　全部鋳造冠各部の形成に必要な歯質削除量．機能咬頭（下顎では頰側咬頭，上顎では舌側咬頭）では，咬合面のクリアランスは1.5mm以上必要である．非機能咬頭では少なくとも1mmのクリアランスが必要である．シャンファーの幅は，マージン部での金属の厚みが約0.5mmになるようにする．上顎大臼歯の頰側面は2面形成となる．

要がある．クリアランスとは，完成した形成と対合歯との間隙であり，必要なクリアランスを得るために除去された歯質の量が削除量である．

最低限必要なクリアランスは，非機能咬頭で1mm，機能咬頭では1.5mmが推奨される．歯質をできるかぎり保存するように，一般的には解剖学的形態に従って咬合面を削除する．軸面は歯の長軸に沿って削除するが，相対する軸面間に6°のテーパー（収束角）をつけることが望ましい．

形成マージンはシャンファー形態で，理想的には歯肉縁上に設定するべきである．シャンファーはなめらかかつ明瞭に形成し，マージン部での金属の厚みが約0.5mmになるようにする．通常，シャンファーの形態は，形成に使用したバーの半分の形に一致するはずである（図8-4に推奨する削除量を示す）．

特記事項

❶ ファンクショナルカスプベベル

歯質をほぼ均一に削除していくと，結果的に完成した形成は削除前の歯冠の形態にある程度類似したものとなる（図7-16参照）．

ファンクショナルカスプベベル（機能咬頭のベベル）を適切に付与することにより，このような形態が得られる．機能咬頭では（咬合面に1.5mm以上

8章 全部鋳造冠の形成

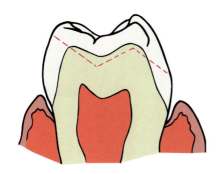

図8-5 ファンクショナルカスプベベルは，咬頭の外斜面より平坦な角度（点線）に回転切削器具を傾けて形成する．これにより，機能咬頭に必要なクリアランスを得ることができる．

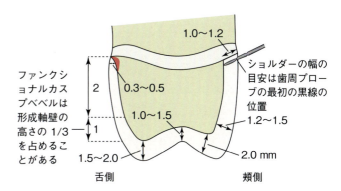

図8-6 上顎大臼歯の頬側面の形態を考慮すると，修復物がオーバーカントゥアにならないようにするために，咬合面側1/2をやや多めに削除する必要がある．この削除を2面形成という．図中の数値はすべてmm．

のクリアランスを与えるために）より多くの歯質の削除が必要なため，ベベルは削除前の咬頭の外斜面より平坦な角度になるはずである（図8-5）．ほとんどの臼歯では，ファンクショナルカスプベベルが歯の長軸となす角度は約45°になる．

② 非機能咬頭のベベル

全部被覆冠の形成においては，非機能咬頭の咬合面と軸面との線角が十分に削除されていることを必ず確認しなければならない．この部位では，十分な強度を得るために少なくとも0.6 mmのクリアランスが必要である．特に上顎大臼歯では，さらなる削除量が必要となることが多い（図8-6）．一般的に，頬側面の咬合面側1/2を元の歯の外形と平行に削除する．頬側面はこのような2面形成にしないと，修復物の厚みが足りなくなるか，もしくは多くの場合オーバーカントゥアになり，正常な解剖学的形態からかけ離れてしまう．しかし，下顎大臼歯は比較的直立しているか，わずかに舌側に傾斜しているので，歯質の削除量を最小限に抑えながら解剖学的な形態を付与することが可能であることが多いため，このような2面形成は必要ないことが多い．

③ シャンファーマージンの幅

適切なシャンファーマージンの幅（0.5 mm以上）は，最適な軸面形態を得るために重要な要素である．この幅が足りないと，クラウンはオーバーカントゥアで作製せざるをえなくなる．全部被覆冠の過大な頬舌径は臨床でよくみられる誤りで，修復処置に関連する歯周疾患を引き起こす．しかし，一部の小さな臼歯では，歯質の保存のために，若干浅めのシャンファー形成が有利なことがある．シャンファー形成を浅くしたときは，修復物の作製時にワックスパターンの取り扱いにふだん以上に注意を払い，セット時にも入念な診査を行って（29章参照），クラウンがオーバーカントゥアにならないように注意する必要がある．

6. 形　成

全部鋳造冠の歯冠形成に使用する器材を図8-7，表8-1に示す．形成の手順は以下のとおりである．
(1) 咬合面のガイドグルーブ付与
(2) 咬合面の削除とファンクショナルカスプベベルの付与
(3) 軸面のガイドグルーブ付与
(4) 軸面の削除
(5) 仕上げと評価

形成の手順

この章では，正常な配列の下顎第二大臼歯を例に，形成手順を解説する．形成する歯によって（たとえば，小臼歯か大臼歯かによって）実際のガイドグルーブの数は異なり，また，歯が傾斜している場合はガイドグルーブの深さを変えなければならないが，それらの点を除いて推奨される形成手順は同じである．

① 咬合面削除のためのガイドグルーブ

望ましい削除の深さが決定したら，テーパー状タングステンカーバイドバーか細いテーパー状あるいは先端の丸い小径のダイヤモンドポイントを用いて

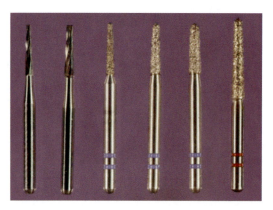

図8-7 全部鋳造冠の形成に使用される回転切削器具

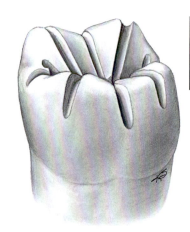

図8-8 ガイドグルーブを咬合面に付与する．機能咬頭とファンクショナルカスプベベルではガイドグルーブをより深く形成する．外斜面のグルーブは咬頭頂から歯頸側に向かうにつれて徐々に浅くする．

表8-1 全部鋳造冠の形成に使用される器材

器具	用途
テーパー状のタングステンカーバイドバーあるいはダイヤモンドポイント	咬合面のガイドグルーブ付与 補助的維持形態の付与
先端の丸いダイヤモンドポイント	咬合面のガイドグルーブ付与
細く先端の丸いテーパー状ダイヤモンドポイント（レギュラーグリット）（0.8mm）	咬合面の削除 軸面のガイドグルーブ付与 軸面の削除 シャンファー形成
太く先端の丸いテーパー状ダイヤモンドポイント（ファイングリット）（1.2mm）	仕上げ
ユーティリティーワックスとワックスキャリパー 咬合面削除量計測器具	咬合面クリアランスの確認
高速・低速のフリクショングリップ・コントラアングルハンドピース	

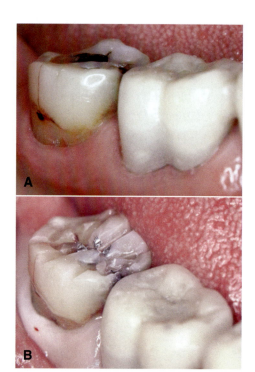

図8-9 A：下顎第二大臼歯の頬側に縦方向の破折が認められるとともに，咬合面・隣接面・歯頸部に齲蝕があるため，全部鋳造冠が適応である．B：最初に，咬合面削除のためにガイドグルーブを付与したところ．ガイドグルーブはまだ頬側面（後にファンクショナルカスプベベルが付与される部位）には延長されていない．

咬合面削除のためのガイドグルーブを形成する．ガイドグルーブは，口腔内の前処置の段階（6章参照）において支台築造が行われた歯に対しても付与することがある．ガイドグルーブでは削除量の目安とならないとき（たとえば，挺出などの咬合の不正を修正する場合や，現在装着されているクラウンの再治療をする場合）は，診断用ワックスアップからマトリックスを作製して削除量のガイドとする（図2-41，7-62参照）．形成中にこのガイドを使用して，適切な削除量が得られているか評価する．

① 中心窩，近心窩，遠心窩にそれぞれ約1mmの深さのガイドホールを開け，それらを連結して，中心溝の長さの溝を形成する．溝を近心と遠心の辺縁隆線にまで延長する．
② 頬側と舌側の発育溝や各三角隆線にガイドグルーブを形成し，咬頭頂からそれぞれの底部中央にまで延ばす（図8-8，8-9）．
③ 機能咬頭が十分な厚みの金属によって保護されるようにするため，対合歯と接触する部分に

ファンクショナルカスプベベルの付与を目的とするガイドグルーブを形成する．セントリックストップのある部位では，ガイドグルーブの深さは1.5 mmよりわずかに少なめにして（後で仕上げ形成するための余地を残しておく），歯頸側に向かうにつれて徐々に浅くする．

④ ガイドグルーブを利用することで，解剖学的形態に準じた咬合面削除を行うことができる．これにより歯質を最大限に保存するとともに，十分な量の歯質を削除してクリアランスを確保し，修復物の合金の機械的強度が得られるようにする．ガイドグルーブは，各グルーブの位置・深さ・角度に神経を集中して正確に付与することが重要である．各咬頭の低い点（中心溝や発育溝）と高い点（咬頭頂や三角隆線）とを結んでグルーブを付与するのがよい．適切な深さのグルーブ（中心溝と非機能咬頭では0.8 mm，機能咬頭では1.3 mm，いずれも形成面をなめらかに仕上げるための約0.2 mmの余地を残す）を形成するために，術者は使用する切削器具の径を覚えておく必要がある．これにより，形成中に削除量が適切かどうかを判断することが容易になる．必要であれば，歯周プローブを用いて削除量を測定する．咬合面の削除にあたり，クラウンに適切な形態と厚さを付与するために，ガイドグルーブを正しい角度で形成することが必要である．非機能咬頭では，修復物に与えようとする咬頭の傾斜と平行にグルーブを形成する．機能咬頭ではさらにクリアランスを確保する必要があるため，非機能咬頭よりやや平坦な角度でガイドグルーブを付与する．

❷ 咬合面の削除

ガイドグルーブを適切に形成したら，タングステンカーバイドバーまたは細く先端の丸いテーパー状ダイヤモンドポイントを用いてグルーブ間の歯質を削除する．グルーブが適切に形成されていれば，咬合面の適正なクリアランスが自然に得られる．

⑤ 2段階に分けて，咬合面を削除する（図8-10）．最初に咬合面の1/2を削除し，残りの1/2を

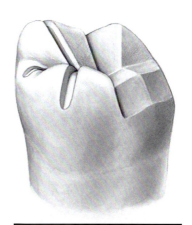

咬合面の1/2を削除．残りの1/2は参考基準とするため残しておく．

図8-10 ガイドグルーブを付与してから，咬合面を削除する．近心か遠心の1/2を残して削除し，適切な削除量が得られているかを容易に確認するための基準とする．

基準にして削除量が適切かどうかを確認する．最初の1/2で必要な歯質削除を完了したら，残りの1/2の削除を完成させる（図8-11）．

⑥ 咬合面削除を完了する際に，咬合時に機能咬頭では少なくとも1.5 mm，非機能咬頭では少なくとも1.0 mmのクリアランスが確保されていることを確認する．患者が行えるあらゆる滑走運動においても，このクリアランスが確保されていることを確認しなければならない．わずかでも疑問が残る場合（舌側のクリアランス確認時に多い）は，ユーティリティーワックスを数層に重ねて咬頭嵌合位で咬ませるとよい（図8-12 A）．

⑦ ワックスを患者の口腔内から取り出し，薄くなっている部分を確認する．目盛り付きキャリパーで計測してもよい（図8-12 B）．別の方法として，ワックスを除去する前に咬合後のワックスの厚さを歯周プローブにより測定することも可能である．

⑧ 患者の口腔内にワックスを戻し，再び咬み込んでもらってから，下顎を前方や左右側方に誘導する．ワックスを口腔内から取り出して，再度ワックスの厚みを計測する．咬頭嵌合位と同様に，下顎運動を誘導したときも，十分なクリア

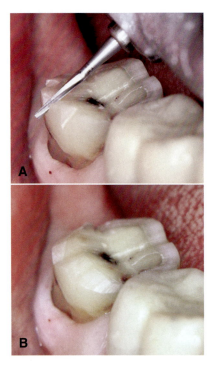

図 8-11　A：ファンクショナルベベルを付与するバーの角度は，元の歯の咬頭外斜面よりやや平坦になっている．これは，機能咬頭が軸面より大きいクリアランスを必要とするためである．B：咬合面削除が完了したところ．正常な咬合面形態に従って削除されている．頬舌的に 3 つの明確な斜面が形成されている．

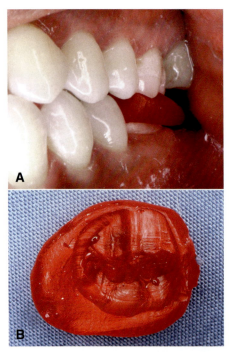

図 8-12　咬合面のクリアランスが十分かどうかを評価する．A：軟化したワックスを患者に咬ませる．B：ワックスを患者の口腔内から取り出して，ワックスの厚みを肉眼で評価し，薄い部分をワックスキャリパーで計測する．

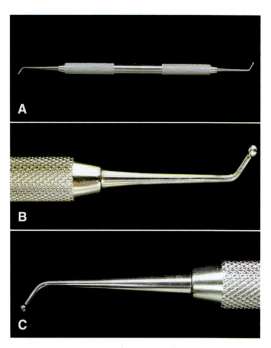

図 8-13　咬合面のクリアランスは，口腔内で器具を使って削除量を計測することにより判定できる．この器具（A）の両端は，直径 1.5 mm（B）と直径 1 mm（C）の球状になっている．

ランスが存在することを確認する．別の方法として，咬合面削除量計測器具（Hu-Friedy Mfg. Co.）を使用するのも有効である（図 8-13）．

❸ 軸面削除のためのガイドグルーブ

咬合面削除を完了した後，細く先端の丸いテーパー状ダイヤモンドポイントを用いて，頬側面と舌側面にガイドグルーブを付与する．大臼歯では壁の中央に 1 つ付与し，近心と遠心の隅角部に 1 つずつ付与する（図 8-14）．

① これらのガイドグルーブを付与するときに，ダイヤモンドポイントの軸が，設定した修復物の装着方向に平行になっていることを確認する．この状態で形成すると，各ガイドグルーブの軸壁の傾斜が自然にダイヤモンドポイントのテーパーと同じ角度になる．テーパー 6°のダイヤモンドポイントを使うと，形成された軸壁のテーパーも 6°になる．

② ダイヤモンドポイントの先端の 1/2 以上が歯質に沈み込んではいけない．1/2 以上を使って形成すると，縁状の遊離エナメル質が残ることになる（図 7-24 参照）．このため，歯肉側のガイドグルーブの深さはダイヤモンドポイントの先端の幅の 1/2 以下でなければならない．

8章　全部鋳造冠の形成

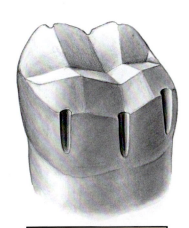

グルーブを付与する際，ダイヤモンドポイントの先端部分での削除量はなるべく少なくなるようにする．

図8-14　軸面削除のためのガイドグルーブを頬側面と舌側面に付与する．グルーブは，頬舌的・近遠心的に歯の長軸と平行になるようにする．グルーブは咬合面側では深いが，歯頸側のマージンに向かうにしたがって次第に浅くなる．

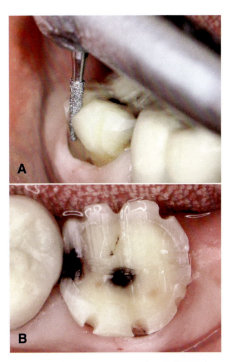

図8-15　A：ダイヤモンドポイントを歯の長軸に平行にして，軸面形成のための頬側ガイドグルーブを形成する．B：6つのガイドグルーブをすべて付与したところ．

上下的には，ダイヤモンドポイントの先端の位置がマージンの位置を決定する（図8-15）．
③ ガイドグルーブの方向が修復物の装着方向を決定することに注意する．ガイドグルーブは，設定した装着方向に平行に付与する．通常装着方向は，歯の長軸に平行である．
④ 歯周プローブを用いて，ガイドグルーブが相互に平行であることを確認する．形成歯がブリッジの支台歯である場合は，他の支台歯の装着方向と平行であることを確認する．ガイドグルーブが正しく付与されたかどうか不安があるとき（スパンの長いブリッジの複数の支台歯を形成するときなど）は，アルジネート印象を採得してみると非常に有用である（2章参照）．印象に速硬性石膏を注入し，できあがった石膏模型をサベイヤーで分析するとよい（この模型を使って暫間修復物を作製することが可能である；15章参照）．この時点では，グルーブを修正することは容易であり，不可逆的で不必要な歯質削除を避けることができる．

④ 軸面の削除

軸面削除の方法は，咬合面削除の場合と同様である．グルーブを付与したのと同じ細く先端の丸いダイヤモンドポイントを用いて，ガイドグルーブ間の歯質を削除しながら，シャンファーマージンを形成する（図8-16, 8-17）．
⑤ 咬合面削除と同様に，まず歯の1/2の軸面を削除し，残りの1/2は形成が十分にできているかを容易に評価するための基準として残しておく．
⑥ 隣接面接触部分を削除する際は，隣在歯を不用意に傷つけることのないように特に注意を払う．術者が先を急いで，隣接部にダイヤモンドポイントを無理に入れようとすると，隣在歯を傷つけてしまうことが多い．歯質を削除して切削器具が入るだけのスペースをつくるために，十分に時間をかけなければならない（図8-18）．通常，ダイヤモンドポイントの切削角度とマージンの設定位置が適正であれば，ダイヤモンドポイントと隣在歯との間に遊離エナメル質が薄く残るので，隣在歯が損傷されることはない（図8-19）．
⑦ 必要に応じて，金属製のマトリックスバンドを隣在歯に装着し，隣在歯を保護する．歯の頬舌

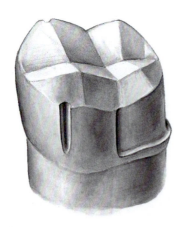

図8-16　まず歯の遠心あるいは近心の1/2の軸面を削除することで，削除していない残り1/2を基準にして容易に削除量の評価ができる．

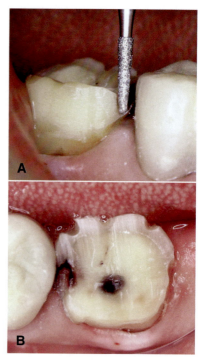

図8-18　A：近心頰側の軸面を削除しながら，歯頸側シャンファーマージンを形成する．B：抵抗力を高めるために，シャンファーが比較的均一の幅になるようにして，長方形に近い形態に形成することが重要である．

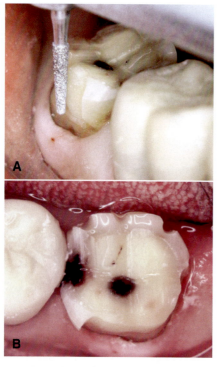

図8-17　A：ガイドグルーブ間の歯質を削除する．ダイヤモンドポイントの角度に注意．B：軸面の削除．遠心から頰側にかけての軸面削除が完了している．

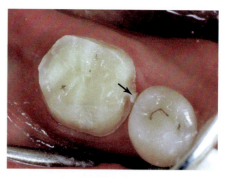

図8-19　薄い遊離エナメル質（矢印）は，隣接軸面削除を完了するときに，隣在歯が形成による損傷を受けないように保護してくれる．

的幅径が非常に大きいときや，歯根が近接しているときは，隣接部の削除は非常に難しいが，通常，細心の注意を払わなければならない領域は，長さにしてわずか2～3 mmである．

⑧　頰舌両側から隣接領域の削除を進め，接触点部の2～3 mmだけを島状に残す（図8-20）．必要であれば，より細いダイヤモンドバーを用いて接触点部を削除し，頰舌的に交通させる．隣在歯の隣接面を誤って切削したときは，印象採得の前に必ずホワイトストーンやシリコーンポイント，歯面清掃用ペーストを用いて研磨しなければならない．エナメル質表面に対してフッ化物塗布を行うことで，脱灰を防いで齲蝕抵抗性を高めることが理想的である．

⑨　軸面の削除と同時に，歯頸部のシャンファーマージンを形成する．マージン部での十分な金属の厚みを確保するために，シャンファーの幅は約0.5 mmとする．シャンファーは近遠心的になめらかに連続し，探針の先端でマージン部を

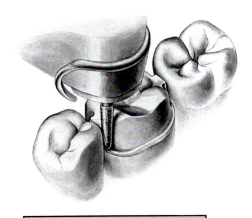

軸面削除の結果，隣接面の部分には，わずかな歯質が島状に残る．これを除去する際，ダイヤモンドポイントと隣在歯との間に歯質を薄く1層残すことで，隣在歯の損傷を防ぐことができる．

図 8-20　隣接面接触域を頬舌的に交通させる．

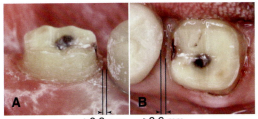

図 8-21　A：隣接面シャンファーマージンの外側と隣在歯との間に適切なクリアランス（0.6 mm以上）が必要である．B：軸面形成後の咬合面観．

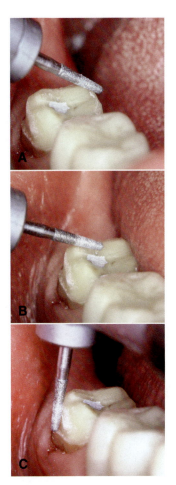

図 8-22　A：ファイングリットのダイヤモンドポイントを用いて，舌側面から咬合面への移行部を丸めて面取りをする．B：同様に，咬合面からファンクショナルカスプベベルにかけて，鋭利な線角をすべて丸める．C：マージンを仕上げて，凹凸があればすべて取り除く．

垂直方向に触診したとき，はっきりと存在が感じられなければならない．シャンファーマージンと隣在歯隣接面との間には0.6 mm以上の間隙が必要である（図 8-21）．この間隙が広ければ，後の操作が容易になる．シャンファーマージンでは，象牙質に支持されていない遊離エナメル質をつくってはならない．遊離エナメル質の部分は修復物の評価やセメント合着のときに破折しやすく，これが見落とされるとオープンマージンとなって修復物の早期失敗の原因となりうる．

5 仕上げ

すべての形成面をなめらかに連続的に仕上げることで，修復物の作製工程のほぼすべての点で操作が容易になる．咬合面から軸面へなめらかに移行させると気泡の発生するリスクが低下するので，印象採得，ワックスアップ，埋没，鋳造といった技工操作の負担が軽減される（図 8-22）．

① やや径の大きいファイングリットのダイヤモンドポイントかタングステンカーバイドバーを用いて，シャンファーマージンを仕上げる．高速ハンドピースを低速で使用し，できるかぎりなめらかに仕上げる（章末のまとめを参照）．術者によっては，低速のコントラアングルハンドピースを用いて仕上げるのを好む人もいる．適切に仕上げられたマージンはガラス面のように滑沢でなければならず，探針の先端で触診して感触を確認する．

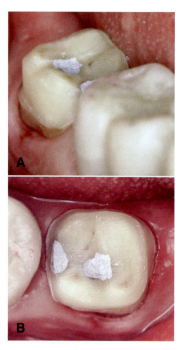

図8-23 形成の完了．齲蝕病変を除去した陥凹部にはアマルガムを充填している．A：頬側面，B：咬合面．

② すべての形成面を仕上げ，線角にわずかに丸みをつける．シャンファーマージンを仕上げるときは，形成面を見やすくするためにエアのみで冷却するとよい．しかし，エアのみで冷却するときは，注水スプレーを間欠的に行う必要がある．この操作は歯の乾燥および歯髄損傷を防ぐと同時に，切削片を洗い流す意味もある．仕上げには，径の大きいダイヤモンドポイントを用いるとよい．軸面形成の過程で生じた好ましくない凹凸面を平滑にし，マージン部の遊離エナメル質を除去することができるからである（図8-23）．

③ 必要に応じて，テーパー状タングステンカーバイドバーを低速ハンドピースで用いて，補助的維持形態（グルーブやボックスなど）を付与する（図8-24）．

維持力と抵抗力を増す目的で補助的形態を付与する必要があるかどうかを決定する基準は，7章に記載してある．

❻ 評 価

形成が終了したら，すべての基準が満たされているかどうかを以下の手順により確認する（図8-25）．

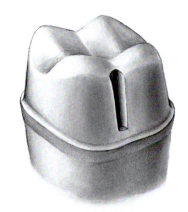

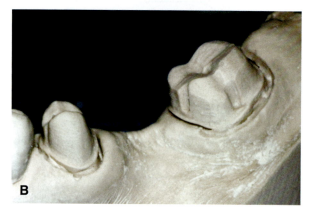

図8-24 A：相対する軸壁間にテーパーがつきすぎている場合には，図の頬側グルーブのような内側形態を用いて，維持および抵抗形態を改善することができる．B：近心傾斜した大臼歯や歯冠長の短い小臼歯では，グルーブやボックス（または，その両方）を形成のデザインに組み込むことで維持力を補うことができる場合が多い．

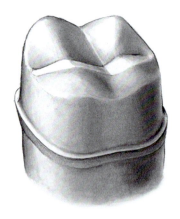

図8-25 完成した形成．シャンファーマージンがなめらかで均一であること，テーパーが6°であること，すべての形成面が緩やかに移行していることが特徴として挙げられる．

① 咬合面に十分なクリアランスがあることを確認する．

② 形成を頬側および舌側から見て，適切な近遠心的テーパーが付与されていることを確認する．両側から見ることによって，アンダーカットの

見落としを避けることができる．

③ 形成を近心方向から見て，頬舌的な装着方向を評価する．形成前の歯の植立方向に応じて，舌側壁は咬合面と垂直になっているか，わずかに舌側に傾斜しているはずである．次に，頬側壁と舌側壁がなすテーパーを評価し，ファンクショナルカスプベベルの角度を確認する．最後に，隣在歯の辺縁隆線と比較して咬合面の削除量が適切であることを近心方向から評価する．

④ 形成を咬合面から見て，歯頸部と咬合面の輪郭が同心円状になっていることを確認する（図7-30, 7-31参照）．形成面の軸壁の1つが広く見える部位は，過大なテーパーの存在を示唆している．反対に，咬合面観で軸壁が見えない部位は，アンダーカットとなっていることが疑われる．

全部鋳造冠の形成でよくみられる失敗の1つに，相対する軸壁にテーパーをつけすぎることが挙げられる．テーパーをつけすぎると，修復物の維持力は著しく低下する．軸壁形成時に過剰なテーパーを付与した場合，どのような修正が可能かどうか評価する必要がある．約6°のテーパーを維持しながら，全周にわたり数mmの軸面形成が確保されていれば，過大なテーパーを補うための形態修正として咬合面側1/3の部位の形成は不要である場合が多い．このような条件でなければ，歯質削除量を若干増やして対応する．①ヘビーシャンファーにして軸壁のテーパーを直立させ，維持力が増すように機械的条件を改善するか，②必要に応じてグルーブやボックス，ピンホールを用いる方法が挙げられる．

相対する軸壁どうしがアンダーカット関係となってはいけない．修復物の着脱方向に平行になるようにダイヤモンドポイントを軸面に当てれば，ポイントが形成面全体に接触した状態で全周にわたって動かすことができるはずである．すなわち，ダイヤモンドポイントの先端は常にシャンファーマージン上に接触し，同時にバーと軸面との間に隙間が見えてはならない．

⑤ マージンの幅，なめらかさ，連続性を確認する．適切に仕上げられたシャンファーマージン

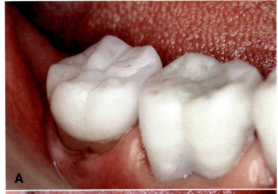
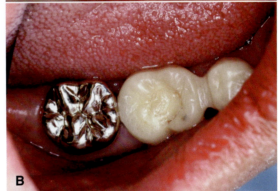
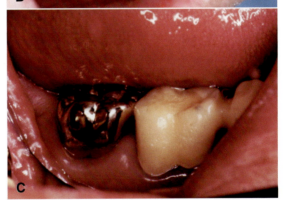

図8-26 A：レジン製の暫間補綴物をセメントで仮着したところ．B・C：完成した全部鋳造冠をセメント合着したところ．

は，探針で円周方向に触診したときに凹凸や不整があってはならない．また，根尖方向に押したときには，明確な抵抗が感じられるはずである．隣在歯との間隔が狭い場合には，適切な間隙を確保するために形成マージンを根尖方向に修正する（図8-21）．

何らかの不備を発見した場合は，暫間補綴物の作製（図8-26）や最終的な印象採得の前に修正しておかなければならない．場合によっては，適切なカントゥアの暫間補綴物の厚さをシックネスゲージで測定して，形成による歯質削除量が本当に十分かどうかを確認するとよい．

7. まとめ

　全部鋳造冠は臼歯部の単冠やブリッジの支台装置として用いられることが多く，修復物のなかで強度，維持力，抵抗力が最も優れている．しかし，修復する歯のすべてに適応となるわけではない．頰側面や舌側面が健全である場合や，最大の維持力までは必要としない場合は，全部鋳造冠を用いる必要はない．全部鋳造冠の形成ではかなりの量の歯質削除が必要とされるため，歯髄や歯周組織に悪影響を与える可能性がある．金属が見えるのを嫌う患者には陶材焼付鋳造冠や部分被覆冠のほうが好まれるかもしれないが，全部鋳造冠は機械的強度に優れているので，第二大臼歯や根管治療を行った臼歯の修復に適している．

　全部鋳造冠の形成をきちんと系統立てて行うためには，使用する修復材料の特性を考慮して，あらかじめ決めた深さと方向のガイドグルーブを選択的に利用しなければならない．正常な解剖学的形態に従って咬合面削除を適切に行う必要がある．同様に，軸面も正常な形態に従って最小限のテーパー（6°）で形成しなければならない．どのような場合でも，隣接面壁にアンダーカットが残ってはならない．アンダーカットはさらに形成して除去するか，適切な材料でブロックアウトするべきである．全部鋳造冠では，シャンファーマージンを選択する．シャンファーは明瞭で，十分な幅がなければならない．遊離エナメル質はすべて除去する．マージンは歯肉縁上に設定するのが理想であり，全周にわたってなめらかで連続性を付与しなければならない．シャンファーが適切であれば，探針か歯周プローブを垂直的に動かしたときに，はっきりと存在が感じられるはずである．

Study Questions

1. 全部鋳造冠の適応，禁忌を挙げよ．
2. 全部鋳造冠の長所，短所を述べよ．
3. 全部鋳造冠の形成に推奨される器材を挙げよ．また，下顎大臼歯の形成手順を述べよ．
4. 上記の形成手順において，必ず守るべき原則を挙げよ．

まとめ：全部鋳造冠

適　応	禁　忌	長　所	短　所
・齲蝕や外傷による著しい崩壊 ・根管処置歯 ・すでに修復されている歯 ・最大限の維持力と強度が必要な場合 ・義歯を装着するためのカントゥアをつくる場合 ・その他，軸面のカントゥアの修正（傾斜歯の小修正） ・咬合平面の修正	・最大の維持力は必要ではない場合 ・審美的要求がある場合	・強度が高い ・維持力が大きい ・通常，適切な抵抗形態を付与しやすい ・形態や咬合を修正することができる	・歯質削除量が大きい ・組織への悪影響 ・歯髄診断が困難になる ・金属が見える

形成手順	推奨器材	原　則
・咬合面削除のためのガイドグルーブの付与	・テーパー状タングステンカーバイドバーまたはダイヤモンドポイント	・非機能咬頭のクリアランス：1 mm 以上 ・機能咬頭のクリアランス：1.5 mm 以上
・ファンクショナルカスプベベルの付与	・同上	・機能咬頭ではより多くの歯質の削除が必要であるので，咬頭斜面より平坦にする
・咬合面の削除（1/2ずつ）	・先端の丸いレギュラーグリットのダイヤモンドポイント	・正常な咬合面の解剖学的形態に従う
・軸面削除のためのガイドグルーブの付与	・細く先端の丸いテーパー状ダイヤモンドポイント	
・軸面の削除（1/2ずつ）	・同上	・長軸に平行に削除する ・マージン部でのワックスの厚みが0.5 mmになるようシャンファーを形成する
・シャンファーマージンの仕上げ	・径が太く先端の丸いテーパー状ダイヤモンドポイント（ファイングリット）またはタングステンカーバイドバー	・近遠心的・頰舌的になめらかに仕上げる．探針か歯周プローブを垂直的に動かしたときに存在が感じられる
・必要に応じて，補助的維持形態の付与	・径が太く先端の丸いダイヤモンドポイントあるいはテーパー状タングステンカーバイドバー	・部分被覆冠の場合と同様に，グルーブやボックス，ピンホールを形成する
・仕上げ	・テーパー状タングステンカーバイドバー，ファイングリットのダイヤモンドポイントあるいは仕上げ用タングステンカーバイドバー	・印象採得，石膏注入，ワックスアップ，鋳造をしやすくするために，鋭利な線角にはすべて丸みをつける

Part II 臨床術式：Section 1

9章
陶材焼付鋳造冠の形成
The Metal-Ceramic Crown Preparation

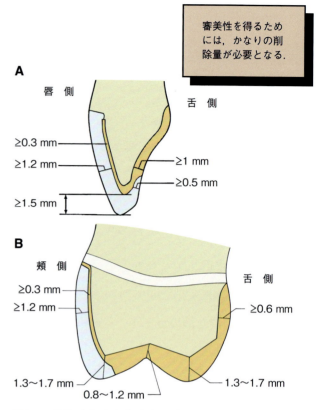

図9-1 前歯（A）と臼歯（B）の陶材焼付鋳造冠に求められる最小の寸法．全部鋳造冠や部分被覆冠に比べて削除量が大きい（図8-4参照）．

　陶材焼付鋳造冠（メタルセラミッククラウン）は，現在でも歯科臨床において最も広く用いられている固定性修復物の1つである．この修復物は審美的結果において予知性が高く，すぐれた物理的特性も併せもつ．陶材焼付鋳造冠は，メタルコーピング（金属下部構造体）に歯科用陶材を焼き付けて天然歯の外観を模倣したものである．陶材前装の範囲はさまざまである．陶材焼付鋳造冠は，下部構造であるメタルコーピングを陶材で前装するので厚みが必要であり，全部鋳造冠の形成と比較して，その分だけ歯質を多く削除する必要がある．修復物に十分な厚みがあってはじめてメタルコーピングの金属色を隠すことができ，前装によって天然歯の外観を模倣することができる．審美性を達成するためには，陶材前装部に一定の厚みを確保しなければならない．その結果，陶材焼付鋳造冠の形成は歯質削除量が多くなるため，非常に非保存的な修復法の1つである（図9-1）．

　歴史を振り返ると，金属修復物に陶材を前装しようとする試みにはいくつかの問題があった．大きな課題の1つは，互いに高い接着力で接合する物理的特性をもつ合金と陶材を開発することであった．また，初期においては，自然な外観を得ることも困難であった．

　陶材焼付鋳造冠作製の手技については19章と24章で詳細に論じるので，本章では簡単に記述する．通常の金合金と比べて融点が高く熱膨張係数の低い専用の陶材焼付用合金を用いてメタルコーピングを作製する．メタルコーピングの仕上げをして，歯科用陶材を多層に築盛する．日用品の琺瑯引きと似た方法で，メタルコーピングに陶材を焼き付ける．現在用いられている歯科用陶材は約960℃で溶融する．通常の金合金はこの温度で融解してしまうので，専用の合金が必要となる．

1. 適 応

　陶材焼付鋳造冠は，審美性が強く要求される部位（前歯など）で，全部被覆を必要とする歯に適用される．しかし，審美的な配慮を優先するのであれば，陶材焼付鋳造冠よりも全部陶材冠（11章，25章参照）のほうが審美性に優れている．しかしながら，陶材焼付鋳造冠は，メタルコーピングを鋳造や鑞付けによって連結することができるので，ブリッ

ジの支台装置とするのに適している．特に全部陶材冠は一般的にロングスパンのブリッジに適しているとはいえず，陶材焼付鋳造冠のほうが良好な予後が期待できる．また，全部陶材冠に義歯のレストを安全に設定することはできないが，陶材焼付鋳造冠では，咬合面レストや基底結節レストを設定することが可能であり，また金属部分に隣接面ガイドプレーンや拮抗ガイドプレーンをミリングすることもできる（21章参照）．

代表的な適応は全部鋳造冠とほぼ同じであるが，審美性への配慮が加わる．齲蝕や外傷，すでに装着されている修復物のために広範な歯冠崩壊があり，より保存的な修復法（部分被覆冠など）が困難である場合や，十分な維持力と強度を必要とする場合，根管処置歯で適切な支持構造（ポストコア）を有する場合，軸面のカントゥアやわずかな歯冠傾斜を修正する必要がある場合などである．ある程度の範囲であれば，陶材焼付鋳造冠によって咬合平面を変更することもできる．

2. 禁　忌

あらゆる固定性修復物に共通するが，齲蝕活動性の高い場合や未治療の歯周病がある場合などは禁忌である．また，歯髄腔の大きい若年者は，露髄のリスクが高いので禁忌である（図7-4参照）．可能であれば，コンポジットレジンやポーセレンラミネートベニア（25章参照），軸面の歯質削除量の少ない全部陶材冠（11章参照）などの，より保存的な修復物を選択するべきである．

最大の維持力を必要とする場合（スパンの長いブリッジなど）を除いて，より保存的な支台装置を利用できるのであれば，陶材焼付鋳造修復を考慮するべきではない．唇頬側面が健全である場合，術者は歯のすべての軸面を修復する必要が本当にあるかどうかを判断しなければならない．技術的により困難で時間もかかる可能性はあるが，通常，長期的な予後に優れ，患者のニーズを満たすようなより保存的な修復法を見つけることができるはずである．

3. 長　所

陶材焼付鋳造冠は，全部鋳造冠の強度と陶材修復物の審美性とを併せもった修復物であるといってよい．この修復法の原理は，審美性に優れているが脆い陶材を強度に優れたメタルコーピングの支持によって補強することにある．優れた技術によって天然歯に非常に近い外観を得ることが可能である．また患者の希望に応じて，内部または外部にステインを用いて，修復物に特徴的な外観を付与することもできる．すべての軸壁を形成するので維持力に優れ，形成に適切な抵抗形態を与えることも容易な場合が多い．全部被覆冠であるので，装着方向の修正もしやすい．さらに陶材焼付鋳造冠の形成は，部分被覆冠の形成よりはるかに容易である．形成の難易度は通常，臼歯の全部鋳造冠の形成と同程度である．

4. 短　所

陶材焼付鋳造冠の形成では，修復材料のための十分なスペースを確保するために，相当量の歯質の削除を必要とする．より審美的な外観を得る目的で，前歯のクラウンの唇側マージンを歯肉縁下に設定することが多いが，これにより歯周病を引き起こす可能性が高くなる．審美的に大きな問題にならない場合や，カラーレスクラウン（メタルカラーのない陶材焼付鋳造冠）にする場合は，歯肉縁上にマージンを設定できる（図9-1 A，24章参照）．

全部陶材冠に比べると，陶材焼付鋳造冠は審美的にはやや劣り，全部陶材冠の半透明感に対してやや灰色がかった色調となることがある．また，全部陶材冠は幅広い明度を表現しやすい．しかし大きな応力が加わる場合や，全部陶材冠を支持するには強度が不十分な歯の場合には，強度の高い陶材焼付鋳造冠が用いられる．

陶材はガラスに似た性質をもつので，陶材焼付鋳造冠では陶材の破折が生じやすい（破折は，メタルコーピングの設計や作製技術が不適切であったために起こることが多い）．しばしば問題となるのは，正確なシェード選択と，それをセラミストに伝達することが難しいという点である．経験の浅い歯科医

師は正確なシェードテイキングを軽視しがちである．陶材焼付鋳造冠の作製においては，金属の鋳造と陶材築盛・焼成の両方で多くの手順が必要とされるため，一般に陶材焼付鋳造冠の技工料金は，歯科処置に要する費用のなかでも高額な部類に入る．

5. 形　成

上顎右側中切歯を例にとり，推奨される形成手順を解説する（図9-2）．その他の歯の場合も手順は同じである（図9-3）．あらゆる歯冠形成に共通するが，順序よく計画的に歯質を削除することで時間が節約できる．

使用器材

陶材焼付鋳造冠の形成に必要な器具には，次のようなものがある（図9-4）．

- 先端の丸いダイヤモンドポイント（歯質を大きく削除するときはレギュラーグリット，仕上げにはファイングリット）またはタングステンカーバイドバー
- 蕾状または車輪状のダイヤモンドポイント（前歯舌側面の削除用）
- 先端の平坦なテーパー状ダイヤモンドポイント（ショルダー形成用）
- 仕上げ用ポイント
- 探針と歯周プローブ
- オフアングルハチェット（図9-4 B〜D）

術者の好みにより，実際の形成手順は若干異なることがある．

手　順

陶材焼付鋳造冠の形成は，大きく以下の5段階に分けられる．

(1) ガイドグルーブの付与
(2) 切端部（咬合面）の削除
(3) 前装部である唇側（頬側）歯質の削除
(4) 隣接面と舌側面の軸面削除
(5) すべての形成面の最終仕上げ

1 ガイドグルーブの付与

① 唇側（頬側）面中央と近遠心の隅角部付近に計3本のガイドグルーブを付与する（図9-5，図9-2 A〜E）．ガイドグルーブは，歯の長軸に平行な歯頸側の平面と，天然歯の唇側（頬側）のカントゥアに沿った切端（咬合面）側の2つの平面に付与される（図9-2 D・E）．

② 唇側面の削除は，歯頸側および切端側の2面形成となる．歯頸側平面は修復物の装着方向を決定し，切端（咬合面）側平面は陶材前装に必要なスペースを提供する．唇側面の削除は約1.3 mmの均一な深さとし，仕上げの段階でさらに削除する余地を残しておく．切端側グルーブは，歯の形態に応じて切端から歯面の1/2〜2/3の位置まで延長することが多い．歯頸側1/3のグルーブは，歯の長軸に平行に付与する．これらのガイドグルーブを微調整することも可能で，たとえば基底結節の高さがほとんどない歯では，ガイドグルーブを若干唇側に傾斜させることにより，維持力を改善することができる．小さな歯では歯頸側グルーブをマージン付近で1.3 mmよりやや浅めに付与するとよい．歯頸側1/3の削除量が1.0 mmでも，審美的に許容できる修復物の作製は可能である．

③ 前歯には2 mmのクリアランスが必要なので，歯の配列に異常がない場合には，切端部に3本のガイドグルーブ（深さ約1.8 mm）を付与する（図9-2 F・G）．グルーブの深さは歯周プローブを用いて確認する．臼歯で咬合面を陶材にする（ポーセレンオクルーザル）ときは，少なくとも2 mmのクリアランスがなければならない．咬合面を金属にする（メタルオクルーザル）ときは，全部鋳造冠の場合と同じクリアランスが必要である．上顎臼歯の咬合面削除では，全部鋳造冠の場合と同様に舌側咬頭にファンクショナルカスプベベルを付与する．前歯部で最初にダイヤモンドポイントの位置を決めるときは，最大咬頭嵌合位で対合歯の長軸を確認し，それに直角になるようにするとよい（図9-6）．過剰な削除や，起伏のある形成面としないため

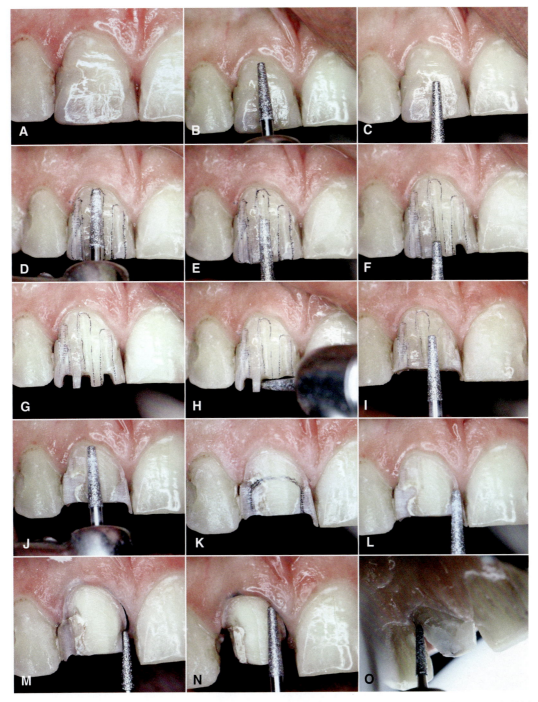

図 9-2 上顎前歯の陶材焼付鋳造冠の形成．A：上顎中切歯には広範な修復処置が行われている．B・C：歯頸側 1/3 と切端側 2/3 にそれぞれダイヤモンドポイントを当てて，正しい削除面を評価する．D・E：2 つの平面にわたってガイドグルーブを付与する．歯頸側のグルーブは装着方向（通常，歯の長軸方向に一致する）に平行にし，切端側のグルーブは歯の唇側のカントゥアに平行に形成する．F・G：切端部のガイドグルーブを付与したところ．H：切端部の削除．I〜K：唇側の削除は 2 面形成にする．L：隣在歯を不用意に損傷するのを防ぐために，エナメル質を 1 層残したまま隣接接触点部を削除している．M・N：隣接面の削除．O：舌側に 0.5 mm のシャンファーマージンを形成する．
（つづく）

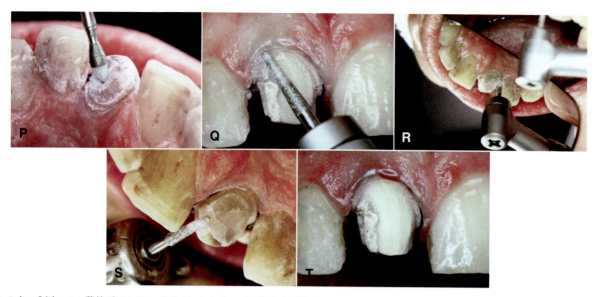

図9-2（つづき） P：蕾状ダイヤモンドポイントを用いて舌側面を削除する．Q〜S：ファイングリットのダイヤモンドポイントで形成を仕上げているところ．T：形成完了．

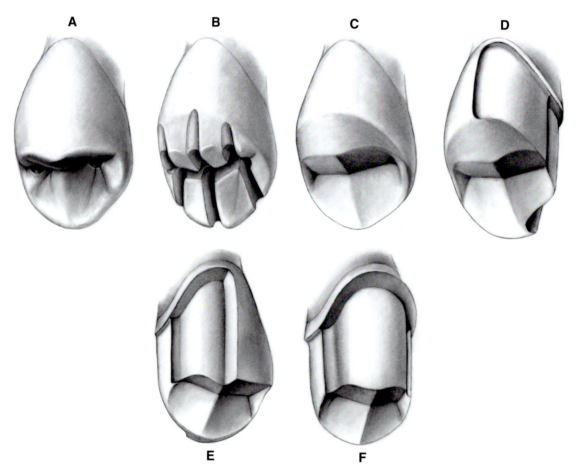

図9-3 上顎小臼歯の陶材焼付鋳造冠の形成．A：ガイドピット．B：咬合面のガイドグルーブ．C：咬合面削除が完了．D・E：舌側にはシャンファーマージン，頬側にはショルダーマージンを歯の1/2に形成．F：形成完了．

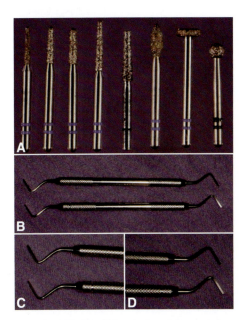

図9-4 陶材焼付鋳造冠の形成に必要な器具. A：ダイヤモンドポイント. B〜D：オフアングルハチェット. 陶材焼付鋳造冠形成のショルダーマージンを滑らかにするのに有用である.

❷ 切端部（咬合面）の削除

材料の十分な厚みを確保して修復物の半透明感を得るために，前歯切端では2mmの削除量が必要である．一般に臼歯では審美性はさほど重要ではないので，少ない削除量で修復可能である．咬合面（切端部）を削除しすぎると，形成歯の軸壁が短くなり，維持および抵抗形態が不十分になることが多いので注意しなければならない．特に前歯の場合は，歯の形態上維持力は主に隣接面壁に依存しているので，不十分な維持形態が問題になりやすい．

④ グルーブ間に島状に残った歯質を削除する．前歯では通常，器具のアクセスは良好なので，切削器具の最も太い部分を用いて効率よく切削することができる（図9-2 H）．臼歯では，全部

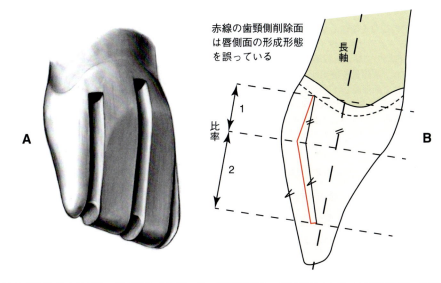

図9-5 A：唇側壁に2方向のガイドグルーブが付与されている．切端側グルーブは歯のカントゥアに平行に，歯頸側グルーブは歯の長軸方向（クラウンの装着方向）に平行になっている．最初に形成するグルーブの深さは約1.3mmとする．B：おかしがちな間違いは，歯頸側グルーブを唇側に傾けてしまうことである（赤線）．陶材の築盛スペースが不足し，アンダーカットとなるおそれがある．

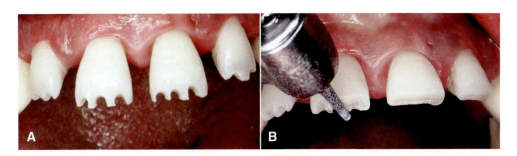

図9-6 A：均一で十分な量を削除するため，切端に深さ1.8mmのガイドグルーブを付与する．B：左側中切歯と側切歯の切端の削除が完了したところ．ダイヤモンドポイントの角度が，下顎前歯によって荷重が加えられる方向に対して直角になっていることに注意．

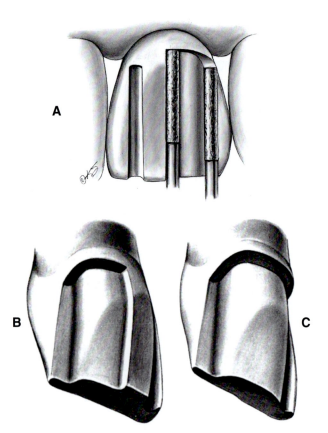

図9-7 A：ガイドグルーブ間の歯質を削除しながら，歯頸部のショルダーマージンを形成する．このとき，ポイントは設定した装着方向に平行に動かす．B：唇側の削除は2段階に分けて行う．まず歯面の1/2を残して削除し，削除量が適切かどうかを判断する基準とする．唇側面が明確に2面形成されていることに注意．隣接面部は，唇側壁歯頸部の削除面に平行である．C：唇側の削除が完了したところ．隣接面壁は6°のテーパーで形成されている．

鋳造冠のガイドグルーブを付与するときと同じ方法で削除する（8章参照）．機能咬頭にもベベルを同様に付与するが，陶材を築盛する部分は，より多くの咬合面削除が必要である（図9-3 A〜C）．

❸ 唇側（頬側）面の削除

形成を完了した時点で唇側（頬側）面には，メタルコーピングとその上に築盛される陶材のための十分なスペースが確保されていなければならない．セラミストが審美的に良好な修復物を作製するためには，少なくとも1.2mm（1.5mmが望ましい）の削除が必要である．上顎中切歯の歯頸部の直径が平均6〜7mmであることを考えると，相当な量の歯質を削除しなければならないことがわかる．

小さな歯の歯頸部では，必ずしも最適な削除量が

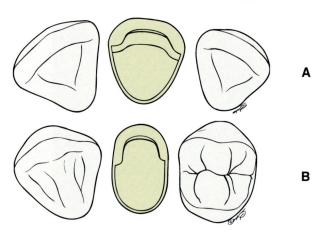

審美性を得るためには，ショルダーマージンを隣接部まで延長しなくてはならない．

図9-8 A：唇側のショルダー形成は隣接面鼓形空隙まで回り込み，隣接接触点部から少なくとも1mm舌側に延ばす．B：ショルダーが隣接面接触域を越えて十分に舌側に形成されている．近心側（見える側）の形成は，遠心側（審美的にさほど重要ではない）よりも若干舌側方向に延長されていることに注意．

得られるとはかぎらない（図7-4参照）．歯頸部のショルダーマージン部の削除量を少なくして妥協することが多い．

⑤ ガイドグルーブ間に残った歯質を削除し（図9-2 I〜L），歯頸部にショルダーマージンを形成する（図9-7）．歯肉縁下に幅の狭いメタルカラーをもつ修復物を作製する場合で，歯肉溝の深さが十分であれば，この時点でショルダーを歯肉縁下約0.5mmに設定してもよい．さらに仕上げをするので，最終的なマージンの位置はもう少し深くなる．多量の歯質を削除するため，形成中は十分に注水しなければならない．多量の注水と間欠的ストロークによって形成がはかどるとともに，歯髄損傷のリスクが低下する．ショルダーは幅約1mmで，切端（咬合面）側から見ると隣接面鼓形空隙まで十分に形成されているはずである（図9-8）．器具のアクセスが可能であれば，ショルダーは隣接面歯肉縁から唇側壁中央に向かって形成するのが望ましい．こうすると，最初にショルダー形成する位置が上皮付着部に近接しすぎるリスクは低くなる．マージンを唇側面から隣接面に向かっ

て形成すると，ポイントが歯肉付着部より根尖側へ深く進入して上皮付着を損傷しがちである．遊離歯肉縁からマージンまでの距離を正しく保つよう意識することが大切である（図7-55参照）．唇側マージンの位置や形態は，いくつかの因子によって異なる．つまり陶材焼付鋳造修復のタイプ，審美性に関する患者の期待度，術者の好みなどである．

歯周病を予防するうえでは歯肉縁上マージンが好ましいが，機械的・審美的側面を考慮すると，歯肉縁上マージンの適応は限られる．機械的には，十分な軸壁の高さを得るために形成を根尖側方向へ延長する必要がある．口唇線が低い患者の場合のように通常の機能時にはマージンが見えない場合でも，メタルカラーや変色した根面の露出は嫌われることが多い．一般的に，この審美的欠点のために歯肉縁上マージンの適用は，臼歯（図9-9）と変色していない前歯（この場合はカラーレスクラウンが適用される．24章参照）に限られる．マージンの最適な位置は，患者の十分な協力を得て注意深く決定するべきである．歯肉縁下にマージンを設定する場合，歯肉組織を丁寧に扱うことが重要である．組織に損傷を与えると，歯肉が恒久的に退縮してマージンの露出につながる．仕上げ前に圧排糸を用いて丁寧に歯肉を圧排することにより，歯肉の損傷を防ぐことができる（図9-10）．このときに，マージンの形態も仕上げておく（図9-11）．

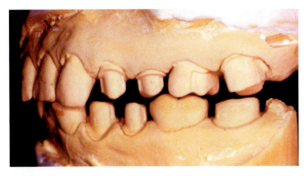

図9-9 上顎小臼歯の歯肉縁上マージン．口唇線が低く，臼歯の歯頸部が見えなかったので，歯肉縁上マージンが可能であった．下顎小臼歯部で歯肉縁下マージンになっているのは，以前に装着されていた修復物のためである．

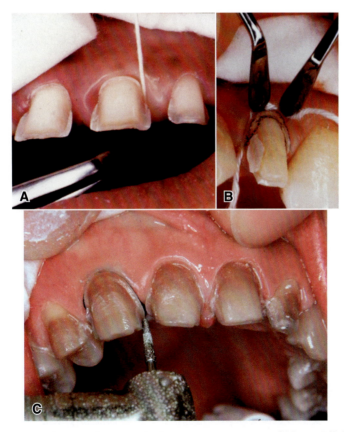

図9-10 A：歯肉圧排糸を引っ張った状態で隣接面部の歯肉溝に挿入しているところ．B：挿入した圧排糸が浮き上がらないように，2本のインスツルメントを用いるとよい．C：マージンを根尖側寄りに形成する．組織の著しい損傷を招くので，圧排糸がダイヤモンドポイントに絡みつかないよう注意する．

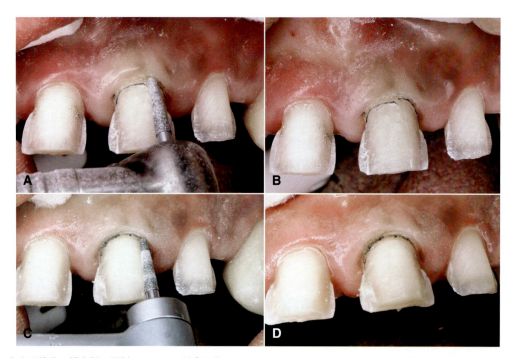

図9-11 A：歯肉圧排後，根尖側に唇側マージンの形成を進める．このとき，不注意でポイントを圧排糸に絡ませてしまうと，糸は歯肉溝から巻き上げられ，上皮付着部を損傷するので，注意が必要である．B：遠心側でショルダーマージンがより根尖側に位置していることに注意．C：圧排糸を取り除いて歯肉が元の位置に戻ったときに唇側のショルダーがすべて歯肉縁下になるように，マージンの位置を設定する．D：圧排糸を取り出したところ．圧排糸が挿入されていた位置まで，唇側マージンが形成されている．

❹ 隣接面・舌側面の軸面の削除

幅約0.5mmの明確でなめらかなシャンファーマージンを形成するためには，十分な量の歯質を削除しなければならない（図9-2 M〜P）．

⑥ ダイヤモンドポイントを修復物の装着方向に平行に保ちながら，隣接軸面と舌側軸面を削除する．形成面は歯頸部から切端（咬合面）に向かってわずかに収束するようにする．約6°のテーパー（向かい合う軸面間の角度）が推奨される．前歯では，修復材料のための十分なクリアランスがとれるように，舌側面を凹状に形成する．通常，咬合接触点が金属である場合は1mmのクリアランスが必要で，陶材の場合はさらに削除する必要がある．前歯では通常，ガイドグルーブは舌側面中央に1本だけ付与する．臼歯部では，全部鋳造冠の場合と同様の方法で，3本のグルーブを付与する（8章参照）．

⑦ 削除を終えた唇側歯頸部の形成面に平行になるようにダイヤモンドポイントの位置を決め，舌側壁削除のためのガイドグルーブを付与する．適切なサイズと形態をもつ先端の丸いダイヤモンドポイントを正しく歯面に当てると，ポイントの直径の約1/2が歯質に沈んだ形になる．ガイドグルーブの方向を確認し，グルーブから舌側面を経て隣接面へと軸面削除を行う．その際には，最初に決めたダイヤモンドポイントの方向を常に保ったまま削除する．

⑧ 舌側のシャンファーマージンを形成するときは，唇側方向にシャンファーを延長し，すでに形成した歯間部のショルダーと，隣接面でなめらかに移行させる（図9-12）．別法として，唇側から形成してもよい．最初は技術的に若干困難であるが，経験を積めば，舌側壁ガイドグルーブを形成せずに，隣接面と舌側面の軸面を一度に削除することができるようになるはずである．そのためには，ダイヤモンドポイントをフリーハンドで装着方向に平行に保持する必要がある．ショルダーを形成したときにできた隣接面フランジを基準にして，ポイントの方向を判断することができる（図9-13）．隣接面マージンを不用意に歯肉縁下に深く設定して上皮付着部を傷害しないよう注意する．マージンは

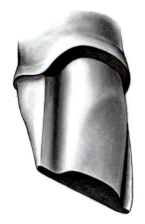

図9-12 舌側のシャンファーを形成し，金属の十分な厚みを確保する．隣接面のショルダーがシャンファーへなめらかに移行することが重要である．

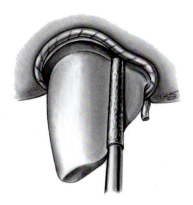

図9-14 ファイングリットのダイヤモンドポイントなどの回転切削器具を用いてマージンの仕上げをするときは，圧排により歯肉のコントロールをすることが有用である．

⑨ 蕾状のダイヤモンドポイントを用いて，前歯の舌側面を削除する（図9-2 P）．舌側面の1/2を削除した時点で，咬頭嵌合位とあらゆる滑走運動時におけるクリアランスを評価するとよい．ここでも，削除せずに残している歯面が削除量を判断する基準になる．十分なクリアランスを確認してから，残りの舌側面1/2を削除する．

5 仕上げ

マージン部で歯周プローブや探針の先端を垂直方向に動かしてみたときに，明確な抵抗が感じられなければならない．また，マージンは全周にわたってなめらかに連続していなければならない（適切に仕上げられたマージンの上で探針を滑らせると滑沢なガラスのような感触になるはずである）．その他のすべての線角を丸める．完成した形成面は，ダイヤモンドポイントによる明らかな形成痕がなく，滑沢な表面に仕上げられていなければならない．歯肉縁下マージンを仕上げるときには，歯肉圧排が特に有効である（図9-14）．この時点ではマージンを仕上げずに，最終印象採得時の歯肉圧排後に仕上げをすることもある（14章参照）．

⑩ ダイヤモンドポイントまたはオフアングルハチェット（図9-4 B）などの手用器具，あるいはタングステンカーバイドバーでマージンを仕上げる（図9-2 Q・R）．印象採得と石膏注入を容易にするために，すべての内部線角に丸み

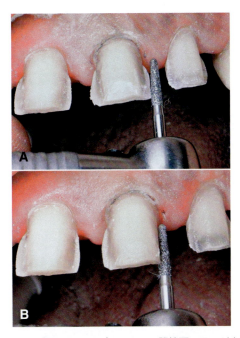

図9-13 A：唇側からのアプローチで，隣接面フランジを削除する．B：十分な量の歯質を削除したら，舌側軸面の形成と同時に歯頸部のシャンファーを形成する．遠心舌側面の形成を完了した後に，近心のシャンファーをショルダーになめらかに移行させる．歯間部の生物学的幅径を侵害しないよう十分注意する．マージンの形成は歯間部から始めて唇側に進めるとよい．唇側から歯間部へと進めると歯肉縁下に深すぎるマージンとなりやすい．

軟組織の形態に従って形成しなければならない（225頁参照）．臼歯の舌側壁の削除は，咬合面削除時に形成したファンクショナルカスプベベルに移行的に行うこともあるが，前歯では手順を追加する必要がある．基底結節部の舌側壁を形成した後，舌側面に1本あるいは複数本のガイドグルーブを付与する．歯が正しく配列し咬合接触がある場合は，深さは約1mmとする．

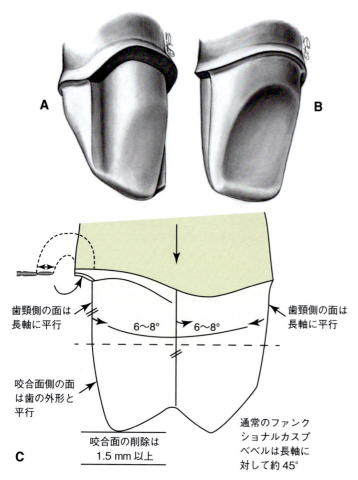

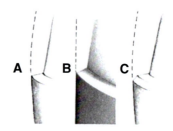

図9-16 A：90°のショルダーマージン．B：120°のショルダーマージン．C：ベベルドショルダーマージン．

図9-15 A：形成が完了した状態．切端から軸壁への移行部が丸められ，明確な90°の（またはやや傾斜した）ショルダーが形成されている．隣接面の削除がショルダーマージン部とシャンファーマージン部で正確に同一平面になっていることが重要である．B：シャンファーの幅は均一で，舌側面と軸面がなめらかに移行している．明確に形成されたシャンファーマージンが，唇側のショルダーマージンになめらかに移行している．C：上顎大臼歯の陶材焼付鋳造冠の形成．頬側面の2面形成により，十分な維持が得られ，陶材のスペースが確保される．

をつける（図9-2 S）．唇側マージンの仕上げは，マージンの設計によって異なる（図9-15，9-16；表7-3も参照）．唇側をポーセレンマージンにするクラウンのショルダーマージンは，脆い陶材を十分に支持できる形態にする必要があり，長軸に対して90°の角度が推奨される．このタイプのショルダーは通常のメタルカラーのクラウンに用いることも可能で，ベベルドショルダーよりカラー部の幅を狭くすることができる（図7-26参照）．しかし，遊離エナメル質が残った場合，セメント合着時に破折するおそれがあり，修復物の予後に悪影響を与える．そのため，マージンにベベルを付与したり

傾斜をつけて，窩縁隅角をやや鈍角にすることが多い（図9-16）．先端が平坦なダイヤモンドポイントを用いて，低速のハンドピースで90°のショルダーを形成する．次に，遊離エナメル質を鋭利なチゼルで注意深くすべて取り除く．不注意によるアンダーカットを避けようとするなら，回転切削器具を歯に当てて動かすときに角度を正しく調整するよう注意しなくてはならない．マージンをメタルカラーにする場合は，ショルダーを90°に形成することはそれほど重要ではない．遊離エナメル質を確実に除去し，マージンの隙間をできるかぎり小さくするために，傾斜ショルダーが提唱されている（7章参照）．傾斜ショルダー（長軸に対して約120°）は，先端が平坦なダイヤモンドポイントの方向を変えながら形成することによって得られる．その際，マージンの歯頸側の歯質の形態に特に注意する必要がある．別法として，ハチェットを用いてマージンを目的とする角度に削って平滑にすることもできる．仕上げのときに，ショルダーと接する軸壁形成面にアンダーカットをつくらないように注意する．ベベルドショルダーマージンにする場合は，必要なベベルの長さに応じてフレーム（火炎）状のタングステンカーバイドバーか手用器具を用いると適切に形成することができる（図9-17）．ベベルが長いほうがマージンの適合性が向上するとして推奨されているが，一般には長軸に対して135°の短いベベルが提唱されている．ベベルが歯間隣接面シャンファーに移行する部分は，なめらかに連続するように特に注意しなければならない．また，ベベル形成時に上皮付着に損傷

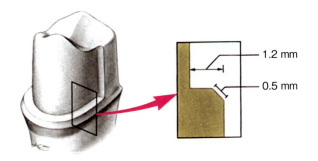

図9-17 ベベルドショルダーマージン

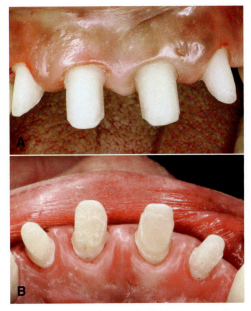

図9-18 陶材焼付鋳造冠の形成の唇側面観（A）と舌側面観（B）

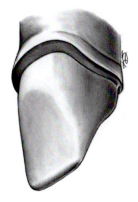

図9-19 "ウイングレス"タイプでは，図9-15でみられるようなシャンファーからショルダーへの明確な移行がない．ショルダーは舌側にいくに伴い，徐々に幅が狭くなっている．隣接歯間部では，ウイング（フランジ）タイプの形成と同様の基準で，ショルダーマージンの延長は最小限にとどめる．

を与えないように注意することも重要である．歯肉縁下のベベルを形成する前に歯肉を圧排しておくことが望ましい．

⑪ 唇側マージンの仕上げを終えたら，形成歯の鋭利な線角すべてに丸みをつける（図9-2 S）．これにより，表面のぬれがよくなり，この後の工程（印象採得，石膏注入，ワックスアップ，埋没）が行いやすくなる．ファイングリットのダイヤモンドポイントを用いて低速で仕上げると非常に有効である．径のやや太いテーパー状ダイヤモンドポイントを到達させることができる場合は，直径が大きいためにシャンファーの"鋭縁"が残らないので（図7-24 参照），仕上げ用として好まれている．すべての形成面がなめらかにつながるようにして，鋭利な移行部があればすべて取り除く（図9-18, 9-19；図

9-2 Tも参照）．

❻ 評　価

仕上げのときに見逃しやすい部分は，前歯の切端部と，臼歯の咬合面から軸壁への移行部である．切端および咬合面のクリアランス確保には，2 mmの歯質削除が必要である．咬合面をメタルにする場合は，もう少し削除量を抑えることができる．クリアランスの確認は，咬頭嵌合位およびすべての偏心位で行う．

軸壁の収束角は大きすぎてはならない．特に前歯においては，近遠心隣接面のテーパーを適切な角度に抑えることは，維持形態の付与にきわめて重要である．抵抗形態については，前歯はその直径が比較的小さいため，ほとんどの前歯で容易に付与できる．径の大きい臼歯では，ウイングレスの歯冠形成より良好な抵抗形態を有するウイングタイプの形成が望ましい．

審美性が要求される上顎歯の唇頬側面は，2面形成になっていなければならない．切歯と犬歯では，歯頸側の面は形成面の高さの約1/3，切端側の面は約2/3を占め，作製予定の修復物に求められる解剖学的形態に準じて形成されているはずである．小臼歯と大臼歯では，歯頸側と咬合面側の2面の高さはほぼ同等である．また唇頬側壁と舌側壁とがアンダーカットの関係にならないよう注意が必要である．形成の評価においてはこの点に十分注意を払う

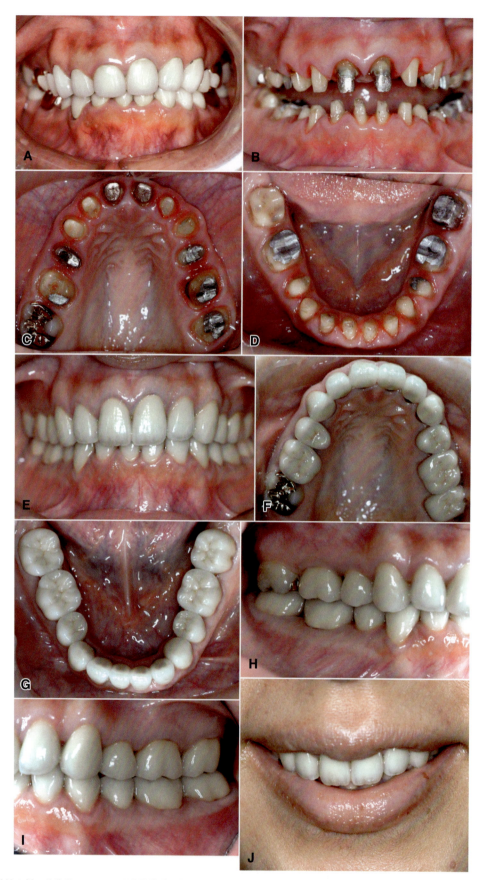

図9-20　A：審美性の低い修復物．B〜D：不良修復物を撤去し，支台築造後，歯冠を再形成した．E〜J：陶材焼付鋳造冠による修復の完了．

べきである．また，露髄を招くことになるので過度な収束（テーパー）も避けなければならない．

完成したシャンファーのマージン部の歯質削除量は，修復物に0.5 mmのスペースを確保するように仕上げる．シャンファーはなめらかに連続していなければならない．また，マージン部で探針か歯周プローブの先端を垂直方向に動かしたときに，明確な抵抗が感じられなければならない．シャンファーは，歯間隣接面部のショルダーまたはベベルドショルダーに連続的に移行していなければならない．シャンファーの長軸に対する角度はやや鈍角か90°にする．どのような場合にも，特に唇側マージンには遊離エナメル質を残してはならない．歯面に残った切削片は，すべて洗浄し除去する．陶材焼付鋳造冠の形成のさまざまな例を図9-20に示す．

Study Questions

1. 陶材焼付鋳造冠の適応，禁忌を挙げよ．
2. 陶材焼付鋳造冠の長所，短所について述べよ．
3. 陶材焼付鋳造冠の形成に推奨される器材を挙げよ．また，上顎中切歯の形成手順を述べよ．
4. 陶材焼付鋳造冠の形成手順において，必ず守るべき原則とは何か？　また，それはなぜか？
5. 唇側フィニッシュラインを望ましい位置に正確に設定するには，隣接面グルーブの唇舌的位置をどのように決定すればよいか？

まとめ：陶材焼付鋳造冠

適　応	禁　忌	長　所	短　所
・審美性が求められる ・全部陶材冠が禁忌である	・歯髄腔が大きい ・頬側面が健全である ・より保存的な修復物が技術的に可能である	・全部鋳造冠に比べ審美的に優れている	・歯質削除量が多い ・歯肉への影響がある ・ポーセレンが脆いために，破折しやすい ・艶焼き（グレージング）したポーセレンで正確な咬合を得ることが困難である ・シェード選択が難しいことがある ・全部陶材冠に比べ審美性に劣る ・高価である

形成手順	推奨器材	原　則
・切端（咬合面）削除のためのガイドグルーブの付与	・先端の丸いテーパー状ダイヤモンドポイント	・咬頭嵌合位とあらゆる偏心位で1.5〜2mmのクリアランス
・切端（咬合面）の削除	・先端の丸いテーパー状ダイヤモンドポイント	
・唇側面削除のためのガイドグルーブの付与（2面）	・先端の丸いテーパー状ダイヤモンドポイント	・金属と陶材のスペースのために1.2〜1.5mmを削除する（図9-1）
・唇側面の削除（2面）	・先端の平坦なテーパー状ダイヤモンドポイント	
・軸面の削除	・先端の丸いテーパー状ダイヤモンドポイント	・6°のテーパー（向かい合う軸面間の角度）
・舌側面の削除	・蕾状ダイヤモンドポイント	・咬頭嵌合位とあらゆる偏心位で1mmのクリアランス（咬合接触部が陶材の場合は1.5mm以上）
・ショルダー（またはベベルドショルダー）の仕上げ	・先端の平坦なテーパー状ダイヤモンドポイント ・手用器具	・ショルダーは隣接面接触域から少なくとも1mm舌側に延長する．ベベルを付与する場合は，上皮付着部からできるかぎり離して切端寄りにする
・仕上げ	・先端の丸いテーパー状ダイヤモンドポイントまたはタングステンカーバイドバー	・すべての線角を丸めて形成面をなめらかに仕上げる

Part II 臨床術式：Section 1

10章
部分被覆冠，インレー，アンレーの形成

The Partial Veneer Crown, Inlay, and Onlay Preparations

　歯冠の一部のみを覆う外側性鋳造修復物を部分被覆冠という．内側性鋳造修復物をインレーといい，咬頭を含めて修復する場合はアンレーという．図10-1にこれらの修復物の例を示す．部分被覆冠の場合は，一般に頬側面もしくは唇側面を除くすべての歯面を形成する．したがって，これらの修復物は全部被覆冠より多くの歯冠部歯質を保存することができる．しかし形成は難しく，術者が日常臨床的に部分被覆冠の形成を行っているわけでもない．修復物の頬舌的な脱離は，特殊な内側形態（隣接面ボックスやグルーブ）によって防ぐことができる．部分被覆冠は，単独の修復物としても，ブリッジの支台装置としても使うことができ，前歯にも臼歯にも応用可能である．部分被覆冠は歯冠表面を被覆する面積が少ないので，全部鋳造冠より維持力が弱く，また脱離に対する抵抗力も弱い傾向が認められる．インレーとアンレーは，部分被覆冠よりもさらに維持力が弱い．しかし，鋳造修復物としての利点を有しており，エナメル質の削除もクラウンより少ない．

マージン部へのアクセスが良好で，仕上げ処置や患者による清掃も容易である．インレーとアンレーは注意深く手順を踏めば，非常に長く機能する修復物となりうる（図10-1）．

1. 部分被覆冠

　部分被覆冠にはいくつかのタイプがある．臼歯では4/5冠，変法4/5冠，7/8冠があり，前歯では3/4冠とピンレッジがある．

　ここでは部分被覆冠の適応，禁忌，長所，短所について以下の各項目で考察し，特定の形成や部位に応じたさまざまな変法についても述べる．

1 適　応

　歯質崩壊が中等度である臼歯を修復する場合，頬側壁に齲蝕などがなく健全歯質によって十分に支持されていれば，部分被覆冠を適用できることが多い．部分被覆冠はブリッジの支台装置として用いられることもあり，咬合面の修復や変更の必要がある場合にも適用される．前歯の部分被覆冠は歯質崩壊の修復には適さないことが多いが，ブリッジの支台装置として，あるいはアンテリアガイダンスを再確

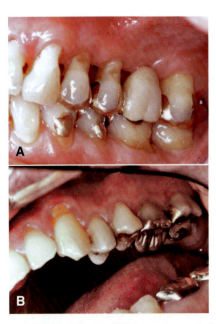

図10-1　A：上顎第一大臼歯を補綴する4ユニットブリッジの支台装置として，第一・第二小臼歯に部分被覆冠を使用している．B：上顎第一・第二小臼歯は金合金インレーで修復し，第一大臼歯は金合金アンレーで修復したもの．写真撮影当時，これらの修復物は約35年間良好に機能してきた．

立するための保存的アプローチや，歯の連結固定のために用いることができる．特に，必要な維持形態を付与できるだけの十分な大きさのある歯に適している．

2 禁　忌

臨床歯冠が短い歯は維持力が不足することが多いので禁忌である．また，スパンの長いブリッジの支台装置として用いることもできない．根管処置歯（特に前歯）には維持形態を与えるのに十分な歯質が残っていないため，ほとんどの場合，部分被覆冠は適さない．同様に，歯内療法に際してのアクセスホール形成により，臼歯の頬側咬頭の一部が削除され強度が十分にない場合や，歯冠崩壊が著しい場合は部分被覆冠を適用するべきではない．あらゆる鋳造修復に共通するが，齲蝕活動性の高い患者や，コントロールされていない歯周病のある患者には部分被覆冠は禁忌である．

歯の形態と植立方向は，部分被覆冠を適用できるかどうかを判断する重要な要素である．軸面の方向性を評価する必要があり，隣接面が球根状にふくらんだ歯には，部分被覆冠の形成を行うべきではない．このような歯では部分被覆冠に必要とされる隣接面グルーブを形成すると，遊離エナメル質を生じるためである．同様に，頬舌的に薄い歯では十分なグルーブ形成ができないことが多い．

部分被覆冠は通常，歯の長軸に平行に形成するため，支台歯として方向性が良くない場合には禁忌となる．このような歯に部分被覆冠の形成を行うと，遊離エナメル質の問題が起こりやすい．

3 長　所

部分被覆冠の主な長所は，歯質を保存できる点である．形成時に歯髄や歯周組織に与える損傷が少ない点も挙げられる．歯肉縁上のマージンには器具を到達させやすいので，全部鋳造冠であれば非常に難しいか，または不可能であるような仕上げ処置を行うことができる．口腔清掃器具のアクセスも優れている．マージンが歯肉縁下になることはほとんどなく，軟組織から離れた位置に設定されるので，全部被覆冠に比べて歯肉に対する為害性は低い．

部分被覆冠では，合着時にセメントの溢出が全部鋳造冠より容易であり，修復物の浮き上がりが抑えられる．マージンを直視することができるので，装着の確認とセメント除去が簡単である．修復物の装着後も，健全な唇側（頬側）の歯質があるので，電気歯髄診断を行うことができる．

4 短　所

部分被覆冠は全部鋳造冠よりも維持力や抵抗力が弱い．装着方向に関してごくわずかな修正しかできないので，形成は技術的にいっそう困難である．グルーブ，ボックス，ピンホールを付与するには術者の技量が要求される．修復物装着後に金属の一部が見えるので，患者に受け入れられない可能性がある．

5 形　成

本項では部分被覆冠の形成が最も一般的に行われる歯について論じるが，前歯の部分被覆冠については審美的に良好な結果を得ることが困難であるため，適用は限られている．解説した術式は臼歯に適していると考えられるが，わずかに変更を加えれば他の歯にも応用可能であろう．臼歯・前歯ともに，全部鋳造冠に代わる（より保存的な）修復物として部分被覆冠を成功させるためには，細部にわたる注意力と正確さが要求される．

使用器材

部分被覆冠の形成に必要な器具は，以下のとおりである（図10-2）．

- 細く（約0.8 mm）先端の丸いテーパー状ダイヤモンドポイント（レギュラーグリットあるいはコースグリット）
- 通常の径（約1.2 mm）で先端の丸いテーパー状ダイヤモンドポイント（ファイングリット），またはタングステンカーバイドバー
- 蕾状か車輪状のダイヤモンドポイント（レギュラーグリット）
- テーパー状およびストレートのタングステンカー

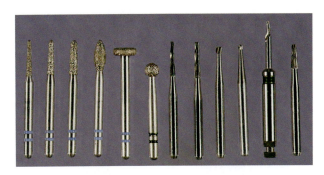

図10-2　部分被覆冠の形成に必要な回転切削器具

　バイドフィッシャーバー
・径の小さいラウンドタングステンカーバイドバー
・小径のツイストドリル
・インバーテッドコーンタングステンカーバイドバー
・フィニッシングストーン
・ミラー
・探針と歯周プローブ
・チゼル

　レギュラーグリットまたはコースグリットのダイヤモンドポイントは歯質を大きく削除するときに使用し，ファイングリットのダイヤモンドポイントまたはタングステンカーバイドバーは仕上げに使用する．ピンホールはツイストドリルを用いて形成し，テーパー状タングステンカーバイドフィッシャーバーを用いて形態を整える．ボックスやレッジ（棚）の形成にはタングステンカーバイドフィッシャーバーがよい．前歯切端のオフセット形成にはインバーテッドコーンタングステンカーバイドバーを用いる．隣接面のフレアーやベベルの仕上げには，手用器具を用いてもよい．歯周プローブは，さまざまな形成部位の位置関係や寸法を確認するうえで非常に有用である．

6　臼歯の部分被覆冠の形成

① 上顎小臼歯の4/5冠

　4/5冠（図10-3）という名称は，形成する歯面の数に由来する．頰側面-咬合面線角に沿ってわずかなベベルまたはシャンファーマージンを付与する以外は，頰側面は削除せずに残す．他の歯面（咬合面を含む）は全部鋳造冠の場合（8章参照）と同様に形成し，鋳造体のスペースを確保する．全部鋳造冠との唯一の違いは，隣接面の長軸方向に抵抗形態としてグルーブが必要な点である．

1）咬合面の削除

　咬合面の削除によって，機能咬頭には少なくとも1.5 mm，非機能咬頭と中心溝には少なくとも1 mmのクリアランスを確保する必要がある．同時に，頰側面の外形をできるだけ保存し，金属の露出を最小限にするように形成しなければならない．

① 形成を始める前に，最終的な修復物のマージンが想定される位置を鉛筆で歯面に印記する（図10-4）．

② 咬合面削除のためのガイドグルーブを，近心窩と遠心窩を結ぶ中心溝および三角隆線の稜に付与する．テーパー状タングステンカーバイドバーまたは細いダイヤモンドポイントを用いるとよい．中心溝では，仕上げの余地を残して若干浅くするべきである．同様に，機能（舌側）咬頭の咬合接触領域では，1.5 mmより若干浅くする．

③ 頰側咬頭内斜面に3つのガイドグルーブを付与する．最初は，頰側咬頭頂に近づくにつれてガイドグルーブが浅くなるように形成しておく（図10-3 B）．咬合接触領域では仕上げ後にクリアランスが少なくとも1 mmになるようにする．

④ 歯周プローブを用いてグルーブの深さを確認する．深さが十分であれば，グルーブ間に島状に残った歯質を削除する（図10-3 C・D）．

⑤ 咬頭嵌合位（図10-5）と下顎のあらゆる滑走運動時において，咬合面クリアランス量を評価する．頰側咬頭の内斜面を凹状に形成すると，頰側歯面の元々の垂直的高径を維持しつつ，十分なクリアランスを確保するのに有用である（図10-6）．

2）軸面の削除

⑥ 舌側面の中央と近心舌側・遠心舌側の隅角部に，軸面削除のためのガイドグルーブを，歯の長軸に平行になるように付与する．最初は浅い形成にとどめ，過失により遊離エナメル質の鋭

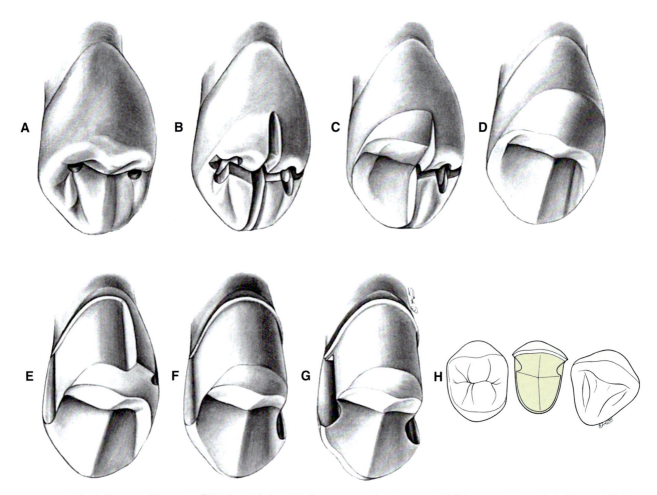

図10-3 上顎小臼歯の4/5冠．A：まず近心窩と遠心窩に深さ約0.8 mmのガイドホールを形成する．B：2つのガイドホールを連結し，中心溝に沿ってガイドグルーブを形成する．全部鋳造冠と同様のガイドグルーブ（図8-8参照）を舌側咬頭にも付与する．頬側咬頭三角隆線のグルーブは，咬頭頂に近づくにつれ浅くなるように形成する．C：咬合面の1/2の削除を完了したところ．ファンクショナルカスプベベルに注意．頬側面の垂直的高径はこの段階では保存されている．D：咬合面の削除を完了したところ．E：設定した装着方向と平行になるように舌側面にガイドグルーブを付与した後，隣接面と舌側面の軸面削除を始める．同時に，なめらかで均一な幅の歯頸部シャンファーマージンを形成する．F：軸面の1/2の削除を適切に終えたら，残りの1/2の削除を始めてよい．G：形成面に垂直になるように隣接面グルーブを付与する．各グルーブの頬側壁にフレアーを形成し，遊離エナメル質が残らないようにする．幅の狭いコントラベベル（逆ベベル）を形成して隣接面のフレアーをつなぐ．線角に丸みをつけて形成を完了する．H：隣在歯との隣接面間クリアランスは，歯頸部付近で確保されていると同時に，咬合面に近い隣接面グルーブの頬側フレアーによっても確保されている．

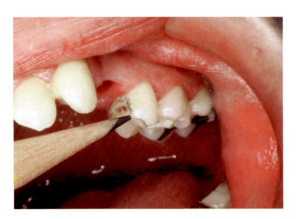

図10-4 形成完了時にマージンとなる位置を滅菌した鉛筆で印記する．

縁をつくらないようにする．

⑦ 部分被覆冠の装着方向はきわめて重要なため，修正ができるうちにガイドグルーブの位置と方向を注意深く評価する．装着方向を頬側に傾斜させてしまう誤りがよくみられる．この誤りは，維持力の低下あるいは金属の過剰な露出，もしくはその両方を引き起こす．各グルーブに歯周プローブを置いて，近遠心面と頬舌側面の2平面で注意深くガイドグルーブの方向を確認する．特に複数の部分被覆冠をブリッジの支台装置として用いる場合，アルジネート印象を採得して速硬性石膏を注ぎ，石膏模型をサベイヤーで分析すると，グルーブの確認が容易に行え

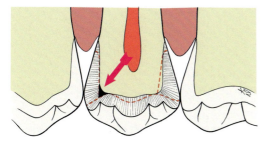

図10-5 一般にみられる誤りとして，辺縁隆線部（矢印）の歯質削除が十分に行われていないことが挙げられる．

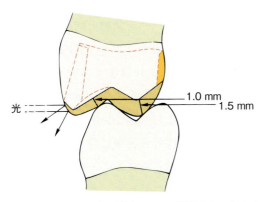

図10-6 部分被覆冠形成の削除において推奨される最小クリアランス．頰側咬頭内斜面にわずかな凹みをつけるように削合することによって，できるかぎり金属を見せずに十分なクリアランスを得ることができる．また，最終修復物で咬頭辺縁の自然なカントゥアが保たれているので，入射光は反射せず修復物が目立ちにくい．

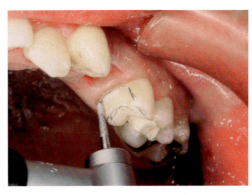

図10-7 先端の丸いダイヤモンドポイントを用いて，隣接面と舌側面の軸面削除を行う．隣接面削除は，頰側のマージンを最終的に設定しようとする位置よりも手前で止める．

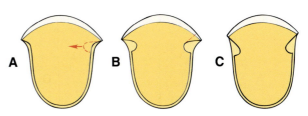

図10-8 A：隣接面の削除を完了したら，形成面に直角になるようにグルーブを付与する．B：窩縁隅角に遊離エナメル質が残っていることに注意．C：隣接面グルーブの頰側壁にフレアーを形成した後では，遊離エナメル質は残っていない．【注意】隣接面を削除するときにどの程度頰側に延長するか（A）によって最終的なマージンの位置（C）が影響を受けることを，あらかじめ考慮しておくことが重要である．

ることが多い．
⑧ ガイドグルーブの方向を確認した後，必要に応じてグルーブ間に残った歯質を削除する（ポイントをなめらかに連続的に動かす）と同時に，歯頸部にシャンファーマージンを形成する（図10-7）．
⑨ ダイヤモンドポイントを隣接面鼓形空隙に移動して隣接面軸壁を削除する（図10-3 E・F）．軸面を適切に削除するためには，隣接面グルーブの正確な位置決めに影響する要素について理解することがきわめて重要である．隣接面グルーブは装着方向に平行に形成する．通常，グルーブの頰側には象牙質によって支持されていない遊離エナメル質が残るので，フレアー形成を行って除去する．最初の軸面削除，グルーブの付与，窩縁隅角の位置の関係を図10-8に示す．窩縁隅角部でフレアーは健全な頰側壁と出合うことになる．部分被覆冠の形成では，金属をなるべく見えないようにする必要があるので，窩縁隅角が特に重要である．マージンが頰側寄りになるほど，金属が見えるようになる．形成をどの程度まで根尖側に延長するかによって，窩縁隅角の最終的な位置が変わるので，歯頸部の形成は細心の注意を要する最重要ポイントである．歯頸部のシャンファーマージンがセメント‐エナメル境に近くなるほど，軸面の歯質削除量は増加する．グルーブの最も深い部分（歯髄側壁）は近遠心的に歯の中央に近くなり，フレアーは妥当な範囲を越えて頰側（唇側）面寄りに延びることになる．隣接面の軸面削除を行う前に，設定しようとする頰側のマージンの位置を滅菌した鉛筆で歯面に印記しておくと参考になる．また，隣接面削除の平面とマージンの印記の交点は，有用な基準点となる（図10-4）．
⑩ 隣接面削除は鉛筆の印記の十分手前で止める．

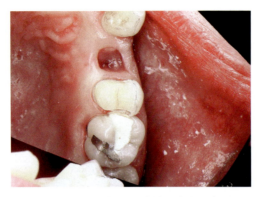

図10-9 遠心隣接面の削除は，接触点を破壊せずに薄いエナメル質の層を残す．グルーブを付与しフレアーを形成すると，隣接面のクリアランスが得られる．

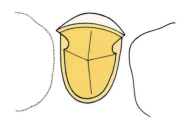

図10-11 両隣接面グルーブの舌側壁と軸壁がなす角度を90°とすることで，修復物の舌側への脱離に抵抗する．グルーブの頬側壁には適切なフレアー形成がなされているので，遊離エナメル質は残っていない．

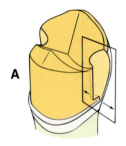 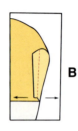

図10-10 バーにテーパーがついているので，隣接面グルーブは咬合面に近いほど深くなる（A）．グルーブの底部は平坦でなめらかでなければならない．隣接面のシャンファーマージンは，グルーブ底部よりもわずかに歯頸側へ延びていることが多い．シャンファーマージンとグルーブ底部の高さがほとんど変わらない場合（B），グルーブに隣接する歯頸部マージンにベベルをつけてもよい．隣接面グルーブの垂直的高径は4mmが推奨される．

通常，接触点のわずかに手前になる（図10-9）．形成されたフランジは舌側軸面の形成面に平行になるはずである．シャンファーマージンは十分歯頸部に近づけて形成し，隣在歯とのクリアランスを少なくとも0.6mm確保する．また，垂直的に少なくとも長さ4mmの隣接面グルーブが確保されるように，軸面を形成する（図10-3 F）．

3）グルーブの付与

隣接面グルーブの形成には，テーパー状タングステンカーバイドバーを用いる．

⑪ 装着方向と平行になるように，隣接面フランジ部にバーを位置づけ，軸面に垂直にグルーブを形成する．グルーブは歯頸側で1mm以上に深くする必要はないが，咬合面側では深くしてもよい（図10-10）．この間，設定した装着方向に平行になるように，バーを正確に保持しなければならない．バーを歯軸方向に傾けてしまうと，対向する隣接面グルーブ間のテーパーが強くなりすぎる．これはよくみられる失敗である．グルーブは以下のような基準を満たしていなければならない（図10-9）．

・歯周プローブか探針を舌側に動かしたときに，グルーブで抵抗が感じられること（図10-11）
・設定した装着方向に対して，グルーブ壁にアンダーカットがないこと
・グルーブ壁は，形成されていない頬側面に向かってフレアー形成されていること（図10-3 G・H）

器具のアクセスが可能であれば，グルーブ形成に使用したバーでフレアー形成を行えることもある（図10-12）が，隣在歯を損傷するリスクを最小限にするために，最後に残った遊離エナメル質の鋭縁を除去するときには，チゼルを用いるほうがよい場合が多い．

4）頬側咬合面のコントラベベル（逆ベベル）

⑫ 頬側咬頭隆線に沿って幅の狭いコントラベベル（逆ベベル）を付与し，近心と遠心のフレアーをつなぐ．コントラベベルの付与にはダイヤモンドポイントかタングステンカーバイドバーを用いる．手用器具を使用してもよい．コントラベベルの主な目的は，遊離エナメル質を除去して，機能時に頬側咬頭先端が欠けるのを防ぐことにある．ミューチュアリープロテクテッドオクルージョンではなくグループファンクションを計画している場合，側方運動時にこの部分で歯の接触が起こるので，ベベルを深くするか，シャンファーマージンや咬合面オフセットを付与する必要がある．ベベルを付与するのは咬頭

10章 部分被覆冠，インレー，アンレーの形成

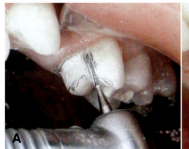
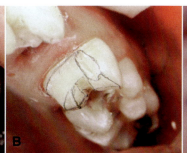
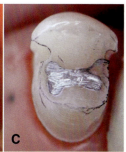

図10-12　A：近心隣接面グルーブの最初の形成．装着方向は歯の舌側面に基づいて設定されているので，タングステンカーバイドバーをこの装着方向に平行に保ってグルーブを形成する．B：最初のフレアー形成で遊離エナメル質のほとんどが除去されている．C：手用器具か回転切削器具を用いて隣接面のフレアーを仕上げ，遊離エナメル質をすべて除去する．

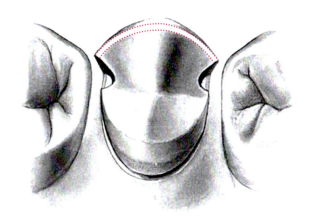

図10-13　咬合面頰側のコントラベベルは咬頭隆線の彎曲内にとどめ，頰側面には延長しない．

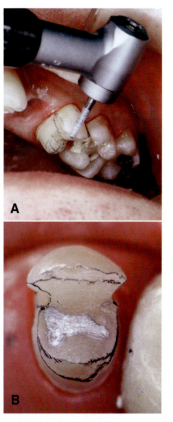

図10-14　近心隣接面と遠心隣接面の両フレアー間に，咬合面頰側のコントラベベルを付与する．低速のハンドピースで，ファイングリットのダイヤモンドポイントを用いる．

頂辺縁の彎曲部分に限定し，頰側壁には延ばさない（図10-13）．これによって，修復物の咬頭隆線が凸面状になり，光が他者の目に反射するのを防ぐ（図10-6）．その結果，修復物が目立ちにくくなり，形成していない頰側のエナメル質の外形が歯の形態として認識される．

5) 仕上げ

⑬　後の作業を容易にするため，グルーブと隣接面との接合部を除いて鋭利な線角をすべて丸める．ファイングリットのダイヤモンドポイントかカーバイドバーを用いて，各形成面がなめらかに移行するようにする（図10-14）．

⑭　アンダーカットが残っていないかどうかに特に注意を払いながら，フレアーを再評価する．アンダーカットが残っていたら必ず除去する．フレアーはなめらかな一面で直線的でなければならない．フレアーと隣在歯との間に十分なクリアランスがあることが必要である．少なくとも0.6mmのクリアランスがあることが望ましい．近心フレアーは，隅角部を越えて延長してはならないが，遠心のマージンは目につきにくいので，アクセスを容易にするために，頰側にわずかに延長してもよい．

❷ 上顎大臼歯の4/5冠

小臼歯の形成の原則は上顎大臼歯にもあてはまる（図10-15，10-16）が，大臼歯では小臼歯よりも

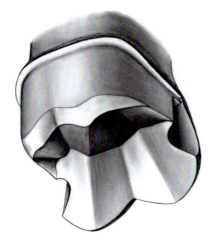

図10-15　上顎大臼歯の4/5冠の形成．咬合面削除は解剖学的形態に従っていることに注意．

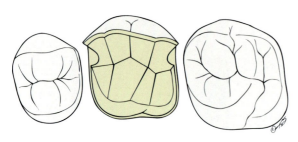

図10-16　上顎第一大臼歯の4/5冠の形成

歯質が多いので，グルーブを付与するときに若干余裕がある．また，大臼歯は歯列弓内で後方に位置するため目立たない．そのため，近心隣接面フレアーを頰側面にまでわずかに延長しても審美性に影響を与えることは少ない．

③ 上顎大臼歯の7/8冠

7/8冠の形成（図10-17）には，4/5冠で覆われる歯面に加えて頰側面の遠心1/2が含まれる．このため，7/8冠の形成を近心から見ると4/5冠の形成に類似しており，遠心から見ると全部鋳造冠の形成に類似している．頰側歯面の近心1/2は削除しないまま残し，4/5冠の形成に用いるのと同様の幅の狭いコントラベベルかシャンファーマージン（前述）を付与して保護する．遠心のグルーブを形成することもあるが，一般的には必要ない．装着方向に平行になるように頰側面中央にグルーブを形成する．このグルーブの遠心側の頰側面を，全部鋳造冠の形成と同様に，2つの平面（歯頸側平面と咬合面側平面）をなすように削除する（8章参照）．歯頸

側平面は装着方向に平行にし，咬合面側平面は形成前の解剖学的形態に平行に形成する．ファンクショナルカスプベベルを付与して修復物に十分な厚みを確保するために，舌側面も2面形成する．

1）咬合面の削除

咬合面の削除を完了した時点で，下顎のあらゆる滑走運動時において十分なクリアランスが得られていなければならない．クリアランスの最小必要量は，4/5冠の形成の場合と同じである．

① 三角隆線の稜，中心溝，発育溝にガイドグルーブを付与する．舌側のファンクショナルカスプベベルの範囲を明確にするために，ガイドグルーブは歯の舌側面まで延長するべきである．近心頰側咬頭の内斜面のガイドグルーブは4/5冠形成の場合と同様になる．遠心頰側咬頭では，非機能咬頭に十分な咬合面クリアランスを与えるために深さ約0.8 mmのガイドグルーブを付与する（図10-17 A）．

② ガイドグルーブ間に残った歯質を除去する．ここでも，近心咬頭内斜面を凹状に形成すると咬頭の垂直的高径が維持されるので，有用であろう．これにより形成完了時には，咬頭嵌合位および下顎のあらゆる滑走運動時において，1.5 mmのクリアランスが確保されているはずである（図10-17 B・C）．

2）軸面の削除

原則として，軸面削除は咬合面削除の後に行う．

③ 舌側壁に3つのガイドグルーブを付与する．設定した装着方向に平行になるように遠心頰側隅角部に4つ目のグルーブを付与する．

④ 舌側面の中央から削除を開始する．近心1/2は4/5冠のように形成し，遠心1/2は全部鋳造冠のように形成する（図10-17 D）．

⑤ 頰側面の削除を近心側に延長し，頰側グルーブの位置まで進める．上顎大臼歯頰側面の咬合面側は比較的平坦であるが，咬合面側1/2ではさらに少し削除する必要があるかもしれない．この削除は形成前の解剖学的形態に従って行われ，舌側のファンクショナルカスプベベルとは異なった角度となる．削除が正しく行われれ

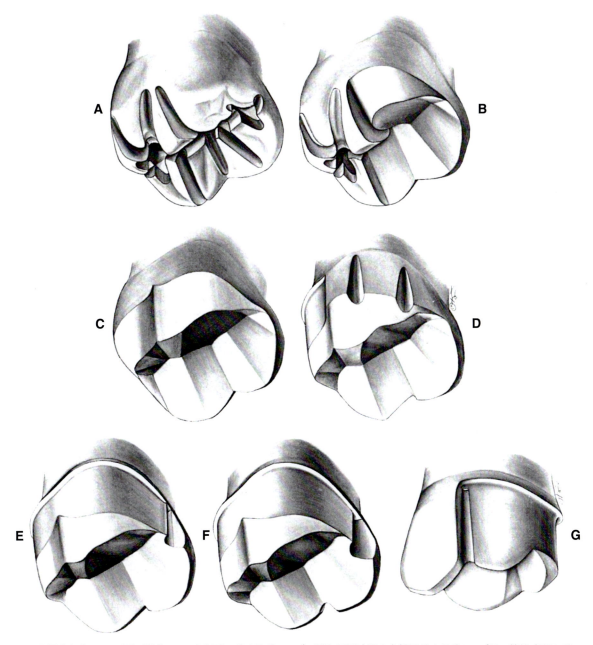

図10-17 上顎大臼歯の7/8冠の形成．A：咬合面のガイドグルーブ．近心頬側咬頭の内斜面ガイドグルーブは，機能咬頭のグルーブと同じである．頬側の三角隆線に付与されたグルーブに注意．遠心のグルーブは咬頭頂まで延ばすが，近心のグルーブは咬頭頂に近づくにつれて浅くなるようにする．B：近心1/2の咬合面削除を完了したところ．形成前の歯の咬合面形態に従って削除されていることに注意．C：咬合面削除の完了．D：遠心1/2の軸面削除を完了したところ．この軸面削除は全部鋳造冠の形成と同様で，舌側面に付与したガイドグルーブに平行にポイントを動かす．E：近心1/2の軸面削除を完了し，隣接面グルーブを付与する．F：頬側グルーブとフレアーをつけた近心グルーブ．近心グルーブのフレアーが1つの平面で，グルーブ最深部から窩縁隅角に延びていることに注意．G：近心のフレアーと頬側グルーブをコントラベベルでつなぐ．頬側グルーブの近心壁は，窩縁隅角90°でなめらかに仕上げ，遊離エナメル質を残さないようにする．

ば，近心から見たときに修復物の遠心1/2が健全な近心頬側咬頭に隠れるようなカントゥアになる．犯しやすい誤りは頬側軸壁部にテーパーをつけすぎることで，その結果，維持力が低下するとともに，頬舌的な抵抗形態が損なわれる．

3) グルーブの付与，フレアー形成，コントラベベル

⑥ 4/5冠の場合と同様に，近心グルーブを形成する（図10-17 E・F）．

⑦ 近心グルーブと平行になるように，また，頬側軸面と直角になるように頬側グルーブを付与する．頬側グルーブのフレアー形成は必要ないこ

とが多い．歯のこの部分の形態は平坦であるため，グルーブ形成後に遊離エナメル質が残らないからである．プローブを近遠心的に動かしたときに，頰側グルーブで抵抗が感じられなければならない．

⑧ 近心頰側咬頭の隆線に沿ったなめらかなコントラベベルで，2つのグルーブをつなぐ（図10-17 G）．コントラベベルは，4/5冠形成の場合と同じ基準を満たしていなければならない．形成完了時には，歯間部に十分なクリアランスが確保されていなければならない（図10-18）．前述の方法に従って，すべての面を仕上げる（図10-19）．

❹ 下顎小臼歯の変法 4/5 冠

下顎では，部分被覆冠（図10-20）は大臼歯よりも小臼歯に適用されることが多い．上顎大臼歯の4/5冠の形成と異なるのは，以下の2点である．

1. 下顎の歯は歯冠長が短いので，維持力の増加が必要となる．形成を頰側面に延長することによって維持力は増加できるが，下顎小臼歯は歯列のなかでやや目立つ位置にあるので，頰側面の近遠心的最大豊隆部から遠心の部分だけに，形成を延長するとよい（図10-21）．
2. 機能咬頭は形成しない軸面（頰側面）に含まれるので，金属に十分な厚みをもたせて強度を確保するために，さらに歯質を削除しなければならないことになる．

1）咬合面の削除

① 舌側咬頭の内斜面に深さ0.8 mmのガイドグルーブを付与し，頰側咬頭の内斜面に深さ1.3 mmのグルーブを付与する（図10-20 A・B）．ここでも，ガイドグルーブは咬合面の基本的な裂溝に沿って付与する．遠心咬頭隆線の遠心部には，ファンクショナルカスプベベルをつけるためにグルーブは1つだけ付与すればよい．

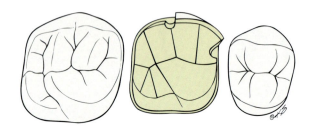

図10-18 7/8冠の形成．十分なクリアランスが確保されていることに注意．この方向から見ると，近心グルーブには相当量のフレアー形成が必要であるのに対して，頰側グルーブではフレアーはほとんど必要ないことがよくわかる．

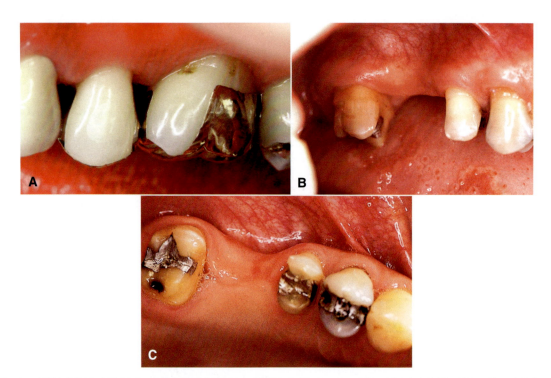

図10-19 A：上顎小臼歯を4/5冠で，上顎大臼歯を7/8冠で修復した例．B・C：ブリッジの支台装置．遠心の第二大臼歯は7/8冠，近心の第二小臼歯は4/5冠の支台装置である．

② ガイドグルーブ間の歯質を除去することによって咬合面を削除する（図 10-20 C）.

2）軸面の削除

③ 設定した装着方向が歯の長軸方向と平行となるように，舌側面にガイドグルーブを付与する.
④ 4/5冠と7/8冠の場合と同様に，近心部分を形成する（図 10-20 D）.
⑤ 全部鋳造冠の場合と同様に，遠心面を削除する．形成は隅角部を越えて頰側面まで延長する．しかし，頰側面の遠心 1/2 の中央を越えて近心側に延長してはならない．シャンファーマージンを歯頸側に延長しすぎると，遠心頰側線角部を不必要に削除することになり，抵抗形態を損なうので，注意が必要である（図 10-20 E）.

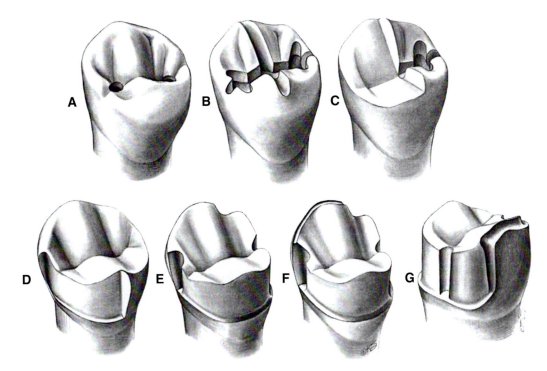

図 10-20　下顎小臼歯変法 4/5 冠の形成．A：近心窩と遠心窩に深さ約 0.8 mm のガイドホールを形成する．B：2つのガイドホールを連結し，中心溝に沿って近心辺縁隆線と遠心辺縁隆線までガイドグルーブを延長する．頰側と舌側の三角隆線にもガイドグルーブを形成し，咬頭頂まで延長する．C：咬合面 1/2 の削除を完了したところ．D：咬合面削除と近心 1/2 の軸面削除を完了したところ．E：軸面削除の完了．隣接面グルーブが付与されている．遠心グルーブは歯の頰舌的中央近くに位置していることに注意．これにより，遠心頰側線角部の歯質量が確保され，抵抗形態が向上する．F：近心グルーブにフレアーを形成し，機能咬頭にシャンファーマージンを付与した．G：頰側面観．機能咬頭に十分な幅のシャンファーマージンが付与されている．遠心頰側歯頸部マージンが，近心に近づくにつれて咬合面方向に向かって傾斜していることに注意．抵抗形態を向上させるために遠心頰側部で形成方法を変更している．このマージン角度の変化により，より保存的な形成ができる．

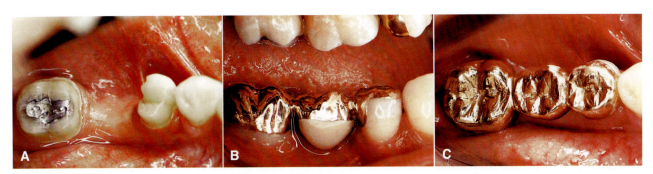

図 10-21　下顎第二小臼歯を変法 4/5 冠で修復した．この 4/5 冠は 3 ユニットブリッジの前方支台装置でもある．遠心頰側の形成変更部分は頰側の遠心 1/4 にとどまっているので，頰側歯面の近遠心的最大豊隆部の陰に隠れて見えない．十分な厚みの金合金が頰側咬頭を保護していることに注意．

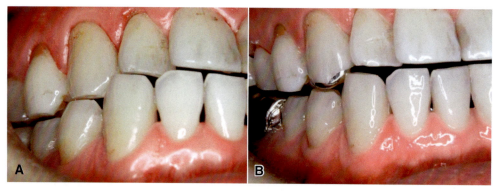

図10-22 A：長年にわたる異常機能活動のために，アンテリアガイダンスが十分に得られなくなっている．B：前歯の部分被覆冠によりアンテリアガイダンスを再確立した．部分被覆冠は陶材焼付鋳造冠に代わる保存的な修復であり，健全な唇側歯質を保存することが可能である．

3) 仕上げ

変法4/5冠では，2本あるいは3本のグルーブを形成する．

⑥ 7/8冠の場合と同様に，近心と頬側にグルーブを形成する（図10-20 F）．さらに遠心にもグルーブを形成する場合もある．一般に4/5冠ではグルーブをできるかぎり長くするために，近心グルーブは隣接面壁の頬側1/3に付与するべきである．遠心頬側線角を残すために，遠心グルーブは遠心壁の中央にやや近づけるように注意しなければならない．

⑦ グルーブと近心フレアーを形成して評価した後に，機能咬頭のヘビーシャンファーマージンを形成し，近心グルーブと頬側グルーブをつなぐ．シャンファーマージンは十分深く形成し，咬合接触領域で1.5mmのクリアランスを確保しなければならない（図10-20 G）．通常の太さかやや太めのダイヤモンドポイントを用いて形成し，グルーブをつなぐことにより合金が"かすがい"として機能し修復物を補強する．よくみられる誤りとして，シャンファーマージンが近心フレアーと交わる部位の削除量が不十分であることが多い．最後にすべての形成面をなめらかに仕上げ，内部線角に丸みをつける．

7 前歯の部分被覆冠の形成

陶材焼付鋳造冠および全部陶材冠の登場により，前歯における部分被覆冠の使用はまれになってきてはいるが，2種類の前歯部分被覆冠（上顎犬歯3/4冠とピンレッジ）の形成は検討に値する（図10-22，10-23）．

上顎犬歯の3/4冠

上顎犬歯の3/4冠（図10-24，10-25）は，あらゆる形成のなかでも最も精密さが要求される形成であろう．他の歯の部分被覆冠の形成と同様，上顎犬歯でも隣接面と舌側面を形成し唇側面は形成しないが，犬歯は他の歯とは形態が異なるために，その形成の難度は高い．グルーブの位置をあらかじめ非常に正確に決定しておかないと，隣接面鼓形空隙部で金属が露出して，審美的に満足できない結果になってしまう（図10-25 A・B）．犬歯は他の歯に比べて隣接面壁が短いので，初めにグルーブを付与した後に大幅な修正はできない．同じように，近遠心面の接触点付近では彎曲の度合が大きいので，フレアー形成後の唇側マージンの位置は著しく影響を受ける．

1) 切縁と舌側面の削除

① 十分な量のエナメル質を削除し，金属の厚みを1mm確保する．切縁ベベルを付与することによって，対合歯と切縁マージンとの接触を防ぐが，切縁の削除量が多くなりすぎないように注意し，唇側面の形態を保存しなければならない．マージンを設定しようとする位置に鉛筆で印記しておくとよい．

② 切端ベベルと舌側面の削除のために，ガイドグルーブを付与する（図10-24 A）．ベベルの角度は歯の形態により異なるが，通常，歯の長軸

10章 部分被覆冠, インレー, アンレーの形成

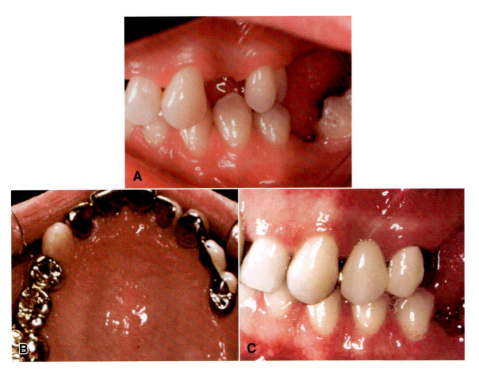

図10-23 A：犬歯と側切歯に齲蝕がなく，歯の厚みが十分にある．前歯の部分被覆冠を適用するための条件がそろっている．B：犬歯を3/4冠で修復し，第一小臼歯を補綴するための3ユニットブリッジの前方支台装置とした．側切歯は変法ピンレッジで修復し，前歯の4ユニットブリッジの支台装置とした．C：金属はごくわずかしか見えず，審美的に満足のいく外観が得られた．

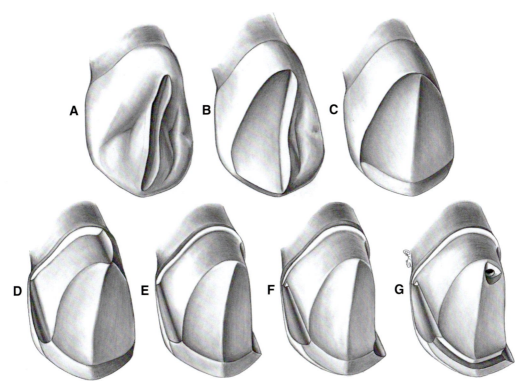

図10-24 上顎犬歯の3/4冠の形成．A：ガイドグルーブを舌側面に付与する．B：舌側面1/2の削除を終えたところ．残りの1/2を削除する前にクリアランスを確認する．C：切縁ベベルを付与して舌側面削除を完了した．垂直的高径はほとんど変化していないことに注意．D：基底結節舌側壁中央にガイドグルーブを付与し，軸面1/2を削除する．装着方向は唇側面の切端側1/3または中央1/3に平行であること，そのため舌側シャンファーマージンがかなり広くなりショルダーマージンに近くなっていることに注意．これにより，基底結節の舌側壁を装着方向と平行にし，隣接面グルーブやピンホールによって補助的な維持を与えることができる．E：軸面削除を完了したところ．装着方向の最終的な修正が必要であれば，グルーブを付与する前のこの段階で行う．F：隣接面グルーブ．近心グルーブにフレアー形成が行われているが，近遠心両側のグルーブが切縁ベベルと交わるところには遊離エナメル質が残っている．G：完成した形成．舌側のピンホールは十分な厚みの象牙質に囲まれている．ピンホールを付与する前に，水平的なレッジ（棚状部）が形成されていることに注意．

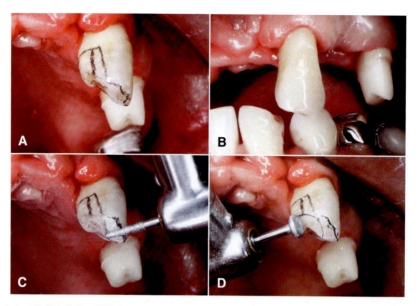

図10-25　A：マージンとなる位置を鉛筆で印記する．B：この段階で，できるかぎりいろいろな角度から予定外形線を注意深く評価する．C：切縁ベベルを形成しているところ．通常は，歯の長軸に対して45°の角度で舌側に傾斜させてベベルを形成する．D：舌側面は，車輪状または蕾状ダイヤモンドポイントを用いて削除する．

に対して約45°の角度にする．

③ 深さを確認した後，蕾状か車輪状のダイヤモンドポイントを用いて，凹状の舌側壁を削除する（図10-24 B，10-25 D）．削除が完了した状態を図10-24 C に示す．

2）軸面の削除とグルーブの付与

軸面削除の前に，修復物の装着方向を正確に決定しなければならない．近遠心的には歯の長軸に平行で，唇舌的には唇側面の中央1/3か切縁側2/3に平行になるのが理想である．これにより，歯の厚みが十分ある位置に，適切な長さの隣接面グルーブを形成することができる．

④ 形成の維持形態と抵抗形態を向上させるために，歯の舌側面ではやや幅広いシャンファーマージンを設定し（図10-24 D），舌側壁の中央にガイドグルーブを付与する．方向を確認したら，他の形成と同様に軸面の削除を行う（図10-26）．形成のこの段階で，犬歯は小臼歯や大臼歯とは異なり，舌側の歯質が少ないことを理解しておかなければならない．形成を完了すると隣接面にフランジができ，隣接面グルーブ形成時のガイドとなる（図10-24 E，10-26 B）．隣接面グルーブの形成方法は，他の部分被覆冠の形成の場合と同様である（図10-27，

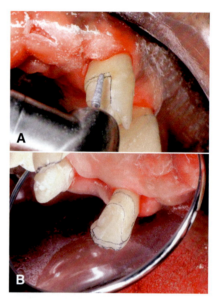

図10-26　A：レギュラーグリットのダイヤモンドポイントを用いて，軸面削除を完了する．ダイヤモンドポイントは近遠心的に歯の長軸に平行になるように位置づける．B：形成を完了すると近遠心にフランジができ，隣接面グルーブ形成時のガイドとなる．

10-28）が，主な違いはグルーブを形成する方向である．グルーブを隣接面壁と直角に付与するので，グルーブの最深部は隣接面削除完了時にできる隣接面フランジよりもわずかに唇側寄りになる．その結果，隣接面フレアーはわずかに唇側面上に延長することになる．犬歯は唇側面から隣接面にかけて大きく彎曲しているため，この延長がいっそう顕著になる（図10-

29）．初めの軸面削除の必要範囲を注意深く判断することが，形成を成功させるための前提条件である（図10-30；図10-24 Fも参照）（図10-31に，必要とされる隣接面間のクリアランスを示す）．

3）切縁オフセットと舌側ピンホール

前歯の部分被覆冠では，修復物の変形を防止するための補強形態が必要となる．臼歯の4/5冠では通常，補強形態を追加する必要はない．頑丈な"波形"の咬合面により剛性が得られているからである．前歯部では，厚い帯状の金属部分をつくって"かすがい"の形状とするために，切端オフセットやグルーブが必要となる．これにより鋳造体の曲げに対する剛性と抵抗形態が追加される．

⑤ 近心と遠心のグルーブをつないでV字形の切縁オフセットとする．これにより，舌側への変位に対する総合的な抵抗形態も改善される．光を透過する唇側のエナメル質を通して金属が見えることのないように，オフセットの唇側に象牙質を十分に保存しなければならない．そのためには，切縁-歯頸部方向の幅（深さ）よりも唇舌的幅をわずかに狭くしてオフセットを形成するとよい．オフセットは切縁の形態に従って付与し，隣接面フレアーへなめらかに移行させさせなければならない．インバーテッドコーンダイヤモンドポイントまたはタングステンカーバイドバーを用いてオフセットを形成する（図10-32）．

⑥ 基底結節部分の中央から若干ずらしたところにピンホールを付与し，形成の維持形態と抵抗形態を向上させる．ピンホールは5段階で形成する．①テーパー状もしくはシリンダー状の径の大きいタングステンカーバイドバーを用いて小さな水平的レッジを形成する．②ラウンドバーを用いてピンホールを付与しようとする位置にわずかな凹みを付与する．③径の小さいツイス

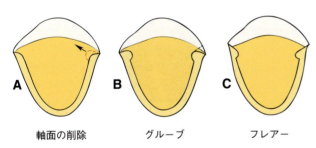

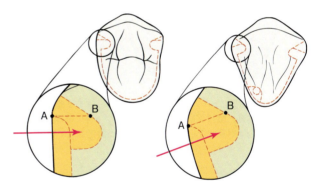

図10-27　A：グルーブは隣接面に直角に形成するので，最深部は軸面削除の終了点よりもやや唇側寄りになる．B：黒い破線は設定予定のフレアーを示す．犬歯は唇側面から隣接面にかけて大きく彎曲しているために，最終的なマージンは，最初に軸面削除を止めたところよりもかなり唇側の位置になることに注意．C：完成したフレアー．

図10-29　小臼歯（左）と犬歯（右）の隣接面フレアーの相違．Aは，最初の隣接面削除が終了した位置を示す．小臼歯の場合と異なり，犬歯にグルーブを付与する際の方向は唇側に向かうので，フレアー形成の出発点（B）は小臼歯に比べて唇側面に近い位置になる．犬歯の隣接面の彎曲度が強いために，初めの軸面削除の終点が唇側寄りになると，最終的なマージンが唇側面に延びて金属が見えやすくなる．

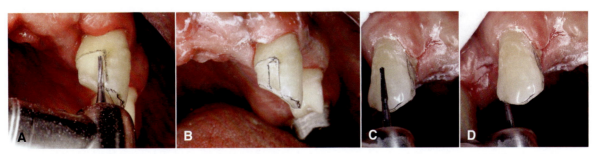

図10-28　A：テーパー状タングステンカーバイドバーを用いて，隣接面グルーブを付与する．B：グルーブの一次形成を完了したところ．C：タングステンカーバイドバーは平行に動かす．D：近心と遠心のグルーブは，厳密に平行に形成しなければならない．

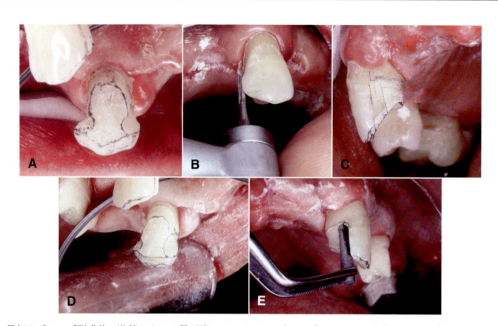

図10-30　A：最初のグルーブ形成後．遊離エナメル質が残っている．B：グルーブのフレアー形成にはタングステンカーバイドバーを用いる．C：フレアーを形成したグルーブ．グルーブの歯頸側付近のマージンがそろっていないことに注意．D：フレアー形成を終えたところ．近心では，グルーブではなくボックスが形成されていることに注意．この修復では，部分床義歯の歯冠内レストを設計しているためにボックス形成としたが，舌側方向への脱離に対する抵抗は十分である．E：専用のマンドレールをボックスに当てがい，ボックスの形態に適合していることを確認する．マンドレールは部分床義歯のメールアタッチメント（パトリックス）と同じ大きさになっている（21章参照）．

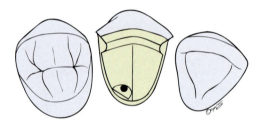

図10-31　完成した3/4冠の形成．隣在歯に対する唇側マージンの位置に注意．隣接面間のクリアランスが十分に確保されており，しかも金属が見えない位置にマージンが設定されている．

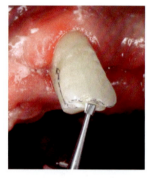

図10-32　インバーテッドコーンダイヤモンドポイントまたはタングステンカーバイドバーを用いて，切縁オフセットを形成する．回転切削器具の唇舌的な傾斜角度に注意．

トドリル*を用いてパイロットホールを形成する（修復物の装着方向に対して，正確に平行にしなければならない）．④テーパー状タングステンカーバイドバーを用いて深さ約2mmのピンホールを付与し，形成を完成させる．⑤径の大きいラウンドバーを用いて，ピンホールとレッジとの移行部にカウンターシンクかベベルを形成する．

完成した形成面（図10-33）にアンダーカットが残っていないかを注意深く評価する．特にフレアーにはアンダーカットが残りやすい．前述のように，すべての形成面はなめらかでなければならない．

8　ピンレッジの形成

ピンレッジ（図10-34）は，単独の修復として用いられることもある（通常，アンテリアガイダンスを再確立する目的で舌側面のみを形成する）が，以前からブリッジの支台装置として（図10-35），または歯周病に罹患した歯を連結固定するために用いられてきた（図10-36）．このような場合，片側または両側の隣接面を形成に含めて連結部とする．維持力と抵抗力は主に，象牙質内に達する深さ2mmのピンによって得られる．他の維持機構と比較

---

*アマルガムを維持するためのネジ付きピンキットに付属したツイストドリルが適している．

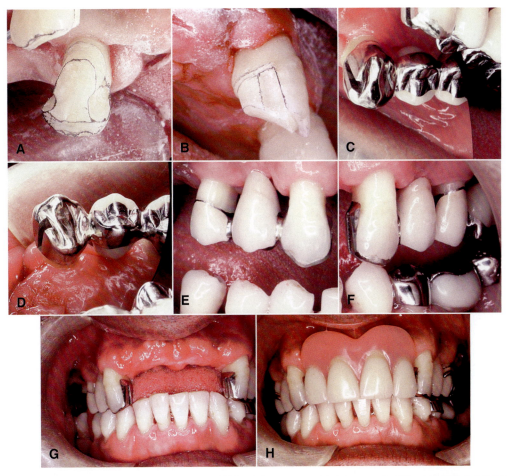

図 10-33　A：上顎犬歯の 3/4 冠の形成が完了した．B：反対側の犬歯．C：3/4 冠が 3 ユニットブリッジの前方支台装置になっている．近心ボックス内には，部分床義歯のための歯冠内フィメールレスト（マトリックス）が組み込まれている（21 章参照）．D：反対側の連結部．歯間鼓形空隙が開放されていることに注意．E〜G：セメント合着されたブリッジの唇側面観．H：完成した部分床義歯．

すると，ピンレッジ形成は最も歯質保存的な方法の 1 つである．

　形成の手順そのものは技術的に困難ではないが，術者があらかじめ十分な計画を立てておくことと，各ステップの重要性を十分に理解することが不可欠である．治療計画時，正確な模型上で診断用の形成をすると非常に役に立つ．装着方向に平行に，複数のピンホールを形成することに不安を覚えるかもしれないが，ある程度練習すればほとんどの術者はフリーハンドで形成することができる（特にテーパー状タングステンカーバイドバーを用いた場合）．複数のピンホールを平行に形成することを困難に感じる術者には，平行形成用ジグが有用である．一般に，ピンレッジはきわめて審美性の高い修復物である．マージンの長さが短く，しかもそのほとんどが歯肉縁上にあるので，治療後のプラークコントロールは容易である．

1 適　応

　歯列に齲蝕が少ない，もしくは存在せず，崩壊のない前歯がピンレッジの適応となるが，小さな隣接面齲蝕がある場合も適用できる．切端に沿ってごくわずかに金属が見えることもあるが，患者の審美的要求が高い場合，唇側の歯面は削除せずに残せるという利点がある．球根状にふくらんだ歯は，歯間隣接面に多量の遊離エナメル質を生じるので 3/4 冠には適さないが，ピンレッジ形成は可能である．上顎前歯舌側の凹面形態をピンレッジ修復によって変えることにより（図 10-22），アンテリアガイダンスを望みどおりに確立もしくは再確立することができる．

Part II 臨床術式：Section 1

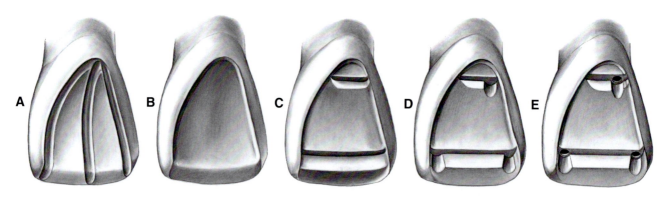

図 10-34　上顎中切歯のピンレッジ形成．A：舌側面削除のためのガイドグルーブ．B：舌側面削除が完了し，切端ベベルを付与する．C：切端側レッジと歯頸側レッジを形成する．D：インデンテーション（ピンホールを形成するための舌側面の削り込み）を付与したところ．レッジ同士の間隔と歯髄との距離関係に注意．ピンホールはすべて健全象牙質内に形成する．E：深さ2mmのピンホールを形成する．レッジとピンホールとの移行部にカウンターシンクが付与されている．

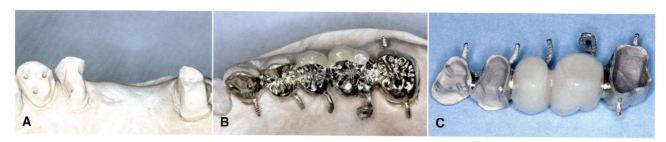

図 10-35　A：5ユニットブリッジのための支台歯形成．犬歯のピンレッジと第一小臼歯の部分被覆冠を前方支台装置，第二大臼歯の全部鋳造冠を後方支台装置としている．B：作業模型上のブリッジ．C：5ユニットブリッジ．ピンレッジ，部分被覆冠，2本の陶材焼付鋳造ポンティック，1本の全部鋳造冠で構成されている．

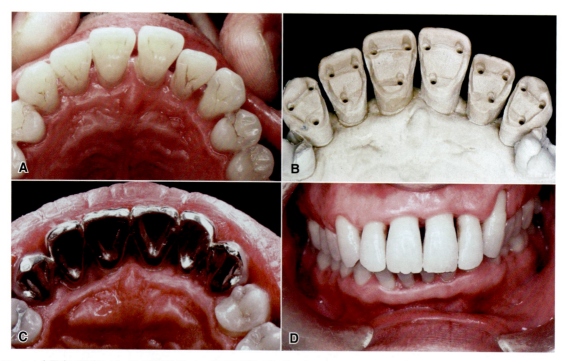

図 10-36　A：歯周病に罹患しているが齲蝕がなく，唇舌的幅径が十分にある歯は，ピンレッジ維持の固定性スプリントに非常に適している．B：作業模型．C：6個の鋳造体を鑞付けしたピンレッジスプリントを装着したところ．D：金属はほとんど見えない．ピンレッジ形成により，6前歯すべての唇側エナメル質を削除せずに保存することができた．

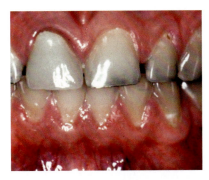

図10-37　切歯が唇舌的に薄く，鋳造体の唇側に十分な量の象牙質が残らない場合，ピンレッジ修復では審美的な問題が起こる．

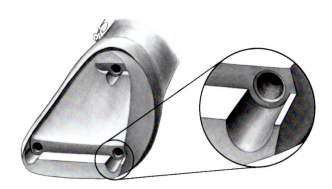

図10-38　隣接面スライスを伴うピンレッジ形成．スライスによって，ブリッジの連結部のための金属の厚みが確保される．スライスと隣接するピンホールの間に歯質が十分残っていることが重要である．ピンホールとレッジとの移行部に，ベベルまたはカウンターシンクが付与されていることに注意．

❷ 禁　忌

　口腔衛生状態が不良である患者や高度齲蝕罹患患者には，いかなる鋳造修復も適さない．一般に歯髄腔の大きい若年患者には，レジン接着性の固定性補綴装置（26章参照）を用いたほうがよい．唇舌的に薄い歯には，適切な大きさ，長さのピンホールの形成は不可能であることが多い（図10-37）．ピンレッジは失活歯には禁忌である．また，予定している固定性補綴物に設定された装着方向と支台歯の植立方向が一致しない場合も禁忌である．形成する面が少ないので，ピンレッジは形成量の多い他の形成方法に比べて維持力は小さい．そのため，維持力を最大限に求める必要がある場合には用いるべきではない．

❸ 上顎中切歯のピンレッジ

　ピンレッジ形成の3種類の設計をまとめて紹介する．歯の舌側面のみを含む通常のピンレッジ（図10-34），隣接面スライスを伴うピンレッジ（図10-38），隣接面グルーブを伴うピンレッジ（図10-39 A）の3種類である．後者の2種類は，いずれもブリッジの支台装置として用いることができる．どれを選択するかは，主として歯の形態と齲蝕の有無により決定する．隣接面の豊隆が少ない歯は，隣接面スライスを伴う形成がうまくいくことが多い．小さな齲蝕がある歯は，隣接面グルーブを伴う形成が適していることが多い．まず，隣接面スライスを伴うピンレッジ形成について述べる．

1）設　計

①　歯に形成の外形線を描く（図10-40）．切端の最も高い部（ハイトオブカントゥア）に沿って線を描き，連結に必要な領域を含めるために隣接面にも線を描く．辺縁隆線の最高部に近接して舌側シャンファーマージンを設定する．歯頸部マージンは基底結節の最大豊隆部に位置するが，隣接面の形成に移行させるために必要であれば，後でさらに歯頸部寄りに下げてもよい．

2）隣接面の削除

②　テーパー状ダイヤモンドポイントを用いて，隣接面スライスを形成する．ダイヤモンドポイントは装着方向に平行に保つか，わずかに舌側に傾斜させる．この手順の主な目的は，十分な削除により連結部の金属の厚みを確保することにある．隣接面削除は接触点領域を含むが，削除を唇側に延長しすぎると歯の外形を変えてしまうので，注意しなければならない．審美的な理由により，削除を唇側面にまで拡大してはならない．

3）切端と舌側面の削除

③　ダイヤモンドポイントを舌側に向けてわずかに傾け，切端ベベルを形成する．ベベルは，切端の隆線の最も高い部（ハイトオブカントゥア）に鉛筆で印記した線をちょうど越えたところまで延ばすが，金属をなるべく見えなくするために切端の彎曲内にとどめなければならない．十分なクリアランスを確保し，金属と歯質の境界上ではなく金属上に機能時の接触が得られるようにする．金属の厚みは1mmが望ましい．

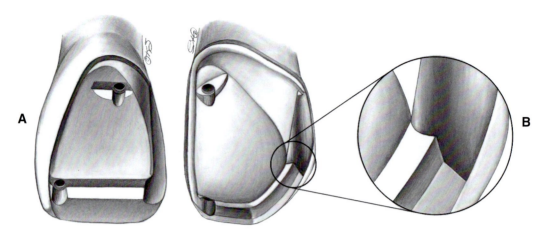

図10-39　A：隣接面グルーブを伴う変法ピンレッジ形成．グルーブの設定方向は，ピンホールおよび軸面の形成方向に一致している．B：上顎犬歯での形成．3/4冠との類似点が2つあり，1つは舌側にヘビーシャンファーマージンが形成されていること，もう1つは補強のために金属量を確保する目的で切端オフセットを隣接面グルーブに移行させていることである（拡大図を参照）．

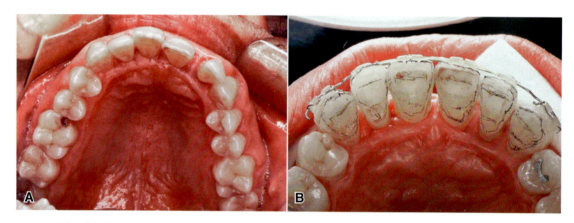

図10-40　A：6前歯は歯周病に罹患しており歯列不正もあるが，齲蝕はなく，ピンレッジ形成に非常に適している．B：矯正治療により整えた歯列に形成の外形線を描いたところ．

④ 他の前歯の形成と同様に，ガイドグルーブを付与してから，蕾状か車輪状のダイヤモンドポイントを用いて舌側面削除を行う．咬頭嵌合位において1mmのクリアランスを確保する必要がある．舌側の辺縁隆線に沿って削除を進め，歯頸側にシャンファー形態を付与し，隣接面削除と連続させる．形成の次の段階を容易にするため，切端側1/3の歯質をできるかぎり維持するように注意しなければならない．

⑤ レッジとピンホールを形成する前に，ファイングリットのダイヤモンドポイントとフィニッシングストーンを用いて，切端と舌側の削除面をなめらかにする．

4) レッジとインデンテーション

削除した舌側面を横断するように2つのレッジを形成する．これによって，金属が厚くなり修復物の強度を高めることができる．レッジを形成しなければ，修復物は薄い層状の金属だけで構成されることになり，十分な強度が得られない．

レッジは舌側から見て切端と平行になるように，また切端側から見てレッジ同士が平行になるように形成する．レッジのうち，ピンホールを形成する位置は幅を広げて，十分な大きさのインデンテーションを付与する．レッジの切端‐歯頸方向での位置は，歯髄腔の形態と歯質の厚みに応じて決定する（図10-41）．切端側レッジは切端から2～2.5mm歯頸部寄りのところ，すなわち形成全体の高さの切端側1/4の位置に形成する．歯頸側レッジは形成の歯頸側1/8のところで，基底結節の最も高い部分に形成する．

10章 部分被覆冠，インレー，アンレーの形成

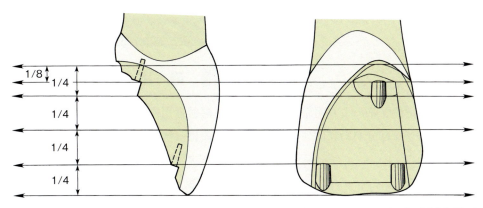

図10-41　隣接面および舌側面から見た歯冠の高さに対するレッジの位置．切端側レッジは，レッジの床が形成歯冠の切端側1/4に位置するように設定する．歯頸側レッジは，レッジの床が歯頸側1/8に位置するように設定する．装着方向が唇側面の切端側2/3に平行であることに注意．露髄を防ぐために，歯頸側のピンホールは近心または遠心に適度にずらして形成する．

⑥ シリンダー状のタングステンカーバイドバーで2つのレッジを形成する．推奨される最小のレッジ幅は0.7mmである．レッジを形成しようとする舌側面の位置に線を描くとよい．レッジの設計は，修復物の装着方向と一致しなければならない．装着方向は，歯の唇側面の切端側2/3の部分と平行である．

⑦ ピンホール形成時の露髄を防ぐために，歯頸側レッジでは中心からわずかに外れた位置に，切端側レッジでは左右両側にインデンテーションを付与する．ピンホールと歯髄の間にできるかぎり多くの象牙質を残すために，切端側インデンテーションの間隔はできるだけ広くする．ピンホールは歯髄からなるべく離さなければならないが，完成したピンホールは健全な象牙質で囲まれている必要があるので，ピンホールを極端に辺縁寄りに形成することはできない．ピンホールと歯髄の推奨される位置関係を図10-42に示す．通常，インデンテーションは近心および遠心の辺縁隆線内で，歯の外形線よりも約1.5mm内側に位置することになる．同じタングステンカーバイドバーを用いてインデンテーションを形成してもよい．インデンテーションが完成すると半円筒に近い形となるはずである．インデンテーションについても方向は設定した装着方向に平行であり，床面はなめらかで，レッジの床部と連続していなければならない．インデンテーションとレッジを合わせると，平坦部は頰舌的に1.0～1.2mmの幅になる．

5）ピンホールの形成

⑧ 径の小さいラウンドバーかツイストドリルを用いてパイロットチャネルを形成する．浅い凹みを付与することにより，ピンホール形成用のバーが滑るのを防ぐ．完成したピンホールの深さは少なくとも2mmは必要だが，3mmを超えてはならない．パイロットチャネルの位置と方向が良好であれば，テーパー状タングステンカーバイドバーを用いて適切な深さと幅に形成する．この段階では若干の方向修正が可能である．経験の少ない術者は，バーの正しい方向を決めるのに時間がかかるかもしれないが，ピンホールの設計と位置は，レッジとインデンテーションの付与によってすでに決定されている．したがって，バーの位置を確認し最低限必要な深さのピンホールを付与することだけに注意を払うべきである．術者によっては，形成を終えたピンホールに別のバーを挿入して，次のピンホール形成時のガイドとすることがあるが，誤飲・誤嚥防止の注意が必要である．また，複数のピンホールの形成を同時に進め，それぞれを少しずつ深くしていく方法も有用である．ピンホールの形成をしながら方向を確認することができる．

⑨ ピンホールの最大径よりもやや大きいラウンドバーを用いて，ピンホールとインデンテーション

との境にベベルを付与する（図10-43）．必要とされる隣接面間のクリアランスを図10-44に示す．

⑩ 形成面がすべてなめらかであることを確認したうえで，マージンを評価する．より明確に輪郭を付与することが必要な部分があれば，修正を加える（図10-45）．

2. インレーとアンレー

1 適 応

齲蝕罹患率の低い患者で，十分な象牙質支持のある歯に，隣接面に及ぶ小さな修復物を必要とする場合，アマルガムの代わりにインレーを用いることができる．インレーは鋳造修復物としては作製が容易であり，各工程を注意深く行えば耐久性も高い．アンレーは，損傷した咬合面を鋳造物で最も保存的に修復する方法である．極度に咬耗した歯列で，咬耗

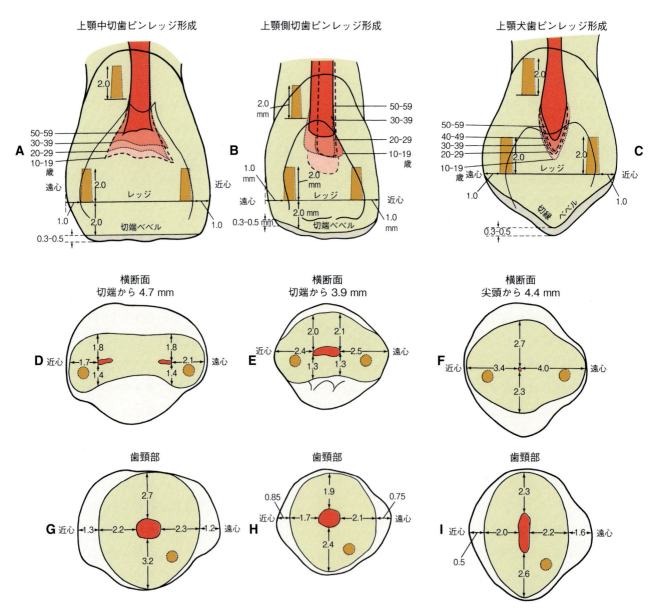

図10-42 ピンホールの位置と歯髄腔との関係．A・B・C：舌側面観．D・E・F：切端側ピンホールの位置での横断面．G・H・I：歯頸側ピンホールの位置での横断面．破線は，各年齢層における歯髄腔の平均的な大きさを示す．（大橋康良：Research related to anterior abutment teeth of fixed partial denture. 歯科学報 68：726, 1968. のデータより引用）

以外の損傷がほとんどない場合の修復や，MODアマルガム修復のやり直しで十分な歯質が残っており，維持形態と抵抗形態が得られる場合には，アンレーを考慮するべきである．

2 禁忌

インレーとアンレーは，歯冠内の維持力（くさび効果）に依存するので，抵抗形態と維持形態を付与するのに十分な歯質がなければ禁忌である．MODインレーは咬頭破折のリスクを増大させることがあるので一般的には勧められない．齲蝕やすでに口腔内に存在する修復物が頬側や舌側の線角を越えて広がっている場合，ピンを用いて維持と抵抗を補強しないかぎり，大きなアンレーは禁忌である．

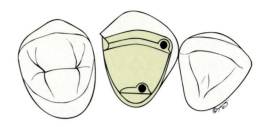

図10-44 隣接面にグルーブを付与した変法ピンレッジ形成．隣接面のフレアー形成により，隣接面間に十分なクリアランスが得られている．

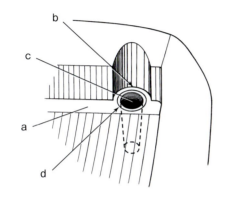
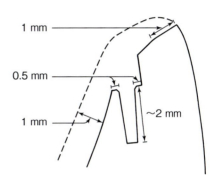

図10-43 レッジ，インデンテーション，ピンホールの関係に注意．右の唇舌的断面図に推奨される寸法を示す．a：レッジ，b：インデンテーション，c：ピンホール，d：カウンターシンク．

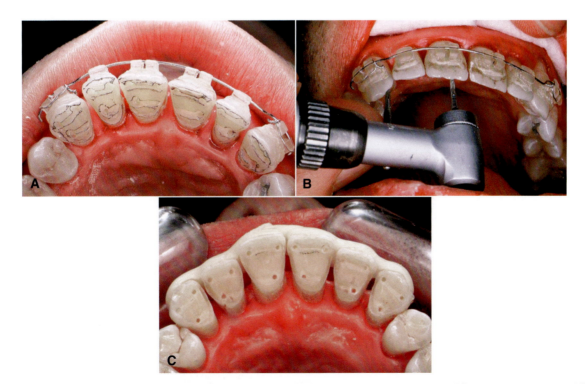

図10-45 A：レッジとインデンテーションを形成したところ．B：低速ハンドピースでピンホールを形成する．C：ピンレッジ形成を完了したところ．印象採得のために，ブラケット上にユーティリティワックスを置いている．

3 長　所

金合金鋳造のインレーとアンレーは優れた機械的特性のために，きわめて耐用期間の長い修復物になりうる．クリープ率が低く耐蝕性が高いので，インレーやアンレーのマージンは正確に鋳造・研磨されていれば，劣化することはない．腐蝕が起こらないのは審美的な利点になりうる．アマルガムでは歯が変色することがあるが，金合金では変色は起こらない．インレーやアマルガムと異なり，アンレーは咬頭を被覆することができるので歯の破折のリスクは少なくなる．

4 短　所

小さな齲蝕病変の修復では，インレーはあまり保存的な修復ではない．隣接面に最小限拡大した後に，窩洞形成のアンダーカットをなくして印象採得ができるように，さらに歯質を削除する必要があるからである．この形成拡大によって金属が見えやすくなり，またマージンが歯肉縁に接近することもある．このことは歯周組織の健康にとって望ましいことではない．インレーは歯を取り囲まないので，抵抗形態と維持形態は頰側咬頭と舌側咬頭の歯質量に依存している．咬合力が大きい場合には，インレーのくさび効果により咬頭破折の懸念がある．

5 形　成

使用器材

通常，インレーやアンレーの形成にはタングステンカーバイドバーを用いる（図10-46）が，代わりにダイヤモンドポイントを用いてもよい．
・テーパー状タングステンカーバイドバー
・ラウンド状のタングステンカーバイドバー
・シリンダー状のタングステンカーバイドバー
・フィニッシングストーン
・ミラー
・探針と歯周プローブ
・チゼル
・ハチェット

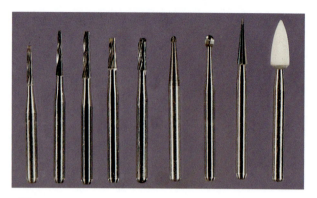

図10-46　インレーとアンレーの形成に必要な回転切削器具

・歯肉マージントリマー
・エキスカベーター
・高速および低速のハンドピース
・咬合紙

6 MOインレー，DOインレーの形成

MOもしくはDOインレーの形成は，以下の手順に従って行う（図10-47）．

1 咬合分析

① 咬合接触関係を注意深く評価し，咬合紙を用いて印記する．金合金とエナメル質との境界に損傷を与える応力が加わらないように，修復物のマージンを中心咬合接触点から離して（≧1.0 mm）設定する．

② ラバーダムを装着する．歯冠形成および齲蝕歯質除去に際しては，術野の明視と水分コントロールが重要であるため，ラバーダムの使用が強く推奨される．

2 外　形

③ 径の小さいラウンドバーかテーパー状タングステンカーバイドバーをインレーの装着方向に合わせて保持し，ちょうど象牙質に達する深さ（通常，約1.8 mm）まで中心溝部に穿孔する．一般に，この方向は頰側咬頭と舌側咬頭を結ぶ仮想の直線と垂直であり，咬合平面に対して必ずしも垂直にならない．たとえば，下顎小臼歯では舌側に傾斜する．

④ テーパー状タングステンカーバイドバーを用い

10章 部分被覆冠，インレー，アンレーの形成

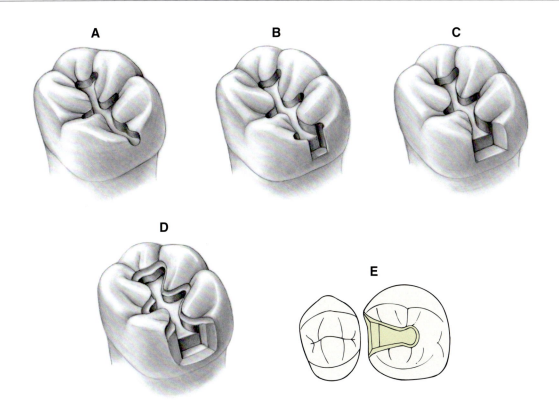

図10-47 MOインレーの形成．A：中心溝に沿って咬合面の外形を形成し，隣接面まで延ばす．B：齲蝕病変部を除去しながら，辺縁隆線直下を削除し，形成を歯肉側に拡大する．C：遊離エナメル質を除去し，隣接面ボックスの壁面を形成する．手用器具を用いると容易である．D：咬合面ベベルやシャンファーマージンを付与して，形成が完了する．E：形成完了（咬合面観）．

て，中心溝に沿って咬合面外形を延長する．バーを装着方向に保持し，同じ深さ（ちょうど象牙質に入ったところ）に保つ．頰舌側方向の拡大は最小限に抑え，頰側咬頭と舌側咬頭の歯質を保存する．咬合面に小さな鳩尾形態かピンホールを付与して，隣接面方向への変位に対する抵抗を得る．外形線が咬合接触点上に位置しないようにする．

⑤ 辺縁隆線部を削除して外形を隣接面方向に拡大するが，隆線の最も高い部（ハイトオブカントゥア）で止める（図10-48 A）．

⑥ 齲蝕病変よりも歯頸側にバーを進めた後，頰舌側方向に拡大する．このときバーを正確に装着方向に保持するように注意する．バーと隣在歯との間に，エナメル質の薄い層を残すようにする（図10-48 B）．これにより，隣在歯の偶発的な損傷を防ぐ．形成前の元の隣接面と平行にバーを動かし，歯間部の形成（ボックス）内に陥凹した軸壁をつくり出す．対向する頰側・舌側壁により大きな維持力が得られるので，この段階でバーを傾けないように最大限の注意を払わなければならない．バーは終始，装着方向に保つ．ボックスの歯肉側底部の近遠心的幅径を約1.0 mmとする．この段階での歯頸側，舌側，頰側方向への拡大は，接触点領域をちょうど越えたところまでであれば正しい．完成したインレー形成では，印象採得を行うために少なくとも0.6 mmの隣接面間クリアランスが必要であるが，隣接面フレアーと歯肉側ベベルによってある程度のクリアランスは得られる．この時点で，咬合面外形線と隣接面ボックス間の鋭い線角に丸みをつける（図10-48 C）．

❸ 齲蝕歯質の除去

⑦ 隣接面ボックスの形成で取り除けなかった齲蝕歯質がないかを診査し，あればエキスカベーターか低速のハンドピースにつけたラウンドバーを用いて除去する．

⑧ 齲蝕歯質を除去した部分を修復するために，軸壁や歯髄側の陥凹部にセメントを置く．必要で

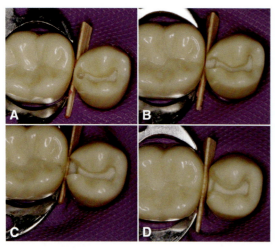

図 10-48　下顎小臼歯の OD インレーの形成．A：咬合面の外形．B：隣接面ボックスの形成を始めたところ．C：隣接面ボックスを拡大して接触点を除去した．D：形成完了．（提供：Dr. H. Bowman）

あれば頬側または舌側に形成を拡大してもよいが，インレーは広範囲の齲蝕の修復に適さないことと，線角部を越えれば維持形態と抵抗形態が相当失われることを心にとめておかなければならない．

④ 軸壁-歯肉側壁グルーブとベベルの付与

⑨ 隣接面ボックス底部の軸壁と歯肉側壁の境界部に，小さい明確なグルーブを形成して抵抗形態を強化するとともに，ワックスパターンが操作中に変形するのを防ぐ．アンダーカットをつくらないようにするため，軸壁に歯肉マージントリマーを接触させて保持すると，形成しやすい．

⑩ 細いテーパー状タングステンカーバイドバーかファイングリットのダイヤモンドポイントを用いて，45°の歯肉側マージンベベルを付与する．隣在歯の隣接面の歯肉側 1/3 と平行に回転切削器具を保つことによって，方向を正しく位置づけることができる．器具を装着方向に対して頬側または舌側に傾けてはならない．器具が傾くと，ボックスの隅にアンダーカットをつくってしまう．これは，インレー形成でよくみられる誤りである．

⑪ テーパー状バーを装着方向に位置づけ，頬側壁と舌側壁に隣接面ベベルを形成する．隣接面ベ

ベルと歯肉側ベベルは，なめらかに移行していなければならない．

⑫ 咬合面ベベルを付与してマージンの適合を向上させ，修復物の仕上げをしやすくする．咬頭傾斜が大きいときは，従来の直線的なベベルではマージン部の合金が薄くなり，強度と耐久性に問題が生じる．通常，凹状のベベルかシャンファーマージンを付与することが多い．ラウンドバーかフィニッシングストーンを用いると形成しやすい．

⑬ 最終段階として，マージン部に特に注意を払いながら必要に応じて形成面をなめらかに仕上げる（図 10-48 D）．

7　MOD アンレーの形成

アンレー形成（図 10-49）の咬合面外形と隣接面ボックスは，インレーの場合と同様である．さらに必要となる工程として，咬合面削除と機能咬頭のレッジがある．

① 外　形

① エナメル-象牙境をちょうど越えたところ（深さ約 1.8 mm）までテーパー状タングステンカーバイドバーで咬合面の外形を形成する．中心溝に沿って拡大し，深い頬側溝または舌側溝があれば形成に含める．アマルガム修復がされている場合は，この段階で除去する（図 10-50 A）．

② 外形線を近心および遠心方向に辺縁隆線の最高豊隆部まで拡大する．インレーの場合と同様に MOD アンレーのボックス形成を行う．歯頸側にバーを進めた後，頬舌側方向に拡大する．バーは終始，装着方向に正確に保持する．隣接面に薄いエナメル質を1層残した状態でバーを動かすようにすると，隣在歯への損傷を防ぐことができる（図 10-50 B）．歯肉側，頬側，舌側への正しい形成拡大範囲は通常，隣在歯との接触点領域によって決定される．印象採得のためには，少なくとも 0.6 mm のクリアランスが必要である．すでに存在する修復物や齲蝕のため

10章　部分被覆冠，インレー，アンレーの形成

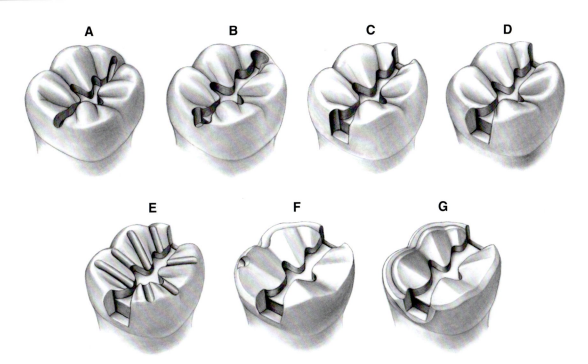

図10-49　MODアンレーの形成．A：中心溝に沿って咬合面外形を形成する．B：辺縁隆線下を削除する．C・D：隣接面ボックスを仕上げる．接触点領域をちょうど越えたところまで拡大する．E：咬合面削除のためのガイドグルーブを付与する．非機能咬頭では深さ0.8mm，機能咬頭では深さ1.3mmとする．F：頬側のファンクショナルカスプベベルを付与して咬合面削除を完了する．頬側のショルダーマージンは，歯髄底とほぼ同じレベルで形成する．G：ベベルを連結して形成が完了する．頬側ショルダーマージンのベベルがボックスの隣接面ベベルへとなめらかに移行する．わずかなコントラベベルを舌側窩縁上に付与する．

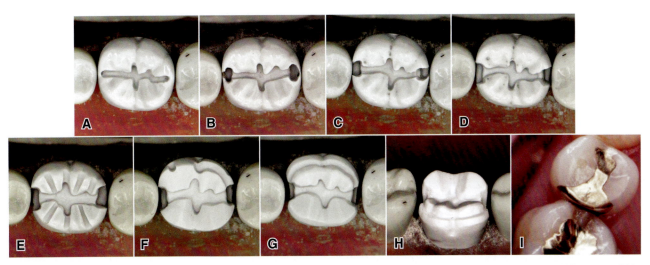

図10-50　下顎大臼歯のMODアンレーの形成．A：形成の外形．B：隣接面ボックスを拡大し，接触点を削除する．C：遊離エナメル質を手用器具で除去する．D：隣接面ボックスを拡大し，窩縁隅角90°とする．E：咬合面削除のためのガイドグルーブ．F：機能咬頭にレッジを付与する（遠心1/2）．G・H：形成完了．I：66年間にわたり機能した2歯面の内側性鋳造修復物．（A～Hの提供：Dr. H. Bowman）

に，適正な大きさを越えてボックスを拡大しなければならないこともあるが，隅角部を越えてボックスを拡大する必要がある場合は，ほとんど抵抗形態のない形成になるので，全部鋳造冠のような別の修復を考慮するべきである．ボックス形成は，アンレー作製で鍵となるステップである（図10-50 C・D）．テーパー状バーを常に設定した装着方向に正確に保持しなければならない．バーを傾けすぎることがよくあるが，これはバーを速く動かそうとしていることが原因であることが多い．バーを傾けてしまうと，形成の修正は困難である．

③ 咬合面外形線と隣接面ボックス間の鋭い線角に丸みをつける．

2 齲蝕歯質の除去

④ 残った齲蝕歯質があれば，エキスカベーターか低速のハンドピースにつけたラウンドバーを用いて除去する．

⑤ 齲蝕歯質を除去した部分にセメントを置く．維持力と抵抗力を得るために，十分な量の健全な象牙質が軸壁に残っていることを確認する必要がある．

3 咬合面削除

⑥ 機能咬頭にガイドグルーブを付与する．咬頭頂にさらにクリアランスを与えるために，バーを最終修復物の咬頭傾斜よりも水平方向に傾けなければならない．グルーブは深さ1.3 mmとし，0.2 mmを仕上げ分とする（図10-50 E）．

⑦ 非機能咬頭に深さ0.8 mmのグルーブを付与する．バーは咬頭傾斜に平行にする．すべてのガイドグルーブに共通することだが，形成前に歯が良好な咬合関係にあったことが前提である．咬合関係が良好でない場合は，診断用ワックスアップから真空成型して作製したマトリックスをガイドとして用いることが推奨される．

⑧ 元の解剖学的形態のおおまかなカントゥアを維持しながら，グルーブを連結して咬合面を削除する．

⑨ シリンダー状タングステンカーバイドバーを用いて，1.0 mmの機能咬頭レッジを形成する（図10-50 F）．これにより，応力の加わる部位に修復物の厚みを与えて機能時の変形を防ぐ．レッジは，中心咬合接触点よりも約1 mm根尖側寄りに付与する．レッジは隣接面ボックスへも拡大するが，ボックスの抵抗形態が失われてはいけないので，根尖側に寄りすぎないようにする．

⑩ 鋭い線角があれば（特にレッジと咬合面との境界部）丸みをつける．

⑪ 患者にソフトワックスを咬ませて厚みをゲージで測定し，咬合面削除が十分かどうかを確認する．

4 マージンの付与

⑫ すべてのマージンに，なめらかで連続的なベベルを付与する．歯肉側ベベルはインレーの場合と同様に，小径のタングステンカーバイドバーかダイヤモンドポイントを装着方向と45°の角度に，または隣在歯のカントゥアとおおむね平行に保持しながら付与する．装着方向に回転切削器具を保持して頰側ベベルと舌側ベベルを付与し，歯肉側ベベルとなめらかに移行させる．

⑬ 非機能咬頭と機能咬頭にベベルを付与する．マージン部でさらに厚みが必要な部位では，直線的なベベルではなくシャンファーマージンを付与する．先端の丸いダイヤモンドポイントを用いる．

⑭ すべての滑走運動時での咬合面クリアランスを再確認し，形成面のなめらかさを評価して形成を完成させる（図10-50 G・H）．

66年にわたり機能しているインレー修復を図10-50 Iに示す．

Study Questions

1 部分被覆冠の適応，禁忌を挙げよ．
2 部分被覆冠の長所，短所について述べよ．
3 部分被覆冠の形成に推奨される器材を挙げよ．また，上顎小臼歯の形成手順を述べよ．
4 部分被覆冠の形成手順において必ず守るべき原則とは何か？
5 インレー，アンレーの適応，禁忌を挙げよ．
6 インレー，アンレーの長所，短所について述べよ．
7 インレー，アンレーの形成に推奨される器材を挙げよ．また，下顎大臼歯の形成手順について述べよ．
8 インレー，アンレーの形成手順において必ず守るべき原則とは何か？ また，それはなぜか？

まとめ：部分被覆冠

適応	禁忌	長所	短所
臼歯部 ・臨床歯冠長が平均以上で骨植堅固である ・頰側面に齲蝕がみられずカントゥア修正の必要がなく，健全歯質により十分に支持されている ・歯の長軸に沿って固定性補綴物の装着方向を設定できる	・短い歯 ・齲蝕指数が高い ・崩壊が大きい ・歯列不正 ・球根状の歯 ・薄い歯	・歯質を保存できる ・マージン部へのアクセスが容易である ・全部鋳造冠に比べて歯肉に影響を与えにくい ・セメントが溢出しやすく，浮き上がりなく装着できる ・浮き上がりなく装着できたかどうかの確認がしやすい ・電気歯髄診断が可能である	・全部鋳造冠に比べて維持力が劣る ・装着方向の調整に限度がある ・金属が若干見える

形成手順	推奨器材	原則
・咬合面削除のためのガイドグルーブの付与	・テーパー状タングステンカーバイドフィッシャーバーまたは先端の丸いテーパー状ダイヤモンドポイント	・非機能咬頭のクリアランスは0.8 mm，機能咬頭では1.3 mm
・咬合面削除	・先端の丸いダイヤモンドポイント	・非機能咬頭のクリアランスは1 mm，機能咬頭では1.5 mm
・軸面削除のためのガイドグルーブの付与	・先端の丸いダイヤモンドポイント	・シャンファーマージンの深さは0.5 mm（ダイヤモンドポイントの先端の幅の1/2を超えない）
・軸面削除	・先端の丸いダイヤモンドポイント	・歯の長軸と平行に軸面削除を行う
・シャンファーマージンの仕上げ	・径が太く先端の丸いダイヤモンドポイント	・マージンの長さを最小限にして仕上げやすくするために，なめらかで連続的でなければならない．歯周プローブをマージンに沿って垂直的に動かすと明らかな抵抗が感じられる
・隣接面グルーブの形成	・テーパー状タングステンカーバイドフィッシャーバー	・歯周プローブを舌側に動かすと明らかな抵抗が感じられる．修復物の装着方向に平行である．形成された軸壁とグルーブの頰側部または舌側部との角度は90°である
・頰側面と咬合面のベベル（上顎），シャンファーマージン（下顎）の付与	・先端の丸いダイヤモンドポイント	・上顎では，咬頭頂辺縁をわずかに越えたところまでベベルを延ばすが，咬頭頂辺縁の彎曲内に収まっている ・下顎では，機能咬頭接触点領域で少なくとも1 mmの金合金の厚みを確保する
・仕上げ	・径が太く先端の丸いダイヤモンドポイントかタングステンカーバイドバー	・鋭い線角（グルーブを除く）にはすべて丸みをつけて，なめらかに移行させる

適　応	禁　忌	長　所	短　所
前歯部 ・臨床歯冠長が平均以上で骨植堅固である ・唇側面に齲蝕がみられずカントゥアを修正する必要がなく，健全歯質により十分に支持されている ・歯の長軸に沿って固定性補綴物の装着方向を設定できる	・短い歯 ・失活歯 ・齲蝕指数が高い ・崩壊が大きい ・固定性補綴物の装着方向と歯の長軸とが一致しない ・歯頸部齲蝕 ・球根状の歯 ・薄い歯	・歯質を保存できる ・マージン部へのアクセスが容易で，仕上げ（歯科医師）や清掃（患者）がしやすい ・全部鋳造冠に比べて歯肉に影響を与えにくい ・セメントが溢出しやすく，浮き上がりなく装着できる ・浮き上がりなく装着できたかどうかの確認がしやすい ・電気歯髄診断が可能である	・全部鋳造冠に比べて維持力が劣る ・装着方向の調整に限度がある ・金属が若干見える ・失活歯に適用できない

形成手順	推奨器材	原　則
・舌側面削除のためのガイドグルーブの付与	・先端の丸いダイヤモンドポイント	・1mmのクリアランスを考慮する
・舌側面削除	・蕾状のダイヤモンドポイント	・1mmのクリアランスを確保する
・切端ベベルの付与	・先端の丸いダイヤモンドポイント	・金属の厚みが0.7mm以上になるようにする
・軸面削除のためのガイドグルーブの付与	・先端の丸いダイヤモンドポイント	・マージン部での金属の厚みが0.5mmになるようにする
・軸面削除	・先端の丸いダイヤモンドポイント	・歯間隣接部では，接触点領域の約0.4mm唇側まで延ばす．唇側面の切端側2/3と平行にする
・維持形態（隣接面グルーブと舌側ピンホール）の付与	・テーパー状タングステンカーバイドフィッシャーバーと半円形バー	・グルーブは唇側面の切端側2/3と平行にし，舌側への変位に抵抗する．ピンホールは深さ2〜3mmとする ・グルーブの舌側壁と隣接面軸壁との角度は90°とする
・仕上げとフレアー形成	・ファイングリットのテーパー状ダイヤモンドポイント（大と小）あるいはタングステンカーバイドバー	・すべての面をなめらかにする．接触点領域を削除し，グルーブの頰側壁にフレアーを形成する．生じる窩縁隅角は90°である．遊離エナメル質が残っていない

まとめ：ピンレッジ

適応	禁忌	長所	短所
・齲蝕のない歯列で，損傷がない前歯 ・上顎前歯の舌側のカントゥアを修正する場合や，咬合を修正する場合 ・前歯の固定	・歯髄腔が大きい ・歯が薄い ・失活歯 ・齲蝕がある ・固定性補綴物の装着方向に問題がある	・歯質削除量が少ない ・マージン長が短い ・歯肉に悪影響を与えにくい ・マージン部にアクセスしやすく，仕上げや口腔清掃が容易である ・十分な維持力がある	・全部鋳造冠に比べて維持力に劣る ・装着方向に限界がある ・技術的に難易度が高い ・失活歯に適用できない

形成手順	推奨器材	原則
・辺縁隆線と欠損側接触点領域の削除	・先端の丸いテーパー状ダイヤモンドポイント	・連結部に十分な量の金属のスペースを確保する
・舌側面の削除	・蕾状のダイヤモンドポイント	・少なくとも 0.7 mm のクリアランスを確保する
・レッジの形成	・ストレートのタングステンカーバイドフィッシャーバー	・レッジは舌側および切端側から見て，互いに平行である．最大幅は 1 mm
・インデンテーションの形成	・ストレートのタングステンカーバイドフィッシャーバー	・インデンテーションは，ピンホール開口部周囲の金属を補強する目的で，少なくとも 0.5 mm のスペースを与える
・パイロットチャネルとピンホールの形成	・テーパー状タングステンカーバイドバー	・ピンホールは深さ 2〜3 mm でなければならない．ピンホール周囲に少なくとも幅 0.5 mm のレッジが必要
・仕上げ	・フィニッシングストーンあるいはタングステンカーバイドバー	・すべての面をできるかぎりなめらかにし（ファイングリットのバーを用いる），歯型からワックスパターンを取り外しやすいようにする

まとめ：MO または DO インレー

適応	禁忌	長所	短所
・小さな齲蝕がある以外は健全な歯 ・歯質の支持が十分にある ・齲蝕罹患率が低い ・患者がアマルガムやコンポジットレジンではなく金合金を希望している	・齲蝕指数が高い ・プラークコントロールが不良 ・歯が小さい ・若年者 ・MOD窩洞 ・広範囲の形成が必要となるため歯質の支持が少ない	・材料特性に優れる ・耐用期間が長い ・腐蝕による変色がない ・鋳造修復物としては最も単純	・アマルガム充塡に比べて歯質削除量が多い ・金属が見えることがある ・理想的な位置を越えた歯肉側方向への延長 ・くさび効果による維持力

形成手順	推奨器材	原則
・咬合面外形の形成	・テーパー状タングステンカーバイドバー	・中心溝を含み，中心咬合接触点を避ける．抵抗形態として鳩尾形態かピンホールを形成する．深さは約 1.8 mm
・隣接面ボックスの形成	・テーパー状タングステンカーバイドバー	・形成前の歯面の彎曲に従う
・齲蝕歯質の除去	・エキスカベーターあるいはラウンドバー	・除去後はセメントで修復する
・軸壁-歯肉側壁グルーブの形成	・歯肉マージントリマー	・探針の先端で触知できる（深さ0.2 mm）
・歯肉側と隣接面のベベルの付与	・径の細いテーパー状タングステンカーバイドバーあるいはダイヤモンドポイント	・歯面に対し45°で，幅は約0.8 mm
・咬合面ベベルの付与	・先端の丸いタングステンカーバイドバーあるいはフィニッシングストーン	・凹状のベベル．中心咬合接触点を避ける

まとめ：MOD アンレー

適応	禁忌	長所	短所
・咬耗または齲蝕のある歯で，頰側咬頭と舌側咬頭には損傷がない ・再治療が必要なMODアマルガム ・齲蝕罹患率が低い ・患者がアマルガムではなく金合金を希望している	・齲蝕指数が高い ・プラークコントロールが不良 ・臨床歯冠が短い，または挺出している ・病変が隅角部を越えている	・咬頭を被覆する ・強度に優れる ・耐用期間が長い	・維持力不足 ・アマルガムに比べて歯質保存的でない ・金属が見えることがある ・理想的な位置を越えた歯肉側方向への延長

形成手順	推奨器材	原則
・咬合面外形の形成	・テーパー状タングステンカーバイドバー	・中心溝，頰側溝，舌側溝を含む．深さは約1.8 mm
・隣接面ボックスの形成	・テーパー状タングステンカーバイドバー	・形成前の歯面の彎曲に従う
・齲蝕歯質の除去	・エキスカベーターあるいはラウンドバー	・除去後はセメントで修復する ・抵抗と維持のために十分な象牙質がある
・咬合面の削除	・テーパー状タングステンカーバイドバー	・解剖学的形態に従う ・機能咬頭で1.5 mm，非機能咬頭で1.0 mm
・機能咬頭レッジの形成	・テーパー状タングステンカーバイドバー	・幅は約1.0 mm（ベベル形成前） ・中心咬合接触点より約1.0 mm根尖側寄り
・歯肉側と隣接面のベベルの付与	・径の細いテーパー状タングステンカーバイドバー	・45°で，幅約0.8 mm

Part II 臨床術式：Section 1

11章 全部陶材修復の形成
Tooth Preparation for All-Ceramic Restoration

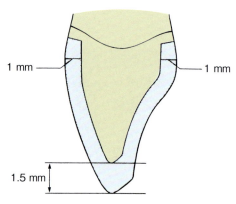

図 11-1　全部陶材冠に必要な削除量

　全部陶材（オールセラミック）のインレー，アンレー，ベニア，クラウンは，非常に審美性に優れた補綴修復物である．光の透過を遮断する金属（メタルコーピング）がないため，他の修復物よりも天然歯に近い色や透明度を再現することができる．主な欠点は破折しやすいことであるが，接着性レジンと強度の高い陶材の使用により，破折をある程度少なくすることができる．

　全部陶材修復物の作製法はいくつかある．当初の作製法では（最初に開発されたのは100年以上前である），白金箔マトリックスを直接歯型に圧接し，適合させる必要があった．マトリックスはポーセレン焼成時に築盛体を支え，変形を防止する．焼成後マトリックスを除去してから修復物をセメント合着する．

　現在の一般的な作製法は，ホットプレス法，スリップキャスト法，ミリング法などである．各種の材料に応じた作製方法については25章で論じる．

1. 全部陶材冠

　全部陶材冠（オールセラミッククラウン）は，全周にわたってほぼ均一な厚みがなければならない．ホットプレス法での全部陶材冠〔e.maxプレス（Ivoclar Vivadent）やOPC（Pentron Ceramics, Inc.）〕は，審美的に優れた修復物を作製するために通常，約1.0〜1.5mmの厚みが必要である（図11-1）．特に半透明感を表現したい場合には，切端部の陶材をこれより厚くするとよい．

　修復物の作製法が違っても，歯冠形成のデザインはほぼ同じなので，ここではホットプレスクラウンの形成について詳しく解説し，さらに他の形成方法についても必要に応じて適宜述べる．

1　長　所

　全部陶材冠の長所として，陶材焼付鋳造冠（メタルセラミッククラウン）と比較して審美性に優れていること，半透明であること（天然歯の透明度に近い），一般に軟組織の反応が良いことが挙げられる．補強のためのメタルコーピングがないので，舌側面は強度をもたせるために材料を厚くするには歯質をやや多めに削除することが必要だが，唇側面の削除量は陶材焼付鋳造冠の場合よりも少ない．選択した材料に備わっている半透明感に応じて，さまざまな色の合着材を使用することで完成修復物の外観をある程度修正することはできるが，オペークコアに強度を依存する修復物（ジルコニアコアシステムやフルジルコニアなど）（25章参照）の合着材の色を変えることによる修正は，あまり効果がない．

2　短　所

　全部陶材冠の短所は，補強のためのメタルコーピングがないため，修復物の強度が低いことである．各種陶材の特性を表11-1に示す．全周にわたってショルダータイプのマージンにする必要があるの

表11-1 3種類のセラミックの特性

特性	リューサイト	二ケイ酸リチウム	ジルコニア（Y-TZP）
透明度（体積%）	35	70	≧97.5（HfO_2, Al_2O_3, Na_2O, SiO_2, Fe_2O_3 などの結晶を含む）
曲げ強度（MPa）	85〜112	215〜400	900
破壊靭性（MPa・$m^{1/2}$）	1.3〜1.7	2.2〜3.3	8〜10.3
ビッカース硬度（GPa）	5.9	6.3	8.8〜11.8
膨張係数（10^{-6}/K）	15.0〜15.4	9.7〜10.6	10.0〜11.0
弾性係数（GPa）	65〜86	95〜103	210
化学的耐久性（$\mu g/cm^2$）	100〜200	30〜50	30

（Anusavice KJ: Phillips' science of dental materials, 12th ed. St. Louis, Saunders, 2013. を改変）

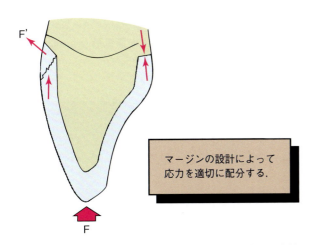

図11-2 傾斜ショルダーマージンはポーセレンを十分に支持することができないので，全部陶材冠には適さない．応力が垂直方向からそれると（矢印），切端に加わる荷重によってマージン部のポーセレンに引張応力が加わり，脆性破壊を招く．F：応力

で，隣接面と舌側面の歯質を相当削除しなければならない．ポーセレンは脆く，また補強のメタルコーピングがないので，全周にわたってショルダーマージンによる支持が必要である．したがって，隣接面と舌側面の削除量は，陶材焼付鋳造冠の場合よりも多くなる．

作製法によっては良好なマージンの適合を得るのが難しいことがある．ポーセレンの性質として許容量が少ないため，不適切な歯冠形成を修正せずに作製すると破折のおそれがある．

適切な歯冠形成は機械的な強度を得るうえで重要である．応力が望ましくない形で配分されるのを防ぎ，破折のリスクを最小限に抑えるために，窩縁隅角は長軸に対して90°の角度に形成する必要がある（図11-2）．また，高強度のコアを使用するポーセレンシステムを選択する場合を除き（25章参照），切端全体にわたってポーセレンが十分に支持されるような形成でなければならない．

ポーセレン修復物に対合する天然歯の機能面には咬耗が観察される．陶材焼付鋳造冠にも同じ欠点があり，特に下顎切歯では，時間の経過とともに著しい咬耗がみられることがある（図19-1参照）．

3 適 応

全部陶材冠の適応は，高い審美性が要求されると同時に，保存的な修復治療が不適当な症例である（図11-3）．このような歯は，隣接面や唇側面にコンポジットレジンではもはや効果的に修復できないような齲蝕があることが多い．

歯は欠損歯質が少なく，修復物を支持するのに十分な歯冠部歯質がなければならない．特に切端部では材料の脆性のために破折のおそれがあるので，ポーセレンの厚みは2mmを超えてはならない．

修復物としては比較的強度が低いので，咬合による荷重は適切に配分しなければならない（図11-4）．したがって，通常，セントリックストップは，ポーセレンが歯質に支持されている位置（すなわち，舌側面の中央1/3）に配置する．

4 禁 忌

より保存的な修復治療が可能な場合，全部陶材冠は禁忌である．一部の陶材は従来の陶材より強度が高められているが，大臼歯に求められる強度に最も適しているのは鋳造修復である．患者のスマイル時に大臼歯が見える場合には部分的に陶材で前装されることもある．このような場合，咬合力が大きく審美的要求も低いため，陶材焼付鋳造冠が選択とな

Part II 臨床術式：Section 1

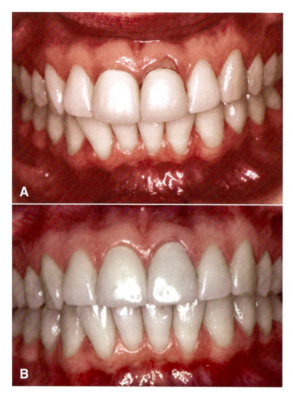

図11-3　A：左右中切歯の全部陶材冠が適合不良であるために，二次齲蝕と歯肉退縮が起こっている．患者は著しく高い審美性を要求していた．B：歯周外科処置によって歯肉の欠損部を修正した．歯冠を再形成し，新たな全部陶材冠を装着した．

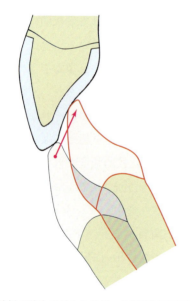

図11-4　破折を防止するためには，全部陶材冠の咬合設計がきわめて重要である．中心咬合位接触は舌側面の中央1/3に限って与えるのが望ましい．アンテリアガイダンスはなめらかで安定していなければならない．また，隣在歯でも誘導させるようにする．修復物に接触を与えない咬合は推奨できない．将来，歯が挺出し前方運動時の干渉を招き破折する可能性があるためである．

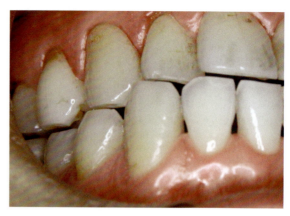

図11-5　側切歯の切端咬合．このような望ましくない咬合荷重があるケースには，全部陶材冠は禁忌である．この患者のように複数の咬耗面が観察され，異常機能運動（parafunctional activity）がある場合は，なおさらである．

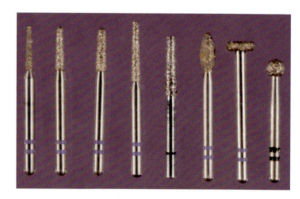

図11-6　全部陶材冠の形成に使用される回転切削器具

ーマージンが形成できない場合は，陶材焼付鋳造冠を考慮するべきである．理想としては，全部陶材冠の咬合接触は形成された歯質によって十分に支持されている部分（すなわち，前歯舌側面の中央1/3）に設定する．臨床歯冠長の短い歯は，全部陶材冠を適切に支持できないことが多い．

5　形　成

1　使用器材

全部陶材冠の形成に必要な器具（図11-6）には，次のようなものがある．

- 先端の丸いテーパー状ダイヤモンドポイント（レギュラーグリットとコースグリット）（0.8mm）
- 先端が角形のテーパー状ダイヤモンドポイント（レギュラーグリット）（1.0mm），もしくはエンドカッティングダイヤモンドポイント
- 蕾状ダイヤモンドポイント

る．咬合による荷重の配分が好ましくない場合（図11-5）や，十分な支持が得られない場合，また，全周にわたって少なくとも1mmの均一なショルダ

11章　全部陶材修復の形成

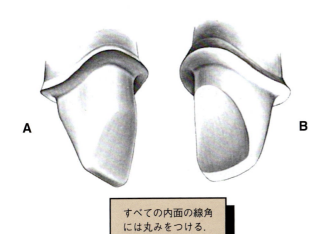

図11-7　全部陶材冠の形成．唇側面（A）と舌側面（B）．ポーセレンに応力が集中しないように，すべての内面の線角には丸みをつける．技工操作を容易にするため，ショルダーマージンはできるかぎりなめらかにする．

すべての内面の線角には丸みをつける．

- ファイングリットの仕上げ用ダイヤモンドポイントあるいはカーバイドバー
- ミラー
- 歯周プローブ
- 探針
- チゼルおよび/またはハチェット
- 高速および低速ハンドピース

❷ 手　順

　全部陶材冠の形成手順（図11-7）は陶材焼付鋳造冠の形成の場合とほぼ同じであるが，主な違いは全周にわたって幅1mmのシャンファーマージンが必要なことである（図11-8）．

1）切端（咬合面）の削除

　下顎のあらゆる滑走運動に対して1.5〜2.0mmのクリアランスが得られるように切端を削除する．これにより修復物に十分な強度を与えるとともに，半透明感のある審美的な外観を得ることができる．まれではあるが臼歯部に用いる場合には，すべての咬頭に2mmのクリアランスが必要である．

① 切端に2〜3本のガイドグルーブを付与する．仕上げの段階でさらに削除することを考慮して，最初はグルーブの深さを約1.3mmにとどめておく．全部陶材冠に十分な支持を与えるために，グルーブは対合歯の長軸に直角にする．

② 切端を半分ずつ2回に分けて削除し，必要なク

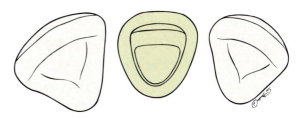

図11-8　全部陶材冠の形成．シャンファーマージンの幅が均一に1mmであることに注意．

リアランスが確保できていることを確認する．

2）唇側面（頰側面）の削除

③ ガイドグルーブを付与してから唇側面（頰側面）を削除する．ポーセレンの厚み1mmを確保するのに十分なクリアランスがあることを確認する．ガイドグルーブは唇側面（頰側面）の中央に1本，近心頰側および遠心頰側の隅角部に各1本形成する．続いて唇側面（頰側面）を削除するが，歯頸側では修復物の装着方向（一般的には歯の長軸方向）に平行に，切端側では歯のカントゥアに平行に削除する．ここでも，仕上げの段階でさらに削除することを考慮して，グルーブの深さは約0.8mmにしておく．唇側面（頰側面）の半分をまず削除し，削除量を確認してから残りの半分を削除する．

④ 先端の丸いテーパー状ダイヤモンドポイントを用いて，おおまかな削除を行う（マージンの形状はヘビーシャンファーになる）．終始，十分な注水下で削除する．

3）舌側面の削除

⑤ 深さ約0.8mmのガイドグルーブを付与した後，蕾状のダイヤモンドポイントを用いて舌側面を削除する．舌側面の削除は，他の前歯の形成（9章，10章参照）と同様に行う．下顎のあらゆる滑走運動に対して，1mmのクリアランスが得られるようにする．すべての荷重負担域において，ポーセレンの十分な厚みを確保する．

⑥ 唇側（頰側）の歯頸部軸面に設定した装着方向に平行になるように，基底結節の軸面中央部にガイドグルーブを付与する．

⑦ 同様にショルダーマージンを形成する．形成は基底結節の軸面中央部から隣接面へと進め，舌側ショルダーと唇側（頰側）ショルダーを連続

させる．マージンは遊離歯肉縁に沿って設定するべきであり，歯肉縁下に深く入れすぎないようにする．最初に形成するマージンは，目的とする位置よりやや浅めにするとよい．歯間部にポイントが入ることが確認できてから，マージンを修正して本来の位置まで形成する．このとき，歯間部（高いほう）から舌側面中央部（低いほう）に向けて，ポイントを移動させる．これにより，上皮付着を侵害するリスクを低減することができる．

4）シャンファーマージンの形成

歯肉縁下マージンとする場合，シャンファー形成の前に圧排糸を用いて歯肉を圧排しておく．形成の最終的な目的は，完成した全部陶材冠に対して応力が最も適切な方向に加わるようにすることである．シャンファーマージンまたは丸みのあるショルダーマージンが全周にわたってクラウンを支持するとき，クラウンに加わる力はすべて装着方向に平行になり，この最終目的が達せられる．傾斜ショルダーマージンは，ポーセレンに好ましくない荷重が働き，引張応力により陶材が破折する可能性が高くなる．窩縁隅角は90°が最適であるが，象牙質によって支持されていない遊離エナメル質は容易に破折するので，見落とさないように注意する．

完成したヘビーシャンファーマージンは幅が1mmで，すべての内角は丸められ，凹凸がなくなめらかで，連続した形態でなければならない．

5）仕上げ

⑧ 他の歯冠形成で述べたように，形成面をなめらかに仕上げる．鋭い線角が残っていると，くさび効果のために破折の原因となるので，必ず丸みをつける．

⑨ 必要に応じてダイヤモンドポイントやカーバイドバーを用いて，マージンの修正を追加する．

2. セラミックインレーとアンレー

Christa D. Hopp

修復材としての陶材の適用は，全部被覆冠やラミネートベニアに限られるわけではない．欠損範囲が大きくない臼歯部は，アマルガムや金合金あるいはレジンの代わりに陶材を使用したセラミックインレーやアンレーにより修復することができる．審美的な修復物として，これらは臼歯部コンポジットレジンの代替となりうる耐久性を備えている．陶材は天然歯の外観に最も近似させることができるので，その審美性が問題となることはほとんどない．これらの修復物は間接法で作製されるので，直接法で起こりうる術者のエラーや重合収縮，コンポジットレジンの積層といった問題が生じない．また，セラミック修復物をボンディング材で歯質に接着することにより，強度が低い部分の歯質を補強し，より保存的な歯冠形成が可能となる．

セラミック修復物は，酸エッチングした形成面に接着（ボンディング）する．接着の機構は，接着性のブリッジの場合と同様に，エナメル質の酸エッチングと接着性レジンセメントに依存している（26章参照）．ポーセレンに対する接着は，フッ化水素酸によるエッチングとシランカップリング剤（ポーセレン修復キットとして市販されているものと同様の材料）の使用によって得られる．類似の修復方法として，セラミックの代わりに，間接法で重合したコンポジットレジンを用いる方法もある．

ボンディングしたインレーは，8〜10年の耐用期間を有する．IPSエンプレスインレーに関する10年間の前向き研究では，80〜95％の生存率が報告されている[1-5]．

1 適 応

セラミックインレーが適応となるのは，齲蝕罹患率の低い患者がⅡ級インレーを必要としており，天然歯に近い外観を望んでいる場合で，アマルガムやゴールドインレーの代わりに用いることができる．最も保存的なセラミック修復で，残存エナメル質の大部分を保存することができる．臼歯部において審美的な修復物が求められ，欠損の大きさがコンポジットレジンで修復するには無理があり，なおかつ全部被覆冠を必要とするほど大きくない場合は，セラミックインレー・アンレーが適応となる．一般的に，咬頭被覆が必要な歯に対して，コンポジットレジンは長期的予後を期待できる修復材料とはいえ

11章 全部陶材修復の形成

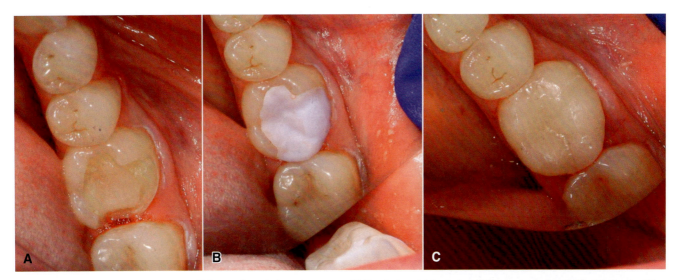

図11-9 セラミックアンレーによる修復．形成のデザインとしては，接着のために全周にわたる帯状のエナメル質が必要である．**A**：形成．**B**：ミリングによる二ケイ酸リチウムガラスセラミック修復物（クリスタライゼーション前）の口腔内試適．**C**：完成した修復物の装着．

ない．

2 禁 忌

　間接法による修復すべてに共通するが，修復物の作製に時間と費用がかかるため，口腔衛生状態が良好ではない患者や齲蝕活動性が高い患者には禁忌である．また，セラミックは脆性材料であるため，ブラキシズムなどで過剰な咬合荷重が加わる患者も禁忌であろう．固有咬合面の2/3以上を修復する必要があるときは，セラミックアンレーではなく全部被覆冠を選択するのが一般的である．

3 長 所

　セラミックインレー・アンレーが他の修復材料に対して明らかに優れている点は審美性である．コンポジットレジンは時間の経過とともに着色がみられるが，セラミック修復物の外観は時間が経っても変化が少ない．これらの修復物は歯科技工士が間接法により作製するが，院内にミリングシステムがあればチェアサイドでの作製も可能である（25章参照）．臼歯部のコンポジットレジン修復にみられる咬耗は，セラミックでは問題にならない．また，接着層は比較的薄いので，レジンの重合収縮や高い熱膨張係数に伴うマージンの漏洩も少ない．状況によっては，この修復法で歯質をより多く保存できる場合がある．かなりの量の歯質がすでに失われて，維持形態が制限されているときは，セラミック修復にすることでボンディングによる効果を期待することができる．たとえば，咬頭の破折した小臼歯を修復する場合，全部被覆冠が選択されることが多く，時には歯冠形成に先立って歯内療法や支台築造が行われる（12章参照）．このような治療は多量の歯質削除を伴い，歯の長期的予後に悪影響を与える．しかし，セラミックアンレーでは，全周にわたる帯状のエナメル質にセラミック材料を接着して咬頭だけを修復すればよく，維持形態が必要な場合も最小限で済み，前述した方法より多くの歯質が保存できる（図11-9）．

4 短 所

　セラミックは対合歯を咬耗させる．修復物の表面がなめらかに研磨されていなければ，滑走しながら接触する対合歯のエナメル質の咬耗を招く．表面が粗造なポーセレンは対合歯のエナメル質を著しく咬耗させる．キャスタブルセラミック修復（25章参照）では，長石を含む従来のポーセレンに比較して，対合歯の咬耗が少ない．接着性レジンセメントが損耗するとマージンに間隙を生じ，破折や二次齲蝕の原因になるなどの問題が生じることがある．

　セラミックインレー・アンレーで正確な咬合を確立するのは困難な場合がある．セラミックは脆性材料なので，咬合調整は接着後に口腔内で行う必要が

ある．正確な咬合調整は修復物が接着性レジンセメントで口腔内に装着された状態でしか行うことができない．したがって，わずかな粗造面でも必ず口腔内で仕上げ研磨を行うので，必然的に時間がかかる．同様に，隣接面では器具のアクセスが困難で，マージンの仕上げが難しいことがある．レジンのバリやオーバーハングは見つけにくく，歯周病の原因ともなりうる．

セラミックは脆性材料である．それゆえ，薄い部分は破折しやすい[6]．状況によっては，十分な強度を得るために健全歯質の削除が必要になる．

ボンディングは術者の技術によって差が出やすい操作である．歯質とセラミック材料との良好な接着を得ることは可能だが，簡単ではない．まず，完璧な防湿が必要である．そして，ボンディング材のメーカーの指示を厳守する．接着歯面には硬化や脱灰，その他の異常があってはならない．

ポーセレンによるインレー・アンレー修復では，高い適合精度が求められる．マージンの間隙を100μm未満に抑えることにより，予後が改善されることが明らかになっている．インレーおよびアンレーの適合精度をプレスとミリングで比較した研究では，接着後の適合精度は136～278μmで，両者に差はほとんど認められなかった．また，ミリングによるインレーとアンレーでは，オーバーミリングに関連する問題がよく知られている．内側面およびマージン部の過大な間隙の臨床的影響については，一般的なゴールドインレーほど明らかになっておらず，今後のさらなる研究が待たれる．

5 形 成

すべての間接修復に共通することだが，適切な装着方向を設定し，アンダーカットや不整なマージンをつくらないようにする．テーパー状のダイヤモンドポイントを使用すれば，相対する軸壁に適切なテーパーを付与することができ，マージンの窩縁隅角は明確な90°となるので，修復物に必要な厚さと強度が確保される．平坦な先端部の角が丸められたダイヤモンドポイントを使えば，窩洞内部の線角をなめらかな角度で形成できる．鋭利な角度の線角を残さないことにより応力の集中が避けられ，接着性レジンセメントの空隙が生じにくくなるとともに，窩縁を明確に示すことが可能となる．

1 使用器材

メタルインレーの形成と同様にダイヤモンドポイントあるいはカーバイドバーを用いる（図11-10，11-11）．

・テーパー状カーバイドバー
・ラウンド状カーバイドバー
・シリンダー状カーバイドバー
・フィニッシングストーン
・ミラー
・探針と歯周プローブ
・チゼル
・歯肉マージントリマー
・エキスカベーター
・高速および低速ハンドピース
・咬合紙

2 手 順

形成部の視認性向上と確実な防湿のために，ラバーダムの使用が推奨される．ラバーダムを装着する前に，咬合紙を用いて咬合接触部を印記し，咬合関係を評価する．接着性レジンセメントの破折や摩耗を避けるため，修復物のマージンはセントリックストップに置くべきではない．表11-2に示した数値は，セラミックに十分な厚みを与えて破折のリスクを低減するために最低限必要とされる値である．一般的に，強度の低い材料ではこれらの数値は大きくなる．

1）外 形

① 外形を形成する．通常，すでに存在する修復物や齲蝕の範囲によって外形は決定され，従来のメタルインレーやアンレーの外形にほぼ類似したものとなる（10章参照）．接着性レジンセメントを使用するので，軸壁のアンダーカットをレジン添加型グラスアイオノマーセメントでブロックアウトし，エナメル質を接着のために保存することもあるが，遊離エナメル質や脆弱エ

11章 全部陶材修復の形成

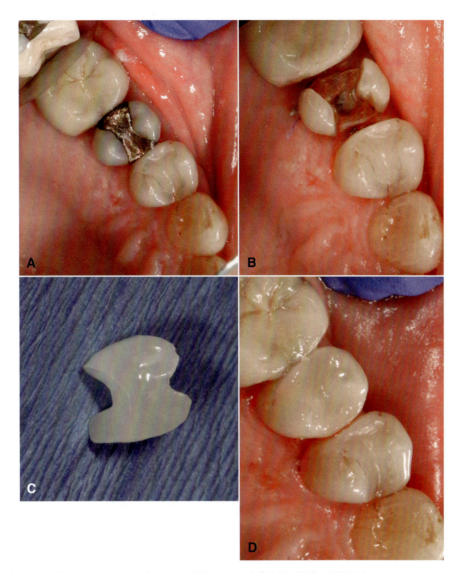

図11-10 A：上顎小臼歯の広範囲に及ぶアマルガムMOD修復．B：不良修復物の撤去と齲蝕除去．C：CEREC Omnicamでスキャンしたデータに基づいてミリングされたリューサイト強化型セラミック修復物（14章，25章参照）．D：接着された修復物．（提供：Dr. James L. Schmidt）

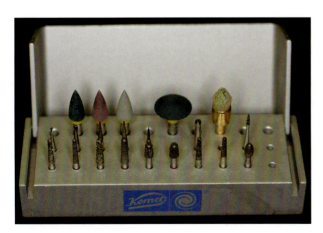

図11-11 セラミックインレーの形成に使用される器具

表11-2 セラミックインレー・アンレーの形成ガイドライン

内形	外形
窩底の厚さ：1.5〜2.0 mm	窩縁隅角：90°
線角をすべて丸める	イスムスの幅：2 mm
軸壁のテーパー：10〜12°	咬合面の削除：2 mm
軸壁の削除（ボックス）：1.0〜1.5 mm	凹凸がなくなめらかなマージン，連続した形態

(Hopp CD, Land MF: Considerations for ceramic inlays in posterior teeth: a review. Clin Cosmet Investig Dent 18;(5): 21, 2013. を改変)

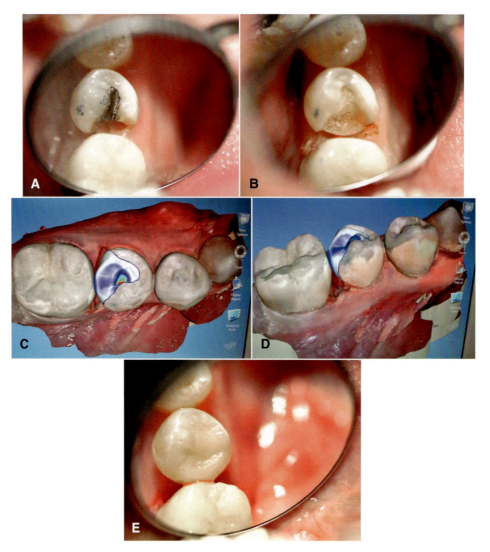

図11-12　下顎第一小臼歯のセラミックインレー．A：不良修復物と齲蝕．B：ODインレーの形成．C・D：CADによる修復物の設計（咬合面観と頬側面観）．E：接着された最終修復物．（提供：Dr. James L. Schmidt）

ナメル質は必ず除去しなければならない．中心溝の部分は単一平面的に削除するのではなく，形成前の歯の解剖学的形態に従って削除する（通常，深さは2mm）．こうすることでセラミックの厚みを増すことができる．咬合接触部がマージンとならないように形成する．アンレーの場合は，十分な材料の厚みを確保してセラミックの破折を防ぐため，あらゆる滑走運動時に1.5mmのクリアランスが必要である．

② ボックス形態を延長し，印象採得のために隣接部のクリアランスを0.6mm以上確保する．マージンは歯肉縁上に設定するのが望ましい．歯肉縁上マージンであれば，細心の注意を要する接着操作時のラバーダム防湿が容易であり，仕上げの器具もアクセスしやすくなる．必要であれば，電気メスや歯冠長延長術（171頁参照）を用いることもできる．ボックスの歯肉側底部の幅は約1mm必要である．

③ 内面の線角はすべて丸みをつける．鋭い線角には応力が集中しやすく，また，接着時に空隙が生じやすくなる．

2) 齲蝕の除去

④ エキスカベーターか低速回転のラウンドバーを用いて，形成の外形に含まれない齲蝕をすべて除去する．

⑤ レジン添加型グラスアイオノマーセメントで裏層し，歯肉側壁の除去歯質を修復する．

3) マージンの設計

⑥ セラミックインレーのマージンは，歯冠長軸に対して90°のバットジョイントとする．破折を

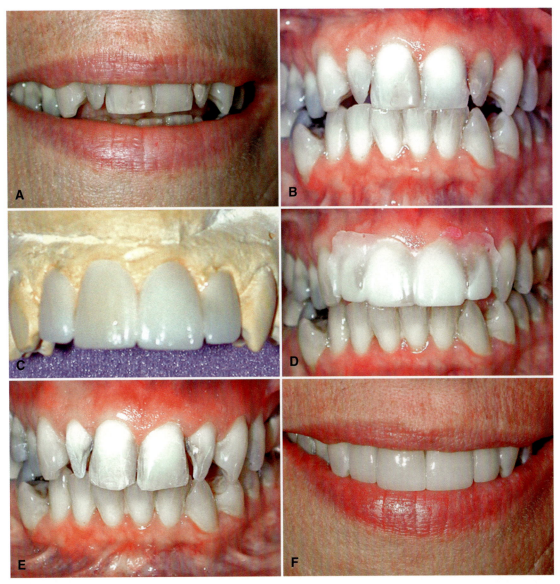

図11-13 審美性に優れたラミネートベニア．A・B：叢生があり，審美性が低い上顎切歯．患者は50歳で，矯正治療を受け入れなかった．C：最適な切歯形態を付与した診断用ワックスアップ．D：真空形成したマトリックス内に暫間修復用のレジンを填入し，形成前の歯に圧接して最終修復物の参考とする．E：ラミネートベニアの形成．F：修復物を装着したところ．

防ぐためには十分な厚みが必要なので，ベベル形成は禁忌である．セラミックアンレーのマージンとしては，明瞭なヘビーシャンファーマージンが推奨される．

4）仕上げ

⑦ 裏層したグラスアイオノマーセメントの形態を修正し，フィニッシングストーンや手用器具を用いてマージンを仕上げる．セラミック修復物を正確に適合させるためには，エナメル質のマージンがなめらかで明瞭でなければならない．

5）咬合面のクリアランス（アンレーの場合）

⑧ ラバーダムを取り除いた後，咬合面のクリアランスを確認する．破折を防ぐために，あらゆる滑走運動時に1.5mm以上のクリアランスが必要である．レジン製暫間修復物の厚みをダイヤルキャリパーで測定することによって，クリアランスを容易に評価することができる．

6）評価

⑨ 形成が終了したら，材料の厚みのために最低限必要なクリアランスが得られているか確認する．アンダーカットがあってはならないが，小さいものであればブロックアウト可能な場合もある．窩壁のテーパーは約10～12°で，メタルインレー・アンレーで推奨される数値と同じで

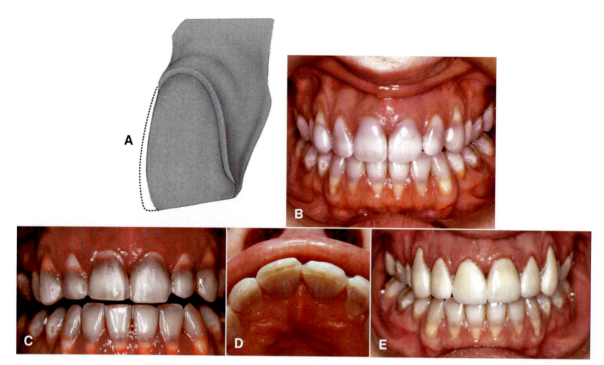

図11-14 ポーセレンラミネートベニアの形成．A：隣接面の接触域と切端は削除せず，形成はエナメル質内にとどめる．通常，削除の深さとして約0.5mmが推奨されるが，沈み込み防止機構を備えたラミネートベニア専用のバーでガイドグルーブを形成することによって，薄いエナメル質の貫通を防ぐことができる．B：テトラサイクリンによる着色歯．コンポジットレジンのラミネートベニアが装着されているが，変色の遮蔽は十分とはいえない．上顎6前歯にポーセレンラミネート修復を行う．C・D：形成を完了したところ．E：暫間修復は直接法によるコンポジットレジンで行い，エナメル質の一部をエッチングして維持を得る（15章参照）．

ある．また，この角度にすることで光学印象も容易になる．イスムスの幅は破折を防ぐために2mm以上必要である[7]（図11-12）．

3. ポーセレンラミネートベニア

ラミネートベニア（図11-13）は，前歯の変色，表面小窩，破折などを修復する保存的方法であり，薄いポーセレンラミネートを歯の唇側面に接着する．接着方法はセラミックインレーの場合と同様であるが，通常は光重合型接着性レジンセメントが用いられる点が異なる（30章参照）．

1 長所と適応症

ラミネートベニアの主な長所は，歯質を保存できることである．一般的に必要とされる唇側面の削除はわずか約0.5mmである．形成はエナメル質に限定されるので，通常，局所麻酔は必要ない．この方法の最大の短所は，修復物に過度のカントゥアが付与されがちな点である．接着のために歯肉側のエナメル質を残そうとすると，過度のカントゥアとなることは避けがたい．現在のところ，修復物が歯肉の長期的な健康に与える影響や，患者の生涯でどれくらいの頻度で修復物を取り替える必要があるのかについては，ほとんど報告されていない．

ラミネートベニアは審美性に優れるので，セメント合着式のクラウンに代わる保存的な代替治療法として常に考慮に入れるべきである．実際多くの臨床例で，変色以外に問題のない前歯部の治療法として，陶材焼付鋳造冠に代わってラミネートベニアが用いられるようになっている．すでに大きな修復物が存在する場合は，ポーセレンラミネートベニアは禁忌である．

2 形 成

1 使用器材

ポーセレンラミネートベニアの形成に必要な器具には，以下のようなものがある．
・1mmのラウンドバー，または0.5mmのデプスカッター
・細く先端の丸いテーパー状ダイヤモンドポイント

11章 全部陶材修復の形成

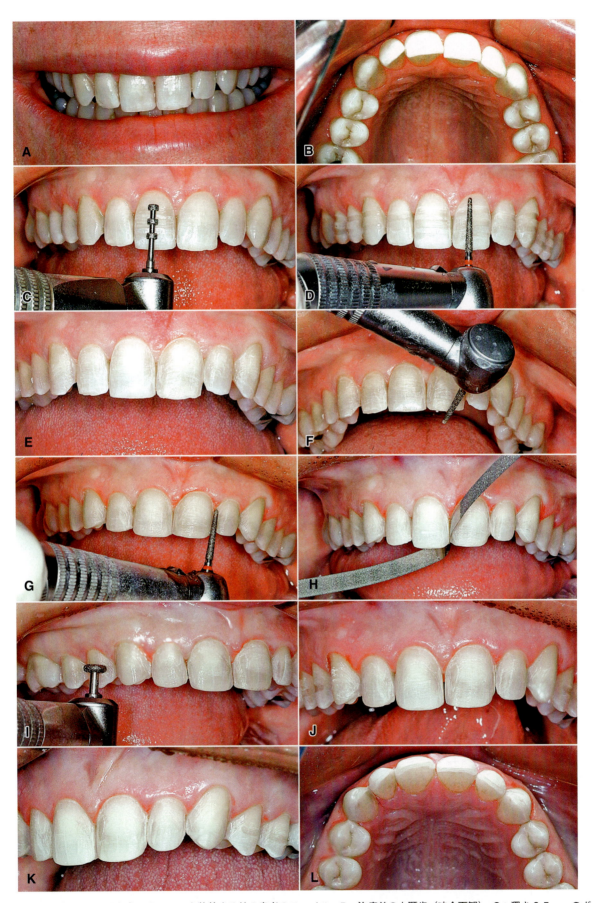

図11-15　A：ポーセレンラミネートベニアを装着する前の患者のスマイル．B：治療前の上顎歯（咬合面観）．C：深さ0.5mmのガイドグルーブを付与する．D：先端の丸いダイヤモンドポイントで，ガイドグルーブ間の歯質を削除する．E：唇側面の削除が完了．F：切端を1.5mm削除する．G：隣接面の接触域を残すためにポイントを傾ける（elbow preparation）．H：ダイヤモンドストリップで隣接面を薄く削除する．I：水平的なシーティンググルーブの形成．J：形成の完了．K：形成の側方面観．L：形成の咬合面観．（提供：Dr. Ross Nash. In Freedman G: Contemporary esthetic dentistry. St. Louis, Mosby, 2012.）

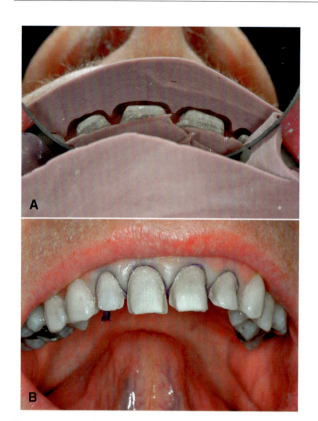

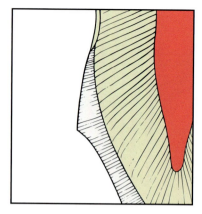

図11-16　A：唇側のカントゥアを修正する場合は，弾性材料で作製したインデックスの使用が必須である．これを削除量のガイドとすることで，ポーセレンの均一な厚みが確保される．B：ポーセレンラミネートベニアの上顎切歯の形成．（提供：Dr. R.D. Douglas）

図11-17　ラミネートベニアの形成にはロングシャンファーマージンが推奨される．窩縁隅角が鈍角なので，エナメル小柱の断端が露出しエッチングされる．

（レギュラーグリットとコースグリット）（0.8 mm）
・フィニッシングストリップ
・フィニッシングストーン
・ミラー
・歯周プローブ
・探針

❷ 手　順

ラミネートベニア修復では，歯肉側1/3と隣接線角がオーバーカントゥアになりやすいので，形成ができるだけ象牙質に達しないようにしながら最大限に削除する（図11-14，11-15）．

① 非常に薄いエナメル質を貫通するのを避けるために，沈み込み防止機構を備えたラミネートベニア専用のバーでガイドグルーブを形成するとよい．削除の必要量は変色の程度にもよるが，通常，少なくとも0.5mmあれば十分である．歯の解剖学的形態に従って歯質を削除する．唇側面のカントゥアを修正する必要があるときは，診断用ワックスアップから作製したインデックスをガイドとして，最適な削除量を判断しなければならない（図11-16）．

② ガイドグルーブの間の歯質を削除しながら，ロングシャンファーマージンを形成する（図11-17）．窩縁隅角が鈍角であるので，マージン部でエナメル小柱が露出し，良好なエッチング効果が得られる．マージンを歯肉縁に沿って形成することで，歯肉溝内に過剰に入り込むことなく，変色したエナメル質をすべてベニアで覆うようにする．

③ 可能であれば，形成マージンは隣接面の接触域の唇側に設定し，エナメル質内にとどめる．しかし，作業模型の分割や隣接面マージンの仕上げ・研磨操作のために，わずかなクリアランスが必要である．必要なクリアランスを得るうえで，ダイヤモンドのフィニッシングストリップが有用である．すでに存在する修復物を含めるために，隣接面マージンを舌側方向に延長することもある．この場合，アンダーカットをつくらないように，十分に歯質を削除する必要がある．一部の専門家は，エナメル質に形成を延長するよりも，コンポジットレジン部にセラミックのマージンを設定することを提唱している．

④ 常に可能なわけではないが，切歯の切端は削除しないことが望ましい（図11-18）．これはポーセレンを支持し，破折を起こりにくくするう

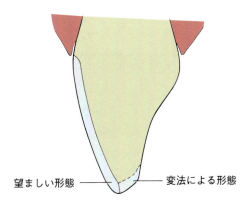

図11-18 望ましいポーセレンラミネートベニアの設計では，切端部のエナメル質は保存する．切端の長さを変更する場合は，変法として形成を舌側に延長する必要がある（破線）．

えで有用である．切端の長さを変更する場合は，形成を舌側まで延長する．この場合には，アンダーカットをつくらないように注意する．修復物の装着方向を想定しながら形成することが重要である．さもなければ，アンダーカットのために修復物を装着できなくなる．

⑤ ポーセレンの一部に応力が集中するのを防ぐために，形成面にはすべて丸みをつける．

Study Questions

1 全部陶材冠とポーセレンラミネートベニアの適応，禁忌を挙げよ．
2 全部陶材冠とポーセレンラミネートベニアの長所，短所について述べよ．
3 全部陶材冠とポーセレンラミネートベニアの形成に推奨される器材を挙げよ．また，それぞれの修復方法における上顎中切歯の形成手順について述べよ．
4 全部陶材冠とポーセレンラミネートベニアの形成手順において必ず守るべき原則とは何か？
5 セラミックインレー・アンレーの長所，短所，適応，禁忌について述べよ．
6 セラミックインレー・アンレーの形成に推奨される器材を挙げよ．また，下顎大臼歯の形成手順についてそれぞれ述べよ．
7 セラミックインレー・アンレーの形成手順において必ず守るべき原則とは何か？

●引用文献

1. Stoll R, et al: Survival of inlays and partial crowns made of IPS Empress after a 10-year observation period and in relation to various treatment parameters. Oper Dent 21: 262, 2007.
2. Krämer N, Frankenberger R: Clinical performance of bonded leucite-reinforced glass ceramic inlays and onlays after eight years. Dent Mater 21: 262, 2005.
3. Otto T, De Nisco S: Computer-aided direct ceramic restorations: a 10-year prospective clinical study of Cerec CAD/CAM inlays and onlays. Int J Prosthodont 15: 122, 2002.
4. Federlin M, et al: Controlled, prospective clinical split-mouth study of cast gold vs. ceramic partial crowns: 5-year results. Am J Dent 23: 161, 2010.
5. Beier US, et al: Clinical long-term evaluation and failure characteristics of 1,335 all-ceramic restorations. Int J Prosthodont 25: 70, 2012.
6. Heymann H, et al: Sturdevant's art and science of operative dentistry, 6th ed, p287 St. Louis, Mosby, 2013.
7. Addi S, et al: Interface gap size of manually and CAD/CAM manufactured ceramic inlays/onlays in vitro. J Dent 30: 53, 2002.

まとめ：全部陶材冠

適応	禁忌	長所	短所
・審美性の要求が高い	・高い強度が必要とされ，陶材焼付鋳造冠のほうが適している	・審美性において最も優れている	・陶材焼付鋳造冠に比べて強度が劣る
・大きな隣接面齲蝕がある	・重度の齲蝕	・歯肉縁下マージンでも組織の反応が良い	・適切な形成が非常に重要である
・切端はほぼ健全である（齲蝕などがない）	・支持のための歯冠部歯質が十分にない	・わずかであるが，陶材焼付鋳造冠よりも唇側面を保存することができる	・非保存的な修復の1つである
・歯髄処置が行われており，ポストコアが装着されている	・唇舌的に歯が薄い		・ポーセレンは脆性材料である
・咬合の荷重は適切に配分されている	・咬合荷重の配分が望ましくない		・単独の修復物としてしか使えない
	・ブラキシズム		

形成手順	推奨器材	原則
・切端削除のためのガイドグルーブ付与	・テーパー状ダイヤモンドポイント	・仕上げの段階でさらに削除することを考慮して，深さは約1.3 mmとする．対合歯の長軸に直角にする
・切端の削除	・テーパー状ダイヤモンドポイント	・クリアランスは1.5 mm．滑走運動時に確認する
・唇側面（頬側面）削除のためのガイドグルーブ付与	・テーパー状ダイヤモンドポイント	・仕上げの段階でさらに削除することを考慮して，深さは0.8 mmとする
・唇側面（頬側面）の削除	・テーパー状ダイヤモンドポイント	・1.2 mmの削除が必要．陶材焼付鋳造冠同様に，2面形成とする
・舌側面のガイドグルーブ付与，削除	・テーパー状ダイヤモンドポイントと蕾状ダイヤモンドポイント	・最初は深さ0.8 mmとする．削除前の凹面形態を再現する．凸面形態にしない（応力の集中）
・基底結節削除のためのガイドグルーブ付与	・テーパー状ダイヤモンドポイント	・唇側（頬側）面の歯頸部の形成に平行にする．削除量は1 mm．ショルダーマージンは遊離歯肉縁に沿わせる
・舌側のショルダーマージン形成	・先端が角形のダイヤモンドポイント	・丸みのあるショルダーの幅は1 mm．凹凸状の不整を最小限にする．窩縁隅角は90°
・仕上げ	・ファイングリットのダイヤモンドポイント，またはカーバイドバー	・すべての面はなめらかに連続させる．遊離エナメル質があってはならない．窩縁隅角は90°

まとめ：セラミックインレー・アンレー

適 応	禁 忌	長 所	短 所
・審美性の要求が高い ・齲蝕罹患率が低い ・頰側および舌側のエナメル質が健全である	・重度の齲蝕 ・プラークコントロール不良 ・ブラキシズム	・審美性に優れている ・保存的である ・耐久性がある	・対合歯を咬耗させる ・咬合調整が難しい ・接着材の損耗 ・高価 ・長期的予後は不明

形成手順	推奨器材	原 則
・外形	・テーパー状カーバイドバー	・すでに存在する修復物と齲蝕を含める．深さは約1.8 mm．わずかなアンダーカットは許容される
・隣接面ボックス	・テーパー状カーバイドバー	・歯肉側底部は幅1 mm ・印象採得のためのクリアランスは0.6 mm
・齲蝕の除去	・エキスカベーターまたはラウンドバー	・グラスアイオノマーセメントでアンダーカットをブロックアウトする
・マージン	・フィニッシングストーン ・手用器具	・90°のバットジョイント ・アンレーの場合は，ヘビーシャンファーマージン
・咬合面クリアランス	・先端の丸いダイヤモンドポイント	・すべての滑走運動時にクリアランス1.5 mm
・仕上げ	・フィニッシングストーン ・ファイングリットのダイヤモンドポイント	・内面の線角には丸みをつける ・なめらかなマージン

まとめ：ポーセレンラミネートベニア

適　応	禁　忌	長　所	短　所
・変色または損傷した前歯	・重度の齲蝕 ・プラークコントロール不良 ・既存の大きな修復物 ・ブラキシズム	・審美性に優れている ・摩耗や変色が少ない	・歯のカントゥアが大きくなる ・高価

形成手順	推奨器材	原　則
・ガイドグルーブ付与	・1 mmのラウンドバーまたは0.5 mmのデプスカッター	・連続したガイドグルーブで、象牙質の露出を抑える
・唇側面の削除	・先端の丸いダイヤモンドポイント	・形成前の歯面の彎曲に従う
・隣接面の削除	・先端の丸いダイヤモンドポイント	・歯肉縁まで形成するが、接触域は含めない
・切端と舌側面の削除	・先端の丸いダイヤモンドポイント	・通常は削除しない．歯冠長を変更する場合に限って、切端のマージンを舌側に延長する
・マージン	・先端の丸いダイヤモンドポイント	・ロングシャンファーマージン
・仕上げ	・ファイングリットのダイヤモンドポイント、カーバイドバー、フィニッシングストーン	・内面の線角に鋭角を残さない

Part II 臨床術式：Section 1

12章
根管処置歯の修復治療
Restoration of the Endodontically Treated Tooth

正しく治療された根管処置歯の予後は良好である．根管処置歯はすべての機能を回復することができ，ブリッジの支台歯および部分床義歯の維持歯としても十分に利用できる．しかしながら，そのような歯は通常，齲蝕，以前の修復処置，また歯内療法によって歯質の多くを失っているために，治療する場合には特別な技術が必要となる．歯質が喪失しているとその後の修復が困難になり，機能時に破折する危険性が高まる．

治療法の選択に影響を及ぼす要素は次の2つが挙げられる．1つは歯種（修復の対象となるのは切歯，犬歯，小臼歯，大臼歯のいずれであるか）であり，もう1つは歯冠部の残存歯質量である．多くの場合に，後者は予後を左右する最も重要な指標となる．

これらの問題を解決するためにさまざまな臨床技法が提案されているが，多くの意見があると同時に選択基準も多彩である．実験データによって，根管処置歯の修復治療に伴う問題点がより深く理解されるようになった．本章では，これらの問題に対する合理的で実際的な解決法について述べる．

1. 治療計画

重篤な齲蝕や歯周病に罹患している歯の場合は，歯内療法を行って保存するよりも抜歯するほうが賢明かもしれない．しかし，著しく損傷を受けた歯でも，ときには矯正的移動や歯根分割あるいは分割抜歯の後で修復することが可能である（図12-1；図16-7も参照）．歯の喪失が患者の咬合機能や治療計画全体に著しく障害を及ぼすと考えられる場合，特にインプラントが選択肢にないときには，このような方法で歯を保存するべきである．歯内療法の実施

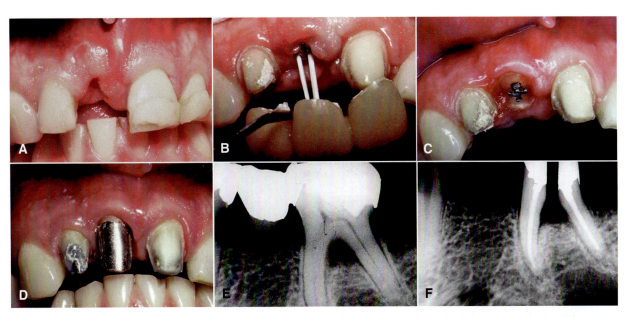

図12-1　A・B：著しく崩壊した歯でも，矯正的に挺出させた後に築造し保存できることがある（6章参照）．C：ポストを根管内に固定．ポスト頭部にエラスティックゴムを装着して歯を挺出させる．D：鋳造ポストコアを挺出させた歯根に装着．E・F：歯周病に罹患した歯を歯根分割することによって，プラークコントロールの改善を図る（5章参照）．（E・Fの提供：Dr. H. Kahn）

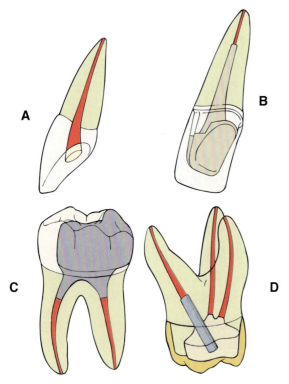

図12-2　A：損傷のない臨床歯冠をもつ前歯はアクセス窩洞をコンポジットレジンで修復することで予知性の高い結果が得られる．B：ほとんどの歯冠部歯質が失われている場合，最適な形成形態を得るにはカスタムポストコアが適応となる．C・D：大臼歯の築造ではコンポジットレジンあるいはアマルガムが使用される．ポストによる維持増強が大臼歯で必要となることはまれである．

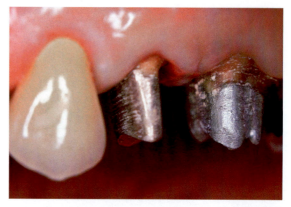

図12-3　第一大臼歯と第二小臼歯はポストコアで修復されている．マージンの位置が，鋳造体に対し歯頸部側の健全な歯質上にあることに注意．

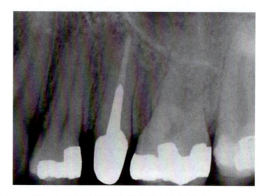

図12-4　第二小臼歯は陶材焼付鋳造冠を装着するために鋳造ポストコアで修復されている．（提供：Dr. R. Webber）

を決定する前に，修復処置が可能であることを必ず確認する．修復処置に先立って，次の事項について根管処置歯を注意深く評価する必要がある[1]．

・良好な根尖封鎖．
・圧痛がない．
・滲出液がない．
・瘻孔がない．
・根尖部圧痛がない．
・活動性の炎症がない．

　不十分な根管充填は固定性補綴治療を開始する前に再治療する．根管充填に疑問が残るとき，あるいは再治療後も疼痛が残存するときは，治療結果がはっきりするまで数か月間経過観察する．

　歯冠部の歯質の大部分が残存しており，荷重のかかり方が好ましい〔前歯のように支点からの距離が臼歯に比べて長い（4章参照）〕場合は，アクセス窩洞に単に充填するだけでよい（図12-2 A）．しかし相当量の歯冠部歯質が失われている場合には，カスタムポストコア修復が適応となる（図12-2 B）．臼歯部はアマルガムもしくはコンポジットレジンにより修復されることが多く，ポストが必要となることはまれである（図12-2 C・D）．

　かつて行われていたワンピースの歯冠継続歯は，歴史的意義はあるものの，もはや現在では行われていない．しかし，その考え方はCAD/CAMによる臼歯部セラミック修復に再導入されている[2]．一般的には，まずポストコアで支台築造し，その後別途にクラウンを作製して装着する（図12-3）．以前はメタルポストをコアの維持として用いることが多かったが，審美的要求が高まり，歯冠色のファイバーポストやジルコニアポストの使用が増えている[3,4]．コアは欠損した歯冠部歯質を補い，最適な形態の歯冠形成が可能になる．このようにして歯冠部の残存歯質はコアを使用することで，選択された形成デザインにとって最適な形態となる（図12-4）．

　通常，既製ポストはコンポジットレジン，グラス

アイオノマー，アマルガムといった可塑性充填材を使用する2ステップ法で用いられる．まず，ポストをセメント合着する．その後，選択したコア材量を充填する．コアおよび残存歯質を形成して最適な形態を付与した後，印象を採得しクラウンを作製する．

　鋳造ポストコアを根管に適合させるためには，根管より若干小さくしなければならない．一方，クラウンは最適の適合を得るために若干大きくする必要がある（7章参照）．2ステップ法では2つの鋳造体の膨張率を個々にコントロールできるため，満足できるマージンの適合が得られやすい．また，新たにクラウンを再製する必要がある場合でも，難易度が非常に高いポスト除去の必要がないので，修復歯の予後を損なう心配がない．加えて，ポストコアとクラウンを別々に作製することによりクラウンの装着方向が変更できるので，ブリッジの支台歯のために歯を修復する際に役立つことが多い．

1 臨床上の失敗

　前歯と臼歯では形態と機能が異なるため，歯内療法後の処置を変える必要がある．その主な理由は，前歯と臼歯では荷重に対して異なる対応が要求されるからである．

　638名の患者における788例のポストコア（うち456例が鋳造ポストコア，332例が既製のパラポストを使った築造）を調べたレトロスペクティブ分析[5]では，セメント合着後4〜5年経過時点で，男性のほうが女性に比べ有意に失敗率が高かった．また，60歳以上の患者の失敗率は若年者の3倍高かった．上顎の失敗率は15％で下顎の5％に対して3倍，そして側切歯，犬歯，小臼歯は，中切歯や大臼歯より予後が悪いことが報告された．ブリッジにおけるポストコアの失敗率は単冠の場合と比べ，有意に低かった．これはおそらくブリッジの側方維持力で咬合圧が緩和されるからであろう．ただし，失敗と支台歯周囲の歯槽骨頂の吸収との相関関係は不明である．鋳造ポストコアは，アマルガム築造に比べてわずかに失敗率が高かった．このことは，SorensenとMartinoff[6]によっても報告されている．

しかしTorbjörnerら[5]は，鋳造ポストコアはかなり歯根組織が脆弱になった歯に適用されることが多いと述べている．つまり後の修復術式のいかんにかかわらず，失敗の要因の多くは歯そのものにあると考えられる．根管処置された支台歯が延長ブリッジを支持する場合は，遠心側の延長部分がそのポストコアの失敗を招く要因であると思われる．

　前述した失敗のほとんどは，咬合による荷重に関係している．一般的には，荷重の増大は失敗率の増加につながる．荷重の角度が歯の長軸から外れて斜め方向になると，より低い荷重でも失敗が起こることが示されており[7]，側方荷重下で臨床的失敗が起こりやすいことが示唆されている．また，ポストの素材も臨床的失敗率に影響する．ファイバーポストはメタルポストより失敗率がやや高いことが示されている[8]．

　根管処置歯の修復計画においては，術者は残存歯質の強度を把握して，修復後に受けるであろう荷重にどれほど耐えられるのかを注意深く診査しなくてはならない．

2 前歯に対する考察

　可塑性修復材による充填治療では病変部が大きすぎて良好な予後が期待できない場合（たとえば，隣接部の大きなコンポジットレジン修復物と唇側面の遊離歯質がある場合など）を除いて，根管処置された前歯は必ずしも全部被覆冠で修復する必要はない．歯質の欠損が少ない歯の多くは，コンポジットレジンによる修復で十分機能する（図12-2 A参照）．

　根管処置歯は生活歯に比べて強度が低い，あるいは脆いと一般的に信じられているが，実験的に証明されているわけではない．しかしながら，水分含有量は減少しているかもしれない[9]．実験室における試験[10]で，前歯の健全歯と根管処置歯の破折抵抗に差がないことが明らかにされている．しかしながら，臨床的には破折が起こるために，根管充填材の一部を除去してメタルポストに置き替え，歯を補強しようとする試みがなされてきた．ただし，実際にはポスト装着のため歯質を余計に削除することにな

表12-1 通常のセメント合着ポストの欠点

- ポストを装着するために必要な処置が増える．
- ポストの形成をするために歯質の削除量が多くなる．
- セメント合着されたポストがコア材に対して十分な維持力を発揮していない場合は，後に全部被覆冠による修復が必要となったときに，修復処置が困難になる．
- 将来，歯内療法が再度必要になったときに，ポストのために処置が複雑あるいは不可能になることがある．

り，結果的に歯の強度は低下する（表12-1）．

　根管処置歯にポストを装着する方法が予後を改善するという研究データが不足しているにもかかわらず，臨床では一般的な術式になっている．事実，1つの実験研究[11]と2つの応力分析の研究[12,13]によっても，ポストによる有意な補強効果は示されていない．仮説的ではあるが，歯が荷重されると，応力は歯根の唇面と舌面で最大となり，根管内のポストにはわずかな応力しか及ばず，ポストが歯根破折を防止するうえで役には立たないといえるのではないだろうか（図12-5）．しかし，この仮説に相反する研究結果[10,14]もある．また，歯内療法が再度必要になったとき，セメント合着されたポストの撤去は困難なため根管処置が制限され，複雑になることがある．そのうえポスト合着後にさらなる歯冠崩壊が起こった場合，コアを再製して適切に維持するためにはポストの除去が必要となることもある．

　このような理由から，全部被覆冠で修復する必要のない前歯にはメタルポストは勧められない．この考え方は，根管処置後にメタルポストで修復された前歯の予後がまったく改善されていないと結論づけた追跡調査[15]によって支持されている．別の研究によると，ポストの装着は歯根破折の場所やその角度に影響はなかった[16]．しかしながら，これに反する研究報告もあり，根管充塡後にクラウン修復しなかった根管処置歯の喪失率は，根管充塡後にクラウン修復した歯の6倍だったことが示されている[17]．

　大きな歯質欠損がない変色歯は，全部被覆冠による修復よりも漂白[18]するほうがよい場合もある．しかし，すべての変色歯の漂白が成功するとはかぎらず，失活歯では漂白の副作用で吸収を起こすこともありうる[19]．歯質の欠損が広範囲の場合，あるいはブリッジの支台歯もしくは部分床義歯の維持歯と

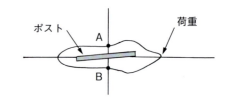
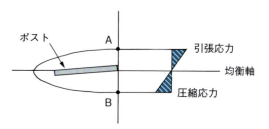

図12-5 セメント合着されたポストを有する根管処置歯に対する実験的な応力分布．歯に荷重が加わった場合，舌側（A）には引張応力が，唇側（B）には圧縮応力が生じる．中央に位置したポストは，力学的に均衡な軸上にある（引張応力も圧縮応力も生じない）．(Guzy GE, Nicholls JI: In vitro comparison of intact endodontically treated teeth with and without Endo-Post reinforcement. J Prosthet Dent 42: 39, 1979. より引用)

なる場合は，全部被覆冠が適応となる．全部被覆冠の形成が行われると歯冠部象牙質がわずかしか残らないため，根管内に維持と支持を求めることになる．さらに，歯内療法に必要な歯冠内歯質の削除により残存壁が薄く脆弱になるので（図12-6），相当量の高さの削除が必要になることが多い．

3 臼歯に対する考察

　臼歯は水平回転軸に近いために，前歯に比較して大きな荷重を受ける．そのため，咬頭間にくさびを打ち込まれるような形態的特徴と相まって，破折を起こしやすいことになる．注意深く咬合調整することによって滑走運動時の側方圧は軽減されるが，破折をもたらす咬合力から歯を守るために，根管処置が行われた臼歯の咬頭は被覆されることが望ましい．健全な辺縁隆線を有する下顎の小臼歯と第一大臼歯，ならびに保存的窩洞形成の行われた歯で強い咬合力が及ばない場合（すなわち，正常な咀嚼筋活動を伴う臼歯離開咬合）は例外としてもよい．

　全部被覆冠は，破折の危険性の高い歯，特に上顎小臼歯に推奨される．上顎小臼歯の2〜3歯面がアマルガム修復された場合，失敗率がかなり高いことが示されている[20]．全部被覆冠は歯の周囲を完全に

12章 根管処置歯の修復治療

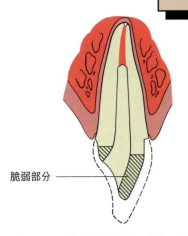

> 外側性修復物のために形成された歯冠の残存歯質の厚さを評価するには，ある程度の経験が必要である．

脆弱部分

図12-6 中切歯の断面図．破線は陶材焼付鋳造冠形成前の歯の形態．たとえ外側性修復物のための削除量が最小限であっても，唇側壁は弱くなっており，補綴物を確実に支持することはできないと考えられる．舌側壁の形態が鋭く，パターンの作製が困難である．

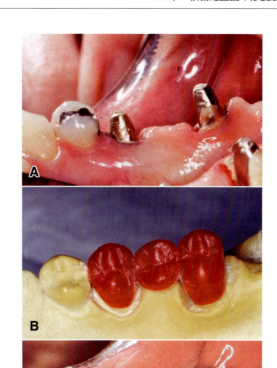

図12-7 A：下顎小臼歯とヘミセクションされた第一大臼歯を鋳造ポストコアで修復．B：ワックスアップされた3ユニットブリッジ．C：セメント合着されたブリッジ．（提供：Dr. F. Hsu）

覆うので，破折の防止において最も優れる．しかし，陶材焼付鋳造冠の場合は頰側面の歯質削除量がかなり多くなり，結果的に残存歯質がさらに弱くなる．一般に，かなりの歯冠部歯質が欠損しているときには，ポストコア修復（図12-7）やアマルガム築造が必要となる．

2. ポストコア形成の原則

7章で述べた歯冠形成の原則の多くは，根管処置歯の形成にもあてはまるが，破折を防止するために追加的な原則を理解する必要がある．

1 歯質の保存

① 根管の形成

ポストの形成に際しては，根管部の歯質削除量をできるだけ少なくする（図12-8）．過剰な拡大は歯根の穿孔あるいは強度低下を招き，ポスト合着時または機能時に歯根破折を起こすおそれがある．歯根の破折抵抗性については，残存象牙質の厚みが最も重要である．直径の異なるポストを合着した歯の衝撃テストでは[9]，1.3mm径のポスト（象牙質が厚い）よりも1.8mm径のポストが合着された歯（象

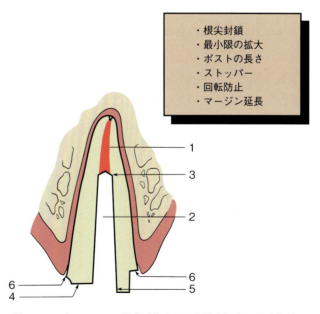

- 根尖封鎖
- 最小限の拡大
- ポストの長さ
- ストッパー
- 回転防止
- マージン延長

図12-8 ポストコアの形成が施された上顎中切歯の唇舌的断面図．ポストコアを成功させるのに必須と思われる6つのポイントをチェックする．1：適切な根尖封鎖．2：最小限の根管拡大（アンダーカットが残っていない）．3：十分なポストの長さ．4：明確な水平的なストッパー（くさび効果を最小にする）．5：垂直な壁面（回転を防止する）．6：最終修復物のマージンは健全な歯質上に置く．

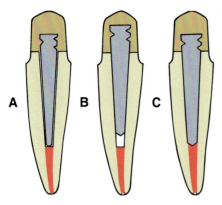

図12-9　既製ポストを使用するにあたっては，予定された深さで良好な適合を得るために根管を1～2サイズ拡大する必要がある．A：誤り．既製ポストが細すぎる．B：誤り．既製ポストが根管充填材に達していない．C：正しい．根管をわずかに拡大することにより既製ポストが適合している．

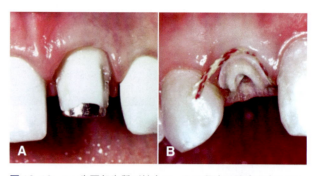

図12-10　A：歯冠部歯質が健全で，ある程度の強度を有している場合には，できるだけ保存することが望ましい．B：広範な齲蝕により歯冠部歯質のすべてを失っている．これはAと比較して，より大きな力が歯根に伝達される点で好ましくない．

牙質が薄い）のほうが破折しやすいことが示された．

　光弾性応力分析でも，内部応力は細いポストのほうが少ないことが確認されている．歯根は環と考えることができる．環の強度は，内径と外径の半径の4乗の差に比例する．このことは，形成された歯根の強度はその外面から生じるのであって，内側からではないことを示し，太すぎないサイズのポストであれば根をそれほど弱めることにはならない[21]．とはいえ，根管を均等に拡大することは難しく，削除された歯質の量や残存象牙質の厚さを正確に判定することは困難である．ほとんどの歯根は，頬舌的よりも近遠心的に狭く，デンタルX線写真で確認できない隣接面の陥凹部を有することが多い．検体検査では，ほとんどの歯根破折は残存象牙質の厚みが最小となるこの陥凹部から生じている[22]．したがって根管は，ポストが正確に適合すると同時に，強度と維持が確保できる必要最小限の量だけ拡大することが勧められる．テーパー付きのポストスペース全長にわたり，歯内療法に使用されたファイルサイズよりも1号か2号大きいサイズまで拡大すれば十分で，それ以上に拡大が必要な場合はまれである．根尖封鎖の長さの分だけポストスペースは咬合面側に位置するので，ポストを適合させるには歯内療法に使用されたファイルより大きいサイズのものを使用する必要がある（図12-9）．

② 歯冠部歯質の形成

　根管処置歯は，齲蝕や旧修復物，あるいは歯内療法のアクセス窩洞により，歯冠部歯質が大きく失われていることが多い．全部被覆冠の場合，カスタムコア形成時に髄室や内壁のアンダーカットを除去するためにさらに歯質の削除が必要となり，高さのある薄い窩壁が残り歯冠部歯質はほとんど保存されないかもしれない．歯肉側マージン部への応力集中を減らすために，できるだけ多くの歯冠部歯質を保存するべきである[23]．残存歯質量は，臨床における成功を予測するための最も重要な指標であろう．しかし，カスタムポストコアを予定している場合は，窩壁は試適および評価時に破折しないだけの十分な強度を有する必要がある．すなわち，多くの場合にこのような窩壁は強度を確保するために低くせざるをえない．歯冠部歯質が2mm以上残存していれば，ポストの形状は修復歯の破折抵抗性にほとんど影響を及ぼさないであろう[24,25]．かつては，ポストコアを作製する前に歯冠部歯質を歯肉縁の高さで削除することが普通に行われていたが，これは誤った手技であり避けるべきである（図12-10）．軸壁の形成を根尖側へ延長すると，単にコア材料を取り囲むクラウンではなく，フェルール形態を有する修復となる（図12-11）．フェルールは歯根部または歯冠部に適合する金属の帯または環と定義され，残存歯質を外側から締める役割を果たすとともに，機能時に歯根が破折するのを防ぐ[26-28]と考えられている．歯冠部歯質をできるだけ多く残しておくことで良好な予後が得られるエビデンスはあるが，大きな損傷

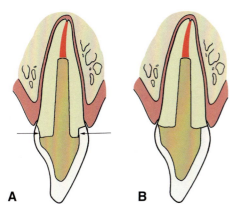

図12-11 根尖側へ形成を拡大することでフェルールができ，根管処置歯が機能時に破折するのを防ぐ．A：フェルール（矢印）のある形成．B：フェルールのない形成．

を受けた歯に外科的な歯冠長延長術を施し，フェルール形態をつくることが予後の改善に役立つのかは十分に明らかではない．歯冠長延長術はフェルールを有するクラウン作製を可能にするが，歯冠歯根比を悪化させ，結果的に機能時の歯根に対し梃子の作用が増すことになる（図12-12）．

最近のある実験研究からは，歯冠長延長術によるフェルールの形成は，修復歯を補強するというよりもむしろ弱くすることが明らかにされている[29]．これに対し，矯正的挺出でフェルールを形成することは，歯根は短くなるものの歯冠の長さは変わらないので歯冠歯根比への影響が少なく，より好ましいと考えられる（図12-12 B）．

2 維持形態

1 前歯部

形成歯の維持形態不良のために，前歯被覆冠とそれを維持するポストコアが同時に脱離することが多く認められる[15,30]．前歯は通常，唇舌的に収束する形態を有し，歯の大きさも小さめであることから，維持形態を付与するのは困難である．ポストの維持力は形成形態，ポストの長さ・直径・表面性状，合着用セメントに影響される．

1) 形成形態

一部の根管，特に上顎中切歯の根管断面はほぼ円形である（表12-5参照）．これらの根管は，ツイストドリルあるいはリーマーで，平行もしくはわずかにテーパーが付与された形態に形成することで，

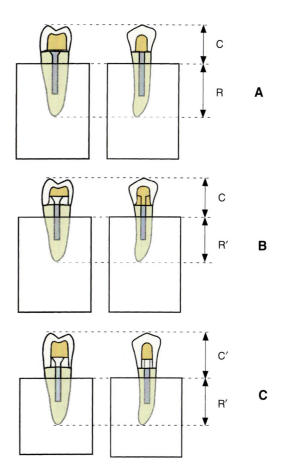

図12-12 歯冠歯根比に基づいた根尖側への形成延長の効果．A：損傷の著しい小臼歯．歯肉側マージンの根尖側への延長は生物学的幅径を侵害する（5章参照）．この形成ではフェルールはない．Cは歯冠長，Rは歯根長を示す．B：フェルールをつくるために矯正的挺出を行うと（図6-21参照），歯根長（R'）は短くなるものの，歯冠長は変化しない．C：外科的な歯冠長延長術（図6-21参照）によっても歯根長（R'）は短くなるが，歯冠長（C'）が長くなる．この結果，歯冠歯根比がさらに不良となり，修復歯の強度を低下させるおそれがある．（提供：Dr. A.G. Gegauff. Gegauff AG: Effect of crown lengthening and ferrule placement on static load failure of cemented cast post-cores and crowns. J Prosthet Dent 84: 169, 2000. より引用）

適合するサイズと形態の既製ポストの使用が可能となる．一方，断面が楕円形の根管はアンダーカットを除去すると同時に，適切な維持力を得るためにテーパーを抑えて（通常6〜8°）形成しなければならない．これは歯冠形成に類似しており，垂直壁のテーパーが減少すると維持力は急激に増加する（7章参照）．

この説明のとおり，実験室での試験[31-33]によって，テーパーポストよりもパラレルポストの維持力のほうが大きく，さらに歯根部の象牙質にねじ込むタイプのネジ状ポストの維持力が最大であることが確認されている（図12-13）．しかし，維持力はポ

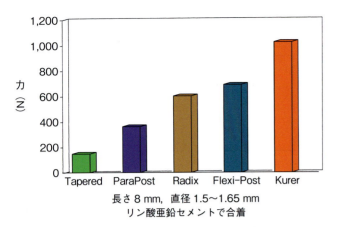

図 12-13 各種既製ポストの維持力の比較（Standlee JP, Caputo AA: The retentive and stress distributing properties of split threaded endodontic dowels. J Prosthet Dent 68: 436, 1992. より引用）

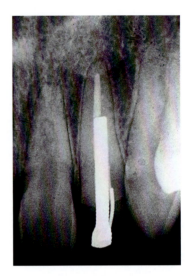

図 12-14 テーパーを有する根管にパラレルポストを使用すると，ポストスペースを大きく拡大する必要があり，歯根の強度が著しく低下する可能性がある．（提供：Dr. R. Webber）

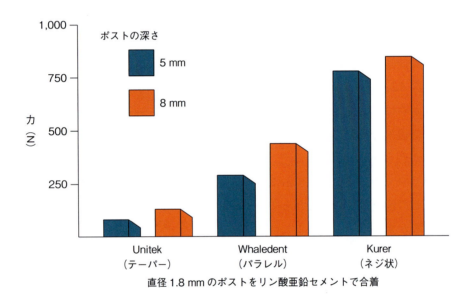

図 12-15 埋め込まれたポストの深さが維持力に与える影響（Standlee JP, et al: Retention of endodontic dowels: effects of cement, dowel length, diameter, and design. J Prosthet Dent 39: 401, 1978. のデータより引用）

ストと根管の全接触面積に比例するので，これらの比較が成り立つのはポストと根管が正しく適合している場合のみである．

軸面が平行な円形ポストは，ポストスペースの最も根尖側の部分にだけ有効である．というのも，形成されたポストスペースの大部分は，咬合面側半分がフレアー状に広がるからである．同じように，歯根が楕円形の場合，パラレルポストを使用するには根管をかなり拡大しなければならず，歯根の強度を著しく低下させる（図 12-14）．

根管にねじ込むネジ状ポストを使用すると維持力はさらに増加するが，根管内に残留応力がかかるので，あまり勧められない．もし使用する際には，応力がかからないようにネジ状ポストを"逆回し"する．さもないと，歯根が破折することになる．

2）ポストの長さ

ポストを長くすると維持力が増加することが複数の研究[31, 33, 34]によって明らかにされている．しかしこの関係は必ずしも正比例しているわけではない（図 12-15）．短すぎるポストは失敗につながりやすいが（図 12-16），長すぎるポストも根管封鎖性を損ねるおそれがあり，根尖側1/3に大きな彎曲

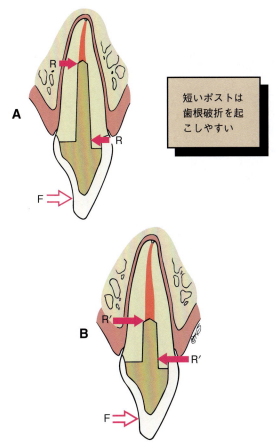

図12-16 上顎中切歯の唇舌的な縦断面. A：適正な長さのポストでは，切端近くにかかった力（F）は，結果として2方向の力（R）を生じる. B：ポストが短すぎると，この2方向の力（R'）はより大きくなり，歯根破折の可能性が高まる.

やテーパーがある場合には，歯根を穿孔する危険性が高まる（図12-17）. 最適なポストの長さについて明確な指標を提示することは困難である（表12-2）. 理想的には，根尖封鎖に損傷を与えず，残存する歯根部歯質の強度と健全性を維持できる範囲内で，できるだけ長いことが望ましい. 歯内療法に関する文献の大部分は根尖封鎖は5mmを維持するべきだとしている. しかし，ポストが臨床歯冠長より短いと，応力が小さな表面積に集中し歯根破折の可能性が高まるので，良好な予後は期待できない. 歯根が短く臨床歯冠が長い場合，術者は機能性と根尖封鎖のどちらを優先するべきか，それとも両方に妥協するのか，というジレンマに悩まされる. そのようなときは，最低限3mmに短縮した根尖封鎖が適当とされている.

3）ポストの直径

維持を増すためにポストの直径を大きくしても，ほとんど効果は認められず，歯根を不必要に弱くするので勧められない. ある研究グループは，ポストの直径を増加させると維持力も増加したと報告した[35]が，他の報告では裏づけが得られなかった[31,32]. 実験的な検証により，ポストの直径が歯根の直径の1/3を超えなければ，予後はおおむね良好であることが示唆されている.

4）ポストの表面性状

鋸歯状または表面を粗造にしたポストは，平滑なものよりも維持力が大きく[32]，またポストと根管に横溝を付ける[36]と（図12-18），テーパー状のポストの維持力がかなり増加する.

5）合着用セメント

従来のウォーターベースセメントに関しては，どの合着材を使用してもポストの維持力[37,38]や象牙質の破折抵抗[39]にはほとんど影響はないようである. しかし接着性レジンセメント（30章参照）は，ポストコア修復物の維持力を増強する作用があるということが実験で証明されている[40,41]. ポストが脱離するような場合は，レジンセメントが適応になるであろう. レジンセメントはユージノール含有根管充填材に影響されやすく，接着材として機能させるにはこの充填材をエタノール灌注か37％リン酸エッチングで除去しなくてはならない[42]. 根管内でのレジンセメントの使用は効果的ではあるが，経年的に接着力が低下するおそれがある[43]. リン酸亜鉛セメントとグラスアイオノマーセメントは同程度の維持力があり，ポリカルボキシレートセメントやコンポジットレジンセメントはやや劣る[44]. レジンセメントやグラスアイオノマーセメントのなかには，レジン添加型グラスアイオノマーセメントに比べ非常に高い維持力を示すものもある[45]. ポストが根管内で適合不良であれば[46]，適切な合着材を選ぶことがより重要となるが，動揺や回転があればポストコアをつくり直すべきである.

❷ 臼歯部

断面が円形で比較的長いポストは，前歯部では良好な維持と支持を与えるが，臼歯部では彎曲した根管や楕円形またはリボン状の根管が多いので長いポ

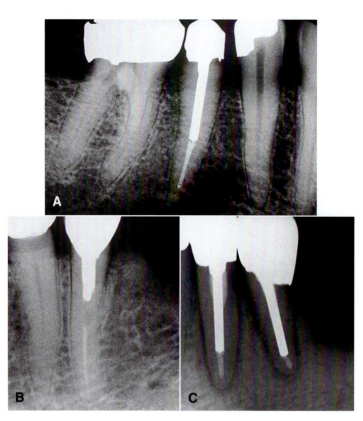

図 12-17　A：適正なポストの長さ．B：短すぎるポスト；十分な維持が得られないうえに，歯根破折の危険性が増す．C：長すぎるポスト；根尖封鎖性を危うくする．

表 12-2　ポストの長さに関する歴史的考察

ポストの長さ	発表年	文　献
クラウンの軸面の高さと同じ	1839	Harris C: The dental art, a practical treatise on dental surgery. Baltimore, Armstrong & Berry, 1839.
	1871	Austen PH: The principles and practice of dentistry, including anatomy, physiology, pathology, therapeutics, dental surgery and mechanism, 10th ed. Philadelphia, Lindsay & Blakiston, 1871.
	1940	Tylman SD: Theory and practice of crown and bridge prosthesis. St. Louis, Mosby, 1940.
	1977	Kantor ME, Pines MS: A comparative study of restorative techniques for pulpless teeth. J Prosthet Dent 38: 405, 1977.
	1979	Guzy GE, Nicholls JI: In vitro comparison of intact endodontically treated teeth with and without Endo-Post reinforcement. J Prosthet Dent 42: 39, 1979.
	1985	Trope M, et al: Resistance to fracture of restored endodontically treated teeth. Endod Dent Traumatol 1: 108, 1985.
	1987	Eissmann HF, Radke RA Jr: Postendodontic restoration. In Cohen S, Burns RC, eds: Pathways of the pulp, 4th ed, pp 640-643. St. Louis, Mosby, 1987.
	1989	Ziebert GJ: Restoration of endodontically treated teeth. In Malone WF, et al, eds: Tylman's theory and practice of fixed prosthodontics, 8th ed, pp 407-417. St. Louis, Ishiyaku EuroAmerica, 1989.
	1989	Barkhordar RA, et al: Effect of metal collars on resistance of endodontically treated teeth to root fracture. J Prosthet Dent 61 (6): 676, 1989.
歯根長の 2/3	1959	Hamilton AI: Porcelain dowel crowns. J Prosthet Dent 9: 639, 1959.
	1966	Larato DC: Single unit cast post crown for pulpless anterior tooth roots. J Prosthet Dent 16: 145, 1966.
	1967	Christy JM, Pipko DJ: Fabrication of a dual-post veneer crown. J Am Dent Assoc 75: 1419, 1967.
	1968	Bartlett SO: Construction of detached core crowns for pulpless teeth in only two sittings. J Am Dent Assoc 77: 843, 1968.
	1969	Dewhirst RB, et al: Dowel-core fabrication. J South Calif Dent Assoc 37: 444, 1969.
歯根長の 4/5	1984	Sorensen JA, Martinoff JT: Intracoronal reinforcement and coronal coverage: a study of endodontically treated teeth. J Prosthet Dent 51 (6): 780, 1984.
歯槽骨頂部と根尖の中間部まで	1984	Sorensen JA, Martinoff JT: Intracoronal reinforcement and coronal coverage: a study of endodontically treated teeth. J Prosthet Dent 51 (6): 780, 1984.
	1986	Randow K, Glantz PO: On cantilever loading of vital and non-vital teeth. An experimental clinical study. Acta Odontol Scand 44 (5): 271, 1986.
	1992	Gutmann JL: The dentin-root complex: anatomic and biologic considerations in restoring endodontically treated teeth. J Prosthet Dent 67: 458, 1992.

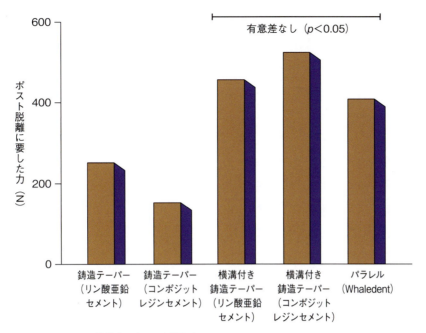

図12-18 横溝の付与がテーパーポストの維持力に与える影響（Wood WW: Retention of posts in teeth with nonvital pulps. J Prosthet Dent 49: 504, 1983.より引用）

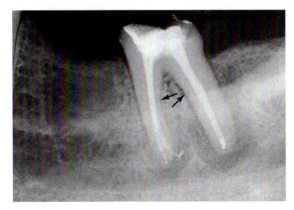

図12-19 臼歯部で歯冠内に維持を求める際には，穿孔に注意する．特に近心根の遠心面と遠心根の近心面は残存歯質が通常最も薄く，陥凹が存在することが多い（矢印）．

ストは避けるべきである（図12-19）．これらの歯に対しては，分岐した各根管に短めのポストを複数使用するほうが高い維持力が得られる．

コア材にアマルガムを使用する場合，セメント合着されたメタルポスト周囲に充塡するか，浅く形成されたポストスペースに直接充塡する．歯冠部歯質が適度に残存している場合は，最大根管に単独のメタルポストをセメント合着すれば，コア材料のための十分な維持が得られる．適度の壁の厚みを有する歯冠部歯質が3～4mm以上残存している場合は，維持を根管内のポストに求める必要はなく，ポストスペースの形成も不要なので根を穿孔するリスクが低下する[47]．ポストを使用しない場合は，髄腔によってコア材料が十分に維持されなければならない．このようなときには，複数の分岐する短いポストスペースを形成してコア材料が入り込むようにするとよいだろう．維持のために根管を利用することによって良好な結果を得ることができるが[48]，いったん全部被覆冠が装着されると，術式の相違は歯の強度にあまり影響しない[49]．

下顎小臼歯および大臼歯で，歯冠部歯質がある程度残存しており，テーパーを有した2mm程度のフェルールがある場合は，窩洞にコンポジットレジンあるいはアマルガムを直接充塡できることが多い．

3 抵抗形態

① 応力配分

ポストコアの役割の1つは，側方にかかる力を可能なかぎり広い範囲に配分することにより抵抗力を増すことである．しかしながら，根管の拡大形成により歯根の強度は低下し，失敗のリスクが高まる．可能なかぎり応力が均等に分散するようにポストを設計する必要がある．歯根部象牙質にねじ込むネジ状ポストを使用すると歯根破折の危険性が高まるうえ，柔軟性のネジ状ポストであっても，機能中の応

力集中を緩和する効果はないと考えられる．ファイバーポストの弾性係数（柔軟性）は象牙質と近似しているため，メタルポストやセラミックポストより応力集中が起こりにくい．この概念はモノブロック構造（人工材料と支台歯の一体化）と呼ばれている[50]．

光弾性材[22, 34, 51-53]やストレインゲージ[54, 55]，あるいは有限要素分析[56, 5]によって，ポストの形態が応力配分に与える影響についてテストされてきた．*in vitro*の研究に基づいて臨床的な判断を行うことは常に困難ではあるが，これらの研究から次のような結果が得られている．

1. 最大の応力集中は，ショルダーマージン部（特に隣接面）およびポスト先端部に起こる．これらの部位の象牙質は，可能なかぎり保存するべきである．
2. ポストの長さが増すと応力は減少する．
3. パラレルポストは，くさび効果を引き起こすテーパー状ポストよりも，応力を均等に分散させる効果が高い．しかし，パラレルポストはその先端に大きな応力を生じる．
4. 鋭角部は，荷重がかかった際に大きな応力を生じるので除去する必要がある．
5. ポスト挿入時，特にセメント流出溝をもたないスムーズパラレルポストの場合には大きな応力が生じる．
6. ネジ状ポストは，挿入時および荷重時に高い応力集中を生じるが，ポストを逆方向に半回転させると，応力を均等に分散することが確認されている[40]．
7. セメントの介在がさらに均等に応力を分散させ，歯根への応力集中を低減する．
8. ファイバーポストは*in vitro*の実験において応力が低いことが認められ，重大な失敗は少なかった．すなわち，残存歯質ではなくポストが破折する傾向がみられた[58]．

❷ 回転防止策

脱離のリスクを最小限に抑えるためには，形成形態によって，断面が丸いポストが機能時に回転する

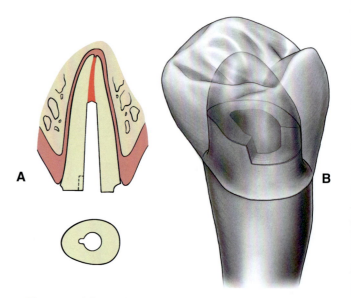

図12-20　広範囲に崩壊した歯におけるポストコアの回転抵抗性は，根管に小さな溝を形成することにより得られるが，この溝は必ずポストコアの装着方向と平行にするべきである．

のを防止することが重要である（図12-20）．十分に歯冠部歯質が残っている場合は，軸壁が回転を防止するため，このような問題は起こらない．歯冠部歯質が完全に失われている場合には，回転防止のために根管に小さな溝を付与する．溝は通常，根の最も厚い部分，一般には舌側に形成する．あるいは歯根面に補助ピンを使用し回転を防止する．ネジ状ポストの回転は，ポストと根に半分ずつまたがった小さな窩洞を形成し，ポスト合着後そこにアマルガムを充填することで防止できる[33]．

3. 術　式

根管処置歯の形成は次の3段階の操作で行われる．
1. 適切な深さまで根管充填材を除去する．
2. 根管を拡大形成する．
3. 歯冠部歯質を形成する．

1 根管充填材の除去

まず根管を完全に充填することによって側枝が封鎖される．それからポストスペースの形成をする．根管長いっぱいにシルバーポイントが充填されている場合にはポストは適用できない．その場合，シルバーポイントを除去しガッタパーチャで再根管充填

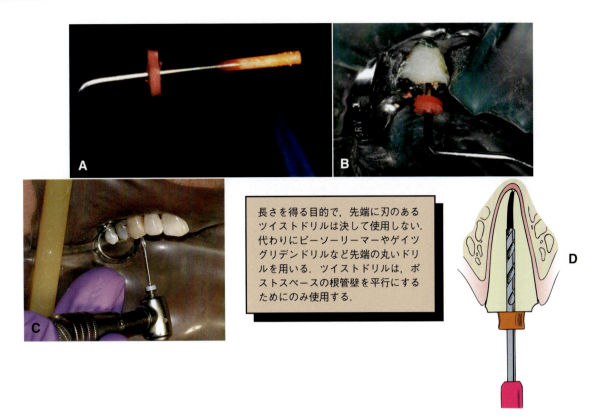

図12-21 ガッタパーチャは熱したプラガー（A・B）やゲイツグリデンドリルなどのノンエンドカッティングバー（C）を用いて根管から除去することができる．パラポストツイストドリル（D）を用いてポストスペース壁を平行にすることができる（ラバーストップを付けて，形成の深さを正確に確保する）．（A・Bの提供：Dr. D. A. Miller）

しなければならない．シルバーポイントの一部を除去しただけでも漏洩が起こるので，セメント合着されているシルバーポイントを短くする方法は推奨されない[59,60]．

通常，ガッタパーチャを除去するには2つの方法がある（図12-21）．温めたプラガーで除去する方法と，回転切削器具を用いる方法である．切削器具とともに化学薬品が使用されることもある．切削器具を使用すると不注意から象牙質に損傷を与えることがあるので，より時間がかかるものの，温めたプラガーを使用するほうがよい．ガッタパーチャは，根管充填直後に温めたプラガーで除去が可能であり，さらに根尖封鎖に支障をきたさない[61,62]という利点がある．また，術者が根管の解剖学的形態の記憶が鮮明である根管充填直後に処置できるのも長所である．

手順は以下のとおりである．

① ガッタパーチャを除去する前に，適切なポストの長さを測定する．十分な維持と抵抗を求めるべきであるが，根尖封鎖を損なうほど長くするべきでない．1つの基準として，ポストは，解剖学的歯冠長と同じ長さ（あるいは歯根長の2/3）にし，根尖部のガッタパーチャを5mmは残す．短い歯ではこれらの条件を満たすのは不可能であり，妥協も必要であるが，最小限3mmの根尖封鎖が必要である．ポストを極端に短くしなければ3mmの封鎖が確保できないような歯は予後不良であり，抜歯が最善の選択肢となりうる．

② 可能なかぎり根尖5mmは避ける．この部分には根管の彎曲と側枝があることが多い．平均的歯冠長と歯根長を表12-3に示す．根管の作業長がわかっていれば適切なポストスペースの長さを簡単に決定できる．したがって，根管充填の際に使用される切端あるいは咬合面の基準点を削除しないことが重要である．

③ 根管形成用器具の誤飲・誤嚥を防止するために，ポスト形成に先立ってラバーダムを装着する．

④ 蓄熱量の多い大きめのプラガーを使用する．し

表12-3 歯冠および歯根の平均的長さ（mm）

歯 種	平均歯冠長*	平均歯根長*	歯根の2/3の長さ	ポストの長さ（根尖まで4mm）
上 顎				
中切歯	10.8±0.7	12.5±1.6	8.3	8.5
側切歯	9.7±0.9	13.1±1.4	8.7	9.1
犬 歯	10.2±0.8	15.8±2.1	10.5	11.8
第一小臼歯	8.6±0.8	12.7±1.7	8.5	8.7
第二小臼歯	7.5±0.6	13.5±1.4	9.0	9.5
第一大臼歯	7.4±0.5	近心頬側根 12.5±1.2	8.3	8.5
		遠心頬側根 12.0±1.3	8.0	8.0
		口蓋根 13.2±1.4	8.8	9.2
第二大臼歯	7.4±0.5	近心頬側根 12.8±1.5	8.5	8.8
		遠心頬側根 12.0±1.4	8.0	8.0
		口蓋根 13.4±1.3	8.9	9.4
下 顎				
中切歯	9.1±0.5	12.4±1.4	8.3	8.4
側切歯	9.4±0.7	13.0±1.5	8.7	9.0
犬 歯	10.9±0.9	14.3±1.4	9.5	10.3
第一小臼歯	8.7±0.7	13.4±1.3	8.9	9.4
第二小臼歯	7.8±0.6	13.6±1.7	9.1	9.6
第一大臼歯	7.4±0.5	近心根 13.5±1.3	9.0	9.5
		遠心根 13.4±1.3	8.9	9.4
第二大臼歯	7.5±0.5	近心根 13.4±1.2	8.9	9.4
		遠心根 13.3±1.3	8.9	9.3

(Shillingburg HT, et al: Root dimensions and dowel size. Calif Dent Assoc J 10 (10)：43, 1982. のデータより引用)
各歯とも n=50
* 標準偏差は，平均歯冠長・歯根長のあとに記載されている．

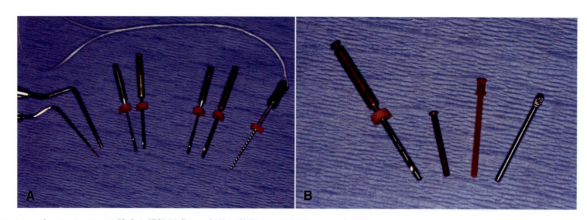

図12-22 ガッタパーチャの除去と根管形成に一般的に使用される器具．A：プラガー，2サイズのピーソーリーマーとそれぞれに対応するツイストドリル，ファイル（危険防止のためにフロスが付けられている）．B：パラポストツイストドリルと，そのサイズに対応するアルミニウムポスト（暫間修復物の作製に使用），パターン用プラスチックポスト，ステンレス鋼あるいはチタンポスト．（提供：Dr. J. A. Nelson）

かし根管から抜けなくなるほど大きすぎてはいけない．
⑤ 適切な長さの所に印をつけ（通常，根管長から5mm差し引く），熱したプラガーを挿入して根管内のガッタパーチャを軟化する．
⑥ ガッタパーチャが古く，熱可塑性が相当失われている場合は切削器具を使用するが，根管壁を削除していくのではなく，ガッタパーチャに沿って進めるよう気をつける（根の穿孔を避けるために，高速切削器具と通常のバーの使用は禁忌である）．ポスト形成用の器具が市販されている（図12-22）．ピーソーリーマーとゲイツグリデンドリルは，このような目的に使用する．ゲイツグリデンドリル先端の切削部は凸状

の蕾形で，ポストスペースの壁に小さな陥凹をつくることが多い．よりシリンダー形状に近いピーソーリーマーを用いると，これを回避することができる．これらは先端に刃がついていないので"安全な先端"をもつ器具とされている．バーの先端と充填材との間に発生する摩擦がガッタパーチャを軟化させ，回転切削器具が確実に根管に沿って進むことができる．回転切削器具を比較した研究[63]では，ゲイツグリデンドリルのほうが，先端に刃のあるパラポストドリルよりも根管の形態に沿いやすいと結論している．後者はツイストドリルなので，ポストスペースの壁を平行にするためにのみ使用するべきである．また，回転切削器具の使用時，特にパラポストの形成時にはかなりの熱が発生する[64]．長さを得るために先端に刃のある器具を使用することは絶対に避ける．根を穿孔するおそれがある．

⑦ 回転切削器具を使用する際には，根管よりも少し細いものを選択する．

⑧ 切削器具は，象牙質を削らないよう注意深くガッタパーチャの中心に入れる．多くのケースでは，根管充填材の一部のみを切削器具で除去し，残りを熱したプラガーで除去する．

⑨ ガッタパーチャを適切な深さまで除去した後，必要があれば根管の形態を整える．これは手用ファイルか低速回転ドリルを使って行う．この操作によりアンダーカットが除去され，過剰に根管を拡大することなく，適切な大きさのポストを装着することが可能である．ファイルの使用は保存的な方法であり，根管壁の形成と同時に，根管内にわずかに残ったアンダーカットも除去できる．パラレルポストを形成するのであれば，適合するサイズの低速回転ツイストドリルを，最後に使用したピーソーリーマーと同じ長さに設定して使用する．

ポストは根の直径の1/3以下で[1,65]，1mm以上の根管壁の厚さが全周にわたって必要である．適切なポストの径を決定する際に，平均的な根の直径を知っていることは重要である．これを調べた研究結果[66]を表12-4に示す．根管断面の知識もポストの選択にたいへん重要である．既製のポストの断面が円形であるのに対して，多くの根管は楕円形であるために，ドリルで同じ形に形成するのは不可能である．根管形態の概要を表12-5に示す．

2 根管の形成

根管の形成をする前に，ポストコアの作製に使用されるポストシステムの種類を決定しなくてはならない．

種々のポストの長所と短所を表12-6に要約する．万能なポストシステムはないので，いくつかの方法に精通しておくことはきわめて有用である．既製ポストの形と大きさは多岐に及び，ポスト同定に役立つX線不透過性も製品により異なっている（表12-7および図12-23，12-24）．

一般的な既製ポストの直径は表12-8のとおりである．パラレルポストは，断面が円形の根に保存的に形成された根管に適している．若年者の歯，あるいは歯内療法の失敗で再治療した歯にみられるような，根管口が大きく広がった根管は，カスタムポストで処置するのが最も効果的である．個々の状況の特徴を考慮しながら，それぞれ判断するべきである．

❶ 既製ポスト

多くの既製ポストは，ポストスペースの形成に必要な回転切削器具とセットで市販されており，それぞれの器具のサイズはポストと対応している．器具とセットになっていないものは，一般的なファイルのサイズに適合するようにつくられている．

① ポストの形態に適合したドリルかファイルやリーマーで，1サイズもしくは2サイズ大きく拡大する（図12-25）．回転器具使用の際は，サイズの合ったピーソーリーマーと回転ドリルを交互に使う．ピーソーリーマーで所定の深さに形成し，ツイストドリルで壁を平行にする．

② 規格化された切削器具と合った既製ポストを使用する．パラレルポストよりもテーパー状ポストのほうが根管によく適合する．また良好な適

表12-4 根の平均的直径および適したポストの直径（mm）[*1]

歯　種	セメント-エナメル境	根分岐部[*2]	中間点	根尖より4mm部の直径[*3]	適したポスト径
上　顎					
中切歯	近遠心径 6.3±0.5	―	5.2±0.5	3.8±0.4	1.5
	唇舌径 6.4±0.4	―	5.8±0.4	4.3±0.4	
側切歯	近遠心径 4.9±0.5	―	4.0±0.5	3.2±0.5	1.3
	唇舌径 5.7±0.5	―	5.4±0.5	4.2±0.4	
犬歯	近遠心径 5.4±0.5	―	4.4±0.5	3.3±0.5	1.5
	唇舌径 7.7±0.6	―	7.2±0.6	4.8±0.6	
第一小臼歯	近遠心径 4.1±0.3	頬側根近遠心径 ―	3.6±0.4	2.6±0.4	0.9
	頬径 8.1±0.7	頬舌径 ―	3.4±0.4	2.4±0.4	
		口蓋根近遠心径 ―	3.3±0.3	2.5±0.4	0.9
		頬舌径 ―	3.3±0.4	2.4±0.5	
第二小臼歯	近遠心径 4.9±0.3	―	3.8±0.4	3.2±0.6	1.1
	頬舌径 7.9±0.5	―	7.0±0.7	5.0±0.7	
第一大臼歯	近遠心径 7.7±0.4	近心頬側根近遠心径 3.4±0.3	3.1±0.3	2.9±0.4	1.1
	頬舌径 10.5±0.5	頬舌径 6.8±0.5	5.8±0.7	4.8±0.7	
		遠心頬側根近遠心径 3.1±0.2	2.8±0.3	2.6±0.4	1.1
		頬舌径 5.0±0.4	4.4±0.5	3.8±0.5	
		口蓋根近遠心径 5.7±0.5	5.0±0.5	4.4±0.5	1.3
		頬舌径 4.3±0.4	3.7±0.4	3.3±0.4	
第二大臼歯	近遠心径 7.3±0.4	近心頬側根近遠心径 3.4±0.3	3.1±0.3	2.7±0.4	1.1
	頬舌径 10.4＋0.6	頬舌径 6.6±0.5	5.6±0.7	4.5±0.7	
		遠心頬側根近遠心径 3.1±0.4	2.8±0.3	2.4±0.4	0.9
		頬舌径 4.3±0.4	3.8±0.4	3.2±0.4	
		口蓋根近遠心径 4.9±0.5	4.2±0.5	3.6±0.5	1.3
		頬舌径 4.5±0.4	3.9±0.4	3.1±0.4	
下　顎					
中切歯	近遠心径 3.3±0.3	―	2.7±0.3	2.1±0.2	0.7
	唇舌径 5.5±0.5		5.6±0.4	4.3±0.6	
側切歯	近遠心径 3.6±0.3	―	2.7±0.4	2.0±0.2	0.7
	唇舌径 5.9±0.4		5.7±0.5	4.3±0.5	
犬歯	近遠心径 5.2±0.6	―	4.0±0.5	3.2±0.7	1.5
	唇舌径 7.8±0.8		7.3±0.6	5.0±0.5	
第一小臼歯	近遠心径 5.1±0.4	―	4.0±0.4	3.2±0.4	1.3
	頬舌径 6.6±0.4		6.0±0.5	4.3±0.5	
第二小臼歯	近遠心径 5.3±0.3	―	4.3±0.3	3.5±0.5	1.3
	頬舌径 7.0±0.5		6.0±0.6	4.4±0.5	
第一大臼歯[*4]	近遠心径 8.9±0.6	近心近遠心径 3.7±0.2	3.2±0.3	2.8±0.3	1.1
	頬舌径 8.3±0.6	頬側頬舌径 3.4±0.3	3.1±0.3	2.8±0.4	
		近心近遠心径 3.4±0.3	2.9±0.3	2.5±0.3	0.9
		舌側頬舌径 3.5±0.4	3.2±0.3	2.7±0.4	
		遠心近遠心径 3.6±0.3	2.8±0.3	2.6±0.3	1.1
		頬側頬舌径 3.2±0.3	2.8±0.3	2.4±0.4	
		近心近遠心径 3.6±0.4	3.0±0.4	2.5±0.4	
		舌側頬舌径 3.2±0.5	2.8±0.4	2.3±0.4	
		遠心近遠心径 4.1±0.4	3.5±0.4	3.0±0.4	
		頬舌径 6.8±0.8	5.9±0.9	4.7±0.7	
第二大臼歯[*4]	近遠心径 9.3±0.7	近心近遠心径 3.6±0.3	3.1±0.3	2.6±0.3	0.9
	頬舌径 8.3±0.7	頬側頬舌径 3.2±0.3	2.8±0.3	2.4±0.4	
		近心近遠心径 3.6±0.4	3.0±0.4	2.5±0.4	0.9
		頬側頬舌径 3.2±0.5	2.8±0.4	2.3±0.4	
		遠心近遠心径 4.1±0.4	3.5±0.4	3.0±0.4	1.1
		頬舌径 6.8±0.8	5.9±0.9	4.7±0.7	

(Shillingburg HT, et al: Root dimensions and dowel size. Calif Dent Assoc J 10 (10): 43, 1982. のデータより引用)

[*1] 各歯とも n=50
[*2] セメント-エナメル境から根分岐部までの長さ：上顎第一大臼歯で4.1mm，上顎第二大臼歯で3.2mm，下顎第一大臼歯で3.1mm，下顎第二小臼歯で3.3mm
[*3] 歯根が長いので，上顎犬歯では根尖から5.1mmで計測した．
[*4] 訳注　表記は原著に基づく．

表 12-5　根管の形態

円　形	楕円形	
	頬舌的	近遠心的
上顎中切歯	上顎側切歯 上顎犬歯 下顎切歯 下顎犬歯	
上顎第一小臼歯（2根）	上顎第一小臼歯（単根） 下顎第一小臼歯 上顎第二小臼歯	
下顎第二小臼歯 上顎大臼歯（遠心頬側根）	上顎大臼歯（近心頬側根） 下顎大臼歯（近遠心根）	上顎大臼歯（口蓋根）

（Weine FS: Endodontic Therapy, 4th ed. pp225-269, St Louis, Mosby, 1989. より引用）

表 12-6　利用可能なポストコアシステム

材　料	長　所	短　所	適　応	注意点
アマルガム	歯質保存的 操作が単純	引張強度が低い 非貴金属の腐蝕	十分な歯冠部歯質を有する大臼歯	側方圧の加わる歯（前歯）には適さない
グラスアイオノマー	歯質保存的 操作が単純	コンデンスが困難 低強度	歯質の欠損が最小限の歯	側方圧の加わる歯には適さない
コンポジットレジン	歯質保存的 操作が単純	低強度 未重合の部分が残る 微小漏洩	歯質の欠損が最小限の歯	側方圧の加わる歯には適さない
鋳造ポストコア	高強度 既製ポストより適合が良い	既製のポストに比べ剛性が低い 作製工程が複雑で時間がかかる	楕円形もしくはフレアー状の根管	試適前に鋳造体の突起を除去する
ワイヤーポスト鋳造コア	高強度 高剛性	非貴金属の腐蝕 Pt-Au-Pd ワイヤーは高価	—	形成の際の穿孔に注意
既製テーパーポスト	歯質保存的 高強度，高剛性	パラレルポストやネジ状ポストに比べ維持力に劣る	小さい円形の根管	フレアーの強い根管には適さない
既製パラレルポスト	高強度 十分な維持力 適応が広い	貴金属を使用すると高価 ステンレス鋼の腐蝕 歯質保存的ではない	小さい円形の根管	形成時に注意が必要
ネジ状ポスト	高い維持力	根管に加わる応力により歯根破折の危険がある 歯冠や歯根の歯質に対し保存的ではない	最大の維持力が必要なときのみ	挿入時の歯根破折に注意
カーボンファイバーポスト	象牙質と接着する 除去が容易	低強度 微小漏洩 黒色	歯質欠損が最小限の歯 根管治療の予後が不安な歯	側方圧の加わる歯には適さない
ジルコニアポスト	審美性が高い 高剛性	臨床成績は未確定	高い審美性が要求される場合	—
繊維強化ポスト	審美性が高い 象牙質と接着する	低強度 臨床成績は未確定	高い審美性が要求される場合	側方圧の加わる歯には適さない
グラスファイバーポスト	審美性が高い 象牙質と接着する	低強度 臨床成績は未確定	高い審美性が要求される場合	側方圧の加わる歯には適さない

表12-7 市販されている既製ポスト[*1]

例[*2]	製品（メーカー）	組成[*3]	密度（%）[*4]	軸部 直径（mm）[*5]	特徴
スムーズテーパーポスト					
	EndoSequence Fiber Post (Brasseler USA)	ZGF（一方向, LT）	20	0.8～1.4	先端が平坦, 0.04と0.06のテーパー[*6]
	ファイバークリアポスト4Xテーパータイプ (Pentron)	GF（一方向, LT）	44	1.2～1.5	先端が平坦, 0.04のテーパー[*6]
	LuxaPost (DMG America)	GF（一方向, LT）	20	1.2～1.5	先端が平坦
	FRC Postec Plus (Ivoclar Vivadent)	GF（一方向, LT）	42	1.5～1.7	先端が平坦
	Glass Fibre Post (Ellman International)	GF（一方向, LT）	15	0.9～2.0	先端が平坦
	EUROPOST FIBIO Aesthetic Post (Dental Anchor Systems)	GF（一方向）	29	1.2～1.5	先端が平坦
	EXACTA Fiber Post (EXACTA Dental Direct)	GF（編み組み）	30	1.2～1.5	先端が丸い
	C-I White Glass Fiber Post (Parkell)	GF（編み組み）	12	1.3～1.6	先端が丸い
	C-I Plastic Pattern Post (Parkell)	PB[*7]		1.3～1.6	先端が丸い
	Master Endopost (Sterngold)	PB[*7]		1.7～1.8	先端が丸い
	Filpost (Filhol Dental USA)	Ti	62	1.3～1.6	先端が丸い
	ER C-Post (Komet USA)	ZrO₂	92	1.1～1.7	先端が丸い
	リライエックスファイバーポスト (3M ESPE Dental)	ZGF（一方向, LT）	50	0.8～1.3	先端が丸い
	FluoroPost (Dentsply Caulk)	ZGF（一方向, LT）	48	1.3～1.7	先端が丸い
	ER DentinPost X (Komet USA)	GF（一方向, LT）	51	1.1～1.7	先端が丸い
	ER DentinPost (Komet USA)	GF（一方向, LT）	50	1.1～1.7	先端が丸い
	Achromat-THP (Axis|SybronEndo)	GF（一方向, LT）	51	1.0～1.4	先端が丸い
	Achromat-THP Arrow Head (Axis|SybronEndo)	GF（一方向, LT）	31	1.0～1.4	先端が丸い
	Rebilda Post (VOCO America)	GF（一方向, LT）	52	1.0～2.0	先端が丸く, 根尖側8 mmはテーパー状
	Luscent Anchors (Dentatus USA)	GF（一方向, LT）	12	1.1～1.6	先端が鋭利
	Twin Luscent Anchors (Dentatus USA)	GF（一方向, LT）	11	1.4～1.8	先端が鋭利, 砂時計形
	D.T. Light-Post (Bisco)	QF（一方向, LT）	31	1.0～1.6	先端が鋭利, 2段階のテーパー
	D.T. Light-Post ILLUSION X-RO (Bisco)	QF（一方向, LT）	50	1.0～1.6	先端が鋭利, 2段階のテーパー
	UniCore (Ultradent Products)	QF（一方向, LT）	39	1.1～1.7	先端が鋭利
	Endowel (Star Dental)	PB		1.0～1.6	先端が鋭利, ISO[*6]サイズ：80～140
鋸歯状テーパーポスト					
	PeerlessPost (Axis|SybronEndo)	GF（一方向）	37	1.1～1.2	テーパー状の段差, 先端が平坦
	Macro-Lock Illusion X-RO (Clinician's Choice)	GF（一方向, LT）	51	1.3～1.7	らせん状の溝, 先端が丸い
	Mirafit Clear (Hager Worldwide)	GF（一方向, LT）	41	0.5～1.0	らせん状の溝, 先端が鋭利

（つづく）

12章　根管処置歯の修復治療

表12-7　市販されている既製ポスト（つづき）

例[*2]	製品（メーカー）	組成[*3]	密度（％）[*4]	軸部 直径（mm）[*5]	特徴
ネジ状テーパーポスト					
	Tri-R Post System (Integra Miltex)	SS	90	1.0〜1.6	らせん状の溝，先端が鋭利
	C-I Stainless Steel Post (Parkell)	SS	91	1.3と1.6	浅く狭い溝，先端が平坦
	NuBond (Ellman International)	SS	84	0.9〜2.0	浅く狭い溝，先端が丸い
	Surtex (Dentatus USA) [*8]	Ti, SS, Brass	93 (Brass)	1.1〜1.8	ネジのピッチが密
	Ancorex (E. C. Moore) [*8]	Ti	63	1.1〜1.8	ネジのピッチが密
スムーズパラレルポスト					
	FibreKleer 4X Parallel Fiber Post (Pentron)	GF（一方向, LT）	51	1.0〜1.5	先端が平坦
	GT Fiber Post (Dentsply Tulsa Dental)	GF（一方向, LT）	23	1.0〜1.5	先端が平坦
	IntegraPost System (Premier)	Ti合金	66	0.9〜1.5	細かいクロスカットの溝，先端が平坦
	CTH Beta Post (CTH)	SS	90	1.1〜1.6	縦溝，先端が平坦
	CTH R-Series (CTH)	SS	85	1.1〜1.6	縦溝，先端が平坦
	GT Post (Dentsply Tulsa Dental)	SS	84	1.0〜1.5	先端が平坦
	Pro-Post (Dentsply Tulsa Dental)	SS	89	1.0〜1.7	根尖側がテーパー状，先端が平坦
	CosmoPost (Ivoclar Vivadent)	ZrO_2	96	1.4〜1.7	根尖側がテーパー状，先端が平坦
	ファイバーポスト (GC)	GF（一方向, LT）	31	0.8〜1.6	根尖側がテーパー状，先端が平坦
	DentFlex Fiber Post (Brasseler USA)	ZGF（一方向, LT）	26	1.0〜1.6	根尖側がテーパー状，先端が丸い
	Cure-Thru IntegraPost (Premier USA)	ZGF（一方向, LT）	30	1.0〜1.5	根尖側がテーパー状，先端が丸い
	ICELight (Danville Materials)	GF（一方向, LT）	31	1.0〜1.6	根尖側がテーパー状，先端が丸い
	ICEPost (Danville Materials)	GF（一方向）	25	1.0〜1.6	根尖側がテーパー状，先端が丸い
	Core-Post Glass Fiber (DenMat)	GF（一方向）	7	1.0〜2.0	先端が平坦
	Core-Post Carbon Fiber (DenMat)	CF	3	1.0〜2.0	先端が鋭利
	Mirafit White (Hager Worldwide)	GF（編み組み）	56	1.2〜1.6	先端が鋭利
	Mirafit Carbon (Hager Worldwide)	CF	3	1.2〜1.6	先端が丸い
	GF Glass Fiber Post (J. Morita USA)	GF（編み組み）	26	1.1〜1.6	先端が丸い
	CF Carbon Fiber Post (J. Morita USA)	CF	4	1.1〜1.6	先端が丸い
鋸歯状パラレルポスト					
	ParaPost (Coltène/Whaledent)	Ti合金, PB, SS	88 (SS)	0.9〜1.8	多数の浅い溝，先端が平坦
	ParaPost XP (Coltène/Whaledent)	Ti合金, PB, SS	63 (Ti合金)	0.9〜1.8	クロスカットの溝，先端が平坦

（つづく）

表12-7 市販されている既製ポスト（つづき）

例[*2]	製品（メーカー）	組成[*3]	密度（%）[*4]	軸部 直径（mm）[*5]	特徴
	ParaPost XH (Coltène/Whaledent)	Ti合金	54	0.9～1.8	クロスカットの溝、先端が平坦
	ParaPost Plus (Coltène/Whaledent)	Ti合金, SS	87 (SS)	0.9～1.8	テーパー状の段差、先端が平坦
	ParaPost Fiber White (Coltène/Whaledent)	GF（一方向）	19	1.1～1.5	テーパー状の段差、先端が平坦
	ファイバーコアポスト (Pentron)	GF（一方向）	24	1.0～1.5	テーパー状の段差、先端が平坦
	ファイバークリアポスト 4Xストレートタイプ (Pentron)	GF（一方向, LT）	50	1.0～1.5	テーパー状の段差、先端が平坦
	ParaPost Fiber Lux (Coltène/Whaledent)	GF（一方向, LT）	23	1.1～1.5	テーパー状の段差、先端が平坦
	ParaPost Taper Lux (Coltène/Whaledent)	GF（一方向, LT）	30	1.1～1.5	テーパー状の段差、根尖側がテーパー状
	Achromat (Axis|SybronEndo)	GF（一方向, LT）	27	1.3と1.6	広い溝、先端が平坦
	Achromat-HP (Axis|SybronEndo)	GF（一方向, LT）	26	1.1～1.6	広い溝、先端が平坦
	Vlock Passive Post (Brasseler USA)	Ti合金	56	1.2～1.6	広い溝、先端が平坦
	Luminex (Dentatus USA)	PB		1.1～1.8	広い溝、先端がテーパー状
	SB Post (J. Morita USA)	SS	82	0.8～1.6	浅い溝、先端がテーパー状
	AccessPost (Essential Dental Systems)	SS	83	0.8～1.6	深いらせん状の溝、先端が平坦
	AccessPost Overdenture (Essential Dental)	SS	77	1.1～1.6	深いらせん状の溝、先端が平坦
	ERA Direct Overdenture (Sterngold)	SS	87	1.4と1.7	多数の浅い溝、先端が平坦
	LOCATOR Attachment (Zest Anchors)	SS	91	1.8	多数の浅い溝、先端が平坦
	EZ-Fit (Essential Dental Systems)	GF（特許S-グラスファイバー）	7	0.9～1.4	浅い溝、先端が平坦
ネジ状パラレルポスト					
	Surtex (Dentatus USA)[*8]	Ti, SS, Brass	88 (SS)	1.1～1.8	ネジのピッチが先端まで密、先端が平坦
	Ancorex (E.C. Moore)[*8]	Ti	62	1.1～1.8	ネジのピッチが先端まで密、先端がテーパー状
	AZtec (Dentatus USA)	Ti	68	1.5～1.8	ネジのピッチが先端まで密、先端がスムーズでテーパー状
	Boston Post (Roydent Dental Products)	Ti	62	1.0～1.6	ネジのピッチが密、先端が鋭利
	Titanium Screw Post (E.C. Moore)	Ti	58	1.1～1.8	ネジのピッチが密、先端が鋭利
	Golden Screw Post (E.C. Moore)	Brass	92	1.1～1.8	ネジのピッチが密、先端が鋭利
	Compo-Post (Sullivan-Schein)	Brass	92	1.1～1.8	ネジのピッチが密、先端が鋭利
	Kurer K4 Anchor System ― Ready Core (Standard) Anchor (Marie Reiko)	SS, Ti合金	90 (SS)	1.6～2.0	ネジのピッチが密、先端が平坦
	Kurer K4 Anchor System ― Universal (Crown Saver) Anchor (Marie Reiko)	SS, Ti合金	93 (SS)	1.5～2.0	ネジのピッチが密、先端が平坦

（つづく）

12章　根管処置歯の修復治療

表12-7　市販されている既製ポスト（つづき）

例*2	製品（メーカー）	組成*3	軸部		
			密度（%）*4	直径（mm）*5	特徴
	Kurer K4 Anchor System — Custom Core (Fin Lock) Anchor (Marie Reiko)	SS, Ti合金	89 (SS)	1.7〜2.0	ネジのピッチが密，先端が平坦
	Kurer K4 Anchor System — Denture Anchor (Marie Reiko)	SS, Ti合金	89 (SS)	1.8〜2.0	ネジのピッチが密，先端が平坦
	Cytco-K (Dentsply Maillefer)	Ti合金	60	0.9と1.2	歯冠側に4本のネジ山，先端が長いテーパー状
	EUROPOST (RVS) Headless Post (Dental Anchor Systems)	Ti合金	68	1.1〜1.8	ネジのピッチが粗，先端が丸い
	EUROPOST (RVS) Headed Post (Dental Anchor Systems)	Ti合金	67	1.1〜1.8	ネジのピッチが粗，先端が丸い
	Vlock Active Post (Brasseler USA)	Ti合金	77	1.3〜1.8	ネジのピッチが粗，先端が丸い
	Vario Active Post (Brasseler USA)	Ti合金	57	1.3〜1.8	ネジのピッチが粗，先端が丸い
	Radix-Anchor (Dentsply Maillefer)	Ti合金	66	1.2〜1.6	ネジのピッチが粗，先端が平坦
	ParaPost XT (Coltène/Whaledent)	Ti合金	61	0.9〜1.5	ネジのピッチが粗，溝，先端が平坦
	Flexi-Post (Essential Dental Systems)	SS	82 (SS)	1.0〜1.9	ネジのピッチが粗，軸部に割れ目がある
	Flexi-Flange (Essential Dental Systems)	Ti合金, SS	81 (SS)	1.1〜1.9	ネジのピッチが粗，軸部に割れ目がある
	Flexi-Overdenture (Essential Dental Systems)	Ti合金, SS	58 (Ti合金)	1.4〜1.9	ネジのピッチが粗，軸部に割れ目がある
	Flexi-Post Fiber (Essential Dental Systems)	GF (特許S-グラスファイバー)	18	1.2〜1.7	ネジのピッチが粗，先端が鋭利
	Flexi-Flange Fiber (Essential Dental Systems)	GF (特許S-グラスファイバー)	22	1.2〜1.7	ネジのピッチが粗，先端が鋭利

写真提供：Brodie Sturm Photography, Chicago, Illinois.

*1 ポストは根尖側8 mmの軸部のX線投影像により分類している．
*2 表中のポストの写真は実寸とは異なる．
*3 組成の記号　Brass：銅と亜鉛の合金（真鍮）（Brassポストは金メッキされている），CF：レジンマトリックスにより結合させたカーボンファイバー，GF：レジンマトリックスにより結合させたグラスファイバー（グラスファイバーは編み組み，または一方向），LT：ポストが光透過性，PB：パターン用プラスチックポスト，QF：レジンマトリックスにより結合させたクォーツファイバー（クォーツファイバーは一方向），SS：ステンレス鋼，Ti：チタン（Tiは99％の純チタン，Ti合金のチタン含有率は約90％），ZGF：レジンマトリックスにより結合させたジルコニコアクアラスファイバー，ZrO$_2$：ジルコニア
*4 Dexis Platinumセンサーとソフトウェア（9.0.4）およびProgeny JB-70 Dental X-Ray System (70 kVp, 7 mA, 8インチコーン, 0.233秒, 60 Hz) を使用して記録した相対密度．主要な根管に充填したガッタパーチャの密度は66％である．
*5 ポストの直径はネジ山も含めた値である．テーパーポストの直径は根尖側より8 mmの位置での値である．

*6 ポストの形状はファイルのテーパーと一致している [0.04と0.06はANSI/ADA規格No. 101に規定されており，先端から1 mmにつきそれぞれ0.04 mmおよび0.06 mm直径が増加することを示している．ISO（国際標準化機構）では，一般的な標準化されたファイルのテーパーは0.02であり，先端から1 mmにつき0.02 mm直径が増加することを示す］．
*7 プラスチックポストによる鋳造ポストの密度は，鋳造に使用した金属によって異なる．
*8 SurtexとAncorexの分類はポストのネジさによって異なる．中等度以上の長さのポストはネジ状パラレルポスト，短めのポストはネジ状テーパーポストに属する．

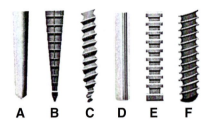

図12-23 既製ポストの分類．A：スムーズテーパーポスト，B：鋸歯状テーパーポスト，C：ネジ状テーパーポスト，D：スムーズパラレルポスト，E：鋸歯状パラレルポスト，F：ネジ状パラレルポスト．（Shillingburg HT, Kessler JC: Restoration of the endodontically treated tooth. Chicago, Quintessence Publishing, 1982. より引用）

合を得るための象牙質の削除量が少なくて済む．しかし維持力がやや弱く，より大きな応力集中を起こすが，維持力は横溝を付与することによって改善しうる[36]．

③ 特に注意するべきことは，ポストスペースを根尖側に延ばす際に，必要以上に象牙質を削除しないことである（図12-14, 12-25）．

注意深く測定が行われていれば，形成されたポストスペースを確認するためのX線撮影は通常，必要ではない．

ほとんどの場合，既製のパラレルポストは根管の

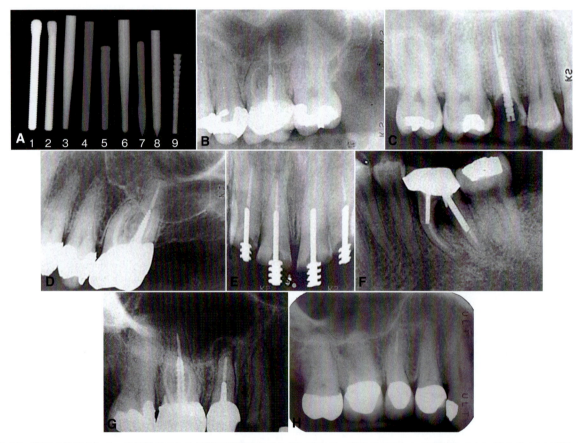

図12-24 臨床で使用されている各種ポストのX線不透過性はそれぞれ異なる．従来のステンレス鋼製やチタン製のポストに慣れた術者は，最近のポストシステムを見誤るかもしれない．A：代表的な9種類のポスト．(1) ステンレス鋼製 ParaPost (Coltène/Whaledent)，(2) チタン製 ParaPost (Coltène/Whaledent)，(3) FRC Postec Plus (Ivoclar Vivadent)，(4) グラスファイバーポスト（Ellman International, Inc.），(5) C-I White Glass Fiber Post (Parkell)，(6) D. T. Light-Post (Bisco, Inc.)，(7) Twin Luscent Anchors (Dentatus USA)，(8) UniCore (Ultradent Products, Inc.)，(9) PeerlessPost (SybronEndo Corporation)．純粋なカーボンファイバーポスト（Aには含まれない）は完全にX線透過性である．ポストのX線不透過性には，使用セメントも関与している（図30-6参照）．B～G：6種類のポストのX線写真．B：Endowel (Star Dental)，スムーズテーパーポスト．C：Unimetric (Dentsply Maillefer)，鋸歯状テーパーポスト．D：Surtex (Dentatus USA)，ネジ状テーパーポスト．E：CTH Beta Post (CTH)，スムーズパラレルポスト．F：ParaPost (Coltène/Whaledent)（サイズは2種類），鋸歯状パラレルポスト．G：Flexi-Post (Essential Dental Systems)（上顎右側第一大臼歯），ネジ状パラレルポスト（軸部の割れ目に注意）．H：ParaPost Fiber Lux (Coltène/Whaledent) をリライエックスルーティングプラス (3M ESPE Dental) で接着．ガッタパーチャ根管充塡材のX線不透過性に対し，ポストがX線透過性であることに注意．（Bの提供：Dr. D. A. Miller と Dr. H. W. Zuckerman，Cの提供：Dr. I. A. Roseman，Dの提供：Dr. F. S. Weine と Dr. S. Strauss，Eの提供：Dr. J. F. Tardera，Fの提供：Dr. J. L. Wingo，Gの提供：Dr. L. R. Farsakian，Hの提供：Dr. D. A. Miller と Dr. G. Freebeck）

表12-8 一般的に使用されている8種類の既製ポストの直径 (mm)

ポスト / 直径 (mm)	0.80	0.90	0.95	1.00	1.05	1.15	1.20	1.25	1.35	1.40
Boston[*1]				○			○			
Surtex[*1]					○		○		○	
Flexi-Post[*1]			○		○					○
Endowel, size 80	[*2]	[*3]								
Kurer K4 Anchor System—Universal (Crown Saver) Anchor										
ParaPost		○			○			○		
Radix[*1]						○			○	
Vlock Passive Post						○			○	

	1.45	1.50	1.60	1.65	1.75	1.80	1.85	1.90	2.00
Boston[*1]			○						
Surtex[*1]	○		○		○				
Flexi-Post[*1]				○			○		
Endowel, size 80									
Kurer K4 Anchor System—Universal (Crown Saver) Anchor	○		○	○		○		○	
ParaPost		○			○				
Radix[*1]			○	○					
Vlock Passive Post			○						

○：入手可能なサイズ
[*1] 直径はネジ山を含む
[*2] 先端から5mm
[*3] 先端から10mm

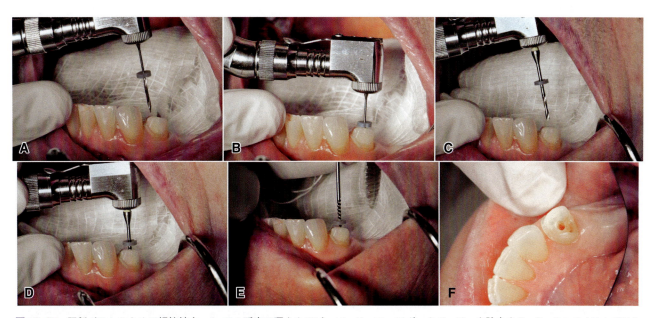

図12-25 既製ポストのための根管拡大．A・B：所定の深さまでピーソーリーマーでガッタパーチャを除去する．C・D：ツイストドリルを使用してポストスペースの根尖側を平行にする．E：ファイルで歯冠側をフレアー状に形成し，アンダーカットをすべて取り除く．また，ポストスペースの長さが既製ポストに適していることを確認する．F：ポストスペースの形成終了．

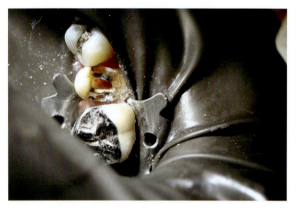

図12-26 カスタムポストは根管の断面が円形でない場合，もしくはテーパーが強い場合に適用される．根管のさらなる拡大は必要ないことが多い．（提供：C. Poeschl）

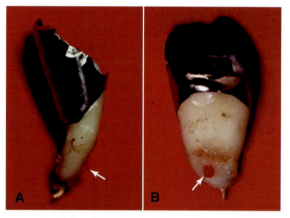

図12-27 下顎大臼歯の遠心根の彎曲が近心壁の穿孔（矢印）の一因となり，遠心根の除去が必要となった．（提供：Dr. J. Davila）

根尖の部分にしか適合していない．先端にテーパーを付けたポストもあり，このほうが根管によく適合するが，特に短い根に用いる場合はパラレルポストよりも若干維持力が弱い[34]．また健全歯質によって沈下が防止できない場合は，くさび効果を引き起こす．

2 カスタムポスト

① 断面が円形でないかテーパーの大きい根管にはカスタムポスト（図12-26）を用いる．既製のポストを根管に適合させるために拡大しようとすると，根を穿孔する可能性がある．カスタムポストの形成量はわずかで済むことが多いが，通常は根管内のアンダーカット除去や形態修正が必要である．

② 大臼歯において最も注意を要することは，根の穿孔を避けることである．下顎大臼歯の近心根遠心壁と遠心根近心壁は陥凹しているため，特に危険性が高い（図12-27）．上顎大臼歯近心頰側根の彎曲部では，近心あるいは遠心側に穿孔する頻度が高い[67]．したがってサイズおよび長さが過大なポストを使用してはならない．

3 歯冠部歯質の形成

ポストスペース形成後，外側性修復物を装着するために歯冠部の残存歯質が削除される．計画しているクラウンの種類により，削除は異なる．前歯のように審美的要求がある場合は，陶材焼付鋳造冠または全部陶材冠が適用される（9・11・24・25章参照）．

① 以前の修復処置，齲蝕，破折，アクセス窩洞の形成などによって生じた歯質欠損部があっても，健全な歯冠形態を想定しながら残存歯質を形成する．通常の歯冠形成と同じ原則を適用する（たとえば，唇側ポーセレンマージンの陶材焼付鋳造冠を予定していれば，唇側面はショルダーマージン，舌側面はシャンファーマージンとする）．形成した壁面はコア材料の出発点であり，適正な形状の付与により適正なコア形成が容易になる．

② 良好な審美性のために唇側面の歯質を十分に削除する．

③ ワックスパターンの撤去を妨げる内外側のアンダーカットはすべて除去する．

④ 遊離エナメル質はすべて除去しなければならないが，歯冠部歯質はできるだけ保存する．歯質を内外側から削除するので，残された壁面部分は非常に菲薄で脆弱になる．残存歯冠部壁面の厚さをどの程度にすべきかは，はっきりと決められないが，1mm以上の幅が望ましいだろう．残存歯質の厚さに応じて壁面の高さを決める．残存歯質が薄いにもかかわらず壁面を高く残すと，暫間修復物を外すとき，また鋳造体の試適評価時や装着時に破折を招きやすい．

⑤ 歯冠部残存歯質の上面はポストに対して垂直に形成する（図12-8の4）．水平な面とするこ

とで，くさび効果による歯の破折を最小限に抑える有効なストッパーとなる．同様に，ポストに対して平行な面を形成し，ポストの回転を防止する（図12-8の5）．この形態にするために十分な歯質が残っていない場合は，回転防止溝を根管内に形成するべきである（図12-20参照）．

⑥ 最後に鋭利な角を削除し，なめらかな辺縁に仕上げる．

4 ポストの作製

1 既製ポスト

術式が単純で効率的に治療が行えることが，既製ポストの利点である．根管の直径に適合したポストを選択し，根管をわずかに調整するだけでポストスペースの底部まで挿入できる．根管口が広くなっている場合，ポストの歯冠側は十分に適合しないであろう．この部分には，コア築造時に使用する材料を充塡する．

1）使用材料

既製のメタルパラレルポストは，白金－金－パラジウム，ニッケルクロム，コバルトクロム，あるいはステンレス鋼でつくられる（表12-7参照）．鋸歯状ポストはステンレス鋼やチタン，あるいは酸化しない貴金属合金でつくられる．テーパー状のメタルポストは白金－金－パラジウム，ニッケルクロムおよびチタン合金製のものが入手できる．これらすべてのポストは，高い弾性係数と長い結晶構造をもち，鋳造ポストと比較して剛性が高いという特性を有している．

タイプⅢ金合金の鋳造ポストに45°の角度で荷重が加わった際の失敗は，曲げによるものとされている[68]．より硬い金合金（タイプⅣ）やニッケルクロム合金の鋳造ポストは曲げに対するより高い抵抗性が期待されうるが，既製ポストはさらに望ましい物理的特性を有している．しかしそれらの特性は，既製ポストにコアを鋳接すると低下してしまう[69]．

最近ではファイバーコンポジットポストが多く使用されるようになっている．このポストは，レジンマトリックスにグラスファイバーまたはカーボンファイバー（C-Posts, Bisco）が束状になって埋め込まれている．ポストは強靭であるが，その剛性も強度も陶材ポストやメタルポストに比べ，有意に劣る[70]．ファイバーポストシステムのレトロスペクティブ研究では，メタルポストより耐用期間が短いことが示されているが[8]，審美性を改善するためには多くの場合においてファイバーポストが必要とされている（図12-28）．しかし，カーボンファイバーポストとコンポジットレジンコアによる修復歯と，タイプⅢ金合金で作製された鋳造ポストコアによる修復歯との強度を比較した実験研究では，鋳造ポストコアのほうが破折閾値が有意に高いことが報告された[71]．ファイバーコンポジットポストの1つの長所は，再度の根管治療が必要になった場合にポストの除去がしやすいことである．望ましい除去法は，まず小径のラウンドバーでパイロットホールを形成し，次にゲイツグリデンドリルで根尖方向に穴をあけていく方法である．この際，高熱が発生するので必ず注水しながら操作する．カーボンファイバーは非常に強靭でドリルが側方へそれるのを妨ぎ，象牙質の穿孔を避けることができ，また，ポストが細かく粉砕されにくい（図12-29）．エポキシマトリックスに埋め込まれたグラスファイバーポストの特性は，カーボンファイバーポストとある程度類似している．光透過性を有するポストもあり，レジン系接着材料の重合において有利に働く．

また，高い強度の陶材（ジルコニア）ポスト[3, 72]（CosmoPost, Ivoclar Vivadent，図12-30）やコンポジットセラミックポスト（Æstheti-Post, Bisco, Inc.，図12-31），繊維（ポリエチレン）強化ポスト（ファイバーコアポスト，Pentron Clinical）などがメーカーにより開発され，いずれも高い審美性を備えている（25章，27章参照）．陶材は強度と剛性が高く，繊維材は強さには劣るものの，より柔軟性がある[73]．

2）耐蝕性

歯根の破折は，非貴金属の既製ポストコアの腐蝕に関連するといういくつかの報告がある[74-76]．垂直あるいは斜めに歯根破折した468本の歯を対象に

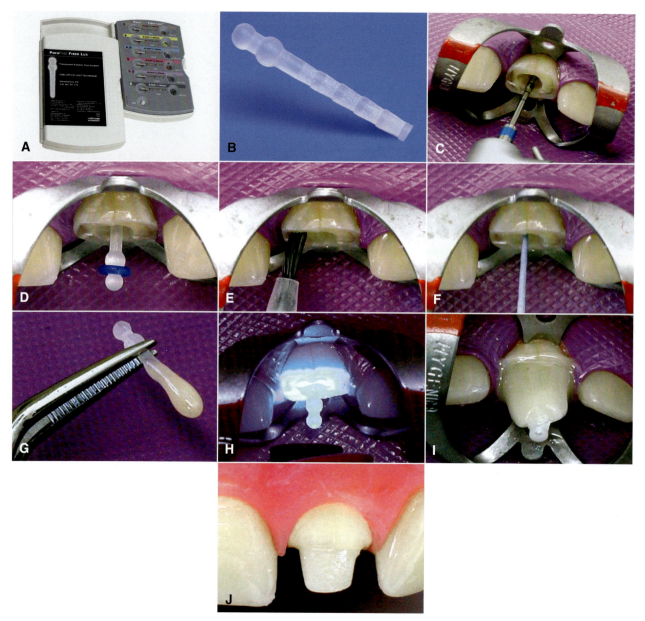

図12-28 ファイバーコンポジットポスト．A・B：ParaPost Fiber Lux システムはさまざまなサイズが用意されている．C：熱した器具やゲイツグリデンドリルを用いてガッタパーチャを除去する．根管は付属のドリルにより順次に形成される．D：ポストを根管に試適する．E：メーカーの指示に従って根管をエッチングし，プライマーを塗布する．F：ペーパーポイントを用いて根管内に接着性レジンを満たす．G：ポスト表面をレジンセメントで覆う．H：ポストを根管に挿入し，レジンを重合する．ポストは半透明なので，レジンセメントまで光を透過させる．I：推奨されるコア用レジンでコアを築造する．J：形成完了．（提供：Coltène/Whaledent AG, Altstatten, Switzerland）

した研究[72]によると，破折の72%は，コアとポストに使用した異なる金属間に生じる電解作用〔アマルガムコアに含まれるスズと，ポストに含まれるステンレス鋼，洋銀（銅・亜鉛・ニッケル合金）あるいは真鍮との間に生じる反応〕によるものであった．その研究論文の著者らは，歯根破折の原因として，腐蝕産物による容積の変化を示唆している．考えられる破折の機序については論文で示されているが[72,74]，これらの研究は原因と結果を混同していると思われる．すなわち，腐蝕が歯根破折を招いたのではなく，歯根破折後に腐蝕が生じた可能性がある[77]．

この疑問に対して明確に答えるにはさらなる研究が必要であるが，当面は，腐蝕する可能性のある異種金属をポストやコアとクラウンに使用しないことが推奨される．

12章　根管処置歯の修復治療

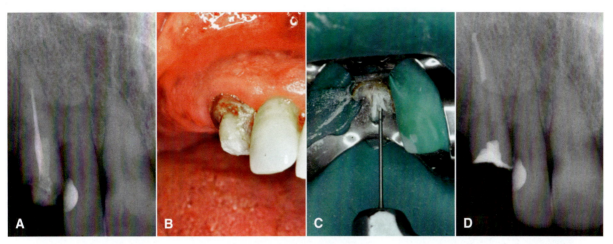

図12-29　A：上顎犬歯は根管再治療のためにファイバーポストを除去する必要がある．B：まずコンポジットレジンコアを除去する．C：ゲイツグリデンドリルを用いてファイバーポストを除去する．D：根管再治療を終え，新しいポストコアや外側性修復物を作製する前の状態．根管処置歯の長期的予後に懸念がある場合は，カーボンファイバーポストを考慮すべきである．カーボンファイバーポストの主な欠点は色が黒いことであり，（メタルポストと同様に）審美性が問題になる．（提供：Dr. D. A. Miller）

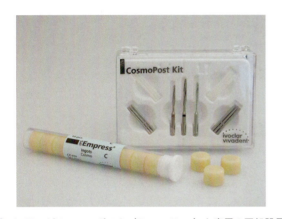

図12-30　ジルコニアポスト（CosmoPost）と専用の回転器具．審美性が高く強度も大きい．加圧成形可能な陶材がコア作製に使用される（コンポジットレジンも使用できる）．（提供：Ivoclar Vivadent, Amherst, N. Y.）

❷ カスタムポスト

　カスタムポストコアを作製するには，金属を鋳造してつくる方法と，CAD/CAMによりジルコニアからミリングする方法がある．鋳造ポストコアの作製法としては，患者の口腔内で採得したパターンを使う直接法と，模型上でパターンをつくる間接法がある．即時重合レジン（図12-32）や光重合レジンを用いる直接法はアクセスの良好な単根管に有用であり，間接法はアクセスが難しい場合や複根管に適している．即時重合レジンに代わる材料として，熱可塑性レジンを用いてもよい（図12-33）．

1）直接法によるパターン作製

① 既製のプラスチックポストを根管内に適合させる．根管口が開いている場合は，形成したポストスペースの根尖側半分程度しか適合が得られない（図12-32 A）．プラスチックポストは形成した根管の最深部まで届く長さが必要である．軽く根管内に分離剤を塗布する（図12-32 B）．エアを斜め方向からかけて余剰分離剤を十分に除去する（図12-32 C）．根管内に直接エアを吹き付けると，組織内にエアが迷入するおそれがあるので避ける．

② 筆積み法によってポストの咬合面側半分にレジンを添加し（図12-32 D），形成した根管に挿入する（図12-32 E）．レジンを小型のプラガーで根管に押し込む（図12-32 F）．

③ 完全に硬化するまでレジンを根管内に留置してはならない．まだ弾力のある間に何回かゆっくりと出し入れする．

④ レジンが重合したらパターンを取り出す（図12-32 G）．

⑤ 即時重合レジン（図12-32 H）または光重合レジン（Palavit G LC, Heraeus）をポストに添加してコアの部分を成形する．

2）熱可塑性レジンによるパターン作製

① ポストスペースにプラスチックのロッドを挿入する．ベベル部分がコアのフィニッシュラインより約1.5～2mm咬合面側になるようにロッドを削除し，整える．

339

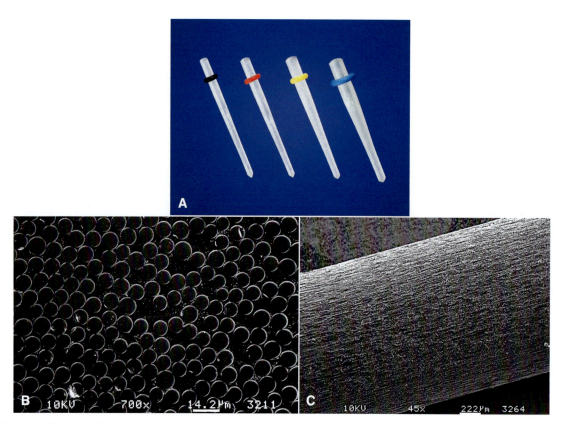

図12-31 コンポジットセラミックポスト．A：D.T. Light-Post システムではエポキシレジンマトリックス内に石英ファイバーが使用されている．B：横断面．C：繊維構造に沿った縦断面．（提供：Bisco, Inc., Schaumburg, Ill.）

② 歯周プローブで根管にワセリンを塗布する（図12-33 A）．
③ 熱可塑性レジンを透明になるまでバーナー（図12-33 B）または低熱グルーガン（Thermogrip, Black and Decker）で加熱する．
④ ロッドの根尖側の先端に，想定されるポストパターンの2/3を覆うように加熱したレジンを少量置く（図12-33 C）．
⑤ 形成したポストスペースにロッドを挿入し（図12-33 D），5〜10秒たってから出し入れする．ポストパターンが完全に適合することを確認し，根管内のアンダーカットにより生じたレジンの突起をすべてメスで除去する．
⑥ 直接法によるコアの作製法には，従来の即時重合レジンによる筆積み法（図12-33 E），または光重合型のパターンレジンをシリンジで注入する方法（より簡単な技法）がある．
⑦ 間接法の場合には，弾性印象材を使ってパターンをピックアップ印象し，通法どおり石膏を注入する．ぬるま湯に石膏模型を浸すとパターンが取り出しやすくなる．ポストパターンを模型に戻し，コアをワックスアップする．
⑧ ポストコアを埋没し鋳造する（図12-33 F）．強度の大きいリン酸塩系埋没材が適している．

3）間接法によるパターン作製

歪み防止のためにワイヤーにより補強すると，どのような弾性印象材を使っても根管の正確な印象採得ができる（図12-34 A）．

① 矯正用のワイヤーを切断し，J字状に成形する（図12-34 B）．
② ワイヤーが各々の根管に適合するかどうかを確認する．ポストスペースの底部まで十分届き，根管壁との間に隙間があることが必要である．適合がきついと，印象撤去時に印象材がワイヤーからはがれることがある．
③ ワイヤーにトレー用接着剤を塗布する．歯肉縁下にマージンがある場合，歯肉圧排が必要である．変形させずに印象を撤去するために根管内に分離剤を塗布する（歯型用の分離剤が適当）．
④ レンツロ（Dentsply Maillefer）を用いて弾性

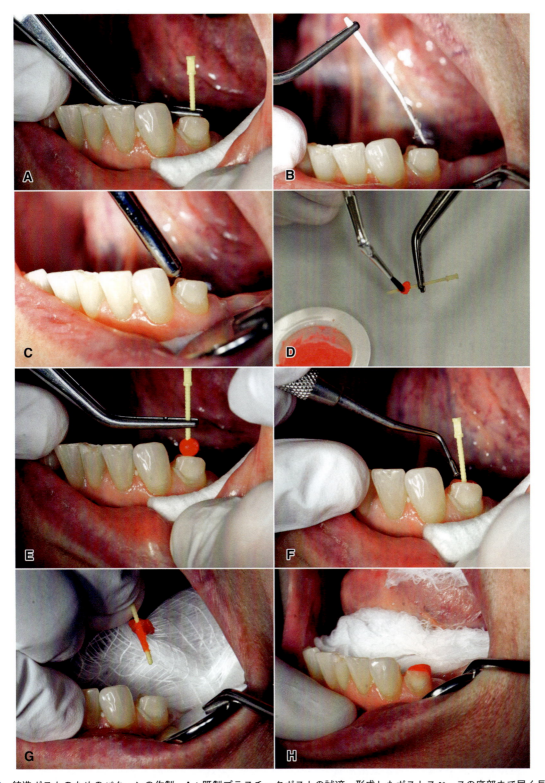

図12-32　鋳造ポストのためのパターンの作製．A：既製プラスチックポストの試適．形成したポストスペースの底部まで届く長さのポストを使用する．B：ペーパーポイントでポストスペースに分離剤を塗布する．C：余剰の分離剤をエアで除去する．D：パターンレジンを小筆で取り，髄室の高さまでポストに添加する．E：プラスチックポストを挿入する．F：小型のプラガーを使ってレジンを十分に適合させる．G：レジンを追加して完成したポストのパターン．既製プラスチックポストの根尖側は使用したツイストドリルのサイズと一致しているので，パターンの先端はレジンで覆われていない．H：さらにコアの部分にレジンを追加してパターンを完成させる．

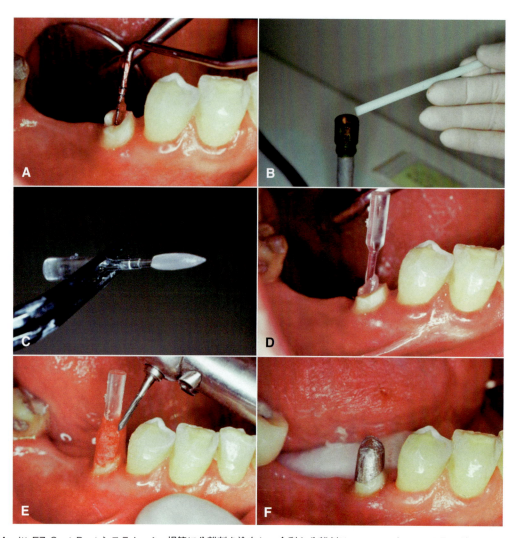

図12-33 Merritt EZ Cast Post システム．A：根管に分離剤を塗布し，余剰な分離剤はペーパーポイントで取り除く．ポストのベベル部分が歯冠形成の1.5〜2 mm上部になるように前もってトリミングしておく．B：熱可塑性のレジンスティックを熱する．C：ポストの長さの約2/3の部分までロッドをレジンで覆う．D：ポストを挿入し，5〜10秒経過したら取り出す．E：レジンの突起をすべて取り除いた後，即時重合レジンでコアの部分を作製し，理想的な形態に形成する．F：鋳造ポストコアの完成．（Rosenstiel SF, et al: Custom-cast post fabrication with a thermoplastic material. J Prosthet Dent 77: 209, 1997. より引用）

印象材を根管内に満たす．印象用シリンジを使用する前にレンツロを用いて印象材が根尖方向に螺旋を描いて流れ込む（時計回り）よう確認しておく．ポストスペースに適合する最も太いレンツロで印象材を少量取り，ハンドピースを低速回転にしてポストスペースの根尖部分にゆっくりと挿入する．ハンドピースの回転速度を上げ，ポストスペースからレンツロをゆっくりと抜き出す．このようにすると印象材が流出しにくい．ポストスペースが満たされるまで同じ要領で繰り返す．

⑤ 補強ワイヤーをポストスペースの底まで入れ，シリンジでその歯の周囲に印象材を追加し，トレーを口腔内に挿入する（図12-34 C）．

⑥ 印象を撤去し（図12-34 D），点検した後，通法どおりに石膏を注いで（17章参照）作業模型を作製する（図12-34 E）．通常，ワックスアップのアクセスは良好なので，ダウエルピンの使用や模型の分割は不要である．

⑦ 根管より少し細いプラスチックポスト（プラスチック製つまようじが適当）の表面を粗糙にし，ワックスパターンの芯棒に用いる．印象を参考にして，ポストが根管の底部まで入る長さであることを確認する．

⑧ プラスチックポストにスティッキーワックスを1層添加し，石膏模型に分離剤を塗布して，ソ

12章 根管処置歯の修復治療

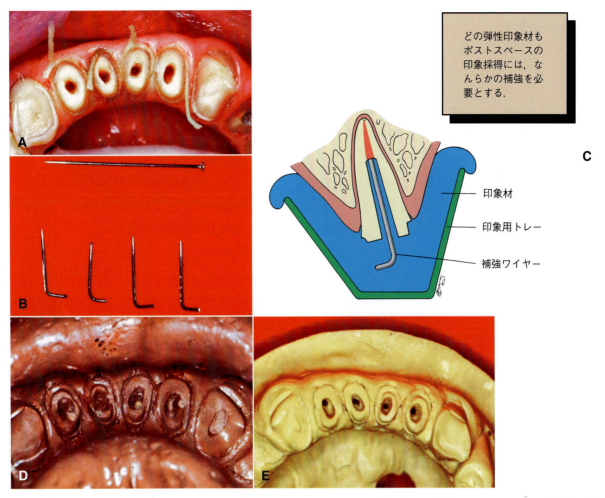

どの弾性印象材もポストスペースの印象採得には，なんらかの補強を必要とする．

図12-34 ポストスペースの印象採得（間接法）．A：ポストコアの形成が施された下顎切歯．B：補強ワイヤーにトレー用接着剤を塗布する．C：印象採得の断面図．D：採得された印象．E：作業模型の完成．

フトインレーワックスを少しずつ足していく（図12-35）．先端から始め，ワックスを適合させるためにポストの方向と位置が正しいかどうかを確認する．このポストのパターンが完成してからワックスを追加し，コアの形態を整える．

⑨ ワックスパターンを印象と比較して，ポストスペースに完全に適合しているかどうかを確認する．

4）CAD/CAMによるジルコニアポストコアの作製

CAD/CAMにより高強度のジルコニアを使った審美的なポストコアの作製が可能である．一般的には，形成歯の印象を採得し，これを歯科技工所でスキャンすることでデジタルデータとする．これに基づいてミリングしたジルコニアを焼結する[73]．ジルコニアのカスタムポストコアの1つの欠点は，再度の根管治療の際に除去が難しいことである．

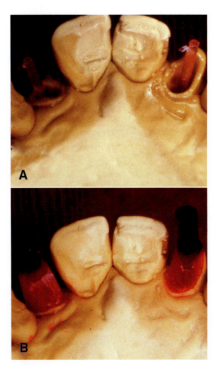

図12-35 既製のプラスチックポストにワックスアップされたポストコアのパターン

5 コアの作製

ポストコアのコア部分は失われた歯冠部歯質に代わるものであり，残存する歯冠部歯質と一体となって最適な形成形態を形づくる．ポストのパターンにレジンやワックスを追加してコアの形態をつくり，ワンピースとして鋳造する．コアは既製ポストに鋳接することが可能である．鋳造過程が既製の金属製ポストの物理的特性に好ましくない影響を与えるかもしれないという懸念が一部にある．3つめの選択肢として，アマルガム，グラスアイオノマー，コンポジットレジンのような可塑性修復材でコアを作製する方法がある．

1 可塑性修復材

アマルガム，グラスアイオノマー，レジンの長所[68,78,79]は次のとおりである．

1. アンダーカットを取り除く必要がないので，最大限歯質を保存できる．
2. 患者の来院回数を1回少なくできる．
3. 技工操作が少なくなる．
4. 一般的に疲労試験への抵抗性は良好で[80]，強度も十分である[81]ことが試験によって確認されている．これはおそらく，歯質への適合が良いためであると考えられる．しかしながら，これらの可塑性修復材，特にグラスアイオノマーは，鋳造された金属に比べて引張強さが低い．

短所は以下のとおりである．

1. 長期的な予後に影響を与える要素として，アマルガムコアの腐蝕，グラスアイオノマーの強度が低いこと[77]，重合が持続的に起こること[78]，コンポジットレジンコアの熱膨張率が大きいことなどが挙げられる．
2. 温度変化（サーマルサイクル）による微小漏洩は，歯を直接形成したときよりも，コンポジットレジンやアマルガムのコアを作製したときのほうが，大きくなることがわかっている[84]．しかし，鋳造コアの場合の漏洩については，まだわかっていない．
3. 特に歯冠崩壊の著しい歯などでは，ラバーダムやマトリックスの適用といった操作が難しいことがある．

アマルガムコアは臼歯の修復，特に歯冠部歯質がある程度残存している場合に適している．Nayyarら[48]は，アマルガムをコアに用いて歯質を保存する方法を紹介した（図12-36）．コアは根管充填直後に築造する．その理由は，まだラバーダムで防湿されており，術者は根管形態の記憶が鮮明で，コアが暫間修復物の支持となるからである（図12-37）．

■アマルガムコア築造の術式

6章も参照のこと．

① 温めたルートキャナルプラガーを使用して髄室のガッタパーチャを除去する．残存する歯冠高径が4mmより低い場合は，除去の範囲を根管内2～4mmのところまで拡大する．
② 旧修復物，遊離エナメル質，齲蝕による軟化象牙質をすべて除去する．窩洞の形態は，抵抗形態と維持形態の一般原則に則って仕上げる．咬頭が失われていても，根管にアマルガムを充填することによって十分な維持が得られるので，通常は維持のためのピンを必要としない．
③ 髄床底が薄いと思われる場合には，セメントで裏層して充填圧から髄床底を保護する．
④ マトリックスバンドを適合させる．歯質の喪失により通常のマトリックスの使用が困難な部位は，矯正用バンドかカッパーバンドを使用する．
⑤ 充填後の初期強度の高いアマルガムを選択し，根管内にプラガーで充填する．
⑥ 通法により，髄室と歯冠部窩洞に充填する．
⑦ アマルガムを成形する．ただちに印象採得が可能である．一度解剖学的形態に築造し，後日全部被覆冠の形成を行う方法もある．この場合，歯やコアを破折させるような外力を避けるよう患者に指導する．

2 鋳造コア

鋳造コアには次のような長所がある．

1. 既製ポストに鋳接することができるので，強度的に優れた特性をもつ．
2. 通常の貴金属合金が使用できる．

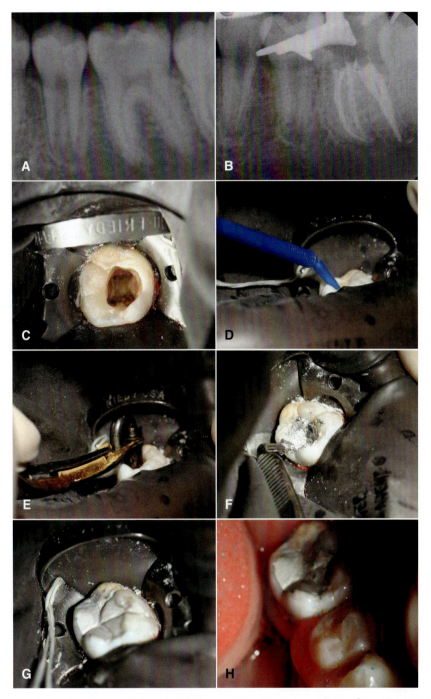

図 12-36 アマルガムコア．A・B：広範な齲蝕のため根管治療が必要である．C：髄室の形成をわずかに根管内へ延長する．D：ラバーダム装着下でエッチング後，接着材を塗布する．E：アマルガムを髄室に塡入する．F：アマルガムのコンデンスを行う．G・H：築造終了．（提供：Dr. R.D. Douglas）

3. 間接法で行うこともできるので，臼歯の修復が容易になる．

1）単根歯の直接法によるパターン作製

単根歯の直接法では，既製ポストと即時重合レジンとを組み合わせてパターンを作製する．または熱可塑性材料を使用してポストのパターンを作製し[85]，コア部分は即時重合レジン，光重合レジンもしくはワックスで築造することもできる．

2）即時重合レジンによるパターン作製

① 既製の金属ポストを使用するか，レジンでポストを作製する．

② レジン液に浸した小筆にレジン粉末を少量つける，いわゆる筆積み法でレジンをポストに盛る．光重合レジンを使用すると，この操作は容

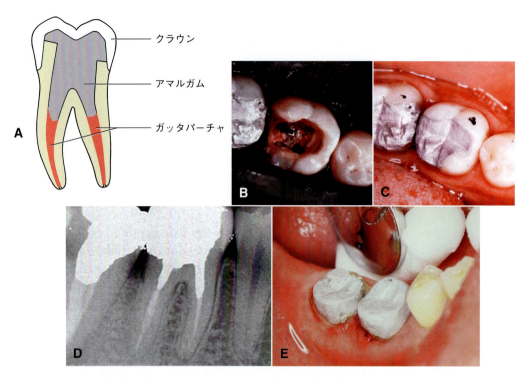

図12-37 アマルガムコアでは，歯質を可能なかぎり保存しながら，維持力は根管に求める．A：髄室に維持を求めるアマルガムコアの断面図．B：アマルガムによる築造のため髄室および根管からガッタパーチャを除去する．C：アマルガムをコンデンスし形態を整える．D：X線写真によりアマルガムの填入を確認する．E：全部被覆冠のための歯冠形成．（B～Dの提供：Dr. M. Padilla）

易になる[86]．

③ コアをやや大きめに築造して，十分に重合させる（図12-38 A）．

④ カーバイドのフィニッシングバーまたはダイヤモンドポイントでコアの形態を整える（図12-38 B）．レジンが過熱しないように注水下で行う．小さな欠損はワックスで修正する．

⑤ パターンを外す（図12-38 C）．スプルーを植立し速やかに埋没する．

6 暫間修復物

再度の根管治療が必要となる事態を防ぐために，根管処置歯は，歯内療法完了後なるべく早く修復するべきである．長年にわたり，補綴治療開始前にアクセス窩洞の封鎖材として酸化亜鉛ユージノール（ZOE）セメントが使われてきた．しかし，ZOE系の材料は象牙質との界面で漏洩が生じていることが示されている[87]．したがって，当該歯の最終修復が遅れる場合は，微小漏洩のリスクを軽減するためにアクセス窩洞をエッチングして接着性レジンで封鎖するのが適切である．しかし，審美領域の歯は適合の良い暫間修復物を必要とすることが多い（15章参照）．

このような暫間修復物は当該歯・対合歯・隣在歯が根管処置完了後に移動するのを防ぐ（図12-39）．特に重要なことは，歯の移動による根の近接を防ぐために，隣在歯との接触点を十分に回復することである．鋳造ポストコアを作製する場合には，ポストコアができるまでの間は暫間修復物が必要となる．歯の移動を防ぐために，使用するポストコアシステムのサイズに合った適切な太さのワイヤーもしくは暫間ポストをポストスペースに適合させ，即時重合レジンを使った直接法によって作製する．

7 埋没と鋳造

鋳造ポストコアのサイズは，浮き上がりを防ぐために，形成したポストスペースよりやや小さくするべきである．とはいえ，指で軽く力をかけた程度で動揺や回転が起こるほどの間隙があってはならない．逆に適合がきつすぎると，歯根破折の原因となることがある．埋没材の膨張を適度に抑制し，鋳造体をわずかに小さくするべきである（たとえば通常

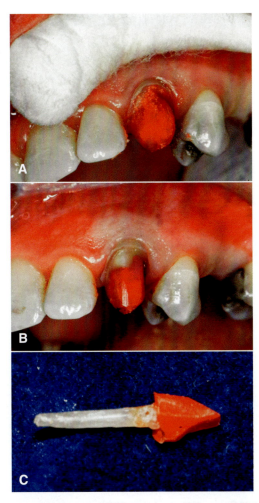

図 12-38　直接法による単根歯のパターン採得．A：筆積み法でレジンをやや高めに築盛する．B：タングステンカーバイドのフィニッシングバーで形成されたパターン．C：直接法により採得されたポストコアのパターン．

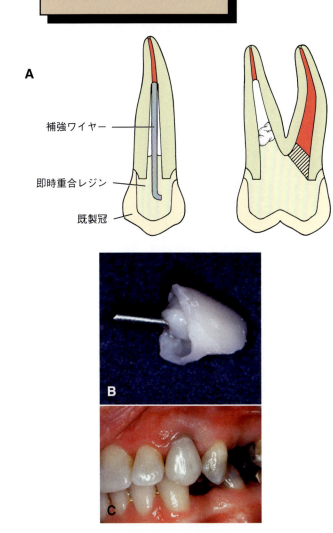

裏層材がポストスペース全体にいきわたる必要はない．ワイヤーをポストスペースの根尖部まで挿入することで，暫間修復物の抵抗力が強化される．

図 12-39　A・B：根管処置歯の暫間修復物は，即時重合レジンを塡入したポリカーボネートクラウンを圧接して作製する．金属製ワイヤー（矯正線またはペーパークリップ；15 章参照）をポストとして使用する．C：装着された暫間修復物．（A：Taylor GN, Land MF: Restoring the endodontically treated tooth and the cast dowel. In Clark JW, ed: Clinical Dentistry, vol 4. New York, Harper & Row, 1985. より引用）

のリングライナーを使用しない，または低温の鋳型に鋳造する）（22 章参照）．急速鋳造法により技工操作が容易になる[88]．CAD/CAM の利用によってもポストコアを迅速に作製することが可能である（図 12-40）[89]．鋳造用合金は，適切な物理的特性を備えていることが重要である．非常に硬い部分床義歯用合金（ADA 規格タイプ IV），あるいはニッケルクロム合金は高い弾性係数を有し，鋳造ポストに適している（19 章参照）．内部の鋳巣は鋳造体の強度を弱め，破折の原因になるので，確実な鋳造法が重要となる（図 12-41）．

8　試　適

気泡による突起などの鋳造欠陥はポストの適合を妨げるので，歯根破折を起こさないために特に注意を払う必要がある．ポストコアの試適時に圧をかけてはならない．試適時に抵抗や干渉が認められる場合は，いったん鋳造体を外して，適合を妨げている原因を特定してから次のステップへ進むようにする（図 12-42）．浮き上がりがないことが確認できれば，鋳造コアのマージンは最終的にクラウンで覆われるので，外側性修復物の適合性ほど重要ではな

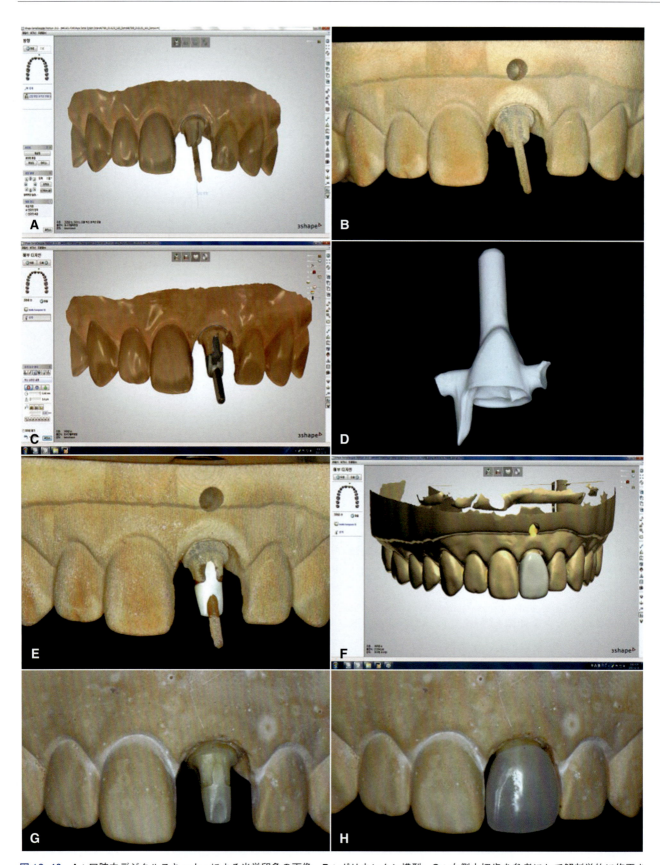

図12-40　A：口腔内デジタルスキャナーによる光学印象の画像．B：ポリウレタン模型．C：右側中切歯を参考にして解剖学的に修正されたコアのCAD画像．D：ミリングされたジルコニアコア（焼結前）．E：ポリウレタン模型に適合したジルコニアコア．F：右側中切歯を参考にして解剖学的に修正されたクラウンのCAD画像．G：ファイバー強化型コンポジットレジン（FRC）ポストとジルコニアコアの装着．H：高密度ポリマーからミリングされた暫間修復物．

12章 根管処置歯の修復治療

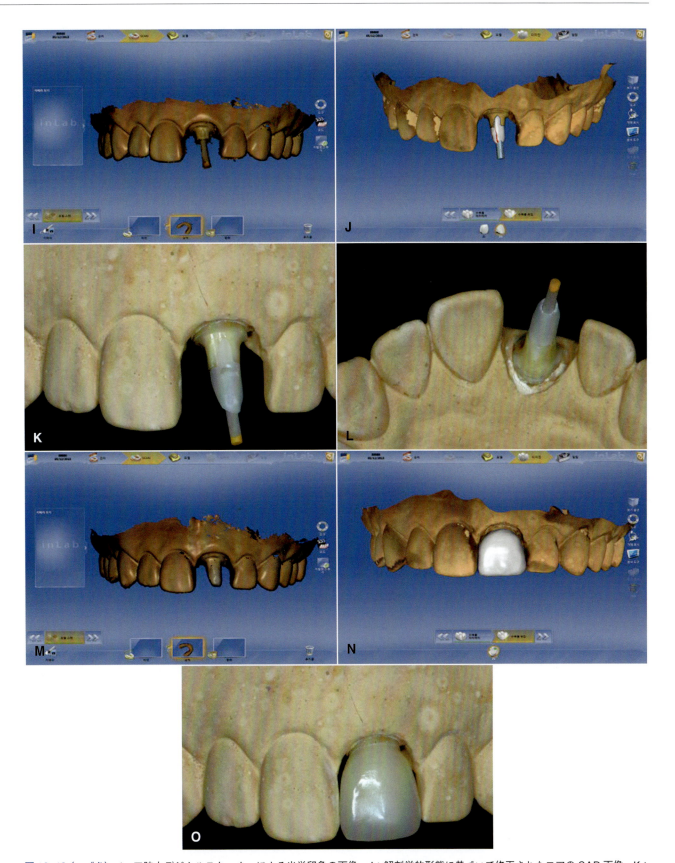

図12-40（つづき）　I：口腔内デジタルスキャナーによる光学印象の画像．J：解剖学的形態に基づいて修正されたコアのCAD画像．K：支台歯に適合したFRCポストとセラミックコアの唇側面観．L：支台歯に適合したFRCポストとセラミックコアの咬合面観．M：口腔内デジタルスキャナーによる光学印象の画像．N：ソフトウェアに組み込まれている解剖学的形態に基づいて修正されたクラウン形態のCAD画像．O：セラミックブロックよりミリングされた最終修復物．（Lee JH: Accelerated techniques for a post and core restoration and a crown restoration with intraoral digital scanners and CAD/CAM and rapid prototyping. J Prosthet Dent 112 (5): 1024, 2014. より引用）

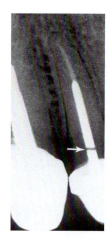

図 12-41　破折したポスト（提供：Dr. D. Francisco）

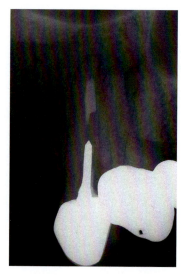

図 12-43　セメント合着後の根管内の空隙は歯周炎を招くおそれがある．（提供：Dr. D. Francisco）

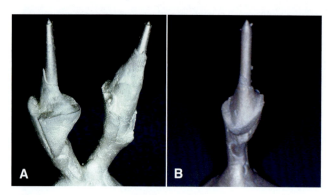

図 12-42　A：鋳造体の適合面は注意深く調べる．B：この写真にみられるような小さな突起でも、歯根破折の原因になり、歯の喪失につながる．

い．表面をつや消しの状態にサンドブラスト処理することによって、試適時に干渉部分を見つけやすくなるであろう．

コアの形態を評価し、必要に応じて歯冠形成が行いやすい形態に調整する．

9　セメント合着

セメントを根管内のすべての空隙に満たす必要がある（図 12-43）．空隙があれば、側枝をとおして歯周炎を起こす可能性がある．

根管にセメントを満たすために、レンツロあるいはセメントチューブを使用する（図 12-44）．歯根破折の原因となる流体静力学的圧力を減少させるために、ポストコアは徐々に挿入する．大部分の市販パラレルポストには、余剰セメントを溢出させやすくするためにポストの側面に沿って溝が付与されている．必要に応じて、このような溝を小径のバーで追加する．このような溢出路を設けることにより適合に要する力が減少することが示されているが、これはセメントによっても異なるだろう[90]．

10　ポストの除去

ときに、残存するポストコアを除去しなければならないことがある（たとえば、不良な根管充塡の再治療）．まず患者にポストを除去するにはリスクを伴い、ときには歯根破折から抜歯につながることを理解してもらわなくてはならない．もし十分な長さのポストが歯冠側に露出していれば、細いくちばし状の鉗子でポストを除去することが可能である．あらかじめ超音波スケーラーでポストに振動を与え、セメントを破壊しておくと除去が容易になる．薄いスケーラーチップあるいはポスト除去専用チップが勧められる（図 12-45）．実験動物を使った組織学的研究では歯周組織に悪影響はないとされているが[91]、超音波での除去は他の方法に比べて時間がかかるので、根管や象牙質を損傷してしまう可能性が高くなる[92]．別の方法としては、ポスト抜去器を使用する方法もある[93]．この器具は、ポストを挟む万力の部分と、歯根面を支える脚の部分からなり、ネジを回すことによりポストを除去する．

根管内で折れたポストは、ポスト抜去器や鉗子では除去できない．このようなポストはバーで削り取ることもできるが、歯質を穿孔しないように最大限

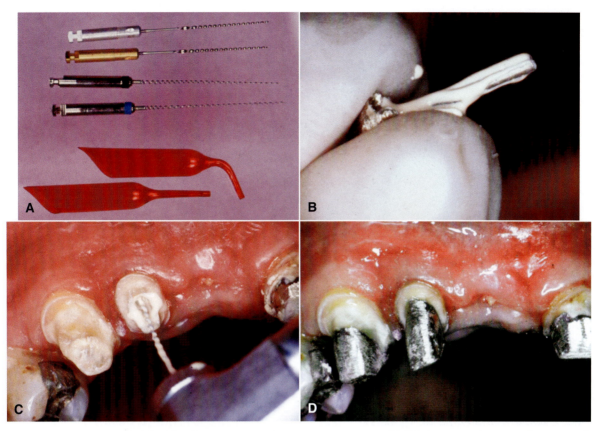

図12-44 A：ポストスペースを完全に満たすためにレンツロあるいはセメントチューブを使用する．B：ポストにまずセメントを塗布する．C：根管をセメントで満たす．D：破折の危険性を少なくするため，ポストコアはゆっくり慎重に挿入する．わずかなセメントラインは通常，問題にならない．セメントの溶解は最終補綴物が防止するからである．（B〜Dの提供：Dr. M. Padilla）

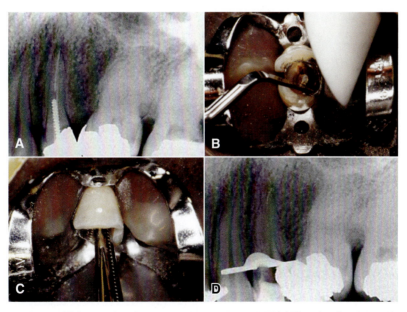

図12-45 超音波装置によるポストの除去．A：ネジ状パラレルポストの入った上顎左側第一小臼歯の術前X線写真．ポストは再根管治療のため除去する必要がある．B：歯冠部のコア材を十分に除去し，超音波装置の先端をポストに当てセメントを粉砕する．吸引チップに注意しないと，超音波のハンドピースからの注水効果がなくなる．C：しばらくするとポストは根管内で緩くなり，鉗子で取り出すことが可能になる．D：ポスト除去後の小臼歯のX線写真．（提供：Dr. L. L. Lazare）

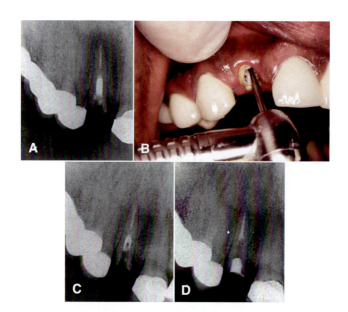

図12-46 高速回転バーによるポストの除去．A：除去処置前の上顎右側側切歯．ポストの破折による歯冠修復物の脱離．根管内にネジ状パラレルポストの一部が残っている．B：ポストの直径が大きく，根管内深部に位置しているため，高速回転バーによる除去法を選択する．C：根管内の正確なバーの進行方向を確認するためのX線写真．この場合，バーを高速回転させて根管壁に接触させると歯質に重大なダメージを与えるため，十分な注意が必要である．D：ポストを除去し再治療後のX線写真．（提供：Dr. D. A. Miller）

の注意が必要である．この方法は，比較的短く破折したポストに限られる（図12-46）．

根管内で折れたポストを除去する他の方法としては（Masserann[94]が1966年に述べている），ポストの周囲を細い筒状に削除するためにつくられた中空のエンドカッティングチューブ（すなわちトレフィン）を使用する方法もある（図12-47）．これは，たいへん有効であることが証明されている[95]．中空チューブエキストラクター[96]を接着剤で取り付けるか，あるいはネジ付きエキストラクター[97]（図12-48）を使用することで，除去が容易になる．

4. まとめ

根管処置歯の修復の論理的根拠は，基礎研究データによる裏づけが進んできた．しかし，適切な対照を置いた長期的臨床試験に基づく情報がまだ不足しており，これはなかなか得られにくいのが現状である．種々の臨床術式が提唱されてきたが，適切に用いられた場合にはそれらの多くの方法は成功する．歯冠が保存され，大部分の全周が残っている場合，前歯部ではレジン充填するほうが安全である．臼歯部を破折から守るためには，鋳造修復物による咬頭被覆が勧められる．

歯質をできるだけ保存することが重要である．特に根管内の残存歯質量を評価することは困難ではあるが，なるべく多くの象牙質を保存するように心がける．

ポストコアは鋳造修復物の維持と支持を得るために使用される．適切に応力を分散させるためには十分なポストの長さが必要であるが，根尖封鎖を損なうほど長すぎてはならない．ポストスペースの形成に最も安全な方法は，ガッタパーチャを除去する際に熱したプラガーを使用することである．前歯においては，可塑性材料により維持・抵抗形態が十分に得られるときは既製ポストも問題なく使用できるが，特に根管口が広がっている場合や楕円形である場合は，高い強度が得られる鋳造ポストコアで築造すべきである．暗色のポストが修復物の審美性を損なうのであれば，審美性に優れた材料を考慮するべきである．大臼歯で複数の咬頭が失われている場合はアマルガムをコア材料として使用することで良好な結果が得られるが，かなりの歯冠部歯質が失われている場合は，鋳造メタルコアのほうが望ましい．

12章 根管処置歯の修復治療

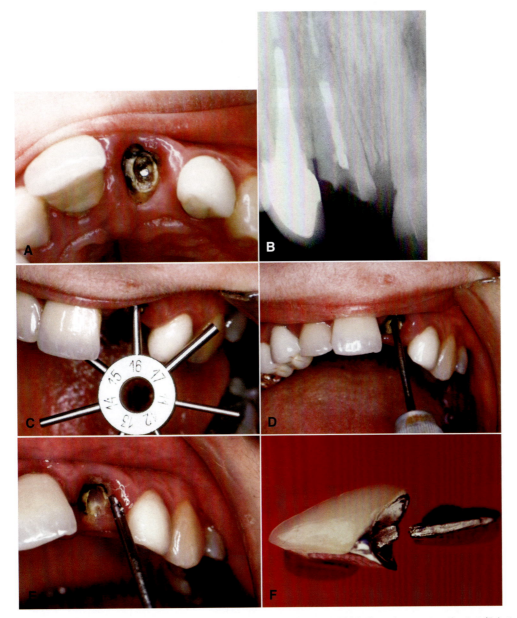

図12-47 破折したポスト除去のためのMasserann法. A・B：根管内で破折した上顎中切歯のポスト. C：ポストの径をサイズ測定器具で計測する. D：選択したトレフィンバーを注意深く左回転させて，ポスト周囲に狭い溝をつくる. E：セメントを十分除去しポストを回収する. F：除去後の破折したクラウンとポスト.

Study Questions

1. 根管処置歯がどのような状態であれば修復処置を開始してよいと考えられるか？
2. 鋳造ポストコアの形成が具備するべき6つのポイントとは何か？
3. 鋳造ポストコアの維持形態に影響する事柄を5項目挙げよ.
4. ポストコア4種類の長所と短所，適応と注意点について述べよ.
5. 根管の形態が円形の歯種および楕円形の歯種を挙げよ.
6. 以下について，それぞれの作製手順を説明せよ.
   1. 上顎第二小臼歯の直接法による鋳造ポストコアのパターン作製法
   2. 下顎大臼歯のアマルガムポストコアの作製法
7. 鋳造ポストコアのために形成された下顎第二小臼歯の暫間修復物の作製法を述べよ.

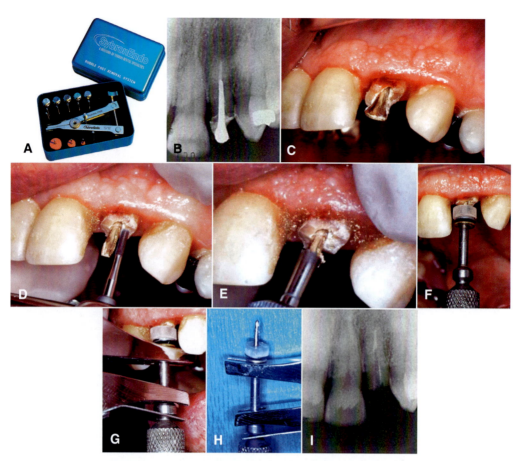

図12-48 エキストラクターによるポスト除去．**A**：Ruddle Post Removal System．プライヤー，トレフィンバー，マンドレール，ワッシャーからなる．**B**：上顎左側側切歯のポスト除去前のX線写真．**C**：フレアー状のポストと，それを取り巻く歯質の高さに注意．**D**：高速回転バーを用いポスト周囲の歯冠部歯質を削除し，ポストの側面を平行にする（この時点で，セメントを破砕するために超音波装置を使用することもある）．**E**：トレフィンバーでポストを適切な径に削り，マンドレールを装着するためのネジ山を切る．**F**：特別なワッシャーを通したマンドレールをポストにねじ込む．このワッシャーによって，エキストラクターの力が歯に均等に伝達される．**G**：プライヤーの先をマンドレールに適合させ，ノブを回転させてプライヤーを開くことでポストを歯から抜き取る．**H**：除去されたポスト（マンドレールとプライヤーをセットしたままの状態）．**I**：ポスト除去後の側切歯のX線写真．（Aの提供：SybronEndo Corporation, Orange, CA，B～Hの提供：Dr. D. A. Miller）

●引用文献

1. Johnson JK, et al: Evaluation and restoration of endodontically treated posterior teeth. J Am Dent Assoc 93: 597, 1976.
2. Decerle N, et al: Evaluation of Cerec endocrowns: a preliminary cohort study. Eur J Prosthodont Restor Dent 22: 89, 2014.
3. Kakehashi Y, et al: A new all-ceramic post and core system: clinical, technical, and in vitro results. Int J Periodontics Restorative Dent 18: 586, 1998.
4. Blitz N: Adaptation of a fiber-reinforced restorative system to the rehabilitation of endodontically treated teeth. Pract Periodont Aesthet Dent 10: 191, 1998.
5. Torbjörner A, et al: Survival rate and failure characteristics for two post designs. J Prosthet Dent 73: 439, 1995.
6. Sorensen JA, Martinoff JT: Clinically significant factors in dowel design. J Prosthet Dent 52: 28, 1984.
7. Loney RW, et al: The effect of load angulation on fracture resistance of teeth restored with cast post and cores and crowns. Int J Prosthodont 8: 247, 1995.
8. Baba NZ, et al: Nonmetallic prefabricated dowels: a review of compositions, properties, laboratory, and clinical test results. J Prosthodont 18: 527, 2009.
9. Helfer AR, et al: Determination of the moisture content of vital and pulpless teeth. Oral Surg Oral Med Oral Pathol 34: 661, 1972.
10. Trabert KC, et al: Tooth fracture: a comparison of endodontic and restorative treatments. J Endod 4: 341, 1978.
11. Guzy GE, Nicholls JI: In vitro comparison of intact endodontically treated teeth with and without Endo-Post reinforcement. J Prosthet Dent 42: 39, 1979.
12. Hunter AJ, et al: Effects of post placement on endodontically treated teeth. J Prosthet Dent 62: 166, 1989.
13. Ko CC, et al: Effects of posts on dentin stress distribution in pulpless teeth. J Prosthet Dent 68: 421, 1992.
14. Kantor ME, Pines MS: A comparative study of restorative techniques for pulpless teeth. J Prosthet Dent 38: 405, 1977.
15. Sorensen JA, Martinoff JT: Intracoronal reinforcement and coronal coverage: a study of endodontically treated teeth. J Prosthet Dent 51: 780, 1984.
16. Lu YC: A comparative study of fracture resistance of pulpless teeth. Chin Dent J 6: 26, 1987.

17. Aquilino SA, Caplan DJ: Relationship between crown placement and the survival of endodontically treated teeth. J Prosthet Dent 87: 256, 2002.
18. Warren MA, et al: In vitro comparison of bleaching agents on the crowns and roots of discolored teeth. J Endod 16: 463, 1990.
19. Madison S, Walton R: Cervical root resorption following bleaching of endodontically treated teeth. J Endod 16: 570, 1990.
20. Hansen EK, et al: In vivo fractures of endodontically treated posterior teeth restored with amalgam. Endod Dent Traumatol 6: 49, 1990.
21. McKerracher PW: Rational restoration of endodontically treated teeth. I. Principles, techniques, and materials. Aust Dent J 26: 205, 1981.
22. Felton DA, et al: Threaded endodontic dowels: effect of post design on incidence of root fracture. J Prosthet Dent 65: 179, 1991.
23. Henry PJ: Photoelastic analysis of post core restorations. Aust Dent J 22: 157, 1977.
24. Assif DF, et al: Photoelastic analysis of stress transfer by endodontically treated teeth to the supporting structure using different restorative techniques. J Prosthet Dent 61: 535, 1989.
25. Milot P, Stein RS: Root fracture in endodontically treated teeth related to post selection and crown design. J Prosthet Dent 68: 428, 1992.
26. Sorensen JA, Engelman MJ: Ferrule design and fracture resistance of endodontically treated teeth. J Prosthet Dent 63: 529, 1990.
27. Libman WJ, Nicholls JI: Load fatigue of teeth restored with cast posts and cores and complete crowns. Int J Prosthodont 8: 155, 1995.
28. Isidor F, et al: The influence of post length and crown ferrule length on the resistance to cyclic loading of bovine teeth with prefabricated titanium posts. Int J Prosthodont 12: 78, 1999.
29. Gegauff AG: Effect of crown lengthening and ferrule placement on static load failure of cemented cast post-cores and crowns. J Prosthet Dent 84: 169, 2000.
30. Turner CH: Post-retained crown failure: a survey. Dent Update 9: 221, 1982.
31. Standlee JP, et al: Retention of endodontic dowels: effects of cement, dowel length, diameter, and design. J Prosthet Dent 39: 401, 1978.
32. Ruemping DR, et al: Retention of dowels subjected to tensile and torsional forces. J Prosthet Dent 41: 159, 1979.
33. Kurer HG, et al: Factors influencing the retention of dowels. J Prosthet Dent 38: 515, 1977.
34. Cooney JP, et al: Retention and stress distribution of tapered-end endodontic posts. J Prosthet Dent 55: 540, 1986.
35. Krupp JD, et al: Dowel retention with glass-ionomer cement. J Prosthet Dent 41: 163, 1979.
36. Wood WW: Retention of posts in teeth with nonvital pulps. J Prosthet Dent 49: 504, 1983.
37. Hanson EC, Caputo AA: Cementing mediums and retentive characteristics of dowels. J Prosthet Dent 32: 551, 1974.
38. Chapman KW, et al: Retention of prefabricated posts by cements and resins. J Prosthet Dent 54: 649, 1985.
39. Driessen CH, et al: The effect of bonded and nonbonded posts on the fracture resistance of dentin. J Dent Assoc S Afr 52: 393, 1997.
40. Mendoza DB, Eakle WS: Retention of posts cemented with various dentinal bonding cements. J Prosthet Dent 72: 591, 1994.
41. O'Keefe KL, et al: In vitro bond strength of silica-coated metal posts in roots of teeth. Int J Prosthod 5: 373, 1992.
42. Tjan AH, Nemetz H: Effect of eugenol-containing endodontic sealer on retention of prefabricated posts luted with adhesive composite resin cement. Quintessence Int 23: 839, 1992.
43. Bitter K, et al: Analysis of resin-dentin interface morphology and bond strength evaluation of core materials for one stage post-endodontic restorations. PLoS One 9 (2): e86294, 2014.
44. Radke RA, et al: Retention of cast endodontic posts: comparison of cementing agents. J Prosthet Dent 59: 318, 1988.
45. Love RM, Purton DG: Retention of posts with resin, glass ionomer and hybrid cements. J Dent 26: 599, 1998.
46. Assif D, et al: Retention of endodontic posts with a composite resin luting agent: effect of cement thickness. Quintessence Int 19: 643, 1988.
47. Kane JJ, et al: Fracture resistance of amalgam coronal-radicular restorations. J Prosthet Dent 63: 607, 1990.
48. Nayyar A, et al: An amalgam coronal-radicular dowel and core technique for endodontically treated posterior teeth. J Prosthet Dent 43: 511, 1980.
49. Bolhuis HPB, et al: Fracture strength of different core build-up designs. Am J Dent 14: 286, 2001.
50. Tay FR, Pashley DH: Monoblocks in root canals: a hypothetical or a tangible goal. J Endod 33: 391, 2007.
51. Mentink AG, et al: Qualitative assessment of stress distribution during insertion of endodontic posts in photoelastic material. J Dent 26: 125, 1998.
52. Standlee JP, et al: The retentive and stress-distributing properties of a threaded endodontic dowel. J Prosthet Dent 44: 398, 1980.
53. Thorsteinsson TS, et al: Stress analysis of four prefabricated posts. J Prosthet Dent 67: 30, 1992.
54. Dérand T: The principal stress distribution in a root with a loaded post in model experiments. J Dent Res 56: 1463, 1977.
55. Leary JM, et al: Load transfer of posts and cores to roots through cements. J Prosthet Dent 62: 298, 1989.
56. Peters MCRB, et al: Stress analysis of a tooth restored with a post and core. J Dent Res 62: 760, 1983.
57. Yaman SD, et al: Analysis of stress distribution in a maxillary central incisor subjected to various post and core applications. J Endod 24: 107, 1998.
58. Rippe MP, et al: Effect of root canal preparation, type of endodontic post and mechanical cycling on root fracture strength. J Appl Oral Sci 22: 165, 2014.
59. Zmener O: Effect of dowel preparation on the apical seal of endodontically treated teeth. J Endod 6: 687, 1980.
60. Neagley RL: The effect of dowel preparation on the apical seal of endodontically treated teeth. Oral Surg Oral Med Oral Pathol 28: 739, 1969.
61. Schnell FJ: Effect of immediate dowel space preparation on the apical seal of endodontically filled teeth. Oral Surg Oral Med Oral Pathol 45: 470, 1978.
62. Bourgeois RS, Lemon RR: Dowel space preparation and apical leakage. J Endod 7: 66, 1981.

63. Gegauff AG, et al: A comparative study of post preparation diameters and deviations using Para-Post and Gates Glidden drills. J Endod 14: 377, 1988.
64. Hussey DL, et al: Thermographic assessment of heat generated on the root surface during post space preparation. Int Endod J 30: 187, 1997.
65. Caputo AA, Standlee JP: Pins and posts: why, when, and how. Dent Clin North Am 20: 299, 1976.
66. Shillingburg HT, et al: Root dimensions and dowel size. Calif Dent Assoc J 10 (10): 43, 1982.
67. Abou-Rass M, et al: Preparation of space for posting: effect on thickness of canal walls and incidence of perforation in molars. J Am Dent Assoc 104: 834, 1982.
68. Perez Moll JF, et al: Cast gold post and core and pin-retained composite resin bases: a comparative study in strength. J Prosthet Dent 40: 642, 1978.
69. Phillips RW: Skinner's science of dental materials, 9th ed, p 550. Philadelphia, Saunders, 1991.
70. Asmussen E, et al: Stiffness, elastic limit, and strength of newer types of endodontic posts. J Dent 27: 275, 1999.
71. Martinez-Insua A, et al: Comparison of the fracture resistances of pulpless teeth restored with a cast post and core or carbon-fiber post with a composite core. J Prosthet Dent 80: 527, 1998.
72. Ahmad I: Zirconium oxide post and core system for the restoration of an endodontically treated incisor. Pract Periodont Aesthet Dent 11: 197, 1999.
73. Bittner N, et al: Evaluation of a one-piece milled zirconia post and core with different post-and-core systems: an in vitro study. J Prosthet Dent 103: 369, 2010.
74. Sirimai S, et al: An in vitro study of the fracture resistance and the incidence of vertical root fracture of pulpless teeth restored with six post-and-core systems. J Prosthet Dent 81: 262, 1999.
75. Rud J, Omnell KA: Root fractures due to corrosion: diagnostic aspects. Scand J Dent Res 78: 397, 1970.
76. Angmar-Manansson B, et al: Root fracture due to corrosion. I. Metallurgical aspects. Odontol Rev 20: 245, 1969.
77. Silness J, et al: Distribution of corrosion products in teeth restored with metal crowns retained by stainless steel posts. Acta Odontol Scand 37: 317, 1979.
78. Chan RW, Bryant RW: Post-core foundations for endodontically treated posterior teeth. J Prosthet Dent 48: 401, 1982.
79. Lovdahl PE, Nicholls JI: Pin-retained amalgam cores vs. cast-gold dowel-cores. J Prosthet Dent 38: 507, 1977.
80. Reagan SE, et al: Effects of cyclic loading on selected post-and-core systems. Quintessence Int 30: 61, 1999.
81. Foley J, et al: Strength of core build-up materials in endodontically treated teeth. Am J Dent 10: 166, 1997.
82. Kovarik RE, et al: Fatigue life of three core materials under simulated chewing conditions. J Prosthet Dent 68: 584, 1992.
83. Oliva RA, Lowe JA: Dimensional stability of composite used as a core material. J Prosthet Dent 56: 554, 1986.
84. Larson TD, Jensen JR: Microleakage of composite resin and amalgam core material under complete cast crowns. J Prosthet Dent 44: 40, 1980.
85. Rosenstiel SF, et al: Custom-cast post fabrication with a thermoplastic material. J Prosthet Dent 77: 209, 1997.
86. Waldmeier MD, Grasso JE: Light-cured resin for post patterns. J Prosthet Dent 68: 412, 1992.
87. Zmener O, et al: Coronal microleakage of three temporary restorative materials: an in vitro study. J Endod 30: 582, 2004.
88. Lee JH: Accelerated techniques for a post and core and a crown restoration with intraoral digital scanners and CAD/CAM and rapid prototyping. J Prosthet Dent 112 (5): 1024, 2014.
89. Campagni WV, Majchrowicz M: An accelerated technique for the casting of post and core restorations. J Prosthet Dent 66 (2): 155, 1991.
90. Wilson PR: Low force cementation. J Dent 24: 269, 1996.
91. Yoshida T, et al: An experimental study of the removal of cemented dowel-retained cast cores by ultrasonic vibration. J Endod 23: 239, 1997.
92. Altshul JH, et al: Comparison of dentinal crack incidence and of post removal time resulting from post removal by ultrasonic or mechanical force. J Endod 23: 683, 1997.
93. Warren SR, Gutmann JL: Simplified method for removing intraradicular posts. J Prosthet Dent 42: 353, 1979.
94. Masserann J: The extraction of posts broken deeply in the roots. Actual Odontostomatol 75: 329, 1966.
95. Williams VD, Bjorndal AM: The Masserann technique for the removal of fractured posts in endodontically treated teeth. J Prosthet Dent 49: 46, 1983.
96. Gettleman BH, et al: Removal of canal obstructions with the Endo Extractor. J Endod 17: 608, 1991.
97. Machtou P, et al: Post removal prior to retreatment. J Endod 15: 552, 1989.

Part II 臨床術式：Section 1

13章
インプラント支持の固定性補綴物

Implant-Supported Fixed Prostheses

Burak Yilmaz,
Edwin A. McGlumphy

オッセオインテグレーテッドインプラントは長期的な高い成功率が得られることから，より多くの患者が可撤性補綴物ではなく固定性補綴物の恩恵を受けることができるようになった[1-3]．部分欠損症例におけるインプラント支持修復の主な適応は，後方に支台歯が存在しない臼歯部の遊離端欠損症例（図13-1）およびスパンの長い欠損症例である．いずれの場合も，従来の歯科治療計画では部分床義歯が選択肢であったが，インプラントの登場により，患者は固定性修復の恩恵を受けることができるようになったのである．また，スパンの短い欠損症例では，両隣在歯の歯質保存が可能な単独インプラントが選択肢として一般的になりつつある（図13-2）．

1. インプラントの種類

歯科インプラントは骨膜下インプラント，骨貫通型インプラント，骨内インプラントの3つに分類される（図13-3）．このうち，骨膜下インプラントと骨貫通型インプラントは本来，無歯顎症例の義歯

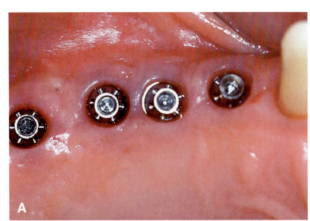
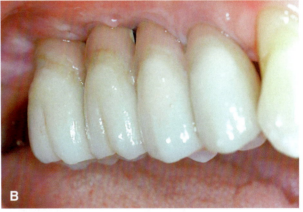

図13-1　インプラント支持の固定性補綴物．インプラント4本（A）が固定性補綴物（B）を支持している．

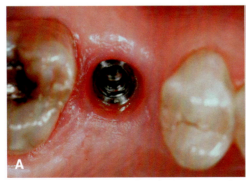
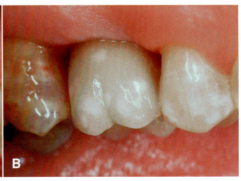

図13-2　A：内部に回転防止機構をもつ1歯欠損症例のインプラント．B：1歯欠損をインプラントクラウンで修復した（セメント維持）．

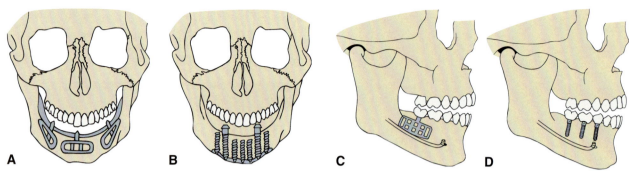

図 13-3　歯科インプラントは，骨膜下インプラント（A），骨貫通型インプラント（B），骨内インプラント（C・D）の3つに分類される．骨内インプラントはさらにブレード型インプラント（C）と歯根型インプラント（D）に分けられる．

の固定を目的として設計されたものであるので，本章の扱う範囲には含まれない．3番目の骨内インプラントは歯槽骨内あるいは基底骨内に外科的に埋入されるもので，部分欠損症例（1歯欠損症例および複数歯欠損症例）の治療に最も一般的に用いられている．骨内インプラントはその形状に応じて，さらにブレード（プレート）型インプラントと歯根型インプラントに分けられる．ブレード型インプラントは断面がくさび形あるいは長方形で，通常，大きさは幅2.5 mm，高さ8〜15 mm，長さ15〜30 mmである．歯根型インプラントの大きさは直径3〜6 mm，長さ8〜20 mmで，外側にネジ山形状をもつものが多い（図13-4）．また，骨内インプラントは1回法インプラントと2回法インプラントに分類される．1回法インプラントは，骨内に埋入された時点で粘膜を貫通して口腔内に突出する形状に設計されている．一方，2回法インプラントは2回の手術を必要とする．まず，一次手術ではインプラントを骨内の皮質骨のレベルに埋入し，粘膜で覆って縫合する．定められた治癒期間（骨質に応じて異なるが，一般的に下顎では3か月，上顎では6か月）の後に，二次手術でインプラント上面を覆う粘膜を剥離し，アバットメントとよばれる延長カラー部を連結する．このアバットメントが粘膜貫通部となり，口腔内に突出することになる．インプラントに荷重を加えるまでの時間を短縮するよう勧める専門家もいるが，長期的にどのような影響があるのかについては，現在も研究が進められている[4, 5]．

1　ブレード型インプラント

ブレード型インプラントは，多数の患者において相応の成功率を得た最初の骨内インプラントである．初期の研究はいずれも1回法によるものであるが，その成功率は現在の歯根型インプラントよりもかなり低かった．ブレード型インプラントに伴う問題の多くは，骨を形成する際に高温になっていたことと，埋入後ただちに荷重を加えるのが常であったことに起因する可能性があることが指摘されている[6]．この2つは，初期のブレード型インプラントの多くでみられた線維性被包に関連している．現在では，骨縁下内に埋入できるチタン製ブレード型インプラントが入手可能であり，最近のブレード型インプラントの研究[7]では，5年間で80％を超える成功率が報告されている．しかしながら，ブレード型インプラントの欠点は依然として残っている．すなわち，歯根型インプラントの埋入窩形成に比較して，ブレード型インプラント埋入のためのスロットを正確に形成するのは困難であり，またブレード型インプラントが失敗した場合には，非常に大きな範囲の顎骨が悪影響を受ける可能性があるという点である．

2　歯根型インプラント

2回法による歯根型骨内インプラントは，インプラントの最先端を代表するものと考えられている．この方法の利点は，口腔内の複数の部位に埋入可能なこと，埋入窩を一定の精度で形成できること，失敗率が比較的低い（歯の喪失の場合と同程度）こと

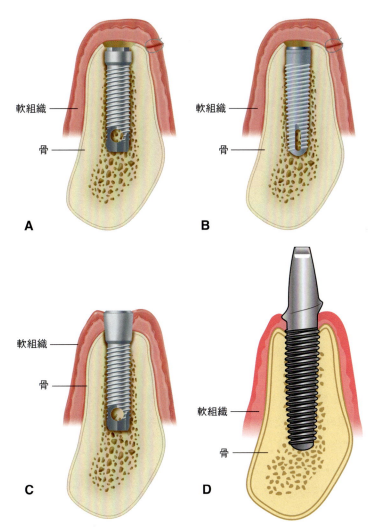

図13-4 　A：ストレートな2回法インプラント．B：テーパー付きの2回法インプラント．C：1回法インプラント．D：ワンピースインプラント．

などである．ほとんどの歯根型インプラントはチタンまたはチタン合金を原材料としているが，その表面にハイドロキシアパタイトをコーティングしたものもある．こうした原材料は生体機能的に最も優れていると考えられている．デザインとしては，外側にネジ山をもつもの（スクリュー型インプラント）と，もたないものがあり，いずれも広く用いられている．現在のチタン製インプラントの多くはサンドブラストや酸エッチングされているので，表面が粗くなり骨との接触面積が増す．スクリュー型インプラントはストレートとテーパー付きにさらに分類することができる．また，ワンピースインプラントも開発されており，ネジ山をもつインプラント体と粘膜を貫通しクラウンを装着するアバットメントが一体になっている（図13-4参照）．

1988年の米国立衛生研究所（NIH）コンセンサス会議[1]では，歯根型インプラントがすでにデンタルインプラント市場の78％を占めていることが報告された．この傾向に大きく寄与したのは，ブローネマルクシステムである．このシステムにより，予知性の高いインプラント治療を可能にする外科手術術式，および補綴処置術式の先例がつくられたのである．P. I. Brånemarkが率いるスウェーデンの研究チームが追加した最も重要な2点は，できるかぎり外科的侵襲を加えないようにインプラントを埋入することと，インプラントに術直後から荷重をかけないようにすることであった．これらの因子によって，インプラント治療の予知性は著しく向上した．下顎で91％という初期のBrånemarkの15年成功率[2]が，他のインプラントシステムを評価する基準となっている[8]．また，他の歯根型インプラントシステムも，この数値と同様もしくはこれを凌駕する

表13-1 インプラント治療が適応となる欠損症例

1. 部分床義歯あるいは総義歯を装着することができない．
2. スパンの長い固定性補綴物を設計する必要があり，予後に疑問がある．
3. 天然歯の支台歯の数および位置が不適当である．
4. 1歯欠損症例で，固定性補綴を行うためには健全歯を形成しなければならない．

表13-2 インプラント治療が禁忌となる例〔米国立衛生研究所（NIH）コンセンサス会議〕

1. 急性疾患
2. 疾患の終末期
3. 妊娠
4. コントロールされていない代謝性疾患
5. インプラント埋入部位への抗癌放射線照射
6. 非現実的な患者の期待
7. 治療に対する患者の動機が不適切
8. 術者の経験不足
9. 補綴物による修復が不可能

長期的成功率を獲得しているものと一般に考えられている．

2. インプラントの治療計画

主な研究機関からの報告をみると，インプラントの成功率はかなり高い．しかし，文献で実証されている高い成功率を実現させるためには，患者の選択や診断および治療計画について細かい注意を払うことが必要である．インプラント治療が適応となる部分欠損症例を表13-1に示す．

インプラント治療の適用を検討している患者には，外科治療と補綴治療を組み合わせた計画を立てなければならない．治療計画全体を話し合う際には，インプラント以外に実行可能な治療の選択肢についても患者に説明し，患者が情報を与えられたうえで，治療を受けるかどうかを決定できるようにしなければならない．術前に患者を評価し，この治療に耐えうるか否かについても検討しておく必要がある．予想される治療のリスクと利点を各症例ごとに比較検討しなければならない．確かに歯科インプラントの埋入にはある程度のリスクを伴うが，それらは比較的小さいものである．手術や麻酔に関する直接的なリスクのために絶対的禁忌となるのは，急性疾患のある患者やコントロールされていない代謝性疾患の患者，および妊婦に限られており，ほとんどすべての待期的外科手術の禁忌症と同様である．

インプラントの長期的維持を脅かす局所的および全身的禁忌症についても評価しなければならない．骨の代謝異常のある患者，口腔衛生状態が不良な患者，あるいは埋入予定部位に放射線照射を受けたことのある患者では，インプラントは禁忌となることがある．インプラント治療の対象となる患者の大多数は，口腔衛生状態不良の結果として齲蝕や歯周病のために歯を失っている．不良な口腔衛生状態が続くと疑われる症例に対しては，インプラント埋入は相対的禁忌となる．患者に対してインプラント治療の準備の一環として口腔衛生の動機づけを行い，清掃法を指導しなければならない．患者によっては，上肢の麻痺，重度の関節炎（関節リウマチ），脳性麻痺，重度の知的障害のために口腔衛生状態を改善することができない場合もある．介護者が十分に口腔清掃を行うことができる場合を除いて，こうした患者ではインプラント治療は禁忌である．インプラント埋入が禁忌となる例を表13-2に示す．

1 臨床評価

インプラント埋入予定部位の評価は，まず綿密な臨床診査から始まる．臨床診査によって，十分な骨があるかどうかを判断し，理想的なインプラント埋入に干渉する可能性がある解剖学的構造体を特定する．視診と触診によって，インプラント埋入の制約となりうるフラビー状の過剰な軟組織や粘膜下の骨鋭縁，あるいは骨のアンダーカットなどを知ることができる．しかしながら，緻密で不動性の厚い線維性軟組織が存在する場合は，臨床診査だけでは十分でないことがある．

2 X線的評価

X線的評価も必要である．最初のX線画像として適しているのはオルソパントモ（パノラマ）画像であるが，パノラマ画像は拡大されている（拡大率は5～35％と種々である）ことがあるので，サイズのわかっている小さなX線不透過物（ボールベアリングの金属球など）をインプラント埋入予定部位付近に置いて撮影を行うと，大きさを把握するため

13章 インプラント支持の固定性補綴物

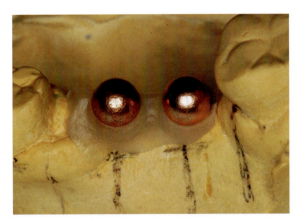

図 13-5 診断用模型上でインプラント埋入予定部にボールベアリングの金属球（直径5mm）を置いている．

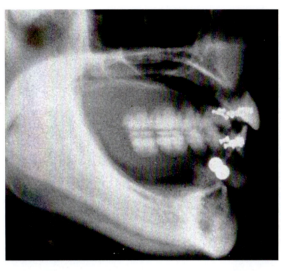

図 13-7 側方セファログラムから正中部での骨幅を知ることができる．

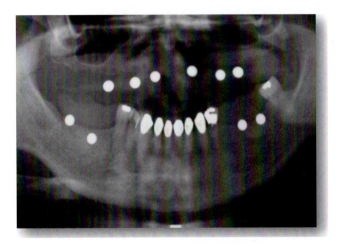

図 13-6 ワックスまたはレジンの咬合床にボールベアリングの金属球を埋め込んだものを口腔内に装着して撮影したパノラマX線画像

の基準となる（図 13-5）．X線画像上で金属球の像を測定することによって，拡大による誤差を修正することができる（図 13-6）．参照となる不透過物を義歯咬合床上のワックス，あるいはポリビニルシロキサン（付加重合型シリコーン）印象材に埋め込んで用いるとよい．最新のパノラマX線撮影装置は標準倍率で設定されたものもあるので，その場合は修正のための目印（不透過物）などは不要である．

　上下顎臼歯部の幅はまず臨床診査によって判定する．骨幅はパノラマ画像では描出されないが，側方セファログラムから上下顎前歯部の骨幅を評価することができる（図 13-7）．下顎管や上顎洞の位置は特別なCTスキャンによって知ることができるが（図 13-8），放射線被曝量が比較的多く費用が高い

ために，日常的に使用するのは差し控えられるかもしれない．しかしながら，CTスキャン技術の著しい進歩により，被曝量の低減と費用の抑制が図られることも考えられる．

3 診断用模型

　咬合器に正確に装着された診断用模型（2章参照）は，治療計画を立てるうえで不可欠であり，残存歯の状態を知り，顎堤を評価し，上下顎関係を分析するのに役立つ．口腔外科医がフィクスチャーを埋入する際にも有効である．診断用模型あるいはその複模型上で診断用ワックスアップを行い，計画している埋入窩によって適切なフィクスチャーの角度，方向，位置，残存歯列との関係が得られるかどうかを確認する．診断用ワックスアップは，補綴歯の最も審美的な位置関係を決定したり，機能的発音障害の可能性を見極めるうえでも役に立つ．調整後に診断用ワックスアップが完成したら，それをもとにして，口腔外科医が実際のインプラントの位置決めに用いる外科用ステントをレジンで作製する（図 13-9）．全顎の再建の一部としてインプラントを計画している場合や，前歯部の審美性が要求される部位を修復する場合は，診断用ワックスアップと外科用ステントは不可欠である（図 13-10）．

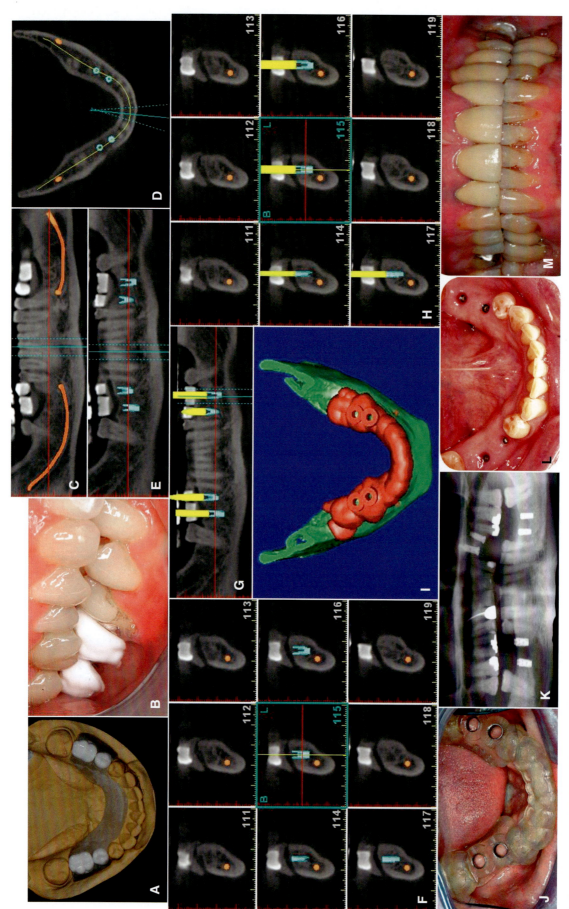

図13-8 コンピュータ断層撮影（CT）．A：歯冠部にバリウムを添加したラジオグラフィックガイド．B：口腔内に装着したラジオグラフィックガイド．C：バリウムを添加した歯冠部が描出されている．D：線は下顎断面の位置を示す．E, F：再構成した下顎臼歯部横断面．ソフトウェアのシミュレーションを行うことができる．G, H：予知性の高い補綴物の位置を求めて，ソフトウェアによりアバットメントのシミュレーションによりインプラント埋入補綴物の位置を求めて，ソフトウェアによりインプラント埋入設計した外科用ステント．J：口腔内に装着した状態の口腔内写真．K：パノラマX線画像．L：埋入されたインプラントの口腔内写真．M：最終修復物を装着した状態の口腔内写真．

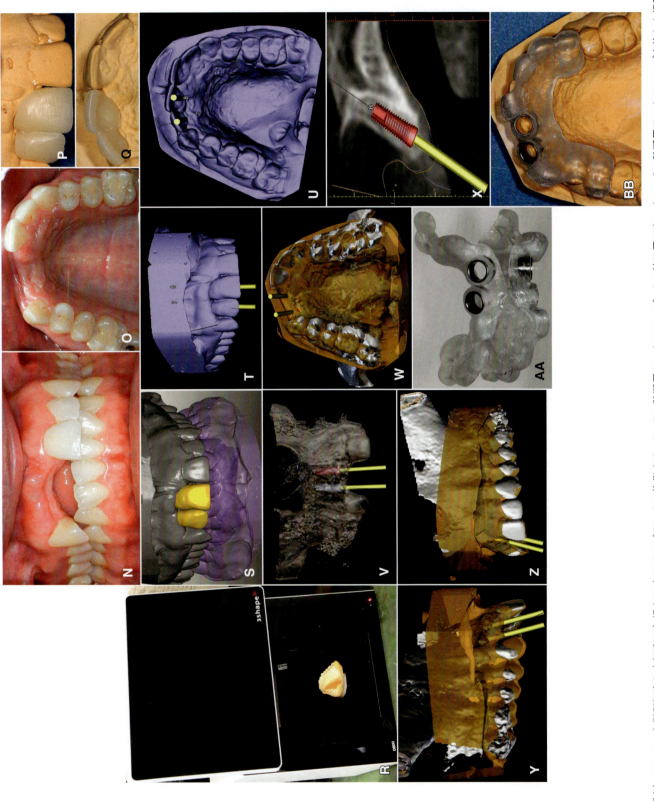

図13-8（つづき）N, O: 右側側切歯と中切歯の欠損を2本のインプラントで修復する．P, Q: 診断用ワックスアップ．R: 技工用スキャナー．S: 診断用ワックスアップを施した模型をスキャンした画像．T〜Z: ワックスアップした模型の画像をCT画像と合成しコンピュータ上にて治療計画を立案する．AA, BB: CTに基づいて作製した外科用ステント．

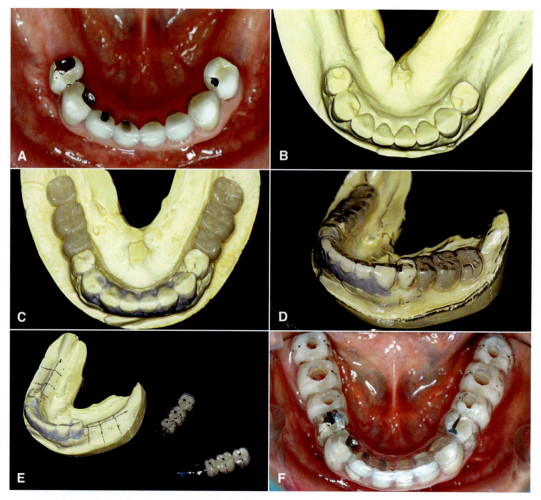

図 13-9　A：下顎両側臼歯部欠損にインプラント支持修復を計画している．B：診断用模型．C：下顎両側臼歯部に3ユニットの固定性補綴物を想定した診断用の人工歯排列．D：1.5 mm（0.060 インチ）の熱可塑性シートを真空成型し，模型上でマトリックスを作製する．E：マトリックスに最も適切なインプラントの位置・方向を示す印をつけた後，模型から外す．F：インプラント埋入窩形成時のガイドとなる孔を開け，外科用ステントが完成した．

4　骨の診査（ボーンサウンディング）

臨床診査およびX線診査の結果が不確かでさらに情報が必要な場合は，プローブを用いて骨の触診（ボーンサウンディング）を試みる．局所麻酔下で骨に当たるまで針あるいは鋭利なキャリパーで軟組織を貫通させる．インプラント埋入予定部位の軟組織の厚みを判断するうえで，この方法が役に立つことがある．

3. インプラントの位置決定の原則

1　解剖学的制約

確実な成功を目指すために，インプラントは全体が骨内に位置するように，なおかつ重要な解剖学的構造体（下顎管など）から距離をおいて埋入するべきである．理想的には，インプラント埋入のために高さ10 mm，幅6 mmの骨があるのが望ましい．この条件下では，解剖学的構造体に触れることなく，インプラントの舌側，頰側ともに1.0 mmの骨を残して埋入することができる．また，隣接するインプラント間にも十分なスペースが必要である．最小限必要な距離として推奨される数値は，インプラントのシステムによって若干異なるが，一般に3.0 mmと考えられている（図 13-11）．このスペースは，インプラント間の骨が生存し，補綴治療終了後に口腔内の清掃状態を適切に保つために必要なスペースである．埋入部位によって顎骨の解剖学的条件は異なるので，それに応じた制約があることも考慮しなければならない．すなわち，インプラントの長

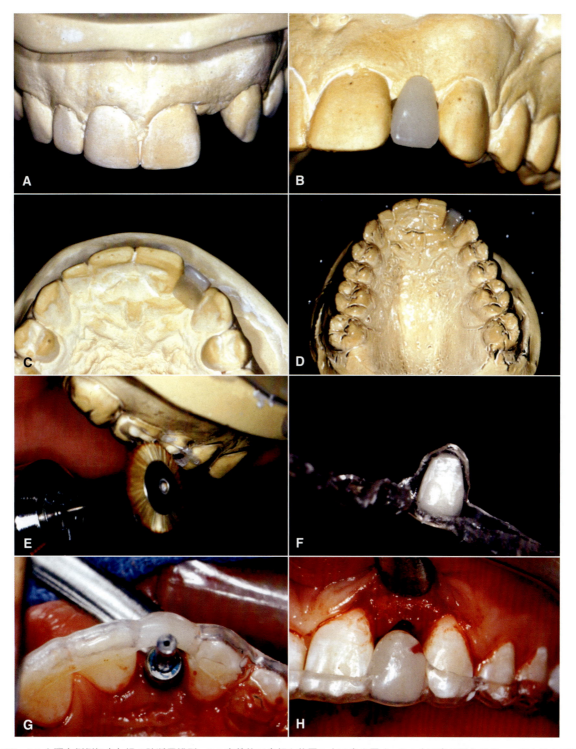

図13-10　A：上顎左側側切歯欠損の診断用模型．B：審美的に良好な位置へ人工歯を置く．C：人工歯の厚みが2mmになるまで舌側からトリミングする．D：光重合レジンで人工歯を固定した場合，複模型を作製せずに，直接マトリックスを真空成型することができる．E：マトリックスは最大豊隆部までロビンソンブラシ（ハード）でトリミングする．F：人工歯をマトリックスに戻して接着する．G・H：口腔外科医は，水平的・垂直的位置決めにこのステントを使用する．

さ，直径，隣接する構造体との距離，インテグレーションを獲得するのに要する時間は，部位によって異なる．

　インプラントを埋入するにあたって，上顎前歯部，上顎臼歯部，下顎前歯部，下顎臼歯部でそれぞれ特有な配慮が要求される．共通するガイドラインは，下顎管の上壁から2.0mm上方でとどめること，オトガイ孔から5.0mmは離すこと，隣接する天然歯の歯根膜から1.0mm離すこと，などである．

　歯を喪失した後，顎堤は辺縁骨が薄くなり，顎堤

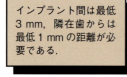
インプラント間は最低3 mm，隣在歯からは最低1 mmの距離が必要である．

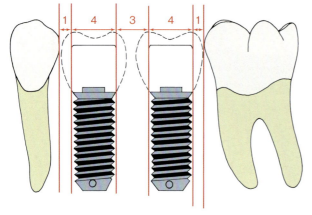

図 13-11　推奨されるインプラント間の最小必要距離と，インプラントと天然歯間の最小必要距離（mm）

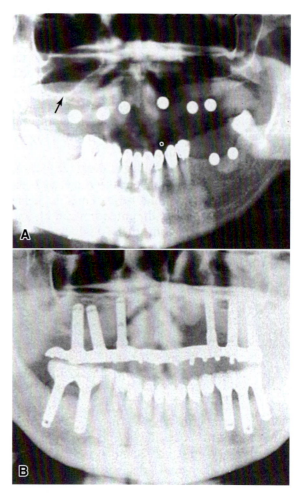

図 13-12　A：上顎洞下方の上顎骨の薄い部位（矢印）は，骨移植を行わなければ，インプラント埋入には骨量が不足している．B：骨移植後，インプラント治療が成功したことを示すX線画像．

の角度が変わるような骨吸収経過をたどるため，特に上下顎前歯部に問題を生じることが多い．顎堤の形態が不規則なために，インプラントを理想的な方向に埋入し，インプラントの唇側に十分な厚さの骨を確保することが難しくなることがある．術中にこうした問題に対処する方法についても本章で論じるが，問題が生じたときに適切な処置ができるように，術前の段階で問題発生の可能性を予測しておかなければならない．

❶ 上顎前歯部

上顎前歯部では鼻腔との距離を評価しなければならない．インプラント先端と鼻前庭の間に最小限1.0 mmの骨が必要である．上顎前歯部の骨吸収のために，切歯孔が顎堤付近に位置していることがある．特に，上顎が無歯顎で下顎の前歯部天然歯と咬合している場合によくみられる．上顎前歯部のインプラントは正中から若干ずらして，切歯孔の右側あるいは左側に埋入する必要がある．

❷ 上顎臼歯部

インプラントを上顎臼歯部に埋入する場合，特に問題となる点が2つある．1つは，上顎臼歯部は下顎臼歯部よりも骨密度が低いことである．骨髄腔が大きく皮質骨が薄いことから，インプラントのインテグレーションを得るにはより長い期間が必要であり，インプラントの本数も増やさなければならない場合もあるため，治療計画に影響を及ぼす可能性がある．一般に，上顎に埋入されたインプラントが十分なインテグレーションを獲得するには，少なくとも6か月必要である．さらに，通常，特に上顎臼歯部では，修復歯1本ごとに1本のインプラントを用いることが推奨される．

もう1つの問題点は，上顎臼歯部では上顎洞が欠損部顎堤に近接していることである．骨吸収と上顎洞の拡大のために，顎堤と上顎洞との間にわずか数mmの骨しか残存していないことが多い（図13-12 A）．上顎臼歯部のインプラント治療計画では，口腔外科医は上顎洞底とインプラントとの間に1.0 mmの骨を残し，インプラントの先端が上顎洞

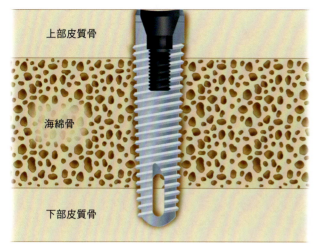

図13-13 可能であれば，インプラントは常に2か所の皮質骨で固定されるように埋入するべきである．

上部皮質骨
海綿骨
下部皮質骨

底の皮質骨によって固定されるようにしなければならない．通常，鼻腔と上顎洞の間の骨は，インプラントの安定にとって十分な高さがある．インプラントの埋入と支持のために十分な骨が存在しない場合は，上顎洞への骨移植による骨増生を考慮すべきである（図13-12）．

❸ 下顎前歯部

解剖学的制約に関しては，下顎前歯部は通常，最も治療計画が容易な部位である．インプラント埋入に十分な骨の高さと幅があり，骨質も一般的に良好で，そのためインテグレーション獲得に必要な期間も最も短い．下顎前歯部において，インプラントの埋入直後から荷重を加える方法の成功例が報告されている．このような即時荷重は，インプラントの初期固定が良好であるために可能であると考えられる．

可能であれば，下顎前歯部のインプラントは海綿骨をすべて貫通して，インプラント先端が下顎骨下縁の皮質骨に到達するように埋入するべきである（図13-13）．小臼歯部では，インプラントが下歯槽神経に触れないように注意しなければならない．下歯槽神経は骨内でオトガイ孔より3mm前方に進んでからループを形成し，オトガイ孔より出て後方および上方に延びるため，インプラントはオトガイ孔から少なくとも5.0mm前方に離すことが推奨される．

❹ 下顎臼歯部

下顎臼歯部には，インプラント埋入に関していくつか制約がある．下歯槽神経が下顎骨内部を走行しているため，インプラント先端から下顎管の上壁までの間に2.0mmを残して治療計画を立てなければならない．これは重要なガイドラインであり，これを守らなければ神経に損傷を与え，下唇に麻痺をきたすおそれがある．最も短いインプラントを用いても骨の高さが十分でない場合は，神経移動術，重層骨移植術（オンレーグラフト），あるいはインプラントによらない従来の補綴物を考慮しなければならない．

下顎臼歯部に埋入されるインプラントは一般的に短めで，下部の皮質骨には到達していないが，荷重が加わった際には，臼歯部であるため大きな生体力学的咬合力を支持しなければならない．このため，インテグレーション獲得のための期間をやや長めにとるほうがよい．また，短いインプラント（8～10mm）を用いる場合は，咬合力に耐えるために"過剰設計"にして，通常よりも本数を増やして埋入することが望ましい．骨吸収がある場合は短いインプラントが必要となることが多く，それによって通常の咬合平面を再構築すると歯冠-インプラント比は大きくなる（図13-14）．

下顎臼歯部では顎堤の幅を注意深く評価しなければならない．顎舌骨筋の付着部が顎堤の上縁近くに位置し，（舌側の）深い陥凹がそのすぐ下に位置する．この部位は術前の評価時に触診し，術中にも確認しなければならない．

2 補綴的配慮

❶ インプラントの埋入位置

インプラントの埋入位置は修復物の設計において非常に重要な意味をもつため，治療計画立案に際してインプラントの埋入位置は補綴医と協議しながら決定しなければならない．インプラントの位置は補綴物の外観やカントゥア，および長期的な生体機能性を決定する．隣接する天然歯の損傷を防ぐために

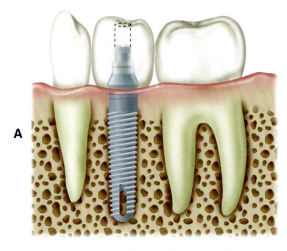
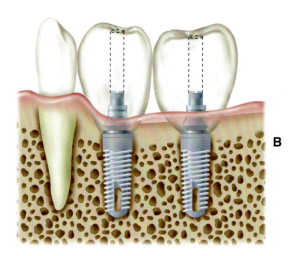

長いインプラント（短い歯冠長）　　　　　短いインプラント（長い歯冠長）

図13-14　短いインプラントには通常2つの問題点（①骨との接触面積の減少，②長い歯冠長）がある．これによりインプラントにかかる力は増大する．歯冠-インプラント比が良好な（低い）修復物（**A**）は，不良な（高い）修復物（**B**）よりも予後が良い．

は，少なくとも1.0mm離すことが重要であるが，天然歯にできるかぎり近づけて，補綴医が適切なカントゥアをつくり出すことができるようにすることも重要である．口腔清掃器具が的確にアクセスできるように，インプラント間は少なくとも3.0mm離さなければならない．また，インプラントが鼓形空隙を侵したり，傾斜が大きいためにスクリューアクセスホールが最終補綴物の唇頬側面に位置したりすることのないようにしなければならない（図13-15）．

　有害な側方力を最小限にするために，インプラントの長軸は修復物の中心窩に位置するべきである．これはすなわち，インプラントを三次元的に正確な位置に埋入することを意味する．上下的な位置は，修復物のエマージェンスプロファイル（修復物の歯肉からの立ち上がり部分の形態）を最適なものにするうえで重要である．理想的には，特に修復物が審美性の要求の高い前歯部に位置する場合は，予定している修復物の粘膜からの立ち上がりの位置より2.5～3.0mm粘膜下にインプラントの上面が位置するべきである（図13-16）．

❷ インプラントと修復物の大きさ

　インプラントとその上下的位置の選択は予定している修復物の直径によって異なり，また歯の大きさに応じて調整する．たとえば，上顎中切歯の歯根の直径は一般に8.0mmであり，平均的なインプラントの直径は4.0mmであるから，この4.0mmから8.0mmへと徐々に移行させるためには，2.5～3.0mmの垂直的距離が必要である．短い距離で移行させると，修復物がオーバーカントゥアになったり，不自然な外観になったりすることになる．これとは対照的に，下顎の中切歯・側切歯のセメント-エナメル境での直径はほとんどの場合4.0mm以下であるため，直径4.0mmのインプラント上に審美的な修復を行うことは不可能である．下顎前歯部の審美修復を可能にする直径の小さい（約3.0mm）インプラントが入手可能である．また，骨量が十分にある患者では，臼歯部を修復する場合に直径の大きいインプラント（5.0～6.0mm）を用いることもできる（図13-17）．

　適切な大きさのインプラントを理想的な位置に埋入するためには，治療計画立案時に修復物の大きさを必ず考慮に入れておかなければならない．

❸ 単独歯のインプラント

　単独歯修復の治療計画は，特に審美性の要求の高い前歯部の場合，インプラント修復にとって最も難しい問題の1つである．審美性の点からも生体力学的荷重の点からも（スクリューの緩みを最小限に抑えるために），インプラントの埋入が特に重要である．さらに，治療計画の段階で回転防止機構（たと

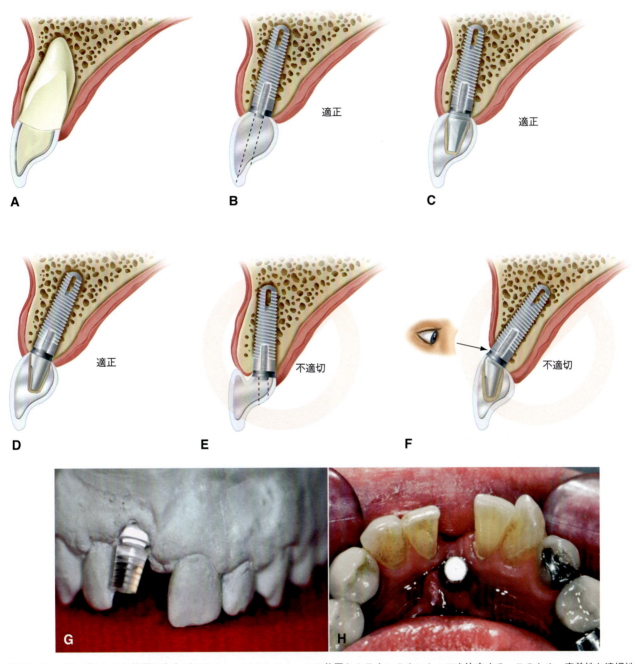

図13-15 インプラントの位置と方向がスクリューアクセスホールの位置とクラウンのカントゥアを決定する．このため，審美性と清掃性が大きく影響を受ける可能性がある．A：修復した歯．B：理想的なインプラントの位置・方向で，クラウンのカントゥアも妥当であり，スクリューアクセスホールは舌側面に位置している．C：セメント合着型クラウンに適したインプラントの位置．D：インプラントが唇側に傾斜している場合は，セメント合着型クラウンのためには角度付きアバットメントが必要となる．E：インプラントが舌側寄りで浅すぎる場合は，清掃性の良くないクラウン形態になってしまう．F：インプラントが唇側に傾斜し浅すぎる場合は，インプラントやアバットメント，もしくはその両者が露出し審美性を損なう．G：唇側に寄りすぎて埋入されたインプラント．H：舌側に寄りすぎて埋入されたインプラント．

えば，スプラインあるいはヘキサゴン）がシステムに組み込まれているインプラントを選択することが不可欠である（図13-18）．

❹ 軟組織の外形

審美領域でのインプラント治療計画においては，修復物を取り囲む部分になる軟組織をよく観察することが重要である．最終的にインプラント補綴物と隣在歯との間に完全な形態の歯間乳頭を得るのは難しいかもしれない．歯間部軟組織およびその下の骨がインプラント埋入前にすでに失われていた場合は，理想的な歯間乳頭の外形を得ることはできない

正しい深さにインプラントを埋入することは、治療の成功に不可欠な要素である。

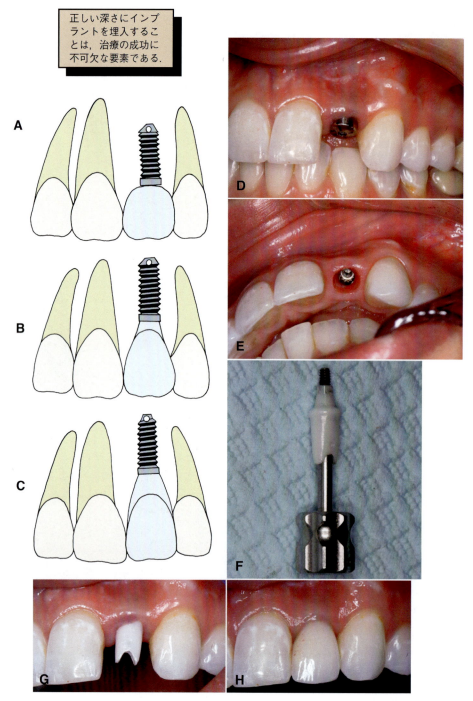

図13-16 上下的な位置は、クラウンのカントゥアとポケットの深さに影響する可能性がある。A：インプラントが十分に深く埋入されていないため、歯冠が短くオーバーカントゥアのクラウンになっている。B：クラウンの立ち上がりから2～3mm根尖方向に位置するように埋入するのが理想的である。C：クラウンの立ち上がりより4mm以上根尖側にインプラントを埋入すると、歯肉溝が非常に深くなる可能性がある。D：ヒーリングアバットメントの装着。E：上顎側切歯の欠損を修復するためのインプラント埋入。F：ジルコニア製のカスタムアバットメント。G：アバットメントの装着。H：唇舌的・上下的に正しい位置に埋入されたインプラント臨床例。結果として審美的にも良好な結果が得られている。（提供：Dr. Luiz Daroz Diaz）

かもしれない。適切な軟組織の外形を維持できるかどうかを予測するのに役立つガイドラインが文献に示されている。図13-19で示すように、歯間部の骨と隣接面コンタクトとの関係が、歯間乳頭を維持できるかどうかと関連していると考えられる。歯間部の骨から隣接面コンタクトまでの距離が短い場合（5mm以下）、通常、歯間乳頭は維持できる。この距離が長い場合（8mm以上）、追加的な軟組織移植を行わなければ、通常、歯間乳頭は維持できない[9,10]。

13章　インプラント支持の固定性補綴物

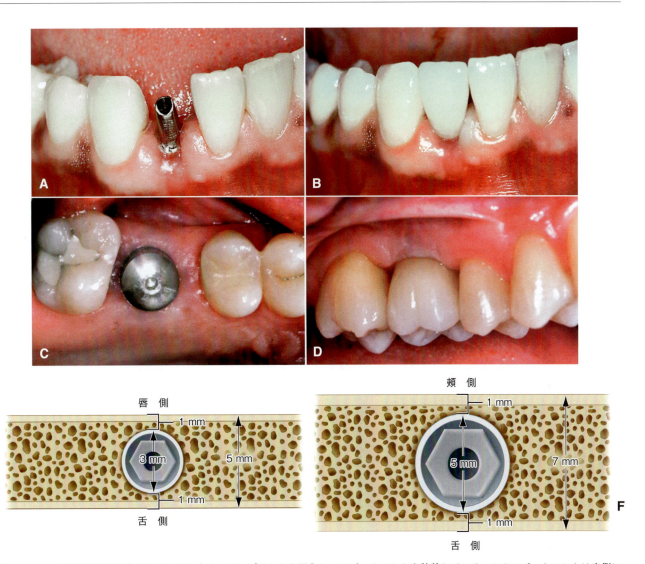

図13-17　A：下顎側切歯修復のために径の小さいインプラントを埋入し，アバットメントを装着している．このアバットメントは症例に応じて形成して幅を狭くすることができ，歯根の径が小さい歯の修復が可能である．B：完成した下顎側切歯のインプラント修復．C：上顎第一大臼歯の位置に埋入された径の大きいワイドインプラント（直径5.0 mm）．D：完成した上顎第一大臼歯のインプラント修復．E：小径のインプラントに最小限必要な骨幅は5 mmである．理想的には，インプラント埋入窩を形成した後に，インプラントの両側に少なくとも1 mmの骨が残ることが望ましい．F：ワイドインプラント（直径5.0 mm）に最小限必要な骨幅は約7 mmである．インプラント埋入窩を形成した後に，インプラントの両側に少なくとも1 mmの骨が残るべきである．

4. 外科用ステント

適切な治療計画をとおして外科処置と補綴処置を調和させることは，インプラント修復において理想的な審美性を得るうえできわめて重要な因子の1つである．前歯部のインプラントの場合，方向がわずかでも異なると最終修復物の外観は著しく影響を受けるので，外科用ステントが非常に有用である．固定性修復物を最適なものとし，適正なエマージェンスプロファイルを確実に得ることが必要な症例では，外科用ステントの作製はもはや必須である．外科用ステントはまた，審美性がそれほど重要でない部位でも役に立つ．部分欠損症例において外科用ス

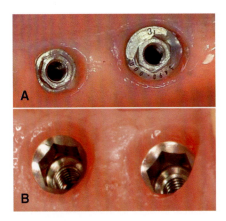

図13-18　A：回転防止機構（標準的なエクスターナルヘキサゴン）が組み込まれたインプラント．B：インターナルヘキサゴン接続のインプラント．

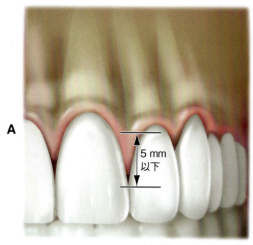
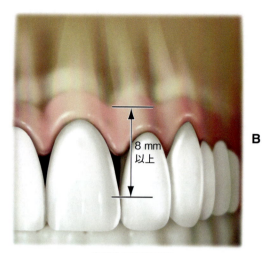

図 13-19 歯間部の骨と隣接面コンタクトとの位置関係により，歯間乳頭が維持されるかどうかが予測されると考えられる．骨と隣接面コンタクトとの距離が 5 mm 以下であれば（A），通常，歯間乳頭は維持される．距離が 8 mm 以上であれば（B），通常，歯間乳頭は維持されない．

テントを用いる目的は次のとおりである．①鼓形空隙を示す．②修復物の外形内でインプラントを位置づける．③インプラントの方向を最終修復物の長軸方向に合わせる．④セメント-エナメル境のレベル，あるいは軟組織からの歯の立ち上がりのレベルを確認する．

前歯部のインプラントの埋入には，唇側をベニアにした透明レジン製ステントが推奨される．口腔外科医は骨へのアクセスが妨げられず，形成中に前方および側方から見て方向を確認することができる．このタイプのステントは，咬合器に装着した模型上の診断用ワックスアップあるいは人工歯排列をもとに作製する．アルジネートあるいはポリビニルシロキサン（付加重合型シリコーン）印象材を用いて，ワックスアップをした模型の印象を採得し，速硬性の石膏を注入して複模型を作製する．そして，この複模型上で厚さ 1.5 mm（0.060 インチ）の熱可塑性プラスチックシートを真空成型する．方向を正確にするために，真空成型したステントは修復歯の唇側面全体を覆い，残存歯の唇頬側面約 1/3 を覆うように形態修正を行った後，複模型から主模型上に戻す．インプラント修復部の陶材に相当するスペースを埋めるために，舌側面に厚さ 2 mm の即時重合レジンを添加する（図 13-20）（全体の厚みは，真空成型したマトリックスを含めて約 3.0 mm になる）．ステントを X 線不透過性にするため，作製時にバリウム粉末をレジンに混ぜることが多い（図 13-8 参照）．インプラント埋入手術時には，口腔外科医はできるかぎりこのステントのガイドに従わなければならない．ステントを使用することによって，唇側面を侵したり，最終修復物の唇側面にスクリューアクセスホールが位置したりする不都合をきたすことなく，インプラントの部位をなるべく柔軟に選択することができる．ステントのガイドに従うことで，矢状面での不都合な角度を最小限に抑えて，最も望ましい位置にフィクスチャーを埋入することが可能になる．修復物をセメント固定する場合には，インプラントの方向はもう少し唇側寄りになりうる．

上顎前歯部では，弁を開けてみると骨の形態が予想に反して望ましくない状態であることも多く，ステントが最も役に立つ部位である．しかし，幅の広い臼歯部顎堤でもステントは有用である．ただし，臼歯部では異なるタイプのステントを作製してもよい．ステントにレジン部から模型まで貫通する孔をドリルで形成しておく．この孔はミリングマシンまたはサベイヤーを用いて平行に形成する．この方法により，さらに正確にインプラントの位置，長軸方向を決定することができる．

上顎無歯顎を固定性補綴物で修復する場合にも，ステントを作製することができる．この場合のステントについては後述するが，先に述べたステントの

13章 インプラント支持の固定性補綴物

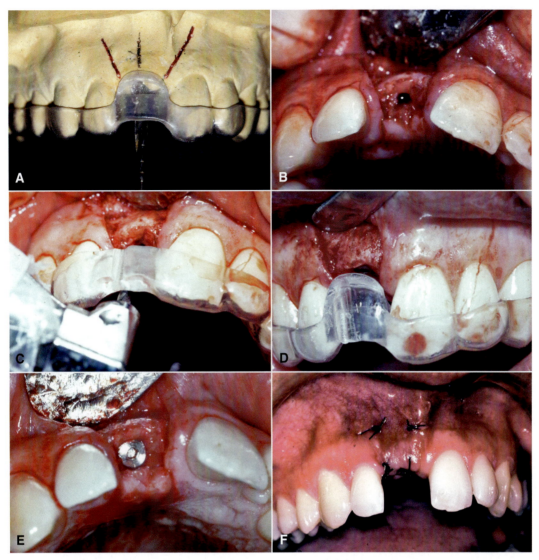

図13-20 外科用ステントを用いた前歯部インプラントの埋入．A：ステントの根尖側方向への延長部によってインプラント埋入の上下的位置が決定されるので，この延長部は残しておく．B：歯間乳頭部を保存しながら，全層弁の切開を行う．フラップを翻転し，インプラント埋入部位の形成のために骨を露出させる．C：マトリックスの舌側面にレジン（2 mm）が添加されている．残りの舌側部は，口腔外科医が利用できる最良の骨の部位を選ぶことができるように開放してある．できるかぎりステントに近い部位で形成を行うようにする．D：インプラントは，最終修復物の粘膜からの望ましい立ち上がり位置より2.5〜3 mm根尖側になるよう埋入する．E：最適な審美性・清掃性が得られる方向と深さにインプラントを埋入する．F：縫合し，4〜6か月治癒期間をおく．（提供：Dr. J. A. Holloway）

場合と同様に，術前計画と専門医間の協力が重要である．

5. インプラント外科

Peter E. Larsen

1 インプラント一次手術

インプラント埋入は外来における局所麻酔下で行うことができるが，他の外科処置よりも長い時間を要するので鎮静剤を用いることが望ましい．実際はインプラント埋入の外科的侵襲は抜歯より小さいにもかかわらず，患者の認識は異なることが多いので，術前の患者教育と鎮静剤は，不安を和らげるのに役立つ．

インプラント埋入に関する外科術式の詳細な記述については，成書[11,12]を参照されたい．

1 骨へのアクセス

インプラント埋入のために顎堤部の骨面にアクセスする際には，いくつかの切開方法を用いることができる．インプラントの埋入が妨げられないように軟組織を牽引することができるような，また付着組

織の審美性および量が保存できるような切開法を選ばなければならない．

　付着組織の量が十分で粘膜下の骨の幅が十分にあると考えられる場合は，単純歯槽頂切開がよい．ただし，インプラントが切開線直下に位置するため，縫合は慎重に行わなければならない．下顎臼歯部では，顎堤の頰側に切開を加え，フラップを縫合して牽引してもよい．この切開の欠点は，骨が最も薄いと考えられる部位に切開線が位置し，術中に裂開を生じる可能性があることである．特に上顎前歯部では，若干口蓋側寄りの切開線が有効である．骨を露出させた後，外科用ステントを装着し，歯周プローブを用いてインプラント埋入予定部位の予備的な評価を行う．顎堤に凹凸や鋭縁がある場合は，インプラント埋入前に骨の形態修正を行う．

❷ インプラント埋入

　いずれのインプラントシステムの埋入術式においても，埋入部の骨にできるかぎり侵襲を与えずに形成することが要求される．低速高トルクのハンドピースを用い，十分に注水冷却を行うことによって，骨の熱傷を最小限に抑えることができる．注水は外部注水方式あるいはドリルのチャネルを通じた内部注水方式により行われる．注水方式やドリルのスピードについては，各インプラントメーカーの指示に従う．外側にネジ山をもつスクリュー型のインプラントの多くは，埋入の最終段階で超低速によるネジ山形成[*1]が必要である．

　インプラント埋入窩は，ドリルを順番に用いて徐々に大きく形成していく．いずれのインプラントシステムでも，最初は小径のドリルを用いて埋入位置に印をつける．埋入位置は外科用ステントを用いて決定する．このとき，インプラントの方向もステントを参考にして決める．最初のドリルでインプラントの中心にあたる位置に印をつけ，パイロットホールを形成する．形成した部位にトライアルピンを挿入し，方向と角度を確認する．

　ここで，インプラント埋入位置が適正かどうか最終的に判断される．インプラント埋入は外科的手術であるが，修復処置の要因に大きく影響される．ステントを使って望ましいインプラントの埋入位置と角度の範囲を確認できる．この段階で埋入部位の骨がインプラントを適正な位置に支持できないと判明すれば，骨増生術が必要となることがある．インプラントの埋入と同時に骨増生を行う方法と，望ましい骨の支持が得られるまでインプラント埋入を延期する方法のいずれかが選択される．

　望ましい深さと直径に埋入窩を形成し終えたらインプラントを埋入する．チタン製インプラントでは，オッセオインテグレーションを獲得するためには，汚染されていないチタン酸化膜の層が必要である．ハイドロキシアパタイトコーティングのインプラントも汚染には敏感である．

　ネジ山のないシリンダー型インプラントの場合は，埋入窩にインプラントを置き，マレットとシーティングインスツルメントを用いて，軽くたたいて正しい位置に埋入する．ネジ山をもつスクリュー型インプラントの場合は埋入窩にネジ山を形成するステップが必要であり，形成したネジ山に沿って埋入していく．上顎では骨が軟らかいため，あらかじめネジ山を形成する必要がないので，セルフタップのインプラントを用いることができる[*2]．インプラントの埋入を終えると，創の裂開を防ぐために，テンションフリーで弁を縫合する．

❸ 術後評価

　術後にX線撮影を行い，隣接する構造体（上顎洞，下顎管など）や他のインプラントとの相対的位置関係を評価する．この時点で明らかな問題があれば，修正を行う．

　患者に軽い鎮痛剤を投与し，治癒期間中の細菌の増殖を最小限に抑えるために，術後2週間は0.12％クロルヘキシジン洗口剤を処方する．軟組織の治癒が完了するまでは（2～3週間），週に1回の割合で評価を行うことが望ましい．可能であれば，総義歯あるいは部分床義歯を術後1週間は使用しないよ

[*1] 訳注　最近ではセルフタップフィクスチャーが主流となり，ネジ山形成はほとんど必要ない．

[*2] 訳注　最近では，骨質にかかわらずほとんどの部位でセルフタップフィクスチャーが用いられている．

うにする．その後，治癒期間中の埋入部位に傷害を与えることなく義歯を装着できるように，インプラントの上にあたる部位のレジンを2～3mm削除し，ソフトライナーで裏装する．

2 インプラント二次手術―インプラントの露出

埋入したインプラントフィクスチャーの完全なインテグレーションが得られた後に二次手術を行う．インテグレーションの獲得に要する期間は，部位によっても患者によっても異なる．骨質や手術が理想的状況ではなかった場合，あるいは埋入の時点で骨とインプラントとの界面状態に確信がもてなかった場合には，治癒期間を長めにする必要があるだろう．一般に上顎で6か月，下顎前歯部で3か月，下顎臼歯部で4か月の治癒期間が推奨されている．

二次手術の目的は，インプラント上にアバットメントを正確に連結し，付着組織を保存し，必要に応じて組織の形態を回復することにある．ティッシュパンチ，歯槽頂切開，フラップ移動術のいずれかを用いて，この目的を達成することができる．

インプラントを露出させた後，アバットメントをインプラント上に取り付けるが，これには2つの方法がある．1つは，修復に用いるのと同じアバットメントを連結する方法であり，もう1つは，暫間的にヒーリングキャップ[*3]を装着して組織が治癒するのを待ち，補綴治療期間中に最終的なアバットメントに交換する方法である．

アバットメント連結時には，インプラント体とアバットメントとの間に隙間や組織の介在がなく正しく連結されていることが重要である．インプラントに回転防止機構が組み込まれているシステムでは（図13-18参照），アバットメントが正確に連結されるように連結部を正しく適合させなければならない．二次手術後ただちにX線撮影を行って，アバットメントとインプラント体が正しく連結されていることを確認する．もし間隙があれば，アバットメント連結をやり直す．

[*3] 訳注　インプラントのシステムによってコンポーネントの名称は異なる．

表13-3　2回法オッセオインテグレーテッドインプラントの利点

外科的利点
1. 文献で実証されている成功率
2. 外来で行える術式
3. 口腔内の多様な部位に適用可能
4. 正確なインプラント埋入窩の形成
5. インプラント失敗の場合の可逆性

補綴的利点
1. 多様な修復の選択肢
2. アバットメントの多様性
   ・角度修正
   ・審美性
   ・クラウンのカントゥア
   ・スクリュー維持あるいはセメント合着の選択肢
3. 補綴的失敗の場合の術者可撤性

6. インプラント修復

オッセオインテグレーテッドインプラントは一般に，スクリュー維持型，またはセメント維持型のインプラント補綴物を支持するように設計されている．こうしたインプラントシステムには，従来の歯科修復や1回法のインプラントに比べて多くの利点がある（表13-3）．

スクリュー維持型のインプラント補綴物の作製にあたっては，インプラント独特の多数のコンポーネント（構成パーツ）が必要である．経験の少ない歯科医師にとって，1つのシステムに多くのパーツが含まれていることに困惑するかもしれない．本項では，オッセオインテグレーテッドインプラントの修復に必要とされる典型的なコンポーネントについて，一般的名称で記述する．数多くのインプラントシステムが存在し，ほとんどのコンポーネントは各インプラントシステムで入手可能であるが，システムによってコンポーネントの設計や原材料が若干異なることが多いので注意しなければならない．インプラント修復物作製の基本的ステップを図13-21に示す．

1 臨床用インプラントコンポーネント

インプラントコンポーネントは，類似していながらその名称はメーカーによってさまざまである．本書で使用する名称と，それに対応する別名の一部を表13-4に掲載した．

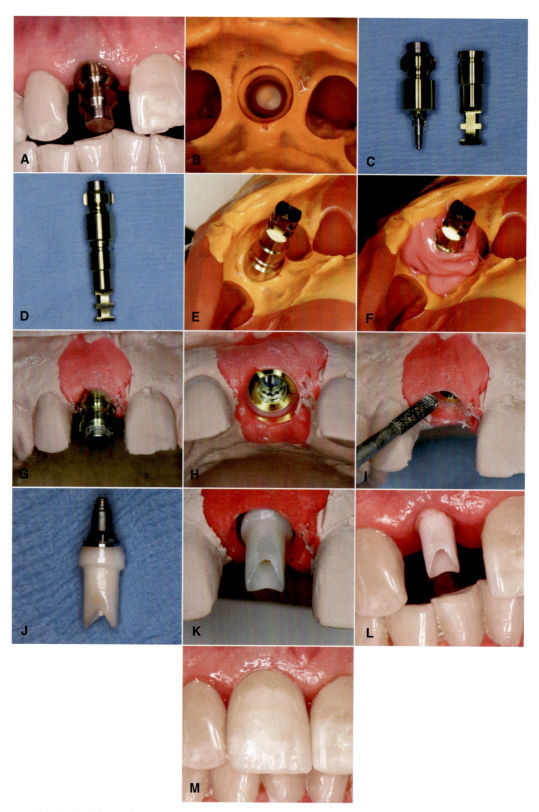

図13-21 A：上顎右側中切歯をシングルユニットのインプラント支持修復物で補綴する．印象用コーピングをインプラントに接続する．B：開窓されていないトレー（クローズドトレー）を用いて印象用コーピングの印象を採得する．C：口腔内から印象用コーピングを撤去する．写真は印象用コーピングとインプラントアナログ．D：印象用コーピングをインプラントアナログに接続し，印象内に戻す（E）．F：ポリエーテル系のガム模型材料（Permadyne, 3M-ESPE Dental North America）をアナログ周囲に注入した後，石膏を注ぐ．G：石膏模型．H：印象用コーピングにより，アナログは口腔内のインプラントと同じ位置に位置づけられる．I：ガム模型材料は隣在歯の立ち上がり形態を模倣して形態修正することができる．J：セメント維持型修復物のアバットメントを選択する．K：全部陶材冠作製（25章参照）のために，ジルコニアアバットメントを模型上で連結する．L：ジルコニアアバットメントを口腔内で連結する．M：装着された全部陶材冠．

表13-4 インプラント用語

本書中の用語	別名	機能／解説
インプラント体 (図13-22)	インプラントフィクスチャー シリンダー	骨内に埋入されたインプラント部分
ヒーリングスクリュー (図13-23)	シーリングスクリュー カバースクリュー 一次ステージカバースクリュー	2回法を用いた場合，オッセオインテグレーションの期間，インプラント咬合面を密閉する．
暫間アバットメント (図13-24)	テンポラリージンジバルカフ ヒーリングカラー インプラントヒーリングキャップ ヒーリングアバットメント	修復物が完成するまでの期間，インプラントに連結され，軟組織（貫通孔）の収縮を防ぐカバー．1回法の場合は，インプラント埋入直後に装着される．
ヒーリングキャップ (図13-24 B)	テンポラリースクリュー コンフォートキャップ アバットメントヒーリングキャップ	軟組織を貫通したアバットメント上部に連結するカバー．修復物が完成するまでの間，アバットメント内部のネジ山とアバットメントの境界面を保護する．
スタンダードアバットメント (図13-25 A)	粘膜貫通アバットメント ティッシュエクステンション パームコーサルエクステンション	インプラントとメタルフレーム／補綴物の間に介在するコンポーネント．半固定性補綴物を支持・維持する．バーオーバーデンチャーに有効．
テーパー付きアバットメント (図13-25 D)	円錐型アバットメント 粘膜貫通アバットメント ティッシュエクステンション パームコーサルアバットメント	インプラントと補綴物の間に介在するコンポーネント．半固定性補綴物を支持・維持する．審美性のためにアバットメントの形状は円錐型．スクリュー維持型の補綴物に有効．
ヘックスドライバー (図13-33 A)	ヘキサトール スクリュードライバー	すべてのヘックススクリュー（アバットメントを締めるスクリュー），印象用コーピング維持スクリュー，ヒーリングアバットメントの着脱に使用する． 長さはショート（19 mm，臼歯部用）とロング（24 mm，前歯部用）の2種類，ヘキサゴンのサイズは3種類（0.048，0.050，0.062インチ）．
アバットメントドライバー	ドライバーは用途に応じて名称が異なる．	アバットメントを直接インプラントに装着する．
印象用コーピング（図13-33 A・B・D）	印象用ポスト インプレッションピン トランスファーピン トランスファーポスト	インプラントの位置を模型上に移すために，印象採得時に使用するコンポーネント．
インプラントアナログ (図13-33 G)	インプラント固定アナログ 技工用アナログ アバットメントアナログ インプラント体アナログ フィクスチャーレプリカ	模型上でフィクスチャー，アバットメントの上部を再現する．
暫間アバットメントスリーブ (図13-47 H)	テンポラリーシリンダー テンポラリーコーピング テンポラリーアバットメントスリーブ プロビジョナルアバットメント	テンポラリー／暫間修復を支持・維持する． オーバーデンチャーの咬合堤，仮床試適の操作に使用する．
固定性アバットメント (図13-25 B・C)	ストレートアバットメント コーピングアバットメント アバットメントポスト クラウンブリッジアバットメント（俗称）	セメント維持型補綴物用のアバットメント（15°，25°の角度付きも入手可能）
ワクシングスリーブ (図13-37)	プラスチックシース プラスチックスリーブ プラスチックコーピング キャスタブルアバットメント キャスタブルコーピング ゴールドスリーブ ゴールドコーピング ゴールドシリンダー	アバットメント形態をワックスアップするための鋳造可能なプラスチックパターン．通常，機械加工された金属ベース部を有する． インプラント上に直接，または粘膜貫通アバットメント上に使用する．
補綴物維持スクリュー (図13-38)	ゴールドスクリュー コーピングスクリュー インプラントフィクスチャースクリュー 固定スクリュー	スクリュー維持型のメタル（バー）フレームあるいは補綴物を粘膜貫通アバットメント（テーパー付きアバットメントあるいはスタンダードアバットメント）に確実に固定するためのスクリュー

❶ インプラント体

インプラント体は，一次手術で骨内に埋入されるコンポーネントである．歯根型で，外側にネジ山のあるものとないものとがある．通常はチタン製あるいはチタン合金製で，表面の粗さはさまざまであり，ハイドロキシアパタイトでコーティングされているものとされていないものとがある（図13-22）．口腔内の異なる部位に応じたインプラントの最適な形状と表面コーティングについて議論されているが，成功に大きく影響する因子はおそらく，正確な埋入位置，侵襲の少ない外科処置，マイクロモーションを抑えた治癒期間中の安静，修復物のパッシブフィット（受動的適合）である．

現在の歯科インプラントは，すべて第2段階でアバットメントを連結するための内ネジ構造を有している．こうしたインプラントには，回転防止機構（インターナルヘキサゴンあるいはエクスターナルヘキサゴン）がフィクスチャーに組み込まれているものもある．

また，インプラント体は1回法と2回法に分けられる．1回法インプラントは一次手術終了時に軟組織を貫通し，口腔内に突出している．2回法インプラントはこの時点では軟組織に覆われている．背の高いヒーリングスクリューまたはキャップを2回法インプラントの上に設置し，軟組織を貫通し突出させる場合には，「2回法インプラントの1回法的応用」という．

❷ ヒーリングスクリュー

一次手術後の治癒期間中は，通常，フィクスチャー上部にスクリューを装着しておく．2回法インプラントの場合，軟組織の縫合が容易となるように，また1回法の場合にはインプラントへの負荷が最小限となるように，通常は高さの低いものが使用される（図13-23）．二次手術でこのスクリューを除去し，次のコンポーネントに置き換える．システムによっては，このスクリューがインプラントの直径よりも若干大きめにつくられている．インプラントの縁上に骨が過成長しないようにして，アバットメントの連結を容易にするためである．スクリューとインプラントとの間に骨が成長することがないように，インプラントを埋入した口腔外科医は，一次手術後にヒーリングスクリューが緊密に装着されていることを必ず確認しなければならない．骨がインプラント上に過成長した場合，これを取り除くときにインプラントの上面を傷つけて，その後に連結するコンポーネントの適合が悪くなるおそれがある．

❸ 骨内インプラントの暫間アバットメント

暫間アバットメントは，二次手術後，補綴物装着前に使用するドーム型のスクリューである．長さは2〜10mmで，軟組織を貫通して口腔内に突出する．各システムによって，フィクスチャー上に直接スクリューで固定するものと，二次手術後ただちにアバットメント上にスクリューで固定するものとがある．アバットメントにスクリューで固定するタイプが，一般にヒーリングキャップといわれるものである（図13-24）．いずれの暫間アバットメントもチタンまたはチタン合金製のものが多い．審美性が重視される部位では，暫間アバットメント周囲の治癒が十分に完了して歯肉縁が安定する必要がある．この時点で，適切な長さのアバットメントを選択し，修復物の金属と陶材との接合部分が確実に粘膜下に位置するようにする．軟組織の審美性があまり重要でない部位では，印象採得までの治癒期間は通常，2週間で十分である．審美性が重視される部位では，3〜5週間待ってからアバットメントを選択する必要があろう．ヒーリングキャップの長さを知っておくと，アバットメント選択のときに便利である．

❹ アバットメント

アバットメントは，インプラントシステムのなかで，インプラントに直接スクリューで固定される部分のコンポーネントである．アバットメントに補綴物の維持スクリューが回転挿入され，スクリュー維持型の補綴物を支持することになる．セメント合着型の修復法の場合は，従来型の歯冠形成に似せてアバットメントを形づくることもある．アバットメントにはさまざまな形態があり（図13-25），側壁は通常なめらかで，まっすぐな研磨面で，原材料はチ

13章　インプラント支持の固定性補綴物

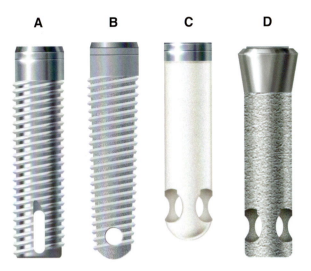

図13-22　2回法オッセオインテグレーテッドインプラントの主な4分類．A：チタン製スクリュー，B：チタンプラズマスプレータイプのスクリュー，C：ハイドロキシアパタイトコートタイプのシリンダー，D：チタンプラズマスプレータイプのシリンダー．

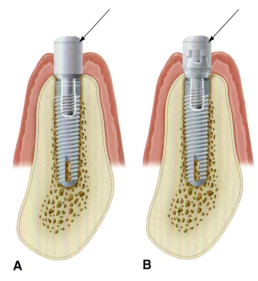

図13-24　二次手術後の軟組織の治癒を促すコンポーネント．A：暫間アバットメント（矢印）はインプラントにスクリューで固定する．B：ヒーリングキャップ（矢印）はアバットメントにスクリューで固定する．

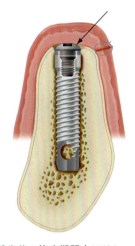

図13-23　一次手術後の治癒期間中にはヒーリングスクリュー（矢印）が装着されている．軟組織でインプラントを覆って縫合している．治癒期間中に，当該部位に義歯を使用してもよい．

タンあるいはチタン合金である．長さは1〜10mmといろいろである．審美性があまり重視されない部位では，患者ができるかぎり補綴物の清掃をしやすいように，アバットメントのチタンが1〜2mm粘膜上に突出するようにするべきである（図13-26）．審美性が重視される部位では，陶材のマージンが粘膜下に位置し，審美的に良好な結果が得られるように配慮してアバットメントを選択する（図13-27）．

回転防止機構が組み込まれているインプラントシステムでは，アバットメントは個別に動く2つのコンポーネントからなっていなければならない．すなわち，回転を防止する部分と，アバットメントをフィクスチャーに固定する部分の2つである（図13-28）．角度付きアバットメントも，同様の機構を利用して，埋入されたインプラントの角度補正を行うものである（図13-29，13-30）．システムによっては，断面の径の大きな歯をより生理学的なカントゥアで修復できるように，テーパー付きあるいは径の大きいアバットメントを用意している．ノンセグメントタイプのインプラントクラウン（発祥地にちなみUCLAと称されることもある）では，スリーブを用いてインプラント上に直接ワックスアップを行うため，アバットメント部は存在しない．軟組織の厚みが2mm未満の場合には，ノンセグメントタイプのインプラントクラウンにする必要があることがある．全部陶材冠をセメント合着するオールセラミックコンポーネントも，前歯部での使用が増えつつある．オールセラミックコンポーネントは通常，焼結アルミナ製，ジルコニア製，または両者の組み合わせである．

選択するアバットメントの大きさは，フィクスチャーの基底面と対合歯列との垂直的距離，歯肉溝部の深さ，修復部位の審美的要求度によって決定される．許容できる外観を得るためには，フィクスチャーが上顎臼歯部あるいは下顎臼歯部に埋入され

379

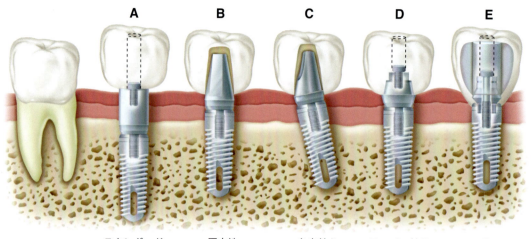

図13-25 アバットメントの種類．A：スタンダードアバットメント．歯肉縁上あるいは歯肉縁下のマージンに応じて長さが選択できる．B：固定性アバットメント．このアバットメントの形状は従来のポストコアに近似している．インプラントにスクリューで固定され，フィニッシュラインを形成している．修復物はセメント合着される．C：角度付き（固定性）アバットメント．審美的，生体力学的な理由でインプラントの角度修正が必要なときに用いる．D：テーパー付きアバットメント．歯が大きい場合にアバットメントから修復物への立ち上がり部分を緩やかに移行させるために用いられることがある．E：ノンセグメンテッド（ダイレクト）アバットメント．限られた歯列弓間距離あるいは審美性が重要視される部分に用いる．修復物はインプラント上に直接作製するのでアバットメント部は存在しない．この直接修復法はUCLAアバットメントともいわれている．（Hupp JR, Ellis E, Tucker MR: Contemporary Oral and Maxillofacial Surgery, 5th ed. St. Louis, Mosby, 2008. を改変）

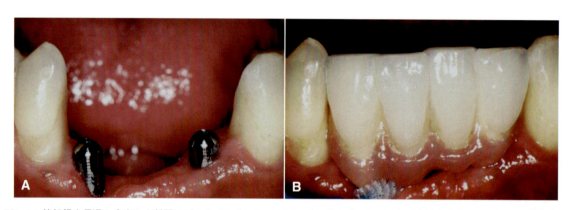

図13-26 A：軟組織を貫通し突出した暫間アバットメント．B：スタンダードアバットメントで支持されたインプラント修復物．口腔清掃用具のアクセスが良好である．

ている場合，マージンの設定を歯肉縁と同じ高さか，少し下がった位置にする必要がある．上顎前歯部の場合は，適正なエマージェンスプロファイルおよび外観を得るために，陶材のマージンが唇側粘膜下2〜3mmに位置する必要があろう．アバットメントのマージンが歯肉縁下1mm以下の複数ユニットの修復物は，フレームワークの適合を確認する．ヒーリングキャップを除去した後に，歯肉溝部を歯周プローブで測定すると，粘膜下にマージンをどれだけ延長できるかが明らかになる．このプロービングはアバットメント連結と同時に行ってもよいし，暫間修復物周囲の組織が治癒してから行うこともできる．測定を終えると，適正なアバットメントをフィクスチャーに連結する．アバットメントの長さは，修復物のカントゥアに多大な影響を与える（図13-31）．

⑤ 印象用コーピング

印象用コーピングは，口腔内のインプラントあるいはアバットメントの位置を模型上の同じ位置に移

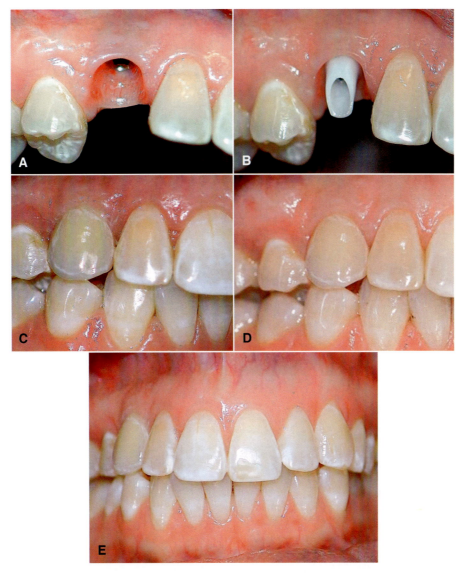

図 13-27　A：上顎右側犬歯のインプラント修復．軟組織の形態が整えられている．B：マージンが歯肉縁下 1〜2 mm に設定された固定性のジルコニアアバットメント．C：セメント合着して修復完了．D：5 年後の修復物．E：5 年後の歯列．歯肉の形態は審美的で，左側犬歯部と対称的である．（提供：Dr. Tuncer Burak Ozcelik）

すために用いられるコンポーネントである．インプラントにスクリューで固定されるフィクスチャータイプと，アバットメントにスクリューで固定されるアバットメントタイプに分類することができる（図 13-32）．いずれのタイプも，トランスファー型（間接型）とピックアップ型（直接型）の 2 通りにさらに分類される．

　トランスファー型印象用コーピングを装着し，X線画像で完全な連結を確認した後に口腔内の印象を採得する．従来用いられているいずれの印象材を用いてもよいが，通常はポリビニルシロキサン（付加重合型シリコーン）やポリエーテル系のヘビーボディタイプの印象材が推奨される．印象を口腔内から取り出す際に，印象用コーピングはアバットメントあるいはフィクスチャー上に残る．印象用コーピングを口腔内から取り出し，インプラントアナログを接続してから印象内に正しい方向で戻す．模型上でインプラントの方向を修正する必要があると考えられる場合は，フィクスチャーに直接装着されるタイプの，平らな側面を有する印象用コーピングを必ず使用する（図 13-33）．印象用コーピングの平らな側面はインプラントを正確に方向づけるとともに，スレッドや回転防止機構を位置づけるのに役立つ．角度付きアバットメントをインプラントに連結する場合は，技工室で補綴物を作製するときと同じ位置で固定されなければならない．

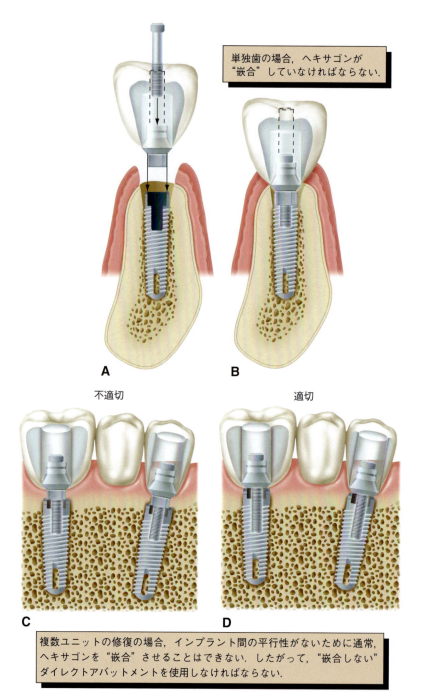

図13-28 アバットメントに回転防止機構が組み込まれている場合，アバットメントのコンポーネントのうちの1つ（スリーブ）がヘキサゴンに適合し，もう1つ（スクリュー）がこれとは別に動いてコンポーネント同士を締めつける働きをしなければならない．

　角度の補正が必要な場合は，完全な対称的形態を有する印象用コーピングは適当ではない．回転防止機構を口腔内から模型上に移そうとする場合は，必ずツーピースのピックアップ印象法を用いる．ピックアップ法とは，ツーピースの角型印象用コーピングと，アバットメントあるいはフィクスチャーに直接スクリューで固定される長いガイドピンを用いる方法で，通常は上部を開窓した印象用トレー（オープントレー）が使用される．印象用コーピングが印象内で回転するのを防止するために，側面が角型の形状になっている．印象用トレーの上部が開窓されているので印象材が硬化した後に開窓部からガイドピンを緩め，印象用コーピングを含めて印象を口腔内から取り出すことができる（図13-34）．インプラントの埋入角度の差が著しく大きい場合は，一般にピックアップ法がトランスファー法より精度に優

13章　インプラント支持の固定性補綴物

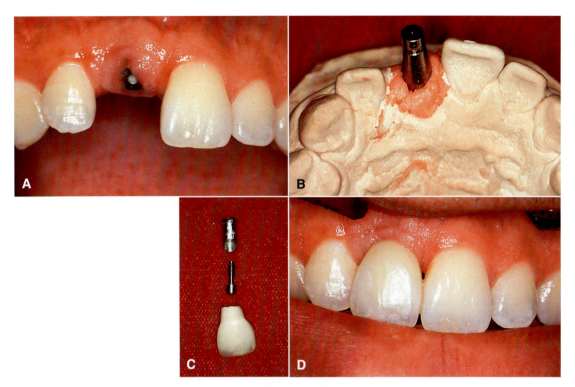

図13-29　A・B：上顎中切歯部に埋入されたインプラントが唇側に大きく傾斜しているため，通常のストレートのアバットメントでは修復できない．C：状況を改善するために，歯肉縁下マージンになる15°の角度付きアバットメントを選択する．D：完成したクラウンを角度付きアバットメントにセメント合着した．術者可撤性を維持するために仮着用セメントを用いることもできるが，修復物を十分維持しながら取り外すことも可能な材料を選ぶのは必ずしも容易ではない．

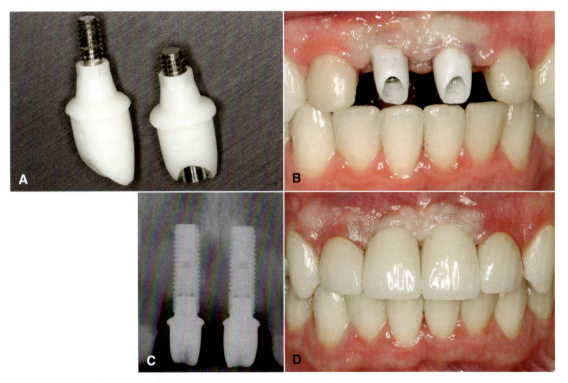

図13-30　ジルコニアアバットメント（A〜C）と全部陶材修復（D）により，上顎両側中切歯欠損を補綴した．（提供：Dr. D. Gozalo）

383

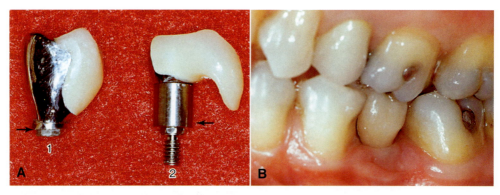

図 13-31　A：舌側傾斜した下顎のインプラントに対して作製した2つのクラウン．矢印はインプラント体との接合部を示す．2のクラウンは4mmのアバットメント上に作製したものである．1のクラウンは直接インプラント体に接続されているので，より生理学的なカントゥアが得られている．B：1のクラウンの1年後．インプラントの埋入位置が適切でないにもかかわらず，軟組織の反応はきわめて良好である．

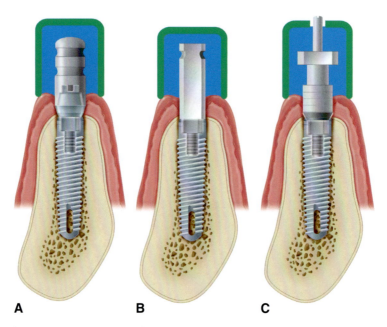

図 13-32　印象用コーピングの種類．A：ワンピース型（アバットメント上にスクリューで固定する）．模型上でアバットメントを交換する必要がない場合に用いる．B：フィクスチャー上にスクリューで固定するツーピース型（トランスファー型，クローズドトレー）．模型上でアバットメントを交換する必要がある場合は，このタイプを用いる（角度の補正が必要な場合は，側面が平らなものを使用する）．C：ツーピース型（ピックアップ型，オープントレー）．回転防止機構を残してインプラントの位置を再現する場合や，角度の差が大きいインプラントの印象採得を行う場合に用いる．

れていると考えられている．一方，スペースが限られているためにドライバーのアクセスが困難な場合には，トランスファー法のほうが容易であり，場合によってはピックアップ法は不可能なこともある．インプラントの印象採得を行う前に，必ずX線撮影を行ってコンポーネントが正しく連結されていることを確認しなければならない．回転防止機構が組み込まれている場合，この確認は特に重要である．

6　インプラントアナログ

インプラントアナログは，模型上でフィクスチャーあるいはアバットメントの上部をそのまま再現するように機械仕上げされている．インプラントアナログは，フィクスチャーアナログとアバットメントアナログに分類される（図13-35）．いずれのタイプも，口腔内から取り出した印象用コーピングにスクリューで接続し，印象内に戻してから硬石膏もしくは超硬石膏を注入する．石膏注入の前に，軟組織を模してインプラントアナログの周囲に弾性材料

13章　インプラント支持の固定性補綴物

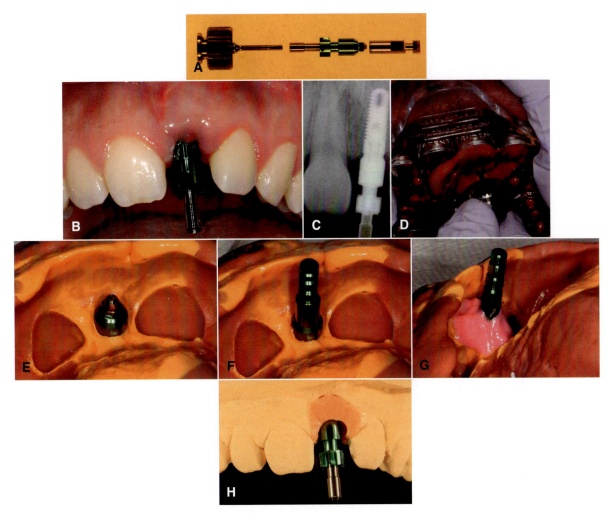

図13-33　A：オープントレー用のスタンダードトランスファー印象用コーピングは，インプラントの直径に対応するスリーブで，その中心にスクリューが通っている．スクリューは印象用コーピングスリーブに接続され，スタンダードヘックスドライバーで口腔内に装着する．B：インプラントに装着された印象用コーピング．C：X線画像で確実な適合を確認する．D：印象用コーピングをトレーとともに撤去する．E：コーピングが印象材に取り込まれている．F：インプラントアナログを印象用コーピングにスクリューで固定する．G：石膏を注ぐ前にポリエーテル系印象材をインプラントアナログの周囲に注入する．H：印象用コーピングによって，口腔内のインプラント体と同じ位置と方向が模型上のインプラントアナログに再現される．（提供：Dr. V. Mohunta）

〔たとえばPermadyne（3M-ESPE Dental）〕を注入してもよい．これにより，石膏模型から印象用コーピングを取り外すのが容易になるほか，石膏模型を破壊する必要がないので軟組織の基準点を失うことなくアバットメントを連結することができる（図13-36）．

　アバットメントアナログは，一般にインプラントの印象用コーピングに接続される．インプラント体の印象用コーピングは，通常フィクスチャーアナログに接続される．フィクスチャーアナログを用いる利点は，模型上でアバットメントを交換することができる点である．また，平らな側面を有する印象用コーピングを用いて，フィクスチャーアナログのスレッドあるいはヘキサゴンの位置を特定しておけ

ば，最適でないインプラントの角度を修正する決定を技工段階まで延ばすことができる．口腔内で間違いなく適切なアバットメントが選択されている場合は，アバットメントの印象用コーピングおよびアバットメントアナログを用いることによって，手技を簡略化することができる．アバットメントのマージンを歯肉縁上に設定した場合は，ガム模型を作製する必要はない．

7　ワクシングスリーブ

　ワクシングスリーブは，模型上でアバットメントにスクリューで固定され，最終的には補綴物の一部となる．ノンセグメントタイプのインプラントクラウンの場合は，模型上のフィクスチャーアナログに

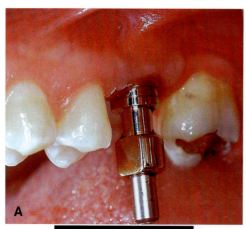

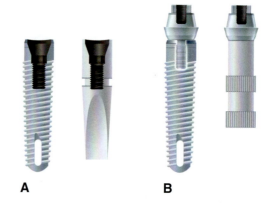

図13-35 インプラントアナログ．模型上でインプラントまたはアバットメントの代わりとなる（フィクスチャーアナログまたはアバットメントアナログ）．A：インプラント上部を再現したアナログ．B：アバットメント上部を再現したアナログ．

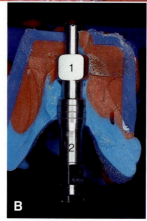

図13-34 A：口腔内で連結されたツーピース型印象用コーピングとスクリュー．B：印象用コーピングとスクリュー（1）にインプラントアナログ（2）を連結した状態の断面図．印象用コーピングは印象内に取り込まれている．

直接ワクシングスリーブを接続する．

UCLAアバットメントには，焼却されて鋳造メタルコーピング（フレームワーク）の一部となるプラスチックパターンのものと，鋳接されてフレームワークの一部になる貴金属合金製のスリーブがあり，両方の素材を組み合わせたものもある．金属製のワクシングスリーブを用いる場合，必ず2つの機械仕上げ面が接触するという利点がある．プラスチックのワクシングスリーブを用いた場合は，フィクスチャー上に戻す前に鋳造面をツールで調整してもよい．

ワクシングスリーブの高さには，いくつか種類がある．高いものは咬合平面に合わせて低くすることができる．現在のワクシングスリーブのほとんどは，合金とプラスチックを組み合わせたものである（図13-37）．これによりインプラント部で合金の機械的適合が得られるとともに，ワクシング表面の

プラスチックでコストを抑えることができる．

8 補綴物の維持スクリュー

補綴物維持スクリューは，補綴物を貫通してアバットメント上に固定する働きをするもので（図13-38），締めつけにはドライバーを使用する．ノンセグメントタイプのクラウンをインプラント体に固定するためにも使用される．一般に，原材料はチタンあるいはチタン合金，金合金で，長いもの（インプラントクラウンの全体の長さを超える）や短いもの（スクリュー頭部が咬合面より低い位置にあるためカウンターシンクを必要とする）がある．咬合面より低い位置にあるタイプの場合は，ガッタパーチャ，綿球，シリコーンなどの弾性材料をスクリュー頭部に置いた後，コンポジットレジンを用いてアクセスホールを充塡する（図13-39）．

2 インプラント修復の選択肢

1 後方遊離端欠損のインプラント支持修復

後方に支台歯が存在しない部分欠損症例の治療において，インプラント支持の優位性はきわめて高い．こうした症例では，従来の治療計画であれば部分床義歯が選択肢の1つとなるのだが，インプラントという選択肢が加わったことで，患者は義歯による不快感や不便を回避できるようになった．

後方に支台歯が存在しない部分欠損症例には，修復の選択肢が2つある．1つは，最後方の天然歯

13章 インプラント支持の固定性補綴物

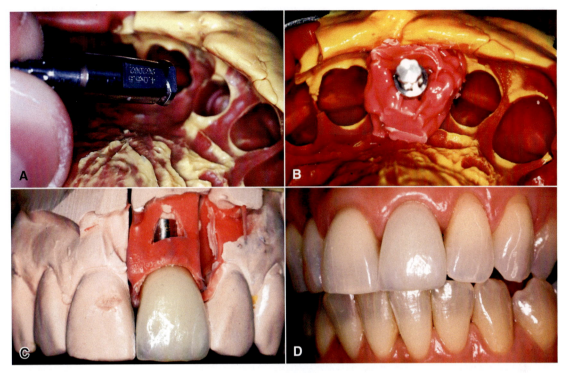

図13-36 A・B：石膏を注ぐ前に，ポリエーテル系印象材をインプラントアナログの周囲に注入する．ガム模型材はアナログの維持機構を阻害してはならない．C：印象材によって，インプラント周囲の軟組織の形態が再現されている．解剖学的な基準点を維持したまま印象用コーピングを外し他のコンポーネントを挿入することができる．D：修復完了．（提供：Dr. C. Pechous）

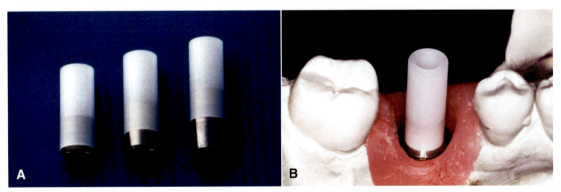

図13-37 A：金合金のベース部とプラスチック延長部を有するワクシングスリーブ．B：作業模型にワクシングスリーブを固定し，プラスチック延長部にワックスアップを行う．ワックスとプラスチックは焼却され，合金ベース部に新しい合金を鋳接する．

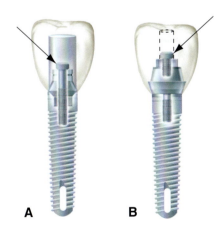

図13-38 2種類の補綴物維持スクリュー．A：インプラント上に固定されるノンセグメントタイプのクラウン．B：アバットメント上に固定されるクラウン．

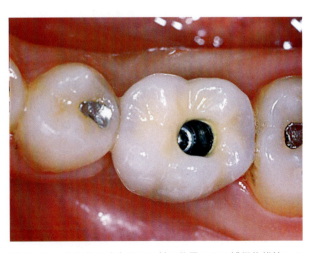

図13-39 修復物の咬合面より低い位置にある補綴物維持スクリュー（カウンターシンクタイプ）．

387

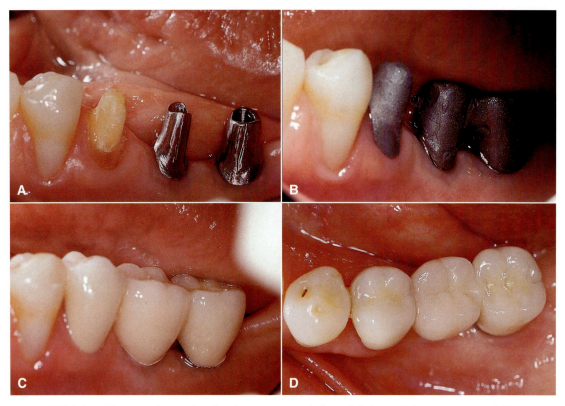

図 13-40　A：下顎小臼歯の遠心にインプラントを2本埋入した．B〜D：完成した修復物は天然歯のクラウンとは連結されていない．（提供：Dr. R. B. Miller）

（支台歯）の遠心にインプラントを1本埋入し，最後方の支台歯とこのインプラントを連結して固定性補綴物を作製する方法である．しかし，天然歯とインプラントとの連結には問題が生じる（『インプラントと天然歯の連結』の項を参照）．もう1つの方法は，最後方の天然歯の遠心にインプラントを2本以上埋入し，完全にインプラントだけで支持される修復物とするものである（図 13-40）．歯冠-インプラント比が良好であれば，2本のインプラントで3ユニットブリッジを支持できると考えてよいだろう．インプラントが短く，歯冠が長い場合には，欠損歯1本に対しインプラント1本での支持が最適である．疑問が残る場合，咬合圧が大きいと考えられる箇所（異常機能活動が明らかに認められる患者の臼歯部など）には，インプラントの数を増やすことも必要である．咬合圧が小さいと考えられる場合（対合が総義歯の患者や，補綴部位が前歯部の患者など）には，少ない本数のインプラントで対応できる．

❷ スパンの長い欠損の修復

スパンの長い欠損の治療に対しても，同様の方法を用いることができる．残存する天然歯の間に複数のインプラントを埋入して，完全にインプラントだけで支持される修復を行う方法と，長い欠損部に1〜2本のインプラントを埋入して天然歯と連結した修復を行う方法とがある．インプラントと天然歯を連結する必要がある場合は，天然歯をテレスコープクラウンで保護することが望ましい．これにより，補綴物の術者可撤性は維持される．また，スパンの長い欠損の場合，症例によっては歯だけでなく軟組織および硬組織の再建も必要となることがある．こうした症例では，通常の陶材焼付鋳造冠ではなく，金属の下部構造上にレジン人工歯を用いる修復や，歯肉色のジルコニアによるセラミック修復のほうが好ましいことがある．加熱重合レジンあるいは歯肉色ジルコニアによって，軟組織の大きな欠損部をより容易かつ審美的に補綴することができる（図 13-41）．前者のタイプの修復は，金属-レジン固定性補綴物と表現される．また，従来の固定性補綴学

13章 インプラント支持の固定性補綴物

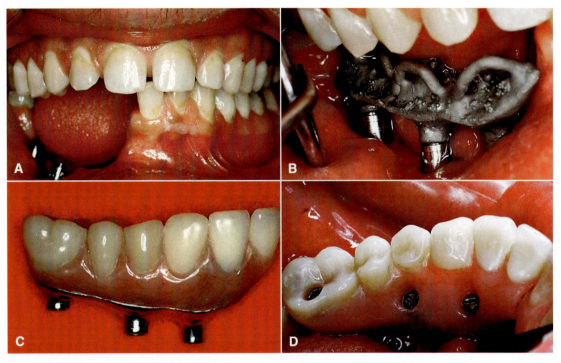

図13-41 A：散弾銃による外傷で，下顎に大きな欠損がある．B：欠損部にインプラントを3本埋入し，金属-レジン（ハイブリッド）補綴物の金属下部構造を試適している．C：床用レジンによって，歯科用陶材よりも効率よく最終修復における軟組織の色と形態をつくり出すことができ，場合によっては費用も軽減される．D：金属-レジン補綴物によって欠損の修復がなされた．

と可撤性補綴学の原理を組み合わせたものであるため，"ハイブリッド型補綴物"ともよばれている．欠損が小さい場合は，歯肉色ポーセレンを用いて欠損した軟組織を修復することもできる（図13-26 B参照）．

❸ 単独歯のインプラント修復

欠損修復に単独のインプラントを用いるのは，患者にとっても歯科医師にとっても魅力的な選択肢であるが，注意深くインプラントを埋入し，すべての補綴用コンポーネントを精密にコントロールすることが要求される．インプラントによる単独歯修復は，以下のような状況のとき適応になると考えられる．

- その欠損を除いて歯列に損傷がない．
- 歯列に空隙があり，従来の固定性補綴物で治療するのは非常に困難であると考えられる．
- 遠心の歯が欠損しているが，カンチレバーあるいは部分床義歯が適応とならない．
- 欠損した天然歯に非常に近い外観の補綴物が必要である．

単独歯のインプラントクラウンには，以下の5つの条件が要求される．

- 審美性が高いこと
- 回転防止機構によって，補綴用コンポーネントの緩みを防ぐこと
- システムが簡単で，用いるコンポーネントができるだけ少ないこと
- 口腔清掃器具のアクセスを妨げず，衛生状態を良好に保つことができること
- 多様性があり，術者がインプラント修復物の高さ，径，角度をコントロールできること

これらの条件を満たす複数のシステムが開発されている．一般的な適応症は，上顎側切歯の先天性欠如（図13-42）や，根管治療が成功しなかった歯（図13-43）などである．スクリューの緩みは，最後方に位置する単独大臼歯のインプラントクラウンで最もよくみられる（図13-44）．

前歯部の単独歯修復を完成させるうえで，軟組織の形態を隣接する天然歯に合わせることは最も難しい課題である．暫間修復を行うことによって，この形態を確実につくり上げることができる．軟組織の

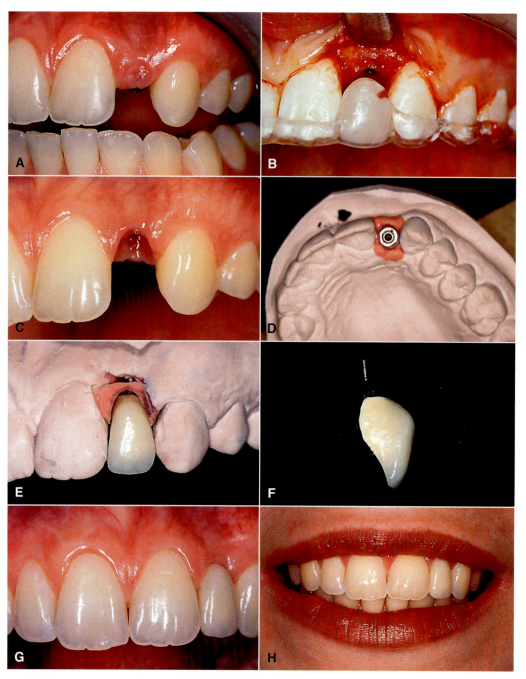

図13-42　A：上顎側切歯の先天性欠如．B：外科用ステントを用いてインプラントを埋入する．C：最終的な軟組織の形態．D：印象用コーピングが作業模型から突出している状態．E・F：最終修復物．G・H：単独歯（上顎側切歯）欠損を補綴するインプラント支持のクラウン．

形態付与と暫間修復物の装着を組み合わせた1つの手法を図13-45に示す．暫間修復物周囲の軟組織が落ち着いてから最終印象を採得し，最終修復を行う（図13-46）．また，一次手術時に印象採得をしておくと，二次手術時に暫間修復物を装着できるので，軟組織に理想的な形態を付与しやすくなる（図13-47）．しかし，最も審美的な軟組織の形態が得られるのは，通常，術前に歯間乳頭が十分存在している場合である．術前の軟組織が不十分な場合は，患者に最終修復後の軟組織の審美性に多少の妥協をしてもらわなくてはならない．

❹ 無歯顎症例の固定性修復

非可撤性の修復を必要とする無歯顎症例に対するインプラント修復には，3つの方法がある．金属－レジン固定性補綴物，金属－陶材固定性補綴物，ジ

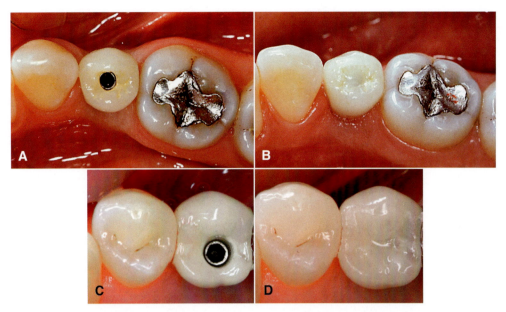

図13-43　A：破折した下顎小臼歯を単独のインプラントクラウンによって修復した症例（咬合面観）．B：スクリューアクセスホールを充塡したインプラントクラウン．C：下顎第二小臼歯のスクリュー維持型インプラントクラウン（咬合面観）．D：スクリューアクセスホールを充塡したインプラントクラウン．（提供：Dr. Jairo Sainz）

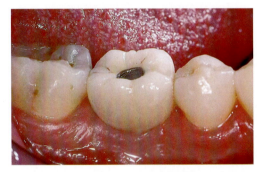

図13-44　スクリューの緩みは，単独大臼歯のインプラントクラウンで最もよくみられる．

ルコニア-陶材固定性補綴物である（図13-48〜50）．

　金属-レジン固定性補綴物とは，合金を鋳造あるいはミリングしたフレームワークに床用レジンと人工歯を用いたものである．通常，4〜6本のインプラントによって支持される．この方法を選択するうえでの主要な決定要素の1つは，骨・軟組織の欠損量である．中等度の骨吸収のある症例の場合，補綴物によって骨・軟組織の形態を修復することができる．

　金属-陶材固定性補綴物とジルコニア-陶材固定性補綴物の場合も上下顎ともに4〜6本のインプラントが必要である．ジルコニア補綴物はフルジルコニアのものと陶材を築盛するものがある．さらに，ミリングされたジルコニアはインプラントに直接固定されるか，インプラントに連結されたチタン製アバットメントにセメント合着される．別の方法として，金属あるいはジルコニアのフレームワークにクラウンを個別にセメント合着して固定性補綴物を作製することもできる．この方法が，ジルコニア-陶材補綴物やフルジルコニア補綴物より優れている点は，補綴物に不備や修理の必要性が生じた場合に個々のクラウンの撤去と修正が容易に行えることである．1つの変法として，金属フレームの上にコンポジットレジンで歯肉形態を形成し，個別の全部陶材冠を使う方法がある（図13-50参照）．

　フルマウスの固定性補綴物にはさまざまなフレームワークの設計が提唱されている（図13-51）[13]．これらのフレームワークを審美的に適用できるのは，骨吸収が非常に少ない症例に限られており，天然歯を喪失してまもない症例（5年以内）に最も適している．骨吸収が著しい症例では，選択肢は可撤性修復しかないであろう（図13-52）．

　金属-レジン補綴物，金属-陶材補綴物，ジルコニア-陶材補綴物の別を問わず，固定性補綴物の大きな利点は，修復物が常にインプラントに連結されていることである．このため，患者は，修復物が自分自身の天然歯にきわめて似ているという心理的な安心感を覚える．また，システム内の動きが非常に少

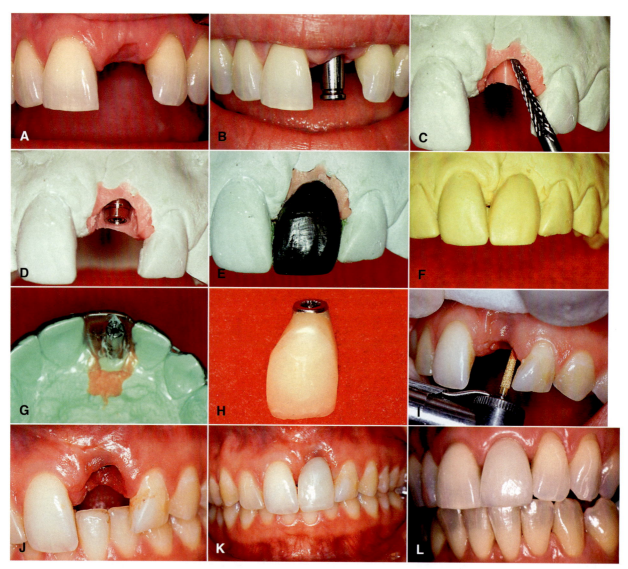

図13-45 暫間修復物による軟組織の形態形成．A：上顎左側中切歯欠損にインプラント支持補綴を行う．B：二次手術から2週間後の軟組織の治癒の状態．印象用コーピングを装着している．歯間乳頭は保存されていることに注意．C：模型上で技工用バーを用いて軟組織部を形成し，理想的な軟組織形態をつくり上げる．D：ワクシングスリーブをインプラントアナログに連結し，暫間修復物の維持とする．E：フルカントゥアでワックスアップを行い，暫間修復物を作製する．F：フルカントゥアのワックスパターンの複模型．G：アクリルレジン製のステントを複模型上に適合させ，その後，作業模型上に戻す．ワクシングポストを用い，暫間修復内にスクリューアクセスホールを設ける．H：15章に示す方法の1つを用いて，インプラント支持の暫間修復物を作製する．I：暫間修復物が装着できるような形態を軟組織に付与する．付着組織が十分に存在する場合は，ダイヤモンドのキュレッタージポイントを用いてもよい．J：軟組織の形態修正によって審美性が改善され，ポケットが浅くなり，修復物をより生理学的な形態にすることができる．K：暫間修復物の装着．4～6週間の軟組織治癒期間をおいてから，最終印象を行う．L：インプラント支持の最終修復物．

ないため，コンポーネントの損耗も緩徐である．補綴物はスクリューで維持されているので，術者が撤去することによって清掃と修理が可能である．欠点となりうるのは，インプラントを正確な位置に埋入しなければならないということである．特に審美性が要求される上顎前歯部においてはなおさらである．インプラントが歯間部に埋入されていると，清掃器具のアクセスが妨げられるばかりでなく，審美的に悲惨な結果となることがある．金属-レジン補綴物あるいはジルコニア補綴物の場合，術者はできるかぎり良好な審美的結果を得るために，常に清掃のための十分なスペースを確保しながらも，空隙は最小限に抑えなければならない．患者によっては，金属-レジン補綴物の金属がどの程度見えるのかを気にすることもあるが，正しく作製された補綴物なら，会話をする程度の距離からではほとんど識別できない．上顎の審美性および発音上の問題は，インプラントを正中線から離して埋入し，切歯をポンティッ

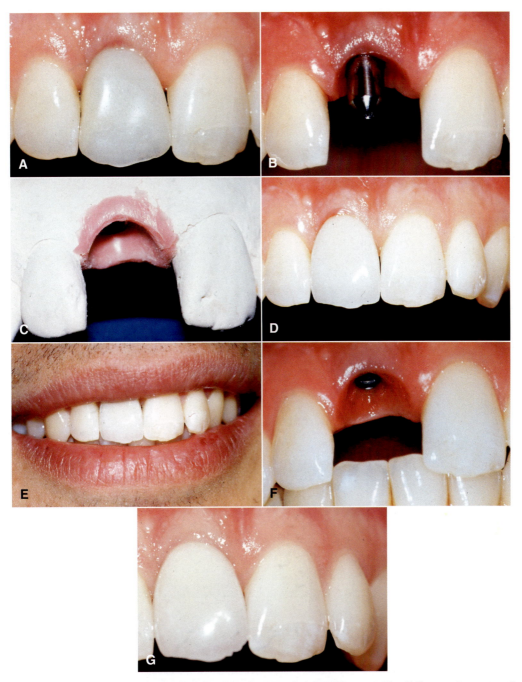

図13-46 A：上顎インプラント暫間修復物周囲の軟組織の状態（6週間の治癒期間後）．B：以前に装着していたヒーリングアバットメントと軟組織の新しい形態の比較．C：最終印象を採得し，作業模型を作製する．軟組織の新しい形態が模型上に再現される．D：上顎右側中切歯のインプラントクラウン．E：口唇線（スマイルライン）が中等度〜高い患者の場合，歯間乳頭を保存することが重要である．F・G：1年および5年経過後．患者は健康な軟組織の形態を維持していることがわかる．（提供：Dr. J. A. Holloway）

クで修復することによって避けられることが多い．この埋入方法によって，修復結果は大きく改善される（図13-53）．

無歯顎症例の顎堤は吸収しているので，歯列の修復には問題を伴うことが多い．特に臼歯部においては，骨の吸収と菲薄化により問題はより複雑になる．顎堤の不足を補って長いインプラントを埋入するために，インプラントを斜めに埋入する方法がとられることがある．いくつかの臨床試験により，この方法は実行可能な治療法の1つであることが示されている[14-20]．

骨の高さが足りず神経と近接するためインプラントを長軸方向に埋入できない部位では，インプラントの傾斜埋入により，残存骨を最大限利用して臼歯

Part II 臨床術式：Section 1

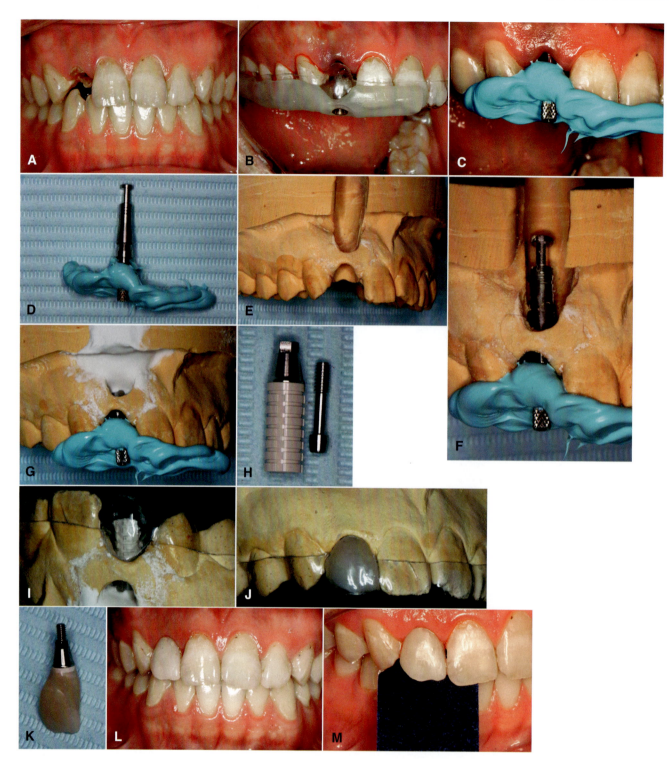

図13-47 一次手術時に暫間修復物を装着して軟組織の形態を整える方法．A：上顎右側側切歯の崩壊．B：外科用ステント装着．C：いったんスクリュー型インプラントを装着し，フィクスチャーマウントと隣在歯との位置関係をシリコーンで記録してから口腔内から取り外す．D：フィクスチャーマウントにアナログを接続する．E：アナログを位置決めするための診断用模型．F：診断用模型にステントを戻す．G：アナログの周囲に硬石膏を流し込む．マウントがステントに合着されているので，アナログの位置は口腔内のインプラントと同じ位置になる．H〜M：一次手術あるいは二次手術に際して装着される暫間補綴物が暫間アバットメントを用いて製作される．（提供：Dr. Luiz Daroz Diaz）

13章　インプラント支持の固定性補綴物

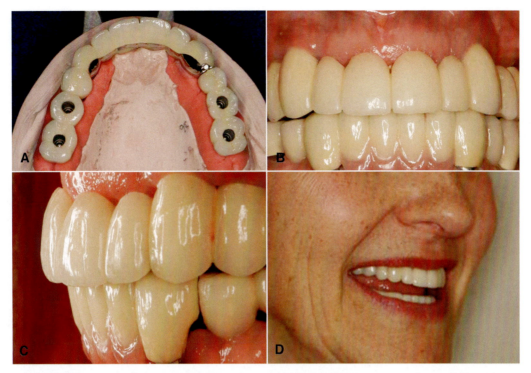

図13-48　骨の量が十分で軟組織の形態が良好であれば，金属-陶材固定性補綴物によるインプラント修復が適応となろう．

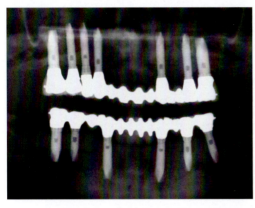

図13-49　図13-48の症例のX線画像．固定性補綴物は上顎7本，下顎6本のインプラントによって支持されている．

部の固定性補綴物を装着することが可能になる[21]．下顎臼歯部では，傾斜埋入により下歯槽神経を損傷することなく長いインプラントを埋入することができる．さらに骨との接触面積も広くなるとともに，補綴物の支持をより後方で得ることが可能になる．

このタイプの埋入法は，近遠心に埋入したインプラントの前後的距離を伸ばすのに役立つので，カンチレバーの遠心部分を短縮することができる．文献では，前後的距離が増加するとインプラントはフルクラムラインから離れて前方に位置することにな

り，咬合力に対してカンチレバーとなっている補綴物の抵抗力が大きくなるので，生体力学的に有利な状況となることが報告されている（図13-54）[22-25]．無歯顎患者の治療計画は，インプラントと即時荷重の成功により大きな変化がみられている．この変化をもたらしたのは，即時機能補綴物による再建が数種類の異なる方法によって成功したことである．インプラントが埋入当初から安定しており，全顎にわたって装着された補綴物が治癒期間中も安定している場合は，インプラントの成功率は免荷期間を設ける従来法の結果に近づくという考え方が，この技法に関する一般的な共通認識となっている．しかし，ほとんどの報告において，インプラントが埋入時に安定していない場合や，補綴物が治癒期間中に不安定になった場合には，オッセオインテグレーションの獲得が困難になりうるとされている．

さらに，無歯顎患者の即時荷重による治療は，傾斜埋入によるオールオンフォーとの組み合わせにより，長期的な予知性を有する手法であることが示されている[26-29]．複数の臨床家が傾斜埋入による良好な臨床成績を報告している[15, 16, 18, 30]．これらの手法においては即時荷重時にはプロビジョナルレストレ

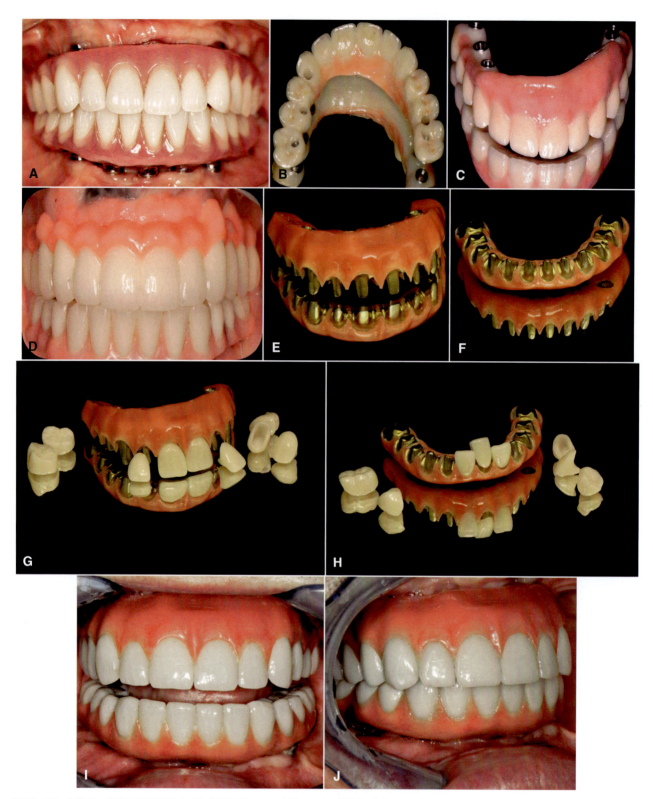

図13-50 中等度〜高度の骨吸収のある無歯顎症例では，金属-レジン補綴物（A）およびジルコニア-陶材補綴物（B〜D）が治療の選択肢となる．E〜J：1歯ずつ全部陶材冠を作製した金属-レジン補綴物．（提供：Dr. L. Salaita）

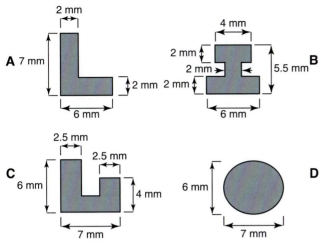

図13-51 全顎修復におけるフレームワークの設計（断面形状）. A：L形，B：I形，C：U形，D：楕円形.（Stewart RB, Staab GH: Cross-sectional design and fatigue durability of cantilevered sections of fixed implant-supported prostheses. J Prosthodont Sep; 4 [3]: 188, 1995. を改変）

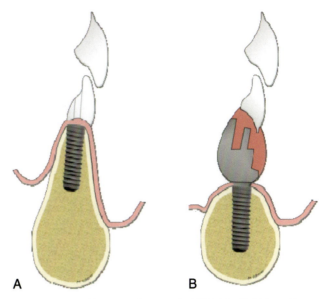

図13-52 骨吸収の量に応じて，無歯顎症例の治療法を選択する．A：骨吸収が非常に少ない場合は，金属-陶材補綴物とすることも可能である．B：骨吸収が中等度〜高度の場合は，金属-歯肉色レジンあるいは金属／ジルコニア-歯肉色ポーセレンの修復にする必要があろう．（Dr. M. Scherer によるイラストを改変）

ーションが使用されるのが一般的である．これらのレジン製の暫間修復物は"コンバージョンタイプ"と称され，最終補綴物によって換装されるべきものであり，破折を起こしやすい[31]．即時荷重による別の外科的・補綴的手法が開発されており，4〜6本のインプラントを埋入してから2〜4日後に，スクリュー維持型の金属-レジン補綴物を最終補綴物として装着することが可能である（図13-55）[32]．

3 セメント維持型のインプラントクラウンとスクリュー維持型のインプラントクラウン

セメント維持型のインプラントクラウンを，スクリュー維持型のアバットメントに合着することは可能である．リン酸亜鉛セメント，グラスアイオノマーセメント，レジン接着材はいずれもこの目的のために使用できるとされているが，合着用セメントを用いるのは通常，インプラント修復物の術者可撤性を考慮しない場合である．したがって，修復物に術者可撤性をもたせるためには，仮着用セメントを使用することが推奨される．しかし，仮着用セメントは予知性が低いために，撤去が困難になることや，早期に脱離してしまうことが生じうる[33]．

セメント維持型の修復法の大きな利点は，簡単であることと，方法によっては安価であることである．また，セメント合着によってわずかな角度のずれを修正し，インプラントの傾きとクラウンの唇頬側のカントゥアとの誤差をある程度補償することができる（図13-56）．セメント維持型の修復物においては，回転に対する抵抗性を得ることは非常に重要で，アバットメントスクリューには回転防止機構が組み込まれていなければならない．歯が非常に小さい場合，セメント維持型のインプラントクラウンを用いた修復が最も容易である．

セメント維持型クラウンは，操作が簡単であり，かつスクリューが緩みにくいと思われているが，この2点については間違いである．実際はセメント維持型のほうが長いチェアタイムを要する場合があり，スクリュー維持型と同様にスクリューが緩む傾向も認められる．しかし，より審美性に優れ，費用もかからない．

スクリュー維持型のインプラントクラウンは，アバットメントに固定されるか，あるいは直接フィクスチャーに固定される．スクリュー維持型の最も大きな利点は術者可撤性である．クラウンを取り外して軟組織の評価や歯石の除去，あるいはその他の必要な修正を行うことができる．また，インプラント

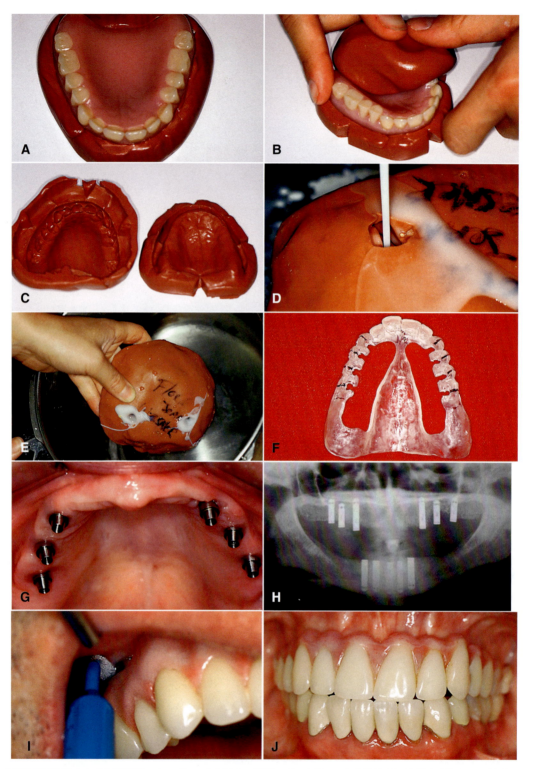

図13-53　上顎全顎補綴物のために臼歯部にインプラントを埋入．透明レジンを用いて無歯顎症例の旧義歯を複製し，外科用ステントを作製する．A～C：パテ状のシリコーン印象材を用いて，義歯の粘膜面・研磨面のコアを採り，両者を組み合わせてモールドとする．D：透明な常温重合レジンをモールドに流し込み，圧力鍋に入れる（E）．F：頬側に2mmのレジンを残して，外科用ステントの口蓋部を削除する．術者は骨へのアクセスが可能だが，顎堤の部分に限定される．G：上顎インプラントの理想的位置は犬歯，第二小臼歯，第二大臼歯相当部である．H：反対側のインプラントと平行にすることが重要である．I：インプラントのアバットメントの周囲に清掃器具がアクセスできなければならない．インプラントが犬歯よりも後方に位置する場合は，審美性や発音を犠牲にすることなく清掃器具のアクセスを確保することができる．J：上顎中切歯・側切歯部を改良リッジラップ型のポンティックにすれば，金属-レジン補綴物によって，ほぼ満足できる審美性と発音を達成することが可能である．

13章 インプラント支持の固定性補綴物

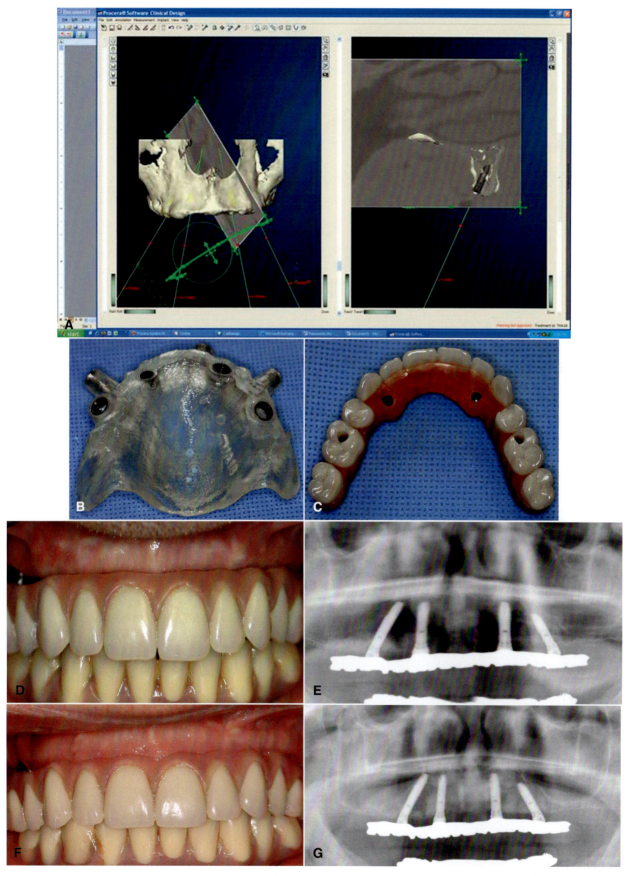

図13-54 A〜E：傾斜埋入インプラントのプロトコール．F：5年後の口腔内写真．G：同パノラマX線像．

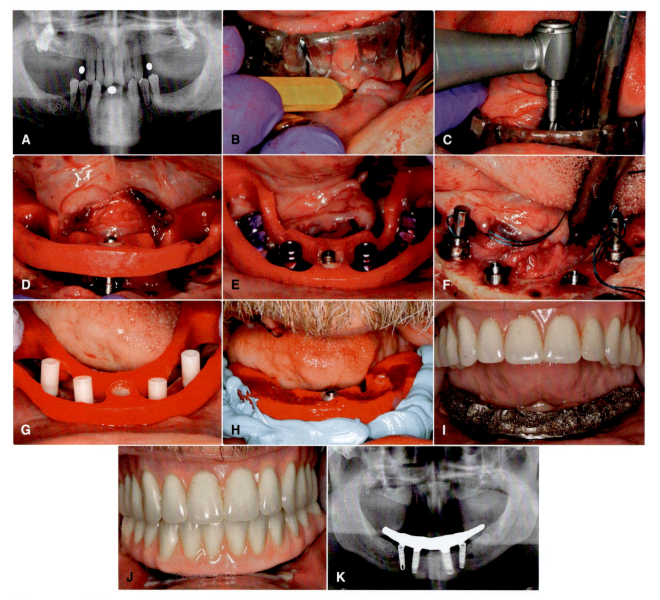

図13-55　A：術前のパノラマX線像．B：骨の吸収量を判定するために外科用ステントを装着する．C：外科用ステントを使用してインプラント埋入窩を形成する．D・E：インプラントを埋入する前に，レジン製のフレームワークを適用して埋入位置を確認する．F：アバットメントをインプラントにスクリューで固定する．G：レジン製フレームワークとワクシングスリーブ．H：フレームワークとスリーブを装着した状態で歯肉とのクリアランスを記録する．I：メタルフレームワークの試適．J：上顎に即時総義歯，下顎に金属-レジン固定性補綴物を装着．K：術後のパノラマX線像．

支持修復物が術者可撤性であれば，将来的に必要となりうる治療もより容易であり，コストもかからない．しかし，スクリュー維持型の修復の場合は，スクリューアクセスホールを臼歯では咬合面，前歯では舌側面に設定することが重要である．これにより，力がインプラントの長軸方向に加わり，良好な審美性も容易に得ることができる．そのためには，インプラントを理想的な位置と方向で埋入する必要があるが，解剖学的制約のために常に可能であるとはかぎらない．スクリュー維持型インプラント修復の欠点は，スクリューが機能時に緩む可能性がある点である．スクリュー連結を維持するための多くの技法が報告されており[34]，なかでも直接的機械的インターロックあるいは回転防止機構が最も有効と考えられている．

インプラントクラウンを装着するスクリューが十分に締めつけられていれば，インプラントとクラウンの間に締めつけの荷重として予荷重（圧縮力）が生じる（図13-57）．この圧縮力がインプラントとクラウンの連結を引き離そうとする力よりも大きけ

13章　インプラント支持の固定性補綴物

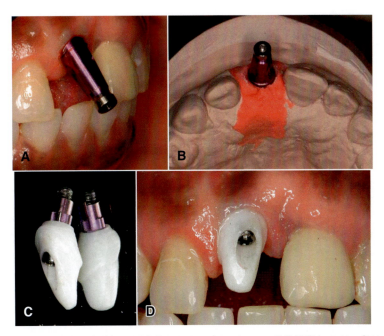

図13-56　A：上顎右側中切歯の部位に唇側に傾斜して埋入されたインプラント．B：作業模型上でインプラントが唇側に傾斜していることがわかる．C：角度付きアバットメントを使用して，修復物の審美性を改善する（D）．アクセスホールを唇側に出さないためにセメント維持型の修復物が必要であろう．

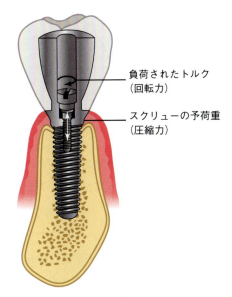

図13-57　スクリューのトルク（回転力）によって，インプラントとクラウンの間に予荷重（圧縮力）が生じる．

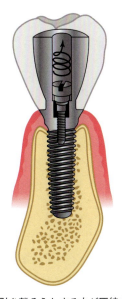

図13-58　連結を引き離そうとする力が圧縮力よりも大きいときのみ，スクリューは緩む．

れば，スクリューは緩まない．臨床的には，修復物を固定するスクリューはクラウンが正しく装着されるだけの力で締めつけるべきであり，骨とインプラントとの界面に影響を与えるほど強く締めつけてはいけない．適切な締めつけを行うためには，トルクレンチを使用するのが有効である．また，側方力（連結を引き離すように働くことが多い）は排除するか，できるかぎり抑えるべきである（図13-58，表13-5）．

表13-5　補綴物維持スクリューの緩み

次の項目を確認する．
1. インプラント体の長軸方向でない方向に過剰な咬合接触がないか．
2. カンチレバーへの過剰な接触がないか．
3. 過剰な側方接触がないか．
4. 過剰な隣接面コンタクトがないか．
5. スクリューは適切に締めつけられているか．

401

表 13-6　インプラント支持補綴物の咬合

1. 力の方向をインプラント体の長軸方向に向ける．
2. インプラントに加わる側方力を最小限に抑える．
3. 側方力を与える必要がある場合は，できるかぎり歯列の前方で与えるようにする．
4. 側方力を最小限に抑えたり，歯列の前方に移動させたりすることが不可能な場合は，できるかぎり多くの歯・インプラントに分散させる．

7. インプラントの長期的成功に影響を与える生体力学的因子

1 咬合

　インプラント周囲の骨吸収は，早期接触の荷重や繰り返し加わる過剰な荷重によって引き起こされる可能性がある．通常，垂直的あるいはくさび状骨欠損は，咬合性外傷による骨吸収の典型的な特徴である．外傷性咬合による圧力が集中すると，破骨細胞が活性化されて骨吸収が起こる．天然歯列では，著しい応力集中がいったん緩和あるいは除去されれば，骨のリモデリング（改造）が起こる．しかし，オッセオインテグレーテッドインプラントの場合は，いったん骨が吸収すると，通常は修復されることはない．インプラントは長軸方向の力に対する抵抗力が最も高いので，側方力は最小限に抑えるべきである．

　側方力は前歯部よりも臼歯部において大きく，為害性も高い．インプラント補綴物に加わる側方力を完全になくすことができない場合は，できるかぎり多くの歯に側方力を分散させる必要がある（表 13-6）．

　インプラント支持修復物は，特に咬合に注意して，インプラントと骨との界面に悪影響を与えるような力をできるかぎり抑えるような設計をしなければならない[35]．インプラントが支持する咬頭の傾斜を平坦にすることで，インプラントに加わる合力は垂直方向に近づき，モーメントアーム（力の作用点までの距離）が短くなる（図 13-59）．可能であれば，咬頭嵌合位において必ず咬頭対窩の関係になるようにし，中心位以外での咬合接触を与えないようにする（18 章参照）．上顎の単独歯修復では，咬合

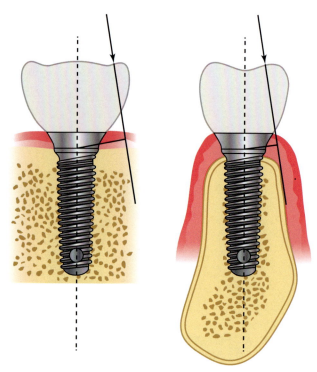

図 13-59　咬頭傾斜が急な場合や咬合面が広い場合には，インプラントのコンポーネントに加わる合力が大きくなる．

接触のために傾斜した合力を生じることが多く，維持スクリューに大きなトルクが加わってスクリューの緩みを生じやすい．最適な方向にインプラントを埋入することによって，こうした因子を効果的に減少させることができる．

　一般に，インプラント治療の修復段階においては，力の加わる位置と方向には十分な考慮を払わなければならない．インプラント間の方向が大きく異なると，骨とインプラントとの界面に力を伝達するモーメントアームが長くなり，骨吸収が起こりやすくなる．インプラントメーカーは，インプラントの方向を変えるための交換可能なコンポーネントを製造しているが，アバットメントの角度が増すと，骨とインプラントとの界面に加わる応力も増すことがわかっている[36]．角度付きアバットメントによって当面の審美性やカントゥアの問題は解決されるかもしれないが，治療計画の不備，あるいは患者の解剖学的状況によるインプラントの位置と方向が長期的にもたらしうる危険性を看過することになる．

　インプラントの配置が不適当である場合も，過剰なカンチレバーや力を生じ，インプラント体に過剰な荷重を与えることになりかねない．可能であれば

13章　インプラント支持の固定性補綴物

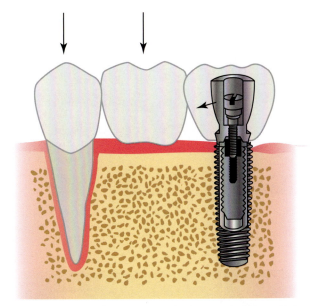

図 13-60　単独のインプラントと天然歯1本とを連結する場合，天然歯とポンティックに加わる咬合力によってインプラント上部に応力集中が生じる．

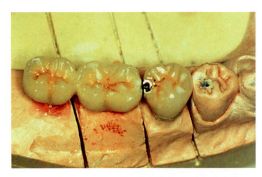

図 13-61　インプラントと天然歯を固定性補綴物で連結する場合，半精密性アタッチメントによって垂直的な変位をきたす力を補償できるかもしれないが，頰舌方向の力は補償されない．（提供：Dr. G. Seal）

示唆されている[88]．連結した補綴物が機能する際には，天然歯は歯根膜による制約を受けながら動くので，補綴物に加わる荷重の2倍の応力がインプラントの頸部に生じる可能性がある（図13-60）．このようなタイプの修復では，以下のような問題が起こる可能性がある．①オッセオインテグレーションの喪失，②天然歯のセメント合着の脱離，③スクリューあるいはアバットメントの緩み，④インプラントの補綴用コンポーネントの破折，である．臨床的には，歯列の最後方の支台歯が失われており，固定性補綴物を装着する必要があって，単独のインプラントと天然歯1本を連結する場合に，このような状況が起こる．可能であれば，インプラントを2本以上埋入して，修復歯すべてをインプラントで支持する固定性補綴物とするべきであるが，上顎洞や下顎管のような解剖学的制約のためにフィクスチャーを1本しか埋入できない場合も多い．

インプラントと天然歯を連結する必要がある場合，複数のインプラントあるいは複数の天然歯を連結するべきである．インプラントと天然歯の間で補綴物に半精密性アタッチメント（キーウェイ）を設けることによって，起こりうる問題を解決できる可能性もある[38]が（図13-61），ほとんどの場合，ポンティックに荷重が加わるとアタッチメントがさらに動くために，実際にはインプラントのアバットメントに与えるカンチレバー効果は増大する．実際のところ，半精密性アタッチメントの唯一の利点は，定期的な診査の際にスクリュー維持型のインプラントクラウンを撤去することができる点である．

インプラントは必ず連結し，複数のインプラントに力が均等に配分されるようにするべきである．理想的には，修復する歯1本ごとにインプラントを1本ずつ埋入するべきである．骨質の良くない症例で短いインプラントを埋入する場合は，このインプラントの本数が特に重要である．緻密な骨に13 mmを超えるインプラントを埋入できる場合は，3歯欠損をインプラント2本で修復してもよいであろう．現在では，全顎修復の場合，上下顎ともに4本以上のインプラントが必要と一般的に考えられている．インプラントのカンチレバーはできるかぎり短くしなければならないが，下顎前歯部にインテグレーションをしっかりと獲得したフィクスチャーが5本ある場合，かなりの長さのカンチレバーを設けることが可能であり，第一大臼歯の位置までカンチレバーを設けることができるケースも多い．フィクスチャーの配置と長さに基づいた数式が提唱されている[37]．

2　インプラントと天然歯の連結

単独のオッセオインテグレーテッドインプラントと天然歯1本を固定性補綴物で連結する場合，天然歯が機能的に動揺するのに対して，オッセオインテグレーテッドインプラントはほとんど可動性をもたないために，過剰な力が生じる可能性があることが

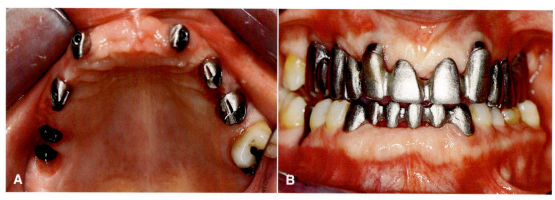

図 13-62　A：固定性補綴物を支持する上顎のアバットメント．B：インプラント支持アバットメントおよびテレスコープクラウンによる上顎再建のメタルフレーム試適．

状況から天然歯を支台歯として用いる必要があると考えられる場合は，テレスコープクラウンを考慮するべきである．コーピングは天然歯に対して永久的にセメント合着するので，緩みが生じても齲蝕を予防することができる．補綴物は，仮着用セメントを用いてコーピングに装着する．インプラントクラウン部の仮着用セメントが溶出しても，天然歯のクラウンは保護される（図 13-62）．

3　インプラントとフレームワークの適合

メタルコーピング（フレームワーク）がパッシブフィットしていない場合，インプラントに対して為害性の力が加わる可能性がある．すべての補綴物維持スクリューを締めつけると，アバットメントと適合の悪いフレームワークとの間の隙間はふさがって，一見適合が良好であるかのように見えるが，界面の骨には大きな圧縮力が加わっており，このためにインプラントの失敗を招くことも考えられる．インプラントのフレームワークの適合は，必ずスクリュー1個だけを締めた状態で確認しなければならない．すべてのアバットメントにおいて間隙がなく，指で圧を加えたときにわずかな動きもないことを確認する（図 13-63）．フレームワークがパッシブフィットしていないことが判明したら，フレームワークを分割・鑞付けし，ふたたびパッシブフィットを確認する．

● CAD/CAM アバットメントとフレームワーク

テクノロジーの進歩により，どのようなデザイン

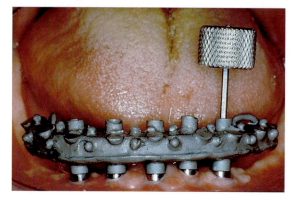

図 13-63　メタルフレームの適合は，維持スクリュー1本だけを締めて確認する．適合不良がみられた場合はフレームの修正が必要である．

であってもほぼ自由にコンピュータでアバットメントおよびフレームワークを設計することが可能になった．暫間アバットメントの模型をスキャンすることにより（図 13-64），一部のメーカーはコンピュータ援用設計／コンピュータ援用製造（CAD/CAM）技術を用いてあらゆる形状・角度の最終セラミックアバットメントやチタンアバットメントを作製することができる．この技術で作製されたインプラント用のチタンフレームは，標準的な鋳造技法によるものよりも正確かつパッシブに適合すると報告されている．口腔内スキャナーとスキャナブルアバットメントにより，CAD/CAM によるカスタムアバットメントの作製が可能になり，インプラント支持修復は印象材を使用することなく行えるようになった（図 13-64 参照）[39]．

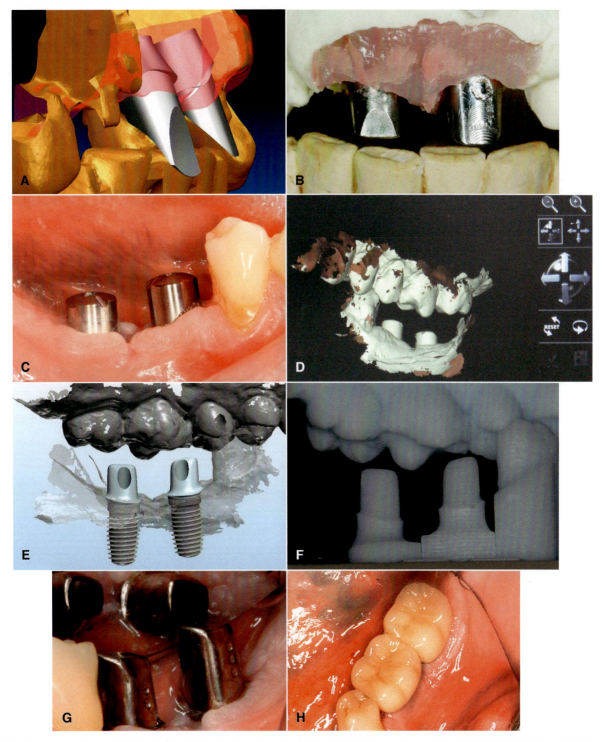

図13-64 A：コンピュータ画面上で設計されたバーチャルなインプラント支持アバットメント．B：CAD/CAM技術を用いて作製したチタン製アバットメント．C：口腔内でのスキャニングが可能なアバットメント．D：口腔内スキャナーによる画像表示．E：コンピュータ上で設計されたアバットメント．F：ステレオリソグラフィ（三次元光造形法）によるアバットメントモデル．G：CAD/CAMにより作製したチタン製カスタムアバットメント．H：陶材焼付鋳造冠．

8. メインテナンス

インプラントのメインテナンスの目的は，補綴物に影響を与える細菌を根絶することにある．実際には，歯科インプラントは天然歯よりも細菌性プラークに対して抵抗力をもっているのかもしれないが，このことはまだ確実には証明されていないからである．より多くの研究結果が得られるまでは，インプ

ラントの耐用年数を伸ばすために適切・適時にホームケアを行うのが最も効果的である．このために，歯科医師は患者に対してメインテナンス技術の指導を十分に行わなければならない．歯科医師が最初に指導を行った後，リコールで来院した際には歯科衛生士が教育・指導して清掃を徹底させる．最初の1年は少なくとも3か月に1度はリコールを予定しておく必要がある．リコールで患者が来院した際に，患者の口腔衛生状態を評価・記録し，必要があれば再指導を行う．歯肉溝内の歯石を除去するにあたっては，通常のスケーラーはチタン表面を傷つけるので，プラスチック製または木製のものを用いる．ラバーカップに低研磨性ペーストあるいは酸化スズをつけて，インプラントのアバットメントを研磨してもよい．

リコールのたびに毎回インプラントの動揺度を評価し，プロービング時の出血がないか診査する必要がある．フレームワークの適合と咬合についても確認しなければならない．歯科インプラントの長期的成功を得るためには，生物学的および生体力学的因子に注意を払うことが重要である．

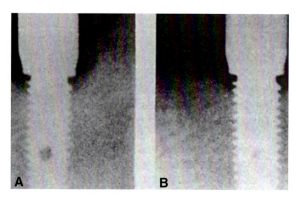

図13-65 インプラント周囲の骨吸収をモニターするために，年に1回X線撮影を行う必要がある．A：埋入時．B：1年後．

9. 偶発症

1 骨吸収

歯科インプラント治療の主要な偶発症は，インプラント周囲の骨吸収である（図13-65）．1年に0.2 mmを超える骨吸収がある場合には，なんらかの問題があるものと考えられる．インプラント周囲の骨吸収には，以下のような多くの因子が関連している．

- インプラントのサイズあるいは形態が不適切
- インプラントの本数不足あるいは位置が不適切
- 利用できる骨の骨質が不良，または骨量が不十分
- インプラントの初期固定不良
- 治癒期間の問題
- 補綴物の適合不良
- 補綴物の設計が不適切（たとえば，長すぎるカンチレバー，清掃器具のアクセスが困難）．

- 過剰な咬合力
- アバットメントコンポーネントの適合不良（隙間があることによる細菌の増殖）
- 口腔衛生状態不良
- 全身的な影響（たとえば，喫煙，糖尿病）

補綴医は，補綴物の適合，清掃器具のアクセス，過剰な咬合力について，特に注意を払わなければならない．骨吸収が25〜30%に達したら，修正のための外科処置を考慮する必要がある．

2 補綴の失敗

さらに，インプラントの補綴的偶発症として，インプラントのコンポーネントあるいは補綴物の破折がある．インプラントのコンポーネントの破折は，通常，過剰な生体力学的荷重に起因する疲労による．補綴物あるいはアバットメントの破折したスクリューを除去する器具が市販されている（図13-66）[40]．

インプラントの補綴物の失敗は，技工操作あるいは補綴物の設計に不備があったために起こっていることが多い（図13-67, 13-68）．

10. まとめ

2回法の歯根型オッセオインテグレーテッドフィクスチャーを利用したインプラント支持補綴物は，あらゆる部分欠損症例において考慮されるべきものである．可撤性補綴物を装着することができない患者や，欠損のスパンが長い，あるいはその他の状況（たとえば，歯根が短い）のためにブリッジの予後

13章 インプラント支持の固定性補綴物

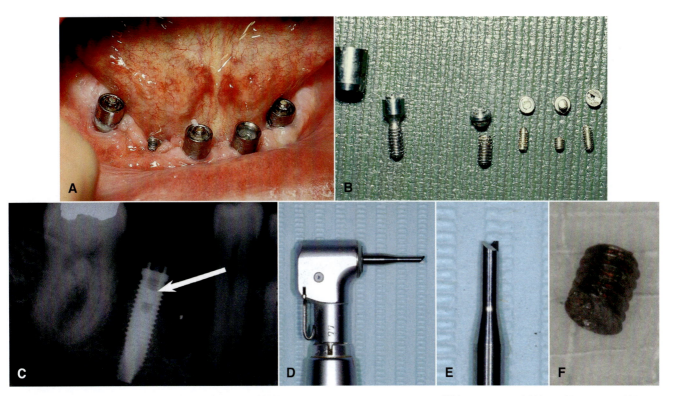

図13-66 A〜C：インプラント支持の金属-レジン補綴物で，アバットメントスクリューと維持スクリューが破折した例．D〜F：破折したスクリューを除去するための器具．

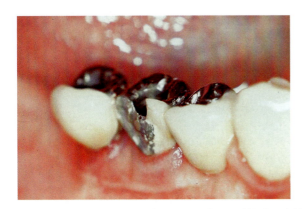

図13-67 メタルサポートが不十分なインプラント補綴物の陶材破折

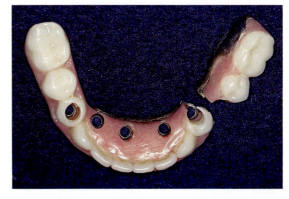

図13-68 金属-レジン補綴物のカンチレバー部破折．補綴物は容易に取り外せるので，レーザー溶接による修理が可能である．

が良くない患者，単独歯欠損で隣在歯が健全な患者など，従来の方法では治療が困難な多くの状況に対してインプラントは信頼できる解決策となる．

インプラント補綴治療を成功させるためには，従来の固定性補綴治療の場合と同様，詳細かつ慎重な治療計画に注意を払うことが要求される．口腔外科医がインプラントを埋入し，補綴医が補綴物の設計を行うといった具合に，チームアプローチをとることが推奨される場合が多い．インプラントの埋入が治療を左右する重大なステップであり，これを最適

な位置と方向で行う必要がある．口腔外科医にとって重要なのは，利用できる骨内にインプラントを確実に埋入し，かつ，解剖学的に重要な構造体（たとえば，下顎管など）から十分な距離をとることである．補綴医にとって大きな問題となるのは，最適な咬合，審美性，組織の健康が得られ，インプラントと骨との界面での応力が最小限になるような位置と角度に各フィクスチャーが埋入されるかどうかである．臨床診査，X線画像，診断用ワックスアップ，咬合器に装着した模型は，治療計画を立てるにあた

り非常に重要な情報を提供してくれる．外科手術は，診断用ワックスアップをもとに作製した外科用ステントに従って行う．

2回法の場合，インプラントの埋入部位によって，インプラント周囲の骨の治癒期間は3〜6か月が必要である．二次手術によってインプラントを露出してアバットメントを連結する．その後，スクリュー維持型の補綴物を作製して機能および外観を修復する．

いくつかのインプラントシステムが入手可能であり，修復の要求を満たすために，それぞれのシステムにさまざまなコンポーネントが用意されている（たとえば，単独歯用に回転防止機構が組み込まれたインプラント）．

インプラント補綴治療に特有の問題として，早期の荷重あるいは繰り返し加わる過剰な荷重によるスクリューの緩みや骨吸収がある．咬合への配慮，補綴物の適合，プラークコントロール，術後の定期的な診査と処置は，いずれも天然歯支持補綴のみならずインプラント支持補綴にもあてはまる重要な問題である．

Study Questions

1. オッセオインテグレーションの歴史と科学的根拠について述べよ．
2. インプラント支持の固定性補綴物の適応と禁忌を挙げよ．
3. 側切歯の先天性欠如にインプラント修復を施す場合，垂直方向，水平方向，歯根間に最低限必要となる骨量を述べよ．また，インプラントを前後的・上下的に正しい位置に埋入するためのガイドラインを述べよ．
4. 口腔内におけるインプラントの位置を作業模型上に再現するための技法を説明せよ．
5. インプラント修復物に使われるアバットメントの種類を挙げよ．それぞれのアバットメントはどのような場合に推奨されるのか？ それはなぜか？
6. インプラント修復物で起こりやすい問題は何か？ また，その対処方法を説明せよ．

●引用文献

1. National Institutes of Health Consensus Development Conference statement on dental implants June 13-15, 1988. J Dent Educ 52: 824, 1988.
2. Adell R, et al: A 15-year study of osseointegrated implants in the treatment of the edentulous jaw. Int J Oral Surg 10: 387, 1981.
3. Kent J, et al: Biointegrated hydroxlapatite-coated dental implants: 5-year clinical observations. J Am Dent Assoc 121: 138, 1990.
4. Lazzara RJ, et al: A prospective multicenter study evaluating loading of osseotite implants two months after placement: one-year results. J Esthet Dent 10: 280, 1998.
5. Buser D, et al: Removal torque values of titanium implants in the maxillofacial of miniature pigs. Int J Oral Maxillofac Implant 13: 611, 1998.
6. Smithloff M, Fritz ME: Use of blade implants in a selected population of partially edentulous patients. J Periodontol 53: 413, 1982.
7. Kapur KK: VA cooperative dental implant study: comparisons between fixed partial dentures supported by blade-vent implants and removable partial dentures. II. Comparisons of success rates and periodontal health between two treatment modalities. J Prosthet Dent 62: 685, 1989.
8. Smith D, Zarb GA: Criteria for success for osseointegrated endosseous implants. J Prosthet Dent 62: 567, 1989.
9. Tarnow D, et al: Vertical distance from the crest of bone to the height of the interproximal papilla between adjacent implants. J Periodontol 74: 1785, 2003.
10. Elian N, et al: Realities and limitations in the management of the interdental papilla between implants: three case reports. Pract Proced Aesthet Dent 15: 737, 2003.
11. McGlumphy EA, Larsen PE: Contemporary implant dentistry. In Peterson LJ, et al, eds: Contemporary oral and maxillofacial surgery, 4th ed, p 305. St. Louis, Mosby, 2003.
12. Hobo S, et al, eds: Osseointegration and occlusal rehabilitation. Tokyo, Quintessence Publishing, 1990.
13. Stewart RB, Staab GH: Cross-sectional design and fatigue durability of cantilevered sections of fixed implant-supported prostheses. J Prosthodont 4 (3): 188, 1995.
14. Agliardi E, et al: Immediate rehabilitation of the edentulous maxilla: preliminary results of a single cohort prospective study. Int J Oral Maxillofac Implants 24: 887, 2009.
15. Aparicio C, et al: Tilted implants as an alternative to maxillary sinus grafting: a clinical, radiologic, and periotest study. Clin Implant Dent Relat Res 3: 39, 2001.
16. Calandriello R, Tomatis M: Simplified treatment of the atrophic posterior maxilla via immediate/early function and tilted implants: a prospective 1-year clinical study. Clin Implant Dent Relat Res 7: 1, 2005.
17. Capelli M, et al: Immediate rehabilitation of the completely edentulous jaws with fixed prostheses supported by upright and tilted implants. A multicenter clinical study. Int J Oral Maxillofac Implants 22: 639, 2007.
18. Fortin Y, et al: The Marius implant bridge: surgical and

prosthetic rehabilitation for the completely edentulous upper jaw with moderate to severe resorption: a 5-year retrospective clinical study. Clin Implant Dent Relat Res 4: 69, 2002.
19. Malo P, et al: "All-on-four" immediate-function concept with Brånemark System implants for completely edentulous mandibles: a retrospective clinical study. Clin Implant Dent Relat Res 5 (Suppl. 1): 2, 2003.
20. Malo P, et al: All-on-4 immediate-function concept with Brånemark System implants for completely edentulous maxillae: a 1-year retrospective clinical study. Clin Implant Dent Relat Res 7 (Suppl. 1): S88, 2005.
21. Esposito M, et al: Interventions for replacing missing teeth: different times for loading dental implants. Cochrane Database Syst Rev (1): CD003878, 2009.
22. Zampelis A, et al: Tilting of splinted implants for improved prosthodontic support: a two-dimensional finite element analysis. J Prosthet Dent 97: 35, 2007.
23. Bevilacqua M, et al: The influence of cantilever length and implant inclination on stress distribution in maxillary implant-supported fixed dentures. J Prosthet Dent 105: 5, 2011.
24. Kim KS, et al: Biomechanical comparison of axial and tilted implants for mandibular full-arch fixed prostheses. Int J Oral Maxillofac Implants 26: 976, 2011.
25. Fazi G, et al: Three-dimensional finite element analysis of different implant configurations for a mandibular fixed prosthesis. Int J Oral Maxillofac Implants 26: 752, 2011.
26. Chiapasco M, Gatti C: Implant-retained mandibular overdentures with immediate loading: a 3- to 8-year prospective study on 328 implants. Clin Implant Dent Relat Res 5 (1): 29, 2003.
27. Degidi M, Piattelli A: 7-year follow-up of 93 immediately loaded titanium dental implants. J Oral Implantol 31 (1): 25, 2005.
28. Balshi SF, et al: A prospective study of immediate functional loading, following the Teeth in a Day protocol: a case series of 55 consecutive edentulous maxillas. Clin Implant Dent Relat Res 7 (1): 24, 2005.
29. Yilmaz B, et al: Correction of misfit in a maxillary immediate metal-resin implant-fixed complete prosthesis placed with flapless surgery on four implants. Int J Oral Maxillofac Implants 26 (5): e23, 2011.
30. Rocci A, et al: Immediate loading of Brånemark System TiUnite and machined-surface implants in the posterior mandible: a randomized open-ended clinical trial. Clin Implant Dent Relat Res 5 (Suppl 1): 57, 2003.
31. Malo P, et al: The use of computer-guided flapless implant surgery and four implants placed in immediate function to support a fixed denture: preliminary results after a mean follow-up period of thirteen months. J Prosthet Dent 97 (6 Suppl): S26, 2007.
32. Yilmaz B, et al: A technique to deliver immediate metal-resin implant-fixed complete dental prosthesis using "Final-on-Four" concept. J Prosthet Dent. In press.
33. Chiche GI, Pinault A: Considerations for fabrication of implant-supported posterior restorations. Int J Prosthod 4: 37, 1991.
34. Hurson S: Laboratory techniques to prevent screw loosening on dental implants. J Dent Technol 13 (3): 30, 1996.
35. Weinberg LA: The biomechanics of force distribution in implant-supported prostheses. Int J Oral Maxillofac Implants 8: 19, 1993.
36. Clelland N, Gilat A: The effect of abutment angulation on the stress transfer for an implant. J Prosthod 1: 24, 1992.
37. Takayama H: Biomechanical considerations on osseointegrated implants. In Hobo S, et al, eds: Osseointegrated and occlusal rehabilitation, p 265.　　　　Tokyo, Quintessence Publishing, 1990.
38. Sullivan D: Prosthetic considerations for the utilization of osseointegrated fixtures in the partially edentulous arch. Int J Oral Maxillofac Implants 1: 39, 1986.
39. Nayyar N, Yilmaz B, McGlumphy E: Using digitally coded healing abutments and an intraoral scanner to fabricate implant-supported, cement-retained restorations. J Prosthet Dent 109 (4): 210, 2013.
40. Yilmaz B, McGlumphy E: A technique to retrieve fractured implant screws. J Prosthet Dent 105 (2): 137, 2011.

Part II 臨床術式：Section 1

14章
歯周組織の管理と印象採得
Tissue Management and Impression Making

　固定性補綴物のワックスパターンを直接口腔内で作製することは不可能であり，好ましいことでもないので，修復物を作製するのに必要な細部にわたる情報を得るために，印象（すなわち，歯とその周囲組織の陰型）を採得する必要がある．この印象に高品質の歯科用石膏を注入して模型を作製し，形成された歯を三次元的に再現する．この模型は，歯科技工所において修復物をつくるのに使われる．別の方法として，形成歯，隣在歯，対合歯を光学印象（いわゆる"キャプチャー"）し，専用のソフトウェアを使用してコンピュータ上にバーチャルの模型を作成することができる．バーチャル模型は修復物を作製するのにあらゆる角度や方向から操作することが可能である．どちらの方法にもそれぞれ長所と短所がある．石膏模型を得るためには，適切な印象材を練和してトレーに盛り，患者の口腔内に挿入する．印象材は硬化して陰型となった後も弾性を維持しているので撤去することができる．必要な情報がすべて採得されていることを確認し，歯科用石膏を印象に注入し，"陽型"である作業模型が得られる．

　コンピュータ上でバーチャル模型を生成するには，専用の三次元光学スキャナーが必要である．スキャナーによりすべてのピクセルデータのために距離情報を収集し，無数の点の集合を生成する．強力な光源を使用して表面の均一な反射を得るには特別な方法が必要であり，専用のセンサーとソフトウェアにより形成歯とその周辺組織の三次元のバーチャル模型をコンピュータ上に生成する．1回のスキャンでは不十分で，異なる角度から何度もスキャンする必要がある．こうして得られた情報は，上述した石膏模型と類似した立体模型を生成するのに使用される．この模型を多くのさまざまな方法で活用することでデータファイルを構築し，目的とする修復物を作製するために使われる（17章，25章参照）．

　どちらの方法を使用するにしても，良好な印象は形成した歯のあらゆる情報を正確に記録していなければならない．すなわち，マージンに隣接する形成していない歯の形態も十分に印象に含まれていることが必要で，これにより歯科医師や歯科技工士はすべての形成面を確認できるだけでなく，形成前のカントゥアも隣在歯から推定することが可能となる．形成マージンから歯頸側の形成されていない部分の形態は，修復物を作製する技工士にとって必要不可欠な情報である．修復物と歯が接することになるこの重要な部分が印象で再現されていなければ，修復物の立ち上がりの形態を想像するしかないため，よほど幸運でもないかぎり適切なカントゥアを与えることはできない．

　印象には，歯列弓のすべての歯と形成歯の周囲軟組織も再現されていなければならない．これによって石膏模型を正確に咬合させ，計画している修復物に正しいカントゥアを与えることができる．前歯舌側面はアンテリアガイダンスに影響するので，特に注意して再現する．アンテリアガイダンスによって臼歯咬合面の形態は影響を受ける（4章参照）．弾性材料による印象には気泡，ちぎれ，薄い部分，その他いかなる欠陥もあってはならない．これらは模型が不正確になる原因となり，最終的には修復物に影響を与える．同様に，光学印象も不正確な結果を避けるためにアーチファクトを排除しなければならない．

　患者の口腔内は，正確な印象を採得するのが難しい環境である．どちらの印象法においても，印象採得を成功させる条件として非常に重要なことは，水

分のコントロールであろう．ポリエーテルラバーを除くすべての弾性印象材は疎水性なので，水分を受けつけず，はじいてしまう[1]．少しでも水分が存在すれば，印象に空隙が生じる．したがって，術野を乾燥させるために，術野へ流れる唾液量を減少させ，他の部位に唾液の流れを向けなければならない．さらに，印象採得を成功させるためには，出血もコントロールしなければならない．また，象牙質とエナメル質は同じように光を反射するわけではないので，多くの光学印象においては反射をなるべく均一にするために歯にコーティングを施すが，この際にも組織を乾燥させる必要がある．

　形成マージンが歯肉縁下となるのは臼歯部クラウンの形成において一般的だが，この場合は歯肉を圧排して視認性とアクセスを向上させ，また十分な厚みの印象材のスペースを得る．そのためには機械的，化学的，外科的な手段で歯肉溝を拡大する必要がある．いうまでもなく，歯周組織に損傷を与えないように行わなければならない．不適切な歯肉圧排操作は，軟組織に恒久的な損傷を与えることがある．

1．必要条件

1 歯周組織の健康

　歯を形成して暫間被覆冠を作製したら（15章参照），周囲の軟組織の健康状態を再評価する．細心の注意を払って形成を行えば組織損傷は最小限に抑えられるが，歯肉縁下にマージンを設定する必要がある場合は，歯肉溝部の組織にある程度の外傷を与えてしまうのは避けられないかもしれない．適正に作製した暫間被覆冠を装着し，患者が適切な口腔衛生管理を維持しているかぎり，このような外傷の影響は一時的なものであろう．しかし，暫間被覆冠のカントゥアが不良であったり，研磨されていなかったり，マージン部が不足していたりすると，付着したプラークが局所的な炎症を引き起こす．すでに歯周病がある部位に，このような組織の外傷が生じると悲惨な結果となる．歯周病がある場合は，固定性補綴治療を始める前に治療して，問題を解決しておかなければならない．

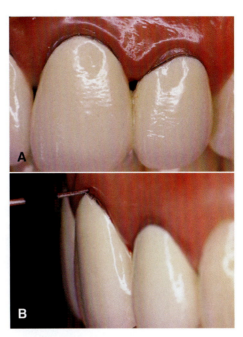

図14-1　鼓形空隙の形態不良（A）やオーバーカントゥア（B）は，歯肉の炎症反応や退縮の一因となる．

ときに，被覆冠の欠陥がプラーク付着の増加[2]や歯肉溝周辺組織の炎症性反応の一因となることがある（図14-1）．このような場合は，適合およびカントゥアの良好な暫間被覆冠を作製し，十分に研磨したうえで形成歯に仮着して，歯ではなく軟組織に注意して観察しなければならない．軟組織が健康な状態に回復するまでは，決して印象採得を試みてはならない．

2 唾液のコントロール

　術野の乾燥が獲得・維持されていないかぎり，歯肉圧排法は意味をなさない．歯列弓内の形成歯の位置によって異なるが，多くの方法を用いて，印象採得に必要な乾燥した術野を得ることができる（図14-2）．すべてのマージンが縁上に設定されている場合はラバーダムが最も効果的であると考えられるが，多くの状況ではラバーダムを使用することができず，吸水性のロール綿を唾液腺開口部（歯肉頬移行部や舌下部）に置き，唾液の溜まる部位に排唾管を置くことで唾液をコントロールすることが多い．上顎歯列では形成歯の頬側の前庭部にロール綿を1つ置き，対合する下顎の舌側に排唾管を置くだけで十分なことが多い．上顎第二・第三大臼歯の場合

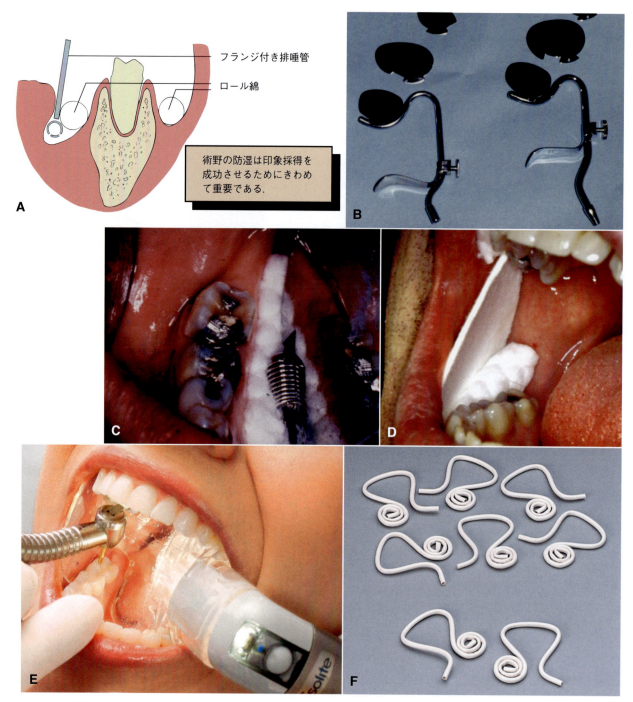

図14-2 印象採得のための唾液コントロール．A：ロール綿を上顎の正しい位置に置けば，耳下腺からの唾液をさえぎることができる．フランジが舌を内側に排除しながら排唾管で口腔底からの唾液を除去し，形成歯を乾燥した状態に保つ．B：Svedopter排唾管（左）とSpeejector排唾管（右）．C：ロール綿を置いてSvedopter排唾管を使用している．D：吸湿カード．E：LED光源を備えるイソライト歯科防湿システム．F：ディスポーザブルのHygoformic排唾管．（Eの提供：Isolite Systems, Santa Barbara, California, Fの提供：Sullivan-Schein Dental, West Allis, Wisconsin）

は，複数のロール綿が必要になることもある．形成歯のすぐ頰側の他に，やや前方部にも置いて耳下腺開口部（上顎第一大臼歯のすぐ前方に開口する）をふさぐようにする．上顎のロール綿が定位置に安定せず落ちてくるときは，手指やミラーを用いて位置を保つとよい．下顎の印象採得時には通常，舌下腺・顎下腺の開口部を覆うためにロール綿を追加して置く必要がある．形成した歯の頰側と舌側にロール綿を置くと水分コントロールの維持に有用であり，軟組織を適切に排除するために必要な操作である．頰側のロール綿で頰を外側に排除し，舌側のロール綿で舌を内側に排除する．頰側前庭部に水平に

置いたロール綿の間に1〜2個のロール綿を縦にして置くと，水平に置いたロール綿の位置を保つ助けとなる．

複数のロール綿を使う代わりに，長いロール綿1本を馬蹄形にして上顎と下顎の頬側に置く方法もある．しかしこの方法では，ロール綿の一部が唾液吸収の飽和状態に達したら，ロール綿全体を交換しなければならない．唾液をコントロールする別の手段として，吸湿カード（図14-2 D）を使用する方法がある．これらのカードはウエハース状に圧平された紙で，片面が疎水性の箔で覆われている．紙の側を乾燥させた頬粘膜に押しつけて付着させる．さらに，ロール綿2つを上顎と下顎の前庭部に置いて唾液をコントロールし，頬を外側に排除する．

下顎歯列では，舌が問題になることがある．排唾管は余分な唾液を取り除く助けとなるが，舌によって簡単に動かされてしまうことが多い．舌側に置いたロール綿がすぐに動いてしまう場合や，通常の排唾管を用いても唾液を十分にコントロールすることができない場合は，フランジ付きの排唾管〔たとえば，Svedopter（E. C. Moore Company）またはSpeejector（Pulpdent Corporation）など〕の使用を考慮するべきである（図14-2 B・C）．軟組織の外傷を避けるために，この排唾管は注意して口腔内に置かなければならない．ブレードと顎舌骨筋線部との間にロール綿を置くと，患者の不快感は少なくなるとともに，フランジを固定しているスプリングによって顎舌骨筋線部の軟組織が傷害されるのを予防する．また，このロール綿が適切な位置に置かれていれば，フランジが頬側にずれるのを防ぎ，下顎臼歯の舌側に器具を到達させやすくなる．チンクランプをきつく締めすぎると口腔底を圧迫して患者にかなりの不快感を与えるので，決して締めすぎないように注意しなければならない．舌を排除するように設計されたディスポーザブルの排唾管も有効であろう（図14-2 F）．ラバーダムもロール綿も使わない防湿法として，イソライト（図14-2 E）のような製品を使って水分コントロールと組織の排除を行うことも可能である．

局所麻酔は，歯肉圧排時の疼痛緩和のために通常

表14-1 唾液分泌抑制薬

製品名	有効成分	用量
プロ・バンサイン	プロパンテリン臭化物	7.5〜15 mg
Robinul（Robinul Forte）	グリコピロレート	1〜2 mg
Bentyl	ジサイクロミン塩酸塩	10〜20 mg

唾液分泌抑制を必要とする30〜60分前に投与する（個々の用量は最新のガイドラインに従って調整すべきである）．

必要であるが，印象採得のときの唾液抑制にも役立つと考えられる．歯根膜からの神経インパルスは唾液量を調節する機構の一部でもあるため，麻酔薬で神経インパルスが遮断されると，唾液分泌量は著しく減少する．

唾液のコントロールが特に難しい場合は，唾液分泌抑制作用のある薬物の使用を考えてもよいだろう（表14-1）．ドライマウスは一部の抗コリン薬[3,4]（副交感神経支配を阻害して，唾液などの分泌を抑制する薬物）の副作用である．このような薬物としては，アトロピン，ジサイクロミン，プロパンテリンなどが挙げられる．抗コリン薬は高齢者には慎重に投与するべきであり，心疾患患者には用いるべきではない．緑内障の患者にも，失明の危険があるため禁忌である．緑内障でありながらその診断を受けていない人も少なくないため，すべての患者に対して眼科的評価を行ってから抗コリン薬を用いることを勧める医師もいる．

唾液量を効果的に減少させる手段として，降圧薬の1つであるクロニジン[5]が使用されており，抗コリン薬より安全で禁忌症もないと考えられている．しかし，高血圧で投薬を受けている患者には慎重に使用しなければならない．臨床試験[6]では，0.2 mgのクロニジンの唾液抑制効果は，50 mgのメタンテリンの効果と同等であった．

3 歯肉圧排

通常，形成した面と形成していない面を含めて形成歯の必要な面すべてに印象材を十分到達させるために，歯肉圧排が必要である．歯肉圧排には機械的方法，化学的方法，外科的方法がある[7]．

機械的圧排は圧排糸（通常，薬剤をしみ込ませて

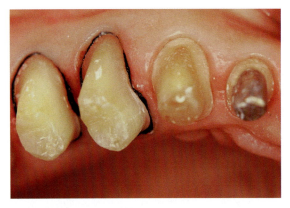

図14-3 歯肉を水平方向に排除するために，できる限り形成マージンに近いレベルで圧排糸を歯肉溝内に挿入する．

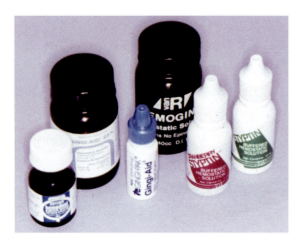

図14-4 収斂剤

ある）を使用することにより，最も効果的に行われる（図14-3）．別法として，圧排用フォームあるいはペーストシステムを用いることもできる．圧をかけて用いることが多い[8]．硫酸アルミニウムやエピネフリンのような薬剤は局所的な軟組織の収縮をきたす．外科的な軟組織除去として，掻爬やメスか電気メス，あるいはレーザーによる切除を行うこともある．

① 圧排糸

術野の乾燥が得られていれば，何もしみ込ませていない圧排糸を用いても十分な時間をおけば，ある程度歯肉溝を拡大することができる．圧排糸を歯肉溝に押し入れることにより，歯肉の環状線維は物理的に引き伸ばされる．組み糸状のもの〔GingiBraid（Van R Dental Products）など〕や編み糸状のもの〔ウルトラパック（Ultradent Products）〕のほうが歯肉溝に入れやすいことが多いが，大きなサイズの組み糸状圧排糸は避けたほうがよい．糸が倍程度に膨らみ，太くなりすぎて歯肉溝を損傷する可能性があるためである．歯肉溝が非常に狭いために小さなサイズの撚り糸状のものや組み糸状のものを用いることができない場合は，最初の圧排には平らになる羊毛状の圧排糸を用いるとよい．

薬剤をしみ込ませた圧排糸や，収斂剤〔Hemodent（Premier Dental Products）など〕に浸した圧排糸を用いると，歯肉溝をより拡大させることができる[9]．このような薬剤（図14-4）にはアルミニウム塩や鉄塩が含まれており，一時的な虚血を起こして歯周組織を収縮させる．歯肉溝内の位置を維持するのに役立つメタルフィラメント強化型圧排糸が開発されている．それでも歯肉溝は圧排糸を取り除いて30秒以内という早さで閉じるので，印象採得は素早く行わなくてはならない[10]．また，薬剤の作用により歯肉溝滲出液も抑制される．組織損傷が少ない塩化アルミニウム（$AlCl_3$）や硫酸鉄（III）〔$Fe_2(SO_4)_3$〕が適している．別の薬剤としては交感神経遮断性アミン含有の点眼液（テトラヒドロゾリン塩酸塩（バイシン），0.05％）や鼻充血除去剤（オキシメタゾリン（アフリン），0.05％）なども効果的であることがわかっている[11]．

収斂作用のある薬剤の多くは，限られた低いpHの範囲でのみ安定している．表14-2に，よく用いられる収斂剤の平均pHを示す．pHが低いことから，酸性の溶液が歯質に与える影響が懸念される．スメア層に対する影響は，さらに重大であろう[12,13]．図14-5は，硫酸鉄（III）溶液をそれぞれ異なる時間で作用させた象牙質の走査電子顕微鏡写真である．時間の経過とともに歯肉は圧排され，十分な圧排が得られるには数分を要するので，スメア層はほとんどの場合に失われると考えられる．したがって，知覚過敏のリスクを抑えるために処置後に象牙細管の封鎖を行うことが望ましい[14]．エピネフリンをしみ込ませた数種類の圧排糸が市販されている．エピネフリンは頻脈を起こすことがある[15]ため（特に傷ついた組織に用いた場合），使用には注意が必要だが，用量のコントロールが困難である．ある研

表14-2 一般に使用されている収斂剤の酸性度

商品名	メーカー	有効成分	溶剤	平均pH
アストリンジェント	Ultradent	15.5%硫酸鉄（III）	水性	0.7
Gingi-Aid	Gingi-Pak	25%塩化アルミニウム緩衝液	水性	1.9
Styptin	Van R	20%塩化アルミニウム	グリコール	1.3
Hemodent	Premier	21.3%塩化アルミニウム-6-水和物	グリコール（水性）	1.2
Hemogin-L	Van R	塩化アルミニウム	水性	0.9
Orostat 8%	Gingi-Pak	8%ラセミエピネフリン塩化水素	水性	2.0
ビスコスタット	Ultradent	20%硫酸鉄（III）	水性	1.6
Aluminum chloride 25%	USP	25%塩化アルミニウム	水性	1.1
Stasis	Gingi-Pak	8%ラセミエピネフリン塩化水素	水性	2.0
比較対象として　Ketac Conditioner	3M-ESPE Dental	25%ポリアクリル酸	水性	1.7

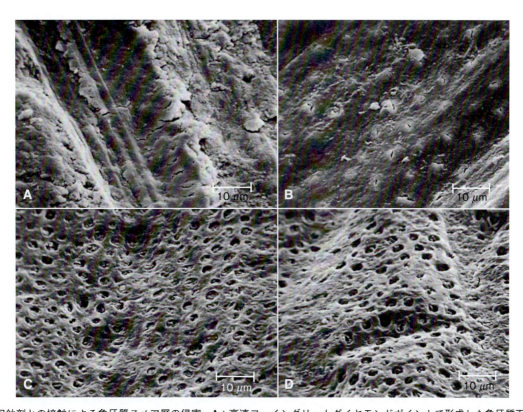

図14-5 収斂剤との接触による象牙質スメア層の侵害．A：高速ファイングリットダイヤモンドポイントで形成した象牙質面．B：15.5%硫酸鉄（III）溶液で30秒処理した象牙質．スメア層はかなり除去されているが，多くの象牙細管はまだ閉じている．C：2分間処理した象牙質．スメア層は完全に除去されているが，管周象牙質にはほとんど障害はみられない．D：5分間処理後，象牙質はエッチングされ管周象牙質が大部分除去されている．（Land MF, et al: Disturbance of the dentinal smear layer by acidic hemostatic agents. J Prosthet Dent 72: 4, 1994. より引用）

究では[16]，エピネフリンをしみ込ませた圧排糸を使用することに利点は認められなかったと報告されている．

1999年の調査によれば，補綴医の54%は圧排糸を浸す薬剤として緩衝塩化アルミニウムを好み，35%以上が硫酸鉄（III）または塩化アルミニウムを日常的に使用していた[17]．同じ研究において，約50%の状況でダブルコードテクニック（二重歯肉圧排法）が使用されていることが報告されている（図14-6）．この方法は，まず細めの圧排糸を歯肉溝底部に重ならないようにちょうど1周させ，その上に2本目の圧排糸を挿入して歯肉を側方に排除する．2本目の圧排糸は印象採得直前に取り出すが，1本目の圧排糸は滲出を抑える目的で入れたままに

1）手　順

① ロール綿を用いて形成歯の防湿を行う．必要に応じて排唾管などを使用する．術野をエアで乾燥するが，過剰な乾燥は術後の象牙質知覚過敏を招くので避ける．

② 歯を1周するだけの十分な長さに圧排糸を切る（図14-7 A・B）．

③ 圧排糸を収斂剤に浸して，角ガーゼで押さえて余分な薬液を取り除く．あらかじめ薬剤をしみ込ませた状態で販売されている圧排糸はそのまま乾燥した状態で挿入することができるが，圧排糸が薄い歯肉溝上皮に粘りつき，除去する際に上皮を引き剥がすことになるため，歯肉溝から除去する直前に少し湿らせておくべきである．適量の水分を補給するには，閉じた鉗子の先端に水を付け，それを圧排糸の上で開くとよい．

④ 組んでいない圧排糸は，入れやすくするためにきつく撚る．

⑤ 圧排糸を輪にして歯を囲むように置く．適切な手用器具（図14-7 C）を用いて，力を入れすぎないようにしながら圧排糸を歯肉溝に入れる．

歯肉溝は唇頬側や舌側よりも隣接面のほうが深いので，多くの場合は隣接面から始めると容易に挿入できる（図14-7 D）．圧排糸を歯肉溝に対してまっすぐ入れられるように，手用器具を歯面に対してやや角度をつけて用いなければならない．また，すでに挿入した圧排糸が出てこないように，挿入を終えた部分に対してもわずかに角度をつけて軽く押さえる．圧排糸を押さえるために手用器具をもう1本

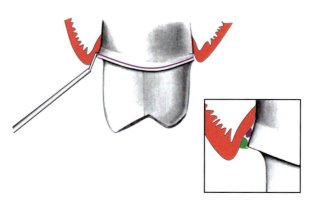

図14-6　ダブルコードテクニック．細い圧排糸は印象採得時に歯肉溝内に残しておき，マージンレベルに挿入した太い圧排糸はシリンジに印象材を塡入する直前に除去する．

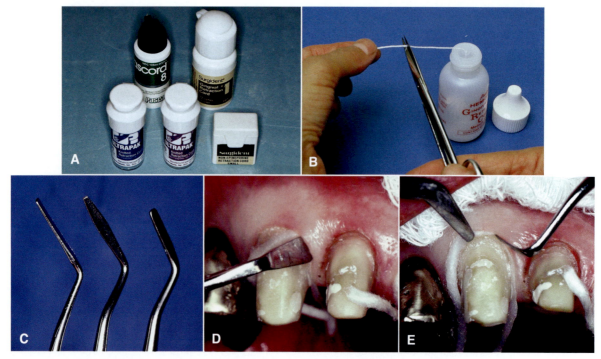

図14-7　A：さまざまな圧排糸の例．B：歯を1周するだけの十分な長さに圧排糸を切る．C：ほとんどの圧排器は先端が丸みを帯び，刻みがついている．先端部分で圧排糸を押さえながら歯肉溝に入れていく．D：まず隣接面から圧排糸を入れていく．E：圧排器をもう1本使うと，圧排糸が外れてくるのを防ぐのに役立つ．（DとEの提供：Dr. R. D. Douglas）

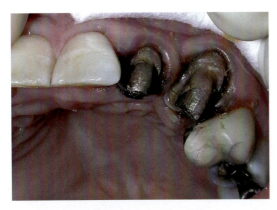

図14-8 過剰な歯肉圧排は歯肉の退縮と損傷を招く．歯肉は健全な状態に復するべきであり，治療を進める前に状態の再評価を行う．（提供：Dr. R. D. Douglas）

使うと，挿入しやすくなることがある（図14-7 E）．

歯肉圧排のときに無理に力を入れてはいけないが，圧排糸をマージンからやや根尖側まで確実に入れなければならない．圧排糸を深く入れすぎると歯肉の付着を引き剝がし，不可逆的な退縮を引き起こすので，入れすぎは避けなければならない．歯肉溝内で圧排糸を繰り返し使用するのも，歯肉退縮の原因となりうるので，避けるべきである（図14-8）．

2）評価

歯肉に炎症があると，適切な圧排ができないことが多い．炎症を起こして腫脹した歯肉は容易に出血するため，水分により印象材が形成歯面に到達しにくくなる．

1本目の圧排糸を挿入して数分たってから評価を行うと，実際に得られる圧排量を知るうえで有用な指標となる．十分に圧排されているかを評価するには，形成歯を咬合面側から見たときに形成マージンが輪状に見え，また圧排糸の全幅が全周にわたって歯に接して見えていなければならない．すなわち，遊離歯肉によって圧排糸が覆い隠されている部分があってはいけない．この状態は，城を取り囲む堀のように見えるはずである．圧排糸の幅が，挿入前の状態の半分以上見えることはほとんどない．疑わしい場合は，圧排糸を外して圧排の結果を評価する．形成マージン全体がはっきりと見え，約30〜60秒間は印象材が歯肉に妨げられずに到達できる状態を維持しなければならない．これより早く歯肉が戻って形成歯面に接触する場合は，この評価の直後に2本目の圧排糸が挿入されるので，戻りが早い部分に関して特に注意を払う必要がある．歯肉の線維が1本目の圧排糸により引き伸ばされているので，通常，2本目の圧排糸の挿入はかなり容易である．

通常，結果が良好であれば，印象材を練和している間に圧排した状態を維持するために，2本目の圧排糸を素早く挿入する．歯肉溝の拡大が十分でない場合（特に最初の圧排をやり直しても十分に圧排ができない場合）は，組織の健康状態を再評価するべきである．

場合によっては，ダブルコードテクニックが有用である．最初に細い圧排糸を，糸の端が重ならないようにちょうどの長さに切り，挿入する．次にやや太い圧排糸を収斂剤に浸し，通法に従って挿入し，数分後に除去する．最初の細い圧排糸は挿入したままで印象採得を行う．この方法が成功するためには，最初の圧排糸の上端と形成マージンの間に形成していない歯質が約1mm残っている必要がある．また，この方法を用いる場合は，過剰な圧を加えて上皮付着を損傷しないように注意しなければならない．

❷ 注入用シリンジを用いた出血コントロール

1）手順

① シリンジに硫酸鉄（III）液を満たし（図14-9 A），注入用チップ（図14-9 B）を取り付ける．この中空メタルチップには薬液の流れをコントロールするのに役立つ綿繊維が含まれる．

② 約30秒間，チップを出血部位に接触させながら前後に動かし，ゆっくりと連続的に薬液を注入する（図14-9 C）．

③ スリーウェイシリンジで洗浄した後（図14-9 D），エアで静かに乾燥し，どの程度の止血が得られたかを観察する（図14-9 E）．必要に応じて処置を繰り返し，圧排糸を挿入する．

④ 血餅の剝離や新たな出血を避けるために，圧排糸は水で少し湿らせてから除去する．組織を静かに乾燥し，印象採得を行う．

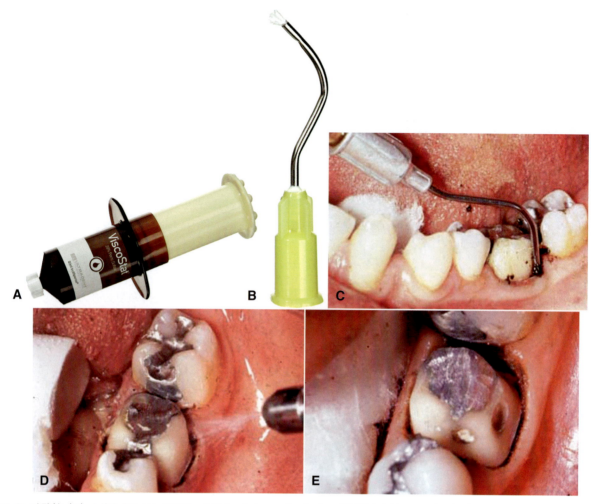

図 14-9 硫酸鉄（III）と注入用シリンジを用いた出血コントロール．A・B：凝固性止血剤である硫酸鉄（III）ジェルと注入用シリンジのチップ．C：チップを出血部位に接触させながら前後に動かし，硫酸鉄（III）を注入する．D：術野をスリーウェイシリンジで洗浄する．E：出血がコントロールされたら，通法に従って圧排糸を挿入し，印象を採得する．（A・Bの提供：Ultradent Products Inc., Salt Lake City, Utah）

2）評　価

多くの場合，悪条件のもとで印象採得を試みるよりも，印象採得を遅らせて歯肉の状態を改善することに専念するほうがよい（たとえば，暫間修復物の質を再評価し，クロルヘキシジン洗口液を処方して口腔衛生指導を強化する）．微量の出血であれば収斂剤〔15.5％硫酸鉄（III）〕（ビスコスタットあるいはアストリンジェント）を Ultradent Products, Inc. の指示に従いデントインフューザーチップで注入するか，隣接する歯間乳頭に直接浸潤麻酔を行うことでコントロールできることもある．

❸ 圧排用ペースト

圧排糸に代わる方法として，一部の歯科医師は圧排用ペースト（Expasyl, Kerr Corp.）（図 14-10）を推奨している[18]．専用のデリバリーガンを用い，塩化アルミニウムを含むペーストを，乾燥した歯肉溝内に注入する．このシステムの利点として，圧排糸よりも不快感が少なく，良好な止血効果が得られることが挙げられる[19]．しかし，圧排糸に比べると軟組織の排除量が少ないので，歯型のトリミングなどの技工操作は難しくなる可能性がある．中空ロール綿（Roeko コンプレキャップ，Coltène/Whaledent）で圧を加えることによりペーストを歯肉溝内に押し込めば，歯肉排除量は増大するかもしれない．

他の圧排用ペーストとしては，ポリジメチルシロキサンとスズ触媒を組み合わせた体積増大による圧排用ペーストが，Feinmann と Martignoni により最初に報告された[20]．このペーストは発生するガスにより体積が 4 倍に増大する．歯肉溝内に注入し，

14章　歯周組織の管理と印象採得

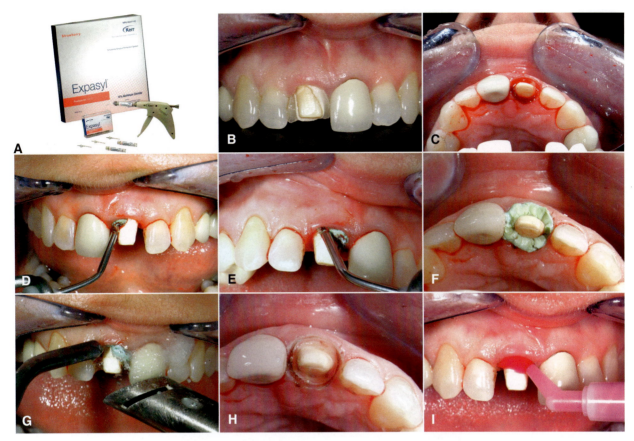

図14-10　A：Expasylは塩化アルミニウムを含む歯肉圧排用ペーストである．シリンジから直接歯肉溝内に注入する．B：破折した陶材冠はマージンが不適合だったため，著しい軟組織の炎症と出血をきたした．C：冠の除去．D〜F：形成マージンに沿って歯肉溝内にペーストを注入する．G：1〜2分後，十分に注水し，ペーストを除去する．H：形成歯周囲に印象材を注出する（I）．（Aの提供：Kerr Corp., Orange, California, B〜Iの提供：Dr. Tony Soileau）

あらかじめ作製しておいた暫間被覆冠をすぐに装着すると，体積が増大することによってペーストは根尖方向に移動し，歯肉が圧排され，印象採得が可能になる．現在市販されているMagic FoamCord（Coltène/Whaledent）は同じ原理に基づいた製品であるが，増大するフォームに圧を加えるのに中空ロール綿（Roekoコンプレキャップ，Coltène/Whaledent）が使用される（図14-11）．

4　オクルーザルマトリックスによる印象採得

体積増大ペーストは，暫間修復物あるいは中空ロール綿により咬合面方向への増大が規制されるため，印象材の流れは根尖方向へ向かうこととなる．オクルーザルマトリックスを利用することで，同じ原理を応用可能である．このマトリックスについてはLaForgiaが最初に報告し[21]，その後Livaditis[22]が新しい材料を紹介しているが，硬化後に強度のあるポリエーテルラバー印象材などを形成歯に直接適用して作製される．得られたインデックスはメスでマージンより約1mm短くトリミングする．口腔内で確認を行ってからミディアムボディの印象材をインデックス内に満たし，形成歯に戻す．これにより印象材の流れは確実に根尖方向に向かう．ミディアムボディの印象材をトレーに盛って，インデックスを装着したまま歯列全体の印象を採得する（図14-12）．

5　エレクトロサージェリー

印象採得前に少量の組織を除去するために，電気メスユニット[23-26]（図14-13 A）を使用してもよい．歯肉溝内縁上皮を除去する術式では[27]，歯肉縁下のクラウンマージンに印象材を到達させやすくなる（図14-13 B〜F）．この術式の利点は，術後の出血が良好にコントロールされることである[28]（ただし組織に炎症がない場合）．欠点は，処置後に歯肉退縮を起こす可能性があることである[29]．

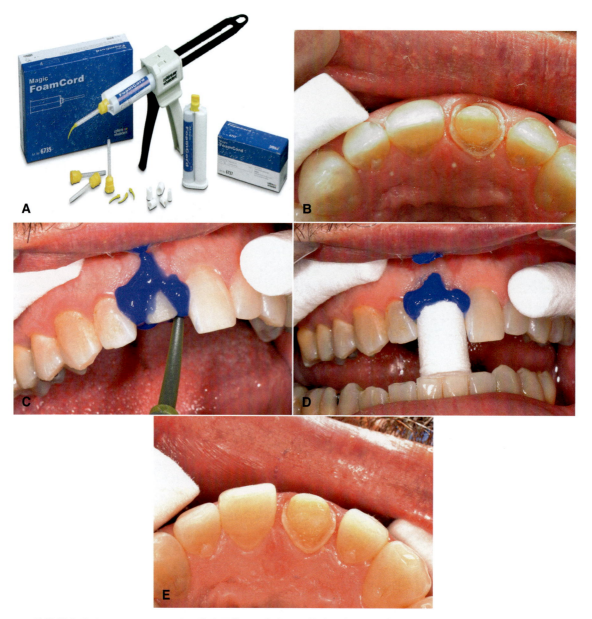

図 14-11　体積増大ポリマーフォームによる歯肉圧排は，患者の不快感と歯肉の損傷を大幅に低減することができる．A：Magic FoamCord ポリビニルシロキサン歯肉圧排システム．B：全部陶材冠の形成が施された上顎中切歯．出血がみられる場合は硫酸鉄（III）によりコントロールする（図 14-9 参照）．C：体積増大ポリマーフォームを形成歯の周囲に注入し，中空のロール綿（Roeko コンプレキャップ）で圧迫する．D：患者にロール綿を咬み込むよう指示し，5 分間圧を持続する．E：歯肉が形成マージンから圧排されているのを確認し，印象材を注入する．（A の提供：Colténe Whaledent, Cuyahoga Falls, Ohio）

　電気メスユニットは，大きい電極から小さい電極へと組織を通して高周波の電流〔100 万〜400 万ヘルツ（ヘルツ＝1 サイクル／秒）〕を通電することによって作用する．小さいほうの電極で，電流が急速な限局性の極性変化を誘導し，この変化により細胞が破壊（"切除"）される．修復処置のために行う場合は，深部組織への損傷を最小限に抑えるよう，無変調の交流電流が推奨される[24]．

　エレクトロサージェリーを行う前に，以下の事項について考慮しなければならない．

- 電気医療器具〔ペースメーカー，経皮的電気刺激（TENS）装置，インスリンポンプ〕を使用中の患者には禁忌[30]であり，本人の近くで使用することも避けるべきである（ただし，最近の装置には不要な電流を偏向させる機能をもつものもある[31]）．または衰弱性疾患や放射線治療のために治癒が遅い患者にも禁忌である．
- 付着歯肉が薄い部位（上顎犬歯の唇側など）には適さない．
- 金属製の器具を併用してはならない．接触によ

14章　歯周組織の管理と印象採得

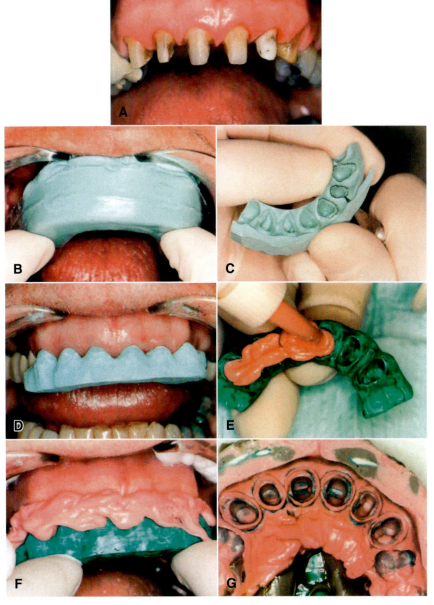

図 14-12　オクルーザルマトリックスによる印象採得法．A：全部被覆冠の形成がされた上顎前歯部．B：歯肉を圧排する前に，トレー状のキャリアに盛った弾性印象材のパテによりマトリックスを作製する．主な目的は，歯肉縁の位置を記録することである．C：マトリックスの唇側と口蓋側をメスでトリミングする．マトリックスの範囲は，水平的には形成歯の隣在歯の歯面 1/2～2/3，垂直的には歯肉縁の近くまで被っている必要がある．黒い線は歯肉溝の延長を示す．D：マトリックスを装着した状態．マトリックスを含めて歯列全体をカバーできる既製トレーを選択する．E：マトリックスに接着剤を塗布し，ミディアムボディの印象材を盛る．F：マトリックスを軽い圧で挿入する．既製トレーにミディアムボディの印象材を満たし，マトリックスによる印象が硬化する前にマトリックスの上から歯列全体の印象を採得する．G：完成した印象．(Livaditis GJ: The matrix impression system for fixed prosthodontics. J Prosthet Dent 79: 208, 1998. より引用)

り感電する可能性があるからである（プラスチック製のミラーや排唾管を使用する）．
- 軟組織に対する十分な麻酔が必要である．
- 歯肉溝の拡大には細いワイヤーあるいはややテーパーのついた電極が最適である．歯肉の切除には通常ループ状の電極を用いる．
- ユニットは，電流を無変調の交流モードにして

おく．
- 電極は1回だけ軽く動かし，すばやく組織を通す．電極は動かしつづけ，1か所にとどまらないようにする．
- チップの動きが重い場合は，設定電流が低すぎるので，電流を上げる．
- 組織内に火花が見える場合は，設定電流が高す

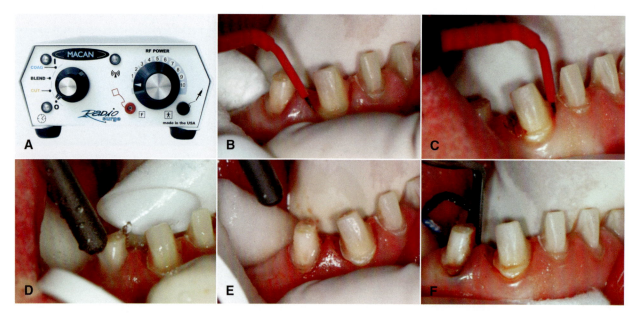

図 14-13　A：電気メスユニット．B：電極の先端を用いて切除予定部位をプロービングする．C：電極の先端を増殖した歯肉部に挿入し，切除する．D：術野を洗浄し，乾燥させて観察する（E）．F：歯肉切除後，圧排糸を挿入して印象を採得する．（A の提供：Macan Engineering Co., Chicago, Illinois）

ぎるので，電流を下げる．
- カッティングストロークを繰り返すときは，5秒以上間隔をあける．
- 電極に付いた組織片は，そのつど除去する．
- 決して電極を金属製修復物に接触させてはいけない．イヌを使った実験[32]で，わずか 0.4 秒の接触により歯髄に不可逆性の損傷を与えることがわかっている．
- 圧排糸を挿入する前に，過酸化水素水で歯肉溝を洗浄しなければならない．

⑥ 軟組織用レーザー

歯科に導入されている軟組織用レーザーは，印象採得前に軟組織をコントロールするためのすぐれた補助的手段である（図 14-14）[33, 34]．軟組織の形態修正にも有用である．形成歯の周囲に溝を形成することで，予知性の高い組織除去が可能である．赤外線近辺の低周波で作用するダイオードレーザーは患者に対する侵襲がきわめて低く，歯肉退縮もないとされており[35]，止血作用においては従来の圧排法よりすぐれていることが示されている．

⑦ ラジオサージェリー

ラジオサージェリー（図 14-15）は γ 線や X 線により切開や凝固を行う技法である．側方への発熱が少ないという点でエレクトロサージェリーよりすぐれている．組織の切除と凝固では異なる波形が使用される．

2. 材料学

James L. Sandrik

弾性印象材

軟組織および硬組織の印象（陰型）を正確に採得するための材料には種々のものがある．開発された順に列記すると，①可逆性ハイドロコロイド，②ポリサルファイドラバー，③縮重合型シリコーンラバー，④ポリエーテルラバー，⑤付加型シリコーンラバーである．

各印象材には長所と短所があり，まったく欠点のないものはないが，いずれも 1 つの重要な特性を備えている．すなわち，正しく扱えば，臨床的に許容できる固定性補綴物作製のための十分な精度[35]と，細かい表面性状[37]を模型上に再現することができる．不可逆性ハイドロコロイドは，他の印象材と比較すると，適合精度の高い修復物を作製するには十分な正確さを備えているとはいえない．

それでも，いずれかの印象材を選択する理由はあ

14章　歯周組織の管理と印象採得

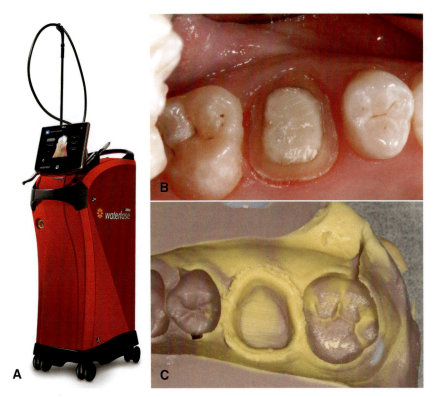

図14-14　A：エルビウム，クロム：イットリウム-スカンジウム-ガリウム-ガーネット（WaterLase YSGG）パルスレーザー．B：レーザーによる歯肉切除（印象前の状態）．C：採得された印象．（Aの提供：BIOLASE Inc., Irvine, California，B・Cの提供：Dr. A. Scott）

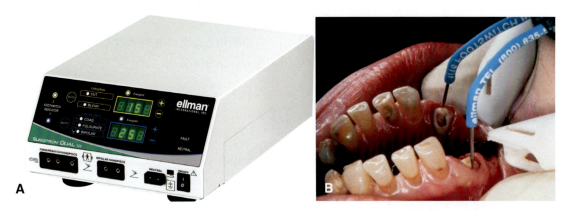

図14-15　A：ラジオサージェリーユニット．B：印象採得に先立ち歯肉溝を拡大する．（提供：Ellman, A Cynosure Company, Hicksville, NY）

る．すぐに模型を作製せずにしばらく印象を保管する必要があれば，寸法が長時間安定しているポリエーテルラバーや付加型シリコーンラバーが望ましい．他の印象材（特に可逆性ハイドロコロイド）では，すぐに（すなわち，印象採得直後に）石膏を注入しなければならない．印象にエポキシを注いだり電気メッキをしたりする場合（17章参照）は，可逆性ハイドロコロイドは選択できない．可逆性ハイドロコロイドには石膏しか使用できない．

各弾性印象材の長所と短所を表14-3に示す．

1 可逆性ハイドロコロイド

可逆性ハイドロコロイド（寒天または単にハイドロコロイドともいう）（図14-16）は天然の海草からつくられていたが，現在のハイドロコロイドは，かなり改良されている．

印象後すぐに石膏を注げば，可逆性ハイドロコロイドでも，寸法精度に優れこまかい表面性状を再現した模型を作製することができる．温度の上昇によって，ハイドロコロイドはゲルからゾルに変化する．この変化は可逆性であるので，印象材を低温に

423

表14-3 利用できる各種弾性印象材

印象材	長所	短所	奨励される用途	注意点
不可逆性ハイドロコロイド（アルジネート）	硬化が速い 操作が簡単 安価	精度が悪く詳細な面の再現性に劣る	診断用模型（作業模型には適さない）	すぐに石膏注入する
可逆性ハイドロコロイド	親水性 操作時間が長い 安価 各個トレー不要	引裂き抵抗が小さい 安定性が低い 専用の装置が必要 水分が問題	複数の形成歯の印象	すぐに石膏注入する 石膏のみ使用
ポリサルファイドラバー	引裂き抵抗が大きい 他材より石膏を注入しやすい	汚れる 不快な臭い 硬化時間が長い 安定性は普通	ほとんどの印象	1時間以内に石膏を注入すること 硬化に10分間を要する
縮重合型シリコーンラバー	使用感が良い 硬化時間が短い	安定性は普通 疎水性 ぬれが悪い	ほとんどの印象	すぐに石膏注入する 注入時に気泡を入れないこと
付加型シリコーンラバー	寸法安定性 使用感が良い 硬化時間が短い 自動練和使用可	疎水性 ぬれが悪い 水素ガスを出すものもある 親水性のものは水分を吸収	ほとんどの印象	時間をおいて石膏を注入するものもある 注入時に気泡を入れないこと
ポリエーテルラバー	寸法安定性 精度 硬化時間が短い 自動練和使用可	硬化すると非常に硬くなる 膨潤 操作時間が短い	ほとんどの印象	模型撤去時に歯を破折しないこと

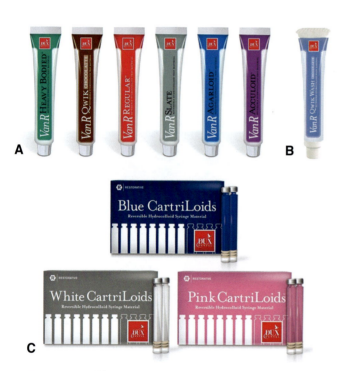

図14-16 可逆性ハイドロコロイド印象材．A：トレー用．B：ウォッシュ用．C：シリンジ用．（提供：Dux Dental, Oxnard, California）

すれば粘性流体のゾルから弾性のあるゲルに戻る．寒天は99℃でゲルからゾルに変化するが，50℃に下げてもゾルのままで，体温よりわずかに高い温度でゲルになる．この独特の特性は，印象材として使用するのに適している．

歯科用として，粘性の異なる種々の可逆性ハイドロコロイドがある．通常，トレー用のヘビーボディ材料と粘性の低いシリンジ用材料の両方を用いる．専用のコンディショニングユニット（図14-36，14-37）と水冷式の印象用トレーにより，必要な温度変化が得られる．

寸法安定性が低いのは，主にハイドロコロイドが離水と吸水を起こしやすいためである．印象材をできるかぎり厚くすれば（容積に対して表面積を小さくする），可逆性ハイドロコロイド印象の精度は向上する．これとは対照的に，ラバー系の印象材（たとえば，ポリサルファイドラバーや縮重合型シリコーンラバー）では厚みが薄いほど，撤去時に生じる応力が減少するため精度が向上する[38]．このため，可逆性ハイドロコロイドのもう1つの利点として，各個トレーが必要ないことが挙げられる．

❷ ポリサルファイドラバー

ポリサルファイド（図14-17）は，一般的に（誤って）ラバーベースとして認識されており（ポリサ

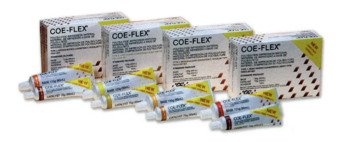

図14-17 ポリサルファイドラバー印象材（提供：GC America Inc., Alsip, Illinois）

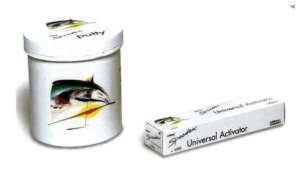

図14-18 縮重合型シリコーンラバー印象材（提供：Coltène Whaledent, Cuyahoga Falls, Ohio）

ルファイドだけでなく，すべての弾性印象材はラバーベースと呼ばれる），1950年代初期から中期にかけて登場した印象材である．ハイドロコロイドよりも寸法安定性や引き裂き強さに優れていたため，歯科医師に積極的に支持された．しかし，印象採得後にできるかぎり早く石膏を注ぐ必要があり，石膏注入が1時間以上遅れると，臨床的に問題を生じる寸法変化を起こす[30]．

ポリサルファイドは重合時に若干収縮するが，各個トレーを使って印象材の厚みを減らすことによって，その影響を最小限に抑えることができる[39]．通常，二重練和法で，トレー用のヘビーボディ材料と粘性の低いシリンジ用材料の両方を用いる．この2つが同時に重合することにより，十分な強度をもつ化学結合物が形成される[40]．

ポリサルファイドは引き裂き抵抗が大きく[41, 42]，弾性が高いので，歯肉溝部やピンホールの印象採得を容易に行うことができ，寸法安定性もハイドロコロイドより優れている（ポリエーテルや付加型シリコーンよりは劣る）．ラバー系印象材のなかでは最も安価だが，硫化物の不快な臭いがあり，口腔内での硬化時間が長いため（約10分），患者には受け入れられにくい．また湿度や温度が高いと，操作時間は非常に短くなる[43]ために，口腔内に挿入する前に重合が始まり，結果として著しい変形を生じることもある．ほとんどの歯科診療室では空調設備が整っているが，温度が25℃くらいで湿度が60％を超えると問題が起こる可能性がある．

従来のポリサルファイド印象材は，過酸化鉛（PbO_2）によって重合が進む．この印象材の典型的な色である茶色は過酸化鉛の色である．未重合の印象材は粘着性があり，服地に付くと染みになって落ちないので，取り扱いには注意しなければならない．現在の製品の多くは水酸化銅によって重合するタイプである．このタイプのポリサルファイドは薄い緑色で，過酸化鉛で重合するものとほぼ同じ特徴をもつが，硬化時間は速くなっている．

③ 縮重合型シリコーンラバー

ポリサルファイドの欠点の一部は，縮重合型シリコーン（図14-18）によって克服された．縮重合型シリコーンはほとんど臭いがなく，どのような色調にでも着色することができる．残念ながら，寸法安定性はポリサルファイドより劣るが，可逆性ハイドロコロイドよりも優れている．もう1つの利点は口腔内での硬化時間が比較的短い（約6～8分）ことである．そのため，患者にはポリサルファイドよりも受け入れられやすい．また，歯科診療室の高温度や高湿度による影響も少ない[38]．

シリコーンの主な欠点はぬれが悪いことで，これは疎水性が非常に強いためである（このため，シリコーンは自動車の電気系統を水分から保護するスプレーに使われている）．したがって，欠陥のない印象を採得するためには形成歯や歯肉溝を完全に乾燥しなければならない．石膏を注ぐときに気泡を巻き込まないようにするのも他の印象材に比べて難しく，界面活性剤が必要であろう．シリコーン印象材にはさまざまな粘性のものがある．印象用既製トレーにヘビーボディタイプを厚めに盛り（通常，ポリエチレンスペーサーを用いる），患者の口腔内に挿入して各個トレーとして使う方法がある．スペーサ

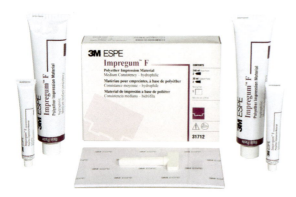

図 14-19　ポリエーテルラバー印象材（提供：3M ESPE Dental, St. Paul, Minnesota）

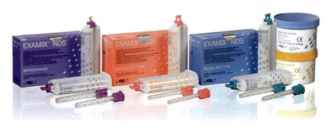

図 14-20　付加型シリコーンラバー印象材（提供：GC America Inc., Alsip, Illinois）

ーによって得られた隙間にライトボディタイプを薄く1層ウォッシュして印象採得を行う．この方法では，硬化したヘビーボディタイプに歪みを生じないように，トレーを正しい位置に収める際に十分注意しなければならない．歪みを生じると，口腔内から印象を撤去するときに印象が弾性反発し，その結果歯型が小さくなってしまう[44]．また，ヘビーボディタイプの表面に唾液が混入するのも避けなければならない[45]．唾液があると，ライトボディタイプが十分接着しない[45]．

シリコーンやポリサルファイドの寸法安定性が低い要因は，その重合様式にある．いずれも縮合重合体で，重合反応の副産物としてそれぞれアルコールと水を生じる．そのため，いずれも硬化した印象材から蒸発することで収縮が起こる．

❹ ポリエーテルラバー

ポリエーテル印象材（図14-19）は1960年代半ばにドイツで開発された．重合様式は他のラバー系印象材とは異なり，揮発性の副産物を生じないため寸法安定性に優れている．また，室温で重合する他のほとんどの材料に比べて重合収縮[46]が非常に小さい．しかし，熱膨張率[47]はポリサルファイドより大きい．

ポリエーテルは寸法安定性に優れているため，印象を採得してから1日以上経過した後に石膏を注いでも正確な模型を作製することができる．印象採得後すぐに石膏を注ぐのが不可能もしくは困難な場合に特に便利である．もう1つの利点は，口腔内での硬化時間が短い（約5分で，ポリサルファイドの硬化時間の半分以下である）ことである．これらの理由により，ポリエーテルは多くの歯科医師に使われるようになった．

しかしポリエーテルにはいくつか欠点がある．1つは印象材硬化後の硬さで，印象から石膏模型を外すときに問題となる．特に薄い孤立歯は，細心の注意を払わなければ折れやすい．現在ではこの欠点を克服した軟らかい製品が市販されている．またポリエーテルは水分を吸収して大きな寸法変化を生じるので，乾燥した状態で保存しなければ安定しない．また，操作時間が比較的短いので，確実に一度で印象採得を行える形成歯の本数には限りがあるかもしれない．

ポリエーテル材料に対するアレルギー性過敏症（突然の灼熱感，瘙痒感，全般的な口腔内不快感）の散発的な症例報告がある[48]．患者のアレルギーに関する情報を記録し，将来的にポリエーテル材料を使用しないよう警告するとともに，他のラバー系材料を選択するべきである．本材の改良により，過敏症の問題は減少したことが報告されているが，まったくなくなったわけではない[48a]．

❺ 付加型シリコーンラバー

付加型シリコーン（図14-20）は1970年代に歯科印象材として登場した．ポリビニルシロキサンとしても知られており（ポリシロキサンはシリコーン樹脂の一般化学名である），特性は縮重合型シリコーンとほぼ同様であるが，寸法安定性は大きく優れている[49]（ポリエーテルと同等）．操作時間は温度によって大きく影響される[37]．硬化後はポリエーテルほど硬くならないが，ポリサルファイドよりは硬

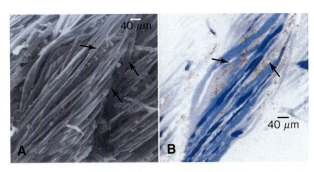

図14-21　A：歯肉圧排糸がラテックス手袋の接触により汚染されていることを示す走査電子顕微鏡写真．圧排糸の表面や繊維の中に汚染粒子が付着している（矢印）．B：ラテックス手袋の接触により汚染された歯肉圧排糸の電子プローブ微量分析．赤い斑点は硫黄元素を示す（矢印）．(Kimoto K, et al: Indirect latex glove contamination and its inhibitory effect on vinyl polysiloxane polymerization. J Prosthet Dent 93: 433, 2005. より引用)

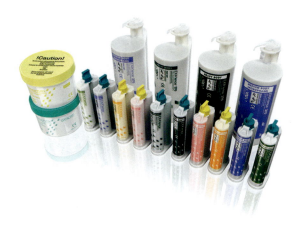

図14-22　ビニルポリエーテルシリコーンラバー印象材（提供：GC America Inc, Alsip, Illinois)

い．前述した他の印象材と同様に，軟組織の有害反応が報告されている[50]．欠点として，一部の製品では特定のラテックス手袋[51]や暫間修復用のレジン[52]により硬化が阻害されることが挙げられる．加硫剤または促進剤として手袋の製造で使用されるジチオカルバミン酸が原因物質だとされている[53]．特定の印象材とラテックス手袋の組み合わせにおいて，手袋がアルコールに曝露されると硬化が著しく阻害されることが示されている[51]．手袋をした手でパテ材を練和した場合に問題になるのは明白だが，印象採得の直前に，手袋で組織に触れた場合も問題が起こることがある．また，ラテックス手袋から圧排糸に硫化物や硫化物・塩化物が移動する可能性があることも示されており[54]，これらの硬化阻害物質が歯肉溝組織に移動するおそれがある（図14-21）．付加型シリコーンラバーを使用する際は，硬化に影響のない手袋を使用しなくてはならない[55]．

縮重合型シリコーンラバーと同様に，付加型シリコーンラバーも疎水性である．なかには界面活性物質を成分に含むことで親水性をもつ製品もあり[56]，ポリエーテルと同等のぬれ特性を示す[57]．しかし，ポリエーテルと同様に水分に触れると膨張する[58]．付加型シリコーンは粘性の低いシリンジ用の材料と粘性の高いトレー用の材料を併用するのが一般的だが，1種類の材料を使うシングルミックス用も市販されている[59]．シングルミックス法の場合は，気泡を巻き込みやすい[59]．

石膏の注入についてはメーカーの指示に従うべきである．一部の初期の製品では，少し時間をおいてから石膏を注ぐ必要がある．すぐに石膏を注ぐと，印象材から発生する気体によって模型表面全体が粗れて多孔性になる．新しい製品は，印象材と模型との界面でガスの発生を防ぐ"清掃役"として不純物除去剤を含んでいる．不純物除去剤を含む付加型シリコーン印象材は，印象採得後すぐに石膏を注ぐことができる．

6　ビニルポリエーテルシリコーンラバー

ビニルポリエーテルシリコーン（図14-22）は付加型シリコーンとポリエーテルの特性を併せ持った印象材である．2009年に市販が開始された．寸法安定性は付加型シリコーンおよびポリエーテルと同等である[60]．

3. 印象用トレー

使用する印象材に応じてトレーを選択する．可逆性ハイドロコロイドには専用の水冷式トレーが必要だが，不可逆性ハイドロコロイドおよび多くの弾性印象材を複雑でない固定性補綴に使用する場合は既製の印象用トレーを用いる．既製トレー使用に必ず伴う歪みを軽減するため，トレーは十分な剛性をもち，印象材の厚みをコントロールできる設計でなければならない．印象材の維持はトレーの孔，リムロック，接着剤，もしくはこれらの併用により得られる（図14-23）．各個トレーは診断用模型を使用

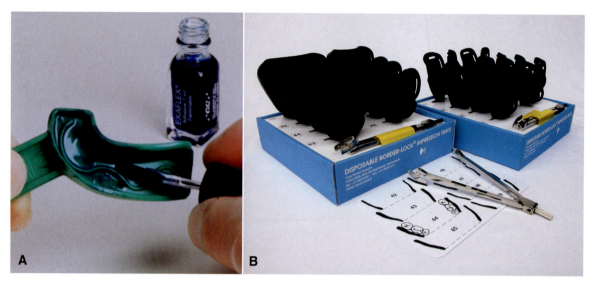

図14-23　A：既製片側トレー．接着剤の厚みを確認しやすくするために，内面に隆起が付与されている．B：患者の歯列弓幅径に合わせて歯科医師がトレーのサイズを選択するシステム．（B の提供：Clan Dental Products, Maarheeze, The Netherlands）

して（2章参照）症例ごとに作製するもので，既製トレーに比べて多くの長所をもつ．

接着剤は十分に前もって塗布し，手指で触れたときにわずかに粘着性が感じられる程度まで乾燥させる．揮発性溶媒の蒸発は時間に依存するので，接着剤は薄い層で塗布するのが望ましい．スプレー型の接着剤は塗布型に比べて，即時重合および光重合のトレー材料に対するポリビニルシロキサン印象材の維持が有意に劣っていたことが示されている[61]．

4．各個トレーの作製

各個トレーを用いると，使用する弾性印象材の容積が少なくなり，誤差の原因となる撤去時の応力と熱収縮が小さくなるため，印象の精度[62]が向上する．ラバー系印象材では印象材の厚みを減らせば精度が上がるが，可逆性ハイドロコロイドでは逆である．ハイドロコロイドでは，印象面で水分が増減することによって，寸法変化が起こる．ハイドロコロイド印象材の厚みを増すと，表面積の割合が容積に対して小さくなるため，寸法変化の影響は少なくなる．

各個トレーは即時重合アクリルレジン，熱可塑性レジン，光重合レジンで作製することができる．熱可塑性材料は温浴槽で軟化して，手で成形するか，発熱体を備えた真空成型器を用いる（図14-24，14-25）．熱可塑性または光重合性のトレー材料を用いて採得した印象の精度は，即時重合レジンを用いた場合と同等である[63, 64]．光重合レジンは重合完了まで待つ必要がないので便利であり[65]（図14-26），また水分による変形が少ないため，電気メッキによる歯型作製法に適している（17章参照）．適切な接着剤を使用すれば，印象材と強固な接着が得られる[66]．

トレーがわずかに屈曲するだけでも印象が歪んでしまうため，いずれの方法でもトレーの剛性が重要である．その場合，修復物を口腔内に装着しようとするときまで誤差のあることがわからないため，すべての労力が無駄に終わる結果となる．このため，薄いディスポーザブルのプラスチックトレーは適さない[67]．十分な剛性を得るためには，2〜3mmのレジンの厚みが必要である．トレーと歯とのクリアランスも2〜3mmにするべきであるが，より硬いポリエーテル印象材を用いる場合は，クリアランスを大きめにする必要がある．

1 使用器材

・ベースプレートワックス
・0.025mmのスズ箔あるいはアルミニウム箔
・メス
・ハサミ

14章 歯周組織の管理と印象採得

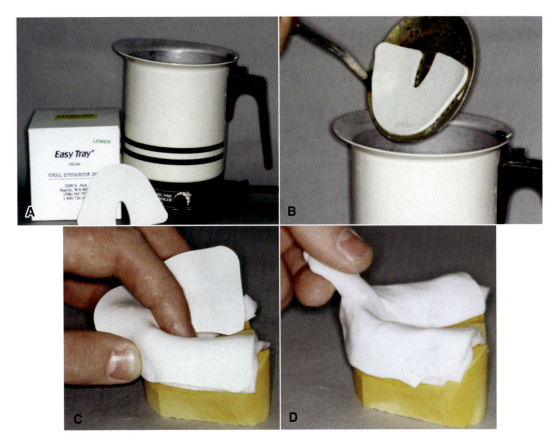

図 14-24　各個トレー用の熱可塑性材料．A・B：温水中で材料を軟化する．C・D：スペーサーを置いた模型上に材料を圧接する．

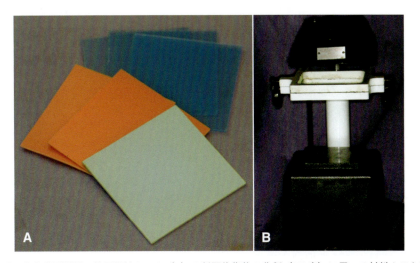

図 14-25　各個トレー用の真空成型材料．熱可塑性シート（A）は暫間修復物の作製（15章）に用いる材料よりも厚く硬いが，同じ真空成型器（B）を用いる．

・ワックス形成器

2 手順：即時重合レジン

① 診断用模型の遊離歯肉縁より約5mm根尖側に（硬い印象材の場合は5mmより少なくする），鉛筆でトレーの外形線を描く．筋や小帯の付着部を避けるように設計する．上顎トレーは必ずしも口蓋全体を覆う必要はない．ただし，固定性補綴物の完成後に可撤性補綴物を計画している場合は，口蓋全体を覆うのが望ましいと考えられる．どのような場合でも，トレーの後縁は，硬口蓋と軟口蓋との境界より後方に延長するべきではない．

② 診断用模型上にワックス（または他の適切な材

429

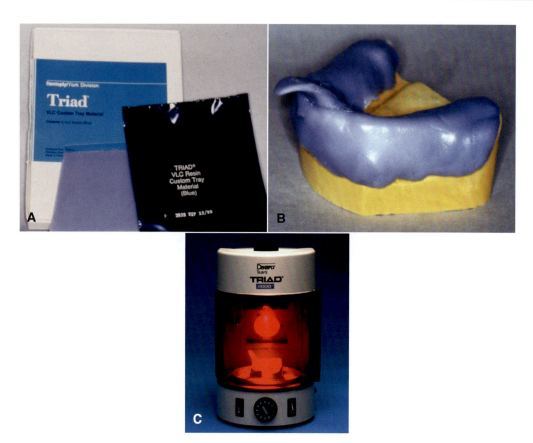

図14-26　各個トレー用の可視光重合材料．材料を袋から出し（**A**），スペーサーを置いた模型上に圧接する（**B**）．**C**：専用の重合器のターンテーブル上に置き，強い光を照射する．

料）のスペーサーを圧接する．ベースプレートワックス2枚で約2.5mmの厚みになるので，これを目安にする（ワックスにより厚みが異なるので，ゲージで測定する必要がある）．

③ ブンゼンバーナーか温水を用いてワックスを注意深く加熱し，軟化する．加熱しすぎるとワックスが溶けて，薄い部分ができるので好ましくない．同様に，強い圧を加えないようにする．

④ 2枚目のシートを圧接したら，鉛筆の線がちょうど見えるところまでトリミングする．別の方法として，溶かしたワックスに模型を繰り返し浸漬する方法がある．模型を十分に濡らして3～4回ワックスに浸けると，十分なワックスの厚み（約2～3mm）が均一に得られる．これが印象材に必要なスペースとなる．口腔内で印象材のための均一なスペースを確保するために，トレーには3つのストッパーが必要である．ストッパーは形成する予定のない歯の非機能咬頭（上顎歯は頰側咬頭，下顎歯は舌側咬頭）に置く．すべての歯を形成する場合は，大

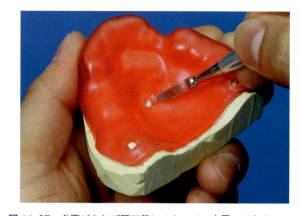

図14-27　必要があれば硬口蓋にストッパーを置いてもよい．

きめのストッパー（図14-27）を歯槽頂上か硬口蓋の中央に置く．ストッパーを付与するには（図14-28），歯列弓で三脚状になる配置の3歯を選び，咬合面から45°の角度でワックスを除去する．この配置によってトレーは安定する．また，45°の傾斜により挿入時にトレーの位置が安定する．

⑤ トレー材の重合時の発熱でワックスが溶けることがあるので，スズ箔もしくはアルミニウム箔

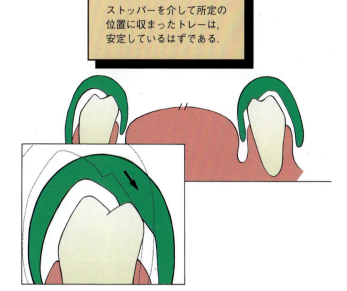

図14-28 下顎各個トレーの断面図．ストッパーは非機能咬頭に置く．機能咬頭に置くと印象が変形するため，模型の咬頭嵌合位が悪影響を受ける．45°の角度にするとトレーを所定の位置に固定する際に位置がずれにくくなる（矢印）．印象材のスペースが確保されている．

ストッパーを介して所定の位置に収まったトレーは，安定しているはずである．

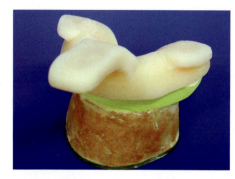

図14-29 頬側に突起部を付与しておくと，印象を外しやすくなる．（提供：Dr. H. Lin）

でワックスを1層覆い，トレーの内面が汚染されるのを防ぐ．

⑥ メーカーの指示に従って即時重合アクリルレジンを練和する．モノマーで過敏症を起こさないように，ビニールの手袋を着用するとよい．

⑦ レジンを練和したら，餅状（パテ状）になるまで待つ．熟練すればフリーハンドでレジンを正確に薄くすることができるが，テンプレートや木製の平板とローラーを用いると一定の厚みを得やすい．操作時にレジンを引き延ばさないように注意しなければならない．レジンに薄い箇所があるとトレーがたわみやすくなり，変形を生じる．

⑧ 力を加えないようにしながらレジンを模型に適合させる．このときに，余剰レジンで柄をつくるとよい．操作時間が十分にないときは，後で別にアクリルレジンを練和して付ける．頬側に突起部を付与しておけば，印象の撤去が容易になる（図14-29）．

⑨ レジンが重合したら模型から外し，ワックスの辺縁により段差がついたところまで，アクリルレジントリミング用のバーを用いてトリミング

する（図14-30 R）．軟組織への外傷を避けるために，ざらざらした辺縁はすべて丸みをつけるべきである．

⑩ ストッパー部にレジンが不足している場合は，確実に接着させるためにモノマーでストッパー部を濡らしてからレジンを追加し，模型に戻す．トレーがもちあがるのを防ぐために，重合するまで圧を加えておく．

3 手順：光重合レジン

手順①～⑤は即時重合レジンと同様である（図14-30 A～G）．

⑥ 光重合トレー材料シートを遮光包装（図14-30 H）から取り出し，リリーフした模型上に圧接する．まずストッパー部に材料の小片を圧接し，孔を完全に満たす（図14-30 I）．トレー1個の作製にはシート2枚が必要である．シートは図14-30 Jのように切る．外形線からはみ出ないよう注意しながら，カットしたシート片を注意深く模型に圧接する（図14-30 K～M）．メスを用いて余剰のシートをトリミングする．トリミングに際して薄くなりすぎないように，辺縁部でシートを少し巻き上げるとよい．シート片が境目なく十分に一体化するまで，手袋をした手指で整える．強く圧接するとシートが変形して薄くなり，トレーの強度が落ちるので，注意する．

⑦ 余剰の材料で成形した柄を取り付け，トレー本体と十分に一体化させる（図14-30 N）．ペーパークリップを支持として，周りにトレー材料

Part II 臨床術式：Section 1

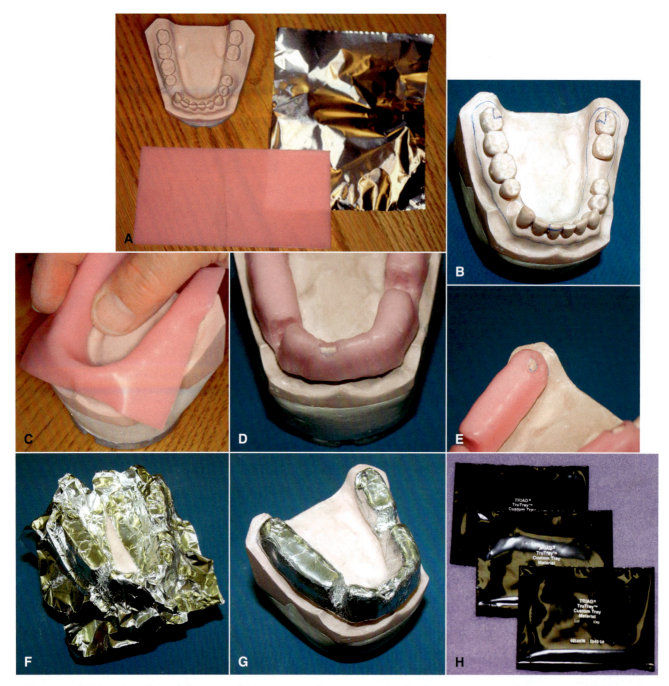

図 14-30　光重合レジンを用いた各個トレーの作製．A：ベースプレートワックスと箔を用いてスペーサーを付与する．B：外形線とストッパーの位置を模型に描記する．C：軟化したベースプレートワックスを圧接してスペーサーとする．D：2 枚目のワックスを圧接後，切歯部のワックスを除去してストッパーとする．E：臼歯部の非機能咬頭にストッパーを付与する．F：箔で歯列を覆う．G：箔を滑沢に仕上げ，ワックスの付着を防ぐ．H：トレー用の光重合レジンのシートは遮光包装されている．（つづく）

を適用して柄を作製してもよい．

⑧ 模型を重合器に入れ，約 2 分間重合する（図 14-30 O）．重合器から取り出して，トレーを模型から外し，軟化したワックススペーサーと箔を除去する（図 14-30 P）．メーカー提供のエアバリアコーティング剤をトレーに塗布する（図 14-30 Q）．

⑨ トレーを再び重合器に入れ，メーカーの推奨時間に従って重合する．トレーを取り出し，温かい流水下でこすり洗いする．

⑩ トレーを清掃し，即時重合レジントレーと同様にトリミングする（図 14-30 R）．必要に応じてレジンを追加する．

4　評価

完成した各個トレーは剛性があり，2〜3 mm の

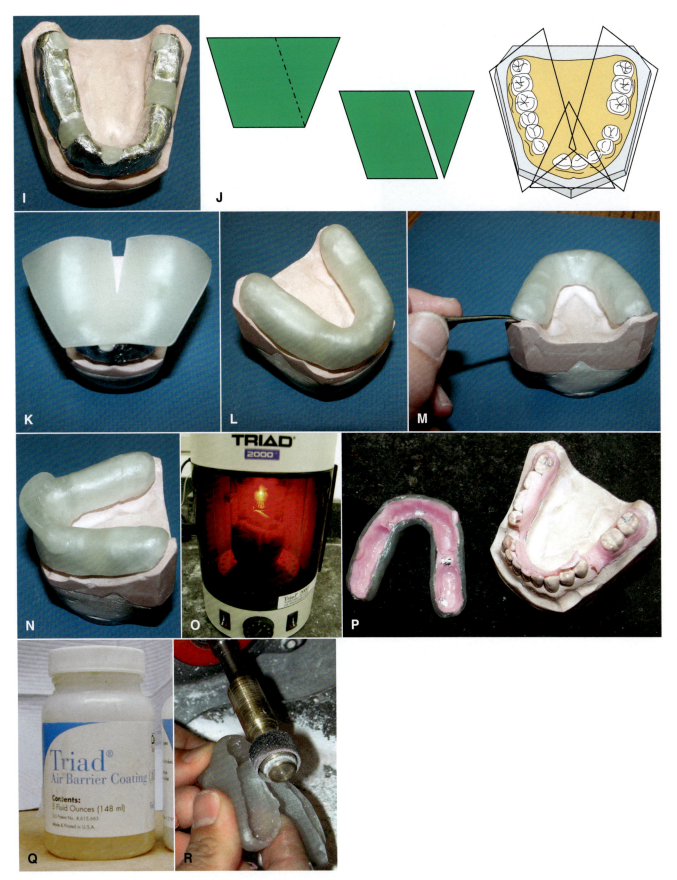

図14-30（つづき） I：ストッパーと欠損歯の部分に少量のレジンを填入する．J：図のようにシートをカットする．K：レジンのシートで歯列を覆う．L：薄くなりすぎないよう注意して圧接する．M：歯列の後方まで覆うことでトレーの遠心部が封鎖され，印象材が内部に保持される．N：余剰レジンで扱いやすい形態の柄をつくる．O：レジンを重合する．P：箔が介在しているので，トレーは模型から容易に撤去することができる．Q：酸素により粘着性の重合阻害層が形成されるのを防ぐために，エアバリアコーティング剤を塗布する．R：トレーをトリミングする．（作製手順：Dr. R. Froemling）

433

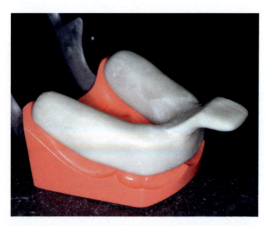

図14-31 各個トレーはなめらかに仕上げなければならない．これにより，患者の違和感や不快感を軽減する．

一定した厚みでなければならない．歯肉縁より約3～5mm延長され，筋付着部を避けた形態になっていなければならない．ストッパーを介して模型上で安定し，印象材の厚みとして2～3mmのスペースが維持されているべきである．トレーはなめらかで，鋭利な辺縁があってはならない．柄はしっかりしており，患者の上下の口唇の間に収まる形態であることが必要である（図14-31）．

持続するレジンの重合による変形を避けるために[68]，トレーは少なくとも使用の9時間前までに作製するべきである．トレーが急に必要なときは，熱湯に5分間浸けて室温まで徐冷するか，光重合レジンを用いる（図14-26）．

5. 印象採得

1 弾性印象材

自動練和式のディスペンサーを使うときを除いて，アシスタントが不可欠である．

1 手順

1) ヘビーボディタイプとライトボディタイプのコンビネーション法

① 各個トレーを口腔内で評価し，適合を確認する．必要に応じて修正する．

印象を採ろうとしている歯列にブリッジがある場合は，ひも状のユーティリティワックスなどを用いてすべてのポンティックの歯頸部をブロックアウトし，硬化した印象材が口腔内に固定されてしまうのを防ぐ．印象を撤去できない事態に陥った場合，唯一の救済手段としては印象用トレーを切断するしかなく，これは患者の信頼を大いに失墜させることになりかねない．

② トレーに接着剤を塗る．接着剤は外側にも数mm延長する（図14-32 A）．メーカーの指示に従って接着剤を乾燥させる．

③ ディスポーザブルのシリンジ先端の開口部が，使用する印象材の粘度に適したサイズであることを確認する．ほとんどのライトボディの印象材では，開口部の直径が0.8～1.0 mmのものが適切である．

④ 支台歯を防湿し，歯肉溝に圧排糸を入れる．

⑤ 練和紙を2組用意し（1つはトレー用，もう1つはシリンジ用），同量のベースとキャタリストを広く出す（図14-32 B・C）．

ポリサルファイドラバーを練和するときは，白色のベースではなく茶色のキャタリストを最初に集めるほうがよい（図14-32 D）．ベースがスパチュラに粘着し，すべてのキャタリストと混和するのがほとんど不可能になってしまうためである．

⑥ 2つのペーストを十分に混和する（図14-32 E）．練和のときに，初めはスパチュラをほぼ垂直に立てて持つべきであるが，材料がよく混和されてきたら徐々に水平に寝かせて使用してもよい．この時点で，きれいなペーパータオルでスパチュラを拭いてから，さらに10秒間練和して材料が均一になるようにする．

⑦ シリンジに填入する（図14-32 F）．シリンジの外筒部を縦にして持ち，練和した印象材に押しつけながら角度をつけて練和紙の上を滑らせるとよい．別の方法として，練和紙を1枚めくり，練和した印象材を包むように漏斗状にして絞り出し，シリンジの後ろ側から入れることもできる．

⑤～⑩のステップと並行して，アシスタントはライトボディタイプと同様の方法でヘビーボディタイプを練和し，トレーに盛る（図14-32 G～I）．

⑧ 圧排糸を除去し，形成部位を弱いエアで乾燥さ

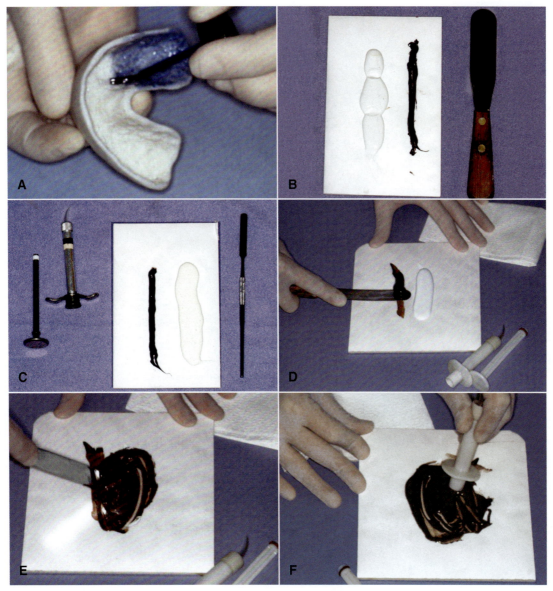

図14-32 ラバー系印象材（ポリサルファイド）による印象採得．A：トレーに接着剤を塗る．十分に時間をおいて乾燥させる．B：トレー用のヘビーボディタイプ．C：シリンジ用のライトボディタイプ．D：初めに茶色のキャタリストを集める．E：茶色のキャタリストと白色のベースを十分に混和する．F：印象用シリンジに填入する．（つづく）

せる．

圧排糸をピンセットで把持し，形成歯の方へ少し角度をつけながら咬合面方向へ引いて除去する．角度をつけることで，圧排糸を遊離歯肉の内面になるべく接触させずに除去することができ，新たな出血のリスクを低減できる．綿球用鉗子につけた数滴の水であらかじめ圧排糸を湿らせておくことも，出血の抑制に有効である．次のステップに進む前に，形成歯と隣在歯の表面をスリーウェイシリンジで乾燥させる．その際，内部に残った水が形成歯にかからないように，ノズルから十分に排出しておく．

⑨ 印象材の入ったシリンジのノズル先端をマージンに接触させながら，印象材をゆっくりと押し出す（図14-32 J・K）．ノズルの先端はまず最遠心の歯間空隙に挿入するべきである．これにより，印象材が形成面を流れて気泡を巻き込むのを防ぐ．印象材はゆっくりと注入し，ノズルの先端が印象材の先をいくのではなく，印象材についていくように動かす．マージンと軸面をすべて覆ったら，印象材にエアを吹きつけて薄い層にする．

⑩ ライトボディの印象材を追加して，欠損部，前歯舌側面の凹部（アンテリアガイダンスとして重要である），および臼歯咬合面（正確な咬合

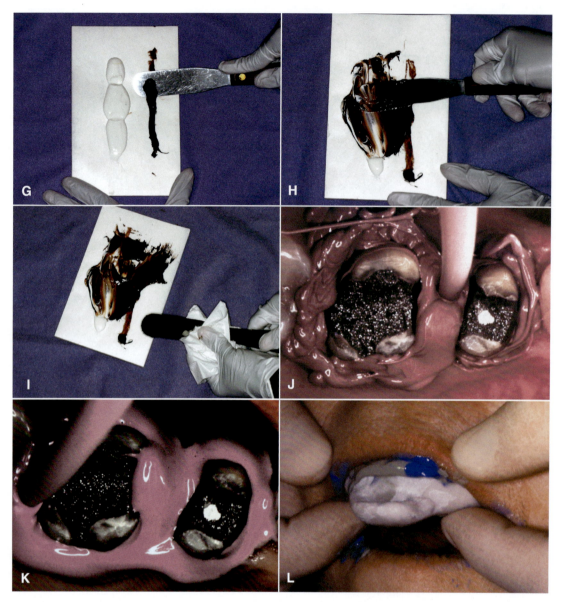

図14-32（つづき） G・H：その間にアシスタントはヘビーボディタイプの印象材を練和する．I：練和されていない材料が印象に混入するのを防ぐためにスパチュラを拭く．J・K：圧排糸を除去し，シリンジを用いて印象材を歯肉溝内，形成歯周囲，咬合面裂溝に注入していく．この時点で，エアをかけて印象材を薄い層に延ばしておく．L：ヘビーボディタイプをトレーに盛り，トレーを所定の位置まで入れる．

を得るために重要である）を被覆する（図14-32 J・K）．

⑪ トレーを所定の位置まで入れる（図14-32 L）．印象材が完全に硬化するまで，トレーを動かさずに保持しなければならない（印象材によるが，6～12分）．トレーが動くとラバー系印象材中に歪みを生じ，撤去時に印象が変形することがある．メーカーの指示する最大操作時間と最小硬化時間を順守する．ラバー系印象材が弾性を発揮する時点を臨床的に見極めるのは困難であり[69]，トレーを所定の位置まで入れるのが遅れると，印象は変形する．患者が不快感を示す場合，印象を早く撤去したくなりがちであるが，印象の変形の主な原因は撤去が早すぎたことにある．

多くの患者は印象採得時にある程度の不安や不快感を覚える．術者は以下のような方法により，患者をより快適な状態にすることが可能である．①排唾管を入れて唾液の貯留を軽減する．②デンタルチェアを立てて患者の上体を起こす（特に上顎の印象採得時）．③口腔の後方へ印象材が流れるのを防ぎ，咽頭反射や咳き込みを抑制する．④印象材が硬化す

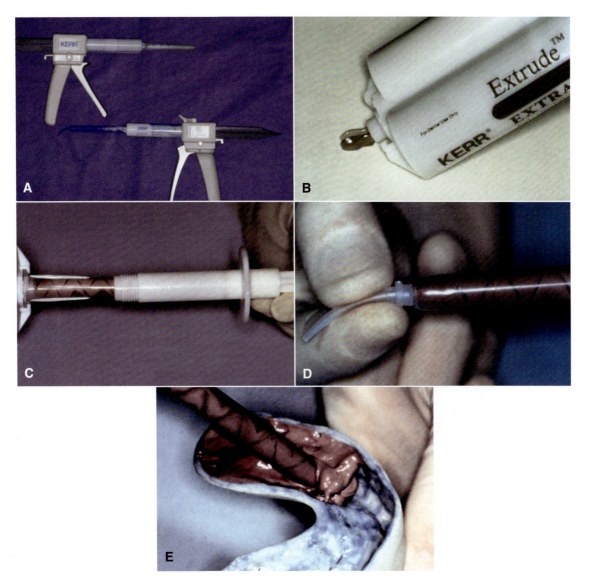

図14-33 A：自動練和式の付加型シリコーンには種々の粘性のものがある．B：部分的に硬化した印象材が含まれていないことを確認しながら，2つの外筒から材料を絞り出し，両方の外筒から同量の材料が出てくるようにする．キャタリストとベースが混ざり合うのを防ぐために，使用後には練和チップをカートリッジに付けたままにしておくことが望ましい．C：ライトボディタイプは印象用シリンジに塡入して注入するか，専用チップ（D）を使って直接形成歯に注入する．E：接着剤を塗ったトレーにヘビーボディタイプを盛る．

るまで患者のそばを離れない．

2）シングルミックス法

シングルミックス法の手順は，ヘビーボディとライトボディによるコンビネーション法と同様であるが，その名称が示すように，ミディアムボディの材料を1種類だけ練和してシリンジとトレーの両方に使う．このため，ほとんどのシングルミックス用材料は若干粘性が高く，操作時間がやや短い．

3）自動練和法

ほとんどのメーカーが，あらかじめカートリッジに詰められた印象材とディスポーザブルの練和チップを用意している（図14-33）．カートリッジはコーキングガンのような器具に装塡する．ベースとキャタリストが練和チップへと押し出され，チューブの中を進む間に練和されるので，均一に練和された材料を直接形成歯と印象用トレーに注入することができる．このシステムの利点は，練和紙を用いて手で練和する必要がないことである．その結果，印象中の気泡が少なくなる[70]．欠点としては，ガンを含めたシステム全体が比較的大きいため，特に初心者にとっては，手をしっかり安定させて形成マージンの上に正確に印象材を注入するのが，前述した短いシリンジを使う方法より難しいことが挙げられる．レバーのアームがかなり長いので，ガンを持つ

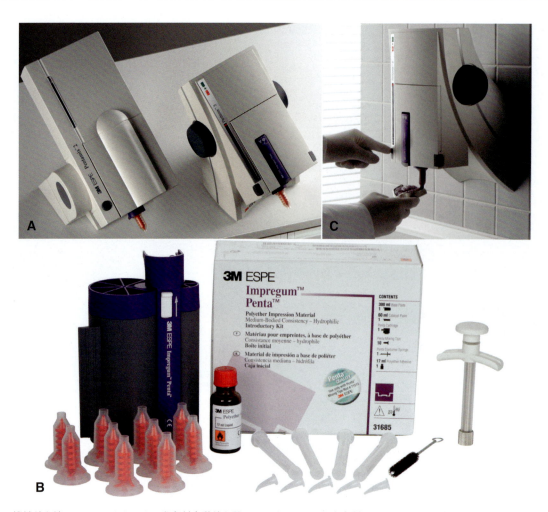

図14-34 機械練和法．A：ペンタミックス印象材自動練和器．B：ポリエーテル印象材．C：トレーに印象材を盛る．（提供：3M ESPE Dental, St. Paul, Minnesota）

手が少しでもぶれると先端では大きな動きとなり，空気を巻き込んで印象に気泡や空隙が生じやすくなる．前にも述べたが，形成歯の表面を流れる印象材を追うようにチップの先端を動かさなければならない．メーカーの使用説明書に従って，練和チップを装着する前にカートリッジの開口部から印象材を絞り出すことが大切である．これは，部分的に重合した材料が残っていると，同量のベースとキャタリストが押し出されない可能性があるためである．ポリサルファイドは粘性が強すぎるので練和チップには適さないため，自動練和式のポリサルファイドはない．

4）機械練和法

印象材の練和には，他にディスペンサー（ペンタミックス印象材自動練和器，3M ESPE Dental）を使用した方法がある（図14-34）．操作が簡単で，気泡の少ない印象が得られる．一般的に，1種類の粘度の印象材がシリンジとトレーの両方に用いられる．ディスペンサーでは多くの印象材を練和できるという利点があり，特定の臨床状況では非常に有用である．デンタルチェアのすぐ近くに設置することで，練和から印象採得までのタイムロスを減らすことが可能である．

❷ 評　価

印象を撤去した後，精度を調べなければならない（図14-35）（実体顕微鏡が有用である）．マージン部に気泡や欠陥があれば，印象を破棄して再印象する必要がある．すべてのマージン部に，薄い袖口状の形態が全周にわたって見えなければならない．縞状のベースやキャタリストがあれば，練和が不十分であることを示しており，印象は役に立たない．印象がこれらの基準をすべて満たしていれば消毒し（本章の『5　消毒』の項を参照），歯型と作業模型

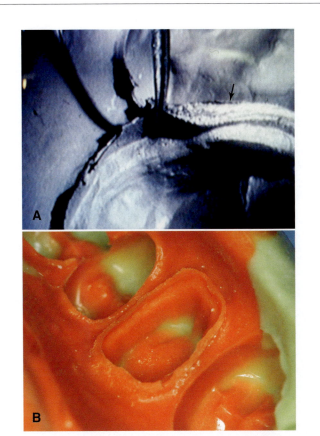

図14-35 印象の評価.A:弾性印象材による印象の弱拡大.左側は,印象材が形成マージンを越えて根尖側まで到達しているので,袖口状の薄い形態が十分に形成されている.右側(矢印)は,印象材が十分に到達していない.B:この印象では,形成マージンより根尖側の未形成部が十分に再現されている.

を作製するために石膏を注入する(17章参照).

2 可逆性ハイドロコロイド

可逆性ハイドロコロイド印象材は,専用のコンディショニングユニットを必要とする(図14-36).ユニットは,サーモスタットで調温した3つの温浴槽からなる.

1. トレー用のヘビーボディタイプとシリンジ用のライトボディタイプを加熱液化する液化(沸騰)槽(100℃)
2. 必要なときまで材料を液化した状態に保つ保留槽(約65℃)
3. 組織を損傷しないように,トレー用のヘビーボディタイプの温度を下げる調整槽(約40℃)

1 手 順

① 適切なサイズの水冷式印象用トレーを選択する.できる限り精度を上げるためには,患者の

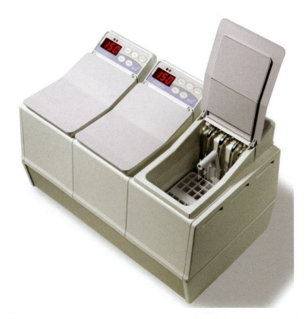

図14-36 ハイドロコロイド専用のコンディショニングユニットは,サーモスタットで調温した3つの温浴槽〔液化(沸騰)槽,保留槽,調整槽〕からなる.(提供:Dux Dental Products, Inc, Oxnard, California)

口腔内に入る最も大きなサイズのトレーを用いるべきである.

② トレーが深く入りすぎるのを防ぎ,追加的な維持を得るために,既製のストッパーをトレーの臼歯部に置く.

③ 十分に印象材を到達させるために,前述のように歯肉圧排する.

④ 保留槽からヘビーボディタイプを取り出し,印象用トレーに盛る.ウォッシュ用ハイドロコロイドを,ヘビーボディタイプ表面の形成歯および隣在歯1本分に相当する領域に追加する(図14-37 A・B).トレーを調整槽に沈める(図14-37 C).

⑤ 歯肉溝から注意深く圧排糸を除去し,温水で歯肉溝を洗う(図14-37 D).

⑥ 調整槽から印象用トレーを取り出し,患者の口腔内に挿入する.挿入後は,トレーに水(室温)を還流させる(図14-37 E).

⑦ 印象材が完全にゲル化するまで,口腔内のトレーを動かさずにしっかりと保持する.

⑧ トレーを素早く撤去して,室温の水で洗ってから消毒し(表14-4参照),印象の精度を確認する.石膏模型の表面性状を良くするために,

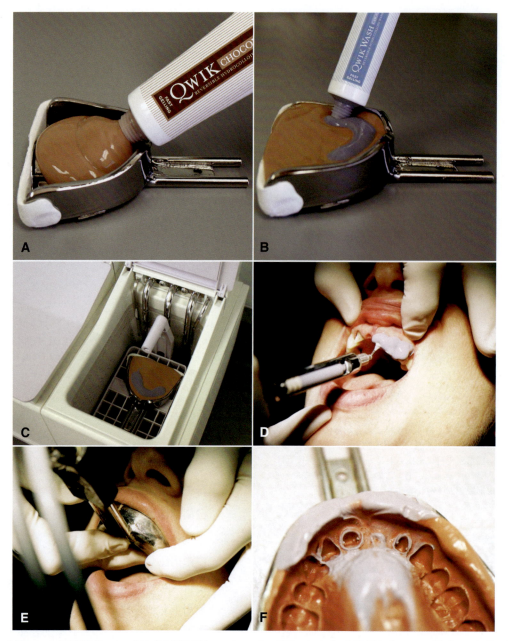

図14-37　ハイドロコロイド印象法．A：水冷式の印象用トレーにヘビーボディタイプの印象材を盛る．B：形成した部位に相当する箇所に，ウォッシュ用ハイドロコロイドをヘビーボディタイプの上に絞り出す．C：印象材を盛ったトレーを指示どおり3分間調整槽に入れておく．D：歯列全体を温水または界面活性剤で洗う．シリンジ法を好む術者もいる．E：水冷チューブを接続し，トレーを所定の位置まで入れる．F：採得した印象．ライトボディタイプはヘビーボディタイプに置き換わっているはずである．（提供：Dux Dental, Oxnard, California）

硫酸カリウム溶液に浸してもよい．
⑨　印象に問題がなれば，タイプⅣあるいはⅤ石膏をすぐに注入する．すぐに注入できない場合は，特殊な油性溶液（Extend-A-Pour, Dux Dental）に浸けてもよい．

❷ 評　価

可逆性ハイドロコロイド印象もポリサルファイドの場合と同様に評価するが（図14-37 F），材料が半透明であるために，臨床では小さな欠陥を見つけにくいことがある．疑わしい場合は，とりあえず新しい印象を採得しておくのがよいだろう．再度歯肉圧排する必要はなく，すぐに印象採得を行うことができる．

3　閉口印象法

閉口印象法はデュアルアーチ法，トリプルトレー法とも呼ばれ，既存の咬合関係を変化させずに作製

する比較的安価な修復物や単独ユニットの修復物の印象採得に広く用いられている[71,72]．フレーム内の薄いメッシュで高粘性のポリビニルシロキサンまたはポリエーテル印象材を支持し，咬頭嵌合位で印象採得を行う．これらの印象材を使用した一般的な方法と同様の成功率が報告されている[73]．印象には，形成歯，両隣在歯，対合歯が含まれ（このため"トリプルトレー"と呼ばれる），咬合記録は最大咬頭嵌合位で採得する．印象採得は咬合高径において行われるので，精度の高い印象[74,75]と咬合記録が得られやすい．しかし，技工操作は非常に注意深く行う必要があり，また偏心位での顎間関係は記録されていないので，製作した修復物の装着時に偏心位での接触関係を評価・調整する必要がある．

❶ 手　順

① 閉口印象用トレーを選択，評価する．トレーに干渉することなく，患者が容易に咬頭嵌合位に閉口できることを確認する．暫間修復物（15章参照）のために閉口印象法で概形印象を行う場合は，この操作は患者にとって有用なリハーサルとなると思われる（図14-38 A）．

② 閉口印象用トレーの両側に高粘性の弾性印象材を盛る．多くの閉口印象用トレーは機械的維持が得られるようにデザインされているので接着剤は不要である．しかし必要な場合には接着剤をトレーの壁面に塗布する．接着剤はメッシュの部分に塗布してはならない．

③ 同時に，圧排糸を除去し，シリンジを用いて印象材を必要な部位に注入する．

④ 印象材を盛った閉口印象用トレーを患者の口腔内に挿入し，患者に正しく閉口させる．咬頭嵌合位になっていることを反対側で確認し，その状態を印象材が硬化するまで維持する．

⑤ 印象材が硬化したら，口腔内から取り出す．硬化した印象材またはトレーの端に圧を加え，患者の開口を助ける．

❷ 評　価

印象が正確で詳細であるかどうかを評価する（図14-38 E）．患者がトレーの側面や遠心部に咬み込んでいないことを確認する．形成していない歯の咬合接触点を調べる．患者が正しく咬頭嵌合位をとっている場合は，印象に光を当てると嵌合している部分は透過して見えるはずである．

❹ 特別に考慮すべき事項

基本的な印象法に手を加える必要がある場合もある．特に歯内療法に伴うポストスペースを有する歯などの印象採得を行う場合である．

歯内療法を行った歯を修復する際，ラバー系印象材を用いてポストスペースの良好な印象を採得することができる．プラスチックピンや適切なワイヤー（矯正用ワイヤーなど）を用いて印象を補強する．詳細は12章に記述されている．

❺ 消　毒

口腔内から撤去した印象は，すべて体液に触れたと考えなければならない．したがって，使用した材料に応じて推奨される方法で消毒する必要がある．印象を口腔内から撤去したらすぐに流水下でゆすぎ，エアシリンジで乾燥させる．消毒用の化学薬品は適切なものを使用するべきである．通常，グルタールアルデヒド溶液か，ヨードフォア（ポビドンヨードなど）のスプレーが推奨される．本章で取りあげた各印象材に最も一般的に推奨される消毒法を表14-4に示す．ある材料には完全に適している消毒法でも，他の材料では避けるほうがよい場合もある．ポリエーテル印象材や"親水性"付加型シリコーン印象材は水分を吸収して変形しやすいので，グルタールアルデヒド溶液中に浸けずに，スプレーしてビニール袋に保管したほうがよい．消毒は院内感染を予防し，歯科技工士を危険にさらさないために不可欠な手順である．適切に行えば，消毒は弾性印象材の精度や表面性状の再現性に影響しない[76-79]．

❻ 評　価

採得した印象（図14-39）を消毒した後，作業模型を作製する前に注意深く精査する．ラバー系印象材で採得した印象は，乾燥してから評価するべき

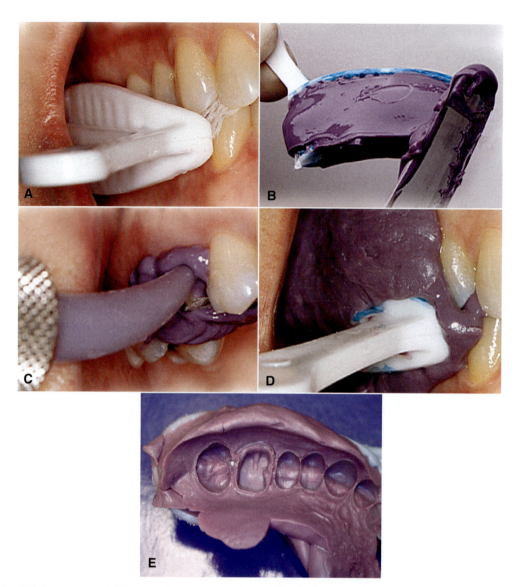

図 14-38　閉口印象法．A：トレーを選択し，評価する．B：トレーに印象材を盛る．C：シリンジを用いて印象材を注入する．D：咬頭嵌合位に閉口させる．E：採得した印象．（A〜D の提供：Premier Dental Products Co., Plymouth Meeting, Pennsylvania）

表 14-4　印象材の消毒法

消毒法	不可逆性[*1]ハイドロコロイド	可逆性[*1]ハイドロコロイド	ポリサルファイド	シリコーン	ポリエーテル[*2]
グルタールアルデヒド 2％溶液（浸漬時間 10 分）	推奨できない	推奨できない	適	適	否
ヨードフォア（213 倍溶液）	適	適	適	適	否
塩素化合液（漂白剤の 10 倍溶液）	適	適	適	適	適
フェノール化合液	推奨できない	データ不足	適	適	否
フェノール性グルタールアルデヒド	推奨できない	適	適	適	否

(Merchant VA: Update on disinfection of impressions, prostheses, and casts. ADA 1991 guidelines. J Calif Dent Assoc 20: 10, 31, 1992. を改変)

[*1] 浸漬時間は最小限とする．グルタールアルデヒド溶液に浸漬し，滅菌水で洗浄した後，再びグルタールアルデヒド溶液に浸す．湿潤状態で 10 分間維持してから石膏を注入する．別法として，次亜塩素酸ナトリウムをスプレーし，洗浄後，再びスプレーする．同様に 10 分後に石膏注入する．

[*2] 長時間浸漬すると吸水膨潤が起こる．10 倍次亜塩素酸あるいは二酸化塩素；スプレーと洗浄を 2 回ずつ行い，もう一度スプレーして約 10 分後に石膏を注入する．

14章 歯周組織の管理と印象採得

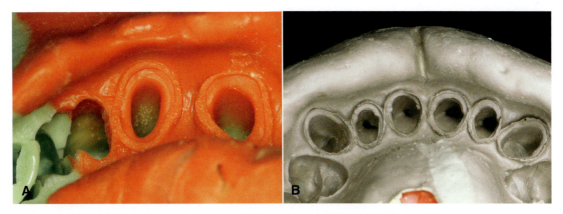

図 14-39 採得した印象．注意深く操作することにより，印象材はマージン部を越えて根尖側まで到達するので，全周にわたり袖口状の形態となり，歯型のトリミングやワックスパターンのカントゥア付与が非常に容易になる．

である．以下の点を考慮して評価する．

1. 印象材は適切に練和されていたか？ ベースやキャタリストが縞状になって見える印象は疑わしいので，破棄するべきである．
2. 印象材を通して各個トレーが見えている箇所はないか？ このような箇所が認められた場合には，印象の質に影響を与える可能性があるかを確認しなければならない．トレーが回転した結果，正確な位置に置かれていないという失敗がよくみられる．そのためトレーが複数の歯に接触し，印象材の厚みが不均一になることがある．通常，接触はストッパー部だけに起こるが，重要な部位で接触しているときは印象を破棄し，新しい印象を採得しなければならない．印象材の薄い部分が形成歯付近でなければ，そのまま使えることもある．
3. 印象の気泡，ひだ，しわはないか？ 注意して操作していればこれらは避けられたはずであるが，重要ではない部位（形成歯のマージンから十分離れている場合など）に生じた小さな欠陥であれば，容認できる場合もある．慎重に判断しなければならない．
4. 印象材が形成歯のマージンを越えて途切れず均一に延びているか？ マージンの適合が良好で適正なカントゥアをもつ修復物を作製するためには，このことが欠かせない．
5. 印象材がトレーからはがれていないか？ このことは印象変形の主たる原因であり，接着剤の塗布や乾燥が不適切であった場合に起こる．

6. デジタル印象法

口腔内や模型をデジタル印象するという概念は，1970年代にDuretによって最初に紹介された[80]．Mörmannらは院内で使用できる光学印象およびセラミック加工システムを初めて開発し，患者の口腔内で直接光学印象されたデータを使って，焼結されたセラミックブロックからチェアサイドでインレーを加工することができるようになった[81]．当初の光学印象は，現在の水準からすると低解像度のビデオチップでストライプパターン（縞模様）をスキャンするシステムであり，口腔内の光学印象が最初に採得されたのは1982年である．

このシステムによって作製された修復物は適合精度が不十分で，口腔内で相当な調整を要した．スキャニングのテクノロジーはその後数十年で長足の進歩を果たし，今日では形成歯の寸法精度において従来の印象法と同等もしくはそれ以上の性能を獲得している[82, 83]．

改良を積み重ねることにより，光学印象の適応は初期のインレーから徐々にアンレーや部分被覆冠へと拡大され，現在では全部被覆冠やショートスパンブリッジにも使用できるようになっている．

デジタル印象法の一般歯科への導入はまだ一般的とはいえない状況だが，いくつかの技工操作を加速させる可能性を有している．光学印象によって得られたデータは歯科医院内の加工機器に送信され，修復物をチェアサイドでその日に装着することができる．あるいは，院外の歯科技工所に送信し，従来の

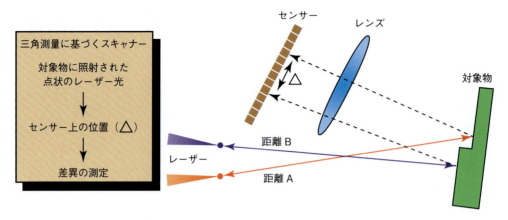

図14-40 三角測量に基づくスキャナーの原理.

1 スキャニングシステムの種類

　三次元スキャニングシステムは歯科において広く受け入れられ，一般的な方法として認知されている．この技法は産業デザインのためのラピッドプロトタイピングにおいて活用され，エンターテインメント産業においても使用されている．

　スキャナーには接触型と非接触型がある．接触型ではプローブを使ってスキャニングの対象物と物理的に接触してデータを得る．これは，合い鍵をつくるための機械と同じ原理を使用している．しかし，スキャナーのセンサーと対象物が接触することで，脆弱な表面に損傷を与える可能性がある．このため接触型のスキャナーは美術館レベルの工芸品など代替できない貴重品や高価なものをスキャンするのには向いていない．このような理由により非接触型スキャナーが注目されるようになり，今日われわれになじみがある歯科光学印象が開発されることとなった．

　非接触型スキャナーは，放射線，超音波，光線などを使用するが，歯科用のスキャナーは三次元の光スキャナーで，捕捉したピクセルごとの距離情報を収集するものである．スキャニングの目的は三次元の"ポイントクラウド（無数の点の集合）"を生成することであり，これを変換して三次元構造物のバーチャルデータとし，今後の操作に備えて記録する．初期のシステムではシングルスタティックスキャニング（二次元的な単一静止画像のスキャニング）が行われていたが，スキャニングの対象物が三次元的に複雑な構造となるにつれて，コンピュータにより正確に三次元化するためには，複数回のスキャニングを多くの方向から行う必要が生じてきた．三次元スキャナーは特定の光のパターンを対象物に照射して，センサーにより既知のパターンからの歪みやずれを測定することで，これを距離情報として算出する．

　大部分の歯科用スキャナーは三角測量の原理に基づいており，これは1970年代に開発された初期のテクノロジーが使用していた原理と同じである[84]．光源（一般的にはレーザー光）を対象物に照射し，入射光から少し角度をつけて設置したセンサーで反射光を捕捉する．次のレーザー光が，光源から異なる距離の隣接部位から反射すると，配列されたセンサー上に異なる位置として記録される（図14-40）．この差を利用して対象物に対する距離の違いを算出し，スキャンした表面のトポグラフィー（地形図）を生成する．

　これまでの固定式スキャナーはヘッドと本体が一体化しているのに対し，スキャナーの解像度が向上したため，データ収集中にスキャナーのヘッドを動かすことが可能となった．この技術により現在使用されているような口腔内スキャナーが開発され，形成歯の周囲や歯列に沿って動かしながら情報を収集できるようになった．スキャナーに組み込まれているトラッカーもしくは複数のカメラを使って赤外線LEDからの環境光を記録して，スキャナーのヘッ

ドが移動した経路の空間的記録を保存する．移動した経路の記録は，対象物の表面の形状を計算するのに必要である．また，これらのデータは，操作中に術者が不注意で動いてしまった場合にその動きを補正するために利用される．現行のスキャナーの精度は10〜20 μmの範囲に収まっている．

2 光の反射

スキャニングの精度は，入射光の均一な表面反射が得られるかどうかにある程度依存している．表面反射が不規則あるいは不完全な場合は，精度は落ちることが予測される．光学スキャナーは，歯のような透明感や光沢のある物体をスキャンする際にはある程度の困難を伴う．歯は入射光を散乱させ，一部の分散光は再び現れる前に側方へ進む．その結果，配列されたセンサーに向かう反射光が影響を受ける．反射率の高い粉末（酸化チタンなど）で被膜をつくれば，この影響を補正することができるが，スキャニングの精度が低下するおそれがあるので，被膜の厚みによって対象物の形態を変えないよう注意が必要である．粉末で被膜をつくるには，対象物が乾燥している必要がある．あるシステム（Planmeca PlanScan System, E4D Technologies）では，データ収集が困難な場合（特に薄く透明感の高いエナメル質や，金属製の修復物といった反射率の高い表面）は蛍光ペンの使用を推奨している．

3 アクティブウェーブフロントサンプリング

アクティブウェーブフロントサンプリングの原理（レーザースキャニング）を使った歯科用スキャニングシステムとしては，トゥルー デフィニション スキャナー（図14-41，3M ESPE Dental）がある[85]．このシステムでは1枚のレンズにより複雑な専用のアルゴリズムを使って必要な情報を得る[84,85]．スキャナーは小型軽量のペン型で，複数の位置から片手で操作が可能である．印象採得の準備が整ったら，熟達した術者であれば歯列を60秒以内でスキャンすることができる．

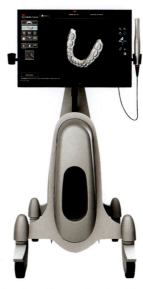

図14-41　3M トゥルー デフィニション スキャナーはアクティブウェーブフロントサンプリングの原理を利用して形成歯を正確にスキャンする．（提供：3M ESPE Dental, St. Paul, Minnesota）

4 並列共焦点スキャニング

iTeroの原理

レーザースキャナーとは対照的に，あるシステムでは多数（100,000）の赤色光線を同時照射する．スキャナーヘッドのセンサーは特定の距離からの反射光を透過するようにあらかじめプログラムされている．既知の距離からの反射光のみがフィルターを通過し，表面の形状を生成するのに使用される．このシステムでは200個の焦点深度で1,000,000個の照射ポイントを用いて，50 μmの方位分解能を得る．このシステムでは，粉末の塗布は必要としない．

5 収集したデータの構築

スキャンが終了して生成されたコンピュータファイルは，オープンフォーマットもしくはクローズドフォーマットである．オープンシステムではデータは業界標準化フォーマットで表示され，特定のメーカーに関係なく読み取ることができるが，歯科技工所は最初にソフトウェアの互換性（ソフトウェアインターフェイス）を確立するのにテクニカルサポートに関する情報が必要になるかもしれない．

クローズドファイルはメーカーとリンクした専用のファイルで，データを使用して補綴物を作製でき

るのは，そのメーカー専用のソフトウェアと機器に限られる．

6 光学印象機器

チェアサイドで使用する光学印象機器は，スクリーンを備えたコンピュータが移動可能な基部にとりつけられたものである．ペン型のスキャナーを用いて口腔内から直接データを収集する．一部のシステム（図14-42）では，三次元的光学印象を行いながら，口腔内の対象物を直接映像化することが可能になっている．

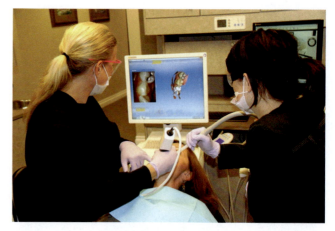

図14-42　光学印象の採得

7. まとめ

歯および周囲組織の印象（陰型）を用いて模型が得られ，計画した修復物が模型上で作製される．優れた印象とは各形成歯の正確な陰型であり，すべての形成面だけでなく，マージンに隣接する形成していない歯質も十分な範囲で含んでいなければならない．

印象を成功させるためには，軟組織の健康と唾液のコントロールが不可欠であるが，歯肉を損傷しないように注意しなければならない．十分な防湿を行うためにロール綿，吸湿カード，排唾管が必要である．印象採得の間，患者の不快感を最小限に抑え，唾液の分泌を減少させるために局所麻酔が推奨される．

形成歯の歯肉縁下マージンに印象材を到達させるために，機械的，化学的，または外科的方法を用いて歯肉を圧排することができるが，弱い収斂剤〔塩化アルミニウム（$AlCl_3$）など〕をしみ込ませた細い圧排糸の使用が推奨される．スメア層を保護するために，収斂剤を歯質の形成面に長時間接触させるのは避けなければならない．

ラバー系印象材を用いるときは，アクリルレジン製の各個トレーを使うべきである．印象材の種類にかかわらず，口腔内から撤去したら水洗し，乾燥して消毒する．ポリサルファイドを用いて採得した印象は1時間以内に石膏を注入しなければならないが，ポリエーテルや付加型シリコーンを用いて採得した印象は寸法安定性が高く，石膏を注ぐまでにかなりの時間をおくことができる．ポストスペースの印象と同様に，ピン維持の修復物用の印象を採得するときは，ピンホールの正確な印象を得るためにセメントチューブ，レンツロ，ナイロン毛が必要である．この方法でも，既述した他の方法と同様，正確に適合する修復物を作製するには良好な印象が欠かせない．

Study Questions

1. 弾性印象材による印象採得を成功させるために不可欠な事柄を挙げよ．
2. 形成された歯面に確実に印象材を到達させる方法を3つ挙げ，また，それぞれの適応，禁忌を挙げよ．
3. 固定性補綴物のための印象材を3種類挙げ，その長所，短所を述べよ．また，それぞれの使用法を説明せよ．
4. エレクトロサージェリーを行う前に考慮するべき点を10項目挙げよ．
5. 各個トレーに要求される条件とは何か？
6. 印象材によって消毒法が異なるが，印象材を3種類選択し推奨されるそれぞれの消毒法の違いを説明せよ．
7. スキャニングに使用されている三角測量の原理を説明せよ．
8. 光学印象されたデータのオープンシステムによる構築とクローズドシステムによる構築の違いは何か？

●引用文献

1. McCormick JT, et al: Wettability of elastomeric impression materials: effect of selected surfactants. Int J Prosthod 2: 413, 1989.
2. Kissov HK, Chalashkanova MI: The impression as a means for analysis of clinical mistakes in fixed prosthodontics. Folia Med (Plovdiv) 43 (1-2): 84, 2001.
3. Council on Dental Therapeutics, American Dental Association: Accepted dental therapeutics, 38th ed, p 247. Chicago, American Dental Association, 1979.
4. Sherman CR, Sherman BR: Atropine sulfate: a current review of a useful agent for controlling salivation during dental procedures. Gen Dent 47: 56, 1999.
5. Findlay D, Lawrence JR: An alternative method of assessing changes in salivary flow: comparison of the effects of clonidine and tiamenidine (HOE 440). Eur J Clin Pharmacol 14: 231, 1978.
6. Wilson EL, et al: Effects of methantheline bromide and clonidine hydrochloride on salivary secretion. J Prosthet Dent 52: 663, 1984.
7. Baba NZ, et al: Gingival displacement for impression making in fixed prosthodontics: contemporary principles, materials, and techniques. Dent Clin North Am 58: 45, 2014.
8. Bennani V, et al: Comparison of pressure generated by cordless gingival displacement materials. J Prosthet Dent 112 (2): 163, 2014.
9. Acar O, et al: A clinical comparison of cordless and conventional displacement systems regarding clinical performance and impression quality. J Prosthet Dent 111: 388, 2014.
10. Laufer BZ, et al: The closure of the gingival crevice following gingival retraction for impression making. J Oral Rehabil 24: 629, 1997.
11. Bowles WH, et al: Evaluation of new gingival retraction agents. J Dent Res 70: 1447, 1991.
12. Land MF, et al: Disturbance of the dentinal smear layer by acidic hemostatic agents. J Prosthet Dent 72: 4, 1994.
13. Land MF, et al: Smear layer instability caused by hemostatic agents. J Prosthet Dent 76: 477, 1996.
14. Rosenstiel SF, Rashid RG: Postcementation hypersensitivity: scientific data versus dentists' perceptions. J Prosthodont 12: 73, 2003.
15. Pelzner RB, et al: Human blood pressure and pulse rate response to racemic epinephrine retraction cord. J Prosthet Dent 39: 287, 1978.
16. Jokstad A: Clinical trial of gingival retraction cords. J Prosthet Dent 81: 258, 1999.
17. Hansen PA, et al: Current methods of finish-line exposure by practicing prosthodontists. J Prosthodont 8: 163, 1999.
18. Cranham JC: Tips from the lab: predictable impressioning. Dent Equip Mater (May-June): 46, 2003.
19. Sarmento HR, et al: A double-blind randomised clinical trial of two techniques for gingival displacement. J Oral Rehabil 41: 306, 2014.
20. Feinmann BPP, Martignoni M: Material and method for dentistry. Washington, D.C., U.S. Patent Office, Publication No. US4677139A, June 30, 1987.
21. LaForgia A: Cordless tissue retraction for impressions for fixed prosthesis. J Prosthet Dent 17 (4): 379, 1967.
22. Livaditis GJ: The matrix impression system for fixed prosthodontics. J Prosthet Dent 79: 208, 1998.
23. Harris HS: Electrosurgery in dental practice. Philadelphia, JB Lippincott, 1976.
24. Gnanasekhar JD, al-Duwairi YS: Electrosurgery in dentistry. Quintessence Int 29: 649, 1998.
25. Louca C, Davies B: Electrosurgery in restorative dentistry. I. Theory. Dent Update 19: 319, 1992.
26. Louca C, Davies B: Electrosurgery in restorative dentistry. II. Clinical applications. Dent Update 19: 364, 1992.
27. Podshadley AG, Lundeen HC: Electrosurgical procedures in crown and bridge restorations. J Am Dent Assoc 77: 1321, 1968.
28. Maness WL, et al: Histologic evaluation of electrosurgery with varying frequency and waveform. J Prosthet Dent 40: 304, 1978.
29. DeVitre R, et al: Biometric comparison of bur and electrosurgical retraction methods. J Prosthet Dent 53: 179, 1985.
30. Walter C: Dental treatment of patients with cardiac pacemaker implants. Quintessence Int 8: 57, 1975.
31. Dawes JC, et al. Electrosurgery in patients with pacemakers/implanted cardioverter defibrillators. Ann Plast Surg 57: 33, 2006.
32. Krejci RF, et al: Effects of electrosurgery on dog pulps under cervical metallic restorations. Oral Surg 54: 575, 1982.
33. Parker S: The use of lasers in fixed prosthodontics. Dent Clin North Am 48: 971, 2004.
34. Scott A: Use of an erbium laser in lieu of retraction cord: a modern technique. Gen Dent 53: 116, 2005.
35. Gherlone EF, et al: The use of 980-nm diode and 1064-nm Nd: YAG laser for gingival retraction in fixed prostheses. J Oral Laser Appl 4: 183, 2004.
35a. Schoinohoriti OK, Chrysomali E, Iatrou I, et al: Evaluation of lateral thermal damage and reepithelialization of incisional wounds created by CO2-laser, monopolar electrosurgery, and radiosurgery: a pilot study on porcine oral mucosa. Oral Surg Oral Med Oral Pathol Oral Radiol 113: 741-747, 2012.
36. Tjan AH, et al: Clinically oriented evaluation of the accuracy of commonly used impression materials. J Prosthet Dent 56: 4, 1986.
37. Setz J, et al: Profilometric studies on the surface reproduction of dental impression materials. Dtsch Zahnarztl Z 44: 587, 1989.
38. Luebke RJ, et al: The effect of delayed and second pours on elastomeric impression material accuracy. J Prosthet Dent 41: 517, 1979.
39. Eames WB, et al: Elastomeric impression materials: effect of bulk on accuracy. J Prosthet Dent 41: 304, 1979.
40. Cullen DR, Sandrik JL: Tensile strength of elastomeric impression materials, adhesive and cohesive bonding. J Prosthet Dent 62: 142, 1989.
41. Herfort TW, et al: Tear strength of elastomeric impression materials. J Prosthet Dent 39: 59, 1978.
42. Hondrum SO: Tear and energy properties of three impression materials. Int J Prosthodont 7: 517, 1994.
43. Harcourt JK: A review of modern impression materials. Aust Dent J 23: 178, 1978.
44. Fusayama T, et al: Accuracy of the laminated single impression technique with silicone materials. J Prosthet Dent 32: 270, 1974.
45. Tjan AH: Effect of contaminants on the adhesion of light-bodied silicones to putty silicones in putty-wash impression

technique. J Prosthet Dent 59: 562, 1988.
46. Henry PJ, Harnist DJR: Dimensional stability and accuracy of rubber impression materials. Aust Dent J 19: 162, 1974.
47. Mansfield MA, Wilson HJ: Elastomeric impression materials: a method of measuring dimensional stability. Br Dent J 139: 267, 1975.
48. Nally FF, Storrs J: Hypersensitivity to a dental impression material: a case report. Br Dent J 134: 244, 1973.
48a. Mittermüller P, Szeimies RM, Landthaler M, et al: A rare allergy to a polyether dental impression material. Clin Oral Investig 16: 1111-1116, 2012.
49. Lacy AM, et al: Time-dependent accuracy of elastomer impression materials. II. Polyether, polysulfides, and polyvinylsiloxane. J Prosthet Dent 45: 329, 1981.
50. Sivers JE, Johnson GK: Adverse soft tissue response to impression procedures: report of a case. J Am Dent Assoc 116: 58, 1988.
51. Peregrina A, et al: Effect of two types of latex gloves and surfactants on polymerization inhibition of three polyvinylsiloxane impression materials. J Prosthet Dent 90: 289, 2003.
52. Al-Sowygh ZH: The effect of various interim fixed prosthodontic materials on the polymerization of elastomeric impression materials. J Prosthet Dent 112 (2): 176, 2014.
53. Tseng KC, et al: Effect of dithiocarbamate on polymerization of polyvinylsiloxane impression materials [Abstract 1645]. Presented at American Association of Dental Research/International Association of Dental Research Annual Session, Baltimore, March 9-12, 2005.
54. Kimoto K, et al: Indirect latex glove contamination and its inhibitory effect on vinyl polysiloxane polymerization. J Prosthet Dent 93: 433, 2005.
55. Matis BA, et al: The effect of the use of dental gloves on mixing vinyl polysiloxane putties. J Prosthodont 6: 189, 1997.
56. Boening KW, et al: Clinical significance of surface activation of silicone impression materials. J Dent 26: 447, 1998.
57. Pratten DH, Craig RG: Wettability of a hydrophilic addition silicone impression material. J Prosthet Dent 61: 197, 1989.
58. Oda Y, et al: Evaluation of dimensional stability of elastomeric impression materials during disinfection. Bull Tokyo Dent Coll 36: 1, 1995.
59. Millar BJ, et al: In vitro study of the number of surface defects in monophase and two-phase addition silicone impressions. J Prosthet Dent 80: 32, 1998.
60. Nassar U, et al: An in vitro study on the dimensional stability of a vinyl polyether silicone impression material over a prolonged storage period. J Prosthet Dent 109: 172, 2013.
61. Peregrina A, et al: The effect of different adhesives on vinyl polysiloxane bond strength to two tray materials. J Prosthet Dent 94: 209, 2005.
62. Millstein P, et al: Determining the accuracy of stock and custom tray impression/casts. J Oral Rehabil 25: 645, 1998.
63. Gordon GE, et al: The effect of tray selection on the accuracy of elastomeric impression materials. J Prosthet Dent 63: 12, 1990.
64. Martinez LJ, von Fraunhofer JA: The effects of custom tray material on the accuracy of master casts. J Prosthodont 7: 106, 1998.
65. Wirz J, et al: Light-polymerized materials for custom impression trays. Int J Prosthod 3: 64, 1990.
66. Bindra B, Heath JR: Adhesion of elastomeric impression materials to trays. J Oral Rehabil 24: 63, 1997.
67. Burton JF, et al: The effects of disposable and custom-made impression trays on the accuracy of impressions. J Dent 17: 121, 1989.
68. Pagniano RP, et al: Linear dimensional change of acrylic resins used in the fabrication of custom trays. J Prosthet Dent 47: 279, 1982.
69. McCabe JF, Carrick TE: Rheological properties of elastomers during setting. J Dent Res 68: 1218, 1989.
70. Chong YH, et al: The effect of mixing method on void formation in elastomeric impression materials. Int J Prosthod 2: 323, 1989.
71. Wilson EG, Werrin SR: Double arch impressions for simplified restorative dentistry. J Prosthet Dent 49: 198, 1983.
72. Donovan TE, Chee WWL: A review of contemporary impression materials and techniques. Dent Clin North Am 48: 445, 2004.
73. Johnson GH, et al: Clinical trial investigating success rates for polyether and vinyl polysiloxane impressions made with full-arch and dual-arch plastic trays. J Prosthet Dent 103: 13, 2010.
74. Ceyhan JA, et al: The effect of tray selection, viscosity of impression material, and sequence of pour on the accuracy of dies made from dual-arch impressions. J Prosthet Dent 90: 143, 2003.
75. Wöstmann B, et al: Accuracy of impressions obtained with dual-arch trays. Int J Prosthodont 22: 158, 2009.
76. Drennon DG, et al: The accuracy and efficacy of disinfection by spray atomization on elastomeric impressions. J Prosthet Dent 62: 468, 1989.
77. Drennon DG, Johnson GH: The effect of immersion disinfection of elastomeric impressions on the surface detail reproduction of improved gypsum casts. J Prosthet Dent 63: 233, 1990.
78. Estafanous EW, et al: Disinfection of bacterially contaminated hydrophilic PVS impression materials. J Prosthodont 21: 16, 2012.
79. Carvalhal CI, et al: Dimensional change of elastomeric materials after immersion in disinfectant solutions for different times. J Contemp Dent Pract 12: 252, 2011.
80. McLaren E. CAD/CAM dental technology. Compend Contin Educ Dent 32: 73, 2011.
81. Mörmann WH. The evolution of the CEREC system. J Am Dent Assoc 137 (Suppl): 7S, 2006.
82. Tidehag P, et al: Accuracy of ceramic restorations made using an in-office optical scanning technique: an in vitro study. Oper Dent 39: 308, 2014.
83. Ng J, et al: A comparison of the marginal fit of crowns fabricated with digital and conventional methods. J Prosthet Dent 112: 555, 2014.
84. Mayer R: Scientific Canadian: invention and innovation from Canada's National Research Council. Vancouver, B.C., Raincoast Books, 1999.
85. Rohaly J, et al: Three-channel camera systems with non-collinear apertures. Washington, D.C., U.S. Patent Office, Publication No. US7372642 B2, May 13, 2008.
86. Kachalia PR, Geissberger MJ: Dentistry a la carte: in-office CAD/CAM technology. J Calif Dent Assoc 38: 323, 2010.

Part II 臨床術式：Section 1

15章
固定性暫間修復物
Interim Fixed Restorations
Anthony G. Gegauff,
Julie A. Holloway

暫間クラウンや暫間ブリッジは，補綴治療に不可欠である．暫間という用語は，「最終処置を行うまでの当面の間，設置しておく」という意味である．形成後わずか2〜3週間で最終修復物が装着されるとしても，固定性暫間修復物は患者と歯科医師の重要なニーズを満たすものでなければならない．残念ながら，テンポラリーという言葉は"ぞんざいさ"を暗示しがちである．この暗示的意味が，治療の暫間修復段階において優勢になれば，臨床的有効性や治療の質は悪影響を受けると思われる．多くの経験により，固定性暫間修復物の必要条件を満たすために費やした時間と労力は，むだではないことが示されている．

不測の事態（技工が遅れる，患者が来院できないなど）のために，固定性暫間修復物が予定の期間より長く機能しなければならないかもしれない．また別のケースでは，意図的に最終修復物の装着を遅らせることもある（たとえば，顎関節症や歯周病の原因を是正しなければならない場合）．予定している治療時間の長さにかかわらず，暫間修復物は患者の健康を維持するのに十分なものでなければならない．したがって，使用期間が短いという予測に基づいて安易に作製するべきではない．

固定性暫間修復物は，形成を行うために患者が来院しているときに作製するので，効率的な手順が必要である．貴重な診療時間を決してむだにすることなく，良好な修復物をつくらなければならない．さもないと，当初節約できると思っていたよりも多くの時間を結果的に失うことになる．たとえば，不適切な修復物のために，本来なら不必要な修理が必要になったり，歯肉炎を治療して再び精密印象を採得しなければならなくなったりする可能性がある．暫間修復物には何が必要とされているのかを歯科医師が十分に理解し，この必要条件を満たすための努力をすれば，このような問題は避けられる．

1. 必要条件

最適な固定性暫間修復物は多くの条件を満たすものでなければならない．これらの条件は相互に関連しているが，生物学的条件，機械的条件，審美的条件に分類することができる（図15-1）．

1 生物学的条件

1 歯髄の保護

固定性暫間修復物は，知覚過敏や歯髄刺激を防ぐ

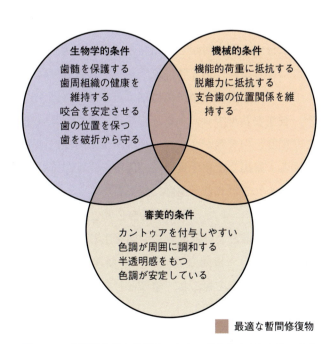

図15-1　暫間修復物を作製するときに考慮するべき条件．中央の部分は生物学的，機械的，審美的条件を十分に満たしており，最適であることを表す．

Part II 臨床術式：Section 1

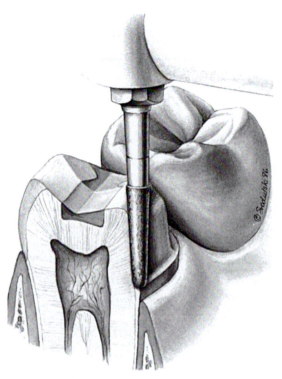

図15-2　歯冠形成による歯髄の損傷と象牙細管の露出

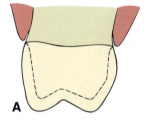
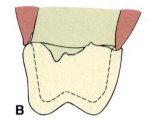

暫間修復物のマージンが適合していないと，その後の処置に支障をきたす．

図15-3　暫間修復物はマージンの適合が良好で，適切なカントゥアをもち，表面が滑沢に仕上げられていなければならない．A：適切なカントゥアの暫間修復物．形成していない歯面になめらかに移行している．B：オーバーカントゥア．修復物から形成していない歯面への移行部に段差があり，マージンも不適合である．これらはプラークが蓄積し，歯周組織の健康を損なう原因になる．

表15-1　歯髄壊死を引き起こす因子

過去	現在（固定性補綴治療中）
齲蝕	形成による外傷
保存修復処置	微生物による刺激
ブラキシズム	乾燥
歯周外科手術	化学的刺激
補綴処置	熱刺激

ために形成歯面を封鎖し，口腔内環境から遮断しなければならない．形成時に象牙細管を切断しているので，ある程度の歯髄損傷は避けられない（図15-2）．健康な状態では，各象牙細管内には細胞体（象牙芽細胞）の突起が存在し，細胞の核が歯髄内に存在する．露出した象牙質周囲の環境を注意深くコントロールしなければ，歯髄に悪影響を与えることが予想される[1]．また，鋳造修復を必要とする歯の歯髄は，形成前および形成後に問題を生じることが多い（表15-1）．極端な場合には，漏洩のために不可逆性の歯髄炎を起こし，結果として根管治療が必要になることもある[2]．

❷ 歯周組織の健康

プラークを除去しやすくするために，暫間修復物

はマージンの適合が良好で，適切なカントゥアをもち，表面が滑沢でなければならない．このことは，クラウンマージンが歯肉縁下にあるときには特に重要である[3]．固定性暫間修復物が不適切で，プラークコントロールが困難になれば，歯肉の健康状態は悪化する[4]．

歯肉の良好な健康状態を維持することが常に望ましいが，固定性補綴治療を行うときには臨床的に非常に重要な意味をもつ．治療中に歯肉に炎症や出血があると，その後の処置（印象採得やセメント合着）が非常に難しくなる．固定性暫間修復物を必要とする期間が長くなるほど，適合やカントゥアの欠陥はより大きな影響を与える（図15-3）．歯肉組織が圧迫されると，虚血状態に陥りやすい．まず組織が白くなるので，圧迫されている部位を特定することができる．この状態が解消されなければ局所的な炎症や壊死が起こりうる．

❸ 適切な咬合関係と歯の位置

固定性暫間修復物によって，隣在歯や対合歯との適切な接触を確立または維持しなければならない（図15-4）．接触が不十分であれば，歯の挺出や水平方向への移動が起こる．最終補綴物の試適評価時に早期接触があれば，挺出していることを示している．チェアサイドでこれを修正できる場合もある

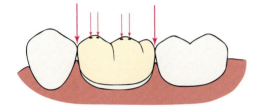

暫間修復物が適切に装着されていないと歯が移動してしまい，さらに別の処置が必要となる．

図 15-4 適切な咬合接触，隣接面接触を与えることによって，患者の使用感が向上し，歯の位置も維持される．

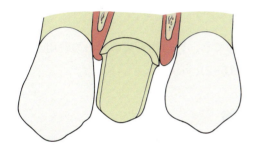

図 15-5 隣接面接触がないと歯が移動してしまう．結果として歯根の近接を生じ，印象採得の前に外科処置または矯正処置が必要になることもある．

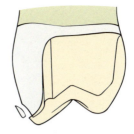

図 15-6 暫間修復物は歯を保護しなければならない．印象採得後の歯の破折は治療を長引かせ，保存修復ができなくなることもある．

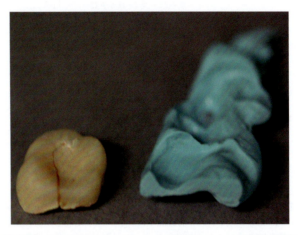

図 15-7 アクリリックレジンによる暫間クラウンの破折．顎間記録により，形成歯と対合歯との間隙が不足していたことが判明した．

が，時間がかかるうえに咬合面形態や機能が良好でない修復物になってしまうことが多い．著しい挺出がみられるときは，再形成と再印象が必要になることもある．水平方向へ歯が移動していると，最終修復物の隣接面接触に過不足が生じる．接触が強すぎる場合はチェアサイドでの長時間の調整が必要であり，弱すぎる場合は接触が不十分な部分に金属や陶材を追加する技工操作が必要である．このような努力をしてもクラウンの隣接面のカントゥアはゆがんでしまう．このような変形に加えて歯根の近接も起こるので（図 15-5），口腔清掃が妨げられるおそれがある．

4 エナメル質破折の予防

固定性暫間修復物は，形成により弱くなった歯を保護するものでなければならない（図 15-6）．部分被覆冠の形成で，マージンが咬合面近くに設定されており，咀嚼中に破折する可能性がある場合は特に注意が必要である．エナメル質のごく一部が欠けるだけでも最終補綴物は不十分なものになり，時間のかかる再製が必要になる．

2 機械的条件

1 機 能

固定性暫間修復物に加わる応力は，咀嚼時に最大になる．患者が食物を補綴物で噛むことを避けないかぎり，最終補綴物に生じるのとほぼ同じ内部応力が暫間修復物に生じる．しかしながら，暫間修復物の材料であるポリメチルメタクリレート（PMMA）レジンの強度は陶材焼付用合金の約 1/20 であるため[5]，破折が起こりやすい．全部被覆冠の暫間修復物では，歯質削除量が十分であれば，破折することはほとんどない（図 15-7）．頻繁に破損が起こるのは部分被覆冠やブリッジの暫間修復物である．部分被覆冠は歯を完全に取り囲んでいないため，本質的に弱いからである．

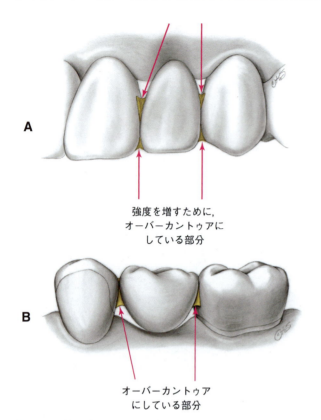

強度を増すために,
オーバーカントゥアに
している部分

オーバーカントゥア
にしている部分

図 15-8　暫間ブリッジの連結部は意図的にオーバーカントゥアにすることが多い. A：前歯部では，オーバーカントゥアの程度は審美的条件による制約を受ける. B：臼歯部では審美的条件による制約は少ないが，オーバーカントゥアにすることによって歯周組織の健康維持が損なわれてはならない.

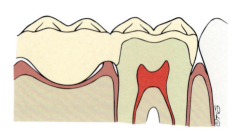

図 15-9　近遠心断面で見ると，連結部がオーバーカントゥアになっているため，歯肉を侵害している. 圧迫による虚血が起こり，プラークコントロールが困難になるため歯肉炎を助長する.

表 15-2　ファイバー強化型暫間修復物の適応

| スパンの長い臼歯部ブリッジ |
| 治療期間が長い |
| 患者がどうしても補綴物に過剰な力を加えてしまう |
| 咀嚼筋が平均以上に強い |
| 頻繁な破折の既往がある |

　固定性暫間ブリッジは梁として機能しなければならない. この梁を介して大きな咬合圧が支台歯に伝えられるので，連結部に大きな応力が生じる[6]. このため連結部で破折などの失敗が起こりやすい. 失敗のリスクを減らすためには，暫間修復物の連結部は最終補綴物の場合よりも大きくする（図 15-8）. 強度を増すために鼓形空隙を浅く鈍角にする. これにより，連結部の断面積が増加するとともに，鋭い内線角に起因する応力集中が減少する. 生物学的条件によって（審美的条件によることもある），連結部をどこまで大きくできるかには限界がある. 歯周組織の健康を害さないために，歯肉付近ではオーバーカントゥアにしてはいけない（図 15-9）. プラークコントロールのしやすさを優先するべきである.

　場合によっては，ファイバー強化型加熱重合レジンや鋳造金属を用いて暫間修復物を作製することで，術者と患者にとって利便性が高まると同時に時間が節約でき，修復物再製のための費用も不要となる（表 15-2）.

2 脱　離

　歯髄刺激や歯の移動を防ぐために，脱離した暫間修復物はただちに再装着しなければならない. 通常，予約外の来院が必要であり，歯科医師にとっても患者にとっても不都合な事態となる. 脱離は，適切な形成を行い暫間修復物の内面を緊密に適合させることで防ぐことができる. 修復物と歯との間にスペースがありすぎると，仮着用セメントへの負荷が大きくなる. 仮着用セメントは合着用セメントに比べて強度が劣るため，大きな力には耐えられない. さらに生物学的理由からも，既製冠の内面を裏装せずにそのまま暫間修復物として用いるのは避けるべきである.

3 再使用のための撤去

　暫間修復物は再使用しなければならないことが多いため，次回来院時に歯から撤去するときに損傷しないようにしなければならない. ほとんどの場合，セメントが十分に弱く暫間修復物が適切に作製されていれば，撤去時に壊れることはない.

3 審美的条件

　固定性暫間修復物の外観は切歯と犬歯で特に重要

である（小臼歯が含まれることもある）．修復されていない天然歯の外観をそのまま再現することは不可能かもしれないが，歯のカントゥア，色，半透明感，表面性状は重要な特性である．必要ならば審美性を高め，その人らしさを表現する方法はあるが，そのような手法が常に要求されるわけではない．詳細は『審美性の向上』の項で後述する．

まず最初に材料が隣在歯の色調に調和していることが，補綴処置における重要な必要条件である．しかし，レジンによっては時間の経過により口腔内で変色するものがあるため[7]，暫間修復物の長期使用が予想される場合は，色調の安定性（と色素沈着傾向）が材料の選択を左右する．

暫間修復物は，最終修復物において最適な審美性を得るためのガイドとして用いられることが多い．全部床義歯補綴では通常，蠟義歯の試適評価を行うので，義歯を作製する前に，歯科医師の考える審美性について患者の意見を聞くことができる．患者が変更を求めることが多く，この段階での変更は容易なので，試適を不可欠と考えている歯科医師は多い．前歯部の固定性補綴物は患者の容貌に大きく影響するため，患者の意見を聞く機会を設けるべきである．美や個人の容貌の評価はかなり主観的なものであり，言葉で伝えるのは難しい．最終補綴物に近似している暫間修復物は，患者が補綴物の審美性を検討し，自分自身のイメージに与える影響を考慮するうえで重要な役割を果たすことができる．信頼できる第三者の意見を聞いてみるのも，患者にとって有用である．暫間修復物を正確に作製することは，最終補綴物の設計について具体的なフィードバックを得るための有用な手段となる．言葉による表現だけでは非常に曖昧で，修正しすぎてしまうことが多い．修正しすぎた最終補綴物を元に戻すのは困難もしくは不可能である．暫間修復物の外観が，歯科医師と患者の双方にとって満足できるものになるまで形態を整え，修正する．良好な外観が得られたら，暫間修復物の印象採得を行い，石膏を注入して模型を作製する．この模型は固定性補綴物の技工指示書とともに技工サイドに送られ，技工サイドではこの模型から最終修復物のカントゥアを再現する（図

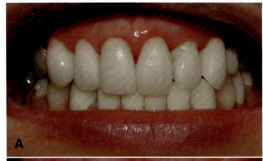
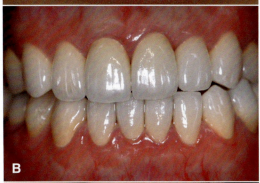
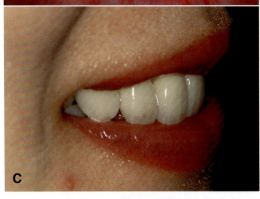

図15-10　A：最終修復物の作製にかかる前に，暫間ブリッジによってアンテリアガイダンス，切端の位置，正しい発音，機能を確立した．B・C：最終修復物は形態と機能において暫間修復物に非常に近似している．

15-10）．診断用ワックスアップの段階からこの方法を採用すると，最も効率的である．患者の意見を取り入れて方針を決定することで，患者がより満足する結果が得られる．

2. 材料と作製法

さまざまな材料を用いた多くの方法により，良好な暫間修復物を作製することができる（図15-11）．新しい材料が登場するとそれを使った方法が報告され，さらに多様性が広がる．すべての作製法においてモールド（型）が作製され，その中に塑性材料を流し込むか充塡する．このモールドは，相互に関連する2つの部分からなる．1つは，クラウンやブリッジの外側のカントゥアをつくる部分で

あり，もう1つは，形成歯面や（欠損がある場合は）欠損部顎堤との接触域をつくる部分である．モールドのこれら2つの部分を指す用語として，外面用モールド（external surface form：ESF）と組織面用モールド（tissue surface form：TSF）が提唱されている．以下の考察では，これらの用語を用いる．

1 外面用モールド（ESF）

修復物の外面を作製するためのモールド（ESF）は，個別につくられるもの（カスタムメード）と既製のものとの2つに分類される．

① 個別につくられるESF（カスタムメード）

カスタムメードのESFは，形成前の患者の歯あるいは修正を加えた診断用模型の印象（陰型）である．どのような印象材を選択してもよいし，直接法で採得する場合もある．アルジネートかシリコーンを用いて片側トレーで印象を採得すると便利である．付加型シリコーンのほうがコストは高いが，保管しておいて将来的に再使用することができる．また，ESFを正確な位置に戻すのも容易であり，印象材が薄い部分（歯間部や歯頸部マージン付近にみられることがある）をトリミングしておけば，良好な修復物が得られる（図15-12）．モールド用パテはトレーなしで使用することができ，鋭利なナイフで簡単にトリミングができるため，広く用いられて

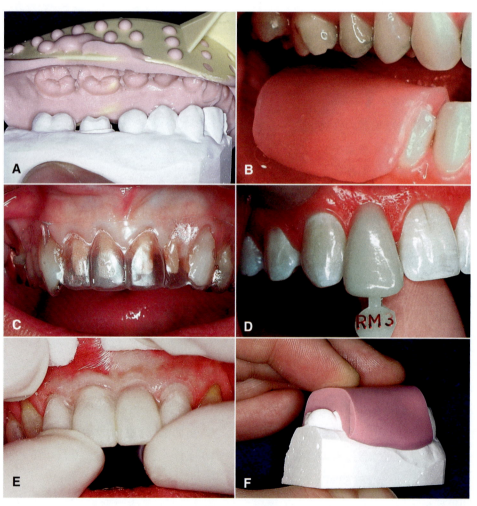

図15-11 暫間修復物を作製するのに用いるモールドにはさまざまなものがあるが，いずれも外面用モールド（ESF）と組織面用モールド（TSF）からなる．直接法では患者の口腔を直接TSFとして用いる．A：間接法．ESFはアルジネート印象，TSFは即硬性石膏模型．B：直接法．ESFはベースプレートワックス印象，TSFは患者．C：直接法．ESFは真空成型のアセテートシート，TSFは患者．D：直接法．ESFはポリカーボネート製の既製シェル，TSFは患者．E：間接−直接法．ESFは間接法でカスタムメードされた4ユニットブリッジ（上顎右側側切歯〜上顎左側側切歯）のシェル，TSFは患者．F：間接法．ESFはシリコーンパテ印象，TSFは形成歯の即硬性石膏模型．

いる．また柔軟性があるため，重合したレジンも取り出しやすい（図15-13）．

熱可塑性シートからカスタムメードのESFをつくることもできる．シートを加熱し，材料に柔軟性がある間に真空または空気圧下で石膏模型に適合させる（図15-14）．この方法で作製される透明な型は壁が薄く，咬合にほとんど干渉しないので，直接法におけるメリットが大きい．これにレジンを満たして口腔内に挿入し，患者に最大嵌合位まで閉口させて所定の正しい位置に収める．若干の咬合調整が必要である．しかしながら，材料の薄さは直接法の際の欠点にもなる．レジンの重合熱を材料が十分に発散しないので，熱により組織が損傷される前に口腔内から撤去するように注意しなければならない．熱可塑性のESFは固定性補綴治療の臨床および技工の段階で他の用途にも使われる．たとえば，歯質削除量が十分かどうかを評価するのに役立つ[8,9]（図15-15）．

透明シートには酢酸セルロースやポリプロピレン製のものがあり，サイズや厚みもさまざまである．暫間修復物の作製には，厚さ0.5mm（0.020インチ），125×125mmのものが推奨される．ポリプロピレンは表面再現性や引裂き抵抗に優れているので好まれている．引裂き抵抗が大きいと，模型から最初に取り外すのに要する時間が短く，ESFを繰り返し使用することができる．

熱可塑性シートには多くの利点があるが，さまざまな他の材料，方法を用いても良好な結果が得られる．たとえば，ベースプレートワックスの利便性と経済性を優先する歯科医師もいる（図15-11参照）が，高い正確性を要求される場合には調整に時間を要するので，一般的には適していない．

❷ 既製のESF

さまざまな既製冠が市販されているが，そのまま使用しても暫間修復物の必要条件を完全に満たすことはできない．しかし，これらは完成した修復物ではなくESFとして用いることができる．したがって，即時重合レジンを用いて内面を裏装しなければならない．ほとんどの既製冠は，内面の裏装以外にも修正（内面のリリーフ，軸面形態の変更，咬合調整）が必要である（図15-16）．大幅な修正が必要なときは，カスタムメードのESFのほうが時間がかからないので優れている．既製冠はブリッジのポ

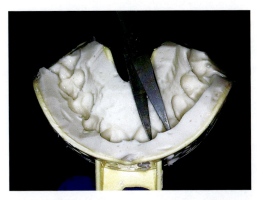

図15-12　隣接面間の突起状になっている印象材を短くすると，ESFを完全に復位しやすくなる．同じ理由で，口蓋側および唇頬側の余剰印象材も鋭利なナイフでトリミングされている．前歯部用トレーを選択しているのは，予定している暫間修復物の隣在歯までを十分に含むことができるためである．

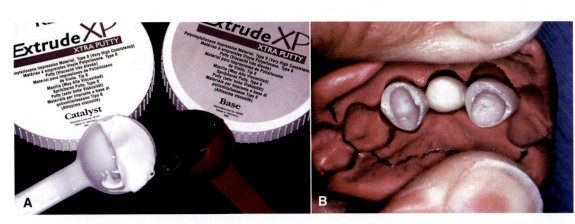

図15-13　A：ESF作製に適しているシリコーンパテの1つ．B：パテのモールドを広げたところ．完成したレジンの暫間修復物が収まっており，パテの柔軟性を示している．

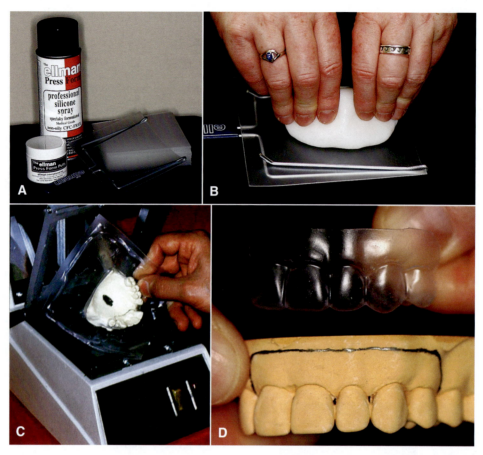

図15-14　A：熱可塑性シートでESFを作製する安価な方法．B：シートを加熱し，再使用できるパテを介して石膏模型上に指で圧接する．C：より費用はかかるが，発熱体を使い真空成型する方法もある．D：トリミングされたポリプロピレン製ESF．細部まで再現されていることに注意．

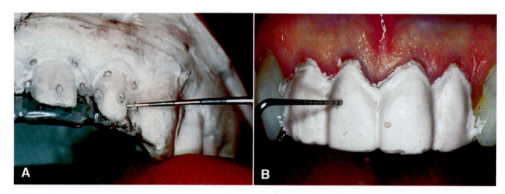

図15-15　A：これらのESFは透明で薄いので，口腔内および口腔外で使用して歯質削除量を直接計測することができる．B：ESFにアルジネート印象材を満たし，形成歯上に被せることによって歯質削除量を評価することができる．アルジネートが硬化したらESFを撤去し，歯周プローブを貫通させて厚みを測定する．（Bの提供：Dr. T. Roongruangphol）

ンティックとしては使用できないので，通常，単独歯修復での使用に限定される．

既製のESFの材料（図15-17）には，ポリカーボネート，酢酸セルロース，アルミニウム，銀スズ合金，ステンレス鋼などがあり，いろいろな歯種とサイズがそろっている（表15-3）．

1）ポリカーボネート

ポリカーボネート（図15-18）は，すべての既製冠のなかで最も天然歯に近い外観をもつ．適切に選択して修正すれば，良好に作製されたポーセレン修復物に匹敵する外観となる．シェードは1種類しかないが，内面裏装に用いるレジンのシェードによってある程度の修正ができる．ポリカーボネートの

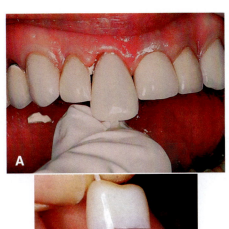
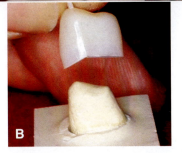

図15-16 A：この既製冠を用いる利点があるとしても，修正に時間がかかりすぎる．カスタムのESFのほうが効率がよく経済的である．B：この既製冠は舌側内壁にテーパーがつきすぎているため，適切に形成した歯に合わせるためには削合する必要がある．写真の石膏模型は既製冠の内面を複製したもの．

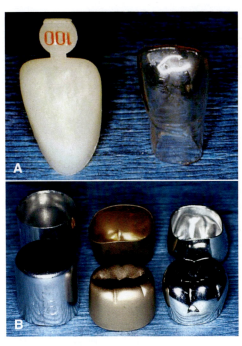

図15-17 A：前歯の既製冠．ポリカーボネート製（左）と酢酸セルロース製（右）．B：臼歯の既製冠．アルミニウムキャップ（左），解剖学的形態をもつアルミニウム冠（中央），解剖学的形態をもつ銀スズ合金冠（右）．

表15-3 既製冠

材料	使用する部位				各形態のサイズの数	およその単価（＄）
	切　歯	犬　歯	小臼歯	大臼歯		
レジン						
酢酸セルロース	○	○	○	○	6	1.83
光重合コンポジットレジン		○	○	○	2	11.52
ポリカーボネート	○	○	○		7	1.11
金　属						
アルミニウムキャップ			○	○	20	0.24
アルミニウム冠（解剖学的形態）			○	○	6	5.45
アルミニウム冠（歯冠色）			○	○	6	4.60
銀スズ合金冠（解剖学的形態）			○	○	7	5.20
ステンレス鋼冠（解剖学的形態）	○*	○*	○	○	5	7.17

*乳歯

ESFには切歯用，犬歯用，小臼歯用がある．

2）酢酸セルロース

酢酸セルロースは薄い（0.2〜0.3 mm）透明な材料で，すべての歯種とさまざまなサイズがそろっている（図15-17 A）．シェードは内面裏装に用いる即時重合レジンのシェードによって決まる．レジンは化学的にも機械的にもシェルの内面とは結合しないので，境界部の着色を防ぐためにレジンが重合したらシェルははがして破棄する．シェルが除去されるので，レジンを添加して隣接面接触を回復しなければならないという欠点がある．

3）アルミニウムと銀スズ合金

アルミニウム（図15-19）と銀スズ合金は臼歯部の修復に適している．最も精巧な既製冠は解剖学的な咬合面形態と軸面形態をもつ．最も簡素で安価なものは，ブリキ缶のような円筒形のシェルである

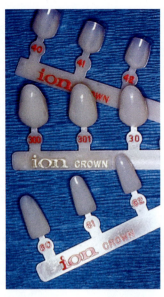

図15-18 ポリカーボネート冠．上顎・下顎の切歯用，犬歯用，小臼歯用がある．

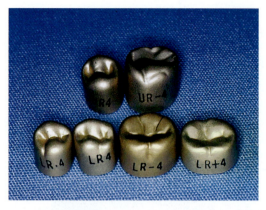

図15-19 解剖学的形態をもつアルミニウム冠．さまざまな形態とサイズがそろっている．このメーカーのものは左側・右側用の上顎2種類と下顎4種類の形態があり，サイズはそれぞれ6種類ある．

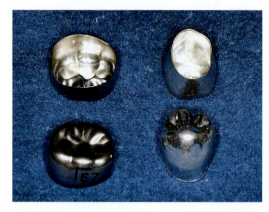

図15-20 解剖学的形態をもつステンレス鋼冠．乳歯用を含めて，さまざまなサイズと形態がそろっている．軸面のまっすぐなものとカントゥアのついたものがある．

（図15-17 B）．

　解剖学的形態をもたない円筒形のシェルは安価だが，許容できる咬合面，軸面形態を得るために修正する必要がある．個々の上下顎臼歯の形態にあらかじめつくられているクラウンを使うほうが効率的である．金属製の既製冠を適合させるときには，形成歯の壊れやすい窩縁マージンを破折させないように注意しなければならない．患者に力を入れてシェルで咬ませることによって適合させようとすれば，このリスクが大きくなる．咬合圧が加わると，シェルの縁がマージンに咬み込んで，破折させる可能性がある．クラウンの歯頸部が絞られた形態であると，リスクはさらに大きくなる．銀スズ合金冠は意図的にこのような形態に設計されている（図15-17 B）．銀スズ合金は延性が高いので，クラウンの歯頸部を展延して歯に緊密に適合させることができる．実際に歯の上で直接展延することができるのは，フェザーエッジのマージンの場合だけである．フェザーエッジ以外のマージンデザインの場合は，既製冠のキットに含まれるスウェージング（成形加工用）ブロック上で，間接法により歯頸部を拡大するべきである．

4）ステンレス鋼

　ステンレス鋼のシェル（図15-20）は，主に歯冠崩壊の著しい乳歯に用いる．この場合はレジンで内面を裏装せずにトリミングし，コンタリングプライヤーで歯に適合させ，強度のあるセメントで合着する．永久歯に使用してもよいが，耐用期間がそれほど重要ではない乳歯のほうが適している．ステンレス鋼は非常に硬いので，長期間の暫間修復物として使用することができる．

2　組織面用モールド（TSF）

　TSFは作製法により，おおまかに直接法と間接法の2つに分類される．第三の方法は，この2つを連続して用いる間接-直接法である．

❶ 間接法

　形成歯と顎堤の印象採得を行い，即硬性の石膏またはポリビニルシロキサンを注入する[10]．暫間修復

表15-4 暫間被覆冠作製法のまとめ

方法	TSF	ESF	利点	欠点
直接法	形成歯	カスタムメード あるいは既製	1. 速い 2. 容易 3. 技工操作が不要	1. 遊離モノマー 2. 発熱 3. 不正確なマージン
間接法	形成歯の模型	カスタムメード	1. 組織への為害性がない 2. 重合収縮がない 3. 正確なマージン	1. 時間を要する
間接-直接法	診断用ワックスアップ	カスタムメード	1. 組織に為害性がない 2. 効率的	1. 予想支台歯形成のため，裏装前に内面の調整が必要
デジタル	形成歯のスキャン	カスタムメードのデジタルESF	1. 効率的 2. 技工操作が不要 3. 組織に為害性がない 4. 残存モノマーが最少 5. 一般的に耐摩耗性が高い 6. 空気の遮蔽膜が不要 7. 重合収縮がない；歯質への接着も可能 8. 暫間修復物と同じ最終修復物のミリングが可能	1. デジタル印象器機および院内用ミリングマシンが必要 2. 一部の切削用レジンは単色に限られる

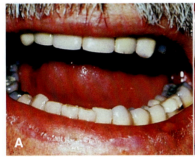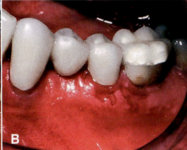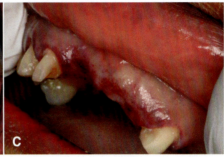

図15-21 ポリメチルメタクリレートに短時間接触した後に生じたアレルギー反応．A：口唇の潰瘍，B：歯肉潰瘍，C：PMMA暫間ポンティックへの接触により装着6日後に発症した組織の有害反応．

物は口腔外で作製する．間接法（表15-4）には，直接法に比べて以下のような利点がある．

1. 遊離モノマーが形成歯や歯肉に接触しない（接触すると組織を損傷し[11]，アレルギー反応や過敏症[12-15]を起こす可能性がある）．ある研究者らの調査報告によると[16]，パッチテストでモノマーに曝露された患者の20％にアレルギー性過敏がみられた．接触の頻度が増えれば，モノマーにアレルギーのない患者が感作されるリスクも大きくなる．アレルギーのある患者はごく少量のモノマーに接触しただけでも，通常，疼痛性潰瘍や口内炎を生じる（図15-21）．

2. 間接法では，形成歯にレジンの重合熱は加わらない．図15-22に，ほぼ同一の実験条件における数種類の材料の経時的な温度上昇を示す．臨床を想定した実験[17,18]で，直接法で暫間修復物を作製した場合，形成歯の髄室の温度は最高約10℃上昇することが示された．これだけの温度上昇があれば，歯髄に不可逆的な損傷を与える可能性がある[19]．この実験では，温度上昇は使用したレジンの種類や量によって左右されることも示されている．したがって，大きなポンティックのある暫間修復物を直接法でつくると，単冠の場合より損傷を起こしやすい（特に歯を保存的に形成した場合）．これらの研究はまた，ESFの熱伝導性が最高温度に大きく影響することも示している．しかし7～9分が経過しないと最高温度にはならないという点に注目する必要がある[18]（図15-23）．この理由と，隣在歯のアンダーカットを越えて撤去しなければ

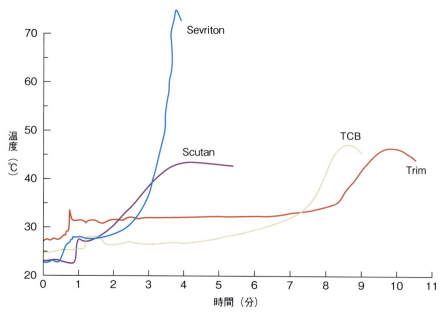

図 15-22　レジン重合時の発熱．口腔内とは異なる実験条件下では著しい温度上昇が認められる．Sevriton（ポリメチルメタクリレートレジン）は，他の材料よりはるかに大きい温度上昇を示した．臨床条件下ではこれほどの差は出ないかもしれないが，口腔内で使用するレジンを選択するうえで有益な情報である．TCB: temporary crown and bridge.（Braden M, et al: A new temporary crown and bridge resin. Br Dent J 141：269，1976．より引用）

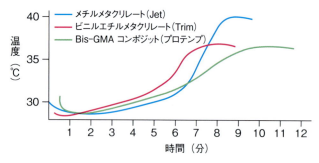

図 15-23　シリコーンパテのESFを用いて単冠の暫間修復物を作製する手順を実験的に再現し，レジンの発熱を経時的に計測したグラフ．抜去歯の髄室に挿入した熱電対温度プローブを用いて温度変化を測定した．実験初期の温度下降は，室温のレジン混和物の冷却効果による．温度を測定した3種類のレジンすべてが，6分以上経過するまで35℃を超えなかった．（Tjan AHL, et al: Temperature rise in the pulp chamber during fabrication of provisional crowns. J Prosthet Dent 62：622，1989．より引用）

ならないという実際的な理由から，口腔内に挿入してから通常2〜3分後，重合のゴム状期でレジンを撤去するべきである．図 15-23 では3分後の温度上昇はごくわずかであり，熱損傷を容易に防ぐことができることを示唆している．

3. 石膏模型上で放置して重合させた暫間修復物は，口腔内で重合させ完全硬化する前に取り出したものより，はるかにマージンの適合が良い [20, 21]．その理由は，①石膏模型がレジンの重合収縮を制限するため，②ゴム状期のレジンを歯から外すときに変形するためである．直接法で作製したスパンの長いブリッジや複数の支台歯をもつブリッジは，収縮や変形のために許容できないほどマージンが不適合になることが多い．

4. 寸法安定性の良いラバー系印象材を用いてTSFを作製すると [10]，必要なときまで保管しておいてESFとともに再使用できる．これにより，患者がいなくても暫間修復物を作製することができる．たとえば，患者から暫間ブリッジを破損したという連絡があった場合，患者が来院する前に術者の都合の良いときに再製しておくことができる．診療予定をほとんど変更しなくて済み，患者からも感謝される．ラバー系印象材のTSFを用いた場合のマージンの適合が，石膏のTSFを用いた場合のマージンの適合と同様に良好であるかどうかはわかっていない．ラバー系印象材の重合収縮に対する抵抗性は，石膏よりも劣るかもしれない．

5. 間接法を用いると患者は休憩することができ，また技工操作ができるスタッフがいれば，歯科医師は他の仕事をすることができる．

❷ 直接法

患者の形成歯と歯肉組織（ブリッジの場合）が直接 TSF となるので，間接法の中間ステップはない（表 15-4 参照）．アシスタントの訓練や院内の技工設備が不十分であるために，間接法で効率よく暫間修復物を作製することができない場合に便利な方法である．しかし，直接法には大きな欠点がある．重合時のレジンによって組織に損傷を与える可能性があり，本質的にマージンの適合が劣る．したがって，間接法が可能であるにもかかわらず，習慣的に直接法で暫間修復物を作製することは推奨されない．

❸ 間接-直接法

この方法では（表 15-4 参照），間接法により既製のポリカーボネート冠に似た"カスタムメードの既製 ESF"を作製する．通常，意図的に大きめに診断用歯冠形成を行った模型を TSF とし，ESF はカスタムとする．歯を形成した後，カスタムメードのシェルにレジンを加えて内面を裏装する（患者の形成歯を TSF として用いる）．この最後のステップは直接法である．シェルをつくる別の方法として，間接法による TSF を必要としない方法がある．ESF 内面にモノマー液を塗り，レジン粉末を注意深く振りかけるか吹きつける方法である．しかし，この方法ではレジンシェルの厚みをコントロールするのが難しく，削合して修正するのに時間がかかることがある．

間接-直接法には以下のような利点がある．

1. チェアサイドの時間が短縮される．ほとんどの工程は患者が来院する前に完了している．
2. 口腔内での発熱が少ない．内面裏装に用いるレジンの量が比較的少ない．
3. 直接法に比べてレジンモノマーと軟組織の接触が少ない．顎堤と接触するポンティック底部は通常，レジンを追加して形成する必要がないので，アレルギー反応を生じるリスクが減る．

しかし，診断用模型を用いる方法でも，シェルを形成歯に完全に適合させるには調整が必要であることが多い．これが間接-直接法の主な欠点である．

3 | 固定性暫間修復物の材料

流動状態にある材料を，ESF と TSF によって構成されるモールドに満たす．材料が硬化することによって硬い修復物が得られる．

❶ 理想的な特性

材料の理想的な特性は以下のとおりである．

- 操作性が良い（操作時間が十分にある，成形が容易である，硬化が速い）．
- 生体親和性（毒性がない，アレルギー反応を起こさない，発熱しない）
- 硬化時の寸法安定性が良い．
- 形態付与や研磨が容易である．
- 十分な強度と耐摩耗性がある．
- 審美性に優れる（半透明感がある，色調の調整ができる，色調が安定している）．
- 患者にとって受け入れやすい（無刺激性，無臭）．
- 材料の添加や修理がしやすい．
- 仮着用セメントと化学的に反応しない．

❷ 現在利用できる材料

現在のところ，理想的な材料はまだ開発されていない．硬化時の寸法変化は未解決の大きな問題である．現在の材料（図 15-24）は収縮してマージンの不適合を生じる[20-22]（特に直接法で作製した場合）（図 15-25）．また，現在使用されているレジンは硬化時に発熱し，完全な生体親和性を有しているわけではない．

材料は 4 種類のレジンに分類することができる．

- PMMA
- ポリ-R'メタクリレートレジン*
- マイクロフィルコンポジットレジン
- 光重合レジン

これらのレジンの特性を表 15-5 に比較して示す．それぞれの材料には利点と欠点があり，すべての項目で優れている材料はない．材料を選択する際

---

*R' はメチル基より大きいアルキル基（エチル基，イソブチル基など）を表す．

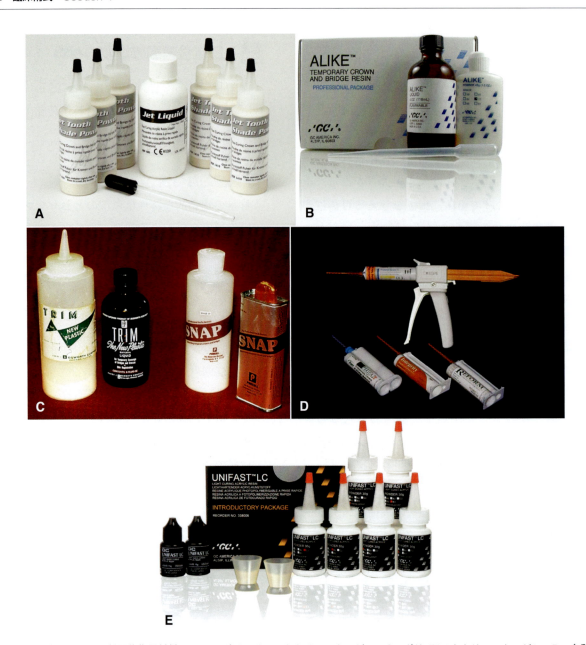

図15-24　現在利用できる暫間修復用材料．A・B：ポリメチルメタクリレートレジン．C：ポリ-R'メタクリレートレジン．D：自動練和システムのマイクロフィルコンポジットレジン．E：光重合ポリメチルメタクリレート．（A の提供：Lang Dental Manufacturing Co., Inc, Wheeling, Illinois；B・E の提供：GC America Inc., Alsip, Illinois）

には，治療を成功させるために何が最も重要であるかを考慮しなければならない．たとえば，直接法で作製する場合には，毒性と重合収縮が最も少ない材料を選択するべきである．また，スパンの長い補綴物を作製する場合は，強度が大きいことが重要な選択基準になる．一部の暫間修復材料の残留物は，付加型シリコーンラバー印象材の硬化を阻害する[23]．この反応を防ぐためにレジンを過酸化水素で洗浄することもできるが，間接法で作製する，もしくは直接法で暫間修復を行う前に印象採得を行うことで，この問題は回避可能である．

3. 材料学

William M. Johnston

　暫間修復物の作製に用いる材料は，色素，モノマー，フィラー，重合開始剤（重合触媒）からなり，このすべてが組み合わさって審美的な修復材となる．色素は，硬化した材料ができるかぎり天然歯に近く見えるようにメーカーが加えているもので，さまざまなシェードが用意されている．各成分が材料の操作性，硬化時間，暫間修復物の最終的な特性になんらかの役割を果たすが，材料の重要な特性の多

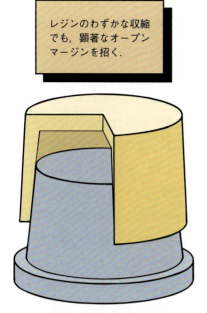

レジンのわずかな収縮でも，顕著なオープンマージンを招く．

図 15-25 軸面が理想的なテーパーである場合，クラウンの直径が 2％減少すると，比較的大きなマージン不適合を招く．

くはモノマーによって決定される．材料が望ましい形態に形づくられた後，このモノマーがポリマーに転換されることによって材料が硬化し固体となることで，暫間修復物は一定の必要期間における口腔内環境に対する耐久性を獲得する．

製品によって異なるが，通常使われるモノマーはメチルメタクリレート，エチルメタクリレート，イソブチルメタクリレート，ビスフェノールＡジグリシジルエーテルメタクリレート（bis-GMA），ウレタンジメタクリレートである．各モノマー（組み合わせて用いることもある）が遊離基重合によってポリマーに転換される．ただし，すべてのモノマーが完全に転換されるわけではない．

表 15-5 代表的な暫間修復用レジンの特性評価

材料 特性	A	B	C	D	E	F	G	H	I	J	K	L	M	N
Jet（PMMA）	2[*1]	2[*2]	3	1[*3]	1[*2]	3[*2]	1[*4]	2	1	1	2[*5]	1	3	1
Duralay（PMMA）	1[*2]	—	3	—	—	—	1	2	1	1	—	1	3	1
Trim（PR'MA）	2[*2]	1[*2]	2	3[*3]	—	3[*2]	2[*2]	3	1	1	3[*5]	1	2	1
Snap（PR'MA）	2[*2]	2[*2]	2	—	—	2[*2]	2	3	1	1	—	1	2	1
Temphase Fast-set（bis-acryl 組成）	1	1	1	2	—	1	2	3	1	2	1	2	2	2
Protemp Garant（Bis-GMA 組成）	1[*1]	1	1	2	2	1	2[*]	3	2	2	1[*5]	2	1	2
Tuff-Temp（デュアルキュア，ウレタン）	1	1	1	3[*8]	—	1	3	2	1	2	1	2	2	2
ユニファスト LC（光重合，PR'MA）	2[*1]	2[*6]	3	—	—	2[*7]	2	1	3	1	—	2	3	2
Triad（光重合，ウレタン DMA 組成）	2[*4]	3[*2]	1	1	1[*2]	1[*2]	3[*2]	1	3	3	—	3	1	3

評価項目：
A：マージン適合（間接法）　　B：反応時の温度上昇　　C：毒性／アレルギー性
D：破断強度　　E：修理後の強さ〔元の強度に対する割合（％）〕　　F：色調安定性（紫外線）
G：トリミングや形態付与のしやすさ　　H：操作時間　　I：硬化時間
J：型に注ぐための流動性　　K：遊離ユージノールによる影響　　L：専用機器の必要性
M：臭い　　N：単位体積の原価

Bis-GMA：ビスフェノールＡジグリシジルエーテルメタクリレート，DMA：ジメタクリレート，PMMA：ポリメチルメタクリレート，PR'MA：ポリR'メタクリレート
表中の数字：
1：非常に好ましい　　2：やや好ましい　　3：好ましくない

[*1] Tjan AHL, et al: Marginal fidelity of crowns fabricated from six proprietary provisional materials. J Prosthet Dent 77: 482, 1997.
[*2] Wang RL, et al: A comparison of resins for fabricating provisional fixed restorations. Int J Prosthodont 2: 173, 1989.
[*3] Gegauff AG, Pryor HG: Fracture toughness of provisional resins for fixed prosthodontics. J Prosthet Dent 58: 23, 1987.
[*4] Koumjian JH, Holmes JB: Marginal accuracy of provisional restorative materials. J Prosthet Dent 63: 639, 1990.
[*5] Gegauff AG, Rosenstiel SF: Effect of provisional luting agents on provisional resin additions. Quintessence Int 18: 841, 1987.
[*6] Castelnuovo J, Tjan AH: Temperature rise in pulpal chamber during fabrication of provisional resinous crowns. J Prosthet Dent 78: 441, 1997.
[*7] Doray PG, et al: Accelerated aging affects color stability of provisional restorative materials. J Prosthodont 6: 183, 1997.
[*8] Kerby RE, et al: Mechanical properties of urethane and bis-acryl interim resin materials. J Prosthet Dent 110: 21, 2013.

1 遊離基重合

重合過程では化学的変化，機械的変化，寸法変化，熱変化が起こるので，これらの材料を歯科において使用する場合にはその成否に影響を及ぼす．モノマーは生物学的には好ましくなく有害でもあるため，モノマーを生物学的に不活性であるポリマーに化学的に転換することが望ましい．また重合過程がうまく開始しなかった場合や，途中で停止してしまった場合，得られる修復物は適切な機械的特性をもたず，容易にまたはすぐに機能しなくなると考えられる．ポリマーの密度は本質的にモノマーの密度より高い（かなり高いことが多い）ため，重合時には寸法的な収縮が起こる．重合反応は発熱性であるので，材料は流動性を失う前に熱くなる．そして修復物が冷却する際にさらに収縮が起こる．形成時の熱によってすでに障害を受けているかもしれない歯に対して直接法を用いると，反応熱によって近接する歯髄組織に不可逆的損傷を与える可能性がある．

❶ 反応開始

遊離基重合は遊離基の生成で始まる．この過程を活性化（activation）と呼ぶ．ついでこの遊離基がモノマーと化合する．遊離基は化学物質（重合開始剤）の分解によって生成される．分解方式は重合開始剤によって異なる．重合開始剤には，過酸化ベンゾイルとカンファーキノンなどがある．

過酸化ベンゾイルは約50℃（またはそれ以上）で分解して遊離基を生じる．この過程を熱活性化（thermal activation）という．モノマーのなかには，100℃近くに加熱すると気化してポリマーに気泡を生じるものがあるため，熱活性化の初期では過度な高温は避けるべきである．熱活性化は他の活性化方法に比べて冷却時の収縮が大きいので，通常，暫間修復物の作製には用いない．

過酸化ベンゾイルは，第三級アミンと酸化還元反応するときにも分解して遊離基を生じる．この過程を化学活性化（chemical activation）という．活性剤，重合開始剤，モノマーを混和すると化学活性化が起こるので，通常これらの材料は別になっている（モノマーと活性剤が同じ容器に入っており，別の容器に重合開始剤とフィラーが入っている）．気泡を防ぐために適切に混和する必要がある．化学活性化の場合には，化学活性剤が重合開始剤と密な接触をする必要があるため，熱活性化ほど効率的ではない．重合開始剤の活性化が不十分であると残留モノマーが多くなる．また未反応の過酸化ベンゾイルが変色を起こすため，修復物の色調の安定性が低下する．しかし過酸化ベンゾイルは熱活性化と化学活性化の両方で分解されるので，温度上昇によって化学重合システムにおける分解が促進され，修復物がまず化学的に硬化することによって収縮が抑えられる．硬化して間もない修復物を100℃の熱湯で加熱すると，重合効率が大きく向上する．また，残留モノマーが減るため，モノマーに感受性の高い患者の過敏反応を軽減することができる．

カンファーキノンは，脂肪酸アミンと青色光エネルギーの存在下で分解して遊離基を生じる．この過程を可視光線活性化（visible-light activation）という．光線活性化材料には2つの利点がある．①各成分はメーカーによって混和されているので気泡が少ない．②材料が暗所に保管されていれば硬化は起こらないので，操作時間に制限がない．光線活性化は，可視光線が到達することができる深さ（暗い色の材料では浅くなる）によって制限を受ける．可能であれば常に，活性化のための光照射はあらゆる方向から修復物中央に向けて当てるべきである．また，暗い色の材料に対しては照射時間を延長する．

❷ 分子鎖の成長

重合過程が開始すると，成長を続ける分子鎖にモノマー分子を加えながら重合が続く．このとき材料に刺激を加えると容易に欠陥を生じるため，静かに放置して材料の硬化を妨げないことが重要である．分子鎖の成長に伴い，①硬化中の材料は密度が増加し，収縮する．②反応熱によって温度がかなり上昇し，収縮が大きくなる．③他の物理的特性（たとえば，剛性，強度，耐溶解性）が向上する．

③ 反応停止

成長する分子鎖の位置は偶発的であるため，いくつかの分子鎖が結合し，その結果として成長過程が停止する可能性がある．すべてのモノマーが重合してから反応が停止するのであればよいが，このような分子鎖結合による反応停止は避けられない．ユージノール，ハイドロキノン，酸素との反応によって停止が起こることもあるので，可能であればこれらの物質と接触させないようにしなければならない（少なくとも接触を最小限に抑えなければならない）．

2 モノマーによる特性の違い

さまざまなモノマーがあり，それぞれ初期および硬化時の特性が異なるので，生成するポリマーの特性（硬化前の粘性，反応熱，硬化時の寸法変化，強度）も大きく異なる．一般にモノマー分子が大きいほど硬化反応による発熱は少なく，硬化後の物理的強度は小さい．利用できる材料の特性を**表 15-5** に示した．

3 フィラー

暫間修復用材料の主な特性はモノマーによって決定されるが，好ましくない硬化時の特性や機械的特性を減少させるのは，主にフィラーによって行われる．フィラーの含有量を増やすと，硬化後の材料の強さが増すとともに発熱と収縮が減少する．しかし，フィラーが多すぎると硬化前の操作性が低下する可能性があり，材料の混和や成形を妨げ，硬化した修復物が多孔性となる．光重合システムではメーカーによってフィラーの含有量が決められている．光重合以外のシステムでは，材料の操作性を妨げない範囲でフィラーをできるだけ多く入れることが望ましい．

4．手 技

1 使用器材

臨床で使用する基本的器材（**図 15-26**）および技工で使用する基本的器材（**図 15-27**）を下記に

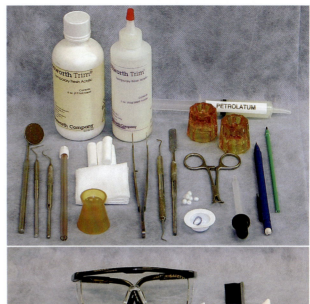
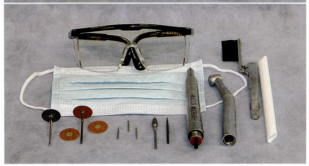

図 15-26 固定性暫間修復物の作製に使用する臨床サイドの基本的な器材

示す．これは以下に述べる各方法に共通する器材であるので，必要に応じて参照されたい．各方法の説明の項では，この基本的な器材に追加する必要のあるものだけを記した．

① 臨床サイドの基本的な使用器材

- 手袋
- フェイスマスク
- アイプロテクター
- ミラー
- 探針
- 歯周プローブ
- 排唾管
- ロール綿
- 角ガーゼ
- 圧排糸
- 収斂剤
- コットンロールプライヤー
- 練成充塡器
- 小綿球

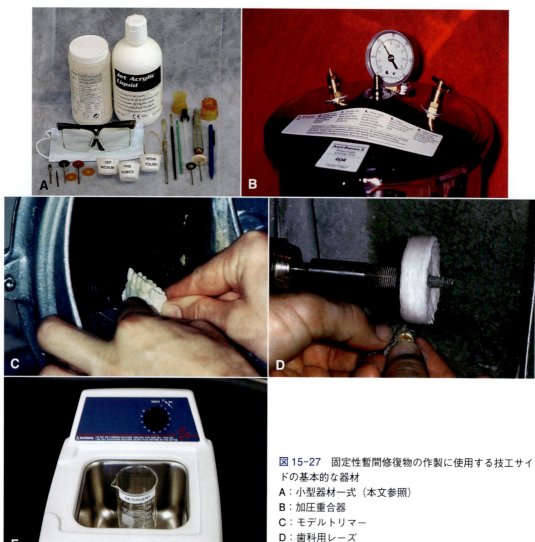

図15-27 固定性暫間修復物の作製に使用する技工サイドの基本的な器材
A：小型器材一式（本文参照）
B：加圧重合器
C：モデルトリマー
D：歯科用レーズ
E：超音波洗浄器と洗浄液

- ワセリン
- 即時重合レジン
- スポイド
- ダッペングラス3個
- セメントスパチュラ
- バックハウス布鉗子
- 低速ストレートハンドピース
- マンドレール付きカーボランダムディスク（ストレートハンドピース用）
- マンドレール付きファインガーネットペーパーディスク（直径7/8インチ）（ストレートハンドピース用）
- タングステンカーバイドバー（ストレートハンドピース用）
- エアウォーターサプライ付き高速ハンドピース
- ラウンドバー（No. 4）〔フリクショングリップ（コントラアングル用）〕
- タングステンカーバイド12枚刃フィニッシングバー（フリクショングリップ）（たとえば，7803など）
- 高圧バキューム
- 咬合紙，咬合紙ホルダー
- ディスポーザブルブラシ
- 温水の入ったコップ

❷ 技工サイドの基本的な使用器材

- アイプロテクター
- フェイスマスク（呼吸器の保護のため）
- ディスポーザブルブラシ
- 分離剤（石膏とレジンの分離用）

- 即時重合レジン
- スポイド
- ダッペングラス 2 個
- セメントスパチュラ
- ポリプロピレン製シリンジ
- 輪ゴム
- 加圧重合器
- モデルトリマー
- 低速ストレートハンドピース
- マンドレール付きカーボランダムディスク（ストレートハンドピース用）
- マンドレール付きファインガーネットペーパーディスク（直径 7/8 インチ）（ストレートハンドピース用）
- タングステンカーバイドバー（ストレートハンドピース用）
- 歯科用レーズ
- モスリンホイール
- ロビンソンブラシ
- マンドレール付きフェルトホイール（直径 1 インチ）
- 浮石末
- レジン研磨材
- 超音波洗浄器，洗浄液

2 間接法で作製するカスタムメードの暫間ブリッジ

暫間ブリッジを作製する最善の方法は，おそらくカスタムメードの間接法である．この方法では，患者の健康に悪影響を与えるリスクが最も低く，最も予知性の高い結果が得られる．

1 臨床サイドの使用器材（追加）

- シェードガイド
- アルジネート印象材
- ラバーボウル
- 印象用トレー
- 練和用スパチュラ

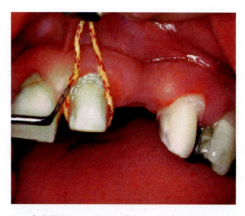

図 15-28 歯肉縁下マージンの場合は，印象採得の前に歯肉圧排が必要であることが多い．アルジネート印象材とディスポーザブルの印象用トレーで経済的で良好な印象が得られる．印象を消毒した後，即硬性の石膏を注ぎ，TSF をつくる．

2 手 順

① シェード選択，歯冠形成の後，アルジネート印象用のトレーを用意する．支台歯の隣在歯 1 歯が印象に含まれ，ESF が正確に模型（TSF）に適合することが予測できる場合にかぎって，1/3 顎だけの印象でもよい．

② 窩縁マージンを露出する必要があれば歯肉を圧排する（図 15-28）．

③ アルジネート印象を採得する．スタッフが石膏を注入している間に，他の臨床処置（最終印象の採得など）を行うことができる．

3 技工サイドの使用器材（追加）

- 即硬性の石膏
- ラバーボウル
- スパチュラ
- バイブレーター
- ESF（外面用モールド）

4 手 順

水に加えた石膏を，練和する前に振動させる（水 30 mL に粉末スプーン 1 杯）[24] ことによって，硬化を速めることができる．その他，塩を加える，ぬるま湯を使う，または市販の即硬性石膏を使用するなどの方法がある．

① アルジネート印象に即硬性の石膏を注入し，8 分おいて硬化させる．

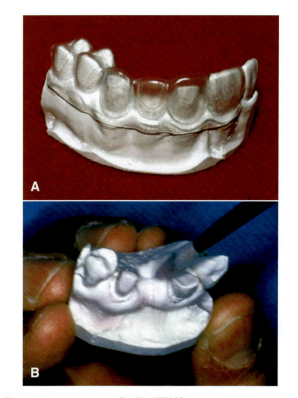

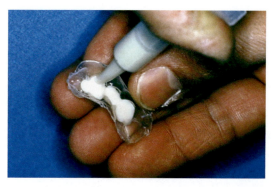

図15-29 A：トリミングの後，間接法によるTSFにESFをのせ，力を加えなくても正確に適合することを確認する．B：確認を終えたらESFを外し，TSF全体にレジン用分離剤を筆で塗る．

図15-30 ポリマー用シリンジの先端の孔を広げる（直径2 mm）と，ESFにレジンを填入するのに便利である．気泡を巻き込まないために修復物のスペースの端から始め，絞り出したレジンにシリンジ先端を接触させたまま反対側へと進めていく．

② 模型を外し，インデックスとしてESFと適切に固定されるようにトリミングする．ESFは通常，予定している修復物の診断用ワックスアップから作製する．TSFとESFが力を加えずに完全に適合することを確認する．

③ 分離剤を模型にむらなく塗る（図15-29）．特に窩縁マージン部に"島"状の塗り残しをつくらないようにする．軽くエアをかけて乾燥を速めてもよい．分離剤を模型面から激しく吹き飛ばしてはいけない．模型が完全に乾燥したら，形成の窩縁マージンに軟らかい鉛筆で印をつけ，後でトリミングするときの基準としてもよい．レジンに付着した鉛筆は消えにくいので，マージンが明瞭であれば記入する必要はない．

④ 即時重合レジン（メチルメタクリレートなど）を練和し，ポリプロピレン製のシリンジに入れる．シリンジ先端の孔の直径は約2〜3 mmにするべきである．

⑤ シリンジを用いてレジンをESFにていねいに填入する．修復物のスペースの端から始め，反対側へと進めていく．気泡を巻き込まないために，シリンジ先端は常に絞り出したレジンに接触させておく．モールドに填入するレジンは多すぎてはいけない．ちょうど歯肉の高さまでレジンを填入する（図15-30）．

⑥ レジンを填入したESFにTSFを適合させる（図15-31）．輪ゴムで2つを軽く固定してもよい．加圧重合器の温水（40℃）に浸け，0.15 MPa（20 psi）に加圧する．重合後の熱処理により物理的特性が向上し[25]，加圧重合によりレジンの気泡が減少することが証明されている．

⑦ 5分後に取り出す．

⑧ 重合したレジン修復物からESFを外す．通常，レジンはTSFに付いたままになっている（図15-32）．モデルトリマーとカーボランダムディスクを用いて，石膏をおおまかに除去する（図15-33）．鉛筆でマージンを印記していた場合，TSFの歯型状の残存部は正しくトリミングするための基準として残しておくべきであるが，TSFはトリミング中に完全にレジンから外れてしまうことが多い．これは石膏を外す手間が省けるため好都合である．トリミングを始めるとマージンを正確に特定するのが難しくなるので，マージンは先に印記しておくべきである．

⑨ アクリルレジントリミングバーかファイングリットのガーネットペーパーディスクを用いて，レジンのバリを除去する．

⑩ 適切なポンティックデザインに準じて，ポン

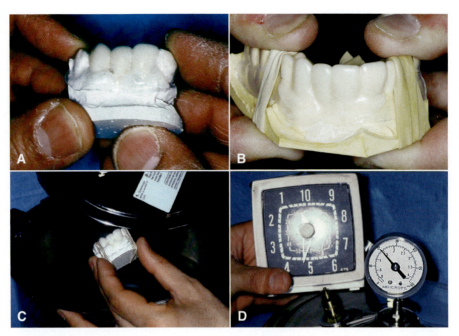

図15-31　A：レジンを満たしたESFをTSFに被せる．B：形成していない隣在歯の部分に輪ゴムを巻き固定する．これによりESFの変形を防ぐ．C：温水を入れた加圧重合器に入れる．D：0.15 MPa（20 psi）の圧力下で5分間重合させる．

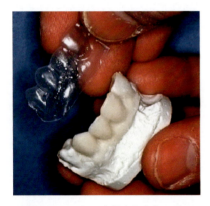

図15-32　ESFを撤去したところ．

ティック部のカントゥアを付与する（図15-34）（20章参照）．

⑪ 水を加えペースト状にした浮石末で修復物を仕上げる．ポンティック基底面の研磨も怠ってはならない．ポンティック基底面に器具を到達させることができない場合は，ストレートハンドピースにロビンソンブラシを付けて仕上げる．

⑫ 修復物の内面にレジンの気泡や石膏片がないかを確認し，あれば取り除く．

⑬ 口腔内に試適する前に，適切な方法で修復物を消毒する．

5　評　価

　暫間ブリッジは，患者の口腔内で隣接面接触，カントゥア，表面の欠陥，マージンの適合，咬合を評価するべきである．不十分な隣接面接触，カントゥア不良，表面の欠陥は筆積み法でレジンを加えることによって修正可能である（図15-35；図15-73も参照）．

　マージンの適合が悪いときは，患者にモノマーアレルギーの既往がなければ，『間接–直接法で作製するカスタムメードの暫間ブリッジ』の手順③〜⑧と同様の方法で修正することができる．咬合面の修正が必要な場合は咬合紙で印記し，レジンが溶けるのを防ぐためにエアウォータースプレーで十分注水しながら，12枚刃のタングステンカーバイドバーを高速回転させて調整する（図15-36）．バキュームとアイプロテクターを必ず使用する．

　適切な方法で消毒した後，技工サイドに戻して，再度浮石末ペーストを用いて表面を仕上げた後，レジン研磨材で乾燥研磨を行う．ポンティック基底面に器具を到達させにくい場合は，直径3/4インチのフェルトホイールを用いて研磨してもよい．

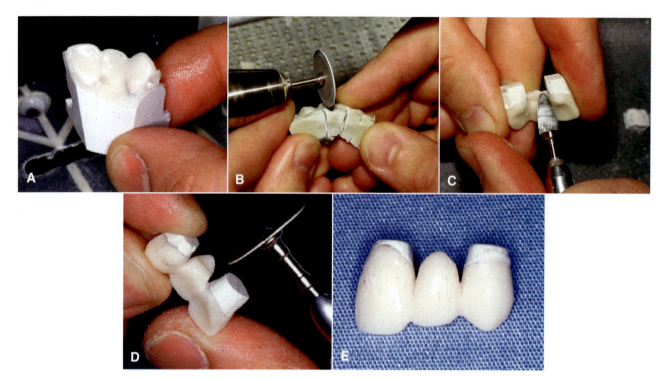

図15-33 TSFを除去し，修復物を最終的な形態に仕上げる．A：モデルトリマーでおおまかに除去する．B：分割し，カーボランダムディスクを用いて，ポンティックが接触する部位を除去する．C：テーパー状バーを用いてポンティックの基底部舌側を成形する．D：適切な鼓形空隙形態をつくるには研磨用ディスク（直径7/8インチ，ガーネット）が適している．マージン部をトリミングしすぎないように，望ましいカントゥアに平行になるよう注意深く方向を定めなければならない．E：カントゥアを付与した修復物

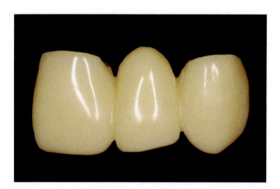

図15-34 試適前の修復物

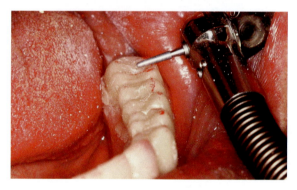

図15-36 口腔内で咬合接触を調整する．

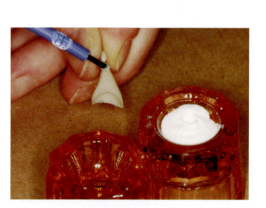

図15-35 筆積み法で隣接面接触部にレジンを足す．レジンが餅状になったら，修復物を形成歯に装着し接触部を形づくる．

3 間接-直接法で作製するカスタムメードの暫間ブリッジ

技工サイドの支援がすぐに得られず，診療時間を短縮しなければならないときの妥協案として良い方法かもしれない．

❶ 技工サイドの使用器材（追加）（図15-37）

・TSF（保存的に形成した診断用模型の複模型）
・ESF（真空成型したポリプロピレンシート）
・診断用に形成した主模型（咬合器に装着）

15章　固定性暫間修復物

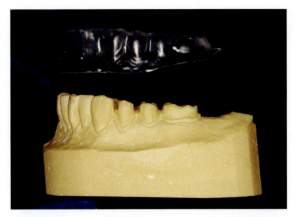

図15-37　間接-直接法のための技工サイドの追加使用器材．形成された診断用模型の複模型（TSF）とポリプロピレン製のESF．

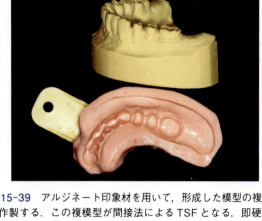

図15-39　アルジネート印象材を用いて，形成した模型の複模型を作製する．この複模型が間接法によるTSFとなる．即硬性の石膏を用いる．

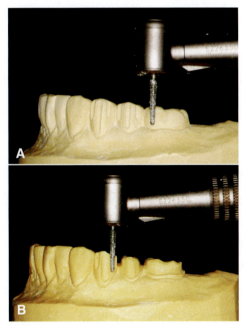

図15-38　咬合器に装着した診断用模型上で形成を行う．A：浅めにガイドグルーブを付与する．B：マージンを歯肉縁上に設定する．

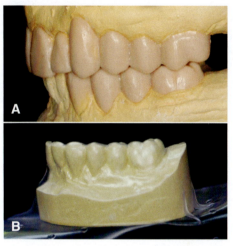

図15-40　診断用ワックスアップからカスタムメードのESFを作製する．A：咬合器に装着した模型上で診断用ワックスアップしたもの．ワックスパターンは生物学的，機械的，審美的条件を満たしていなければならない．B：熱可塑性のESFを用いる場合は，完成したワックスアップの複模型を作製しなければならない．

・咬合紙

2 手順

① 診断用模型を正確に咬合器に装着し，模型上で支台歯を形成する（図15-38）．診断用の形成は最終的な形成よりも保存的に行い，歯肉縁上マージンとする．模型上での形成が治療計画に役立ち（2章参照），実際の形成が容易になることが多い．

② アルジネート印象材を用いて診断用形成の印象を採り，石膏で複模型をつくる（図15-39）．

③ 複模型（TSF）に分離剤を塗る．

④ 咬合器に装着した模型上で診断用ワックスアップを行う．このステップは，治療計画を立てる段階でも推奨される．診断用ワックスアップを行った模型からESFをつくる．熱可塑性シートを使用する場合は，直接ワックス上ではなく（加熱されたシートが接触するとワックスが溶ける），複模型上で成形するべきである（図15-40）．

⑤ TSFとESFが正確に適合することを確認する（図15-41）．

⑥ シリンジを用いてESFの中にレジンを填入する．前述のように，修復物を完成させる（図

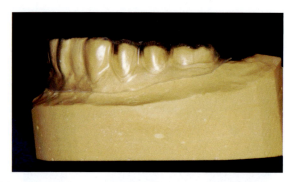

図15-41 ESFとTSFが正しく適合することを確認する．石膏の一部が適合の妨げとなる場合は，分離剤を塗る前に除去しておく必要がある．

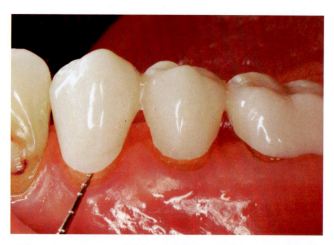

図15-43 あらかじめ作製した修復物が，形成歯に完全に収まったところ．各支台歯のマージンの適合不良に注意．歯周プローブの先端がこの隙間に簡単に入っている．この隙間は直接法でレジンを追加して修正する．

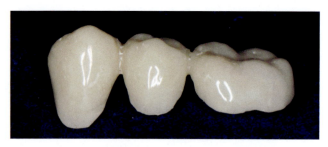

図15-42 間接-直接法の間接法部分の最終作製物

15-30～34参照）．

⑦ 複模型作製後にワックスパターンを診断用模型から外している場合は，完成した暫間修復物を模型上に装着し，咬合器を用いて咬合を調整する．模型上で咬合調整ができない場合は，口腔内での調整のために余分な診療時間が必要になる．

⑧ 試適に先立って暫間修復物の仕上げを行い消毒する．歯冠形成の後に試適を行う（図15-42）．

③ 臨床サイドの使用器材（追加）

・カスタムメードであらかじめ作製した暫間修復物

④ 手 順

① 通法に従って歯冠形成を行う．
② あらかじめ作製した修復物を試適する（図15-43）．咬合が合わない（完全に適合しない）場合，すでに十分な量の歯質を削除していたのであれば，良好に咬合するまで修復物の内面を削除する．さらに歯を削除する必要があれば，削除してから修復物を再評価し，調整する．これが間接-直接法の明らかに不利な点である．調整の過程に非常に時間がかかることがある（特に間接法の段階で細部にわたる注意を怠っていた場合）．ついで直接法でレジンを追加して内面とマージンを適合させる（図15-44）．ポリ-R′メタクリレート系のレジンは組織に対する影響が比較的少ないので，直接法に適している．
③ 支台歯，歯肉組織，修復物の外面にワセリンを均一に1層塗布する．
④ 各支台装置の咬合面（または舌側面）にラウンドバーでベントホール（通路）を開ける．
⑤ 支台装置にレジンを填入し，表面の光沢がなくなったら支台歯上に完全に収める．フルートを演奏する要領で指先をベントホールの上に置くことによって，マージン周囲に押し出される余剰レジンの量を調節することができる．マージン周囲全体に少量の余剰レジンが出てきたら，指先をベントホールから離し，巻き込まれた気泡と残っている余剰レジンを逃がす．咬合面のレジンはすぐに拭き取れば，硬化後に削除する必要がない．
⑥ レジンがゴム状期になったら（口腔内で約2分），バックハウス布鉗子で支台装置の頰側面と舌側面を把持し，暫間修復物を頰舌側にゆする．もう一方の支台装置についても同様に把持

15章　固定性暫間修復物

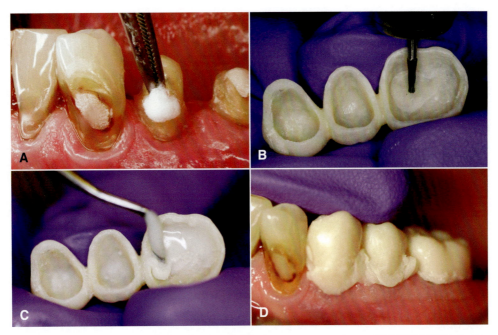

図15-44　修復物の内面を裏装する．これは間接-直接法の直接法部分である．A：ワセリンで口腔内組織を保護する．B：ベントホールを付けておくと，巻き込まれた気泡を逃がすのに役立つ．C：支台装置内面に裏装用レジンを追加する．D：修復物を定位置まで完全に収める（ベントホールを塞ぐか開放するかによって，マージン部のレジンの量を調整する）．

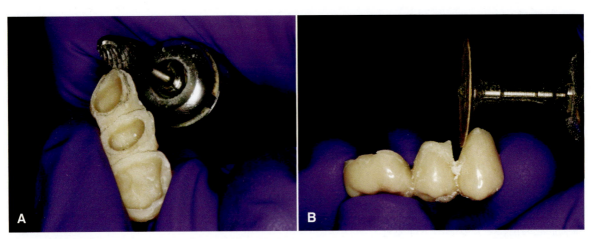

図15-45　内面に追加したレジンが硬化した後，余剰のレジンを除去する．A：すぐに余剰レジンをおおまかに除去する（マージン部は残す）．B：最終的な軸面形態，連結部，マージン適合を研磨用ディスクで仕上げる．ディスクの回転方向がマージン部に向かうように修復物を保持すると，切削片によりマージンが見えにくくなるのを防ぐことができる．ディスクの方向が，望ましい最終的なカントゥアに平行になっていることに注意．

してゆする．暫間ブリッジの両端が緩んだら口腔内から撤去する．布鉗子の先端でレジンに小さい痕がつくこともあるが，通常，臼歯部では問題とならない．この痕は後で研磨して消す．

⑦　暫間修復物を温水（40℃）に浸け，重合を速める．

⑧　3〜5分後，余剰のレジンを除去する．アクリルレジントリミングバーかカーボランダムディスク（図15-45）を用いて，おおまかにレジンを除去することができる．ファイングリットガーネットペーパーディスクを用いて軸面を仕上げる．

マージン近辺の正確なトリミングは，ディスクを望ましい最終形態にほぼ平行に保つことによって容易に行うことができる．印記したマージンの外側に紙のように薄いバリが残っていれば，カントゥアが適切で，窩縁マージンが完全に被覆されていることを示す．このバリは，皮をむくように指で容易に取

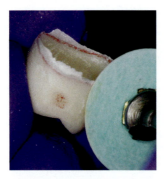

図15-46 マージン部のバリ．修復物軸面のカントゥアは，ディスクの方向を適切に保つことで付与される．（提供：Dr. R. E. Kerby）

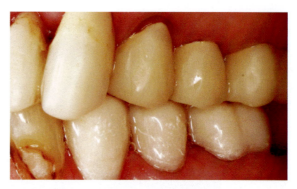

図15-47 完成した修復物で咬合接触を確認し，調整してから研磨する．長期の治療期間が予想されるため，脱離への抵抗を増すために複数ユニットを連結している．（提供：Dr. R. Liu）

り除けることが多い（図15-46）．

マージンの適合と咬合を確認し，必要があれば再度形態修正のうえ研磨し，修復物をセメント仮着する（図15-47）．

4 カスタムメードの暫間被覆冠

1 全部被覆冠

単独の全部被覆冠や連結冠は，前述のブリッジの基本術式に従って直接法か間接法で作製する．ポンティックがないので修復物の作製はより簡単である．歯冠形態の大幅な変更を計画しているのでなければ，診断用ワックスアップや診断用歯冠形成は必要ない．たとえば，咬合高径を上げるときには歯冠形態の大幅な変更が必要となることが多い．診断用ワックスアップや診断用歯冠形成が必要ない場合は，歯冠形成の前にアルジネート印象材でクラウンの印象を採得すれば十分である．直接法の場合にはこれをESFとして用い，間接法の場合には別の印象で模型を作製して使用する．

2 アンレーと部分被覆冠

アンレーや部分被覆冠の暫間修復物の作製法は，カスタムメードで単独冠を作製する場合と同様であるが，形成が保存的で軸面の連続性がないため，作製中に変形しやすい．そのため，直接法では歯からレジンを外すときに細心の注意が必要である．間接法のほうがはるかに良い結果が得られると考えられる．

重合したレジンをマージンまでトリミングすると

きは，咬合面側の窩縁マージンにはレジンを余分に残しておくとよい．これは，エナメル質の破折を防ぐのに役立つ（レジンは金属に比べて強度が低いためである）．また，内面にレジンを追加する必要がある場合でも咬合面のベントホールは必要ない．マージンの位置が高く，巻き込まれた気泡や余剰レジンを十分に逃がすことができる修復物形態のためである．

3 インレー

インレーは小さいため操作しにくい（特にトリミングのとき）．暫間インレーを作製するには，手順の多くを変更，工夫する必要がある．

1）臨床サイドの使用器材（追加）
- トッフルマイヤー式リテイナー／マトリックスバンド
- ウェッジ
- アマルガム充填器
- スプーンエキスカベーター
- メスの柄と替刃（No. 15）

2）手 順
① 2～3面形成のインレーは，Ⅱ級アマルガム修復の塡塞のときのようにマトリックスバンドとウェッジで隔壁をつくる．バンドを除去したときに隣接面接触が再確立されるように，ウェッジをしっかりと押し込む．マトリックスバンドで隣接面の窩縁マージンすべてを封鎖しなければならない．

② 小綿球にワセリンをつけて，窩洞形成面とマト

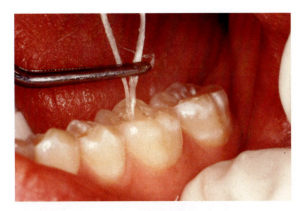

図15-48 インレーのレジン暫間修復物は，重合のゴム状後期に，フロスの柄を強く引くと容易に取り出すことができる．

リックスバンドのすべての面に薄く塗る．
③ ワックスなしのデンタルフロスの一端2〜3mmを窩洞内に置いて，レジンを除去するための柄にする．
④ 少量のポリ-R'メタクリレートを練和して，餅状になったら小さな円錐形にして，アマルガム充填器の先に付ける．
⑤ レジンを窩洞に軽く充填する．マトリックスを越えてアンダーカットに無理に入れないように注意する．咬合面の余剰レジンは，鋭利なスプーンエキスカベーターを用いて迅速にできるかぎり除去する．
⑥ 手用器具でレジンに軽く触り，重合の状態を確認する．レジンがゴム状後期になったら，ロール綿ピンセットでフロスの柄を装着方向に強く引いて取り出す（図15-48）．
⑦ レジンをコップの温水（40℃）に5分間浸す．
⑧ バリがあればトリミングする．
⑨ 重合したレジンを窩洞に戻して，咬合紙と低速ハンドピースを用いて咬合調整する（歯質を削除しないように特に注意する）．咬合調整の邪魔にならなければ，フロスの柄としての部分は窩洞内に残しておく．
⑩ 残しておいたフロスの柄を用いて，調整した暫間修復物を撤去する．最終印象を採得した後に見つけやすいところに置いておく．
⑪ 窩洞を清掃，乾燥し，仮着用セメントを窩壁に薄く1層塗る．すぐに暫間修復物を挿入する．
⑫ セメントが硬化したら，探針とスプーンエキスカベーターを用いて余剰セメントを除去する．メスの刃で注意深くフロスの柄を切る．

5 デジタル暫間修復物

デジタル印象のテクノロジーが開発され，CAD/CAMにより修復物が作製されるようになったため，最終修復物が歯冠形成と同日に装着可能になった．この場合，暫間修復物は不要である．しかし，すべての臨床状況において同日のCAD/CAM修復が可能なわけではなく，暫間修復物が必要となる場合もある．このような状況としては，広範囲な再建が必要とされる場合や，顎関節症の治療において咬合を変更したときの効果を評価する場合，さらにポンティック部やインプラント埋入部の治癒期間を要する場合などが挙げられ，暫間修復物の役割はきわめて大きい．患者は最終修復物が完成するまでの間に快適性，機能性および外観を評価することができる．

暫間修復物はデジタルワークフローによっても作製可能である．TSF（模型）は形成歯の三次元画像としてコンピュータ上に生成される．ESF（暫間修復物）は，①形成前の歯の三次元画像，②診断用ワックスアップの光学印象，③コンピュータにより生成された仮想形態，のいずれかである．デジタル情報は歯冠形成時にミリングマシンへ送られ，TSFとESFが固形のレジンブロック／ディスクから削り出される．このように，アナログのTSFやESFは必要なくなり，それゆえモールドにレジンを填入する操作も不要になる．ミリングによる暫間修復物に使用可能なレジンとしては，PMMAやコンポジットレジンなどがある．

CAD/CAMを使用することで，患者の化学物質への曝露は大幅に減少した．暫間修復物のミリングに使用される市販の切削用レジンには，約1％の残留遊離モノマーしか含まれていないからである[25]．したがって，デジタル方式による暫間修復物は，完全に間接法によって作製される．CAD/CAMによる暫間修復物は，従前のbis-acryl系コンポジットレジンによる補綴物より強度および精度が高いことが示されている[26]．デジタル方式による暫間修復物

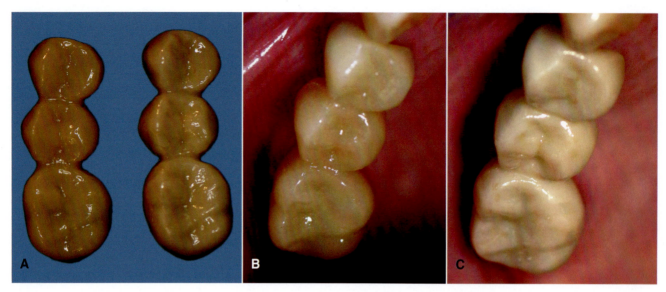

図15-49　A：上顎の3ユニットブリッジ．PMMAからミリングされた暫間修復物（左）と，フルジルコニアの最終修復物（右）．B：対顎のインプラント治癒期間中に使用される暫間修復物．C：最終修復物（ジルコニアブリッジ）．

作製のもう1つの利点は，歯冠形成（および組織形態）が変わっていない場合には，データファイルが最終修復物のミリングにも使用できることである（図15-49）．

暫間修復物は歯冠形成時に効率良く成形されるはずであり，さらにデジタルテクノロジーにより広範な複数ユニットのESFをコンポジットレジンやPMMAで事前に作製し，口腔内に装着すること（間接-直接法）が可能になっている．形成前の診断用ワックスアップや診断用歯冠形成を技工サイドに提供し，そこでコンピュータ上でソフトウェアを使用して歯肉縁上マージンにした仮想の"歯冠形成"や，歯冠のカントゥアのデザイン（もしくはその両方）を行うことができる．ミリングされた暫間修復物は，後に臨床サイドで歯冠形成時に内面を裏装される．広範な複数ユニットの修復物を予定しているときは，大型のミリングマシンを所有している歯科技工所の援助が必要となる．というのは，院内用のミリングマシンに使用できる切削用レジンは，5ユニット以上の修復物を製作するには小さすぎるからである．また，暫間修復物を裏装する材料として，どのレジンが適切かを問い合わせる必要がある．ミリングされたレジンと裏装用レジンの界面で剥離や分離，あるいは漏洩が起こらないようにするためである．

ミリング用の暫間修復材（切削用レジン）には単色のものと多層色のものがある．単色の切削用レジンを使用した場合には，クラウンやブリッジの構成要素はすべて同じシェードとなる（図15-50）．ミリングされたレジンにはミリングバーによる粗造面が残っているので，口腔内に装着する前に十分に研磨する．使用した切削用レジンの組成によっては，マッチング材によって色調の修正やキャラクタライズが可能である[26]．

マッチング材を用いることは，長期の色調安定性と接着性のために重要である．院内用のミリングマシンは，冷却・潤滑用の水循環システムがレジンの砕屑物により目詰まりするのを防ぐために，追加のソフトウェアや改良を施された冷却水タンク（もしくは両方）が必要となることが多い．

臨床の状況によっては必ずしも歯冠形成と同日に修復が完了するわけではないので，CAD/CAMによる暫間修復物は多くの利点を有している．特にコンポジットレジンの切削用材料は，十分な機械的特性，耐摩耗性，色調安定性，接着性を備えているので，長期間機能する暫間修復物に使用することが可能である．

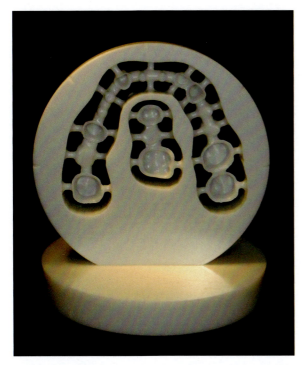

図15-50 切削用レジンディスクからミリングされたCAD/CAM暫間修復物.

6 ラミネートベニア

① 臨床サイドの使用器材（追加）
・コンポジットレジンシェードガイド
・光重合コンポジットレジン
・重合用ハンドライト
・リン酸エッチングジェル
・フィラーを含まない即時重合レジン

② 手 順
① 歯を形成する前に，最も適切なシェード（あるいは複数のシェードの組み合わせ）を選択する．
② 形成が完了したら，形成歯面にワセリンを薄く塗る．
③ プラスチック製インスツルメントをアルコールで湿らせ，選択したシェードの光重合レジンを置いて，成形する．成形しにくい場合は，何回かに分けてレジンを置き，重合を繰り返してもよい．暫間ブリッジと同じようにTSFとESFを作製して，間接法によりベニアを作製することもできる．複数のベニアをつくるときは，間接法のほうが効率的である．
④ レジンを光重合させて歯面から外す．
⑤ 形成歯エナメル質からワセリンを完全に除去し，直径1mm大の3か所にエッチングジェルを塗る．近心切端，遠心切端，歯頸側中央の3点で正三角形になるようにする．20秒間エッチングしたら，十分に水洗し乾燥させる．
⑥ フィラーを含まない即時重合レジンを練和し，エッチングした3か所に少量を置く．すぐにベニアを歯面に置き，レジンが硬化するまでそのまま保持する．
⑦ 次の来院時に，スプーンエキスカベーターを用いてベニアを外す．

7 既製ESFを用いた暫間クラウン

ほとんどの場合，カスタムのESFによって最短時間で最高の結果が得られるが，カスタムのESFをすぐに用意できないこともある．たとえば，救急の初診でクラウンを喪失しており，補綴しなければならない場合などである．たまたま既製冠のサイズと形が望んでいる暫間修復物に非常に近ければ，カスタムの手順でつくりはじめる（診断用模型を作製し，喪失したクラウンのカントゥアをワックスアップする）よりも，既製冠のほうが便利である．しかし，そのような偶然は通常ないし，偶然に頼るべきではない．状況がどうであれ，既製冠はESFとして考えるべきである．暫間修復物の基本的な必要条件を満たすためには，レジンで内面を裏装する必要がある．

8 ポリカーボネート冠

ポリカーボネート冠は，単独の前歯や小臼歯の暫間修復物をつくるのに便利である．

① 臨床サイドの使用器材（追加）
・ポリカーボネート冠セット
・ボーリーゲージあるいはディバイダー
・カーボランダムポイント（ストレートハンドピース用）

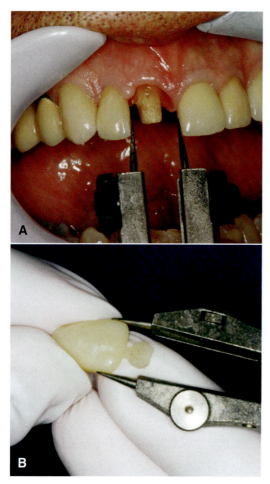

図15-51 クラウンの選択.A:ディバイダーでスペースの近遠心幅径を測定する.B:測定したスペースの幅に適するサイズのクラウンを選択する.

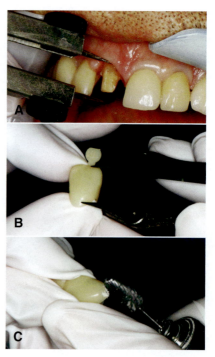

図15-52 歯冠高径の調整.A:完成した修復物に求められる高径(切端から歯頸部まで)を測定する.B:測定した値をクラウンに印記する.C:窩縁マージンの彎曲に合わせて,クラウンの歯頸部を調整する.

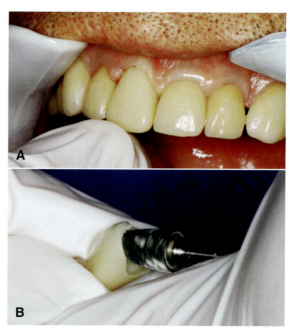

図15-53 A:クラウンの歯頸部をトリミングし,適切な長さと軸傾斜にする.B:必要であれば,クラウンの方向を正しく合わせるためにクラウンの内面を調整する.

2 手順

① ディバイダーを用いて歯冠スペースの近遠心径を測定し(ポリカーボネート冠キットに選択ガイドがついているものもある),幅径が同じか若干大きめのシェルを選ぶ(図15-51).

② ディバイダーで歯冠高径(切端から)を印記し(図15-52),この位置を目安にしながら,形成した窩縁マージンのおおよその彎曲に合うようにシェルをトリミングする.このトリミングにはカーボランダムポイントあるいは小径のタングステンカーバイドバーの使用が推奨される.

③ 形成歯にシェルを試適する(図15-53).特にシェルの切端や唇側面が隣在歯にそろうように注意する.そのためには,シェルの内面を削除する必要があることが多い.この時点では咬合については考えない.通常,内面にレジンを追加してから咬合調整を行ったほうがよい.歯肉を圧迫せずにシェルを適切な位置に配置できるようになったら,レジンで内面を裏装する段階

に移る．

④ 形成歯および近接する歯肉にワセリンを薄く均一に塗る（図15-54）．これらの組織に直接モノマーが接触して損傷を起こすのを防ぐためである．

⑤ 即時重合レジンを練和し，シェルに塡入する（ポリ-R´メタクリレートが推奨される）．表面の光沢が消えたら，または探針の先でとがらせても形が崩れなくなったら，シェルを形成歯に装着して切端と唇側面を隣在歯にそろえる．

⑥ マージン部の余剰レジンをすぐに除去する．重合が進みすぎていると，餅状になったレジンはマージンからはがれてしまうので，後で修正しなければならない．

⑦ 重合がゴム状期に達したら（約2分後），クラウンを唇舌側にゆすって緩めて外す．クラウンを歯から外しにくいときに備えて，バックハウス布鉗子を手元に用意しておくべきであるが，クラウンの表面に小さい痕がつくので，前歯部では必要なときにだけ使用するべきである．

⑧ クラウンを温水（40℃）に浸ける（図15-55）．

⑨ レジンが完全に硬化したら（約5分後），ストレートハンドピース用のタングステンカーバイドバーか研磨用ディスクを用いて軸面の形態を整え，バリを除去する．

⑩ 内面の裏装を終えたクラウンを試適し，望ましい咬合とカントゥアになるように舌側面を調整する（図15-56）．

⑪ 修復物を研磨し仮着する（図15-57）．

9 アルミニウム冠

アルミニウム冠は，天然歯とは外観が異なっていても問題にならないような臼歯の単独修復に有用である．

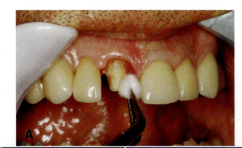
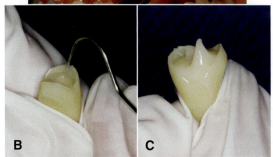
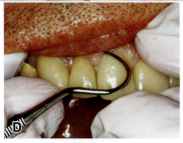

図15-54 調整したシェルの内面にレジンを追加する．A：組織を保護するためにワセリンを塗る．B：シェルにレジンを塡入する．C：探針の先端でとがらせてもレジンの形が崩れなくなったら形成歯に装着する．D：クラウンを正しい位置に収めたら，すぐに余剰レジンを除去する．

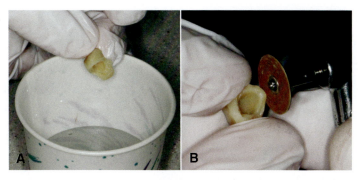

図15-55 A：レジンが重合のゴム状期に達したら，クラウンを撤去して温水（40℃）に浸ける．温水の温度が高すぎるとレジンの収縮が大きくなるので注意する．ポリメチルメタクリレートレジンの場合は，温水に浸けると収縮してマージンが適合しなくなるので，浸けないほうがよい．B：温水に約5分浸けると，余剰レジンを除去できる硬さになる．まずコースグリットのガーネットディスクを用いて余剰レジンの除去を開始する．

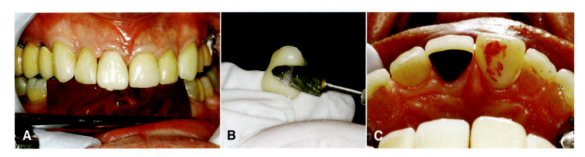

図 15-56　A：ある程度の舌側削除が必要となる場合がある．削除量が少なければ口腔内で削除することもできる．B：削除量が多い場合には，作業の効率と患者の快適性を考慮して，削合は口腔外で行うべきである．C：歯肉の健康を維持し衛生管理が容易にできるように舌側カントゥアを仕上げる．右側中切歯の暫間クラウンに比べ，より自然なカントゥアをもつ左側中切歯に注意．

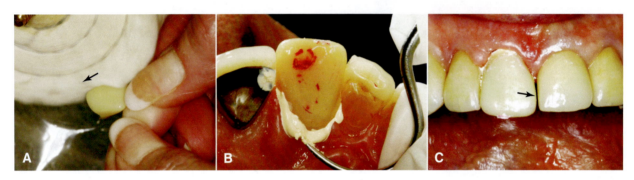

図 15-57　A：研磨材で研磨する前に，布バフに浮石末を付けて使用する．ホイールの方向は，クラウンの軸面に平行になるように接触させる（矢印）．ホイールがクラウンの表面からマージンに向かって回転するように，クラウンを把持する．B：探針とデンタルフロスを使って慎重に余剰セメントをすべて除去する．C：研磨しすぎたため近心接触が失われている（矢印）．小さい欠損の修正には筆積み法がよい．

❶ 臨床サイドの使用器材（追加）（図 15-58）

- アルミニウム冠セット
- ディバイダー
- 金冠バサミ
- コンタリングプライヤー
- 円筒形のカーボランダムポイント（ストレートハンドピース用）
- コースグリットのガーネットペーパーディスク（直径 7/8 インチ）

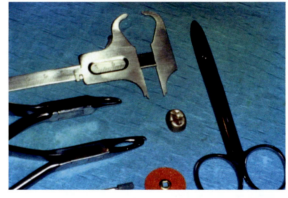

図 15-58　アルミニウム冠のための臨床サイドの追加使用器材

❷ 手　順

① ディバイダーを用いて歯冠スペースの近遠心径を測定し，測定した値にできるかぎり近い幅径のシェルを選ぶ．シェルの若干の大小はコンタリングプライヤーを使って成形し，良好に適合させることができる（図 15-59）．

② 咬合面から歯頸部までの高径を測定し，シェルのマージンが形成マージンより約 1 mm 長くなるように，金冠バサミを用いてトリミングする（図 15-60）．トリミングでできた鋭縁は，カーボランダムポイントを用いてなめらかに丸みをつける．

③ トリミングしたシェルを形成歯の上に置き，歯肉を観察しながら徐々に圧を加えて正しい位置まで装着する．歯肉が圧迫のために白くなった部位は，さらにマージンをトリミングする．シェルのマージンが形成マージンに咬み込んではいけない．

④ 試適評価を繰り返し，必要に応じてトリミングする．

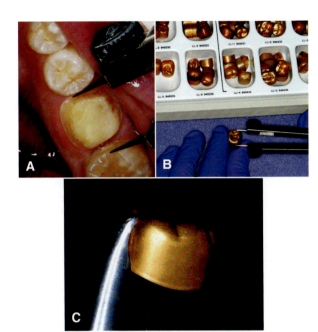

図15-59 アルミニウム冠の選択と修正．A：歯冠スペースの近遠心径を測定する．B：測定した値に最も近い幅径のシェルを選ぶ．C：コンタリングプライヤーを用いて軸面形態を修正する．

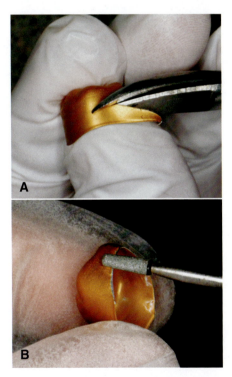

図15-60 A：クラウンの歯頸部を適切な長さにトリミングする．B：歯肉の損傷を防ぐために，金冠バサミで切断した縁をなめらかにする．

⑤ 患者に中程度の力で閉口させる．アルミニウムは軟らかいので，咬頭咬合位に咬み合うまでに変形するはずである（図15-61）．

⑥ 形成歯や近接する歯肉組織にワセリンを塗布す

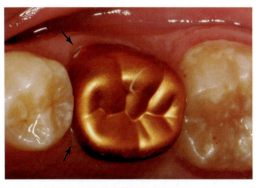

図15-61 クラウンの高径を調整した後，患者にシェルを咬ませる．咬合面に圧痕がついており，歯肉が白くなっている（矢印）．シェルにより歯肉が白くなっている部位は，マージン部をさらに短くしなければならない．

る．ポリ-R'メタクリレートレジンを練和し，シェルに填入する．

⑦ レジン表面の光沢が消えたらシェルを歯の上に置き，完全に咬み合う位置の少し手前まで挿入する（図15-62）．患者に閉口させる．

⑦ 時間がたつとレジンがマージンからはがれてしまうので，余剰レジンはすぐに除去する．

⑨ 重合がゴム状期に達したら（口腔内で約2分後），バックハウス布鉗子を用いてちょうどアルミニウムシェルを貫通するぐらいの力で把持し（図15-63），頬舌側にゆすってクラウンを緩めて外す．または反対側の親指と人差し指で，鉗子の下から咬合面方向に力を加えて外す．頬側と舌側のアルミニウム表面に小さな孔ができるが，通常，問題とはならない．次回来院時にこの孔を使ってクラウンを外すこともできる．

⑩ クラウンを温水（40℃）に浸ける．

⑪ 約5分後に取り出し，マージンを印記して余剰レジンをトリミングする．歯周組織の健康を損なわない良好な軸面カントゥアをつくるために，アルミニウムシェルの一部を削合しなければならないことが多い（図15-64）．

⑫ クラウンを戻し，必要に応じて咬合調整を行う．隣接面の接触がない場合は，レジンを添加して修正することができる．その場合には，レジンとレジンを結合させるために，接触域のアルミニウムを削除しなければならない（図

15-65).

⑬ 研磨，消毒して仮着する．

10 ポストコアの暫間修復物

根管内の維持と支持は鋳造ポストコアによって得ることが多い（12章参照）．鋳造体を作製している間，暫間修復物が必要になる．

1 臨床サイドの使用器材（追加）

- ワイヤー
- ワイヤーカッター（プライヤー）
- 円筒形のカーボランダムポイント（ストレートハンドピース用）
- ワイヤーベンディングプライヤー
- ペーパーポイント

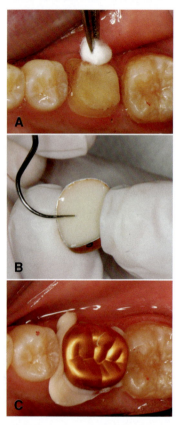

図 15-62　A：形成歯を保護するためにワセリンを塗る．B：調整したシェルにレジンを塡入し，レジンの光沢が消えたら完全に咬み合う位置の少し手前まで挿入する．C：患者に咬頭嵌合位まで閉口させることでシェルの最終的な位置が決まる．余剰レジンはすぐに除去する．

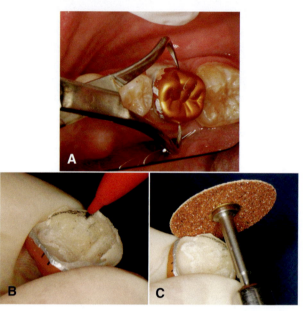

図 15-63　A：バックハウス布鉗子を用いると，シェルを確実に把持することができ，安全に撤去できる．B：温水に5分間浸けた後，鉛筆でマージンを印記する．C：最初に軸面のカントゥアを付与するのには，コースグリットのガーネットディスクが適している．通常，アルミニウムの一部を削除する必要がある．オーバーカントゥアになっているアルミニウムを削除した後，ファイングリットのガーネットディスクを用いて軸面のカントゥアおよびマージン部を仕上げる．この場合も未形成歯質からの立ち上がり形態をまっすぐにし，適合の良いマージンを得るためには，ディスクの方向が重要である．

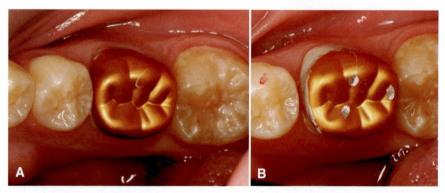

図 15-64　A：アルミニウム冠の試適．B：軸面に適切なカントゥアを付与するためには，アルミニウムの一部を削除することになるので，歯頸部にはレジンが露出する．最終的な咬合調整によって，アルミニウム冠の仕上げ面（陽極酸化被膜）の一部は除去されるが，問題とはならない．

❷ 手順

① 短いワイヤー（まっすぐにしたペーパークリップなど）をポストスペースに挿入する．歯根破折を防ぐために，ワイヤーは力を加えなくてもポストスペースの先端まで到達しなければならない．ワイヤーが太すぎる場合は，ストーンを用いて細くする．

② ポストスペース開口部の位置を，鉛筆でワイヤーに印をつける．この印より若干咬合面寄りの位置で，プライヤーを用いてワイヤーを180°曲げる（図15-66）．

③ 歯と周囲の軟組織にワセリンを塗る．ポストスペースにワセリンを塗るには，ペーパーポイントが便利である．

④ ESFに暫間修復用レジンを塡入する（ポリ-R′メタクリレートが推奨される）．

⑤ レジン表面の光沢がなくなったらワイヤーをポストスペースに挿入し，その上からESFを装着する（図15-67）．ワイヤーの誤飲や誤嚥を防ぐために，舌根部にガーゼを置く，あるいは患者を水平位にしないなどの注意が必要である．

⑥ レジンがゴム状期のうちに（約2〜2分半後）ESFを取り出す．レジンの重合状態を観察しなければならない．レジンが硬くなってポスト形成のアンダーカット面に咬み込んでしまうと，レジンとワイヤーの撤去に時間がかかり，歯が破折して修復できなくなるリスクもある．通常，暫間修復物はESF内に残り，温水に浸けて重合を速めることができる．レジンが軟らかい間はワイヤーに触れてはいけない．暫間修復物が歯に残った場合は，着脱を数回繰り返し，レジンが完全に重合する前に撤去する．

⑦ ディスクかストレートハンドピース用タングステンカーバイドバーを用いて修復物をトリミングし，カントゥアを付与する．

⑧ 修復物の試適評価を行い，必要があれば調整する．

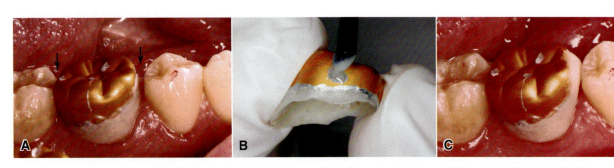

図15-65　アルミニウム冠の隣接面接触にレジンを追加する．A：冠内面にレジンを追加して試適したが，隣接面の接触がない（矢印）．B：接触域の金属を削除し，内面の裏装レジンを露出させる．筆積み法を用いてレジンを追加し接触部を修正する．C：冠の近心面にレジンを添加した．歯肉側鼓形空隙のカントゥアを修正するには，ディスクを用いるとよい．

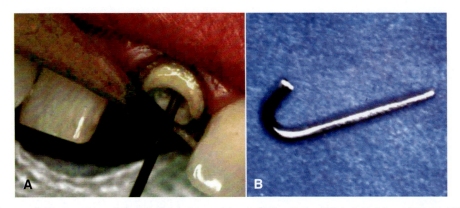

図15-66　暫間ポストの作製．A：正しい位置で曲げるためにワイヤーに印をつける．挿入したワイヤーがESFに接触してはいけない．B：レジンの脱離に抵抗するために，180°（またはそれ以上）ワイヤーを曲げる．

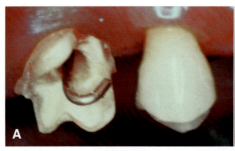
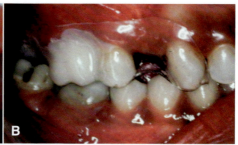

図15-67 A：ポストスペースにワイヤーが挿入されている．この後レジンを満たしたESFを被せる．患者がワイヤーを誤飲・誤嚥しないようにガーゼを舌根部に置くことを勧める．患者を水平位にしてはならない．B：レジンを塡入したESFを被せたところ．

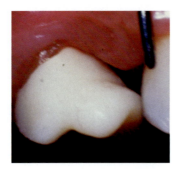

図15-68 暫間ポストクラウンの完成（近心頰側根を抜去しているため，近心のカントゥアが通常とは異なる）．

⑨ 研磨，消毒して仮着する（図15-68）．

11 セメント仮着

仮着材の主な働きは，辺縁漏洩とそれによる歯髄刺激を防ぐために封鎖することである．仮着材は意図的に弱い強度に調製されているので，咬合圧に抵抗することを期待するべきではない．暫間修復物の脱離は，仮着材の選択によるものではなく，維持力のない歯冠形成や過剰なセメントスペースが原因である場合が多い．

1 理想的な特性

仮着材の望ましい特性は，以下のとおりである．
・封鎖により唾液等の侵入を防ぐ．
・意図的に除去できる程度の強度である．
・溶解性が低い．
・低刺激性である．または鎮静作用がある．
・暫間修復用レジンと化学的に反応しない．
・調合や練和がしやすい．
・余剰分を除去しやすい．
・操作時間が十分で，硬化時間が短い．

2 現在利用できる材料

現在使用される材料（図15-69）のなかでは，酸化亜鉛ユージノール（ZOE）セメントが最も適していると思われる．リン酸亜鉛セメント，カルボキシレートセメント，グラスアイオノマーセメントは，強度が比較的大きいために除去しにくいので勧められない．強度の大きいセメントを使うと修復物を破損することが多く，除去しようとして歯を損傷することさえある．また，最終補綴物の装着が困難になる可能性もある．強度の小さいZOEセメントは簡単に除去できるし，さらにまた必要な場合には修復物を再使用することもできる．ZOEセメントには良好な封鎖性に加えて歯髄の鎮静効果もあるが[27]，残念なことに，遊離ユージノールはメタクリレートレジンの可塑剤として作用する．表面硬度を低下させ[28]，おそらく強度も減少させることが明らかになっている．重合したレジンに遊離ユージノールが接触していた場合，その上に新しいレジンを添加すると，添加したレジンが軟化し[29]，内面の裏装や修復がうまくいかない．ポリ-R'メタクリレートレジンは遊離ユージノールにより大きな影響を受ける．メチルメタクリレートレジンもやや影響を受け，コンポジットレジンはわずかに軟化する．この欠点のために，ユージノールを含まない仮着材が登場することとなった．しかし，複数の研究によると，レジン硬化抑制の原因はセメント中のユージノールの存在だけではない．硬化抑制が起こるには，未反応のユージノールや遊離したユージノールが存在しなければならないと考えられる．したがってユージノールを含む仮着材を使用するときは，正しい

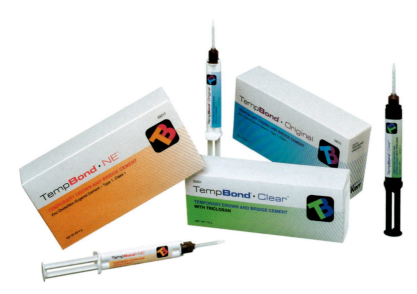

図 15-69　さまざまな組成の仮着材が市販されている．非ユージノール系仮着材は接着性修復物に適している．透明な仮着材は審美性改善のために使用される．（提供：Kerr Corp., Orange, California）

混合比で練和されていることを確認しなければならない．歯髄の鎮静効果に遊離ユージノールが必要かどうかはわかっていない．

　歯冠形成に維持力がない場合，スパンが長い場合や長期的に使用することが予想される場合，さらに異常機能運動がある場合は，強度の大きいセメントを使用するのが望ましいかもしれない．妥協案としては，強化型の酸化亜鉛ユージノール，またユージノールを含まない酸化亜鉛セメント（ユージノールを含むものより強度は若干大きい）を使用してもよい[30]．逆に，最終補綴物を仮着する場合などのように，強度が非常に小さいセメントが望ましいときもある（ポーセレンを再焼成するために，仮着した最終補綴物を撤去しなければならないことがある）．仮着材のベースとキャタリストに同量のワセリンを混ぜると，セメントの強度を半分以下にすることができる．最終的なセメントとしてレジンセメントを計画している場合，ユージノールが接着強さに悪影響を及ぼすので，暫間修復には非ユージノール系の仮着材が推奨される．

❸ 使用器材

下記の器材が必要となる（図 15-70）．
・仮着用セメント
・紙練板

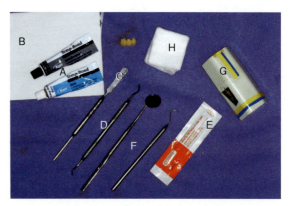

図 15-70　暫間修復物の仮着に使用する器材．A：仮着材，B：紙練板，C：セメントスパチュラ，D：練成充填器，E：ワセリン，F：ミラーと探針，G：デンタルフロス，H：ガーゼ．

・セメントスパチュラ
・練成充填器
・ワセリン
・ミラーと探針
・デンタルフロス
・ガーゼ

❹ 手　順

　ほとんどの仮着用セメントは，2つのペーストを混和するシステムである（図 15-71）．
① 余剰セメントの除去を容易にするために，研磨した修復物の外側にワセリンを塗る（図 15-71 A）．
② 2つのペーストをすばやく混和し，少量を修復

物マージンのわずかに咬合面寄りにつける（図15-71 B）．マージン部に少量のセメントをつけることで唾液などの侵入を防止することができる．クラウンや支台装置にセメントを満たすのは避けるべきである．余剰セメントの除去に時間がかかり，歯肉溝内にセメント片を残すリスクがあるためである．

③ 修復物を装着し，セメントを硬化させる（図15-71 C）．
④ 探針とデンタルフロスを用いて，余剰セメントを注意深く除去する（図15-71 D～F）．

歯肉溝内にセメントの取り残しがあると歯肉を刺激する．さらに骨吸収を伴う重篤な歯周組織の炎症を引き起こす可能性もある．したがって，歯肉溝内は十分に確認し，スリーウェイシリンジで洗浄しなければならない．

12 撤去，再装着，修理

1 使用器材
・バックハウス布鉗子または止血鉗子
・スプーンエキスカベーター
・超音波洗浄器とセメント除去液

最終補綴物を装着したり，歯冠形成を引きつづき行ったりするために，患者が来院したときに暫間修復物は撤去する．このとき形成歯や支台を破折してはいけない．形成の長軸と平行に撤去の力を加えることによって，破折のリスクを最小限に抑えることができる．バックハウス布鉗子や止血鉗子を用いると，単独歯の暫間修復物をしっかり把持することができる（図15-72）．頬舌側にわずかにゆすることで，セメントの封鎖を壊して外しやすくなる．

ブリッジを外すときには損傷を与えやすいので注意が必要である．片方の支台装置が急に外れるとブリッジが梃子の腕として作用し，もう一方の支台装置に大きな曲げ応力が加わる可能性がある．補綴物の装着方向に沿って撤去するように注意しなければならない．ブリッジの両端の連結部の下にデンタルフロスを通して輪をつくることによって，外しやすくなる場合もある．

2 手順
① 暫間修復物を再装着する場合には，スプーンエキスカベーターを用いてセメントをおおまかに除去する．
② 暫間修復物をセメント溶解液に入れ，超音波洗浄器にかける．

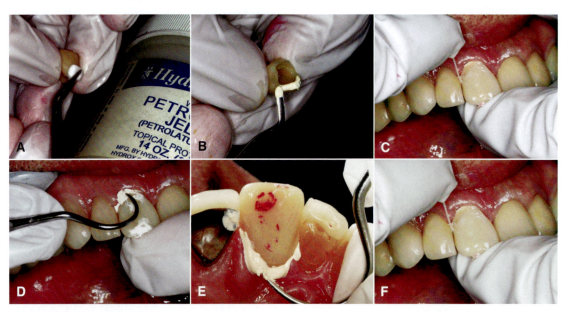

図15-71 仮着の手順．A：硬化したセメントを除去しやすくするために，外面に薄くワセリンを塗布する．B：注意深くセメントを付けることによって，マージンが封鎖され余剰セメントの除去もしやすくなる．C：指で強く圧を加え，修復物を正しい位置まで装着する．臼歯の場合には，患者にロール綿を介して咬ませてもよい．D・E：探針を用いて余剰セメントを除去する．静かに歯肉溝内に挿入し，取り残しがないかを確認する．F：隣接面接触部と歯肉溝はデンタルフロスで清掃する（フロスに結び目をつくると余剰セメント除去に役立つ）．その後，スリーウェイシリンジで十分に水洗する．

③ 必要であれば（たとえば，歯冠形成を修正したときなど），暫間修復物の内面に新しく練和したレジンを加える．内面に新しいレジンが良好に結合するように内面を1層削除して，モノマーを塗る．

破折・損傷した部分は筆積み法を用いてレジンを直接追加し，容易に修理することができる（図15-73）．

13 審美性の向上

カントゥア，色調，半透明感，表面性状は歯冠外観の重要な要素である．カントゥアと色調が審美性の基本であり，残り2つの要素よりも重要である．カントゥアと色調をコントロールする方法については，前述の暫間ブリッジ作製法（間接法）においても一部記載してある．

1 カントゥア

診断用ワックスアップは，カントゥアを検討するのに最適の方法である．また，形成の前にシェードを選択すると，術者はある程度色調をコントロールすることができる．カントゥアと色調がよくコントロールされていれば，ほとんどの暫間修復物は良好な外観を呈する．常にこのような結果を得るには，細心の注意と手際のよさが必要である．また，暫間修復物の半透明感を表現するのは，歯が損耗していない患者においてはきわめて困難である．

2 色調

レジンの色調を表すのに一般的な用語（ライト，ミディアム，ダーク）だけを用いているメーカーもあるが，ほとんどのメーカーはポーセレンや人工歯に用いられる一般的なシェードガイドに準じてレジンの色を表している．しかしシェードガイドを参照しても，メーカーや材料の違いのためにシェード合わせは不正確になる．色調をより正確にコントロールするには，カスタムシェードガイドを用いる．ラバー系印象材のパテを用いて抜去した切歯歯冠の型をつくり，これにレジンを流し込むことによって容易に作製することができる．比率を決めて複数の既存の色を混ぜ合わせることによって，さらに多くのシェードをつくり出すことができる．また，レジン用着色剤を用いてもよい．

ペイント-オン-ステインキット（図15-74）を用いて，隣在歯の内因性・外因性の着色，亀裂，低石灰化を模倣した個性的な色彩効果を暫間修復物に加えることもできる．時間をかけすぎるとむらになったり表面が粗れたりするので，これらの色彩効果は素早く操作するのがよい．最適に操作すれば，表面はポーセレンのように光沢を帯びるはずである．

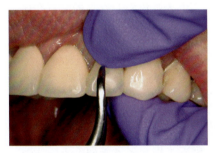

図15-72　バックハウス布鉗子を用いると，暫間修復物をしっかり把持することができる．指を鉗子の先端部にあてがい，撤去する方向にまっすぐ圧を加えると，力加減のコントロールが容易である．

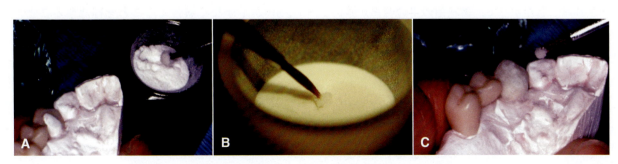

図15-73　筆積み法を用いた修理．A：修復物を十分に清掃し，レジンを加える面にモノマーを塗る．B：筆先をモノマーで濡らした後，粉末にさっと触れ，筆の先に小球をつくる．C：修理する箇所にレジンの小球を触れさせ，筆の柄を回転させて小球を筆から離す．望ましいカントゥアが得られるまで，同様にレジンの小球を置いていく．気泡を防ぐために，レジンが硬化する前にモノマーを軽く塗る．

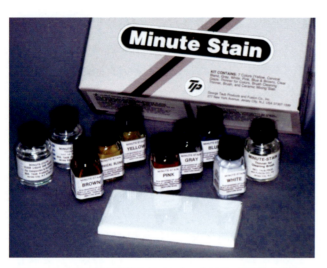

図15-74 この暫間修復用ステインキットには，個性的な効果をつくり出すための紫，青，黄，橙，茶，白，灰色のペイント-オンステインと，光沢のある半透明感を与えるための透明な材料が含まれている．液はすぐに乾燥するように調合されているので，使用直前まで蓋をしておかなければならない．希釈液と筆用洗浄液が付属している．

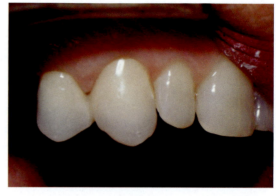

図15-75 半透明レジンと象牙質シェードレジンを重ねることにより，小臼歯と犬歯の暫間修復物がより自然な外観となる．これらは部分床義歯の鉤歯となり，脱離に抵抗するため連結される．

よくみられる問題は，溶剤の蒸発のために着色剤が濃縮し，素早い操作が妨げられることである．ペイント-オン-ステインのもう1つの問題は，摩擦抵抗が低いことである．摩耗が著しい部位では色素が失われ，醜い斑点状になってしまう．

③ 半透明感

歯冠部の透明感は，存在するエナメル質の種類と量で決定される．咬耗していない前歯の切端では，光の通過路に象牙質がないため，暗い口腔から生じる青や灰色の色相を帯びることが多い．この効果が最も著しいのは，エナメル質に色素や不透明な石灰化（フッ素症など）がなく光をほとんど散乱しない場合である．切端ほど明らかではないが，切端側（咬合面側）1/3全体にもエナメル質の半透明感は観察される．したがって，隣在歯の半透明感が強い場合や，より天然歯に近い外観を望む場合には，暫間修復物においても半透明感を再現する．この方法には，2つのレジン（ボディ部に適合する色とエナメル質に適合する色）が必要である．手を加えずに使用できるエナメルやインサイザルのシェードをそろえているメーカーもある．これらを入手できないときや，バリエーションが必要なときは，透明レジンの粉末にボディ用レジンを少量混ぜると目的とする半透明感が得られる．

次の2つの方法で半透明感をつくり出すことができる．第一の方法のほうがコントロールが難しいが，ESFの咬合面（切端）にエナメル色レジンを筆積み法で注意深くのせ，歯冠の中央または歯頸側1/3にかけてなめらかに移行させる．ESFを傾けて重力を利用することによって，また筆の先を使って操作することによって，望ましくないところへレジンが流れるのをある程度コントロールすることができる．エナメル色のレジンの配置が決まったら，ディスポーザブルシリンジにボディ色レジンを填入し，エナメル色レジン部分を壊さないように素早くESFに満たす．TSFをESFに被せ，その後は通法に従って作製する（図15-75）．

第二の方法は，ESFにエナメル色レジンだけを填入し，ボディ色レジンを加えずにTSFを被せないでそのまま重合させる．硬化したエナメルベニアをESFから外し，エナメル質を表現したい範囲にトリミングする．ベニアを置いた状態でESFとTSFが干渉なく適合することを確認することが重要である．ベニアを置いた状態でその上にモノマー液を塗り，ボディ色レジンを加える．TSFを挿入し，その後は通法に従って作製する．第一の方法に比べてタイミングは難しくないので，経験の浅い術者にはこのほうがよいかもしれない．エナメル色とボディ色の境界がはっきりと出てしまうことがあるのがこの方法の欠点である．

❹ 表面性状

経験を積めば，表面性状を表現するのにほとんど時間はかからないが，表面性状が暫間修復物の全体的な外観に大きく影響することがある．表面性状の表現は，上顎前歯で隣在歯にはっきりした発育葉（隆線および切縁結節）や，成長線（周波条）または発育欠損がある場合に最も重要である．

発育葉は，診断用ワックスアップの最終段階で付与しておくのが最もよい．自然に見えるためには，直線的な溝や鋭角の溝，均一な断面をもつ溝などにしないことが大切である．むしろ，なだらかな三日月形にし，縁に丸みをつけ，最も径の大きいワクシングワイヤーで研磨して断面が均一にならないようにわずかに変化させる．ポリプロピレンシートを用いてESFを作製すれば，これらの微妙なこまかい形態をレジンで再現することができる．

発育欠損をレジンで表現するには，浮石末と布ホイールで仕上げる直前に行うのが最もよい．大きさや明瞭度によるが，鋭利な倒円錐形のカーボランダムポイントを咬合平面と平行に回転させ，レジンに軽く接触させてつくることができる．発育欠損は，歯頸側1/3で最も顕著であることが多いが，その配置を決定するには隣在歯を参考にするのが一番よい．

成長線をつくるには，コースグリットのダイヤモンドポイントをゆっくりと回転させ，唇側面を横切って隣接面から隣接面へと動かすとよい．レジンの仕上げ・研磨を終えた後にこれを行うと，表面の反射が減少するが，すべての表面性状と同様，研磨しすぎるとこのような線は消えてしまう．浮石末を洗い流して乾燥させ，仕上げの具合を注意深く観察しなければならない．完全になめらかで十分に研磨された暫間修復物はプラークコントロールには非常に良いかもしれないが，審美的には隣在歯と調和しないおそれがある．どちらを優先させるかは，患者と話し合って患者のニーズに従って決定するのが最も得策であろう．

5. ファイバー強化型コンポジットレジンを使用した固定性暫間修復物

Martin A. Freilich, Jonathan C. Meiers, A. Jon Goldberg

ファイバー強化型固定性修復物は，ファイバー強化型コンポジットレジン（FRC）によるフレームワークと歯冠用コンポジットレジンによる上部構造からなる．フレームワークにより強度が得られ，上部構造は技工室で重合されるので直接法によるレジン修復より物理的特性と審美性に優れる（図15-76）．長期間の暫間修復が必要な場合にはファイバー強化型固定性修復物は理想的である．

曲げ強さなどの物理的特性に優れているので，FRCはブリッジのフレームワークに適した材料である[31-33]．さらに，FRCのフレームワークには光透過性があり，オペークによる遮蔽が必要ない．これにより，フレームを被覆する歯冠用コンポジットレジンを比較的薄くすることができ，すぐれた審美性が得られる．FRCは，2層構造のオールレジン補綴物（内層のグラスファイバー強化型コンポジットレジンによるフレームを，外層の歯科用コンポジットレジンで被覆する補綴物）の作製に使用されている（図15-77）．

1 入手可能な材料

FRCは下記の特性によって分類される．
・ファイバーの種類
・ファイバーの走行方向
・ファイバーのレジン含浸を歯科医師/歯科技工士が行うのか，製造段階で行われるのか

歯科の分野で最も一般的に使用されているのは，グラスファイバー，ポリエチレンファイバー，カーボンファイバーである．歯科で使用されるファイバーの構造としては，すべての繊維が平行に走行する一方向ファイバーと，編み構造ファイバーおよび織り構造ファイバーなどがある．レジンを含浸していない市販材料には，織り構造のポリエチレンファイバー（たとえば，Ribbond, Ribbond, Inc.やCon-

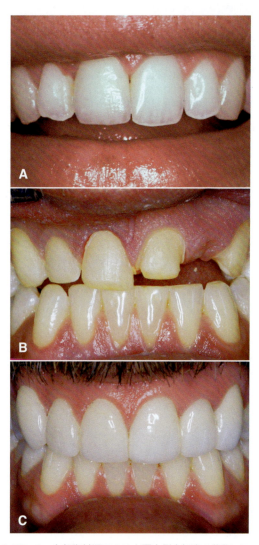

図 15-76 A：全部陶材冠による上顎右側中切歯の修復．B・C：ラミネートベニアとオールセラミック固定性補綴物による前歯部修復．（B・Cの提供：Dr. D.H. Ward）

struct, Kerr Corp.）と，織り構造のグラスファイバー（たとえば，GlasSpan, GlasSpan, Inc.）などがある．これらの製品は，術者がファイバーにレジンを加える必要がある．あらかじめレジンを含浸させてある製品としては，everStick と StickNET（GC America Inc.）（模型上で成形するグラスファイバー材料で，一方向と織り構造の2種類），FibreKor（Pentron Clinical）（模型上で成形する一方向グラスファイバー材料），Splint-It（Pentron Clinical）（模型上で成形するグラスファイバー材料で，一方向と織り構造の2種類）がある（図 15-78）．

　これらのFRCは，それぞれ異なる操作性や物性を示す．ファイバーの種類・走行方向，レジンとファイバーの配合比は，操作性および物理的特性に大きな影響を与える．一方向のグラスファイバー材料は，織り構造もしくは編み構造のポリエチレンファイバー材料よりも優れた曲げ特性を示す（表 15-6）．これらのグラスファイバー材料の曲げ強さはポリエチレンファイバー材料の2倍以上で，曲げ弾性率は8倍以上にもなる[16]．これに対して，編み構造や織り構造のポリエチレンファイバー材料は操作性に優れるため，補綴以外の歯科領域（たとえば，動揺歯の固定）において有用である．

　現在入手できる材料は高い審美性，良好な操作性と曲げ特性を示す[32, 34-37]．市販されている製品はこ

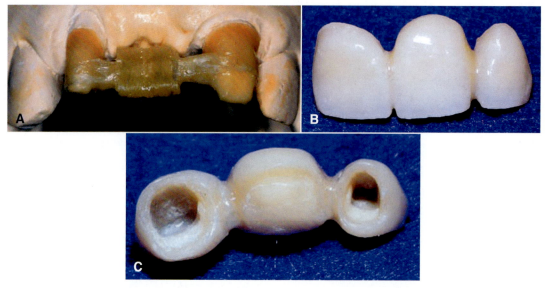

図 15-77 A：3ユニットのレジンブリッジのためのFRCによるフレームワーク．B：コンポジットレジンによる上部構造．C：FRCブリッジの内面．

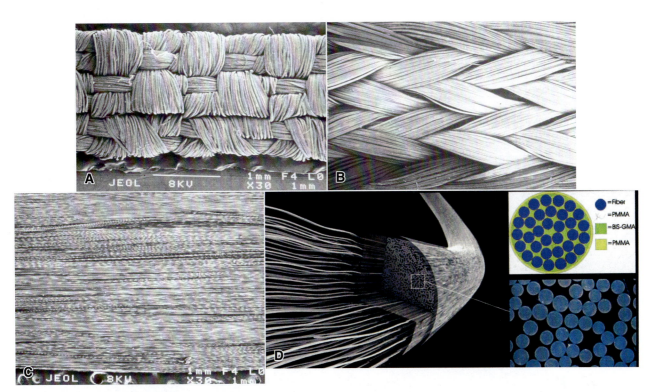

図 15-78 FRC の走査電子顕微鏡写真．**A**：織り構造のポリエチレン FRC（Construct, Kerr Corporation），**B**：編み構造のポリエチレン FRC（Ribbond, Ribbond, Inc.）．**C**：一方向の長いグラスファイバー FRC（FibreKor, Pentron Clinical Technologies, LLC）．**D**：PMMA の外膜をもつ一方向の長いグラスファイバー FRC（everStick, GC America Inc.）．

表 15-6 市販のファイバー強化型コンポジットレジンの曲げ特性*

材料	ファイバーの種類	ファイバーの構造	曲げ強さ（MPa）		曲げ弾性率（GPa）	
			平均	標準偏差	平均	標準偏差
FibreKor 2K	グラスファイバー	一方向	541	32	25.0	2.0
FibreKor 16K	グラスファイバー	一方向	639〜919[†]	35〜42	28.0	3.0
everStick	グラスファイバー	一方向	739	47	24.3	1.5
GlasSpan	グラスファイバー	編み構造	321	28	13.9	1.1
Construct	ポリエチレンファイバー	編み構造	222	23	8.3	0.5
Ribbond	ポリエチレンファイバー	絡み織り構造	206	15	3.9	0.7

*著者らの研究室において測定したデータ
[†] 製造元のデータ

れらの特性に基づいて配合されている．市販のレジン含浸一方向性 FRC（FibreKor, Pentron Clinical）（模型上で成形するタイプ）を使用したブリッジの作製手順を図 15-79 に示す．

6. まとめ

暫間修復物の使用は通常，短期間で，その後は廃棄されるものではあるが，歯周組織の健康を維持しながら望ましい審美性，十分な支持，歯の保護に寄与するように作製する必要がある．暫間修復物は，市販されている材料を使用し，状況に応じたさまざまな方法によって歯科医院で作製することができる．固定性補綴治療の成功は，暫間修復物を設計し作製するときに，どれくらいの注意を払ったかによって左右されることが多い．

Part II 臨床術式：Section 1

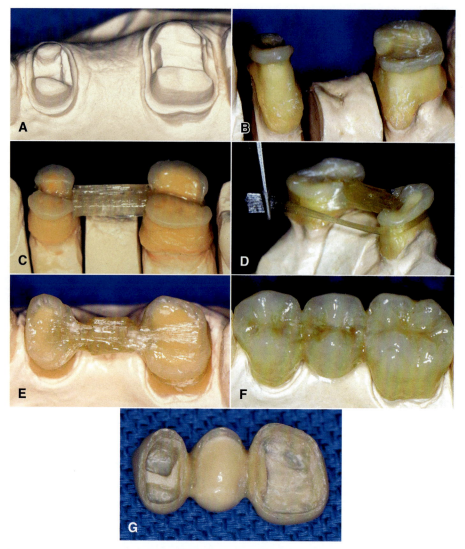

図 15-79　一方向グラスファイバー材料（FibreKor, Pentron Clinical Technologies, LLC）を使ったFRCブリッジの作製手順（フレームワークを模型上で成形する場合）．A：FRCブリッジのために形成された支台歯の模型．B：不透明のボディ用コンポジットレジンで支台歯を薄く覆い，コーピングを作製する．C：両方の支台歯のコーピングを多層構造のFRCのバーで連結する．D：ポンティックのバーの一端に帯状のFRCを接着し，コーピングの軸壁に巻きつけて重合させる．E：完成したFRCフレームワークの咬合面観．F：上部構造をコンポジットレジンで作製して完成した補綴物．G：支台歯形成のデザインに適合する補綴物の内面．

Study Questions

1. 暫間修復物に用いられる材料の理想的な特性は何か？　また，仮着材の理想的な特性は何か？
2. 暫間修復を成功させるための必須事項を5つ以上挙げよ．
3. その事項がなぜ重要なのかを説明せよ．それぞれの事項が不適切または不足であった場合，どのような事態が予測されるか？
4. 単独歯の暫間修復物の作製に用いられる技法を3つ挙げよ．それぞれの技法を選択するときの条件とは何か？
5. 現在，暫間修復物作製に際して用いられている材料は何か？　それぞれの特性，長所，短所を挙げよ．
6. レジン重合における基本的な化学反応を説明せよ．
7. 暫間ブリッジの作製法を，直接法，間接法，間接-直接法から選択するときに考慮するべき点は何か？

● 引用文献

1. Seltzer S, Bender IB: The dental pulp; biologic considerations in dental procedures, 3rd ed, p 191. Philadelphia, Lippincott, 1984.
2. Seltzer S, Bender IB: The dental pulp; biologic considerations in dental procedures, 3rd ed, pp 267-272. Philadelphia, Lippincott, 1984.

3. Larato DC: The effect of crown margin extension on gingival inflammation. J South Calif Dent Assoc 37: 476, 1969.
4. Waerhaug J: Tissue reactions around artificial crowns. J Periodontol 24: 172, 1953.
5. Phillips RW: Skinner's science of dental materials, 8th ed, pp 221, 376. Philadelphia, WB Saunders, 1982.
6. El-Ebrashi MK, et al: Experimental stress analysis of dental restorations. VII. Structural design and stress analysis of fixed partial dentures. J Prosthet Dent 23: 177, 1970.
7. Koumjian JH, et al: Color stability of provisional materials in vivo. J Prosthet Dent 65: 740, 1991.
8. Preston JD: A systematic approach to the control of esthetic form. J Prosthet Dent 35: 393, 1976.
9. Moskowitz ME, et al: Using irreversible hydrocolloid to evaluate preparations and fabricate temporary immediate provisional restorations. J Prosthet Dent 51: 330, 1984.
10. Roberts DB: Flexible casts used in making indirect interim restorations. J Prosthet Dent 68: 372, 1992.
11. Hensten-Pettersen A, Helgeland K: Sensitivity of different human cell lines in the biologic evaluation of dental resin-based restorative materials. Scand J Dent Res 89: 102, 1981.
12. Munksgaard EC: Toxicology versus allergy in restorative dentistry. Adv Dent Res 6: 17, 1992.
13. Dahl BL: Tissue hypersensitivity to dental materials. J Oral Rehabil 5: 117, 1978.
14. Weaver RE, Goebel WM: Reactions to acrylic resin dental prostheses. J Prosthet Dent 43: 138, 1980.
15. Giunta J, Zablotsky N: Allergic stomatitis caused by self-polymerizing resin. Oral Surg 41: 631, 1976.
16. Spealman CR, et al: Monomeric methyl methacrylate: studies on toxicity. Industrial Med 14: 292, 1945.
17. Moulding MB, Teplitsky PE: Intrapulpal temperature during direct fabrication of provisional restorations. Int J Prosthodont 3: 299, 1990.
18. Tjan AHL, et al: Temperature rise in the pulp chamber during fabrication of provisional crowns. J Prosthet Dent 62: 622, 1989.
19. Zach L, Cohen G: Pulpal response to externally applied heat. Oral Surg 19: 515, 1965.
20. Crispin BJ, et al: The marginal accuracy of treatment restorations: a comparative analysis. J Prosthet Dent 44: 283, 1980.
21. Monday JJL, Blais D: Marginal adaptation of provisional acrylic resin crowns. J Prosthet Dent 54: 194, 1985.
22. Robinson FB, Hovijitra S: Marginal fit of direct temporary crowns. J Prosthet Dent 47: 390, 1982.
23. Al-Sowygh ZH: The effect of various interim fixed prosthodontic materials on the polymerization of elastomeric impression materials. J Prosthet Dent 112: 176, 2014.
24. Von Fraunhofer JA, Spiers RR: Accelerated setting of dental stone. J Prosthet Dent 49: 859, 1983.
25. Thompson GA, Luo Q: Contribution of postpolymerization conditioning and storage environments to the mechanical properties of three interim restorative materials. J Prosthet Dent 112: 638, 2014.
26. Yao J, et al: Comparison of the flexural strength and marginal accuracy of traditional and CAD/CAM interim materials before and after thermal cycling. J Prosthet Dent 112: 649, 2014.
27. Pashley EL, et al: The sealing properties of temporary filling materials. J Prosthet Dent 60: 292, 1988.
28. Rosenstiel SF, Gegauff AG: Effect of provisional cementing agents on provisional resins. J Prosthet Dent 59: 29, 1988.
29. Gegauff AG, Rosenstiel SF: Effect of provisional luting agents on provisional resin additions. Quintessence Int 18: 841, 1987.
30. Olin PS, et al: Retentive strength of six temporary dental cements. Quintessence Int 21: 197, 1990.
31. Karmaker AC, et al: Fiber reinforced composite materials for dental appliances. In ANTEC 1996 Plastics: Plastics — Racing into the Future, Volume 3: Special Areas, pp 2777-2781. Indianapolis, Society of Plastic Engineers, 1996.
32. Freilich MA, et al: Flexure strength of fiber-reinforced composites designed for prosthodontic application [Abstract no. 999]. J Dent Res 76: 138, 1997.
33. Freilich MA, et al: Flexure strength and handling characteristics of fiber-reinforced composites used in prosthodontics [Abstract no. 1561]. J Dent Res 76: 184, 1997.
34. Goldberg AJ, Burstone CJ: The use of continuous fiber reinforcement in dentistry. Dent Mater 8: 197, 1992.
35. Karmaker AC, et al: Extent of conversion and its effect on the mechanical performance of Bis-GMA/PEGDMA-based resins and their composites with continuous glass fibers. J Mater Sci 8: 369, 1997.
36. Freilich MA, et al: Preimpregnated, fiber-reinforced prostheses. I. Basic rationale and complete-coverage and intracoronal fixed partial denture designs. Quintessence Int 29: 689, 1998.
37. Freilich MA, et al: Development and clinical applications of a light-polymerized fiber-reinforced composite. J Prosthet Dent 80: 311, 1998.

Part III

技工物の作製

Part III　技工物の作製

16章 技工サイドとのコミュニケーション
Communicating with the Dental Laboratory

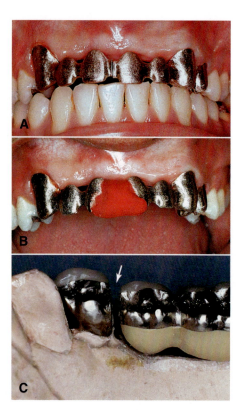

図16-1　A：この6ユニットの前歯部陶材金属焼付ブリッジのメタルフレームの適合は不良である．中切歯間で分割すると，個々のメタルフレームの適合は良好であった．幅の狭い鑞付けの間隙に注目（正しい間隙）．B：2つに分けられたフレームは，次の鑞付け工程のために常温重合レジンでインデックスをとる．C：歯科医師はブリッジの分割の仕方を誤った．鑞付けの間隙が広すぎるので（矢印），鑞付け時に変形が生じるのはほぼ確実である．

　質の高い固定性補綴物を作製するためには，歯科診療チームのメンバー全員が，お互いに相手にどの程度まで要求してよいのかを理解していなければならない．また，お互いの限界を知っておくことも重要である．歯科技工士の直面する難問に理解を示すこともせず，正当な評価もしないような歯科医師がいたとしたら，その歯科医師は，技工を指示して委託する際，たいへんな不利益をこうむる（図16-1）．正しい臨床判断を進めていくうえできわめて重要なことは，技工の方法論とその理論的背景を完全に理解することにある．これらについて，このPart III『技工物の作製』の各章において詳述する．

1. 歯科技工と認定制度

　米国歯科技工所協会（The National Association of Dental Laboratories：NADL）は，民間の歯科技工業界を支援し推進するための組織である．そこで強調されている点は，次のとおり[1]である．

　46州において歯科技工の実践あるいは歯科技工所の運営に関して最低限必要な資格基準を定めた法律はない．しかし，いくつかの州は"歯科技工士認定の義務付け"に関する法案に向けて動きつつある．米国歯科医師会（ADA）歯科医療協議会とNADLは，全州の歯科理事会に対して歯科技工所の登録を強く促すという決議を提出し，ADAは2013年の代議員会においてこれを採択した．

　歯科技工士および歯科技工所の認証は，歯科技工の専門的基準を確実に維持していることを示すものである．米国労働省によると，2013年6月の時点で歯科技工士の数は約44,000名であった．大半の州で歯科技工士の登録や免許は要求されていないので，追跡調査にはさまざまな政府および民間の情報源が必要である．

　2002年，25の歯科技工プログラムが歯科認定委員会（Commission on Dental Accreditation）およびADAにより承認（認定）された．現在では，プログラムの数はわずか18になっている．

　歯科技工に関する米国認定評議会（National Board

for Certification：NBC）は NADL が設立した独立評議会で，自主的に歯科技工の認定を行っている．認定は，クラウンブリッジ，セラミックス，部分床義歯，総義歯，インプラント，矯正装置の6つの専門領域で得ることができる．ケンタッキー州，テキサス州，サウスカロライナ州では認定が必要とされる．認定制度の水準や必要条件は，州の境界線を越えても変わらない．ニューイングランド地方*1 で試験を受けた認定歯科技工士（certified dental technician：CDT）の能力は，太平洋岸で試験に合格した CDT の能力と同等でなければならない．

　資格取得のためには，歯科技工士は2年制の歯科技工教育を修了するか少なくとも5年間の歯科技工経験を有し，かつ筆記および実技試験に合格しなければならない．認定資格を維持するには，少なくとも年に12時間の継続教育（卒後教育）の受講証明書類を提出する必要があり，それには血液媒介病原体の労働安全衛生局（OSHA）規制規準，感染防御，米国食品医薬品局（FDA）品質システムに関する1時間の研修も含まれる．各専門領域の認定を受けた歯科技工所においては，適切な安全態勢のもとで技工業務が確実に行われるように監督するために，その専門領域の認定を受けた歯科技工士（CDT）を配置することが求められている．認定は，毎年更新しなければならない*2．

　CDT はその認定を維持するために，毎年12時間の継続研修を受けなければならず，そのうちの1時間は規制規準に関する研修である．

　CDT の最初の試験は，1958年に行われた．今日，毎年1,200人以上の歯科技工士が米国認定評議会（NBC）の試験を受けている．1978年，現行の歯科技工所認定基準が採用された．今日，認定歯科技工所の数は300を超えている（C.A.E. Bennett Napier 私信，2013年11月19日）．

　2012年の米国歯科技工業界の売上げは約70億ドルだった．米国内の歯科技工所の数は9,000強である．

---

*1 訳註：大西洋岸のアメリカ北東部
*2 全米歯科技工所協会（National Association of Dental Laboratories）の認可を得て，更新される．

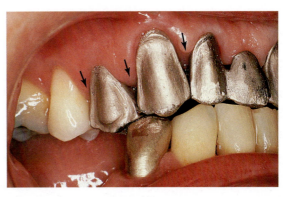

図 16-2　軟組織や鼓形空隙の形態は，歯科技工士にとって難しい課題である．この症例のメタルコーピングは，金属陶材接合部が唇側に寄りすぎており（矢印），適切に作製されていない．試適評価時に修正しなければ，金属が歯間部で露出し，補綴物の外観を損ねるだろう．

2. 相互責任

　歯科技工の成功の鍵は，良好なコミュニケーションである[2-4]．そのためには，歯科医師と歯科技工士が緊密に連携して仕事をしなければならない．歯科医師が技工について一定の経験をもたず，またその内容について十分に理解していなければ，満足な結果は望めるはずもない．歯科医師が積極的に歯科技工を行うことは非常に重要であり，技工操作への理解をさらに深めようとする歯科医師は，適用可能な技術的および材料学的方法の限界を適切に理解できるので，より良い臨床診断を行える．十分な経験と知識があってはじめて，技工上の制約と生物学的条件や審美的要求との間で，最善の妥協案を選択することができるのである．同様に，歯科技工士が歯科医師サイドの臨床的要求や治療の原理を正しく認識し，尊重しなければ満足のいく結果は得られない（図 16-2）．個人的責任を果たす覚悟があり，技術的な助言に注意深く耳を傾け，積極的に技工的判断に参加する姿勢が歯科医師になければ，歯科技工士のこうした臨床的原理に対する尊重の念は得られない．

　固定性補綴物を作製する歯科技工所を対象にした複数の調査[5-7]によると，歯科医師が自ら行うべき職務の相当部分を歯科技工士に委ねていることが明らかになった．調査を受けた歯科技工士の多くは，技工作業委任書に書かれている情報が不十分である，印象に欠陥がある，咬合記録が不適当であるな

ど，受ける業務の質に満足できないことが多いと答えている．このような調査によって，歯科医師と歯科技工士とのコミュニケーションにおけるいくつかの重要な問題点が明らかになった．歯科医師と歯科技工士との意思疎通に関する他の研究や意見では，発表者が歯科医師・歯科技工士に関わらず，患者に関するより良いコミュニケーションによってのみ，患者にとってより良い医療をなし遂げられると強調している[8]．

米国歯科医師会（ADA）は，歯科医師と歯科技工士の関係を改善するためのガイドラインを発表している[9]．以下にその導入部分を転載する．

> 歯科医師と歯科技工所との業務上の関係：現在の質の高い補綴治療は，歯科診療チーム内で，各人がお互いの能力と分担とを尊重し合うことに直接的な関連性があり，またそれに依存するものである．以下のガイドラインは，歯科医師，歯科技工所，歯科技工士の間の良好な関係を築いていくために作成されたものである．該当する法律が以下のガイドライン内容と異なる場合は，法律が優先される．

ガイドラインの内容そのものについては，以下の2項に転載する[9]．

1 歯科医師

1. 歯科医師は歯科技工所または歯科技工士に書面で指示書を渡すこと．指示書には，行うべき仕事の詳細と使用材料を示し，明確にわかりやすく書くこと．法律の要求に従い，指示書の写しを指定の一定期間，保管すること．
2. 歯科医師は歯科技工士に，正確な印象，模型，咬合記録または咬合器装着した模型を提供すること．材料の指示を明確に行うこと．
3. 歯科医師は必要に応じて，すべての症例のクラウンマージン，ポストダム，義歯床縁部，リリーフ部位，部分床義歯の設計を明らかにすること
4. 歯科医師は，固定性または可撤性補綴物に使用される好ましい材料，色調，人工歯の種類について指示すること．そのための方法としては，書面での説明，写真，図，シェードガイドなどがある．
5. 歯科医師は，歯科技工所または歯科技工士から上記の2～4に関して疑問な点があるとの連絡を受けたときは，口頭または書面で，そのまま技工操作を進めること，あるいは必要と判断すれば指示書に適切な変更を加えることを承認すること．
6. 歯科医師は歯科技工所または歯科技工士に送るものについて，現行の感染防御規準に従って洗浄および消毒を行うこと．歯科技工所または歯科技工士に送るすべての補綴物および材料は，損傷を防ぎ精度を維持するために適切な容器に梱包すること．
7. 歯科医師は，補綴物や装置が適切に適合しなかった場合やシェード選択が正しくなかった場合は，すべての模型，咬合記録，補綴物・装置を歯科技工所または歯科技工士に返すこと．

2 歯科技工士

1. 歯科技工士は，歯科医師により書かれた技工指示書に示されたガイドラインに従い，歯科医師により提供された模型または咬合器装着模型に適切に適合する補綴物・装置を作製すること．法律の要求に従い，指示書の原本を指定の一定期間，保管すること．技工所が独自の書式で指示書を歯科医師に提供する場合は，技工所の名称と住所を書式に含め，指示内容，納品希望日，患者氏名，歯科医師の氏名・住所・署名の欄を設けること．また，技工所が重要であると考える情報や，法律により義務付けられる情報の欄も設けること．
2. 技工所は，咬合器装着の精度や歯科医師が採得した咬合記録に疑問がある場合は，咬合器装着の確認のために症例を歯科医師に戻すこと．
3. 技工所/歯科技工士は，歯科医師による指示書に従ってシェードマッチングを行うこと．
4. 技工所/歯科技工士は，技工作業を進められない理由があれば，症例を受け取ってから2作

業日以内に歯科医師に連絡すること．指示書内容に変更・追加を加える場合は必ず歯科医師が同意し，権限を与えられた技工士または担当者が頭文字で署名すること．変更した場合の記録は症例完了後に歯科医師に送付すること．

5. 指示書を受諾した後，技工所/歯科技工士は通例に従い，また歯科医師の要望を考慮して，補綴物/装置を遅れることなく作製し届けること．指示書が受諾されない場合は，技工所/歯科技工士はその理由を含めて，遅れることなく症例を返却すること．

6. 技工所は，個人の防御用具，補綴物/装置や材料の滅菌について現行の感染防御規準に従うこと．すべての材料に破損等がないことを確認し，万一破損があればすぐに報告すること．

7. 技工所/歯科技工士は症例に使用した材料を歯科医師に知らせること．材料の適切な取扱いや調整の方法について提案することもある．

8. 技工所/歯科技工士は，歯科医師から届くものすべて（印象，咬合記録，補綴物等）を現行の感染防御規準に従って洗浄・滅菌し，適切な容器に保管し，損傷を防ぐように適切に梱包して送ること．

9. 技工所/歯科技工士は，下請けの技工所/歯科技工士が症例に関わる場合は歯科医師に通知すること．技工所/歯科技工士は，歯科医師が指示書に示した作業の一部またはすべてを行う技工所に書面で指示を出すこと．

10. 技工所/歯科技工士は，該当する法律で許されていない限り，患者に直接請求しないこと．技工所は，歯科医師と技工所の間の取引内容について患者に話さないこと．

3. 歯科医師の責務

歯科医師は，治療行為の全体的な責任を負う．補助スタッフに対して，質の高い治療を行うために必要なすべての情報が与えられているのならば，多くの仕事を彼らに任すことは可能である．しかし，歯質削除量が不十分であったり，形成したマージンの位置が不明確であったり，咬合採得が不適切であったり，審美的な修復物のシェードを歯科技工士に伝える際に曖昧であったりするなどの誤りを犯すと，この責務を十分に果たすことができなくなる．

1 感染予防

米国保険社会福祉省[10]と米国歯科医師会[11]は，歯科医院から歯科技工所に運ばれる印象およびその他の材料の消毒と取り扱いについてのガイドラインを発表している．このガイドラインの詳細は14章に記されている．歯科技工所のスタッフが感染する可能性は確かに存在するので，感染予防ガイドラインの厳守を徹底するべきである．1990年の実例[12]によると，歯科医院から歯科技工所に運ばれたすべての材料の67%が汚染されていた．最近行われた技工所への質問票調査の結果から，歯科技工士は，技工所への送付前に材料が適切に消毒されている症例は60%未満だと考えていることが示された[7]．

2 歯冠形成

歯冠形成の系統だった手順は，7〜11章で論じた．さまざまな修復物に最低限必要なクリアランスの基準も述べられている．

陶材焼付鋳造冠の歯頸側1/3の歯質削除不足は，よくみられる失敗の1つである．もちろん，臨床的歯冠長の長い生活歯（歯周外科手術後など）では，露髄させずに1.2〜1.5 mmの望ましい削除が常にできるとはかぎらない．それでも，たとえ熟練したセラミストであっても，歯質削除量が不足していれば，優れた審美的結果を得ることは通常不可能である[13]．未熟な歯科技工士は，オーバーカントゥアにすることでこの問題を解決する傾向がある（図16-3）が，これは通常，歯周病の誘発もしくは再発を招く．このような審美的問題や治療の限界については，治療計画の段階で患者と話し合っておくべきである．"理想的"な基準から外れるものについて前もってコミュニケーションを取ることが重要であり，このコミュニケーションによって誤解，不満，最終的な失敗などを未然に防ぐことができる．

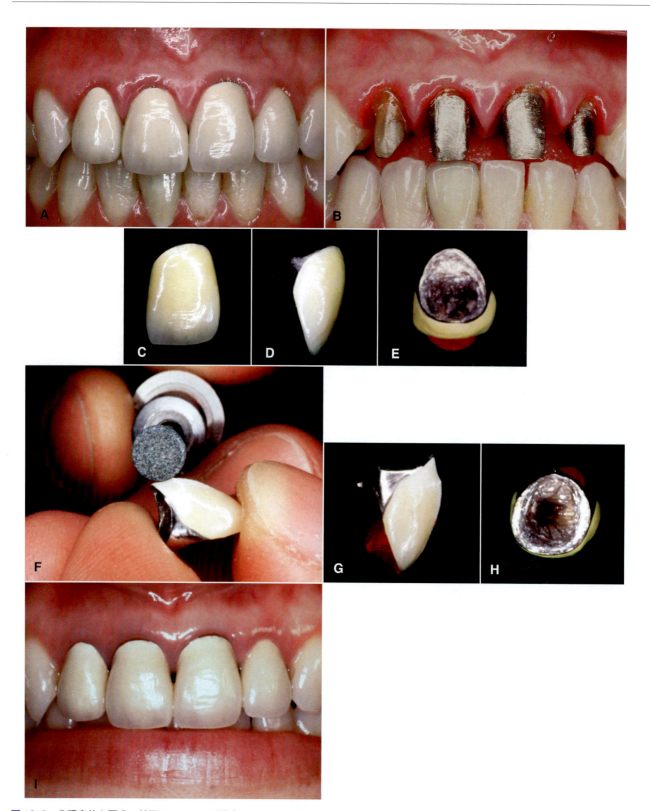

図16-3 非現実的な要求．軸面カントゥアが過度であったために修復物が失敗した例．A：最近装着した陶材焼付鋳造冠のために歯肉に炎症が起こっている．B：クラウンを撤去すると，ショルダーの幅が不十分であることがわかる．C・D：オーバーカントゥア．修復物の唇側面で歯頸部にふくらみがあることに注意（D）．E：歯肉側から見ると，軸壁がかなり見える．F～H：修復物のカントゥアを修正し，研磨した．GとD，HとEの違いに注意．I：カントゥアを修正した修復物を再度仮着したところ，軟組織の健康状態は速やかに改善した．この後，形成量の不足を修正し，審美的な理由で修復物を再製した．

16章 技工サイドとのコミュニケーション

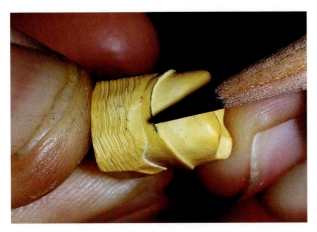

図16-4 色鉛筆で形成マージンに印を付ける．印の線ははっきりと，しかしできるだけ細くする．

3 形成マージン

歯科技工士に渡す模型上で，マージンは容易に見分けられ，アクセスが可能でなければならない．「マージンが見えなければ，ワックスアップはできない」という格言は状況を言い得ている（歯型の必要条件は17章参照）．

歯科医師が歯型にマージンを印記するのが最も良い[15]（図16-4）が，実際にそうしている歯科医師はほとんどいない[15]．形成が適切で印象が正確であれば，マージンは明確に出ているはずで，マージンを描く必要はない．疑わしい箇所があるときは，形成範囲に関する歯科医師の記憶で解決できることもある．

歯科医師はマージンの設計および形状の重要性を理解しなければならない．たとえば，ショルダーベベルタイプのマージンにカラーレスの陶材修復物を依頼したり，シャンファータイプのフィニッシュラインにプレスセラミッククラウンを依頼したりするのは非現実的である（図16-5，16-6）．

経験を積んだ歯科技工士はおそらく，非現実的な要求があれば歯科医師に対して注意を促すであろうが，善意の歯科技工士のなかには，初めから失敗する運命にある要求を果たそうとする者もいるかもしれない．非常に優れた歯科医師の言葉を借りれば，「間違いが起こっていることに気がついたら，そこで中断すること．先に進んではいけない．間違いが起こった段階にまで戻って修正すること．間違いを

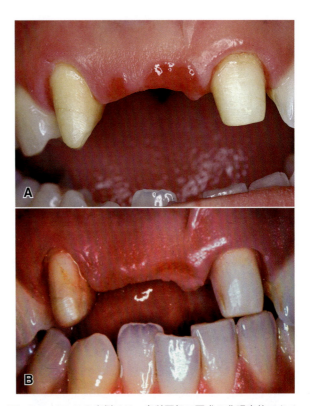

図16-5 A：この症例では，歯科医師の要求は非現実的である．これらの形成は歯肉側1/3の削除量が不十分であり，歯科医師が要求した陶材焼付金属冠修復にはふさわしくない．B：修正後．適切な支台歯のカントゥアが得られている．

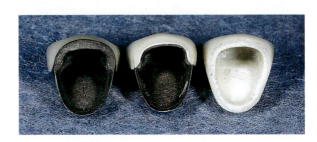

図16-6 審美修復の3形態．メタルカラーのある修復物の形成は，ショルダーあるいはショルダーベベルマージンとする．陶材唇側マージンの陶材焼付鋳造冠では，ショルダーマージンとする．全部陶材冠では，マージン内側の軸壁の立ち上り部がやや丸みを帯びる必要がある．後者の2つの場合は，ガラスのような平滑さがマージンに求められる．

きちんと修正せずにやり過ごそうとすれば，問題はより大きく複雑になるだけである」．

4 咬合器装着

上下顎の模型が適切に咬合することは，歯科医師の責任である．咬合を確認するために，特別に予約をとることが推奨される場合も多い．治療が複雑になるほど，このことは特に重要になる（図16-7）．見た目にはごくわずかのずれだが，そのために補綴

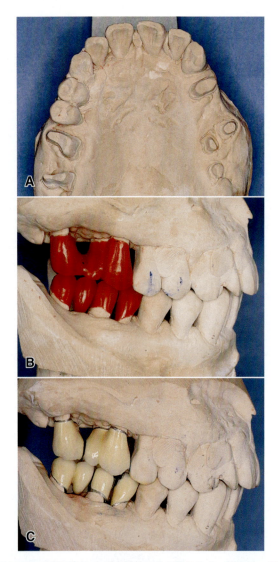

図16-7 歯科医師および歯科技工士が陥りやすい誤りは，不適切な形態の形成歯に対して解剖学的カントゥアを付与しようとすることである．その結果，歯周組織に問題を生じることは間違いない．A：分割抜歯を行ったことで，一般的な歯冠形態とは異なる．B：理想的なエマージェンスプロファイルを備えた軸面カントゥアを得るためにあらゆる努力を払った結果，通常のカントゥアとは異なる軸面となっている．C：口腔清掃器具の良好なアクセスが可能な最終修復物．

物の再製や数時間の調整が必要になり，妥協した結果になることもある．注意深く計画をすることで，咬合を効率よく確認することができる．歯科医師は咬合記録を適切にトリミングするべきである．トリミング後に初めて模型上で咬合記録が位置的に安定していることを評価可能になる（図16-8）．

5 技工作業委任書

地域によって書面での指示が技工作業委任書と呼ばれるところもあり，技工作業指示書と呼ばれると

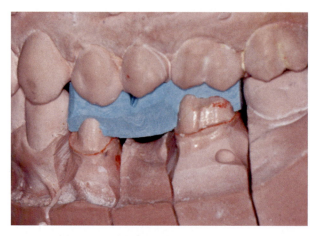

図16-8 咬合記録は頬側咬頭頂を連ねた断面でトリミングしておくことが重要である．これにより，上下顎の模型が咬合記録を介して正しい位置に収まり安定していることが確認しやすくなる．

ころもある．法律で必要とされる一般的な情報に加えて，技工作業委任の書式（図16-9）には，以下の内容が含まれていなければならない．

1. 作製する修復物の一般的な説明
2. 材料の仕様（フルアナトミカルクラウン用ジルコニアなど）
3. 望ましい咬合様式
4. ブリッジの連結部の形態
5. ポンティックの設計（基底面の材料の仕様を含む）
6. 陶材焼付鋳造冠のメタルコーピングの設計
7. 審美的修復物のシェード選択に関する情報
8. 予定している部分床義歯の設計（該当する場合）
9. 患者の次回来院予定日と，それまでに完了しておくべき段階

歯科医師は，ある手法において歯科技工士が好んで使用する材料を熟知していることが必要である．それらの材料を指定することで時間と労力が節約できる．同様に，歯科医師が特定の材料を指定したときは，歯科技工士はその選択を尊重するべきである[16]．

歯科医師が指示書にただ依頼内容だけを書くのではなく，なぜそれを選択したかを双方で話し合うことで，コミュニケーションは改善される．指示に従うことが歯科技工士にとって都合が悪い場合もあるので，その重要性について話し合うべきである．

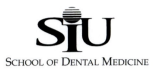

図16-9 技工作業委任書. Cond. Guid.：顆路誘導角, Inc. Guid.：切歯誘導, ISS：イミディエートサイドシフト, Porc.：陶材, PSS：プログレッシブサイドシフト, SDM：歯学部（訳者注：大学病院内で使用するものを想定）

Part III 技工物の作製

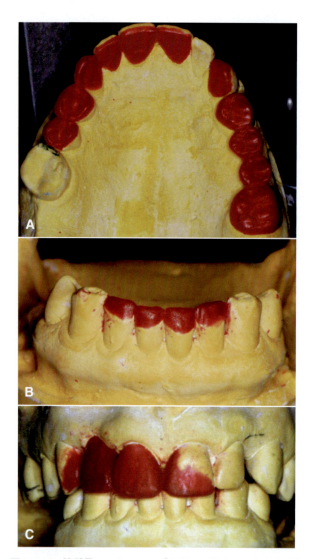

図 16-10　診断用ワックスアップを用いて望ましい咬合面形態（A），下顎切端の位置（B），上顎切歯の形態（C）を伝える．（提供：Dr. M. Chen）

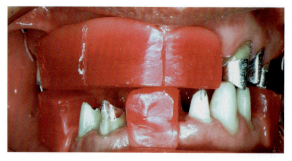

図 16-11　咬合平面決定板を用いて口腔内で調節した蠟堤の咬合床は，歯科技工士に有用な情報を提供する．望ましい正中の位置に印が付けられていることに注意．

1 咬　合

　技工指示書には咬合接触の位置を明記しなければならない．特に，接触位置をメタルに置くのかセラミックに置くのかについては明確に指定する．理論的には，最も望ましい2つの咬合様式は，咬頭対窩と咬頭対辺縁隆線であるが，これがすべての修復物にあてはまると考えるのは現実的ではない．この咬合様式が一貫して達成できるのは，対合する歯同士が相対的に理想に近い位置にあるとき（アングルⅠ級咬合．1章参照）だけである．実際には，妥協しなければならないことが多い（特に，今ある歯列に従って修復を行う場合）．たとえば，下顎大臼歯が対合歯に対して頰舌的に咬頭頂対咬頭頂の関係にあるとき，歯を交叉咬合の関係に修復するか，または歯冠形成を修正して（頰側のファンクショナルカスプベベルを追加形成する），より正常な咬合接触関係になるように調整をするかを決めなければならない．別の方法としては，対合歯の修復を考える必要があるかもしれない．

　歯科医師が，診断のための歯冠形成やワックスアップを行っていれば（2章参照），望ましい咬合関係や歯冠形態を非常に具体的に伝えることが可能である（図 16-10）．口腔内で調節した蠟堤は，望ましい咬合平面の位置について概略を伝えることができる（図 16-11）．同様に，患者にとって快適であることが確認された前歯部暫間修復物から歯科医師がカスタムアンテリアガイドテーブルを作製して提供すれば，歯科技工士が最終の固定性補綴物で同じ前歯誘導を再現するうえできわめて有用である（図 16-12）．暫間修復物の印象に即硬性石膏を流せば，望ましい歯冠の大きさとカントゥアを伝える優れた手段になる（図 16-13）．ときによって，単冠による修復の場合には，現存する咬合の不正はそのままにしておくこともある．これによってより広範な治療の必要性は抑えられるが，この方策が妥当なのは対合歯が近い将来には修復を必要としない場合だけである．

2 連結部

　技工指示書には，どの連結部を鋳造するのか，ど

16章　技工サイドとのコミュニケーション

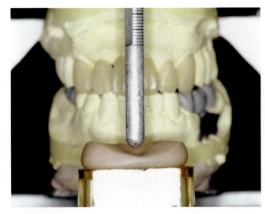

図16-12　患者にとって快適であることが確認された前歯部暫間修復物から作製したカスタムアンテリアガイドテーブル．このガイドテーブルは，歯科技工士が固定性補綴物において舌側のカントゥアを再現するのに役立つ．

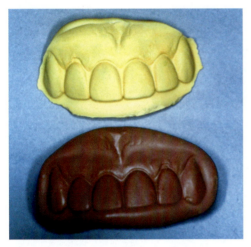

図16-13　暫間修復物をパテで印象し，石膏を流す．この模型は望ましい歯冠の大きさや形態を伝えることができ，またフルカントゥアでのワックスアップの出発点としても使える（19章参照）．（提供：Dr. M. Chen）

れを前鑞付けし，どれを後鑞付けするのかを明記しなければならない．必要があれば，またはより明確に伝えたい場合は，計画している手法の順序を示し，話し合うべきである．可動性の連結部を要請する場合は，連結装置の種類と装着方向を明確に指示する．

③ ポンティックとコーピングデザイン

ポンティックの設計は20章に述べる．歯科医師と歯科技工士が当該ポンティックにおける役割と要件について話し合い，同意していれば，技工指示書の簡単なチェックリストで十分であろう[16,17]．

陶材焼付鋳造修復物のメタルコーピングの設計に ついてはいささか議論がある．多くの歯科技工士は，最初にワックスを用いて最終修復物のカントゥアをつくってから前装部をカットバックする必要はないと考えている．この意見に著者らが反対する理由については19章を参照されたい（図16-14）．解剖学的カントゥアのワックスパターンを評価，修正するために，一度歯科医師側へ返すのかどうかについて，技工指示書に明記するべきである．修復の作業が複雑になるほど，この段階で注意深く評価しておくことが重要になる．最終目的は長期にわたる成功であり，メタルコーピングの不適切な設計は比較的よくみられる失敗の原因である．これに対して（歯科医師はセラミストを責めることが多いが）責任があるのは歯科医師である．

④ シェード選択

多岐に及ぶ歯冠色修復物のために，歯科医師と歯科技工士はシェード選択を伝えることの難しさを痛感するようになった．色彩の科学の原則（23章）を十分に理解し，内部ステインや表面ステイン（24章，29章）を使用することが両者にとって重要である．

多くの場合，複数のシェードを特定できる歯の分布チャートが有用である（図16-15）[18]．このチャートは，歯頸部のシェード，切端のシェード，キャラクタリゼーションなどを表せるよう十分大きいものでなければならない．多くの既製の技工指示書にあるチャートには十分なスペースがなく（図16-9参照），そのために余白を利用せざるをえない．個別に明度（明るさ）を記載することも役に立つ．シェード選択のときに，歯科医師は通常，歯科技工士が使用する陶材に対応したシェードガイドを使用するべきである．ときに，単純なシェードガイド（たとえば，Vita Lumin vacuum systemなど）では適切なシェードが得られないことがある．このような場合は，別のシェードガイドかシェード分布表（概要は23章）を使用する．歯科医師は，十分な色彩判断能力を有し，その情報を大きく詳細なチャートに正確に記載できなければならない．そうすればセラミストは，歯科医師が観察し，記載したシェ

505

Part III　技工物の作製

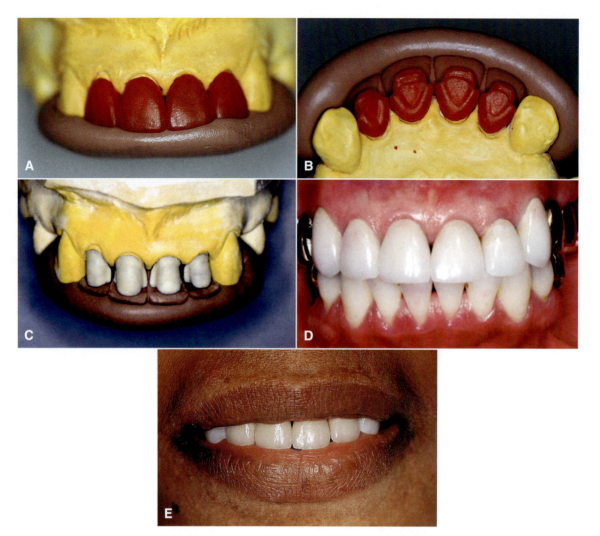

図16-14　A：ポリビニルシロキサン製の切端インデックスを使用した解剖学的カントゥアのワックスアップ．B：唇側インデックスを使用してカットバックを施したパターン．C：陶材築盛時にも同じインデックスを用いる．D：望ましい形態が正確に再現されている．E：高い審美性が求められるときには，治療の成功が確実なものとなる．（提供：Dr. M. Chen）

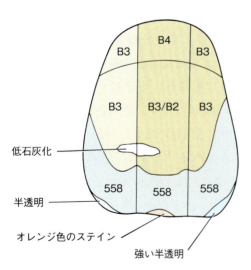

図16-15　シェード分布チャートには詳細を記載しうるに十分な大きさが必要である．歯頸部の色調に観察される微妙な違いを特定し，低石灰化，切端半透明，ステインといった表面の特徴も記載する．

ードを正確に再現できる．それには，いうまでもなく緊密なコミュニケーションと協力が必要であり，ポーセレンの試験的な焼成が必要なこともある．

　文書でのシェードの伝達に代わる実用的方法として，シェードタブ上で光重合型レジン系のステインキットを用いて，カスタムシェードタブを作製する方法がある．最もマッチしたシェードタブを選び，レジンモノマーと混和したステインを用いて修正を加える．望ましい色合いが決まったら，そのレジンに光を照射して重合させ，カスタムシェードタブは技工所へ送られる．こうすればセラミストは実際の見本を見ながら製作物と比較して，必要な修正を加えることで，成功はより確実なものとなっていく．比色計，分光計，デジタルカメラシステムなど，多くのシェード記録機器が開発されている（図16-

16章 技工サイドとのコミュニケーション

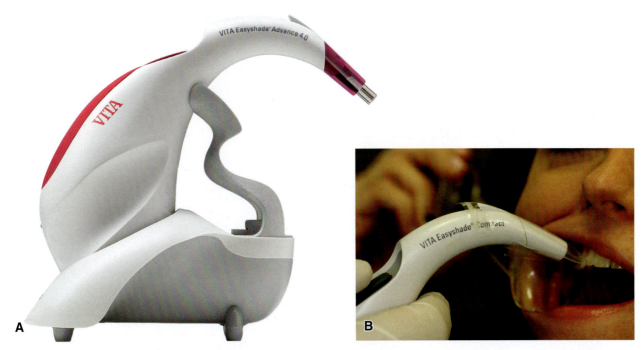

図16-16　A：シェード測定システム VITA Easyshade Advance 4.0. B：VITA Easyshade Compact system. プローブの先端を歯に接触させ測色する．記録したシェードは VITA classical もしくは VITA 3D-Master で表示される．（A の提供：Vident, Brea, California）

16）（23章参照）．その信頼性と再現性についての研究は，シェードガイドの違いにより結果のばらつきがあることを明らかにしているが，これらの技術は有望である．一般に，管理された研究室の環境のほうが口腔内よりも色測定の再現性は優れている．これらのシステムのなかには詳細な色分析を印刷やデジタルフォーマットで提供するものもあり，具体的なシェードをセラミストに伝えるのに役立つ．

　審美性に関して要求が高い場合や，上述した方法では十分に伝達することが困難な場合は，シェード選択の過程で，歯科技工所のスタッフも参加してもらうと助けになるだろう．米国歯科医師会の見解では，歯科医師がシェード選択の過程に歯科技工士の補佐を要請した際には，歯科医師と相談しながら行った場合および歯科医師の書面による指示に従って行った場合には，それは，歯科技工士が行う歯科診療行為とはみなされない．具体的には，シェード選択行う場所は，歯科医院であれ歯科技工所であれ（技工所で行うことは法律で認められている），歯科医師が専門家としての判断で決定すべきである[9]．その際には，患者の利益を最優先し，歯科医師・患者・歯科技工士のコミュニケーションがより円滑に進められる場所を選択する．

5 付加的な情報

　付加的な情報が歯科技工士にとってかなり役に立つことが多い．診断用ワックスアップの情報があれば，望ましい歯の長さ，形態あるいは咬合関係に関する明確な情報が得られる．カスタムガイドテーブル（2章参照）からは，上顎または下顎の前歯部クラウンにおいて，アンテリアガイダンスを確立する際の具体的な情報が得られる．歯科技工士が高い審美性を必要とするブリッジの作製依頼を受けるとき，暫間修復物の模型はたいへん貴重なものとなる．模型から得られる情報には正中線，切端の位置，歯冠形態などがあり，模型は技工所へ正しく情報を伝えられる最も実際的な方法といえる（図16-17）．診断用ワックスアップによって，歯科医師はある治療法を選択する前に，あらゆる治療の選択肢を検討することができる．レジンの暫間修復物は，必要であれば口腔内で作製・調整することができ，最適な外観と機能が得られる．標準化されたデジタル画像は，重要な付加的情報を伝えるうえで特に有用である．

4. 適切な確認

　歯科医師と歯科技工士の間で新規の業務関係を開

Part III 技工物の作製

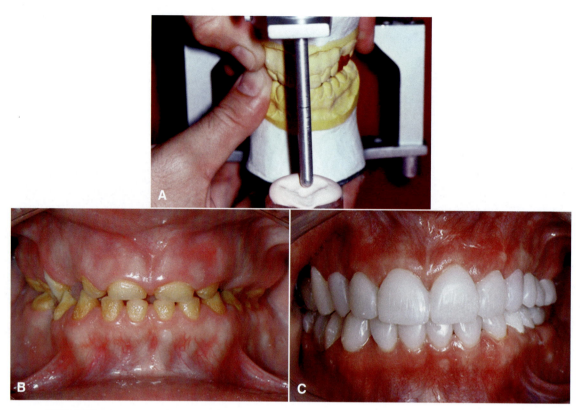

図16-17　A：診断用模型，アンテリアガイドテーブル，ワックスパターンによって，歯科技工士は追加的情報を得る．B・C：慎重に調整された暫間修復物は，複雑な修復における欠かせない要素の1つである．患者は19歳女性で，全身性エナメル質形成不全（低形成，ラフ型）（タイプIF）である．暫間修復物を参考にして最終補綴物が作製された．（B・Cの提供：Dr. A. Hernandez）

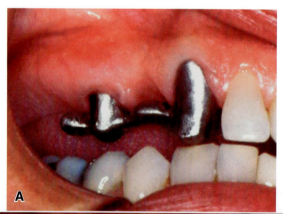

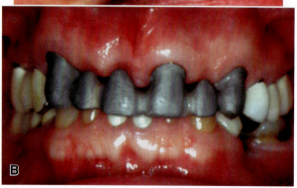

図16-18　歯科技工士の要求が非現実的である場合．A：メタルコーピングの設計が不適切で，前装陶材のための十分な支持が得られない．この補綴物はつくり直さなければならない．B：適切な設計のメタルコーピング．

始するときには常に，最初の数症例では技工の手順を両者で詳細にわたって検討することが望ましい．それによってはじめて，徐々にチームワークを構築していくことができるのである．歯科医師と歯科技工士とが，お互いの好みに精通してくれば，いくつかの段階をまとめて行うこともできる．

最初の症例の検討ではワックスパターンについて検討し，支台装置やポンティックの咬合面・軸面の形態を修正する．ブリッジや陶材焼付鋳造冠で修復するとき，歯科医師は，技工所で陶材築盛・焼成まで行って修復物を完成させるか，それともメタルコーピングの試適評価のための来院が必要かどうかを決断しなければならない．陶材焼付鋳造修復の場合，必ずメタルコーピングの試適評価を行うことが勧められる（図16-18）．一例として挙げると，歯科技工士は，前装部を隣接面のどこまで延ばすべきかを評価するための十分な情報がないかもしれない．これは，歯科医師が試適評価時に容易に決定することができる（図16-19）．ブリッジの鑞付けに際しては，最終模型が正しいとして作業するより

508

16章 技工サイドとのコミュニケーション

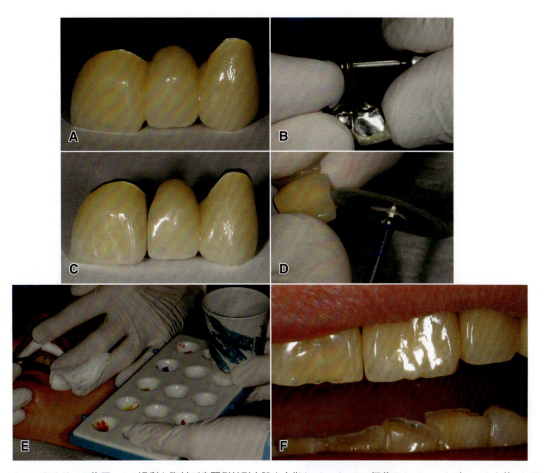

図16-19 チェアサイドでの修正．A：過剰な陶材が歯頸側鼓形空隙を占拠している．B：極薄のセパレートディスクを使って正常な鼓形空隙の形態を再建する．C：中切歯-側切歯間の唇側鼓形空隙の違いに注意．薄いダイヤモンドディスクで2つのユニットに分割することで空隙が得られた．遠心の鼓形空隙はまだ修正されていない状態である．D：隣在歯の形態を模して切端を整える．E：表面にステインを適用する．F：修正後．

も，むしろ口腔内で構成ユニットのインデックスを直接採得するほうが最良の結果が得られる（図16-20）．試適評価を行えば，後になって大きな失敗につながりそうな問題があったとしても，わずかな修正で済ませることも容易である．同様に，試適の予約を行う利点は他にもある．最終的なカントゥアや表面性状の確認，そしてグレージング前の素焼きの陶材焼付鋳造修復物へのキャラクタリゼーションなどである．これらの臨床手順（29章参照）を踏むのは時間と労力を必要とするが，結果が良くなるわけであり，患者にも喜ばれる．

歯科医師と歯科技工士双方でチェックリストを使用することは有意義であろう[17,19]．たとえば，印象を技工所に送る前に，歯科医師は助手とともに，標準プロトコールを利用してチェックする．形成マージンは明瞭であること，印象には血液や唾液の付着がないこと，滅菌処理が適確に行われていること，

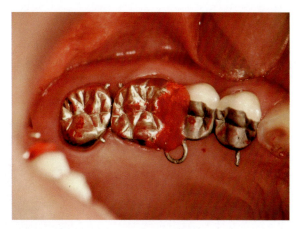

図16-20 即時重合レジンを用いて，鑞付け用のインデックスを口腔内で作製する．このインデックスにより，2分割された固定性補綴物の位置を固定する．

印象に気泡や破損，欠損もしくはトレーが当たっている部分がないこと，咬合面にトレーが接触している部分（対合歯と咬合させるときのエラーとなる薄いスポット）がないことである．模型に関しては，

支台歯のトリミングは適切か，アンダーカットはないか，維持形態は良好か，陶材前装部と陶材マージン部の歯質削除は十分か，さらに咬合のクリアランスは十分か，などについて確認が必要である．

部分床義歯の維持装置では，着脱方向，ガイドプレーン，レストシートおよび望ましい最大豊隆部の位置に関する適切な情報がすべて利用できるように，指示書と模型をチェックする（図16-21）．

5. まとめ

質の高い固定性補綴治療の鍵は，歯科医師と歯科技工士との良好なコミュニケーションにある（図16-22）．歯科医師は歯冠形成の際に隅角部に丸みをつけるといった簡単な一手間により，いかに修復物が作製しやすくなるかを忘れ，一方，歯科技工士は特定の臨床手順（印象採得やリマウント）の難しさを認識していないなど，それぞれが相手をみていないことがあまりにも多い．

相互に尊重し合い，協調する努力によって，両者は患者への医療の提供に貢献することができ，同時に失敗を最小限に抑えることができるのである．

試適評価時に歯科医師が認める最も一般的な問題は，マージンの不適合，咬合不良，軸面カントゥア不良（特に歯頸側1/3のオーバーカントゥア），ポンティックやメタルコーピング設計の無計画さである．歯科技工士が遭遇する最も一般的な問題は，歯質の削除不足，不明瞭なマージン，不適切な咬合採得，色の情報の曖昧さである．

補助的な手段（診断用ワックスアップや，暫間修復物の模型など）を用いることは，歯科医師や歯科技工士が，患者により有効な補綴治療を提供するうえで役立つ．

固定性補綴治療に携わる学生や歯科医師は，次章以降で述べる歯科技工操作を十分に理解してほしい．技工操作の理解は，臨床歯科学の技術的側面に自らが積極的に関与することで最も目覚ましく進むことが多い．これにより，時間とともに歯科技工士との意思疎通は著しく改善され，臨床判断力も向上し，予知性が高く成功する固定性補綴物が作製できるであろう．

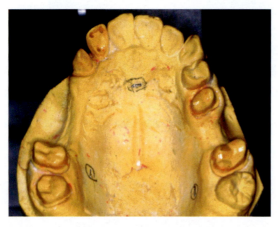

図16-21　3点の印記により，部分床義歯の着脱方向に関する正確な情報を歯科技工士に伝えることができる．

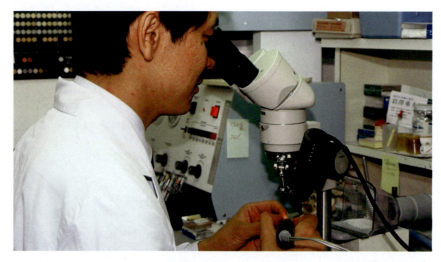

図16-22　質の高い固定性補綴治療は，歯科医師と歯科技工士との密なコミュニケーションと，拡大視野を使用することによって可能になる．

Study Questions

1. 米国歯科医師会（ADA）のガイドラインにある，歯科医師と歯科技工所との連携について述べよ．歯科医師に固有の責任とは何か？　歯科技工士の責任とは何か？
2. 認定歯科技工士（CDT）とは何か？　認定の必要条件とは何か？
3. 1|3 の前歯部陶材焼付鋳造ブリッジ（2つのポンティック）の歯科技工所での作製に関して，それぞれの段階に対する一連の指示を詳細かつ整理して述べよ．このブリッジは2つの部分からなり，メタルコーピング試適の後，陶材築盛の前に鑞付けされる．歯科技工所へ送付されるさまざまな材料や模型について，その指示を添えて一覧表にせよ．
4. 歯科技工所にカスタムアンテリアガイドテーブルを提供する目的は何か？　その時期はいつが適切か？

●引用文献

1. National Association of Dental Laboratories: NADL news. Available at http://www.nadl.org/news/index.cfm (accessed March 13, 2015).
2. Small BW: Laboratory communication for esthetic success. Gen Dent 46: 566, 1998.
3. Gleghorn T: Improving communication with the laboratory when fabricating porcelain veneers. J Am Dent Assoc 128: 1571, 1997.
4. Warden D: The dentist-laboratory relationship: a system for success. J Am Coll Dent 69: 12, 2002.
5. Aquilino SA, Taylor TD: Prosthodontic laboratory and curriculum survey. III. Fixed prosthodontic laboratory survey. J Prosthet Dent 52: 879, 1984.
6. Leith R, et al: Communication between dentists and laboratory technicians. J Ir Dent Assoc 46: 5, 2000.
7. Lynch CD, Allen PF: Quality of written prescriptions and master impressions for fixed and removable prosthodontics: a comparative study. Br Dent J 198: 17, 2005.
8. Landesman HM: Prosthodontics. Clinical practice — professional affairs. Review of the literature. J Prosthet Dent 64: 252, 1990.
9. American Dental Association: Current policies, adopted 1954-2003, pp 141-142. Chicago: American Dental Association.
10. Centers for Disease Control: Recommended infection control practices for dentistry. MMWR Morb Mort Wkly Rep 35 (15): 237, 1986.
11. Infection control recommendations for the dental office and the dental laboratory. Council on Dental Materials, Instruments, and Equipment. Council on Dental Practice. Council on Dental Therapeutics. J Am Dent Assoc 116: 241, 1988.
12. Powell GL, et al: The presence and identification of organisms transmitted to dental laboratories. J Prosthet Dent 64: 235, 1990.
13. Jorgenson MW, Goodkind RJ: Spectrophotometric study of five porcelain shades relative to dimensions of color, porcelain thickness, and repeated firings. J Prosthet Dent 42: 96, 1979.
14. Leeper SH: Dentist and laboratory: a "love-hate" relationship. Dent Clin North Am 23: 87, 1979.
15. Olin PS, et al: Current prosthodontic practice: a dental laboratory survey. J Prosthet Dent 61: 742, 1989.
16. Drago CJ: Clinical and laboratory parameters in fixed prosthodontic treatment. J Prosthet Dent 76: 233, 1996.
17. Deyton G: Communications checksheet will ease relations with laboratories. Mo Dent J 74 (5): 32, 1994.
18. Pensler AV: Shade selection: problems and solutions. Compendium Contin Educ Dent 19: 387, 1998.
19. Maxson BB: Quality assurance for the laboratory aspects of prosthodontic treatment. J Prosthodont 6: 204, 1997.

Part III　技工物の作製

17章

作業模型および歯型

Definitive Casts and Dies

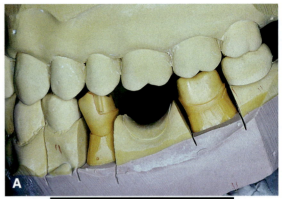
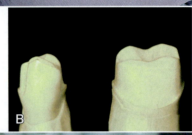
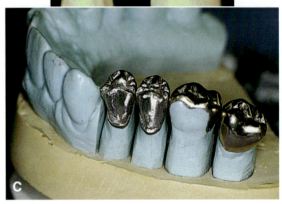

図17-1　分割復位式模型．A：作業模型．形成歯の歯型はピンク色の二次石膏の中にダウエルピンで保持されている．B：歯列模型から撤去した状態の歯型．C：エポキシ歯型に鋳造体を装着した状態．(Bの提供：Dr. J. H. Bailey)

　被覆冠のワックスパターンを口腔内で直接作製することは，技術的にも時間的にも困難であり，ほぼ不可能なため，実際にはワックスパターンはすべて歯科技工所で作製される．このために形成歯，歯周組織，隣在歯および対合歯を正確に再現する必要がある．従来の模型および歯型を使用する方法により，歯科技工所は依頼された修復物を作製するのに必要なすべての情報を得ることができる．一般的に，従来の作業模型は超硬石膏により作製される（2章参照）が，他の模型材が使用されることもある．多様化する手技・手法に対応して，コンピュータ上で生成されるバーチャル模型も使用される．

　バーチャル模型を正しく使用する方法を習得するためには，従来の模型・歯型を使うシステムの基本的な原理を理解しなければならない．バーチャル模型により一般的な模型と同じ情報が三次元的に表示されることで，歯科技工士はソフトウェアを用いて修復物作製の各過程を進めることが可能になる．バーチャルシステムは進化を続けており，歯科技工業界において急速に普及しつつある．現時点における進歩のレベルでさえ，すでに著しい効率の改善が達成されている．本章を通じて，どちらのシステムについて言及しているのかを明確にする必要があるときは，それぞれ"従来の模型"と"バーチャル模型"という用語を区別して使用する．

　従来の作業模型（主模型，最終模型）は形成歯，歯槽堤，歯列弓のその他の部分を再現したものである．歯型は形成された歯の正確な複製であり，非常に精密で適当な硬度をもつ材料（通常は超硬石膏，レジン，金属メッキ）で作製される（図17-1）．

　作業模型と歯型の精度は，印象（光学印象を含む）の精密さと完全さによってもたらされる．作業模型は，採得された印象以上の情報を提供することはできない．

　本章では作業模型－歯型法の必要条件について最初に解説するが，これは使用する材料と関連がある．その後，バーチャルの模型－歯型法について述

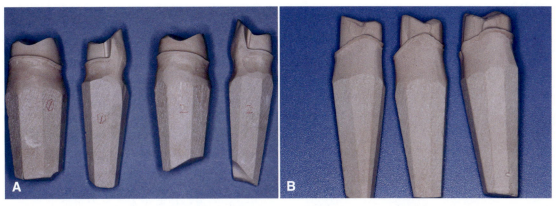

図 17-2　副歯型の例．最初に注入した石膏模型を分割して作製する．

べる．操作方法は一般的に簡単であるが，補綴治療を成功させるためには，各ステップ（手順）が綿密に注意深く行われなければならない．

1. 具備すべき条件

　固定性修復物を作製するための従来の作業模型は，ある一定の条件を満たさなければならない．すなわち，印象された細部のすべてを再現するとともに，欠損があってはならない（図 17-2）．とはいうものの，部位によってはわずかな欠陥は許容されることもある．作業模型は以下の要件を満たす必要がある．

- 形成歯および形成されていない歯の表面すべてが正確に再現されていること．
- 形成歯に隣接する非形成歯に気泡がないこと．
- アンテリアガイダンスを構成するすべての歯の表面，および非形成歯のすべての咬合面が対合歯との精密な咬合接触を営むことができること（図 17-3）．
- 固定性補綴物に関係するすべての軟組織（欠損歯部や歯槽堤の形態など）が，すべて作業模型に再現されていること．

　固定性修復物を作製するための歯型も，同じく一定の条件を満たしていなければならない．

- 形成された歯が正確に再現されていること．
- 全表面が厳密に複製され，気泡や欠陥がないこと．
- マージンライン直下の形成されていない歯面が歯型上で容易に視認できること．理想的には 0.5 〜

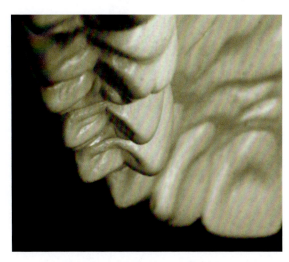

図 17-3　正確に再現された咬合面は，精密な咬合接触を確立するうえでの基本的要素である．

　1 mm が見えるとよい（技工士が修復物歯頸部の形態を正確に回復するため）（図 17-4）．
- マージン部へのアクセスが十分に得られることも重要である．

2. 材料学

James L. Sandrik

1 石膏

　作業模型と歯型にとって決定的な意味をもつ寸法精度と，ワックスパターン作製に際しての耐摩耗性という 2 つの特性は，石膏を用いることで十分達成される．この材料は安価で使いやすく，常に一定の結果を得ることができる．工業的に大量生産され，歯科用に改良されて用いられている．

　歯科用石膏は，印象用石膏，模型用石膏，硬石

513

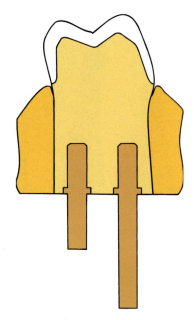

図17-4 トリミングを容易にするために，印象は形成マージングを越えて採得しなければならない．正確にトリミングされた歯型は，天然歯と同じ歯頸部形態を備えていなければならない（薄い黄色の部分）．両脇の濃い黄色の部分は歯型のトリミングの際に削除される．

膏，超硬石膏，高膨張性超硬石膏の5タイプ（ADAタイプⅠ～Ⅴ）に区別される．石膏の成分は化学的に同一である．硬化反応は硫酸カルシウム半水塩の水和作用による．

$$CaSO_4 \cdot 1/2H_2O + 1\ 1/2H_2O \rightarrow CaSO_4 \cdot 2H_2O$$

結晶中の水をある程度除去するために一定の条件下で二水塩を加熱することで半水塩がつくられる（この工程を軽焼き[*1]という）．歯科用石膏の種類別の相違点は，この軽焼きの方法に基づいている．超硬石膏は硬石膏や普通石膏に比べて少量の水で十分に軟らかい状態に練和できるので，物理的特性に優れる．ある特定のメーカーによれば，100gの普通石膏は45～50mLの水，100gの硬石膏は30～35mLの水，100gの超硬石膏は20～25mLの水が必要である．理論上，化学量論的に硬化反応に要する水量は18.6mLである．超硬石膏のみが鋳造歯冠修復物を作製するために適切な物理的特性を有している．しかし，その特性はすべて正確に混水比を量ることにより得られるものである．

石膏を手で練和するのは簡単であるが，真空下で機械的に練和するほうが良い結果が得られる．わずか15秒間真空機械練和するだけで気泡が減り，それにより強度も増加する．石膏を注入した後，少なくとも30分間はそれを動かさずに放置するべきである．最も良い状態になるのは1時間後であるが，硬化時間は製品によりそれぞれ異なる．

固定性補綴において，表面細部の再現性はタイプⅣとⅤの超硬石膏で十分得られる．この材料はADA規格 No. 19[1]に記載されているように，幅径20μmの線を複製することが可能である．しかしながら，すべての超硬石膏がすべてのメーカーの印象材に適するとはかぎらないので[2,3]，もし表面細部の再現性が不鮮明であれば，他の製品を使うことで解決されるかもしれない．

一部の操作においては（たとえば，複模型を作製する場合），主模型に複製材料が粘着するのを防ぐために，硬化後の石膏を水に浸す必要がある．しかし，模型は溶解しないと思われるかもしれないが，水中で石膏はゆっくりと溶解し主模型表面の細部の情報が失われる．もし，ぬらす必要があるときは石膏スラリー[*2]の飽和液中に，必要な状態（主模型が複製材料から容易に分離できる状態）を得るための最小限の時間だけ浸すべきである．

石膏の最大の欠点は摩耗に対して比較的抵抗性が低いことである．これをある程度解決するため"石膏硬化剤"が使用される．これらの材料（たとえば，コロイダルシリカ）は，石膏の硬度そのものを高める効果は比較的低いが，耐摩耗性を改善する（倍増する製品もある）[4]．その場合，同時に硬化膨張率がわずかに増加するが，臨床的には問題ない程度にすぎない．その他の方法としては，シアノアクリレートのような低粘稠度レジンを，やや多孔質な歯型表面に浸み込ませることでも耐摩耗性は向上する[5]．ここで注意するべきことは，適用後にレジンの厚みを生じないように粘度の低い材料を選択することである[6]．超硬石膏の特性を改善する努力は今でも続けられている．その1つに，コンクリートを工業的に製造する際に使用する添加物を歯科用石膏に応用する方法がある[7]．もう1つのアプローチと

[*1] 訳注　熱により乾燥した粉末にする操作

[*2] 訳注　石膏の泥漿（硬化した石膏の削り汁）

しては，アラビアゴム，水酸化カルシウム混合物を使用することである[8]．たとえばResinRock（Whip Mix Corp.）のようなレジン強化型石膏は十分な強度を有し，膨張率が低いので[9]，一般的にもよく用いられ，特にインプラント修復の模型用に適している（13章参照）．表面の反射率が高い石膏も市販されているが，これはバーチャルの模型–歯型を生成するために歯科技工所で模型をスキャンすることに対応した製品である．

2 レジン

　超硬石膏の強度と耐摩耗性の低さを克服するために，レジンが歯型用材料として使われることもある．最もよく使用されている歯型用レジンはエポキシレジンであるが，ポリウレタンも使われる．エポキシレジンは家庭用あるいは工業用接着材としてよく知られている．高価で複雑な装置も不要であり，室温で重合でき，かつ適度な寸法安定性をもつ材料である．その耐摩耗性は石膏より何倍も大きい．しかし石膏に比べると高価であり，重合時いくらか収縮する．この収縮は，その後の修復物作製の過程におけるわずかな調整によって補償される．

　精密な歯型の作製に適したエポキシレジンはあるが，製品により大きな差がある[10]．重合収縮量は石膏模型作製時の膨張量にほぼ等しい．重合収縮の大きさは，新製品[11]やポリウレタンレジン[12]においては問題にならない程度である．ポリビニルシロキサンを使用した場合，現行のレジンシステムにより，従来の超硬石膏と同等の寸法精度を有する全顎歯列模型を作製することができる[13]．一般的には，細部の再現性ではむしろ優れている[14]．一般的にレジン製の歯型上で作製された補綴物は，石膏上で作製されたものよりも適合がきつくなる傾向がある[15]．

　ある種の印象材，たとえばポリサルファイドや寒天はレジン歯型の作製には適さない．しかし，シリコーンやポリエーテルでは常に良い結果が得られる．

3 弾性歯型材

　弾性歯型材は，ヘビーボディのシリコーンまたはポリエーテル印象材に化学的に類似している（14章参照）．これらの材料は，暫間修復物[16,17]，あるいは間接法でコンポジットレジンインレーやアンレー[18,19]を作製するためにチェアサイドで使用される．石膏の歯型に対する弾性材料の利点として，材料の硬化がより迅速なことと，暫間修復物やインレーを容易に撤去できることが挙げられる．弾性歯型材の選択にあたっては，印象材との相性とともに，良好な表面再現性が得られる組み合わせであることを確認する．ある研究[20]によれば，Impregun F歯型材（3M ESPE Dental）とExtrude Light印象材（Kerr Corp）の組み合わせが，細部にわたる再現性の面で最良の結果を示した．

3. 選択基準

　いくつかの因子により，種々の方法のなかから1つの作業模型–歯型法が選択される．

・材料は精確な寸法精度をもち，かつ十分な強度と耐摩耗性を備えた模型を作製できるものでなければならない．
・普通に入手できる用具で簡単に分割でき，容易にトリミングできる材質でなければならない．
・ワックスパターン採得時に用いられる分離剤と異常な反応を起こしてはならない．
・表面の細部を精確に再現できる材質でなくてはならない．
・形成マージンを見やすくすると同時に，非常に少量の余剰ワックスであっても容易に発見できるように，使用されるワックスと対称的な色が選択できなくてはならない．
・ワックスのぬれがよく，印象材との相性が良いものでなければならない．

　入手可能な歯型材の長所と短所などを，表17-1にまとめた．

1 種々の模型

1 分割復位式模型

　分割復位式模型では，歯型は作業模型を構成する重要な要素の1つであり（図17-1参照），操作しやすいように模型から取り外すことができる．歯型

表17-1 歯型用の材料

材　料	長　所	短　所	適　用	注意事項
ADAタイプIV石膏（超硬石膏）	・正確な寸法精度 ・院内での操作が簡単	・注意深く扱わないと破損する	・ほとんどの修復物	・適正な混水比が必要
ADAタイプV石膏（高膨張性超硬石膏）	・技術的に簡単 ・安価 ・院内での操作が簡単 ・タイプIVより硬い	・膨張が大きい	・ほとんどの修復物	・適正な混水比が必要 ・真空練和が望ましい
エポキシレジン	・強度が高い ・耐摩耗性に優れている	・重合収縮 ・時間がかかり、操作が煩雑	・全部陶材冠	・ポリサルファイドと寒天に不適
電気メッキ	・強度が高い ・耐摩耗性に優れている	・時間がかかる ・特別な装置が必要	・全部陶材冠	・銀メッキに有毒なシアン化物を使用 ・多くの印象材に不適

ADA：米国歯科医師会

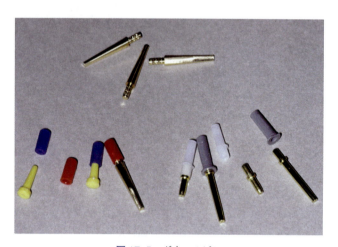

図17-5 ダウエルピン

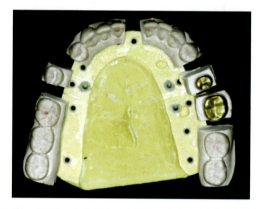

図17-6 ピンデックスダウエル法でつくられた可撤式歯型（図17-21参照）（提供：Coltène/Whaledent AG, Altstatten, Switzerland）

が作業模型に正確に戻ることが、この方法において最も重要であり、そのために通常真鍮製のダウエルピンが用いられる（図17-5）。ダウエルピンを1本だけ使用する場合、回転防止のために少なくともピンの一面は平坦でなければならない。別の方法としては（たとえば、よく使われているピンデックス（Coltène/Whaledent, Inc）法、図17-6）、複数または組み合わせ式ダウエルピンが、より確実に回転を防止するために使われる。

模型は対称的な色のタイプIVかV[*8]石膏を2回注入して作製する。まず歯の部分を注入し、次に模型の基底部を注入する〔タイプV石膏は高膨張性であり、適切なセメントスペースを得るために必要なダイスペーサーは少なくて済む（18章参照）〕。二次石膏を注入する前に、分割復位する部分を平坦にし、分離剤を塗布する。他の部位にはアンダーカットを付与して分離を防止する。ダウエルピンの植立位置と方向に注意する。植立位置と方向を誤ると、模型から形成歯の歯型を取り外せなくなる（図17-7）。

ダウエルピンは一次石膏が硬化する前に石膏内に固定される。別の方法として、硬化した石膏模型にドリルで穴をあけ、ダウエルピンを接着剤で固定することも可能である[21]。

ピンデックス法は後者の方法が容易に行えるように設計されている。すべての分割復位式模型は、歯型が手際よく分離し正確に元の位置に戻るように、注意深く操作しなくてはならない。ある研究で、4種の分割復位式模型は同様に正確であったが、ピンデックスシステムの水平移動は最小であり、真鍮製

17章　作業模型および歯型

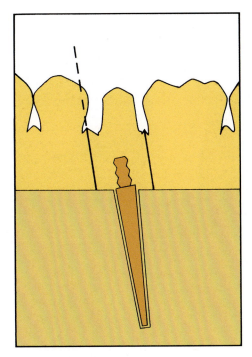

図17-7　歯型の撤去を妨げる不正なダウエルピンの方向．隣在歯隣接面のためにブロックされて，歯型の撤去ができない（破線）．

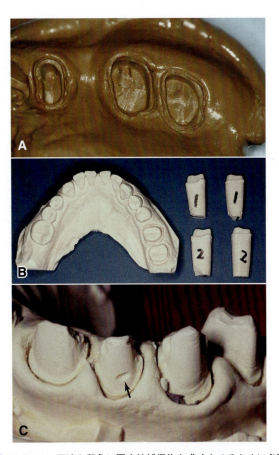

図17-8　A：正確な印象は固定性補綴物を成功させるために必要不可欠である．B：1回目と2回目に石膏を注いだ模型は分割して副歯型とする．3回目に石膏を注いだ模型を作業模型とする．C：わずかな欠損（矢印）は場合によっては修正できるが，欠損があると技工操作は相当難しくなる．

のダウエルピンでは着脱した歯型の上下方向のずれが最小であることが判明した[22]．

2 副歯型式模型（歯型固着式模型と副歯型）

　歯型固着式模型および副歯型を使用する方法は副歯型式模型ともよばれ，分割復位式模型と比べるといくつかの利点がある．第一の利点は，その簡便さにある[23]．この方法では，印象が満足のいく状態であると判断されると，形成歯の部分だけにタイプⅣまたはⅤ石膏を注入する．硬化後それを印象から撤去し，2回目は全顎に注入する．

　最初に注入した最も正確な模型をトリミングし，操作しやすい長さ（歯根長と同程度）の柄を付与した歯型とする（図17-8）．全顎模型（2回目に石膏注入したもの）を咬合器に装着する．（場合によっては，2回目の石膏注入は研磨用の歯型をもう1セットつくるために行われ，3回目の石膏注入で歯型固着式模型をつくることもある．）ワックスパターンは最初に注入した模型（副歯型）上でつくりはじめ，それを咬合器装着模型に移動して軸面形態や咬合面形態を整える（18章参照）．完了後，ワックスパターンを歯型に戻して，埋没直前にマージンの再適合を行う．

　副歯型式模型の利点は，作業模型のトリミングが最小限で済むことである．また，形成歯周囲の歯肉形態がそのまま再現されているため，ポンティックが軟組織と接触する部分や修復物の形態を整える際にガイドとなる．アシスタントの指導の面でも，この模型のほうが分割復位式より容易である．

　欠点としては，次のことがある．

- 複雑な壊れやすいワックスパターンを模型から副歯型に移動するのが困難なことがある．
- 一部の印象材では2回目に注入した歯列模型が最初の模型（副歯型）よりわずかに大きいために，歯列模型上にワックスパターンを戻すことが難しい場合がある．したがって，咬合を評価する前にパターンを確実に適合させるために，わずかに模型を修正しなければならないこともある．
- 本法は，弾性高分子印象材にのみ適用可能である（可逆性寒天印象材を使用する場合は，歯列模型

Part III 技工物の作製

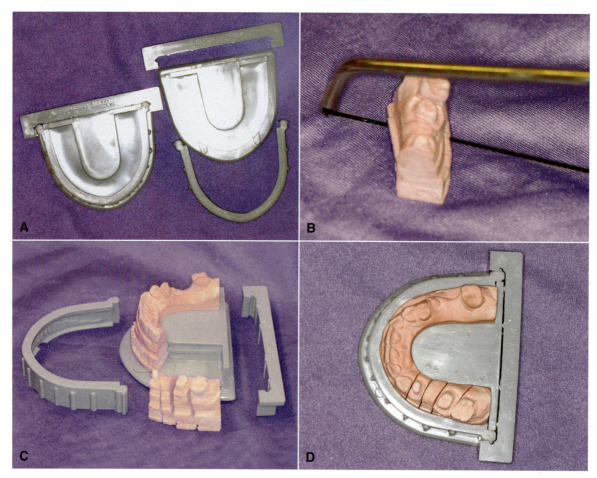

図17-9 ダイ-ロック法. A：このシステムでは専用の組み立て式トレーを用いる. 1回注入法では通法どおり印象に石膏を注入し, ダイ-ロックトレーに石膏を満たす. 石膏がまだ軟らかいうちに印象から撤去した模型をダイ-ロックトレーにのせる. 石膏が完全に硬化した後, トレー後縁のロックを除去して, 彎曲部分の枠を外す. トレーの底の前方を軽く槌打ち模型を外す. B：石膏の高さの3/4程度をノコギリで切断する. 残りの部分を割って歯型を分割する. C：トリミングした歯型. D：トレー内に歯型を戻し, 咬合器に装着する.（提供：DentiFax/Di-Equi, Buffalo, New York）

と副歯型の印象を別々に採得する必要がある）.

❸ その他の歯型法

ダイ-ロック（DentiFax/Di-Equi, Buffalo, New York）法（図17-9）では, 分割された作業模型を正確に復位するために専用の組み立て式トレーを用いる. 印象に石膏を注入してできた模型を専用トレーに適合させるために馬蹄型にトリミングする. 新たに練和した石膏をトレーに注入し, 模型をその上に置く. 石膏硬化後, トレーの枠を外し形成歯の両側をノコギリで切断し, 分割された歯型をトリミングする. 歯列模型と歯型をトレー内に戻し, 咬合器に装着する. この方法の欠点は, トレーを含めた全体のサイズが大きいために, 咬合運動や操作が困難かつ不便になることである.

DVA模型法（Dental Ventures of America, Inc., Corona）（図17-10）, およびZeiser模型法（Zeiser Dentalgeräte GmBH, Hemmingen, Germany）（図17-11）では精密ドリルが使用され, 歯型を復位させるために特別な基板を位置決めして孔を開ける. これらのシステムの長所は, 石膏の膨張をノコギリによる歯型の分割で緩衝できる点にある.

2 作業模型-歯型法の選択

どの方法を選択するかは, それぞれの方法の長所と短所のとらえ方および術者の個人的な好みによる. 適切に用いれば, どの方法でも臨床的に許容される範囲の精度を得ることができる[24-26]. 初めての歯科技工士と仕事をするときには, 歯科技工士の好む模型-歯型法ならびにその選択理由を尋ねることが大切である. 歯科医師と歯科技工士の緊密な協力

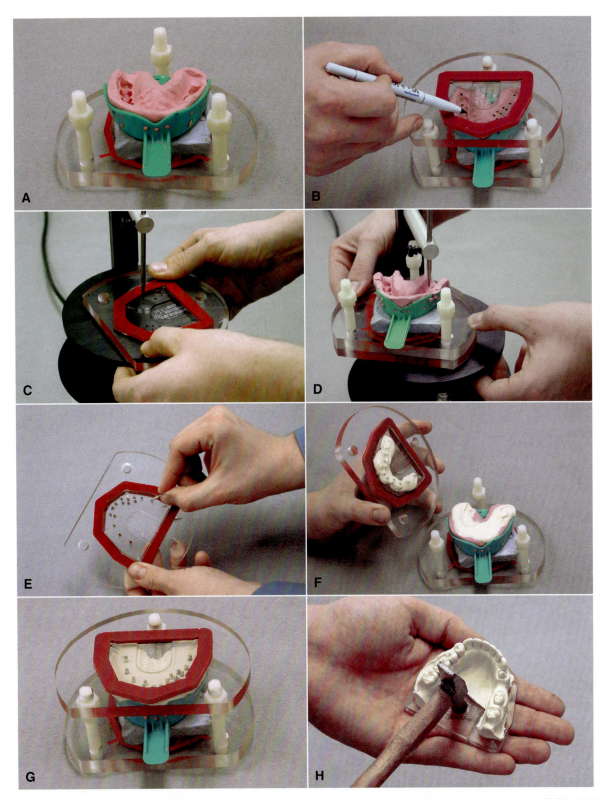

図 17-10　DVA模型法．**A**：印象の余剰部をトリミングし，配置用ジグに設置する．**B**：透明プレートにダウエルピンの位置を印記する．**C**：印記部にダウエルピン用の孔を開ける．**D**：別法として，配置用ジグ上で基板にドリルで孔を開ける．ポインターによりダウエルピンの位置を決める．**E**：基板にダウエルピンを差し込む．接着剤は不要である．**F**：印象に石膏を注入し，基板にはダウエルピンを囲うように石膏を置く．**G**：基板を石膏注入した印象の上に戻す．**H**：硬化後の模型を，軽くたたいて基板から外す．（つづく）

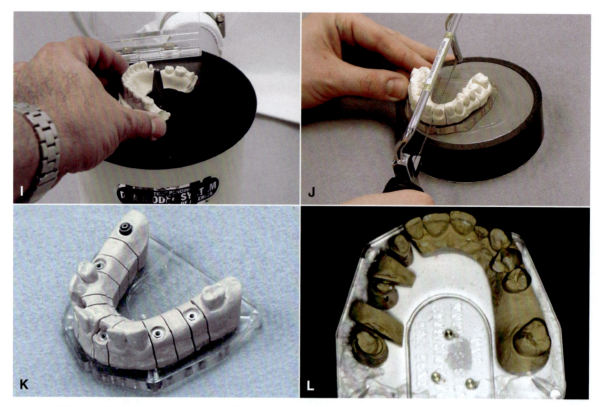

図17-10（つづき）　I：模型をトリミングする．J：模型の分割．K・L：DVA模型法によって作製された作業模型．（A〜Kの提供：Dental Ventures of America, Inc, Corona, California，Lの提供：Dr. A. G. Wee）

は，重要な要素である．

　歯型固着式模型法では，模型と歯型を作製するのは容易だが，ワックスや陶材の操作はより難しくなる．しかし，特別な装置を必要とせず，形成歯に近接する軟組織部を削除しないため，修復物歯頸部の形態を整えやすい．歯型固着式模型の使用により，分割した歯型の作業模型への不完全な戻りによる誤差を避けることができる．これは実際面においては，分割されたブリッジの鑞付け用インデックスを模型上で採得できることを意味する．一方で，ブリッジが正確に作製されていないと，石膏支台歯が簡単に破折し，それ以後の操作が困難になるということも意味している．

　弾性高分子印象材に最初に石膏を注入して得られる模型が最も正確であり，この模型（歯型）を使って，埋没直前にワックスパターンのマージンを再適合することが肝心である．歯列模型から歯型へワックスパターンを頻繁に移動させていると，分割復位式模型と比較してパターンが損傷する危険が増大する．鋳造後には，金属鋳造物が歯型に戻りにくいことがある．その際には完全に適合させるために鋳造物内面の調整が必要となる．

　歯型固着式模型と比較して，分割復位式模型の最大の長所は，ワックスパターンの着脱が少なくて済むことである．これにより作製中のパターン破損が少なくなる．また陶材で修復する場合，特に唇側をポーセレンマージンにする場合に操作が簡単である．これらの理由により，ダウエルピンで分割復位式模型をつくるために余分な手間がかかるとしても，多くの歯科技工士はその価値があると考えている．

　それにもかかわらず，この方法は技術的にかなり困難である．歯型が適切に戻らないことや，ダウエルピンの位置が不良であることは珍しくない．歯型をノコギリで模型から分割することが難しい場合もある．分割時に，特に隣接面の形成マージンと隣在歯との間隔が狭い場合には，隣接面マージンが簡単に破損することもある．

　一般的に行われているピンデックス法は，ピンを規定どおりに植立するために特別なドリルを使用する．ダウエルピン用の孔をドリルする前に，最初に石膏注入した模型を慎重にトリミングする必要があ

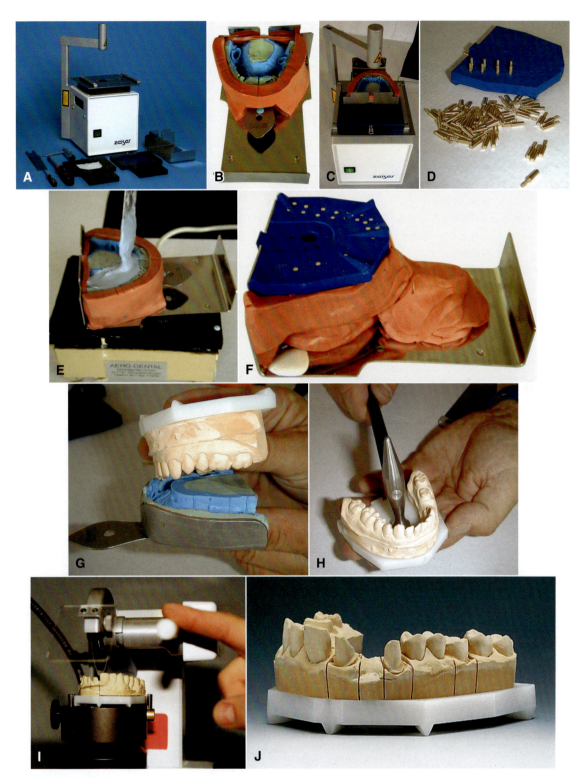

図 17-11　A：Zeiser 模型法．B：印象を水平にしてシリコーンパテでブロックアウトし，基板の上に置く．C：ピンの位置が決まったら，プレートにドリルでピンの孔を開ける．D：ピンを基板に差し込む．E：石膏を注入する．F：基板を逆さまにして石膏上に挿入する．G・H：模型は硬化後に印象から撤去し，基板も外す．I：精密ノコギリでの分割作業．J：分割された模型．（提供：Zeiser Dentalgeräte GmbH, Hemmingen, Germany）

表17-2 模型–歯型法

方法	長所	短所	適用	注意事項
副歯型式模型	・操作が簡単 ・特別な装置不要	・ワックスや陶材の操作が円滑にできない	・ほとんどの修復物 ・歯列模型上で正確なインデックスが採得可能	・ブリッジの石膏支台歯が破折しやすい
真鍮製ダウエルピン法	・歯型を歯列から取り出せるのでワックスや陶材の操作が容易	・熟練するのが困難	・ほとんどの修復物	・石膏注入とダウエルピンの位置決めに注意が必要
ピンデックス法 (Coltène/Whaledent)	分割復位式 ・石膏を注入しやすい	・特別な装置が必要	・装置の状態が良ければ良好な結果が得られる	・細部に注意が必要
ダイ–ロック法 (DentiFax/Di–Equi)	分割復位式 ・石膏を注入しやすい ・ピンデックス法より経済的	・サイズが大きい ・トレーに戻すときに注意が必要	・ある種の咬合器には使用困難	・二次石膏注入時に注意を要する
DVA模型法 (Dental Ventures of America)	分割復位式 ・石膏を注入しやすい ・模型の膨張を補償する ・石膏注入は1回だけ	・特別な装置が必要 ・技術力により差が出やすい	・良好．ただし取り扱いに注意	・ピンを付ける際には注意が必要
Zeiser模型法 (Dentalgeräte GmBH)	分割復位式 ・石膏を注入しやすい ・模型の膨張を補償する ・石膏注入は1回だけ	・特別な装置が必要	・良好．ただし取り扱いに注意	

る．この事前のトリミングを正確に行えば，非常に正確で安定した可撤式歯型が得られる．しかし，それに要する装置の費用も考慮しなければならない．

さまざまな作業模型–歯型法の長所と短所などを，表17-2にまとめた．

4. 方法

歯型を作製するための石膏注入法は，ほとんどの一般的なシステムにおいて同じである．副歯型式模型法とピンデックス法との相違点に注釈を加えながら，重複を避けるために1本のダウエルピンを使用する方法について詳しく述べる．

① 使用器材

下記の器材が必要である（図17-12）．
・印象
・ラクダの毛の小筆
・タイプⅣあるいはⅤの超硬石膏
・水
・界面活性剤
・ダウエルピン
・維持となるアンダーカット
・ダウエルピン固定用器具
・真空練和器とボウル

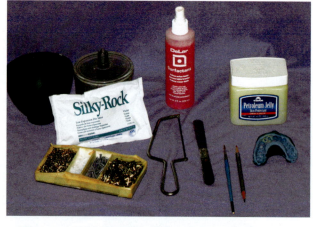

図17-12 歯型作製用器材．使用するシステムにより異なる．

・石膏スパチュラ
・バイブレーター
・ワセリン
・鉛筆
・石膏ノコギリ

印象を患者の口腔内から撤去した後，流水下で水洗し，エアで乾かし，精査し，消毒する（14章参照）．問題がなければ，前もって必要器材を準備しておいた技工室に運ぶ．なるべく真空練和器（たとえばVac-U-Spat, Whip Mix Corp）を使用する．この時点で印象面に界面活性剤を塗布し，寒天印象

17章 作業模型および歯型

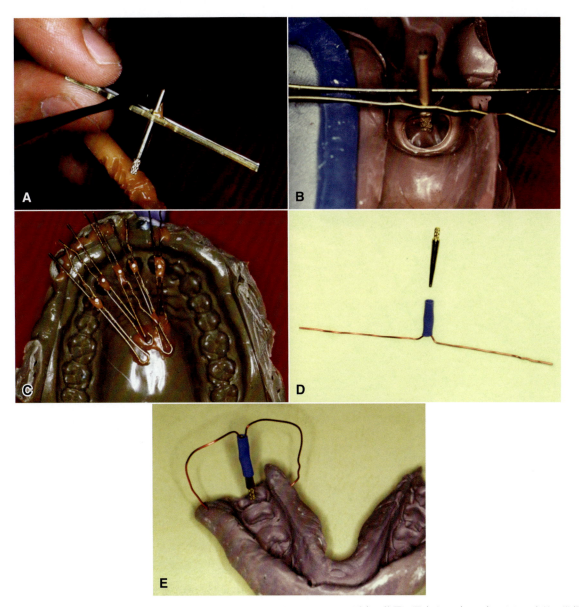

図17-13 石膏を注入する前にダウエルピンをヘアピンとスティッキーワックスで所定の位置に固定する（A〜C）．または事前に準備しておいたワイヤーとチューブを使った器具を用いる（D・E）．

の場合であれば硫酸カリウム（K_2SO_4）溶液に浸す（メーカーの指示がある場合のみ）．

❷ 手 順

① ダウエルピンを使用する場合，図17-13 に示すような方法を利用して，形成歯の上にダウエルピンを固定する．ダウエルピンの正確な位置と方向が重要である．たとえば，ダウエルピンの頭部を深く印象内に入れすぎると歯型の強度が低下する．また，誤った角度でダウエルピンを固定すると歯型が撤去不可能になる．前もってダウエルピンを固定すると石膏注入がより難しくなるので，この段階で頰舌側の顎堤最深部もしくは口蓋上に，ダウエルピン植立に最適な部位を印記し，石膏を注入して初期硬化が始まる前にダウエルピンを植立する方法もある．また，ダウエルピンを固定する際に通常用いられるスティッキーワックスは比較的もろく，バイブレーターで外れることもある．ダウエルピンを事前に固定しない場合は，ダウエルピン植立前に石膏の粘稠度を注意深く判断し，正しいタイミングでピンを植立することが重要である．もし石膏が緩すぎる状態であれば，ダウエルピンが所定の位置に固定されず，再印象が必要となることが多い．

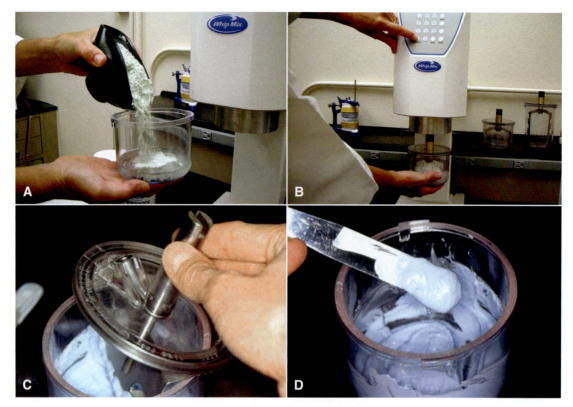

図17-14 超硬石膏の真空練和．A：練和ボウルをゆすぎ，余分な水分を振り落とす．計量した蒸留水をボウルに入れ，計量した粉末を加えるか，あらかじめ計量された包装を用いる．混水比はメーカーの推奨に従う．B：真空下で機械練和する．C：練和が終了してから真空状態を解除し，蓋を開ける．D：練和機の羽根から余剰の石膏を除去し，印象に石膏を注ぐ．（提供：Whip Mix Corporation, Louisville, Kentucky）

② タイプⅣまたはⅤの超硬石膏の適切な混水比を量る．練和時に気泡を減らすため練和ボウルにまず水を入れる．ついで石膏を入れ，素早くスパチュラで混和する．石膏が真空密閉を阻害しないように，スパチュラに付いた石膏は，練和ボウルの縁ではなく，真空練和器の羽根できれいにこすり取る．一部の真空練和器ではスパチュラによる混和を必要としない（図17-14 A）．

③ 練和ボウルに蓋をし，適切な練和プログラムを選択する（図17-14 B）．

④ 練和器のチャックに回転シャフトを入れ，所定の時間で石膏を練和する．ボウルの底に石膏を集めるためにバイブレーターにかける（図17-14 C）．

⑤ 印象面から余剰の界面活性剤をエアブローもしくは吸引により除去し，適当なブラシかインスツルメントを用いて石膏を少量取り，それを最も重要な部分に流す（通常，細い形成歯の咬合面，あるいは歯肉溝近接部）．細かい形成部には先の細い器具（たとえば，歯周プローブ）を使用すると流しやすい．いきなり大量の石膏を注入したり，2つの大きな石膏の塊を別々の方向から合流させたりすると，気泡が入りやすくなる（図17-15）．したがって，1か所に石膏を少しずつ足しながら置いて，自然に流れさせるのが最善の方法である（図17-16）．石膏を注入する間トレーをバイブレーターにのせておく．バイブレーターの台を清掃しやすくするために，ペーパータオルかビニール袋をかけておくとよい．

⑥ 印象を傾けながら軸面に沿わせて先の細い器具で石膏を誘導し，形成部に少しずつ石膏を注入する．形成マージンに石膏を流す際には絶対に気泡を入れないようにする．気泡や欠損は印象に石膏注入する際，常に問題となりうる要素である．もし最初の石膏注入に欠損を生じた場合，2回目の石膏注入はある程度精度が低下す

17章　作業模型および歯型

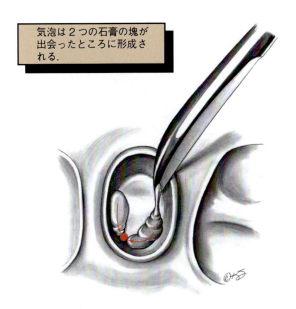

図17-15　印象への不適切な石膏注入．2つの石膏の塊（矢印）が出合うように注入すると，気泡（赤い丸印）が入る．

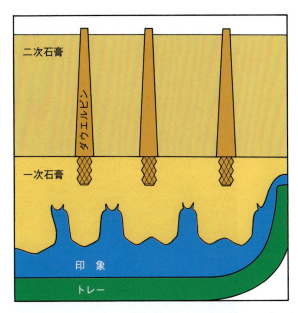

図17-17　ダウエルピンの位置（高さ）に注意を払い，一次石膏がアンダーカットのついた頭部を完全に覆うようにする．さもなければダイはきれいに分離しない．しかし石膏がシャフトの上まで覆って安定性を損なわないようにしなければならない．

表17-3　副歯型式模型

副歯型用の石膏注入は，適当な長さの歯型把持部を得るために約25mmの高さまで盛る必要がある（図17-18 C）．形成歯に隣接する歯の咬合面まで石膏が流れるが，これは気に留める必要はない（図17-18）．最初に注入した石膏が硬化したらそれを撤去し，再度石膏を注入する．最初の模型を分割し，副歯型を作製する．

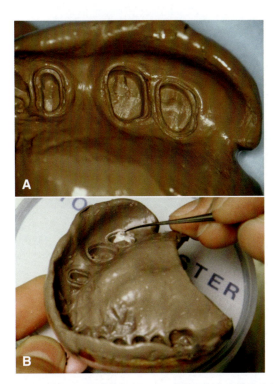

図17-16　印象への石膏注入．A・B：気泡の封入を避けるために，初めは非常に少ない量の石膏を注入する．

るので，通常は再印象が必要となる．さらに，最初の模型を撤去する際にマージン付近の薄い印象材が剝離することが多い．このため，再印象を避けるためには，最初の石膏注入時に気泡のない模型をつくることが肝要である．気泡を入れずに石膏注入ができるかどうかは，石膏注入時のぬれた印象面と石膏との接触角に影響さ

れる．弾性高分子材のなかではポリエーテルの接触角が最も小さく，これは石膏注入が最も容易であることを意味する[27,28]．シリコーンは接触角が最も大きく，石膏注入も最も難しい．とはいえ，新しい"表面活性"あるいは"親水性"の成分を含む製品では改善されている[29]．しかしながら総じて，これらの印象材によって，印象採得がいっそう容易になるとはいえない[30]．

⑦　最初に注入した石膏上に次の石膏を加え，形成歯が完全に満たされるまで繰り返す．続いて印象の残りの部分にも石膏を注入し，遊離歯肉縁から少なくとも5mmの高さまで満たす．個々にダウエルピンを用いる場合，それぞれのピン頭部が石膏で覆われるようにする（図17-17）．

⑧　ダウエルピンを植立していない部分にアンダーカットを付与し[31]，一次石膏と二次石膏が予定外の位置で分離しないようにする（図17-19）．

525

Part III　技工物の作製

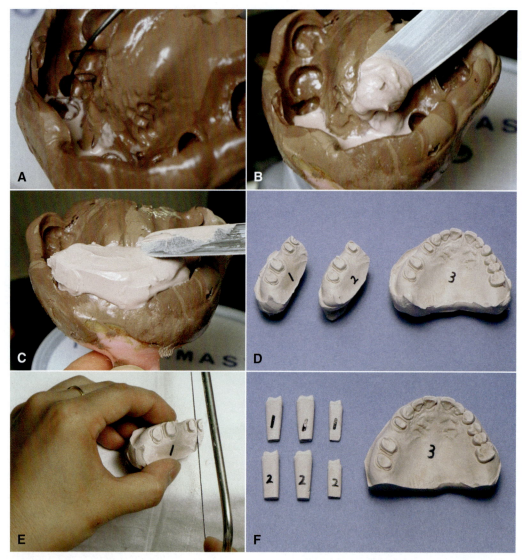

図17-18　副歯型式模型のための印象への石膏注入（3回注入法）．A：重要なマージン部が石膏で覆われているかどうかを確認する．B：形成部にのみ石膏を追加する．C：歯型把持部のために十分な高さまで盛る．D：1回目と2回目の石膏注入は副歯型用で，3回目は歯型固着式模型用．E：副歯型の分割．F：トリミングされた副歯型と咬合器装着前の作業模型（歯型固着式模型）．

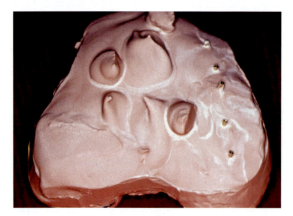

図17-19　分離したくない部分を維持するために石膏の塊を置く．

別の方法として，ワッシャーを硬化前の石膏に部分的に埋め込むことで維持としてもよい．

⑨　所定の時間（通常30分）まで石膏硬化を待つ．

⑩　歯型として分離される部分を精査し，必要に応じて平滑にした後，分離剤（たとえば，10％ケイ酸ナトリウム）を塗布する．次にベースとなる二次石膏を注入しダウエルピンを維持する．この二次石膏がダウエルピンの先端を厚く覆わないようにするべきである．なんらかの理由でベースに石膏をさらに盛り足さなければならない場合は，後で位置を確認できるようにダウエルピンの先端にワックスかゴムチューブを付けておく．下顎の印象にベースとなる二次石

526

膏を注入する前に，舌房部分は適当な成形材（たとえば Mortite Weatherstrip and Caulking Cord, Thermwell Products Co., Inc.）でブロックアウトする．そうすると，石膏がトレーの周囲をロックせず印象から模型を撤去しやすくなる．後で下顎の舌側面へのアクセスを得るために余分な石膏を削るよりは，よほど簡単である（図 17-20）．印象から模型を撤去したら欠損がないかどうかを注意深く精査する．形成歯のマージン部にわずかでも欠損があれば模型は使用できないので，再印象しなければならない．石膏注入時に注意を払えば，このようなことは防止できる．模型が満足できる状態であれば，分割およびトリミングにとりかかる．

⑪ まず歯型が容易に分割できるように，模型の頬側・舌側を歯槽粘膜の最深部方向に削除し，幅を狭くする．

⑫ ノコギリで切断する箇所を，ダウエルピンと平行になるように鉛筆で記入する．

⑬ マージンおよび隣在歯の接触点を損傷しないように，形成歯と隣在歯との間に注意深くノコギリの刃を挿入する（図 17-22）．一次石膏を完全に切断しないと，きれいに歯型を分離することはできない．ノコギリで切断した後，ダウエルピンを軽くたたいて歯型を撤去し，ワックスアップのためのトリミングに入ることができる（適切にトリミングされた歯型と，トリミング前の歯型を図 17-23 に示す）．

マージンに近接した歯頸側 2 ～ 3 mm の重要な部分を残し，余分な石膏はすべてレーズに付けた大きなアーバー（Arbor）バンドか他の切削ホイールで除去する．マージンに近い部分は大きなタングステンカーバイドバーで削除する．ワックスアップおよび適切なマージン付与のためにはマージンへのアクセスが容易に得られることが不可欠であるため，この工程は非常に重要である（18 章，22 章参照）．残りのわずかな部分は鋭利なメスでトリミングするが，このときマージンを破損しないように注意する．この段階では実体顕微鏡が有効である．マージン直下（根尖側）に溝をつくらないことが大切で，もしつくってしまうと完成した修復物の歯頸部カントゥアが不良になる（図 17-24）．

トリミングが完了した歯型を作業模型に戻し，正確かつ精密に歯型が復位することを確認する．その後作業模型を咬合器に装着する．トリミングされた歯型は慎重に取り扱わなければならない．破損を防ぐために，歯型を発泡スチロールあるいはガーゼや脱脂綿を内張りした容器で保存する．

5. 作業模型の咬合器装着

副歯型式模型（歯型固着式模型）の咬合器装着法は，2 章で述べた診断用模型のそれと同じである．咬合器に分割復位式模型を装着する場合は，ダウエルピンが穿通している模型底部にスペースを設けること以外は，まったく同じである．これによってピンへのアクセスが可能になり，歯型の取り出しが容易になる（図 17-25）．

1 作業模型と診断用模型

模型およびその装着の精度は，診断用模型よりも作業模型のほうで重要な意味をもつ．診断用模型は，装着がわずかに不正確であっても必要な情報の大部分が得られるが，製作した修復物に要するチェアサイドでの長時間の調整を避けようとすれば，作業模型には精密な装着が求められる．

診断用模型は中心位（CR）咬合記録（2 章参照）を用いて装着された場合に最も有用である．これにより，咬合診断に際して下顎の全運動域を見ることが可能となり，臨床的に診断される中心位と最大咬頭嵌合位の差異を咬合器上で再現することができる．したがって，咬合干渉がみられるかどうかの判断を，最終修復物の作製前に適切に行うことが可能となる（6 章参照）．

記録材の厚みがあるために，中心位咬合記録は咬合高径の高い位置で採得される（2 章参照）．平均値フェイスボウが使用された場合，中心位咬合記録を取り除いて咬合器を閉じると誤差が生じる[32]．キネマティックフェイスボウが使用された場合でもわずかな誤差が生じる[33]．診断用模型の場合にはその誤差におそらく臨床的意義はない．しかし，作業模

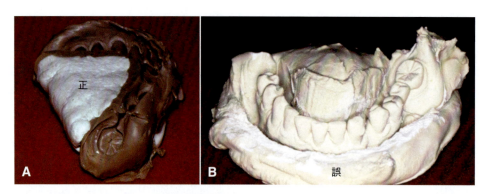

図 17-20　A：下顎印象に石膏を注入する前に，舌房部を成形材でブロックアウトする．B：これを怠ると，舌側面へのアクセスを得るために余分な石膏を削除しなければならない（面倒な作業である）．

表 17-4　ピンデックス*法

> ピンデックス法を使う場合，一次石膏の硬化後に印象から模型を撤去する．ピンに対して垂直な平面となるように模型底部を削除する．模型周囲を専用モールドに適合するよう馬蹄形に整える．模型が完全に乾燥した後，ピンの位置に印をつけて専用ドリルで孔を開ける．ピンを瞬間接着剤で孔に固定し，ピンに専用のスリーブを装着してから二次石膏を満たしたモールドに適合させる（図 17-21）．
> 隣接する形成歯，特に小さな前歯の間をノコギリで切断することは困難な場合が多い．注意して行わないとノコギリでダウエルピンに触れた結果，歯型が使用できなくなる．ピンデックス法は場合によって，ノコギリによる難しい切断を行う前に，隣在する形成歯を含む一次石膏の部分を一塊として取り外すほうがよい．その後，切断箇所を注意深く記入し，底部および側面にかけて切断を始める（図 17-21 M）．底部から切断するときは，柔らかい布で壊れやすい歯型を保護することが大切である．

* Coltène/Whaledent, Inc., Cuyahoga Falls, Ohio

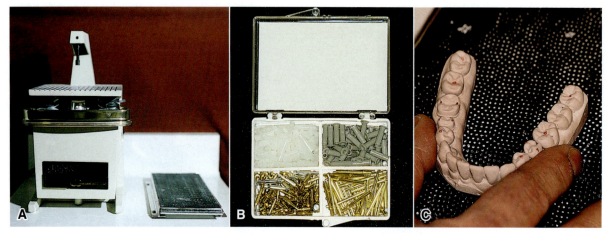

図 17-21　ピンデックス法は，専用ドリル（A），真鍮製ダウエルピンおよびプラスチックスリーブ（B）からなる．C：印象に石膏を注入し，硬化後撤去して馬蹄型に整形する．底部は完全に平面にしなければならない（モデルトリマーを使う）．

型では誤差の程度が模型上で作製および調整された修復物整に反映されるので，非常に重大である．これはすなわち修復物の評価時および装着時にさらなる時間を要することを意味している．可能であれば常に，作業模型を装着するときは，修復物が作製される高さの咬合高径で採得された記録を使用するべきである．できれば，非形成歯の咬頭嵌合位（MI）を利用する[34]．これにより，記録を取り除いても模型の円弧運動が起こらず，静的な咬合位における不正確さは生じない．もしこれが不可能な場合には，キネマティックフェイスボウの使用が勧められる．その理由は，このフェイスボウは上顎模型をヒンジ

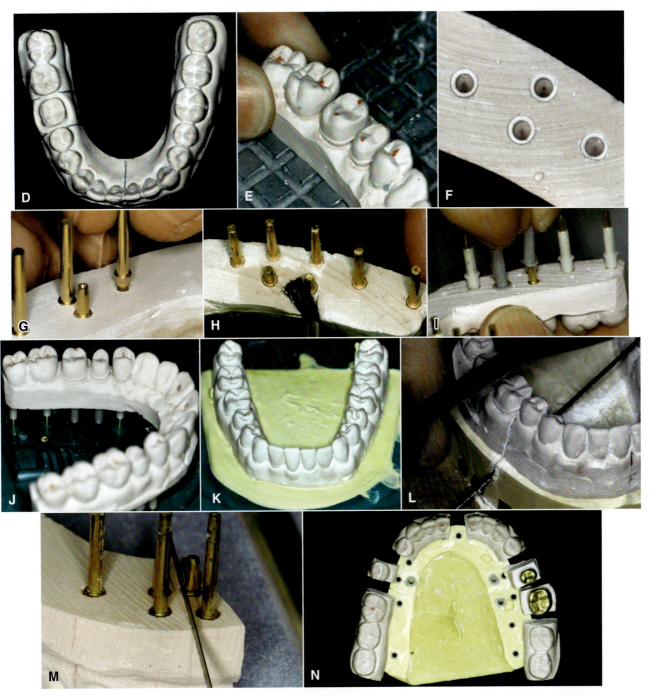

図17-21（つづき） D：咬合面上に各ダウエルピンの位置を記入する．各部を安定させるために2本のダウエルピンを使用する（小さな形成歯には特別な単独ピンが使用される）．E：模型をドリルの台上に置く．光がドリルの位置を示す．模型をしっかりと持ちレバーを押さえる．これによりドリルが作動し模型に孔を開ける．F：各孔は正確にドリルされなければならない．必要があればハンドリーマーを使用する．G：ピンを試適し接着する．アクセスを考慮し，短いダウエルピンを舌側に使用する．H：きれいに分離するためにワセリンを塗布する．I：プラスチックスリーブをピンにはめる．J：模型を専用モールドに置く．K：二次石膏をモールドに注入する．一次石膏（歯列模型）のピンとピンの間を石膏で埋め，モールドに戻す．L：歯型をノコギリで分割する．M：ピンデックス法では一次石膏（歯列模型）を一塊として取り出し，底部からノコギリで切断を始めたほうがよいこともある．ノコギリで切断する箇所はすべて鉛筆で印をつけることを勧める．N：分離後のピンデックス模型．（A～M の提供：Dr. J. O. Bailey，N の提供：Coltène/WhaledentInc., Cuyahoga Falls, Ohio）

アキシスに対する正しい位置に固定するからである．その後，高い咬合高径で採得された中心位咬合記録を使用して上顎模型を装着すれば，誤差を生じることなく咬合器を閉じることができる．平均値

フェイスボウを使い中心位咬合記録で模型を装着した場合の問題点は，Weinberg[35] により分析されている．彼は平均的回転軸が真のヒンジアキシスから5mm（よくある誤差）ずれると，厚さ3mmの中

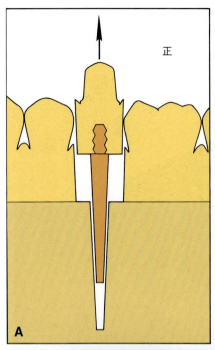
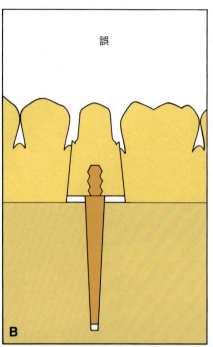

歯型の分割の際，ノコギリでの切断線は互いに平行か，もしくはやや上開きにする（A）．歯型が模型から外せなくなるので，アンダーカット部をつくらないように注意する（B）．模型を分割する際，ピンまで切断してしまうとピンは使用不能となり，新しく模型をつくり直さなければならない．

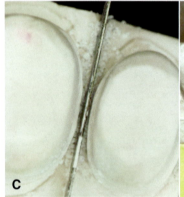
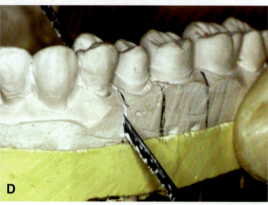

図17-22 歯型の分割．A：ダウエルピンの方向に対してわずかに角度をつけてノコギリで切断する．B：角度をつけないと歯型はアンダーカットによりロックされる．C：ノコギリで切断する箇所を鉛筆で印をつけて注意してノコギリの刃を当てる．形成歯に接触してはならない．D：一次石膏を完全に切断する．二次石膏に届くまで切断しないと，きれいに分離できない．

心位咬合記録は第一大臼歯部で0.2mmの咬合誤差を生じると報告している．

さらに，対合模型についてもアルジネート印象材ではなく弾性高分子印象材を使用するべきである．精度の高い弾性高分子印象材を使用することで対合模型がより正確なものとなるために，修復物試適評価時の調整量が減る．

2 既存の咬合に合わせた修復

たとえ中心位（CR）と最大咬頭嵌合位（MI）とが一致していない症例でも，多くの場合，患者の咬合状態に合わせて鋳造歯冠修復物が作製される．よくある例として，臨床的な疾患を示す重大な所見がみられない場合は，単純な補綴物は安定したMIで作製してもよい．目的は，歯列を再構築するのではなく，健全な歯列を維持することにある．

患者が咬合に関して無症状で，かつ比較的少数の鋳造歯冠修復が必要な場合（すなわち，歯列の一部のみを修復する場合）には，MIが最も望ましい治療位である．したがって，1～2本の単冠（あるいは小範囲のブリッジ）を必要とする患者の多くは，既存の咬合に合わせて修復することが最善である．

既存の咬合に合わせた修復物のワックスアップを行う予定の作業模型を咬合させる場合，いくつかの問題が生じる．模型が中心位咬合記録で装着された場合（2章の診断用模型の項で述べた），MIは精密

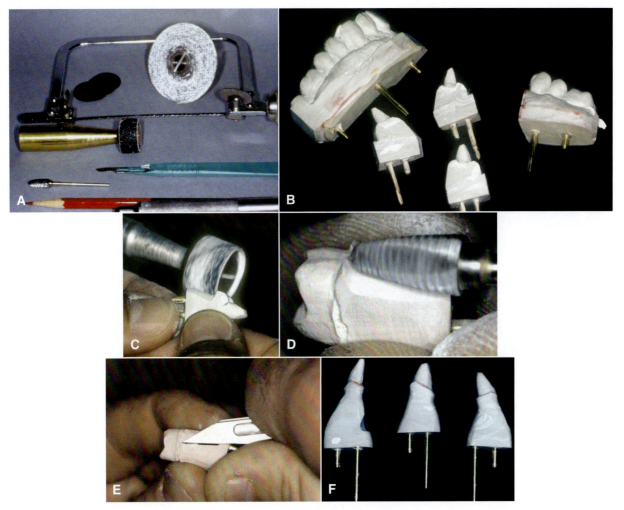

図 17-23 歯型のトリミング．A：器材（ノコギリ，石膏用トリミングディスク，分割ディスク，アーバーバンド，メス，カーバイドバー，色鉛筆）．B：分割された歯型．ここではピンデックス法が使われている．C：十分に集塵を行いながら，レーズに取り付けたアーバーバンドでおおまかなトリミングを行う．D：マージン付近はカーバイドバーを使用する．E：鋭利なメスをマージンから離れる方向に動かして最終的に形態を整える．F：トリミングした歯型．（B～F の提供：Dr. W. V. Campagni）

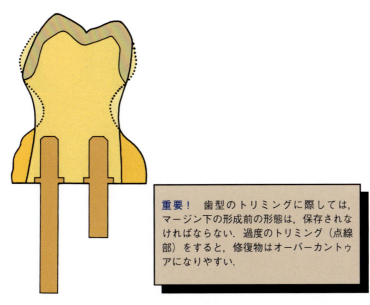

重要！ 歯型のトリミングに際しては，マージン下の形成前の形態は，保存されなければならない．過度のトリミング（点線部）をすると，修復物はオーバーカントゥアになりやすい．

図 17-24 修復物のワックスアップを行う際，トリミングした歯型は歯頸部カントゥアのガイドとなるので，過剰なトリミングは大きなクラウンをつくることになる．

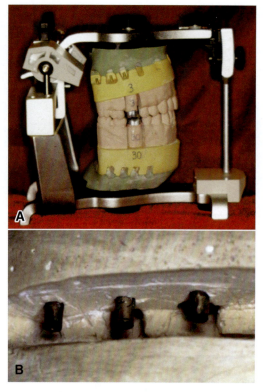

図17-25　A：咬合器に装着した作業模型．B：咬合器に装着した状態でも歯型を撤去しやすくするために，ピン先端に目詰めするかワックスを追加してスペースを設ける．

なワックスアップができるほど十分に正確には再現されないであろう．その理由は，模型は下顎が前方移動した位置に嵌合しなければならず，この位置は半調節性咬合器上では完全に正確な位置とはならないからである．また，咬合器を閉じるときに石膏模型は傷つきやすい．

　最も現実的な解決法としては，形成歯と対合歯との間に閉口位で採得した小さな咬合記録（たとえば，ポリビニルシロキサン）を介在させ，最大咬頭嵌合位（MI）で作業模型を装着するとよい（図17-26）．修復物を作製後，試適評価の際にはMIでの不正確さは最小限に抑えられているはずである．次に，患者のCRにおける閉口状態を診査して，修復物が動的な咬合（特にCRからMIへの移動）を問題なく行えることを確認する．新しい修復物が早期接触を起こしてはならない．CRでの閉口時に新しい修復物による咬合干渉が生じていると，CRとMI間のずれが事実上大きくなり，新たな問題を起こすかもしれない（図17-27）．それゆえ，術前の閉口運動が可能となるように修復物を調整し，CRからMI

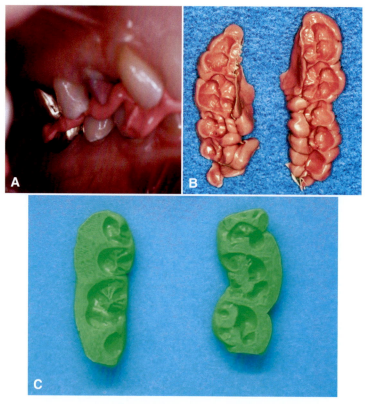

図17-26　A：ポリビニルシロキサンでつくられた咬合記録．患者の歯列によく適合している．B：トリミング前の咬合記録．C：トリミング後の咬合記録．

17章　作業模型および歯型

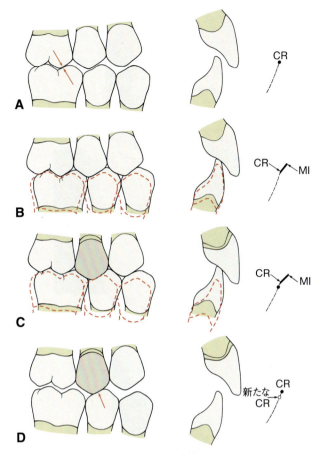

図17-27　現在の咬合に従って修復物を作製する場合，中心位（CR）と最大咬頭嵌合位（MI）を注意深く評価することが重要である．A：この患者の術前のCR接触は第一大臼歯にあった（矢印）．B：術前のMI．C：新しい修復物はMIでは問題ないが，Dに示すとおり，CRでは新たな咬合干渉（D，矢印）を生じている．

への円滑な移動ができるようにすることが必要である．その後，滑走運動を評価して既存の咬合と調和していることを確認し，修復物の合着操作に移る．

3　咬合の再構築

患者の咬合再構築を行う〔すなわち，修復物の作製を開始する前に中心位（CR）と最大咬頭嵌合位（MI）を一致させる〕かどうかの決定は，治療計画の段階で行われる（3章参照）．したがって，治療の手順としては，選択削合による残存歯の咬合調整（6章参照）や，アンテリアガイダンスの確立（最終的な鋳造修復物のための歯冠形成の前に行われる）などが含まれる可能性がある．

治療計画立案時には，咬合異常に起因するなんらかの病的変化があるか否かを問う必要がある．咬耗面や歯根膜腔の拡大，歯の動揺，筋緊張の亢進，筋痛がある場合に，咬合調整による効果があるかどうかを判断しなければならない．その他に，2つの質問に答える必要がある．1つは咬合再構築が患者に利益をもたらすかどうか，もう1つは咬合再構築により歯列の全体的な予後が改善されるかどうかである．その答えが肯定的であれば咬合調整を行い（6章参照），まず咬合器に付着した模型上で診断的な形成を行って，その後に固定性補綴のための最終的な歯冠形成が開始される．

作業模型の垂直的位置関係を次の方法のいずれかにより決定する．即時重合レジンが咬合採得に使われることもある（図17-28）．その他の材料としては印象用石膏や，適当な運搬材料（たとえば，即時重合レジンやガーゼ）に盛った酸化亜鉛ユージノールペースト，または，より硬い弾性高分子材（ポリエーテルあるいはポリビニルシロキサン）がある．

これらの咬合記録は，咬頭頂のみが印記されている状態が最適である（図17-26）．もしも偶然に細部の溝が再現された場合，それを注意深く削除する．さもなければ模型が正確に適合せず，その後に作製される修復物の咬合が高くなる．

4　咬合器装着の確認

治療が技工段階に進む前に，咬合器装着の精度を必ず確認する．この確認は，複雑な補綴治療の場合には非常に重要である．単純な固定性補綴物では，口腔内の咬合接触と模型上の咬合接触を比較することで簡単に確認することができる（Mylarシムストックや咬合紙を使うとよい）．咬合用ワックス（6章参照）も役に立つ材料である．さらに厳密に確認するにはもう1つ咬合記録を採得し，スプリットキャスト法（図17-29）やDenar Vericheck（Denar Corp.）のような方法を使い，2番目の咬合記録を最初の記録と比較する（図2-29参照）．

6.　閉口印象法

閉口印象法はデュアルアーチ法，トリプルトレー法とも呼ばれ，既存の咬合に従って作製する単独ユニットや限定的な修復物の印象採得に広く用いられ

Part III 技工物の作製

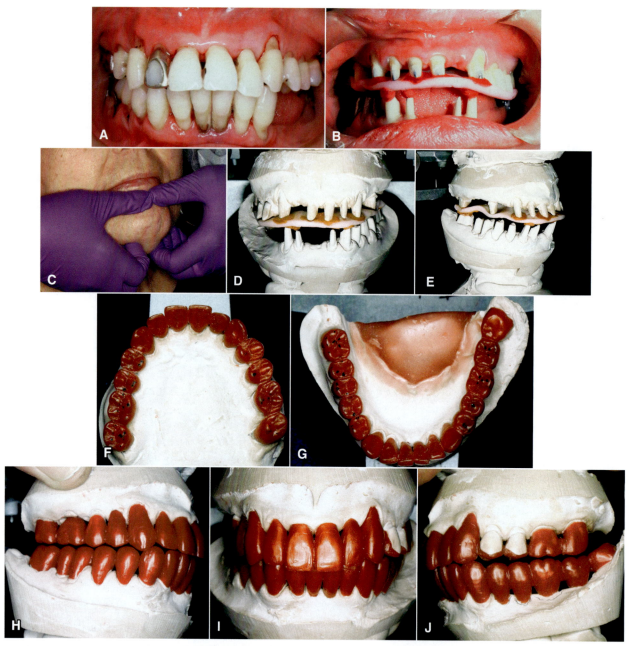

図17-28 作業模型の咬合器装着. A：広範囲の固定性補綴治療が必要とされる場合，正確な咬合器操作が治療を成功させるために絶対に必要である. B：咬合を回復する顎間距離で中心位咬合記録を採得することによりフェイスボウトランスファー自体のもつ誤差を最小にできる. C：下顎を中心位（CR）に誘導する. D・E：中心位咬合記録を介在させて装着された作業模型. F～J：アンテリアガイダンスが回復され，解剖学的カントゥアを備えた修復物のワックスアップ.（つづく）

ている[36,37]（14章参照）．技工段階の作業は非常に重要である．使用する咬合器により，手順は異なる．以下の説明はV2 Quadrant Articulator（Monotrac Articulation）の場合である（図17-30）．

■手　順

① 上下顎の印象を平らに，かつ咬合平面に平行になるようにトリミングする（図17-30 A）．
② 形成歯側の印象および咬合器ベース部に歯型用石膏を注ぐ（図17-30 B）．
③ 印象を逆さにし，咬合器ベース部上に一直線になるようにする（図17-30 C）．
④ 印象の反対側および咬合器ベース部に石膏を注ぐ．
⑤ 蝶番部をかみ合わせて咬合器を閉じる（図17-30 D）．
⑥ 歯型用石膏が完全に硬化したら，ベース部側面

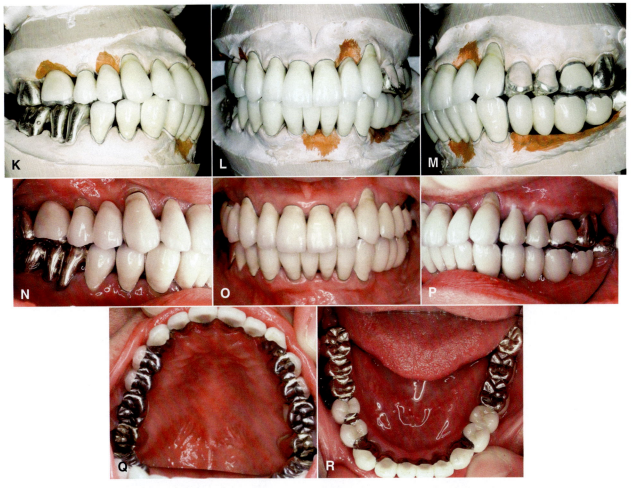

図17-28（つづき）　K〜M：作業模型上の陶材焼付鋳造修復物．N〜R：完成した修復物（図31-45参照）．

を除去する（図17-30 E）．
⑦ 歯頸側の模型を保持しベース部を軽くたたいて，模型を外す（図17-30 F・G）．
⑧ 模型を分割，トリミングする．それぞれの歯型は正確に咬合器に戻すことができる（図17-30 H・I）．

7. バーチャル作業模型–歯型法

1 光学印象

市販の光学スキャナーを利用してデジタル印象を採得することもある（図17-31）．一部のものは，情報収集ユニット・設計ユニット・作製コンポーネント（多くの場合ミリングシステム）を統合したCAD/CAMシステムのなかに組み込まれている．その他のものは，情報収集ユニット単体として別売りされており，得られたデジタルスキャンを遠隔の設計・作製センターに転送することができる．

2 スキャナーの種類

スキャナーは接触型と非接触型に分類することができる．合い鍵をつくるための機械では，鍵をゲージに接触させて形状をトレースしているが，接触型スキャナーの原理はこれと同じである．この機械の仕組みは，接触針の位置を利用してミリングマシンを操作し鍵を複製している．このような接触型スキャナーの欠点は，スキャンにかなりの時間を要することである．Proceraのような初期の全部陶材冠のシステムでは，当初は形成歯の石膏歯型を接触型プローブによりスキャンする方法であった．スキャンの遅さの問題から接触型プローブは使用されなくなり，より速い光学レーザースキャナーに代替され，作製のスピードは大幅に改善された（図17-32）[38]．

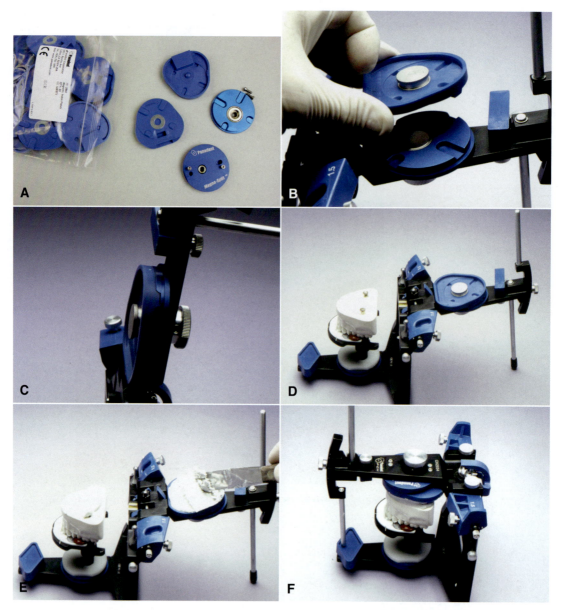

図17-29　A：Magna-Splitシステム．B・C：このシステムでは，インデックスを設けた磁石付き装着用プラスチックプレートを用いてスプリットキャスト法による装着を容易にしている．D〜F：システムを用いて上顎模型を装着する．2つめの記録を用いて，インデックスが正確に配置されていることを確認する．（提供：Panadent Corporation, Colton, California）

　非接触型スキャナーは放射線，超音波もしくは光線を使用する．歯科用のスキャナーは光線を使用したものが多い．光線を使用する（光学）スキャナーは共焦点もしくは三角測量の原理に基づいている．iTeroスキャナーは共焦点イメージングを採用している光学印象機器である．この装置のセンサーは，規定の距離にあらかじめプログラムされその正確な距離から反射した光線のみを検知するようになっている．これとは対照的に，CEREC（Sirona Dental Systems）やLava COS（3M ESPE Dental）といったスキャナーは，三角測量に基づいたものである．形成歯やその両隣在歯などのスキャン対象物に光線を照射し，すべてのピクセルにおける距離を検知する．対象物が複雑になるほど，関連する情報を効率的に得るためには多方向からのスキャンが必要となる．あるシステムではさまざまな方向から静止画像を撮ることでこの問題に対応し，一方で他のシステムではスキャナーのヘッドが対象物の周囲を移動しているときに，類似性のために"動画"を撮影する．スキャナーの光源としてはレーザーもしくはLEDが使われることが多い．

　収集されたデータは多くのコンピュータ処理が行

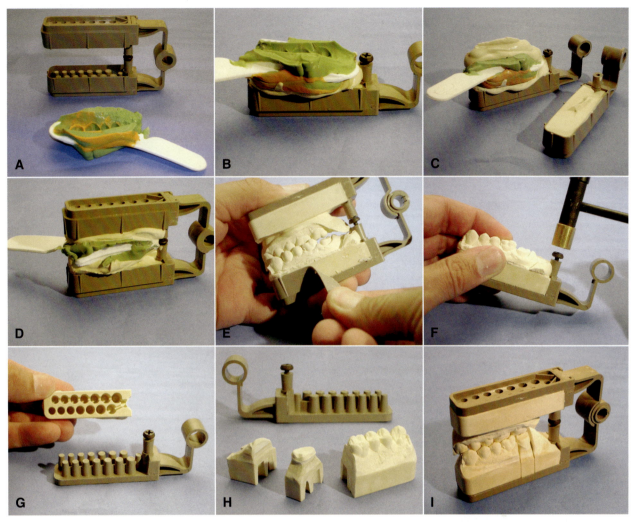

図17-30 V2 Quadrant Articulator を用いた閉口印象法. A:上下顎の印象を平らに,かつ咬合平面に平行になるようにトリミングする. B:形成歯の印象および咬合器ベース部に歯型用石膏を注ぐ. C:印象を逆さにし,咬合器ベース部上に一直線になるように置く. D:印象の反対側および咬合器ベース部に石膏を注ぐ.蝶番部をかみ合わせて咬合器を閉じる. E:歯型用石膏が完全に硬化したら,ベース部側面を除去する. F・G:歯型側の模型を保持しベース部を軽くたたいて,模型を外す. H・I:模型を分割,トリミングする.個々の歯型は正確に咬合器に戻すことができる.(提供:Monotrac Articulation, Salt Lake City, Utah)

われ,初期のノイズの多いスキャンからスムーズな三次元画像,クラスター,代表画像,三角測量,さらに微調整を経て最終的な三次元画像が生成される(図17-33)[39].

3 バーチャル模型

バーチャル模型を生成するには2つの方法があり,1つは口腔内から直接データを収集する方法である.もう1つは,従来の印象採得によってつくられた模型を技工室で専用のスキャナーによりスキャンしてデータを得る方法である.規模の大きい技工所の多くでは生産性を上げるためにバーチャル模型が使用されている.

歯列のスキャンした部分をコンピュータの画面上に再現するには,デジタルデータが使用される.ソフトウェアが限定され,1つのメーカーが提供する装置だけで使用できるシステム(クローズドフォーマット)と,他のメーカーの装置でもデータの操作が可能なシステム(オープンフォーマット)がある.チェアサイドで修復物を作製するシステムでは,修復物を設計するためにバーチャル模型が使用され,迅速に設計を行うことができる.この過程においては従来の模型が作製されることは一切ない(図17-34).この方法の欠点は,修復物の支持に役立つ形態や咬合の修正を行うための歯型が存在しないことである.また,修復物を作製するのに使用

Part III　技工物の作製

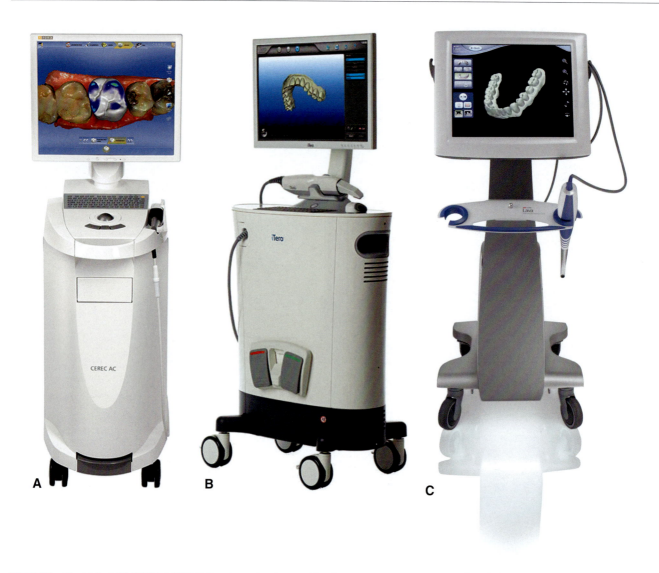

図 17-31　チェアサイド用デジタル印象スキャナー．A：Cerec AC．B：iTero．C：Lava COS．（A の提供：Sirona Dental Systems, Inc，B の提供：Align Technology, Inc，C の提供：3M ESPE Dental）

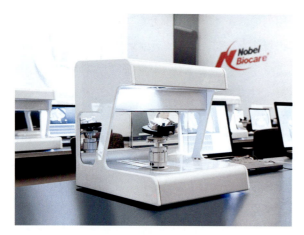

図 17-32　技工用デジタルスキャナー．NobelProcera の 3D レーザースキャナー（提供：Nobel Biocare）

する材料が限られる点も挙げられる．

　代替策として，デジタルデータを使用して従来の模型を作製することもでき，レジンを1層ずつレーザーで重合させながら積層していく光造形法や，専用の組成のウレタンレジンからミリングする方法で作製される．このような方法でつくられた模型は，従来の石膏模型と同等の精度を備えていることが示されている[40]．作業工程としては，このような模型は一般的に蝶番咬合器に装着されるため，その後の修復物作製において十分な精度を追求することは困難である（2章参照）．あるシステムでは専用の装着用ブラケットが開発されており，一般的な咬合器に平均値で模型を装着することが可能である（図

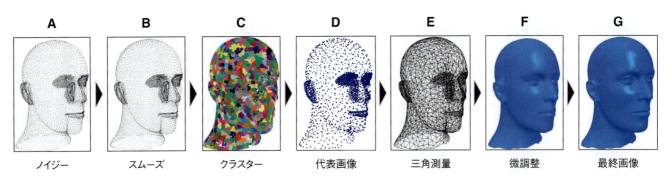

図17-33 取り込まれたデータは多くのコンピュータ処理を受け，初期のノイジーなスキャンからスムーズな三次元画像，クラスター，代表画像，三角測量，さらに微調整を経て最終的な三次元画像になる．（Mederos B, et al：Smooth surface reconstruction from noisy clouds. J Braz Comp Soc：9（3），2004.より引用）

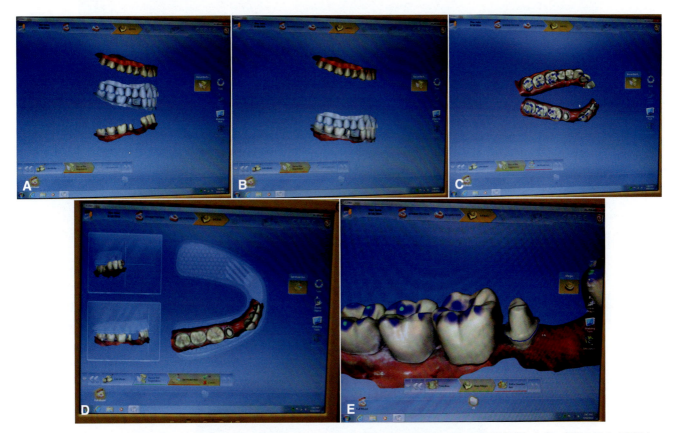

図17-34 バーチャル模型-歯型法（Cerec Omnicam）．A：上下顎の右側歯列を光学スキャナーで印象採得した後，頬側の最大咬頭嵌合位をスキャンする．B：頬側の"咬合記録"を上下歯列のスキャンに重ね合わせ，ソフトウェアにより2つの三次元画像を咬合させる．C：咬合接触の位置と強さを示す咬合面観．D：形成歯を含む下顎右側歯列を歯列弓形態のなかに位置づけた状態．E：形成マージンを青色で示す．

17-35）．

別の方法として，従来の作業模型を作製するのにデータを使用するのではなく，バーチャル模型をバーチャルの三次元咬合器に装着する方法がある（図17-36）．ほとんどの最新ソフトウェアでは，このようなバーチャル模型をバーチャル咬合器に平均値で装着することができる．あるメーカーが考案した方法では，技工用スキャナーを使用し，従来の模型を咬合器に装着した状態でスキャンしてバーチャル模型を生成し，それをヒンジアキシスに対する正しい位置でバーチャル咬合器に装着する（図17-37）（2章参照）．現在のシステムでは矢状顆路角の調節も可能になっているが，ソフトウェアにプログラムされているアンテリアガイダンスは平均値のことが多い．この分野における進歩は非常に急速であり，次世代のソフトウェアでは下顎の動態を正確に補捉

Part III 技工物の作製

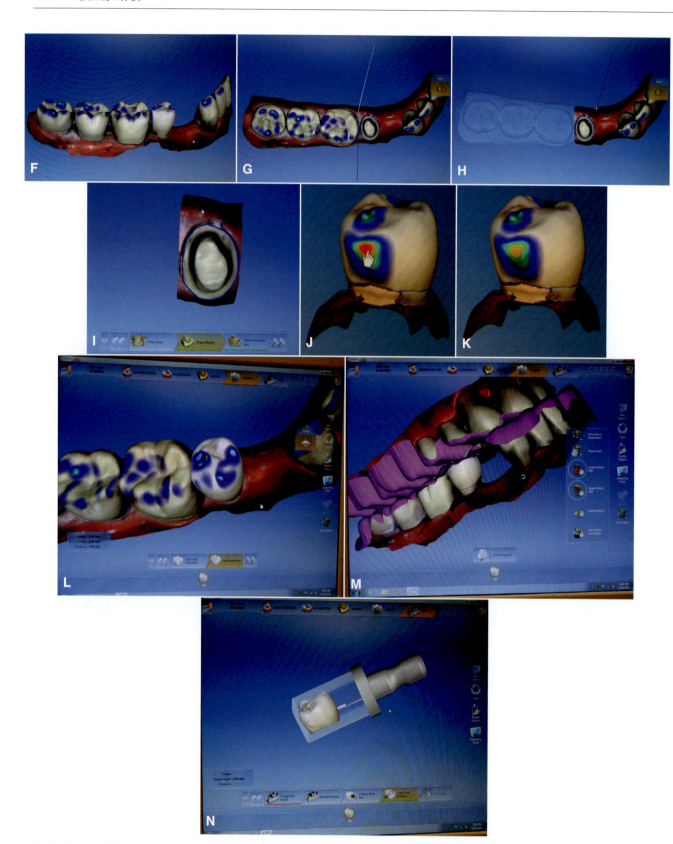

図 17-34（つづき） F：ソフトウェアにより，スペースに適合するバーチャルクラウンを生成する．G：バーチャル模型は任意の部位で分割できる．H：分割された各パーツは別々に操作可能である．I：この段階で，マージン設定の最終的な修正を行う．J：隣接面接触の強さは色で表示され，タイトな接触（赤）から弱い接触（黄／青）へと変化させることができる（K）．L：咬合面の形態を変化させ，理想的な咬合接触関係を確立する．M：近似的な機能運動路の表示．下顎運動のシミュレーションが可能で，バーチャル修復物の評価および修正に有用である．N：選択したブロックからミリングするときの位置を示したプレビュー．（ソフトウェアの操作：Dr. J. Schmidt）

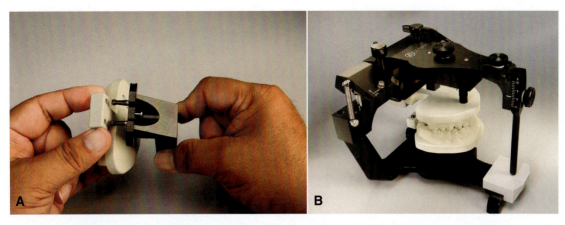

図 17-35　A：専用の装着用ブラケットが開発され，光造形法でつくられた模型を一般的な咬合器に平均値で装着することが可能である（B）．（提供：Whip Mix Corporation, Louisville, Kentucky）

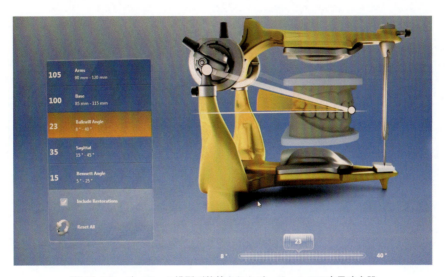

図 17-36　バーチャル模型が装着されたバーチャルの三次元咬合器

することが可能になると考えられている．

8. まとめ

正確な作業模型と歯型は，鋳造修復を成功させるために絶対必要である．種々の材料と方法によって，非常に正確に形成歯が再現される．ほとんどの場合にタイプIVの超硬石膏が推奨されるが，マージンのチッピングや摩耗を避けるために注意深い取り扱いが必要である．エポキシレジンや金属（銀あるいは銅）の電気メッキは，どちらも耐摩耗性のある材料である．形成歯の歯型はダウエルピンや，より便利なピンデックス法を使い可撤式にすることが可能である．他に，副歯型式模型も用いることができる．どの方法を選択しても，正確につくられた対合模型と正しく咬合しなければならない．口腔内の光学印象によって得られたデータや，技工所で従来の模型をスキャンすることで得たデータから，バーチャル模型を得ることも可能である．

●引用文献

1. Revised American Dental Association specification no. 19 for non-aqueous, elastomeric dental impression materials. J Am Dent Assoc 94: 733, 1977.
2. Schelb E, et al: Compatibility of type IV dental stone with polysulfide impression materials. J Prosthodont 1: 32, 1992.
3. Omana HM, et al: Compatibility of impressions and die stone material. Oper Dent 15: 82, 1990.
4. Toreskog S, et al: Properties of die materials: a comparative study. J Prosthet Dent 16: 119, 1966.
5. Fukui H, et al: Effectiveness of hardening films on die stone. J Prosthet Dent 44: 57, 1980.
6. Campagni WV, et al: Measurement of coating agents used for surface protection of stone dies. J Prosthet Dent 55: 470, 1986.
7. Zakaria MR, et al: The effects of a liquid dispersing agent

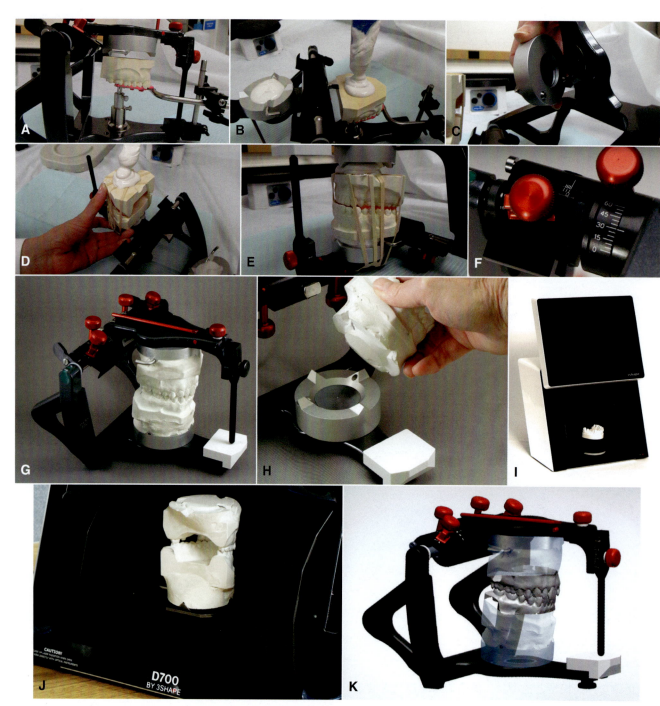

図 17-37 Denar Mark 330 咬合器を使用したバーチャル模型の咬合．A：一般的な平均値フェイスボウで従来の上顎模型を咬合器にトランスファーする．装着用プレートの厚みとV字形の切り欠きにより，スキャナーへの取り込みが可能になる．B：装着用石膏を置く．C：下顎の装着用プレートも厚みがある．D・E：下顎模型を固定し，通法どおり装着する．F：咬合記録もしくは Cadiax 記録に基づいて顆路を調節する（2章参照）．G：従来の模型を顆路調節した咬合器上で咬合させる．H：下顎模型を咬合器から外す．I：模型を1つずつスキャンする．J：2枚の厚い装着用プレートにより模型の高さが抑えられているため，咬合させた状態でもスキャナーの中に収めることができる．スキャナー内部のトランスファーテーブルは，装着用プレートと同形状である．このケースでは，中心位と最大咬頭嵌合位は一致している．K：バーチャル咬合器のヒンジアキシスに対して正しい位置に配置されたバーチャル模型のコンピュータ画像．従来の模型を使って調節した顆路角を入力し，バーチャル顆路角をセットする．（提供：Whip Mix Corporation, Louisville, Kentucky）

Study Questions

1. 石膏，レジンおよび電気メッキによる歯型法の材料に関して考慮する点を述べよ．それぞれの長所，短所および適応症を述べよ．
2. 下記の作業模型-歯型法について，長所，短所およびそれらの限界を比較対照せよ．
    A. 副歯型式模型　　B. 真鍮製のダウエルピン法
    C. ピンデックス法　　D. ダイ-ロック法　　E. DVA法
3. ピンデックスシステムについて，手順を追いながら説明しなさい．重要な段階と注意点も確認せよ．
4. 作業模型を咬合器に装着するためには，どの顎位記録法が最も正確な結果を導くか？　その理由も述べよ．
5. 光学印象法の違いを説明せよ．
6. バーチャル模型の現時点における活用法を解説せよ．

---

and a microcrystalline additive on the physical properties of type IV gypsum. J Prosthet Dent 60: 630, 1988.
8. Alsadi S, et al: Properties of gypsum with the addition of gum arabic and calcium hydroxide. J Prosthet Dent 76: 530, 1996.
9. Wee AG, et al: Evaluation of the accuracy of solid implant casts. J Prosthodont 7: 161, 1998.
10. Yaman P, Brandau HE: Comparison of three epoxy die materials. J Prosthet Dent 55: 328, 1986.
11. Chaffee NR, et al: Dimensional accuracy of improved dental stone and epoxy resin die materials. I. Single die. J Prosthet Dent 77: 131, 1997.
12. Schaffer H, et al: Distance alterations of dies in sagittal direction in dependence of the die material. J Prosthet Dent 61: 684, 1989.
13. Chaffee NR, et al: Dimensional accuracy of improved dental stone and epoxy resin die materials. II. Complete arch form. J Prosthet Dent 77: 235, 1997.
14. Derrien G, Le Menn G: Evaluation of detail reproduction for three die materials by using scanning electron microscopy and two-dimensional profilometry. J Prosthet Dent 74: 1, 1995.
15. Nomura GT, et al: An investigation of epoxy resin dies. J Prosthet Dent 44: 45, 1980.
16. Nash RW, Rhyne KM: New flexible model technique for fabricating indirect composite inlays and onlays. Dent Today 9: 26, 1990.
17. Roberts DB: Flexible casts used in making indirect interim restorations. J Prosthet Dent 68: 372, 1992.
18. Rada RE: In-office fabrication of indirect composite-resin restorations. Pract Periodont Aesthet Dent 4: 25, 1992.
19. Trushkowsky RD: One-visit composite onlay utilizing a new flexible model material. Am J Dent 1: 55, 1997.
20. Gerrow JD, Price RB: Comparison of the surface detail reproduction of flexible die material systems. J Prosthet Dent 80: 485, 1998.
21. Smith CD, et al: Fabrication of removable stone dies using cemented dowel pins. J Prosthet Dent 41: 579, 1979.
22. Serrano JG, et al: An accuracy evaluation of four removable die systems. J Prosthet Dent 80: 575, 1998.
23. Aramouni P, Millstein P: A comparison of the accuracy of two removable die systems with intact working casts. Int J Prosthodont 6: 533, 1993.
24. Covo LM, et al: Accuracy and comparative stability of three removable die systems. J Prosthet Dent 59: 314, 1988.
25. Schaefer O, et al: Qualitative and quantitative three-dimensional accuracy of a single tooth captured by elastomeric impression materials: an in vitro study. J Prosthet Dent 108: 165, 2012.
26. Sivakumar I, et al: A comparison of the accuracy of three removable die systems and two die materials. Eur J Prosthodont Restor Dent 21: 115, 2013.
27. Chong YH, et al: Relationship between contact angles of die stone on elastomeric impression materials and voids in stone casts. Dent Mater 6: 162, 1990.
28. Lepe X, et al: Effect of mixing technique on surface characteristics of impression materials. J Prosthet Dent 79: 495, 1998.
29. Vassilakos N, Fernandes CP: Surface properties of elastomeric impression materials. J Dent 21: 297, 1993.
30. Boening KW, et al: Clinical significance of surface activation of silicone impression materials. J Dent 26: 447, 1998.
31. Balshi TJ, Mingledorff EB: Matches, clips, needles, or pins. J Prosthet Dent 34: 467, 1975.
32. Walker PM: Discrepancies between arbitrary and true hinge axes. J Prosthet Dent 43: 279, 1980.
33. Bowley JF, et al: Reliability of a facebow transfer procedure. J Prosthet Dent 67: 491, 1992.
34. Peregrina A, Reisbick MH: Occlusal accuracy of casts made and articulated differently. J Prosthet Dent 63: 422, 1990.
35. Weinberg LA: An evaluation of the face-bow mounting. J Prosthet Dent 11: 32, 1961.
36. Wilson EG, Werrin SR: Double arch impressions for simplified restorative dentistry. J Prosthet Dent 49: 198, 1983.
37. Donovan TE, Chee WWL: A review of contemporary impression materials and techniques. Dent Clin North Am 48: 445, 2004.
38. Denissen H, et al: Marginal fit and short-term clinical performance of porcelain-veneered CICERO, CEREC, and Procera onlays. J Prosthet Dent 84: 506, 2000.
39. Mederos B, et al: Smooth surface reconstruction from noisy clouds. J Braz Comp Soc 9 (3), 2004.
40. Kim SY, et al: Accuracy of dies captured by an intraoral digital impression system using parallel confocal imaging. Int J Prosthodont 26: 161, 2013.

Part III 技工物の作製

18章 ワックスパターン
Wax Patterns

鋳造用の金属やセラミックを使用した固定性補綴物の作製に費やす技工の時間と努力の大半は，非常に精密なワックスパターンの作製にあてられている．間接法を構成する手法の1つであるロストワックス法により，ワックスパターンの複製として最終的な鋳造修復物がつくられる．

ロストワックス法をまとめると，まず形成歯の正確な印象を採り（図18-1 A），その印象から模型をつくる（図18-1 B）．その模型上で最終修復物を模したワックスパターンがつくられる（図18-1 C）．それから，耐火性の埋没材でワックスパターン周囲に鋳型をつくる（図18-1 D）．埋没材が硬化したら，リングファーネスでワックスを焼却する．溶融した鋳造用合金が鋳型に鋳込まれ，ワックスパターンが細部にわたって再現される（図18-1 E）．金属鋳造体を掘り出し，余分なメタル部分を除去後研磨し，鋳造修復物は臨床評価を待つこととなる（図18-1 F）．

光学印象が使用される場合は（14章参照），バーチャル模型を生成し，その上でクラウンの設計が行われる（図18-2）．ワックスパターンは特別な組成のワックスブロックからミリングされるか，3Dプリンターにより作製される（図18-3)[1]．できあがったワックスパターンを歯型に戻し，最適な適合を求めて手作業により調整する．その後，上述したように埋没・鋳造する．

凝固した金属（鋳造体）は，室温まで冷却される間に収縮する．鋳造体の寸法精度は，鋳型の膨張を厳密にコントロールし，この収縮とのバランスをとることによって得られる（22章参照）．ワックスがパターン作製に使用される理由は，操作性が良く，精密に形成できるうえ，埋没後に焼却して鋳型から完全に除去することができるためである．

ロストワックス法は，工業界や宝飾産業で広く用いられている．歴史的には，銅の鋳造が初めて行われたのは紀元前3,000年で，蜜蠟と耐火性の粘土を用いていた．中国の青銅，エジプトの神々の像，ギリシア彫像などの古代のロストワックス法による鋳造物は，何世紀にもわたって風雪に耐え，古代の社会や文化を今日に伝えている．第二王朝前期（紀元前2,700～2,500年）のスメリアにおいてすでに，小立像や大きなパーツにロストワックス法が使用されていた[2]．

歯科技工において良好な結果を得るためには，ワックスを注意深く取り扱わなければならない．ワックスパターンの欠陥や傷は，すべて鋳造体に再現されることを認識しておくべきである．欠損の大部分はワックスの段階では容易に修正できるが，鋳造体になってからでは容易ではない．ワックスアップのエラーを鋳造体で修正することは，一般的に不可能である．したがって，最善の鋳造修復物を作製するためには，ワックスパターンを注意深く（できれば，最大10倍までの拡大下で）評価することが重要である．

本章では，ワックスアップの手順の各段階について，論理的な順序で述べる．固定性補綴の大部分に通じることだが，各段階を注意深く手順どおりに行い，次の手順に進む前に十分に評価することによって初めて，良好な修復物を作製することができる．

1. 必要条件

ワックスアップを始める前に，最終の歯型と作業模型を若干修正する必要のある場合がある．方法次第ではあるが，スペーサーを薄く塗布することによって歯型のサイズをわずかに大きくすることができ

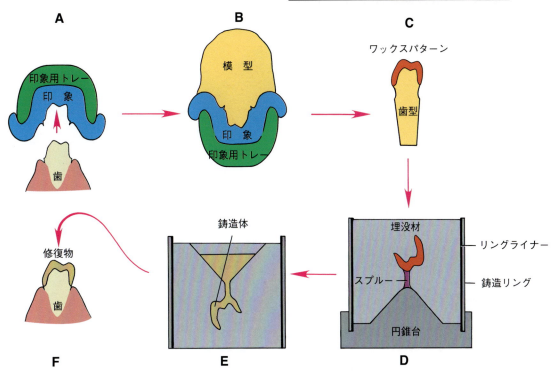

図18-1 歯科では，ほとんどの鋳造体はロストワックス法による間接法で作製される．A：印象．B：模型．C：ワックスパターン．D：ワックスパターンにスプルーを植立し，円錐台に固定し，埋没する．E：鋳造．F：修復物のセメント合着．

る．これは，修復物の内径を少し拡大するのに役立つ．

1 欠陥の修正

形成歯の歯型にごく小さなアンダーカットがあるだけでも，ワックスパターンの撤去は非常に困難になる．

齲蝕除去や旧修復物の脱離により生じた小さな陥凹が歯型に存在すると，予定している修復物の装着方向に対してアンダーカットを形成するおそれがある．通常，このようなアンダーカットは口腔内の前処置（6章参照）の段階でグラスアイオノマーセメントによりブロックアウトされるか，アマルガムなどの適切なコア材によって修復されるが，場合によっては，欠陥がマージンから1mm以内でなければ，歯型上でブロックアウトするほうが実際的で簡便な場合もある．リン酸亜鉛セメントはブロックアウトに適した材料の1つである（30章参照）．他の製品（レジンなど）も，ブロックアウトに利用することができる（図18-4）．

2 適切なセメントスペースの確保

1920年代以来[3]，鋳造体内面と形成歯面との間には，マージン直近を除くすべての箇所でスペースが必要であると考えられている．このスペースは，合着材（硬化してこのスペースを満たし，支台歯とクラウンを結びつける材料）のためのスペースを確保し，セメント合着時に修復物を浮き上がらせずに，正しい位置に完全に適合させるために必要である（7章，30章参照）．マージン部では合着材の溶解を防ぐために，緊密に適合する帯状の部分（約1mm幅）がなければならない．セメントのための

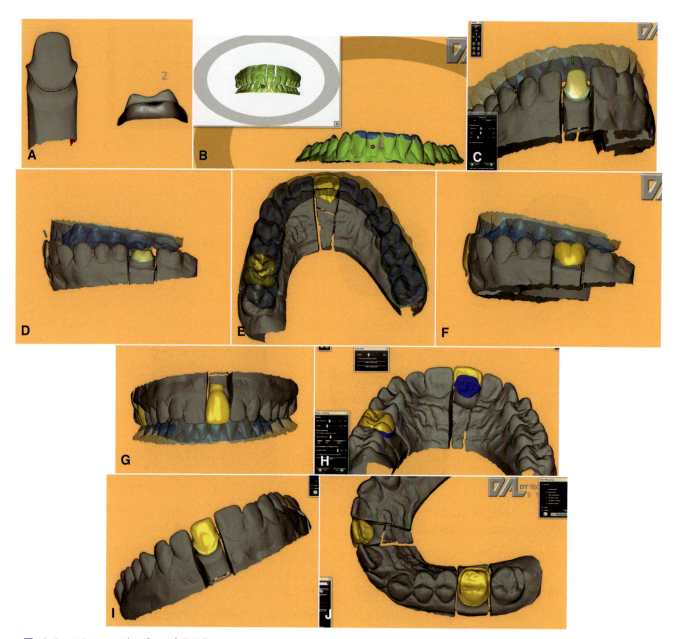

図18-2　メタルコーピングの三次元画像．A：コンピュータ上のバーチャル歯型にマージンを描記する（赤線）．B：咬合位の光学スキャン（インデックス）を使用し，バーチャル作業模型を対合模型に正しく咬合させる．C・D：形成された大臼歯および切歯に対して，対合模型を位置づける．E〜G：解剖学的形態にモーフィングし，前装部の色を変えて表示する（H）．I・J：メタルコーピングの三次元画像．
（提供：William Schwenk, CDT, Dental Arts Laboratories, Inc., Peoria, Illinois）

最適なスペース[4-6]は，各壁に対して20〜40μmとされている．つまり，全部鋳造冠の内径は，形成歯の直径よりも40〜80μm大きくするべきである．正しく標準化された方法を用いることにより，フィニッシュラインの形状にかかわらず，この程度の鋳造体の適合を常に得ることが可能である[7,8]．

セメントスペースが狭すぎると，合着時に鋳造体は浮き上がり，正しい位置まで完全に適合しない．なぜなら，修復物を挿入するにつれて，クラウンと支台歯との狭い間隙から合着材が逸出できず，粘性によって圧力が増加するからである．逆に広すぎると，鋳造体の歯面への適合が緩くなり，抵抗形態（7章参照）が失われ，試適や咬合調整のときに鋳造体の位置を正確に維持することが難しくなる（28章参照）．さらに，機能しはじめるとクラウンの緩むリスクは増すため，クラウンの耐用年数に悪影響を与える．得られるセメントスペースの正確な量は，間接法で用いられる材料や方法によって左右さ

18章 ワックスパターン

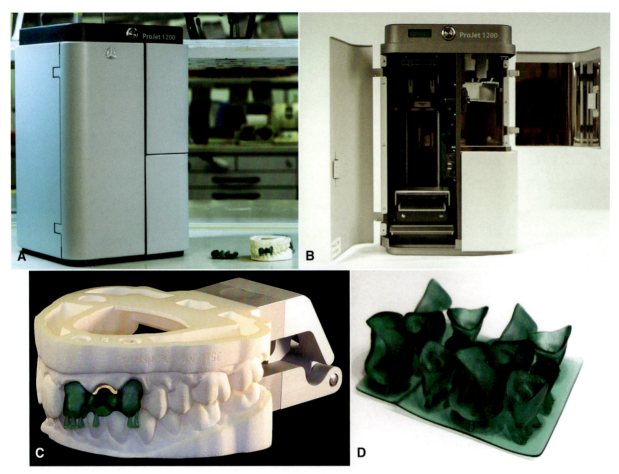

図18-3 3Dプリンターによるワックスパターンの作製．A・B：ProJet 3Dプリンター．C：プリントされたワックスパターン（3ユニットの陶材焼付鋳造ブリッジ）を従来の模型上で確認する．D：プリントされたクラウンのパターン．プリント中に位置を安定させるための支柱に注意．（提供：Whip Mix Corporation, Louisville, Kentucky）

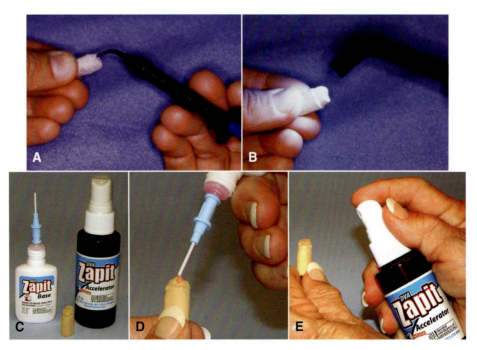

図18-4 レジンを用いて歯型のアンダーカットをブロックアウトする．A・B：光重合レジン．C：即時重合レジンを用いてもよい．D：レジンでアンダーカットを埋める．E：モノマーをスプレーすると，ほぼ瞬間的に重合する．

547

れるが，特に印象材（14章），歯型材（17章），埋没材（22章），鋳造用合金（19章，22章および図18-1）の選択による影響が大きい．これらの要素が，セメントスペースの大きさに直接影響を及ぼす．

❶ セメントスペースの増加

全部鋳造冠のセメントスペースは，以下のような多くの要因によって増加する．

- 印象材の熱収縮および重合収縮の増加（14章参照）
- 副歯型式模型の使用（17章参照）
- ワックスパターンの内面へのソフトワックスの使用
- ダイスペーサーの使用
- 鋳型の膨張率の増加（22章参照）
- エンジンによる内面の削合，サンドブラスト処理，王水によるエッチング，電気化学的ミリングなどによる適合面の金属の削除

他のすべての条件が同じであれば，ここに挙げた因子はそれぞれ，鋳造体の内面と支台歯表面間の距離を増加させる．歯科医師は印象材の重合収縮をほとんどコントロールできないが，歯型材の選択はワックスパターンの大きさに直接影響を及ぼす．一部の印象材においては，副歯型式模型（歯型固着式模型と副歯型）の作製のために複数回の石膏注入を行うと，歯型の大きさが形成歯よりも若干大きくなる．ワックスパターンは実質上，操作時に引き伸ばされ，その結果，鋳造体の内径は比例的に大きめになる．パターン内面のソフトワックスは，耐火埋没材の硬化に伴いわずかに圧縮される．そのため鋳造体の適合は緩くなる．スペーサーは，速乾性ペイントの薄い層により咬合面および軸壁をコーティングして，歯型を大きくする．鋳型の膨張を大きくするには，ワックス焼却時における温度を少し高くする．また，鋳造体内面の金属の一部は，サンドブラスト処理，エッチング，あるいはミリングにより表面から取り除かれる．

❷ セメントスペースの減少

セメントスペースは，以下のような多くの要因によって減少する．

- 印象材の熱収縮および重合収縮の減少（14章参照）
- レジンの歯型や電気メッキされた歯型の使用
- 高溶合金の使用
- 埋没材の膨張率の減少

レジン製の歯型および電気メッキされた歯型は，石膏歯型よりもやや小さめで，その上で作製された鋳造体も小さくなる．合金冷却時の温度幅が広いときは収縮が大きくなり，これによっても鋳造体は小さくなる．埋没材の膨張を減少させる方法はいくつかあるが，埋没操作の選択，焼却温度，混水比が最も簡便である（22章参照）．埋没材の混水比を調節して硬化膨張を抑えることによっても，結果として鋳造体は小さくなる．たとえば，緩すぎる，もしくはきつすぎるといった鋳造物に関する問題が日常的に起こるとき，前述の因子のどれかを変えることによって，結果が改善される可能性がある．

間接法で鋳造体の適合の問題が明らかになるのは，2つの段階においてであろう．すなわち，鋳造体を歯型に戻して評価するときと，セメント合着するときである．各段階で問題点を確認し，修正してから次の段階へ進むことが重要である．一般に，鋳造体を歯型の正しい位置にまで適合させるのが困難となる原因は，ワックスパターンの変形や，形成マージンの歯頸側へはみ出したワックスのバリ（埋没および鋳造の前に取り除かれなかった過剰なワックス），埋没材の不適切な膨張（低膨張，図18-5），気泡による突起であることが多い．

この場合，解決法は埋没と鋳造の方法を変更することである（22章参照）．鋳造体を形成歯に試適評価したときに，常に浮き上がりがあり，正しい位置まで戻らないのであれば，プロトコール中の因子を1つだけ変えてみるとうまくいくかもしれない．多くの歯科技工士が日常的なダイスペーサーの使用を支持しているが，ダイスペーサーはセメントスペースの大きさに影響を与える多くの要因の1つに過ぎない．

3 ダイスペーサー

ダイスペーサー（図18-6）（模型飛行機用の塗料[9]に似ている）は，形成歯軸壁と修復物との間のセメントスペースを増加させるために歯型に塗布する．歯型に塗布したとき，一定の厚さが得られるように調合されているが，これを形成面全体に塗布するべきではない．緊密なマージンの適合を得るために，形成マージンから約1mmの範囲には塗布してはならない[10]．一定の期間使用すると溶媒が蒸発するため，これを補充する希釈剤がある．粘度の高いスペーサーを使用すると，薄く広がらないのでセメントスペースが過剰になる．

3 マージンの印記

歯科技工士が形成マージンの正確な位置を認識していることは重要である．歯科医師が形成マージンを色鉛筆の芯の側面を使って印記しておくと，歯科技工士の助けとなる（図18-7）．鉛筆の色は，使用するワックスと対照的な色にするべきである（たとえば，緑色のワックスを使用する場合は赤の色鉛筆で印記する）．通常の鉛の鉛筆は推奨できない．歯型を摩耗させる可能性があり，色が黒いためにワックスのマージンへの適合を確認しにくいと考えられるからである．また，黒鉛（アンチフラックス）がマージンの完全な鋳造を妨げる可能性もある．印記されたマージンに低粘度のシアノアクリレートレジンを塗布しエアで乾燥させる．これを注意深く行えば，厚みはわずか1μmに抑えることができる[11]．過剰なシアノアクリレートレジンをアセトンで取り除くことは可能な場合もあるが，レジンの厚い層をつくらないように注意する必要がある．そうしなければ，最終的な鋳造修復物の適合に大きな影響が生じる可能性がある．この理由から，粘性が

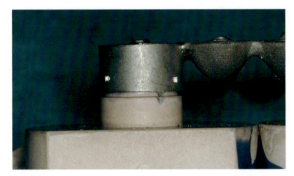

図18-5 この実験的な円筒形に近いクラウンの不適合（浮き上がり）の原因は，ダイスペーサーの不足ではなく，埋没材の膨張不足によるものであった．

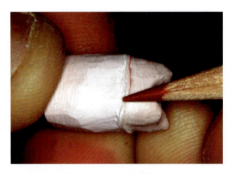

図18-7 形成マージンを印記する．線を細く保つために，色鉛筆の芯の側面を使用する．

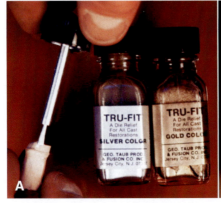 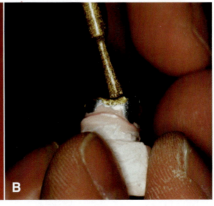

図18-6 ダイスペーサーの塗布．A：必要な回数を塗布しやすいように，対照的な色のスペーサーが用意されている．B：マージンから1mm以内はスペーサーが付着しないよう，注意が必要である．

高いレジンは避けなければならない．

2. 材料学

M. H. Reisbick

　鋳造修復物のパターンを作製するために使われるすべてのワックスを総称して，インレーワックスと呼んでいる．インレーワックスは数種類のワックスからなる．通常，パラフィンを主成分（40〜60％）とし，ダンマーレジン（薄片となって剥離するのを防止するため）と，カルナウバワックス，セレシンワックス，カンデリラワックス（溶融温度を上昇させるため），ビーズワックスから構成される．製品によっては，天然材料の代わりに合成ワックスを用いているものもある．色のコントラストをつけるために色素が加えられている．正確な成分は企業秘密であるが，Coleman[12]は実験的なワックスの配合を発表している．

　米国規格協会（ANSI）と米国歯科医師会（ADA）[13]は，ワックスを次の2種類に分類している．
タイプⅠ：中硬性ワックス（通常，直接法による口腔内でのパターン作製用に使用される．）
タイプⅡ：軟性ワックス（通常，間接法で鋳造体を作製するために使用される．）

　直接法に使用するワックスは，口腔内の温度で目に見えるほど流れてはならない．また間接法で使用するワックスは，作製した形態を保持するため，室温で流れてはならない．

　ANSIおよびADAの規格は，焼却後の残留物，流れ，膨張性といった重要な特性についても規定している．ガスを逃がして溶融金属の完全な鋳込みが行われるためには，鋳型内のワックスはきれいに焼却されなければならないので，灰の残留があってはならない．しかし，規格では0.1％の残留物を認めており，それは無視できる程度にごくわずかな量である．前述のように，流れに関する規格は，ワックスをカービング，圧接，研磨できる温度（タイプⅠのワックスでは37℃，タイプⅡのワックスでは25℃）に達した後の，安定性をコントロールするために必要である．さらに，ワックスは通常，成形する温度でよく流れなければならない．信頼できるメー

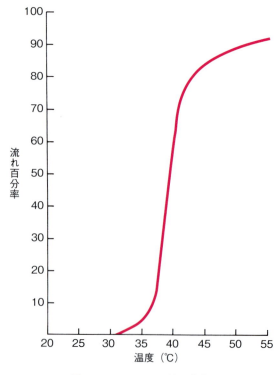

図18-8　ワックスの流れ曲線

カーは，温度に対する流れ百分率曲線（図18-8）を公表しているので，インレーワックスを選択する際に参考にするべきである．すべてのワックスは加熱により膨張し，冷却により収縮する．埋没や鋳造の方法を選択する際には，さまざまな作業温度におけるメーカー公表の膨張・収縮百分率曲線（図18-9）が役立つ．たとえば，高温で凝固するワックスほど収縮が大きいので，適合精度をコントロールするためには，低温で凝固するワックスの場合よりも大きな補償が必要である（タイプⅠとタイプⅡワックスに互換性がない理由の1つ）．ワックスを繰り返し軟化させることにより揮発性の高い成分が失われることで，これらの特性は悪影響を受ける[14]．適正な鋳造精度を得るためのワックスの選択に際しては，マージン部と咬合面部で異なる性質を有するワックスを使用することも必要といえる[15]．

　鋳造体が正確であるためには，ワックスパターンに大きな変形が生じてはならない．変形の理由の1つは，ワックスに"記憶"がある（完全に液化しないかぎり，ある程度の弾性を示す）ことにある．この問題を解決するには，溶融したワックスを少量ずつ追加または滴下して最初の1層のワックスを形成

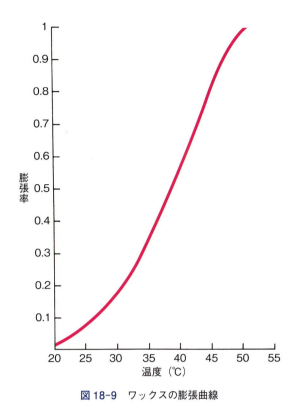

図18-9 ワックスの膨張曲線

する．また，完全に溶融したワックスに歯型を浸漬して内層（コーピング）を形成することもできる．

しかし，追加したワックスが凝固するたびに，すでに築盛されたワックスに歪みが蓄積されていくという重大な問題が起こる．この歪みは時間とともに解放される傾向にあり，その結果，ワックスパターンを変形させる．ワックスの変形率は温度に依存し，周囲温度が高いと変形率も増す．ワックスの熱膨張係数は比較的高く，気温の変化によって寸法が変化する．また，パターンは内部に蓄積された歪みを解放する傾向にある．このため，埋没直前にマージン部を再溶解し，再び適合させて，再度滑沢な面に整え直す必要がある．この作業により，再溶解部の内面は，鋳造体の他の部分よりも形成歯面に緊密に適合するため，必要なセメントスペースを確保することにも役立つ．

3．術　式

ワックスで最適な形をつくるためには，ステップごとに段階を追って進むことが推奨される．次の手順に進む前に歯科医師が各段階を評価する．これにより，余計な作業を最小限にすることが可能となる．仕上がったワックスパターンは，正確に形成前の歯の解剖学的形態を再現し，機能的な動的必要事項を満たしていなければならない．補綴物を正確に形づくるための情報は，形成前の歯面や隣接歯面，対合歯咬合面の形態，さらには咬合器上で再現される下顎運動から得られる．歯科医師が歯の解剖学的形態を十分に把握し，三次元的な構造を正確に再現する能力をもつことも必要である．

画家は絵を描くとき，たえず現実の情景を参考にしている．同様に，修復物をワックスアップするときに，歯科技工士は適当なモデル（診断用模型，損耗していない抜去歯，反対側の歯など）や，損耗していない天然歯の模型を参考にするべきである．どれほど巧妙につくられたものであったとしても，天然歯の複製（レジン歯や修復歯の模型）を模倣するのは賢明ではない．画家が実際の情景ではなく，他の画家が描いた絵を模写しているようなものである．

三次元的な形態を正確に評価することは難しい．完成したワックスパターンの豊隆が，過大もしくは過小になることがあるが，形態が"おかしい"と見えることはわかっても，問題点を適確に指摘し修正する能力は，"正常な"解剖学的形態がどのような要素で構成されているかを深く学び，その形態を解釈できるようになって初めて得られるものである．咬合面の形態を評価するときは，複雑に構成されている各面を個々の要素に分解してみることが有用である．軸面のカントゥアを見るときは，ワックスパターンを回転させながら，一連の二次元的外形を評価するとよい．二次元的外形は，適切な見本との比較が容易であり，見本と違う箇所を見つけて修正することができる．ヒトの眼は物体の高さと幅（二次元）のごくわずかな違いでも識別できるが，深さの微妙な違いの識別はそれほど得意ではない．したがって，ワックスパターンの断面を少しずつずらしながら見てシルエットを評価しなければならない（図18-10）．ワックスパターンを回転させることを繰り返し，すべての角度から観察すると，この複雑な評価の過程を効率的に行える．

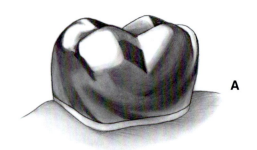

背景をワックスと対照的な色としたうえで，歯型を回転させながらワックスパターンの形態を見る．

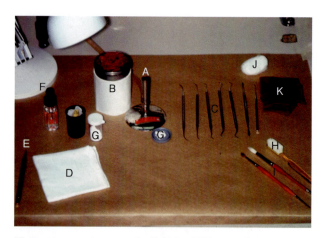

図18-11 ワックスアップに使用する器材．A：ブンゼンバーナー．B：インレーワックス．C：ワクシングインスツルメント．D：清拭用綿布．E：とがらせた色鉛筆．F：分離剤．G：咬合確認用粉末．H：軟らかい歯ブラシ．I：ダブルエンドブラシ．J：綿球．K：目のこまかいナイロンストッキング．

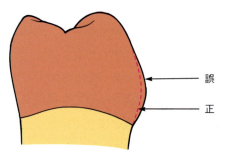

図18-10 A：三次元的な対象物を直接見ても，頬側面中央部のカントゥアの誤りを見つけるのは難しい．B：パターンの側面の輪郭を評価すると，よりわかりやすい（赤の破線）．

1 使用器材

下記の器材が必要である（図18-11）．

- ブンゼンバーナー
- インレーワックス
- ワクシングインスツルメント
- 清拭用綿布
- とがらせた色鉛筆（ワックスと対照的な色のもの）
- 分離剤
- 咬合確認用粉末〔ステアリン酸亜鉛や粉末ワックス（ステアリン酸亜鉛を吸引すると健康被害を起こす可能性があるので，粉末ワックスのほうが安全である）〕
- 軟らかい歯ブラシ
- ダブルエンドブラシ（軟/硬）
- 綿球
- 目のこまかいナイロンストッキング

2 ワクシングインスツルメント

ワクシングインスツルメントはその用途によりワックス築盛用，カービング用，バーニッシュ用に分類できる．広く使用されているPKTワクシングインスツルメント（図18-12）（Dr. Peter K. Thomasが，ワックスコーンテクニック用として特別に設計したもの）では，No. 1とNo. 2は築盛用，No. 3は咬合面形態を整えるためのバニッシャー，No. 4とNo. 5はワックスカーバーである．

ワックスの築盛は，ブンゼンバーナーでインスツルメントのシャンクを熱し，ワックスを少量取って，再度シャンクを手早く熱して行う．ワックスは，インスツルメントの最も熱い箇所から離れるように流れるので，シャンクを加熱すると，球状になったワックスが先端から流れ落ちる（図18-13）．しかし，先端を加熱すると，ワックスはインスツルメントのシャンクのほうへと逆方向に流れる（未熟な術者をいらだたせることになる）．PKT No. 1インスツルメントは多量のワックスを盛るために使用し，小さめのNo. 2は少量を盛るために使用する．No. 7または7Aワックススパチュラ（図18-12 G・H）は，大量のワックス築盛を行うとき（特にすべての形成面を覆う最初のキャップ状のコーピング形成）に適している．一部の歯科技工士はエレク

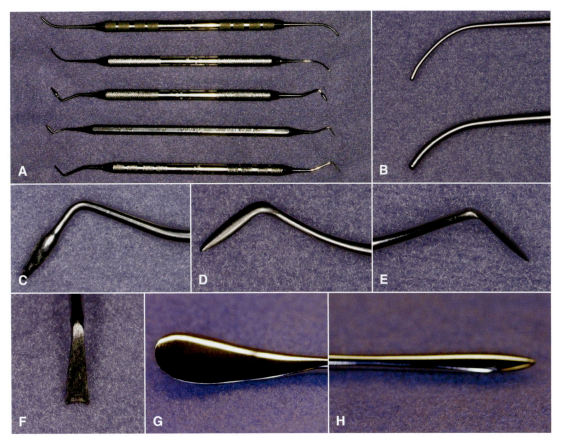

図18-12 ワクシングインスツルメント．A：上から，PKT No. 1～5インスツルメント．B：上から，PKT No. 1, 2インスツルメント（ワックス築盛用）．C：PKT No. 3（バニッシャー）．D・E：PKT No. 4ワックスカーバー．F：PKT No. 5ワックスカーバーインスツルメント．G・H：No. 7ワックススパチュラ．

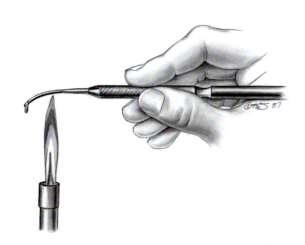

図18-13 ワックスがインスツルメントの先端から流れ落ちるように，必ずシャンクを加熱する．

トリックワクサー（図18-14）を好んで使用する．その理由は，ワックスの温度を厳密にコントロールできるからであり，これは適切な操作にとって重要な意味をもつ．また，ブンゼンバーナーでワクシングインスツルメントを過熱することで生じやすいカーボンの付着を，最小限に抑えるという利点を有す

る．しかし，先端チップの部分は常に熱くなっているので，凝固しつつあるワックスを必要な方向へ流すことはできない．

ワックスカーバーは常に鋭利な状態にしておくべきであり，決して加熱してはならない．PKTインスツルメントに加えて，ホーレンバック No. 1/2, No. 3と，ウォード No. 2のカーバー（図18-15）も広く使用されている．ワックスをカービングするときは，圧を軽く加え，滑沢な面を得るようにする．

カービングの代わりに，バニッシングによっても理想的なカントゥアをもつ滑沢なワックスパターンをつくることができる．バニッシングは，わずかに温めた鈍なインスツルメントでワックスをこすることで行う．ワックス表面が溶けるほどに，インスツルメントを加熱してはならない．PKT No. 3インスツルメントは，咬合面のバーニッシュに適している．PKT No. 1, 2インスツルメントは，ワックス築盛とバニッシングの両方に用いることができる．PFI Landトリマー（図18-16, Hu-Friedy Mfg.

Part III　技工物の作製

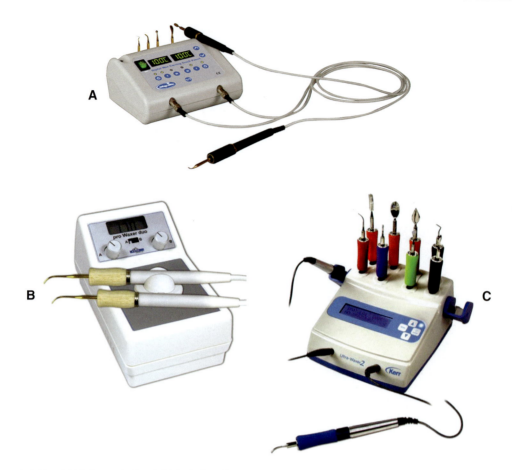

図 18-14　エレクトリックワクサー．A：Dual Digital Wax Carving Touch Pencils．B：Pro Waxer Duo．C：Ultra-Waxer 2．（A の提供：Whip Mix Corporation, Louisville, Kentucky．B の提供：Keystone Industries, Gibbstown, New Jersey．C の提供：Kerr Lab Corporation, Orange, California）

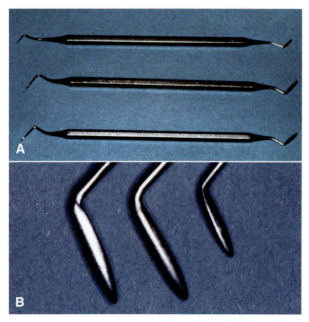

図 18-15　ワックスカーバー．A：上から，ウォード No. 2，ホーレンバック No. 1/2・No. 3．B：左から，各先端部の拡大．

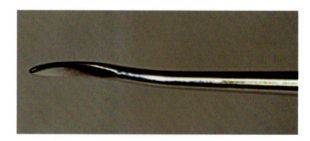

図 18-16　PFI Land トリマー（ワックスバニッシャー），Hu-Friedy（Chicago）より入手可能．

Co., Chicago から特別注文で入手可能）は，DPT6 Darby Perry トリマーを改良したもので，これもバニッシングに広く使われている．

　余剰ワックスの削除という点では，バニッシングはカービングより効率は悪いが操作がしやすく，より滑沢な面を形成することができる．マージン付近の過剰なワックスを除去するときに，このことは特に重要である．マージン付近の不注意（過剰）なカービングは歯型を摩耗させ，仕上がった鋳造物のマ

18章 ワックスパターン

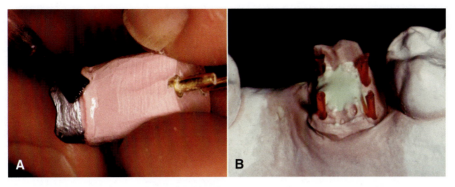

図18-17　ワックスアップの開始．A：歯型に分離剤を塗布する．B：プラスチックピンを適合させる．

ージンにレッジを生じる結果となる．

3 臼歯部のワックスアップ

臼歯部ワックスアップのステップは，以下の手順で行うとよい．

1. 内面
2. ワックスパターンの撤去と評価
3. 隣接面
4. 軸面
5. 咬合面
6. マージン仕上げ

1 内　面

内面を形成面に緊密に適合させることがワックスアップの第一歩である．ワックスが修復物の維持形態をすべて再現していることが非常に重要である．

手　順

① 清潔な筆を用いて歯型に分離剤を十分に塗布する（図18-17 A）．乾燥させた後，もう一度塗布する（必要に応じて繰り返す）．分離剤が歯型表面に完全にしみ込むまで，ワックスアップを始めてはならない．歯型が硬化剤（シアノアクリレートレジン）でコーティングされている場合は，分離剤を何度も再塗布する必要がある．
② ピンホールが形成されている場合，形成に使用したバーと同じ直径のプラスチックピンをピンホールに適合させる．歯型のピンホールにピンを挿入し，加熱したPKT No.7インスツルメントでピンの頭部を平坦にし，ワックスに維持を付与する（図18-17 B）．
③ 十分に加熱した大きなワクシングインスツルメントから，ワックスを歯型上に流すように盛る．必ず，すでに盛ったワックスの一部を溶解しながら盛っていく（図18-18 A）．大きなインスツルメントは十分な熱を保つので，すでに盛ったワックスを部分的に再溶解し，ワックス適合面にしわやひだができるのを防ぐ．インスツルメントを常にきれいに保ち，シャンクのみを加熱すると，ワクシングしやすくなる．
④ 最初のワックスの層を歯型に盛るときは，ワックスが完全に溶融していることを確認しなければならない．ワックスが溶融していないと，液体化していないワックスにより歪みが発生する可能性がある．非常に熱くなったワックスは歯型上を急速に流れる．続いて，外面の解剖学的な細部の形態のワクシングには，やや低温のインスツルメントを使用する．これにより，ワックスを少量ずつ正確に築盛することができる．適合の良い内面を作製する別の方法として，分離剤を塗布した歯型を，溶融したワックスの入ったポットの中に浸漬する方法もある（図18-19）．この方法は全部被覆冠のワックスアップに適している．
⑤ コーピングが着脱操作によって変形したり壊れたりしないように，大きなインスツルメントを用いて，十分な量のワックスを築盛する（図18-18 B）．インスツルメントは大きいもののほうが，小さいものよりもワックスを高温に保つのに有利である．

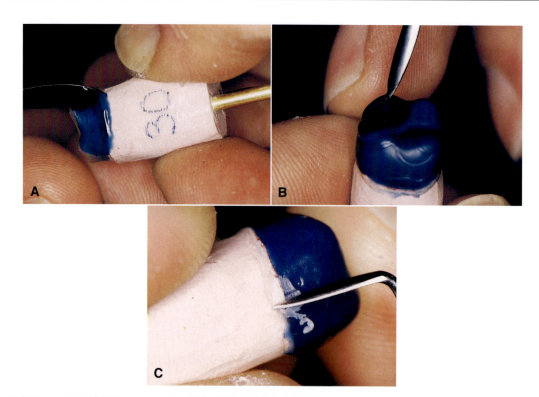

図 18-18　最初のコーピングの作製．A：ワックス操作が可能な温度を十分に保つために，大きなインスツルメントを使用する．ワックスを追加するときは，最初に盛ったワックスを溶かしながら追加する．B：剛性をもたせるために，十分な厚みに築盛する．C：ワックスを慎重にトリミングしてマージンに合わせる．

⑥　隣接面に厚めにワックスを盛ることによって強度を高め，歯型から外す際にコーピングを把持しやすくし，変形するのを防ぐ．先に盛ったワックスが十分に冷えてから，次のワックスを追加するようにする．まだ軸面のカントゥアは整えない．

⑦　コーピングを歯型から外して評価できるように，マージン部の余剰なワックスをトリミングする（図 18-18 C）．ワックスの余剰の厚みは，カービングインスツルメントを用いて安全に除去することができる．余剰の層が薄く残った場合は，バニッシャーを用いてトリミングするのが最も安全である．この段階で，鋭いカービングインスツルメントを不注意に使用すると，壊れやすい歯型のマージンに傷やチッピングを生じる可能性がある．したがって，わずかに温めた鈍なインスツルメントを使用して，マージン部のワックスを砥ぐようにバーニッシュする．カービングインスツルメントを使用してもよいが，高度な技術と細心の注意が必要である．

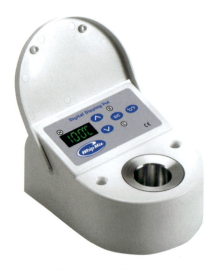

図 18-19　ワックス溶融ポット（提供：Whip Mix Corporation, Louisville, Kentucky）

2　ワックスパターンの撤去

　コーピングを歯型から外す前に，ワックスが完全に冷えていなければならない．片方の手の親指と人差指で軽くパターンを押さえ，反対側の手の親指と人差指で歯型を持つ．歯型を持つ親指と人差指で，反対側の親指と人差指に圧を加えてコーピングを撤

18章 ワックスパターン

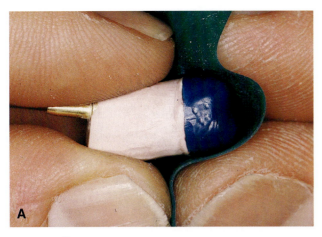

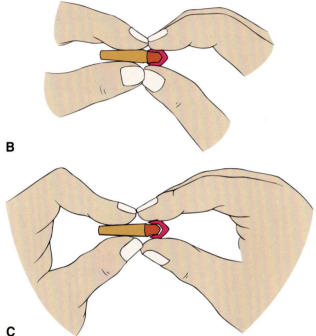

図18-20 ワックスパターンの撤去．A：水洗いしたラバーダムシートを使用すると摩擦力が増し，パターンが外しやすくなる．B：左手の指で歯型を保持し，右手の指でパターンを挟む．C：左手で歯型を押しつぶすように力を入れると，パターンを歯型から引き抜くことができる．

去する．洗浄して小さく切ったラバーダムシートを，指とパターンの間に介在させると滑りにくくなる（図18-20）．パターンが外れない場合には，マージンを越えて余剰のワックスが存在し，ワックスパターンが動けなくなっている可能性がある．

■評　価

ワックスアップの第一段階の目的は，形成歯面に完全に適合した内面をつくることにある．欠陥を発見するにはある程度の経験が必要であろう．明るい照明下でパターンを回転させ，しわやひだによってつくられる影を探す（図18-21）．実体顕微鏡や高

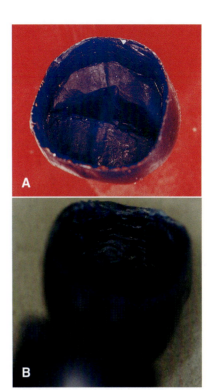

図18-21 評価．A：適合の良いパターン．B：適合不良のパターン．しわやひだは，ワックスの溶融が不十分であったことを示す．

品質の拡大鏡は，この段階だけでなく，技工作業全般にわたって非常に有用である．10倍の拡大鏡は実践的で役に立つが，さらに高倍率にすると，視野の固定が難しくなる．

3 隣接面

天然歯の隣接面は凸面ではない（図18-22）．隣接面接触点からセメント-エナメル境にかけて，平坦あるいはわずかな凹面となる傾向があるので，すべての修復物はこの形態的特徴を備えていなければならない．オーバーカントゥアは，歯周組織の健康維持を困難にすることが多い（特に，歯の位置移動によって根が近接している場合[16]）．隣接面の過度の陥凹やアンダーカントゥアも，フロッシングの効率が悪くなるので避けなければならない[17]．

1）接触点

接触点の大きさと位置は，隣接面の他の部分をワクシングする前に確立しておくべきである．反対側同名歯の接触点や，解剖学的形態の知識を参考にしながら形成する．

接触点が異常に大きいと，プラークコントロール

557

を困難にし，歯周病を惹起することがある．逆に接触点が非常に小さい（点状）と不安定になり，歯の移動が起こることがある．接触の不足は食片圧入の原因となり，慢性歯周疾患の直接的原因にはならないが，患者をいらだたせ，ときには非常に不愉快な思いをさせる．

ほとんどの臼歯部の接触点（図18-23）は歯冠の咬合面側1/3に位置しているが，上顎第一大臼歯と第二大臼歯との接触点は中央1/3にある[18]．頰舌的には，下顎歯間の接触や上顎大臼歯間の接触点は通常中央にある．上顎小臼歯と大臼歯の接触点は，通常頰側寄りにある（このため，頰側鼓形空隙よりも舌側鼓形空隙のほうが大きくなる）．いかなる場合でも，修復物の隣接面接触点を凹面にしてはならない．ワックスアップ時もしくはレンダリング時に見落とされた場合は，凹面は最終修復物で修正しなければならなくなる．

手　順

① 分離剤を塗布した歯型に，ワックスコーピングを戻す．分割復位式模型を使用する場合，ダウエルピンや石膏表面に，余剰のワックスやその他の破片が付着しないよう細心の注意を払わな

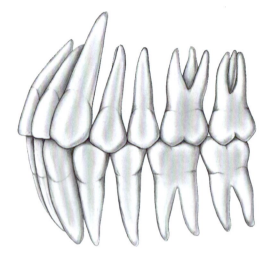

図18-22　隣接面接触点から歯頸部にかけて，正常な隣接面形態は平坦もしくは凹面である．

> 上顎および下顎歯列弓で，前方から後方へと進むに従って，隣接面の接触点がどのように変化するかを覚えておく．

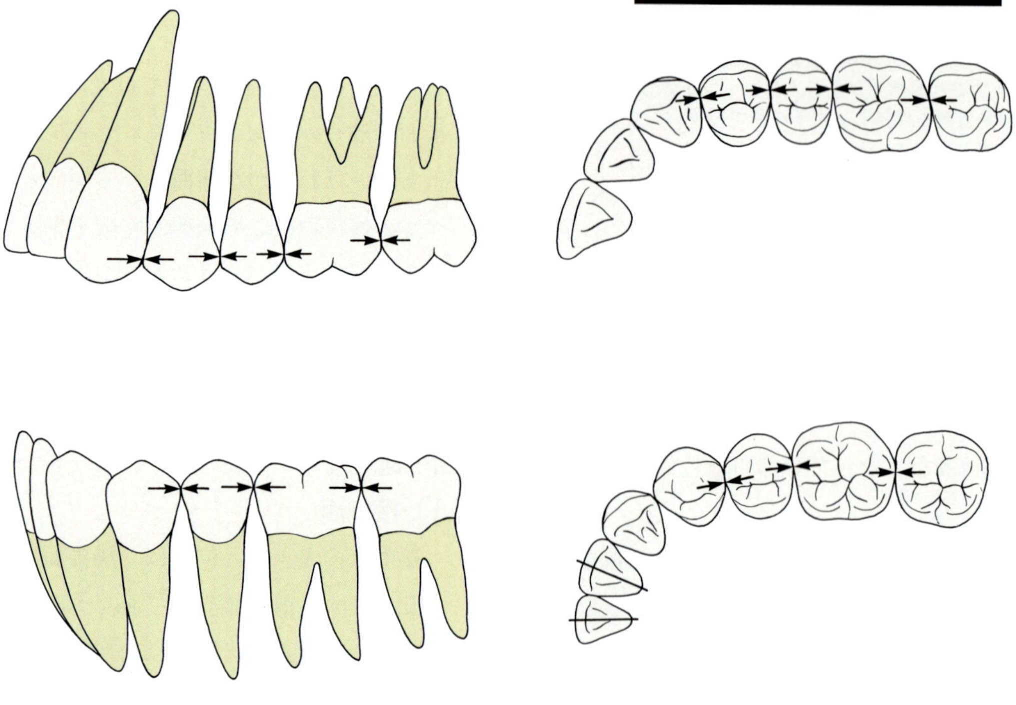

図18-23　隣接面接触域の位置．A：上顎歯では，前方にいくに従って咬合面寄り，頰側寄りになっていく．B：下顎臼歯では，中央に位置する．

ければならない．付着物は，歯型が完全に戻るのを妨げることになる（図18-24）．隣接面接触が不足しないように，隣在歯の隣接面をわずかに削り取っておく．

② 必要に応じてコーピングを調整し，対合歯咬合面とはまったく接触しないようにする．咬合面の形態は，後でワックスコーンテクニックを使用してワックスアップを行う．

③ 接触点にワックスを盛り，解剖学的形態に一致した適正な大きさ・位置になるようにする（図18-25）．

④ 接触点の形成を完了したら，接触点より歯肉側の隣接面形態に適正なカントゥアを与える．歯型を適切にトリミングしておくと，この作業が非常にやりやすい．印象において"袖口"状に見える形成されていない歯面は，ワクシングインスツルメントの方向を適切に定めるための有効なガイドとなる．

2）評　価

接触点の位置を再度確認する．多数歯の修復物のワックスアップを行う場合は，隣在歯の遊離歯肉のために十分なスペースを与えるように，隣接面鼓形空隙を対称的に形成する（図18-26）．隣接面は平坦かわずかに陥凹させ，完成した修復物の隣接面は根面からそのまま立ち上がるように形成しなければならない．修復物の歯頸部カントゥアは，マージン直下の形成されていない歯面のカントゥアと連続していなければならない．

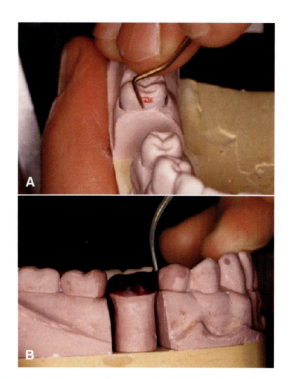

図18-25　A：隣接面接触が不足しないように，ワクシング前に隣在歯の隣接面からごく少量の石膏を削り取っておく．B：隣接面にワックスを追加し，正しい位置で隣接面接触を確立する．

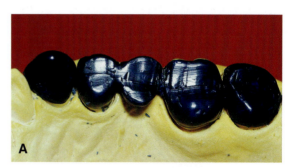

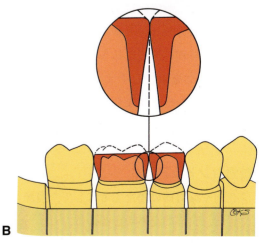

図18-26　A：咬合面から見ると，適正な頰舌側の鼓形空隙の形態が確立されている．B：接触領域は，歯肉側の鼓形空隙が対称な形態になるようにワックスアップする．

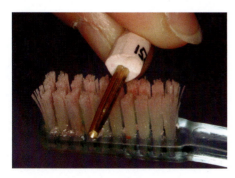

図18-24　ワックスの屑がダウエルピンやスリーブ内に付着すると，ピンの復位が妨げられる．定期的にブラシで清掃することが勧められる．

❹ 軸　面

　頬側面と舌側面は，隣在歯のカントゥアに従って形成する．特に重要なのは，最大豊隆部の位置（または，部分床義歯における維持歯のサベイライン）である．ほとんどの歯では歯頸側 1/3 に位置するが，下顎大臼歯舌側面では通常，歯面の中央 1/3 にある．

　修復物は豊隆の強すぎる形態になりやすい．天然歯では，最大豊隆部がセメント-エナメル境よりも 1mm 以上張り出していることはまれである．ワックスで歯を再現する際にこの豊隆を誇張するべきではない．最大豊隆部から歯肉側の歯面で歯肉軟組織に近接する部分は，エマージェンスプロファイルと呼ばれることがあるが[19]，通常平坦か凹面である．この部分を凸面や棚状にすると[20]，細菌性プラークの除去が困難になり，辺縁歯肉の炎症や増殖を起こすことが示されている．プラークが歯周病の直接的な病因として特定される[21]以前は，食片が歯肉溝内に侵入するのを防ぐために，軸面カントゥアの豊隆を強くする必要があると考えられていた[22]．しかし，この概念を支持する証拠はない．事実，人工的に豊隆を減らした軸面カントゥア（形成後，暫間被覆冠を装着しない状態で，長期間経過した場合など）[23]でも，歯肉組織は健康である．歯冠形成時に軸面の削除が不十分であると，軸面のオーバーカントゥアが生じる．歯周病によって骨吸収が起きている部位（特に根分岐部付近まで根面が露出している場合）には，特別の注意を払う必要がある．この場合は，プラークを除去しやすいように，軸面カントゥアを変更しなければならない（図 18-27）．

手　順

1）軸面カントゥア

① 隣在歯や反対側の歯を参考にして，豊隆の位置や程度，全体的な外形を決める．
② 歯肉側の軸面を滑沢で平坦になるようにワックス形成する．形成していない部分の歯質のカントゥアと，修復物の軸面カントゥアの方向が変わってはいけない．
③ 隣在歯をガイドにしながら，軸面中央 1/3 を形成する（図 18-28 A）．
④ ワックスを加えて軸面と隣接面をつなげ，なめらかに移行させる．特に近遠心の隅角部の位置と形態に注意を払う．軸面カントゥアを評価するにあたっては，反対側同名歯が健全であれば，隅角部を一致させるために Boley ゲージが役立つ（図 18-28 B）．

2）評　価

　ワックスパターンを反対側の同名歯と見比べながら，歯の形態の外形線を評価する．外形線の各部を注意深く精査しなければならない．外形が四角すぎる，または丸すぎる場合は，修正する．頬側と舌側のカントゥアと鼓形空隙もすべて評価する．最初は，全体的なカントゥアや外形を評価するよりも，各部分ごとに行うほうが評価しやすい．術者は，咬合面から見る正中矢状面など，"中立的な"基準に関連づけて形態を評価するようにする．経験を積めば，同時に多数の形態を評価することも次第に容易になる．

　各接触域には歯肉側，頬側，舌側，咬合面側の 4 つの鼓形空隙がある．咬合面側の鼓形空隙以外は，この段階までに完成される．通常，鼓形空隙は接触域を通る線に対して対称となる（図 18-29）．

❺ 咬合面

　咬合面の咬頭と隆線は，対合歯と均等に接触する形態にすると同時に，歯の位置を安定させ長軸方向に咬合圧が加わるようにしなければならない（4章参照）．非機能咬頭（上顎では頬側咬頭，下顎では舌側咬頭）には垂直的・水平的な被蓋を与えることで，頬や舌の咬傷を予防し，食物は咬合面に保持される．

　対合歯との咬合接触は，面接触よりも点接触が好ましい．点接触では修復物の咬耗が減少し，固い食物や繊維性の食物の咀嚼効率が良くなる．天然歯の咬合面では複数の凸面が連続し，隆線が合流するところには発育溝がある．対合歯の咬頭は，これらの発育溝に平行な経路に沿って移動するため，下顎偏心運動時には接触しない．咬合面形態は，Payne[24]が考案したワックスコーンテクニックに類似した方

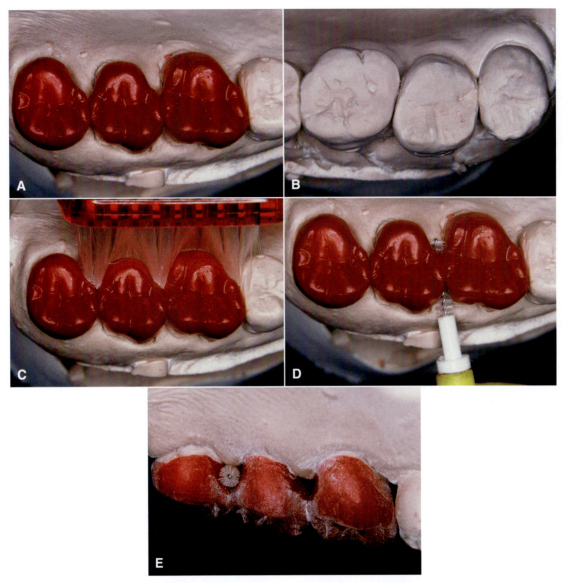

図18-27 広範な骨吸収があり，マージンが根分岐部付近に設定されているため，プラークコントロールのための器具を到達させやすくする目的で，軸面カントゥアを少し修正している．A：歯周病が進行している症例で，一部変更修正したワックスパターン．咬合面の外形の違いに注意．B：反対側の正常な軸面カントゥア．C〜E：カントゥアの修正により，口腔清掃器具のアクセスが容易になる．

法（多くの大学で，咬合面形態や機能を教えるのに用いられている[25-27]）により，精密に形成することができる（図18-30，18-31）．

1）咬合接触関係

修復物を計画するときには，一般に認められている2つの咬合接触関係を理解しなければならない．その2つとは，咬頭対辺縁隆線の接触関係と，咬頭対窩の接触関係である（4章参照）．咬頭対辺縁隆線の接触関係では，下顎小臼歯頬側咬頭と下顎大臼歯近心頬側咬頭は，上顎歯間の鼓形空隙に咬合するので，それぞれ上顎の2歯に接触することになる．咬頭対窩の接触関係では，下顎歯の機能咬頭はより遠心の上顎歯の窩に咬合し，1歯のみに接触する（表18-1，18-2を参照）．上顎歯の舌側（機能）咬頭は，どちらの咬合様式でも，下顎歯の窩に接触する．

咬合様式がアングルⅠ級で歯が損耗していない成人のほとんどは，咬頭対辺縁隆線の接触関係である．天然歯列では，咬頭対窩の接触関係がみられるのは，軽度のアングルⅡ級不正咬合の場合のみであるが，咬合を再構築する際には，以下のような理由により，咬頭対辺縁隆線の接触関係よりも咬頭対窩の接触関係が推奨されている．

・食片圧入が予防できる．

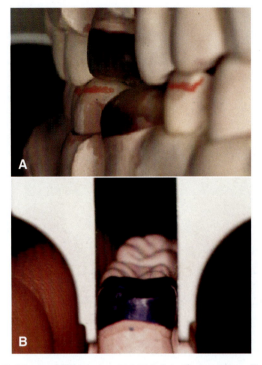

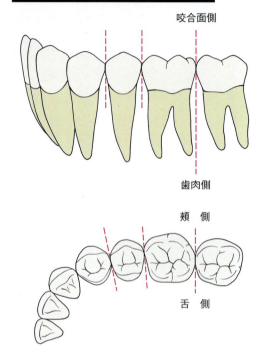

図18-28　A：軸面カントゥアのワクシング．B：Boleyゲージを用いて頰舌径を評価する．Boleyゲージは，軸面形態や最大豊隆部の評価にも有用である．

> 正しい形態の鼓形空隙をつくることが重要である．適切な解剖学的形態が得られて初めて，患者はプラークコントロールを維持できる．

図18-29　鼓形空隙の対称性

- 中心位での閉口に際し，咬合圧が加わる方向が歯の長軸に近い．
- 各機能咬頭の3点接触によって安定が増す．

　対合歯の近遠心的関係がこの接触関係に適している場合は，咬頭対窩の接触関係が理想的である．対合歯がそのような位置関係にない場合は，①歯冠の軸面形態を歪ませて望ましい咬合様式にするか，②咬合様式を変えて正常な歯冠の軸面形態にするかのどちらかを選択する．オーバーカントゥアにして正常な軸面形態から大きく逸脱すると，必ず歯周病を誘発する結果となる．アンダーカントゥアにして軸面形態を変えた場合，このような問題が起こることはほとんどない．対合歯との位置関係により，咬頭対辺縁隆線の接触関係を選択するほうが得策となる場合もある．しかし，どちらの咬合様式にするかの決定が，常に明確にできるとはかぎらない．歯の大きさや位置には患者によって個体差があるので，咬頭対辺縁隆線および咬頭対窩のどちらに適しているかを明確に区別することはできない．常識で考えれば，機能的かつ審美的に最善の結果が得られる咬合接触関係を選択することになる．多くの場合，これは試行錯誤によってのみ決定される．そのためには咬合面の他の部分をワクシングする前に，まずコーンを配置するのが最も適した方法であることが多い．

2）咬頭の高さと位置

① ワックスコーンで咬頭の位置と高さを決定する（図18-32）．ワックスコーンを利用するのは，必要に応じてすぐに修正ができるためである．各咬頭の位置にワックスコーンを立てる．咬頭を正確に位置づけしやすくするために，対合歯の中心窩に印をつける．

② 機能咬頭（下顎では頰側咬頭，上顎では舌側咬頭）は，対合歯の頰舌的中央部に嵌合するように位置づける．咬頭頂先端は対合歯と接触させない．咬頭頂周囲の複数の小さな点で接触させることにより，安定を増し，咬耗を減少させることができる．

③ ワックスコーンの近遠心的位置に基づいて，咬頭対辺縁隆線，あるいは咬頭対窩の咬合様式の

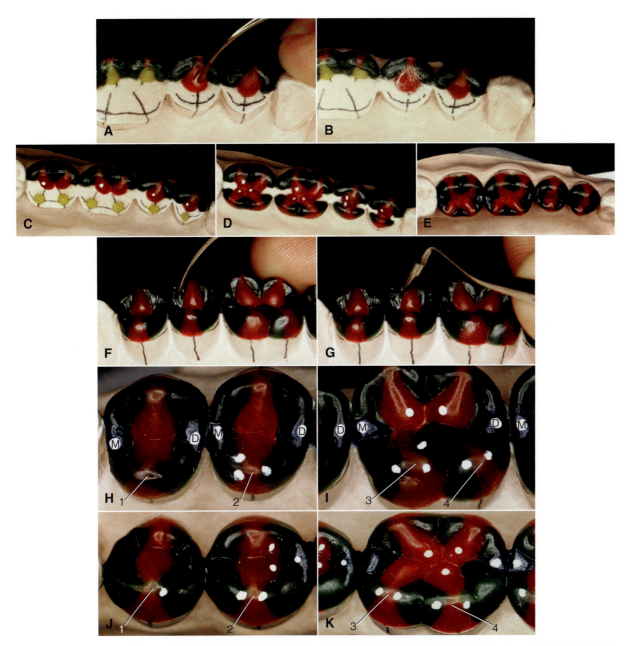

図18-30　ワックスコーンテクニックを用いた咬合面のワキシング．A：正確な咬合接触を確立するためには，ワックスを少量ずつ追加し，追加分がまだ軟らかい間に咬合器を閉じる操作を繰り返す．B：接触点の位置と大きさを確認するために，粉末を使用する．C：舌側咬頭頂の位置を決定するために，コーンを植立する．D・E：咬合面のさまざまな特徴は，ワックスで段階を追ってつくり上げる．F・G：咬合面の二次的な特徴（副隆線や副溝など）は，ワックスを再溶解し，溝を滑沢にすることによって仕上げる．H〜K：完成したワックスパターン．咬合接触を印記してある（接触関係は咬頭対辺縁隆線．数字は表18-1の咬頭位置を示す）．

どちらを選択するかを判断する（図18-33；図18-30 H〜K，表18-1, 18-2）．

■評　価

コーンは，前後的歯列彎曲（スピーの彎曲とも呼ばれる）に沿って配置する（図18-34）．この彎曲は，歯列の咬頭頂を連ねて正中矢状面に投影して得られる解剖学的彎曲で，下顎犬歯尖頭に始まり，小臼歯・大臼歯の頬側咬頭頂を経て，下顎枝前縁に続き，顆頭の最前部に終わる．下顎の咬頭は遠心にいくほど高くなり，上顎の咬頭は逆に低くなるべきである．また，咬頭は側方歯列彎曲（ウィルソンの彎曲とも呼ばれる）に沿って配置する．下顎歯列では，この彎曲（前頭面に投影）は上に凹で，下顎大臼歯の頬側・舌側咬頭頂に接触する．上顎歯列では，この彎曲（前頭面に投影）は下に凸で，上顎大臼歯の頬側・舌側咬頭頂に接触する．前方から見たときに，非機能咬頭は機能咬頭よりもわずかに低くなっている．咬合器上であらゆる偏心運動が再現で

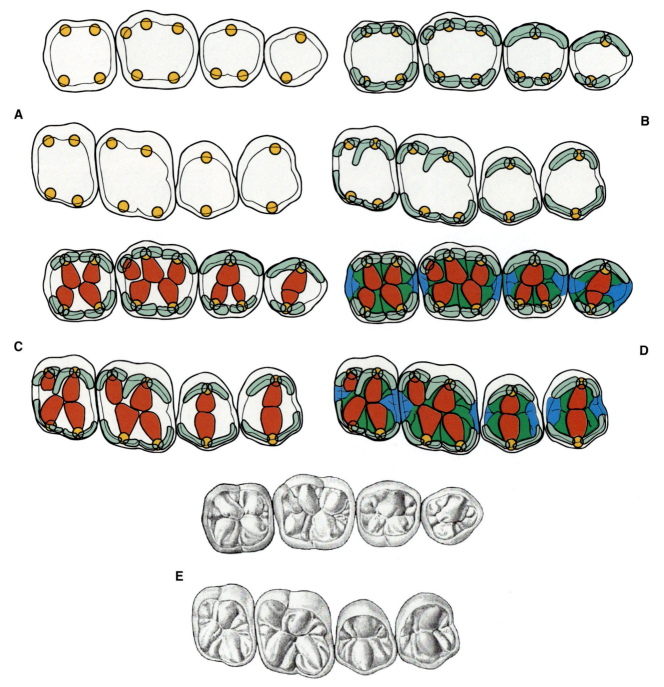

図 18-31 咬合面にワックスを追加する順序．A：ステップ 1 ＝コーンの植立．B：ステップ 2 ＝咬頭隆線の付与．C：ステップ 3 ＝三角隆線の付与．D：ステップ 4 ＝副隆線および辺縁隆線の付与．E：ステップ 5 ＝咬合面ワクシング完成．

きなければならない．前方滑走，作業側滑走，非作業側滑走で望ましくない接触があれば，コーンを低くするか，位置を変更して接触しないようにする．適切なコーンの高さと位置が，適切な咬合面形態を得る鍵となる．

3）軸面カントゥアの完成

④ 軸面カントゥア（辺縁隆線や咬頭隆線）を完成する（図 18-35）．先にコーンによって決定した咬頭の位置や高さを変えないよう，特に注意する．

⑤ ワックスを追加するたびに，咬合器を閉じて咬合接触を確認する．咬合高径を高くしてはならない．

■評　価

この段階で，頰側，近心，舌側，遠心の各面が完成する（図 18-35）．ワックスパターンは各面から

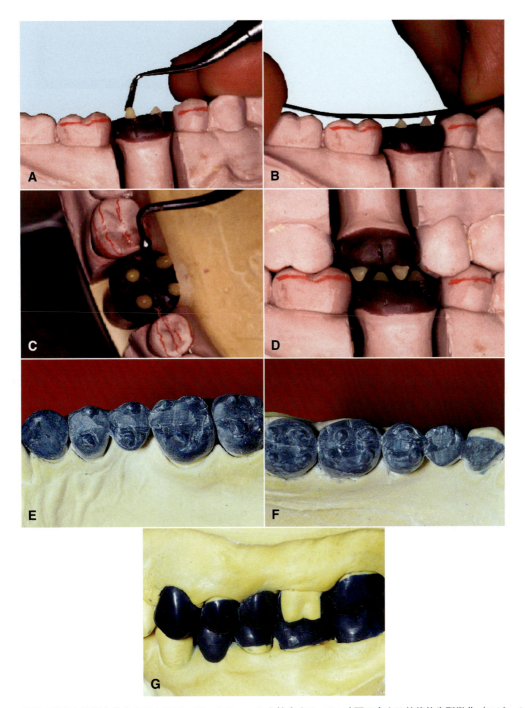

図18-32　A：咬頭の高さと位置を決定するために，ワックスコーンを植立する．B：咬頭の高さは前後的歯列彎曲（スピーの彎曲）に従って決定する．C：対合歯の中心窩に印をつけると，機能咬頭の正確な位置づけが容易になる．D：すべてのコーンを植立して，あらゆる偏心運動時に干渉がないことを確認する．E〜G：ワックスコーンテクニックは，多数歯を同時に修復する場合に特に有用である．

見て，形成していない健全歯と同じように見えるはずである．頬側から見た場合，各咬頭は，最も高い咬頭頂から辺縁隆線にかけて緩やかな曲線を描くという，特徴的な形態を備えていなければならない．辺縁隆線は隣在歯の辺縁隆線と同じ高さにする．偏心運動時の咬合接触も評価しなければならない．望ましくない接触があれば，対合する咬頭の経路に沿って咬頭隆線に溝を形成してもよい．

4）三角隆線

⑥　各咬頭に，咬合面中央に向かって走る三角隆線を付与する（図18-36；図18-30 Aも参照）．三角形の頂点（先端）は咬頭頂とし，底辺は咬合面中央に位置させる．

⑦　頬側，舌側の三角隆線の底辺が，近遠心的，頬

Part III 技工物の作製

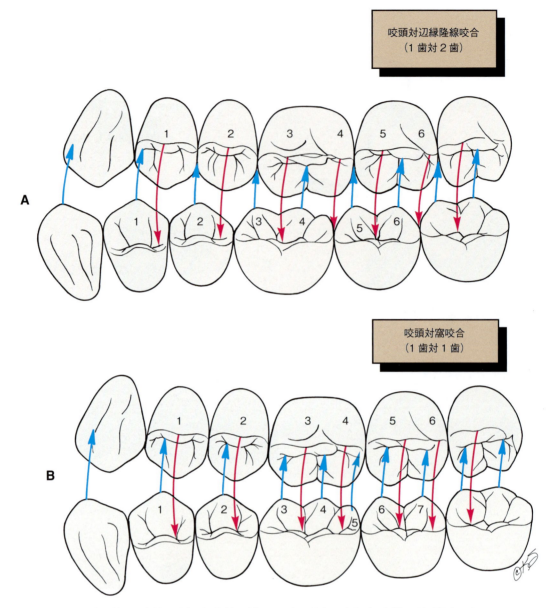

図18-33 A：咬頭対辺縁隆線の咬合（1歯対2歯）．B：咬頭対窩の咬合（1歯対1歯）（数字は表18-1, 18-2の咬頭位置を示す）．

舌的に凸面になるようにする．
⑧ 各隆線を形成するたびに，咬合器を閉じる．対合歯と接触する咬合面の箇所に小さな圧痕が印記される．これを調整して，点接触が得られるように凸面をつくる．

■評　価

三角隆線にステアリン酸亜鉛か粉末ワックスを振りかけ，咬合接触を確認する（図18-37；図18-30 Bも参照）．咬頭は正確で鋭い形態のまま保たれており，不適切な摩擦によって丸くなっていてはならない．

5）副隆線

⑨ 各三角隆線に隣接して，副隆線（補足的な隆線）を2つ付与する（図18-38；図18-30 Fも参照）．すべての咬頭に，三角隆線1つと副隆線2つがなければならない．三角隆線と副隆線の輪郭は，ワックスアップする咬合面内の咬頭の高さによって異なる．

⑩ 副隆線を凸状にし，三角隆線と交わる箇所に溝を形成する．副隆線の最近心部・最遠心部のほとんどは，辺縁隆線と連続していることが多い．

表 18-1　咬頭対辺縁隆線の接触関係：機能咬頭咬合*

歯　種	咬頭位置	機能咬頭	対合する窩	対合する辺縁隆線（特に記載がなければ同名歯）
〈上　顎〉				
第一小臼歯	1	L	D	—
第二小臼歯	2	L	D	—
第一大臼歯	3	ML	C	—
	4	DL	—	DとM（第二大臼歯）
第二大臼歯	5	ML	C	—
	6	DL	—	D
〈下　顎〉				
歯　種	咬頭位置	機能咬頭	対合する窩	対合する辺縁隆線（特に記載がなければ同名歯）
第一小臼歯	1	B	—	M
第二小臼歯	2	B	—	DとM（第一小臼歯）
第一大臼歯	3	MB	—	DとM（第二小臼歯）
	4	DB	C	—
第二大臼歯	5	MB	—	DとM（第一大臼歯）
	6	DB	C	—

*図 18-33 A 参照
B：頬側，C：中央，D：遠心，DB：遠心頬側，DL：遠心舌側，L：舌側，M：近心，MB：近心頬側，ML：近心舌側

表 18-2　咬頭対窩の接触関係：機能咬頭咬合*

歯　種	咬頭位置	機能咬頭	対合する窩（特に記載がなければ同名歯）
〈上　顎〉			
第一小臼歯	1	L	D
第二小臼歯	2	L	D
第一大臼歯	3	ML	C
	4	DL	D
第二大臼歯	5	ML	C
	6	DL	D
〈下　顎〉			
歯　種	咬頭位置	機能咬頭	対合する窩（特に記載がなければ同名歯）
第一小臼歯	1	B	M
第二小臼歯	2	B	M
第一大臼歯	3	MB	M
	4	DB	C
	5	D	D
第二大臼歯	6	MB	M
	7	DB	C

提供：Dr. A. G. Gegauff
*図 18-33 B 参照
B：頬側，C：中央，D：遠心，DB：遠心頬側，DL：遠心舌側，L：舌側，M：近心，MB：近心頬側，ML：近心舌側

Part III 技工物の作製

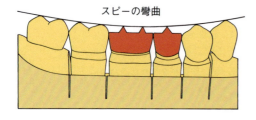

咬合面のワックスアップで最も重要なのは，咬頭頂の位置を正確に決めることである．隣在歯や対合歯から得られる情報を利用して，それぞれのコーンの最適な位置を決める．

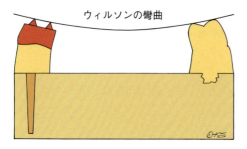

図18-34 コーンは，前後的彎曲（スピーの彎曲）と側方彎曲（ウィルソンの彎曲）に従うべきである．

■評 価

　隆線を注意深く形成し終えたら，この段階で必要となる仕上げはごくわずかである（図18-39, 18-40）．小さな凹みがあればワックスで埋め，溝を注意深く滑沢に仕上げる（図18-30 G）．最初は，咬合面を構成する各部をなめらかに移行させることは難しいかもしれない．咬合面の各部を溝へ移行させるのではなく，溝からスタートして咬合面の各部へ移行させることにより，溝に不必要なワックスがたまるのを防ぐ．

　咬合面にステアリン酸亜鉛か粉末ワックスを再度塗布し，咬合接触を確認する．接触点が摩擦によって消失している場合は，ワックスを1滴追加し，すばやく再形成することができる．このとき，咬合器を閉じて接触が回復されたことを確認した後，凸面形態を再形成するために，再度ワックスを溶解して形態を整える．

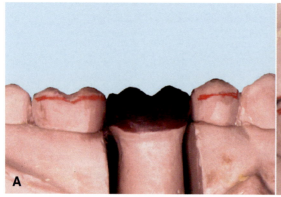
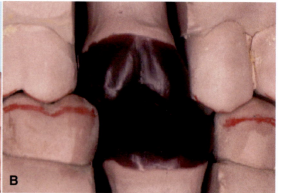

図18-35 軸面カントゥアの完成．A：上顎頬側咬頭隆線．B：この段階で頬側面は完成する．カントゥアが適正であるかを評価する．

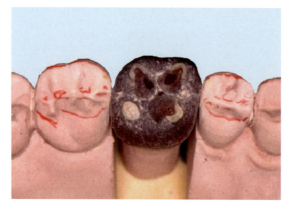

図18-36 上顎三角隆線のワクシング

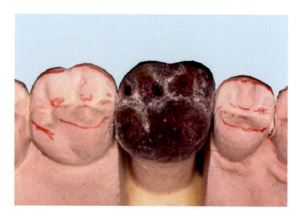

図18-37 咬合接触を評価する．

18章 ワックスパターン

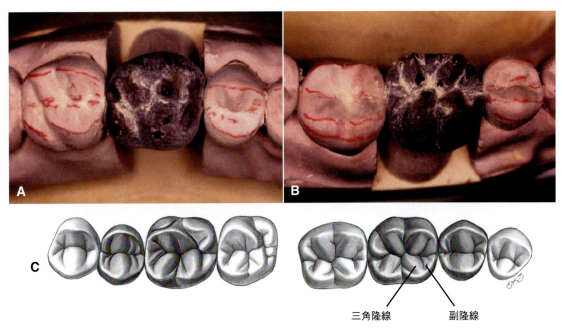

三角隆線　副隆線

図18-38　副隆線を追加する．

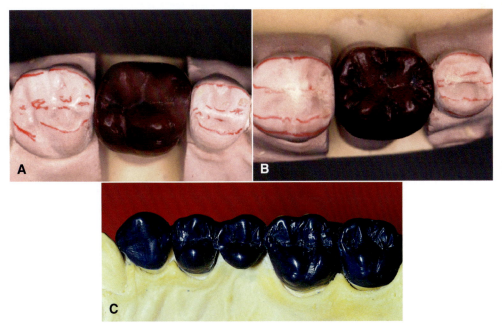

図18-39　完成したワックスパターンを評価する．

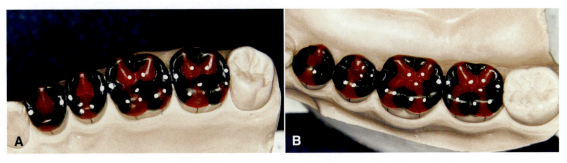

図18-40　咬頭対辺縁隆線のワックスアップの完成．白点は咬合接触点を示す．

6 マージン仕上げ

ワックスパターン（と鋳造修復物）を歯型へ緊密に適合させるためには，ワックスパターンの埋没直前にマージンを再溶解し，再度仕上げる必要がある．この作業の主な目的は，①合着材の溶解を最小限に抑えること，②プラークコントロールをしやすくすること，の2点にある．

鋳造体と形成面との間に，適合の良好な帯状の部分（つまり，マージンの間隙が最も小さい部分）をつくれば，セメントの唾液への溶解は減少し[28]，粗造なセメント表面の露出が抑えられる．このように適合の良い部分をつくるために，マージンから形成面にかけて約1mmの幅でワックスを再溶解する（図18-41）．

修復物から歯面にかけて，急な角度の変化がなく自然に移行する場合に，プラークコントロールは容易になる．また，修復物の軸面は十分に研磨されていなければならないが（28章参照），金属研磨用コンパウンドや研磨材はいずれも修復物の金属を削除するので，マージンに近い部分の鋳造体仕上げは最小限に抑えることが望ましい．これに備えて，ワックス再溶解の後に，ワックスパターンを非常に滑沢に仕上げておくのがよい．この操作は，拡大鏡や実体顕微鏡下で確認しながら行う．

手　順

① 歯型に再度分離剤を塗布し，ワックスパターンを戻す（図18-42 A）．時間をかけて注意深く咬合面や軸面を形成した後なので，この時点でパターンのマージンは正しく適合していない．ワックスを完全に溶解するために，大きなワキシングインスツルメントを十分加熱して使用する．

② 加熱したインスツルメントが，パターンを貫通して歯型に当たるまで押しつけて，マージン部の1～2mmを完全に再溶解する（図18-41）．

③ インスツルメントが冷えはじめて抵抗を感じるようになるまで，マージンに沿ってインスツルメントを手前に引くように動かす．

④ インスツルメントを再度加熱し，操作を繰り返す．新しい区間を溶解するときには，内面のしわや凹みや欠損をなくすために，必ず先に溶解した部分と一部重複するように溶解する．マージンを全周にわたって再溶解すると，再適合させた結果として，マージン近くの表面に凹みがみられる．

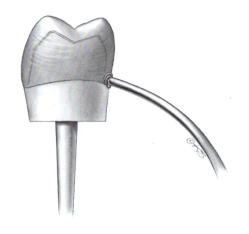

図18-41　マージンの再溶解．目的は，幅1mmの適合の良好な帯をつくり，セメントの溶解を防ぐことにある．

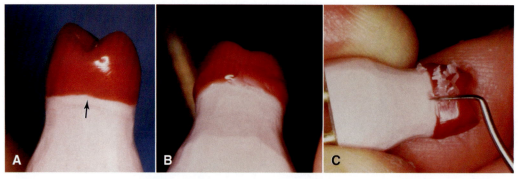

図18-42　マージンの再溶解．A：ワックスアップ完了後，マージンは適合していないことが多い（矢印）．これは埋没前に修正しなければならない．B：ワックスを完全に溶解するために，大きなインスツルメントを十分に加熱して使用する．形成マージン全周にわたって溶解した後，できた凹みを埋めるためにワックスを追加する．C：パターンが冷えたら，マージンを越えた余剰のワックスを慎重にトリミングまたはバーニッシュする．

⑤ ワックスを追加して，この凹みを満たす（図18-42 B）.
⑥ マージンを越えた余剰のワックスをトリミングする（図18-42 C）.
⑦ 軸面の小孔や欠損があれば修正し，ワックスパターンを滑沢に仕上げる．ワックス片は，小綿球を用いて咬合面から除去することができるが，注意深くつくり上げた咬合接触を壊さないために，咬合面をこすってはならない．

ワックスパターンを変形させずに歯型から外す．再び歯型に戻して埋没直前の最終評価を行ってもよい．しかし，撤去したときと完全に同じ方向でワックスパターンが歯型に戻らない場合は，マージンの再バニッシングが必要である．

■評　価

この段階を可能なかぎり綿密に行うことが，修復物の成功へとつながる．ワックスパターンの色や表面の光沢のために，小さな欠損を確認するのが難しいことがある．もしこの段階で欠損に気づかなければ，再製を余儀なくされる場合もある．

オーバーマージンのワクシングは避けなければならない．歯型を傷つけずに鋳造金属のマージンを仕上げるのは，ほとんど不可能である．フィニッシュラインを越えた薄いワックスのバリは，この段階で必ずトリミングしなければならない．パターンを外すときの変形や，完成した鋳造体の浮き上がりの原因となるためである．オープンマージンの原因となるワックスと歯型との隙間は，見つけにくいことがある．術者の視線がワックスと歯型の境界面と正確に一致するように，歯型を傾けるべきである．ワックスが十分に適合していなければ，黒い影の線が見える．この線はワックスでは確認しにくく，金属になってからのほうが確認しやすいが，それでは遅すぎる．この線を発見するには，実体顕微鏡や拡大鏡が有用である（図18-43）．咬合面と軸面の最終評価を行い，仕上げ操作中に新しい削片が付着していないことも確認する．これでパターンを埋没する準備が整う（22章参照）．

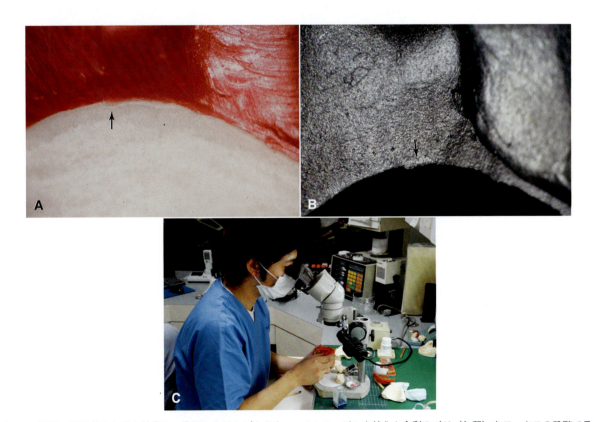

図18-43　評価．埋没前に欠陥を特定し，修正しなければならない．A：マージンを越えた余剰のバリ（矢印）をワックスの段階で見つけるのは非常に難しいが，注意深く除去しなければならない．B：小さな欠陥（矢印）は金属になってから見つけるのは容易だが，修正は困難である．C：拡大して観察するのは，マージンを適切に仕上げるための最も実際的な方法である．

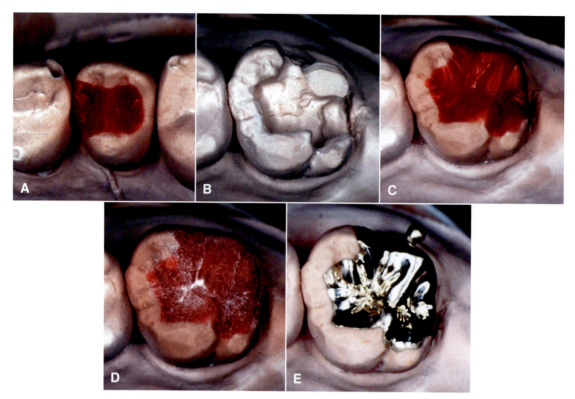

図18-44 インレーとアンレーのワクシング．A：MOインレーのワックスパターン．B～E：DOBアンレーのワックスパターンと鋳造体．

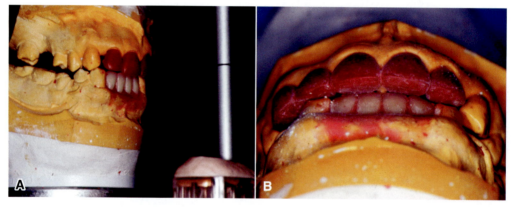

図18-45 前歯修復物の最適なカントゥアは，カスタムアンテリアガイドテーブルを用いることによって得られる（図19-4参照）．

⑦ インレーやアンレーのワックスアップ

インレーやアンレーのワックスパターン作製の順序は，全部被覆冠の場合と同様である．ただし，形成されていない歯面が軸面や咬合面の形態のガイドとなることが多い（図18-44）．時に，小さなインレーの操作は難しいことがある．パターンを外しやすくするための一法として，輪状にしたフロスをパターン内に埋め込む方法がある．

4 前歯のワックスアップ

前歯のワックスアップの方法は，臼歯のワックスアップの場合とは少し異なる．陶材焼付鋳造冠のワックスアップは，解剖学的カントゥアに沿って行うことが推奨される．これにより陶材の厚みをコントロールしやすくなり，陶材・金属の境界部をなめらかに移行させることができるためである．複数の前歯を補綴する場合，舌側・唇側のカントゥアのガイドが非常に重要である（図18-45）．舌側・切端

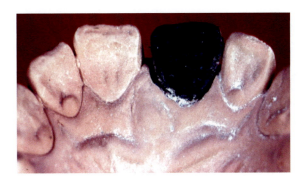

図 18-46　単独の前歯の舌側面をワックスアップする場合は，反対側の同名歯をガイドとして利用する．

のカントゥアは咬合に大きく影響する．舌側・切端の面は，カスタムアンテリアガイドテーブル（2章参照）を利用すれば最も効率的に再現することができる．カスタムアンテリアガイドテーブルは，診断用模型（形成前の前歯の形態が良好と判断される場合）や，診断用ワックスアップ，暫間修復物を印象した模型から作製することができる．暫間修復物の機能と形態が，臨床的に良好であることが判断された場合は，これを基にカスタムアンテリアガイドテーブルを作製するとよい．前歯の形態は，患者の発音，リップサポート，顔貌に影響を与える．これらの特性は，必要に応じて多くの診断補助用装置を使いながら注意深く決定しなければならない．

1 舌側面と切端

切端の位置は，前歯歯列弓の全体的な形態と，咬合の機能的要件によって決定される（図 18-46）．臼歯部咬合面のワックスアップと同様に，コーンを利用して切端のおおよその位置を最初に決定してもよい．ついで，必要に応じてワックスを追加する．

対合する切歯同士は，前方運動時には均等に接触しなければならないが，側方運動時に接触してはならない．このような咬合接触を得るためには，上顎切歯舌側面を凹面にする．この凹面をなめらかに仕上げることがきわめて重要である．これにより患者はなめらかな前方運動が可能になり，神経筋障害を防ぐことができる．最大咬頭嵌合位では，前歯はほとんど接触しない状態が理想的である．パターンの間から Mylar ストリップ（シムストック）を，わずかな"抵抗を感じながら引き抜く"ことができる

程度がよい．下顎切歯・犬歯の舌側面は非接触面であるが，プラークコントロールがしやすい形態にしなければならない．オーバーカントゥアにならないようにする．

2 唇側面

唇側面の形態（特に近心唇側と遠心唇側の線角の位置）は，前歯の外観を決定づける要素である（図 18-47）．唇側面のふくらみが大きすぎると，プラークコントロールがしにくくなる可能性があり，また上唇によって加わる力が増加することによって，歯が舌側傾斜する可能性がある．個々の前歯をワックスアップするときは，隣在歯の鼓形空隙の形態を注意深く観察することが特に有用である．

5　ワックスのカットバック

陶材を前装する場合，ワックスパターンの最終的なカントゥアが完成した後，パターンを均一な厚み（通常約 1mm）でカットバック（削除）して，メタルコーピングに焼き付ける陶材のスペースを確保する（図 18-48）．カットバックのデザインと方法については，次の 19 章で述べる．

6　連結部のワックスアップ

ブリッジや連結固定装置の各部を結合するための連結部は，マージンを仕上げる直前にワックスで作製する（図 18-49）．連結部が鋳造・鑞付けのいずれで作製されるにしても，大きさ，位置，形態を正確にコントロールできるように，ワックスアップの段階で形態を整えなければならない．連結部の大きさは，主に機械的観点における重要な項目である．最適な強度を確保するため，連結部はできるだけ大きくなければならない．しかしながら，生物学的観点からは，連結部は歯肉組織を侵害してはならず，歯間乳頭辺縁から少なくとも 1mm 上方にあるべきである．連結部歯肉側の鼓形空隙の形態は，プラークコントロールが適切に行えるようにする．連結部の歯頸側は，平滑なアーチ形状にするべきである．審美的な部分（すなわち，前歯部のブリッジ）においては，連結部は審美的な陶材前装部で覆って見え

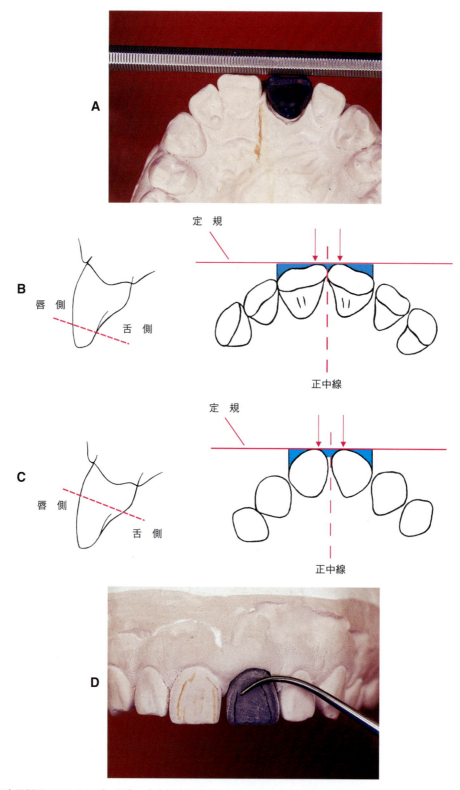

図18-47　上顎切歯唇側面のワクシング．通常，左右の中切歯は，正中線をはさんで鏡面対称となるべきである．A：ワクシングを進めるときに，口蓋正中線に垂直になるように切端付近に定規を当てることによって，対称性を判断することができる．B：正中線から等距離の点で（矢印），定規が左右の中切歯に接触するようにする．適切に接触しない場合，ワックスを追加もしくは削除して調整する．次に，定規とワックスパターンとの間のスペース（青色の部分）を評価する．左右の歯が近心・遠心面ともに鏡像になっていなければならない．C：定規を歯頸側寄りに置き直し，同様に分析評価する．位置によって鼓形空隙の形態が異なることに注意．D：ワックスパターンに粉末を塗布し，近心・遠心の線角を印記する．この印記は，反対側同名歯に印記した線角に一致しなければならない．

18章 ワックスパターン

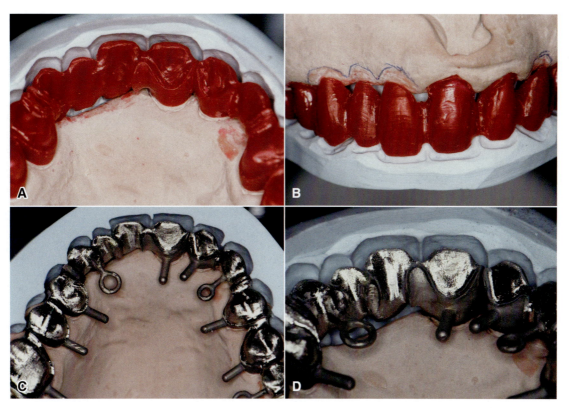

図18-48 陶材のスペースを確保するために，ワックスパターンをカットバック（削除）する（19章参照）．

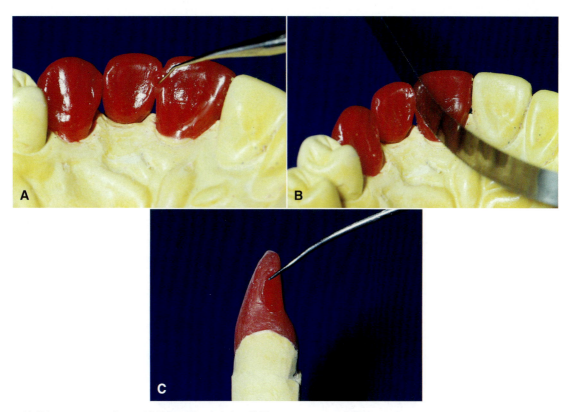

図18-49 連結部のワクシング．A：連結部の形，大きさ，位置は，ワックスで作製することによってコントロールできる．B：ついで，リボン状ノコギリを用いて連結部を分割する．C：適正な形態に仕上げられた前歯部ブリッジ連結部の断面．

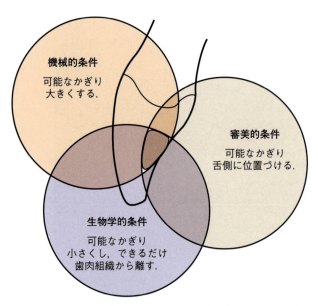

図 18-50　前歯部連結部の位置に関する考察．機械的な面から考えると，連結部は強度を得るためにできるだけ大きいほうがよい．生物学的には，隣接面の切端側半分に位置するのが連結部にとって最も有効とされる．審美的には，連結部は隣接面の舌側（口蓋側）半分に位置づけられるべきである．

ないようにする．したがって，前歯部補綴物をワックスアップする際には，連結部の位置はやや舌側寄りとすることが多い（図 18-50）．連結部の形態や設計についての詳細は，27 章で述べる．

7　3D プリンターによるワックスパターン

積層によるワックスパターンの作製法は，歯科技工業界において急速に進展してきた領域である[29]．3D プリンターの技術が発達し，CAD（図 18-3 参照）によるパターンのプリントが歯科の分野で応用されるようになった．技工用 3D プリンターは，多くの歯科技工所においてデジタルワークフローへの転換の一翼を担うようになっている．3D プリンターは，専用のワックス混合物もしくはレジンの微液滴を放出し，層を積み重ねることで CAD によりパターンを作製する．一部のシステムでは熱したワックスを放出し，これが冷却されることで凝固する方法を使用しており，従来のワックスアップとかなり類似している．重合により硬化する材料においては，紫外線もしくは可視光線により反応が開始され，キセノンランプや LED などの光源から照射される．メーカーによっては，13〜50 μm の分解能

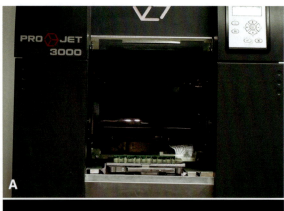
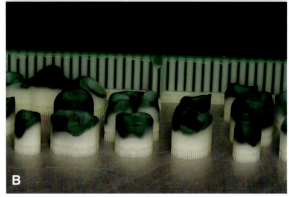

図 18-51　3D プリンターによるワックスパターンの作製．A：ワックスパターンプリンター．B：プリントされたパターン．積層していくときにパターンを安定させるために支持材（白い部分）が必要である．支持材は埋没前に除去する．（提供：Dental Arts Laboratory, Peoria, Illinois）

を主張している[30]．積層によって得られたパターンは従来の方法でマージンを再適合してから埋没し，通法どおり鋳造して金属の補綴物を作製する（22 章参照）か，キャスタブルセラミックによる全部陶材冠を作製する．パターンを安定させるために，積層中には支持材（マトリックス）が必要である．プリントの工程が終了したら，支持材を水または油の槽で溶解し，溶液を洗浄してからパターンを埋没する（図 18-51）．

8　ミリングによるワックスパターン

ミリングによる全部陶材冠の作製（25 章参照）と同じ技法が，ワックスパターンをつくる際にも使用される[31]．最新式のミリングマシーンでは，専用のディスク状ワックス 1 枚から複数のパターンを作製することができる．ミリング操作に先立って，CAD により仮想のディスク状ワックスを生成し，1 枚のディスクから最適な数のパターンをミリングで

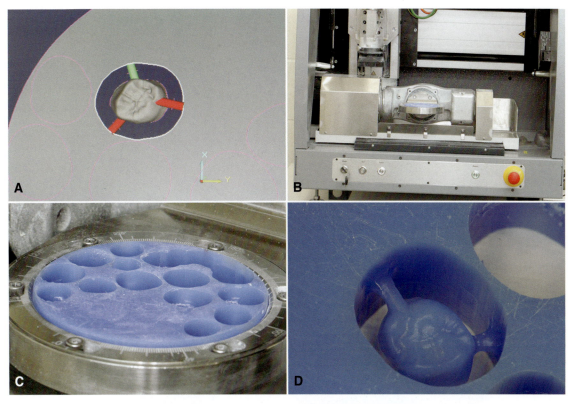

図18-52　ミリングによるワックスパターンの作製．A：CADによる全部被覆冠のワックスパターン．B：専用のディスク状ワックスをミリングマシーンにセットする．C：ディスク状ワックス．D：ミリングされた全部被覆冠用ワックスパターン．（提供：Dental Arts Laboratory, Peoria, Illinois）

きるようにソフトウェアでシミュレーションする（図18-52）．

4．ステップの要約

解剖学的形態にワックスアップする際の手順を，図18-53にまとめる．

① 必要に応じて歯型を修正し，ワックス分離剤を塗布する（図18-53 A）．
② クラウン内面となる最初のコーピングをワックスアップする（図18-53 B）．
③ 隣接面を形成し，適正な位置に接触域を設ける（図18-53 C）．
④ 軸面をワックスアップする．歯肉縁に近い部分がオーバーカントゥアにならないように注意する（図18-53 D）．
⑤ ワックスコーンテクニックを使用して咬合面を形成する．このテクニックを用いると，咬頭や咬合接触の最適な位置を決定しやすい（図18-53 E）．
⑥ マージンを再溶解し，ワックスパターンを仕上げる（図18-53 F）．

5．まとめ

ワックスアップの各段階を注意深く手順どおりに行えば，術者が経験不足であっても，優れた結果を得ることは決して難しいことではない．より経験を積めば，手順をいくつか修正したり組み合わせたりしてもよいが，"記憶を頼りに"歯をワックスアップするべきではない．いくら熟練した歯科技工士であっても，歯の外観を自分で設計するのではなく，天然歯の形態を模倣するべきである．

Part III 技工物の作製

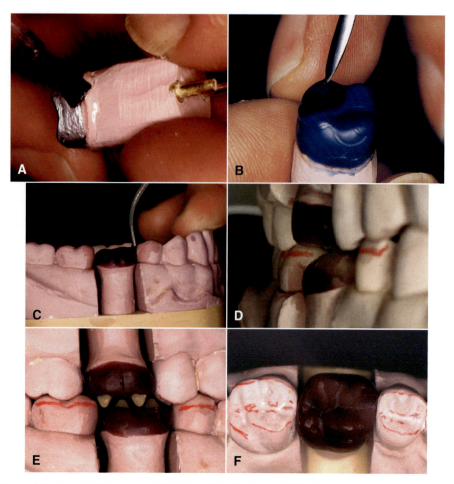

図18-53 ワックスアップのステップの要約．A：必要に応じて歯型を修正し，分離剤を塗布する．B：最初のコーピングをワクシングし，内面を形づくる．C：接触域を正しく位置づけ，隣接面を形成する．D：軸面をワクシングする．E：ワックスコーンテクニックにより咬合面を形成する．F：マージンを再溶解させ，ワックスパターンを仕上げる．

Study Questions

1. セメントスペースを減少または増加するために用いられる種々の技法について説明せよ．望ましいセメントスペースは，どの程度と考えられているか？
2. インレーワックスの主な成分は何か？ ワックスの記憶とは何か？ そしてそれは，種々の技工工程にどのような影響を及ぼすのか？
3. 下顎第一大臼歯の全部鋳造冠をワックスアップするのに推奨される方法と手順は何か？
4. ワックスパターンの適合とカントゥアを評価する最良の方法とは何か？
5. 歯列弓における歯の位置により，臼歯隣接面接触の位置がどのように変化するか述べよ．
6. 咬頭対辺縁隆線と咬頭対窩の接触関係との基本的相違点は何か？ 二者のうちどちらかを選択する場合，その主な理由は何か？ 一方が他方に優る長所があるならば，それは何か？
7. ウィルソンの彎曲とスピーの彎曲について定義せよ．咬合面形態に関するこれらの重要性とは何か？
8. ブリッジを作製するときに，連結部のワックスアップを1つの独立した手順として行う必要があるのはなぜか？

●引用文献

1. Murphy EJ, et al: Investment casting utilizing patterns produced by stereolithography. Washington, D.C., U.S. Patent Office, Publication No. US4844144, July 4, 1989.
2. Frankfort H: The art and architecture of the ancient Orient, pp 26 ff. Harmondsworth-Middlesex, UK, Penguin Books, 1956.

3. Black GV: The technical procedures in filling teeth. In Black GV, Black A, eds: Operative dentistry, vol 2. New York, Medico-Dental Publishing, 1924.
4. Parkins BJ: The effect of electropolishing on the unprotected margins of gold castings. Thesis, Northwestern University, 1969. (Cited in Cherberg JW, Nicholls JI: Analysis of gold removal by acid etching and electrochemical stripping. J Prosthet Dent 42: 638, 1979.)
5. Fusayama T, et al: Relief of resistance of cement of full cast crowns. J Prosthet Dent 14: 95, 1964.
6. Eames WB, et al: Techniques to improve the seating of castings. J Am Dent Assoc 96: 432, 1978.
7. Byrne G: Influence of finish-line form on crown cementation. Int J Prosthodont 5: 137, 1992.
8. Syu JZ, et al: Influence of finish-line geometry on the fit of crowns. Int J Prosthodont 1: 25, 1993.
9. Campagni WV, et al: Measurement of paint-on die spacers used for casting relief. J Prosthet Dent 47: 606, 1982.
10. Emtiaz S, Goldstein G: Effect of die spacers on precementation space of complete-coverage restorations. Int J Prosthodont 10: 131, 1997.
11. Fukui H, et al: Effectiveness of hardening films on die stone. J Prosthet Dent 44: 57, 1980.
12. Coleman RL: Physical properties of dental materials [U.S. Bureau of Standards research paper 32]. J Res Natl Bur Stand 1: 867, 1928.
13. Council on Dental Materials, Instruments, and Equipment: Revised ANSI/ADA specification No. 4 for inlay wax. J Am Dent Assoc 108: 88, 1984.
14. Kotsiomiti E, McCabe JF: Stability of dental waxes following repeated heatings. J Oral Rehabil 22: 135, 1995.
15. Ito M, et al: Effect of selected physical properties of waxes on investments and casting shrinkage. J Prosthet Dent 75: 211, 1996.
16. Jameson LM, Malone WFP: Crown contours and gingival response. J Prosthet Dent 47: 620, 1982.
17. Burch JG: Ten rules for developing crown contours in restorations. Dent Clin North Am 15: 611, 1971.
18. Burch JG, Miller JB: Evaluating crown contours of a wax pattern. J Prosthet Dent 30: 454, 1973.
19. Stein RS, Kuwata M: A dentist and a dental technologist analyze current ceramo-metal procedures. Dent Clin North Am 21: 729, 1977.
20. Perel ML: Axial crown contours. J Prosthet Dent 25: 642, 1971.
21. Löe H, et al: Experimental gingivitis in man. J Periodontol 36: 177, 1965.
22. Wheeler RC: Complete crown form and the periodontium. J Prosthet Dent 11: 722, 1961.
23. Herlands RE, et al: Forms, contours, and extensions of full coverage restorations in occlusal reconstruction. Dent Clin North Am 6: 147, 1962.
24. Payne EV: Functional occlusal wax-up. In Eissmann HF, et al, eds: Dental laboratory procedures, vol 2: Fixed partial dentures. St. Louis, Mosby, 1980.
25. Lundeen HC: Introduction to occlusal anatomy. Lexington, University of Kentucky Press, 1969.
26. Thomas PK: Syllabus on full-mouth waxing technique for rehabilitation. San Diego, Calif., Instant Printing Service, 1967.
27. Shillingburg HT, et al: Guide to occlusal waxing, 2nd ed. Chicago, Quintessence Publishing, 1984.
28. Jacobs MS, Windeler AS: An investigation of dental luting cement solubility as a function of the marginal gap. J Prosthet Dent 65: 436, 1991.
29. van Noort R: The future of dental devices is digital. Dent Mater 28: 3, 2012.
30. Dehue R: Dental 3D printing products, Accessed September 23, 2014, at http://3dprinting.com/products/dental/dental-3d-printing-products/.
31. Kopelman A, Taub E: Method for CNC milling a wax model of a dental prosthesis or coping. Washington, D.C., U.S. Patent Office, Publication No. US7383094 B2, June 3, 2008.
32. Monson GS: Occlusion as applied to crown and bridgework. J Natl Dent Assoc 7: 399, 1920.
33. Monson GS: Some important factors which influence occlusion. J Natl Dent Assoc 9: 498, 1922.
34. Spee FG: Die Verschiebrangsbahn des Unterkiefers am Schadell. Arch Anat Physiol (Leipz) 16: 285, 1890.
35. Wilson GH: A manual of dental prosthetics, pp 22-37. Philadelphia, Lea & Febiger, 1911.

Part III 技工物の作製

19章 陶材焼付鋳造冠のためのフレームワークの設計と金属の選択

Framework Design and Metal Selection for Metal-Ceramic Restorations

　すべての患者は素晴らしい笑顔でありたいと望んでいるため，審美性は修復治療の重要な要素である．修復物の色調，形態，表面性状，調和に関しては入念な検証が必要である．前歯や上顎臼歯部は最も目につく部位であるため，審美性に関するこまかな事項に対して最大限の注意が要求される．

　歯冠色の修復材料は溶解性シリケートセメントに始まり，今日のコンポジットレジン材料やレジン添加型グラスアイオノマーセメントへと発展してきている．陶材焼付鋳造冠（メタルセラミッククラウン）は審美的な限界を有するものの，現在でも信頼できる外側性修復物として幅広く使用されている．陶材焼付鋳造冠は，鋳造体の優れた適合性と歯科用ポーセレンの優れた審美性とを兼ね備えている．前装陶材はメタルコーピングと化学的に結合しているために，レジン前装冠にみられる変色の問題は生じにくく，適切な臨床・技工手順に従えば，長期の使用に耐えることができる[1,2]．また，歯科用ポーセレンの材料学的特性のため，レジンに比べて機能的荷重下での耐摩耗性に優れている．

　脆性材料と弾性材料を組み合わせて，より望ましい物理的特性を獲得するという概念は，多くの工学分野に応用されている．歯科用ポーセレンは（化学的にいうとガラスであるが）圧縮応力には抵抗するが，引張応力には弱い傾向がある．そのためメタルコーピングの設計は，ポーセレン内の引張応力が最小になるようにすることが重要である．

　破折を避けるためには，前装陶材の厚さは2mmを超えてはならないが，審美的に満足できる修復物を得るためには最低でも1mmの厚さが必要である．

　咬合面をポーセレンで修復しようと計画する場合には十分な注意が必要である．ポーセレンの咬合面は審美的にはたいへん良好であるが，いくつかの欠点があり，特に対合歯のエナメル質を摩耗させる[3]．審美的修復物はエナメル質とほぼ同じ割合（1年間に約10μm[4]）で摩耗するのが理想的であり，対合するエナメル質表面の摩耗率を上昇させるべきではない．歯科用ポーセレンは，金やアマルガム[5-9]などの他の修復材料に比べてエナメル質に対する摩耗性が高く，著しい咬耗をきたす〔特にポーセレンがグレーズ（艶焼き）されていない場合や，十分に研磨されていない場合〕（図19-1）[10]．陶材焼付鋳造冠を設計する場合には必ずこの点を考慮するべきである[11]．摩耗性は陶材の組成によって変わる可能性はあるが，低溶陶材（メーカーが低摩耗性と表示していることがある）の選択は必ずしも対合歯のエナメル質の摩耗減少を意味しないことを術者は認識するべきである[12]．臼歯部陶材冠による修復に際して，摩耗の低減は改善されるべき最も重要なテーマである[13]．さらに，ポーセレンを用いて咬合面を被覆すると修復物の強度が低くなる[14]．また，鋭い咬頭を有する解剖学的に正しい咬合面形態を歯科用ポーセレンで得るのは困難である．

　一部の歯科技工士は，溶かしたワックスの中に歯

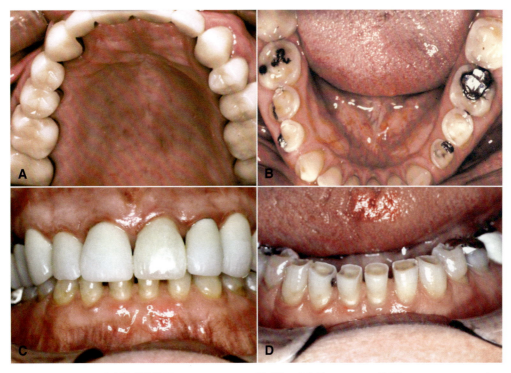

図19-1　A～D：陶材焼付鋳造冠によってエナメル質が著しく摩耗している．（提供：Dr. M. T. Padilla）

型を浸漬することによって，均等な厚みのメタルコーピング（フレームワーク）を作製しようと試みる．余剰のワックスをトリミングした後，歯頸部にワックスを追加してパターンにスプルーを付け，埋没・鋳造する．完成したら前装部ポーセレンを築盛する．この方法では，必ずといってよいほどポーセレンの厚さは不均一になり，ポーセレンが金属によって適切に支持されていないために，破折する可能性が増す（図19-2）．ポーセレンの厚さが一定になっていなければ，外観にも問題を生じる．最終的なクラウンのシェードはポーセレンの厚さに依存するためである[15]．予知性の高い成功を達成するためには，フレームワークを慎重に設計・作製しなければならない．

1. 具備すべき条件

固定性補綴物のフレームワークの設計は，治療計画立案の段階（3章参照）で考慮されるべきであり，特に複雑な治療においては，診断のための歯冠形成や診断用ワックスアップの段階でも評価する必要がある．陶材焼付鋳造冠やブリッジの作製にあたり，適切な形状のフレームワークを得るには，常に解剖学的なフルカントゥアで修復物のワックスアップを行い，ついで前装分として一定量をカットバックする以外に方法はない．これによってポーセレンの厚さが均一になり，適切な陶材－金属界面が得られ，良好な連結部の設計や最適な咬合接触が可能になる．

1　解剖学的形態のワックスアップ

主要な目的は，ほぼ均一な厚さのポーセレンを支持するコーピング（メタルフレーム）を得ることである．同時に，ブリッジの支台装置となる場合は，連結部の外形と位置が適切になるようにワックスアップしなければならない．さらに，修復物は補綴する歯の正常な解剖学的形態と同様でなければならない．陶材－金属界面において，陶材の厚さは少なくとも0.5mmはあるべきであり，ポーセレンが延長しすぎないようにフレームワークのマージンは明瞭に形づくるべきである（図19-3）．隣接する金属と陶材との移行部で急激な形態変化があってはならず，最終修復物は最適なエマージェンスプロファイルを備えている必要がある（18章参照）．

失敗を極力避けて，これらの基準を確実に満たす最も確かな方法は，修復物の最終的形態をワックスで形成することである（図19-4）．ワックスアッ

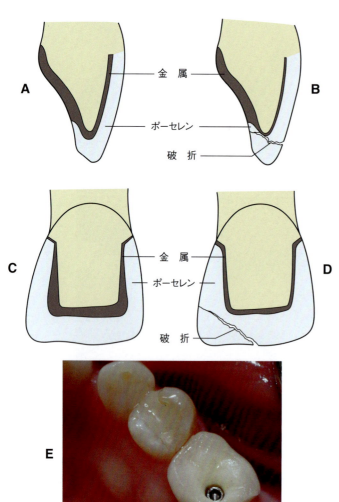

図19-2 陶材焼付鋳造冠の断面．A・C：解剖学的なフルカントゥアでワックスアップした後にカットバックすることによって，ポーセレンの理想的な厚さが得られる．B・D：不適切なフレームワークの設計では，インサイザルポーセレンに対する支持が不十分である．これによって破折を生じる可能性がある．E：このジルコニアフレームのインプラント支持クラウンでは，支持不足のため陶材が破折している．

プが完了したら，前装部分の境界を記して，均一な厚さのワックスを除去する．この方法を用いなければ，前述の目的の1つあるいはそれ以上がほぼ間違いなく達成できなくなり，フレームワークの形態は，最適な陶材の形状には適さないものとなる（図19-5）．

2 咬合の分析

陶材焼付鋳造冠のセントリックストップは，ポーセレンか金属のいずれの上に位置させてもよいが，陶材と金属の境界部から少なくとも1.5mm離さなければならない[16]．境界部に近いと，金属の変形のためにポーセレンが破折することがある（図19-6）．また，陶材-金属境界部ではできるかぎり滑走運動時の接触を与えないように注意しなければならない．これができないときには，機能接触が起こる

範囲内で陶材がしっかり支持されるようにフレームワークを変更しなければならない．

対顎に装着されている修復物がフレームワークの設計に影響を及ぼすことがある．鋳造冠と咬合する陶材冠は金合金を容易に摩耗させるので，必要に応じてフレームワークの設計を変更しなければならない．下顎に全部鋳造冠が装着されている場合は，それほど難しい問題は生じない．上顎の修復物の咬合面を金属で被覆し，頬側面だけを陶材で前装すればよい（図19-7）．しかし，上顎に全部鋳造冠が装着されている場合は，金属と陶材の接触を避けようとすれば，下顎の陶材焼付鋳造修復物の設計は制限を受ける（図19-8）．この場合，頬側面の前装部を頬側咬頭頂や関連するセントリックストップを含む位置まで延長しようとすると，対合する修復物と接触せざるをえない．ほとんどの患者では下顎後方

19章 陶材焼付鋳造冠のためのフレームワークの設計と金属の選択

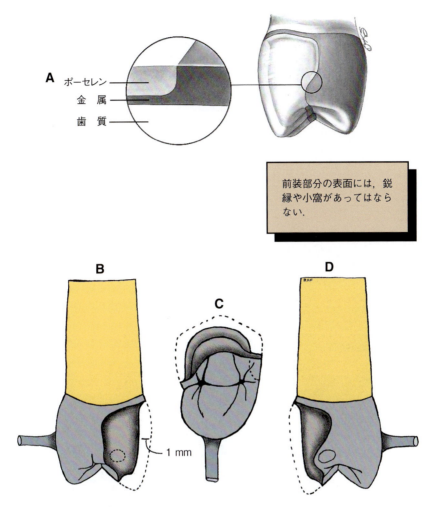

図19-3 A：メタルコーピングには，前装部を仕上げるために明瞭なマージンがなければならない．陶材と金属の境界部の位置は，隣在歯および対合歯と接触する材料によって変わる．B：ポーセレンで隣接面接触点を回復する場合のカットバック．C：金属で咬合接触させる場合の咬合面形態．D：金属で接触点を回復する場合の隣接面形態．（B〜Dの提供：Dr. R. Froemling）

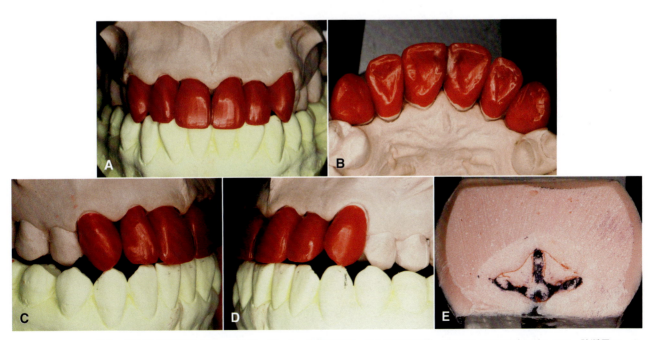

図19-4 A・B：前歯の陶材焼付鋳造冠のワックスアップ．C：右側方運動．D：左側方運動．E：アンテリアガイダンスは，診断用ワックスアップから作製されたカスタムアンテリアガイドテーブルを用いて決定する．

583

Part III 技工物の作製

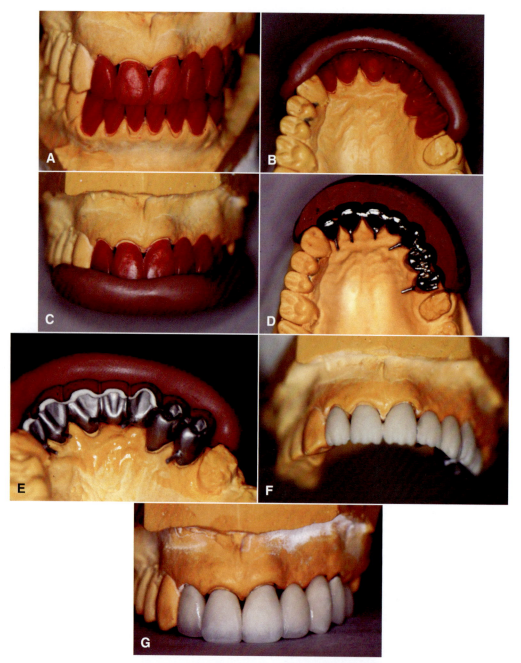

図19-5 解剖学的形態にワックスアップすることにより，予知性の高い審美的結果が確実に得られる．A：解剖学的形態のワックスパターン．B・C：切端および唇側のインデックスを用いて，均等にカットバックされていることを確認する．D：メタルコーピング．E：唇側のインデックスを陶材築盛時に再び使用する．F：陶材築盛．G：カントゥアを付与した後，修復物の臨床評価を行う．（提供：Dr. M. Chen）

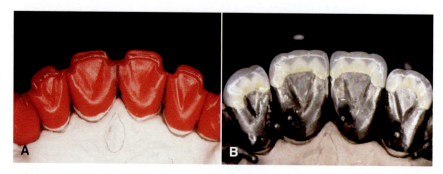

図19-6 A：陶材−金属境界部の位置は，咬合接触部に近く高い負荷がかかる部分を避けて，慎重に決めなければならない．B：解剖学的形態にワックスアップすることにより，陶材から金属へとなめらかに移行させることができる．

19章 陶材焼付鋳造冠のためのフレームワークの設計と金属の選択

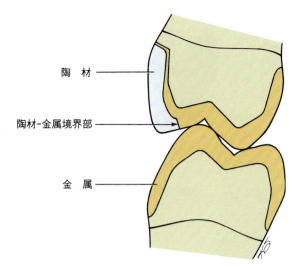

図19-7 陶材焼付鋳造冠の陶材部が，対顎に装着されている金合金修復物と対合しないように設計するべきである．上顎歯列では目に触れにくい舌側咬頭が接触するため，この点はほとんど問題とならない．

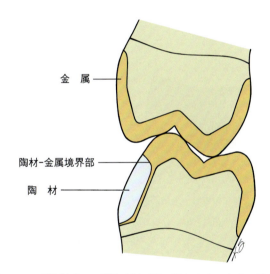

図19-8 下顎歯列では機能咬頭が目に触れやすいため，対合する金属冠と接触させないようにすれば，頰側に窓状にしか陶材で前装することができない．この場合，患者が審美的もしくは機能的に妥協できるかどうかの判断が必要である．

歯の頰側面は目につかないので，通常は全部鋳造冠にしたほうが保存的である．それ以外の部位（特に下顎の第一小臼歯）では頰側面前装が審美的に必要であり，対合する修復物の設計もそれに見合ったものにするべきである（図19-9）．

2. カットバック

解剖学的形態にワックスアップする際の基準は18章で述べた．本項では，前装部のカットバックに関して述べることにする．

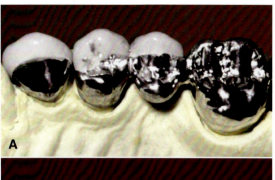
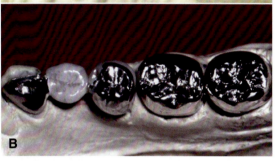

図19-9 A・B：接触する面同士が同一の材料になるように（金属には金属，ポーセレンにはポーセレンを対合させる），対合する修復物を注意深く設計しなければならない．

1 使用器材

- ブンゼンバーナー
- インレーワックス
- 布
- シャープペンシル
- ワックス分離剤
- 粉末ワックス
- ワックス用インスツルメント
- ナイロンストッキングと絹布
- カットバック用インスツルメント
- メス
- ディスコイドカーバー
- ワックス用ノコギリ
- ワックス用ブラシ

2 手順

① カットバックの設計

審美的・機能的な必要性によって前装面の設計が決まる．金属が見えないように，ポーセレン前装部は隣接面に十分に延長するべきである（特に歯頸側1/2）．正確な咬合関係を与えやすいため，機能的な咬合面は，可能な場合は常に金属とするほうがよ

Part III 技工物の作製

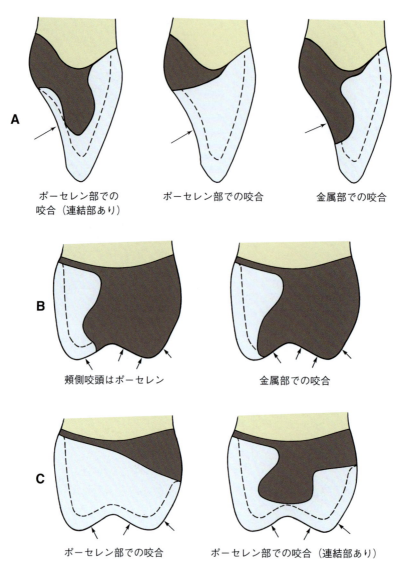

図 19-10 フレームワークの設計. 上顎切歯（A）と上顎臼歯（B）. カットバックは，金属とポーセレンの境界部が咬合接触点（矢印）から 1.5 mm 離れるように設計するべきである．C：咬合面をポーセレンで作製する場合のフレームワークの設計.

い（図 19-10）．しかし，審美的要求のためにポーセレン前装部を拡大しなければならないこともある（下顎頰側咬頭の近心斜面など）．前装部を拡大できる範囲は，主にセントリックストップの位置によって決まる．

① 隣接面接触点を金属とポーセレンの境界部に置いてはいけない．プラークが蓄積して隣在歯に齲蝕を生じる可能性がある．通常，良好な外観と清掃性を考慮して，隣接面接触点はポーセレン上に置く設計とするが，後方歯で隣接面部が目につきにくい場合は，より削除量の少ない形成にして，接触点を完全に金属上に置いてもよい（図 19-3 D）．

② カットバックする範囲が決まったら，鋭利な器具（探針やメスなど）を使ってポーセレンと金属の境界線を引く．

③ 粉末ワックスをワックスパターンに塗布し，咬合器を閉じてセントリックストップの位置を決定する．

④ 設計を検討し，金属の変形やポーセレンの破折を防ぐために，設定した境界部の位置が接触点から十分離れていること（1.5 mm）を確認する．

❷ パターンのカットバックのための溝入れ（トラフィング；troughing）

歯冠形成で削除量を示すためにガイドグルーブを用いるように，前装部から除去するワックスの量を一定にするためにデプスカット（トラフィング）を

19章 陶材焼付鋳造冠のためのフレームワークの設計と金属の選択

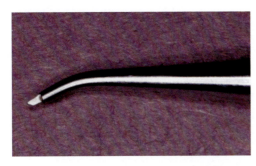

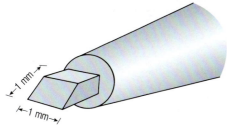

図 19-11　カットバック用インスツルメントは，古くなった手用器具から簡単につくることができる．

用いることができる．

⑤ 分離用ディスクを用いて古い手用器具や損傷した手用器具を修正し，カットバック用インスツルメントとして使えるようにする（図 19-11）[*1]．先端の刃部はストレートチゼルの先端に似た形にする．先端からちょうど1mmのところに平らなストッパーを設ける．

⑥ カットバックする範囲の周囲に，ワックスパターン表面に垂直になるようにデプスカットを加える．カットバックする範囲の大きさによって，垂直的水平的カットを加えてもよい．

⑦ メスや他のカービングインスツルメントを用いて，デプスカット間に島状に残ったワックスを除去する（図 19-12 A～E）．

③ 仕上げ

⑧ 大まかな除去を終えたら，前装面のワックスをなめらかに仕上げる．これにより，丸みをつけた形態になり金属の仕上げに要する時間が少なくなる．前装面に鋭角部があると，応力が集中して修復物の破折につながる可能性がある[17]．最初はこの重要性が正しく認識されないこともあるが，金属を仕上げるよりもワックスの段階で仕上げておくほうが，はるかに容易である．

⑨ ポーセレンと金属の界面を90°のバットジョイントに仕上げる（図 19-12 F～J）．マージンのワックスを再溶解するのは，通常のワックスパターンの場合と基本的に同じである（18章参照）．

⑩ 埋没の直前に，歯頸側カラー部（ワックスの再溶解により収縮した部分）を再び整える．変形のない完全な鋳造体を得るために，やや厚め（約 0.5 mm）にしておく（図 19-13）．唇側のマージンをカラーレスにする際は（24章参照），カラーをワックスアップし，金属になってからカットバックする方法を好む歯科技工士もいれば，最初からカラーレスの形態にワックスアップするやり方を好む歯科技工士もいる．この場合，もろいパターンを変形させないように注意が必要である．

④ 連結部の設計

⑪ 18章と27章に述べるように，連結部をワックスで仕上げる．連結部の形態と位置が適切であることが非常に重要である．陶材築盛の前または後に鑞付けを予定しているときは，パターンを細いノコギリで切断する．

⑫ 唇側面のみを前装する場合は，連結部は通常の修復物の場合と同様にする．切端や咬合面もポーセレン前装部に含まれる場合は，口腔清掃を妨げないために，連結部を歯頸部寄りに設定しないようにする（図 19-14）．歯頸部寄りの連結部はよくみられる誤りである．

⑤ ポンティック

⑬ 真空下でグレージングしたポーセレンは清潔に保ちやすいので，ポンティックの粘膜接触面は前装部の陶材を延長して覆うようにする（図 19-15）．

⑭ ワックスパターンの操作性と安定性を良くするために，ポンティックのカットバックは必ず最後に行うようにする（20章参照）．

[*1] トラフィングに適した製品が Hu-Friedy Manufacturing Co., Inc, Chicago, Illinois より市販されている．

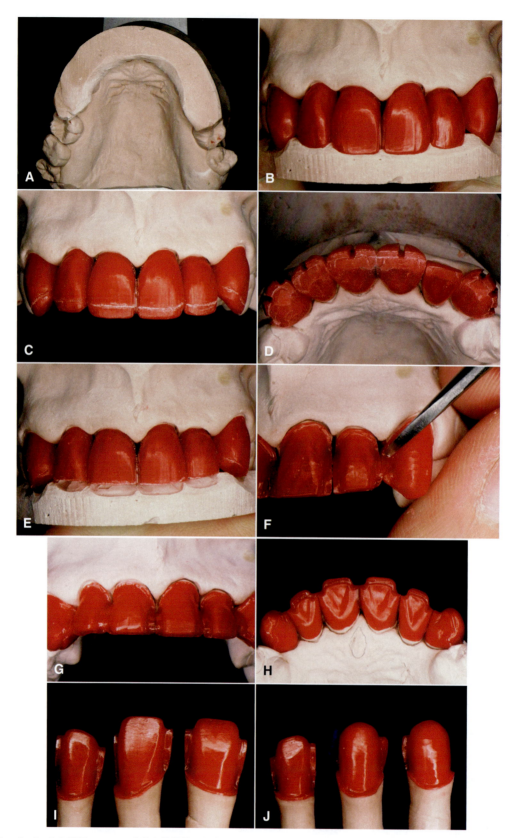

図19-12 カットバックの手順．A・B：広範な修復物の場合は，カットバックの評価とその後のポーセレン築盛をしやすくするためにマトリックス（インデックス）を作製するとよい．C：切端の形態に従ってカットバックすることが重要である．D：前装する部分にガイド用の溝を付与する（トラフィング）．E：溝の間に島状に残ったワックスを除去する．F：ポーセレンと金属の境界部は，明瞭なバットジョイントに形成する．G：正しく形成された隣接面形態に注意．これらのユニットは連結部を鑞付けしてつながることになる．H：カットバックを終えたところ．I・J：マージンを再溶解する前の状態．

19章　陶材焼付鋳造冠のためのフレームワークの設計と金属の選択

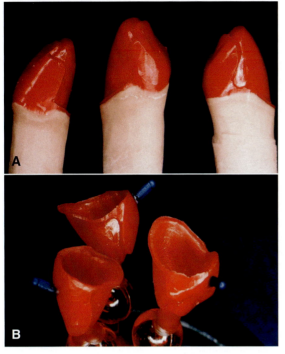

図 19-13　A：マージンを再溶解したところ．これにより，最も重要なマージン部でワックスパターンの良好な適合が得られる．
B：埋没前のパターン．

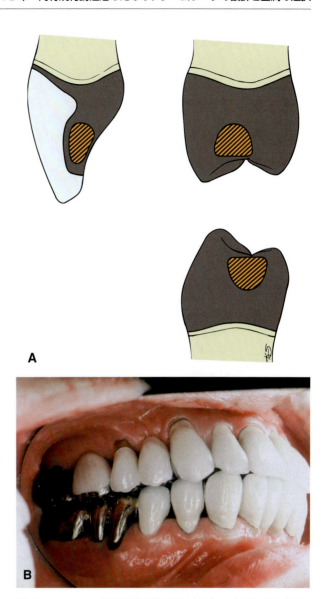

図 19-14　A・B：連結部は口腔清掃を妨げない位置に設定する．

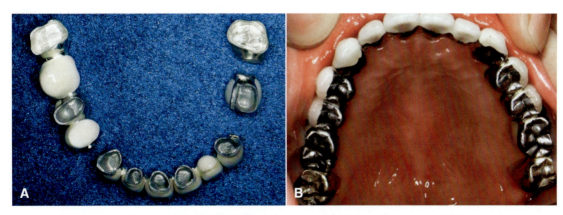

図 19-15　A・B：この広範な固定性補綴物のポンティック基底面は，ポーセレンで作製されている．

6　評　価

埋没の直前に，以下に述べる5つの基準を満たしていなければならない．

1. パターンは正常な解剖学的形態に従っている．セントリックストップの位置は，ポーセレンと金属の境界部から少なくとも1.5mm離れている．

589

2. 前装面と金属のフレームワークがなす角度は90°である．
3. 前装部の内面はなめらかで丸みを帯びている．
4. カラーの高さはワックスで約0.5mmとする．連結部は十分な大きさでありながら，隣接面部の軟組織を侵害しないように設定する．
5. 金属の仕上げ操作が最小限で済むように，パターンはなめらかにする．

3. 3Dプリンターを利用したフレームワークのパターン作製

現在では多くの歯科技工所において3Dプリンターにより陶材焼付鋳造冠のプラスチックパターンが作製されている（18章参照）[18]．その工程は3Dプリンターで家庭用品をつくる場合と類似している．歯科技工士は専用のソフトウェアを使用してフレームワーク設計のファイルを作成し，パターンは光造形法によって作製される（17章参照）．この技法の利点は，ポーセレンのスペースやその適切な支持がフレームワークの設計において正確に設定できることである．歯科医学系の学生はCAD/CAMシステムのほうを好むことが明らかになっている[19]．CAD/CAMシステムについては図19-16で解説する．

4. 金属の選択

William A. Brantley, Leon W. Laub（初版〜3版），Carl J. Drago（4版）

陶材焼付鋳造冠に利用できる合金の種類は非常に多く，歯科医師，歯科技工士ともに，合金を選択するにあたって当惑することも多い．鋳造用合金としては，貴金属と非貴金属があり，この2つのグループにはさまざまなタイプの合金が存在する．各タイプの合金には，価格が大きく異なることを含めて，おのおの長所と短所がある．臨床の成功は，患者のニーズに合わせて，予知性の高い結果をもたらす金属とポーセレンの組み合わせを選択することにかかっている．不適切な選択が，大きな失敗を招くことがある（図19-17）．鋳造用合金のパッケージに記載されているいろいろな性質を理解するために，こ

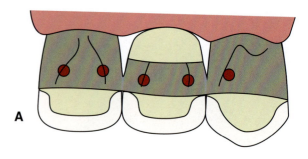
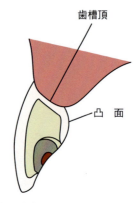

図19-16 側切歯の改良リッジラップ型ポンティックのカットバックの設計（20章参照）．A：カットバックの舌側面観．ポーセレンの厚みが均等となり，接触点（赤い部分）と陶材-金属境界部との距離が十分で，仕上げと清掃性のために歯頸側鼓形空隙へのアクセスができるように設計を行う．B：ポンティックの唇舌的横断面．組織と接触する部分はポーセレンである．また，陶材-金属境界部と連結部（濃色の部分），さらに咬合接触点（赤い部分）との位置関係に注意．

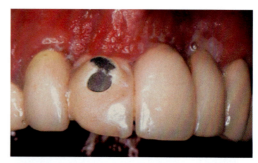

図19-17 不適切な材料選択を原因とする破損

れらの物理的特性の意味や臨床との関連について次に論述する．

1 陶材焼付用合金の機械的・物理的特性の歯科的な意味合い

臨床に大きくかかわる機械的特性としては，弾性率，降伏強さ（あるいは比例限界），硬さ，高温でのクリープ（歪み）がある．極限引張強さ（UTS），延性や靱性についても検討するべきであるが，これ

19章　陶材焼付鋳造冠のためのフレームワークの設計と金属の選択

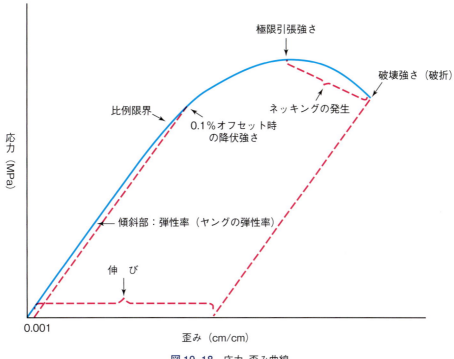

図19-18　応力-歪み曲線

らの特性は陶材焼付鋳造冠との関連性は低い．硬さ（および高温でのクリープ）を除いたこれらすべての機械的特性は，室温における引張試験で，合金の鋳造標本が破壊するまで負荷をかけたときの値により決定されている．使用する陶材と相性の良い合金を選択するにあたり，熱収縮の物理的特性はきわめて重要である．実用上の観点からすると，密度は，合金の選択に際しての経済性と，歯科技工所での鋳造工程の双方にとって重要な特性である．

❶ 弾性率

図19-18は，延性をもつ鋳造用合金に対して，破折に至る前の永久変形を引き起こすまでの引張応力-歪み曲線を示す．このグラフは，次の2つの部分から構成されている．①比例限界に至るまでの直線，すなわち弾性変形の領域で，ここでは応力と歪みは比例関係にある．②それに続く曲線の領域で，塑性もしくは永久変形を生じ，試料が破壊する点まで続く．弾性率（ヤング率ともいう）は，応力-歪み曲線の弾性領域の傾きをさす．弾性率は引張応力と圧縮応力の双方で同じ値を示す．具体的には，補綴物に曲げ応力が加わったときに，平衡軸（補綴物の対称軸）の両側の領域でそれぞれ反対方向に歪み

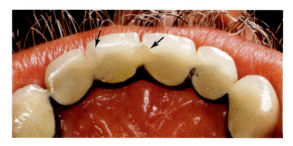

図19-19　ロングスパンのブリッジのメタルフレームが曲がったために，ポーセレンが破折した（矢印）．

が生じているときの状態である．弾性率の高い合金は，弾性変形に対して大きな硬さ（剛性）を有している．スパンの長い陶材前装ブリッジを作製する場合は，弾性率の高い合金を使用することが望ましい．補綴物がたやすく曲がれば脆性材料であるポーセレンが破折するためである（図19-19）．弾性率は応力／歪みの単位で表され，歯科用合金ではGpa[*2]で表示される．$1\,Pa=1\,N/m^2$という単位は，材料の弾性率を表すには小さすぎる．

❷ 比例限界と降伏強さ

標準的な応力試験では，合金の比例限界は応力-

[*2] ギガパスカル．$1\,GPa=10^9\,Pa=145{,}000\,psi$（ポンド／平方インチ）

表 19-1　合金分類の ISO 規格 22674：200620（関連部分の抜粋）

合金のタイプ	最小 0.2％降伏点（MPa）	最小伸び率（％）	使用例
タイプ 3	270	5	複数ユニットの固定性補綴物
タイプ 4	360	2	薄い前装冠，ロングスパンの固定性補綴物，横断面の小さい固定性補綴物，インプラント上部構造

注：合金の分類はメーカーが行うのが一般的で，6 つの分類がある．タイプ 0 と 1：負荷の小さい単冠修復用．タイプ 2：単冠修復（インレーあるいはクラウン）用．タイプ 5：部分床義歯，小さい断面のパーツ，クラスプ用．タイプ 5 合金に必要とされる最小ヤング係数は 150 GPa だが，タイプ 0〜4 には適用されない．

歪み曲線に直線を引いて（もしくはコンピュータソフトにより行われる），応力-歪み曲線の直線部分が曲線に変化し始める点の値で決定される．比例限界は多くの場合に弾性限界と同義であると考えられ，永久変形を生じるときの応力の値に相当する．しかしながら弾性限界値は，歪み測定器の感度によって大きく変化する．さらに応力-歪み曲線における比例限界の正確な位置を特定することは困難である．そのため，降伏強さ（オフセット降伏強さと呼ばれることもある）が使われることが多い．これは，わずかだが材料に一定量（0.1％か 0.2％）の永久変形（永久歪みの 0.001 倍もしくは 0.002 倍に相当する）を生じさせる応力の値である．歯科補綴領域で使用されている歯科用合金の現在の規格（ISO 22674）では[20]，降伏強さの代わりに耐力という用語が使われている．本章に関連するタイプ 3 とタイプ 4 の合金について表 19-1 に規格を抜粋して掲載した．降伏強さの単位はメガパスカル（MPa）である（1 MPa＝106 Pa＝145 psi）．図 19-18 に示したように，X 軸上の特定の歪み値（オフセット値）を起点として，応力-歪み曲線における最初の直線部分に平行な直線を引き，応力-歪み曲線の曲線部分との交点から降伏強さを求める．合金の加工硬化（応力-歪み曲線の曲線部分の傾き）に応じて，合金の 0.2％降伏強さは 0.1％降伏強さより高い値を示すことが多い．ISO 22674 では，歯科用合金においては各メーカーに対して 0.2％降伏強さを使用するように規定している．降伏強さは，しばしば歯科用合金の有効強さとよばれる．咬合力による応力は降伏強さを超えてはならず，降伏強さを超えると合金は永久変形を引き起こす．陶材焼付用合金の降伏強さは十分高い値であることが必要であるが，その値が高すぎると，歯科技工所ないしは歯科医院において，鋳造体の調整が困難になる．

❸ 硬　さ

歯科用合金のビッカース硬さ（VHN）は，通常，対称な正四角錐のダイヤモンド製圧子によって測定される．ビッカース硬さは，荷重と永久圧痕の表面積の比である．圧痕の表面積は，対角線の長さの平均の二乗に，圧子の形状に関する定数を乗じて求める[21]．ヌープ硬さ（KHN）は，菱形角錐のダイヤモンド製圧子による圧痕で測定され，歯科用合金にもときどき利用されている．ヌープ硬さは，菱形状圧痕の長いほうの対角線の長さのみを測定し，荷重を圧痕の投影面積で除して求める．これは，短いほうの対角線は圧子の荷重を除去した後に弾性回復を起こしやすいためである[21]．硬い合金ほど圧痕が小さく，ビッカース硬さおよびヌープ硬さの数値は大きい．この 2 つの硬さ試験の換算表が入手可能だが，合金の種類によって換算が異なるので，使用にあたっては注意が必要である．ビッカース硬さやヌープ硬さは微小硬さを測定する尺度であるが，一方，昔のブリネル試験やロックウェル試験はもっと大きな圧子を使用し，マクロ硬さを測定する試験である．合金のビッカース硬さを測定しようとするとき，合金の微細構造についての知識は必須である．歯科用合金に対して 1 kg（49 N）の試験圧を用いると，その合金の微細構造の全般的な硬さについての情報が得られる．それに対し，軽い試験圧（たとえば，0.5 N）では，合金の粒子や構成要素あるいは合金層の硬さに関する情報を得ることができる．硬さは実用上重要な特性である．というのは，硬さが非常に大きいと，歯科技工所において鋳造体の仕上

げが困難になるからである．合金のビッカース硬さやヌープ硬さがエナメル質の硬さ（約350）を上回ると，対合歯の咬耗を引き起こす．しかしながら，ISO 2267では硬さの数値を規定していない[20]．

④ 高温でのクリープと歪み

陶材焼成のサイクルにおいて，鋳造体は高温により寸法変化を起こす．これらの変化は，たとえばいくつかの冶金学的機序によるバルククリープや，鋳造工程に起因する残留応力が解放される結果として起こる合金の歪み，合金の酸化など，多くの原因により起こる．特に酸化は，外部酸化物層の形成に加えて，酸化物析出粒子の形成を伴う内部（バルクおよび結晶粒界）酸化を受ける高パラジウム合金等の合金においては，大きな影響を及ぼす．陶材の接着過程で合金に生じる寸法変化の測定は時間のかかる作業だが，ある種の合金によってつくられた鋳造体の臨床的な適合について懸念が表明されている．にもかかわらず，経験豊富な歯科技工所では，技術的調整をすることによりほとんどのケースで良い結果が得られている．

⑤ 極限引張強さ

極限引張強さ（いわゆる引張強さ，もしくは単に強さ）は，応力–歪み曲線上の最大値（図19-18）であり，破壊に至ることなく合金に加えることのできる最大応力を表す．極限引張強さの単位はメガパスカル（MPa）である．鋳造用合金の引張試験では，2つのタイプの応力–歪み曲線が観察される．延性の高い合金は，極限引張強さと破壊強さの間に合金の中央部分の断面積が急速に小さくなるネッキングを生じる．このとき，変形中の各瞬間の断面積に対する真応力は増加しているが，その応力を負荷するのに要する荷重そのものは減少し，永久歪みは増大している（図19-18）．延性の低い他の合金は，ネッキング効果は小さく，降伏強さを超えて極限引張強さで破壊を生じるまで応力は増加する．修復物に対する臨床的な条件のもとでは永久変形に至るような応力が生じることはないので，極限引張強さは陶材用合金では実用上の重要性は低い．にもかかわらず，この特性は，歪みゲージによって試料の伸びを計測する必要がないので測定が容易であり，メーカーもよく極限引張強さを利用している．

⑥ 伸び百分率

金属の試験標本を破壊する過程で，延性すなわち永久変形し続ける能力は，2つの方法（伸び百分率と，破断面の面積の減少）で測定される．歯科用合金鋳造体では，延性は破断した両片を合わせてみて，最初の長さから何％の永久変形の伸びを生じたかによって測定される．このような測定法をとる理由は，鋳造体は通常，多孔質な部分で斜めに破断するので，破断面の面積の減少を測定できるような正確な破断面が得られにくいからである．2つの破断片を精密に位置づけることは難しく，また元の長さの位置をどこからどこまでと規定することも容易ではないので，伸び百分率を1％以内の誤差で決定することは相当困難な仕事であるが，文献などでは0.1％以内の誤差で使用されている例もある．理論的には伸び百分率（単に伸び率と呼ばれることも多い）は，応力–歪み試験において，破断まで連続して測定する伸び計測器を試料に装着しておけば算出することができる．しかしながら，歯科用材料の実験でこの種の伸び計測器を使用できる機会はほとんどない．通常，現在陶材前装に使用される鋳造用合金の伸び百分率は10％を超えている（表19-2）ので，図19-18では応力–歪み曲線のうち，より重要な弾性領域を強調している．表19-2にある合金の応力–歪み曲線では，歪みを示す横軸上で弾性歪みより永久歪みの範囲のほうがずっと広いことが示されるはずである．伸び百分率の大きい合金の応力–歪み曲線のわかりやすい例は，Asgarらによる著名な論文に掲載されている[22]．鋳造修復物における調整のしやすさという点を考慮すると，降伏強さと伸び百分率の両方が重要であることを銘記すべきである[23]．降伏強さの大きい合金は，伸び百分率が大きくてもハンドバーニッシュはできない．

⑦ 靱　性

靱性とは，応力–歪み曲線の下の全面積に相当す

表19-2 ポーセレン前装用合金〔高貴金属合金・貴金属合金・非貴金属合金〕（つづく）

1. 高貴金属合金

①金-白金-パラジウム（Au-Pt-Pd）合金

特性	Jelenko O (JELENKO/ARGEN)	Image 2 (DENTSPLY)	Y (Ivoclar Vivadent)	Argedent Y86 (Argen)
組成（重量%）	金87.4 白金4.5 パラジウム5.9 銀1.0 スズ，インジウム，イリジウム，鉄＜1	金84.5 白金6.9 パラジウム5.0 銀1.0 その他，インジウム，鉄，亜鉛，レニウム	金84.0 白金7.1 パラジウム5.7 銀1.5 スズ，インジウム，レニウム，鉄，リチウム＜1	金86 白金10 パラジウム1.9 インジウム2 イリジウム＜1
降伏強さ（MPa）	401（S），448（H）	671（AF）	435（AF）	405（S），469（H）
弾性率（GPa）	97	－	81	76
引張強さ（MPa）	438（S），490（H）	－	－	475（S），530（H）
伸び（%）	9（S），5（H）	7（AF）	10（AF）	12（S），9（H）
ビッカース硬さ	150（AF），185（H）	230（AF）	170（AF）	160（AF），195（H）
密度（g/cm³）	18.5	18.0	17.4	18.4

②金-パラジウム-銀（Au-Pd-Ag）合金

特性	Cameo (JELENKO/ARGEN)	Veritas (DENTSPLY)	W-2 (Ivoclar Vivadent)	Argedent 52 (Argen)
組成（重量%）	金52.5 パラジウム26.9 銀16.0 インジウム2.5 スズ2.0 ルテニウム＜1	金40.0 パラジウム45.0 銀4.9 その他，スズ，亜鉛，インジウム，レニウム	金44.8 パラジウム40.5 銀5.9 インジウム3.3 スズ2.2 ガリウム1.8 ルテニウム，レニウム，アルミニウム，ケイ素，ホウ素，ニッケル，リチウム＜1	金52.5 パラジウム26.9 銀16 インジウム2.5 スズ2 ルテニウム＜1
降伏強さ（MPa）	540（S），586（H）	425（AF）	540（AF）	540（S），586（H）
弾性率（GPa）	118	－	113	118
引張強さ（MPa）	642（S），690（H）	－	－	642（S），690（H）
伸び（%）	12（S），10（H）	40（AF）	20（AF）	12（S），10（H）
ビッカース硬さ	200（AF），225（H）	232（AF）	205（AF）	200（AF），225（H）
密度（g/cm³）	14.2	13.0	13.4	14.2

③金-パラジウム（Au-Pd）合金

特性	Olympia (JELENKO/ARGEN)	Eclipse (DENTSPLY)	W-3 (Ivoclar Vivadent)	Argedent 65SF (Argen)
組成（重量%）	金51.5 パラジウム38.4 インジウム8.5 ガリウム1.5 ルテニウム＜1	金52.0 パラジウム37.5 その他，亜鉛，スズ，インジウム，レニウム	金48.7 パラジウム39.6 インジウム10.6 スズ，ガリウム，ルテニウム，レニウム，ホウ素，リチウム＜1	金65 パラジウム26 インジウム8.7 ガリウム，ルテニウム＜1
降伏強さ（MPa）	550（S）	575（AF）	495（AF）	550（S）
弾性率（GPa）	124	－	128	121
引張強さ（MPa）	790（S）	－	－	690（S）
伸び（%）	30（S）	23（AF）	17（AF）	15（S）
ビッカース硬さ	250（AF）	254（AF）	225（AF）	250（AF）
密度（g/cm³）	14.4	13.8	13.8	15.2

19章　陶材焼付鋳造冠のためのフレームワークの設計と金属の選択

表19-2　（つづき）

2. 貴金属合金					
①パラジウム-銀（Pd-Ag）合金					
特性	Jelstar （JELENKO/ARGEN）	Applause （DENTSPLY）	W-1 （Ivoclar Vivadent）	Argelite 55 （Argen）	Argistar Yellow LF （Argen）
組成 （重量％）	パラジウム 59.9 銀 28.0 スズ 6.0 インジウム 6.0 ルテニウム＜1	パラジウム 54.9 銀 35.0 その他，スズ，亜鉛，イリジウム	パラジウム 53.3 銀 37.7 スズ 8.5 インジウム，ルテニウム，リチウム＜1	パラジウム 55 銀 34 インジウム 6 スズ 3 亜鉛 1 ガリウム，ルテニウム＜1	パラジウム 40 銀 24.8 インジウム 32 金 2 亜鉛 1 イリジウム＜1
降伏強さ（MPa）	462（S）	590（AF）	450（AF）	400（S），724（H）	271（S）
弾性率（GPa）	137	―	114	125	64
引張強さ（MPa）	648（S）	―	―	641（S），966（H）	―
伸び（％）	20（S）	11（AF）	11（AF）	38（S），10（H）	5（S）
ビッカース硬さ	190（AF）	240（AF）	240（AF）	170（AF），330（H）	180（AF）
密度（g/cm³）	11.4	10.8	11.1	11.1	10.6
②パラジウム-銅-ガリウム（Pd-Cu-Ga）合金					
特性	Liberty （JELENKO/ARGEN）	Option （DENTSPLY）		Spartan Plus （Ivoclar Vivadent）	Argelite 76SF+ （Argen）
組成 （重量％）	パラジウム 75.9 銅 10.0 ガリウム 5.5 スズ 6.0 金 2.0 ルテニウム＜1	パラジウム 78.9 銅 10.0 金 2.0 その他，ガリウム*，イリジウム，ホウ素		パラジウム 78.8 銅 10.0 ガリウム 9.0 金 2.0 リチウム，ゲルマニウム，イリジウム＜1	パラジウム 75.7 銅 7.5 ガリウム 6.3 インジウム 8 金 1.8 ホウ素，ルテニウム，スズ＜1
降伏強さ（MPa）	689（S）	900（AF）		795（AF）	1,005（S），1,103（H）
弾性率（GPa）	138	―		97	130
引張強さ（MPa）	999（S）	―		―	1,201（S），1,310（H）
伸び（％）	20（S）	23（AF）		20（AF）	19（S），16（H）
ビッカース硬さ	345（AF）	425（AF）		310（AF）	290（AF），315（H）
密度（g/cm³）	10.7	10.6		10.7	11.2
③パラジウム-ガリウム（Pd-Ga）合金					
特性	Legacy （JELENKO）		Protocol （Ivoclar Vivadent）		Argelite 80＋5 （Argen）
組成 （重量％）	パラジウム 85.1 ガリウム 10.0 インジウム 1.2 金 2.0 ルテニウム＜1		パラジウム 75.2 ガリウム 6.0 インジウム 6.0 金 6.0 銀 6.5 ルテニウム，リチウム＜1		パラジウム 79.9 ガリウム 6.3 インジウム 6.5 金 4.8 銀 1.8 ルテニウム，亜鉛＜1
降伏強さ（MPa）	634（S）		500（AF）		585（S）
弾性率（GPa）	117		103		120
極限引張強さ（MPa）	793（S）		―		815（S）
伸び（％）	18（S）		34（AF）		33（S）
ビッカース硬さ	265（AF）		235（AF）		260（AF）
密度（g/cm³）	11.4		11.0		11.5

表 19-2 （つづき）

	3. 非貴金属合金		
	①ニッケル-クロム（Ni-Cr）合金		
特性	Argeloy N.P. （Argen）	Argeloy N.P. （Be-Free）（Argen）	4ALL （Ivoclar Vivadent）
組成 （重量%）	ニッケル 76 クロム 14 モリブデン 6 アルミニウム 2 ベリリウム 1.8 炭素，ケイ素，鉄＜1	ニッケル 54 クロム 22 モリブデン 9 鉄 4 ニオブ 4 タンタル 4 炭素，ケイ素，アルミニウム＜1	ニッケル 61.4 クロム 25.7 モリブデン 11.0 ケイ素 1.5 マンガン，アルミニウム，炭素＜1
降伏強さ（MPa）	552（S）	360（S）	375（AF）
弾性率（GPa）	192	160	200
引張強さ（MPa）	1,138（H）	580（S）	―
伸び（%）	12（S）	6（S）	12（AF）
ビッカース硬さ	240（AF）	240（AF）	235（AF）
密度（g/cm^3）	7.8	8.6	8.4
	②コバルト-クロム（Co-Cr）合金		
特性	Genesis II （JELENKO）	Argeloy N.P. Special （Argen）	D. SIGN 30 （Ivoclar Vivadent）
組成 （重量%）	コバルト 52.6 クロム 27.5 タングステン 12.0 ルテニウム 2.5 ガリウム 2.5 鉄 1.0 銅 1.0 ケイ素，ニオブ，タンタル＜1	コバルト 59.5 クロム 31.5 モリブデン 5 ケイ素 2 ホウ素，鉄，マンガン＜1	コバルト 60.2 クロム 30.1 ガリウム 3.9 ニオブ 3.2 モリブデン，ケイ素，ホウ素，鉄，アルミニウム，リチウム＜1
降伏強さ（MPa）	517（S）	710（S）	520（AF）
弾性率（GPa）	172	280	234
極限引張強さ（MPa）	765（H）	765（S）	―
伸び（%）	15（S）	5（S）	6（AF）
ビッカース硬さ	325（AF）	430（AF）	385（AF）
密度（g/cm^3）	8.8	8.8	7.8

注：合金組成の情報および機械的特性の数値はメーカーのウェブサイトから得た．AF はポーセレン焼成後，H はファーネス内での硬化熱処理後，S は焼き入れによる軟化処理後を示す．降伏強さは，0.2%オフセット降伏強さの値である 20．―はメーカーから機械的特性の値が公表されていないことを示す．
Jelenko の合金に関する情報は，http://www.jelenko.com で入手可能である．2006 年 2 月，Jelenko は Argen Corporation（http://www.argen.com）に吸収合併された．
Dentsply Prosthetics（http://prosthetics.dentsply.com/fixed）は，以前の Ney の合金を現在販売している．
Ivoclar Vivadent（www.ivoclarvivadent.us.com）は，以前の Williams/Ivoclar の合金を現在販売している．
＊Option のガリウム含有量は Dentsply Prosthetics のウェブサイトに示されていないが，Carr and Brantley[29] より約 9%であることがわかっている．

るが，以前は鋳造用合金の重要な特性と考えられていた．しかしながら，降伏強さを超えない応力に注目するならば，靭性はいままでのように注意を払う必要はない．靭性とは，合金を破壊するのに必要となる単位体積当たりのエネルギーを表し，単位はMPa（応力×歪み）である．加工硬化が大きくなくて延性に富む合金では，靭性はほぼ極限引張強さ×伸びに等しい．応力-歪み曲線から靭性を決定するのは研究目的であり，メーカーはこの特性については言及していない．

⑧ 熱膨張／熱収縮

熱膨張係数は，歯科用陶材と結合する合金にとって重要な特性である．陶材のガラス転移点は冷却速度と製品によって異なるが，約500～700℃である[24-26]．この温度では陶材は粘性を失い，熱による内部応力を解放することができないので，これより低い温度における合金の熱膨張係数は，陶材の係数との差が約 0.5×10^{-6}/℃ の範囲内でなければならない．熱収縮係数（α）は一般的には熱膨張係数と同じであるとされるが，陶材が室温において好ましい残留圧縮応力下にある金属では，若干高い値を示すであろう．通常，金属では $13.5 \sim 14.5 \times 10^{-6}$/℃，陶材では $13.0 \sim 14.0 \times 10^{-6}$/℃ の範囲であり，陶材の加熱／冷却速度の影響を受ける[27]．

⑨ 密　度

密度は，質量の容積に対する比率である．比重とは，物質の密度の水の密度に対する比率である．重要なタイプの貴金属および非貴金属鋳造用合金の密度を表19-2に示す．金含有量の多い合金は，金含有量の少ない合金やパラジウム合金，非貴金属鋳造用合金に比べて密度が高い．これは，金の密度（$19.38\,g/cm^3$）がパラジウム（$12.0\,g/cm^3$）やニッケル（$8.9\,g/cm^3$），コバルト（$8.8\,g/cm^3$）より高いからである．これらの金属の密度の違いから，以下の2つについて注意が必要である．第一は，同じ大きさで同じ形状の鋳造修復物であれば，密度の低い合金を使用すれば金属量は少なくて済む．つまり，金属の単価と密度の差を考慮すると，修復物の金属代には相当な差が生じる．第二に，低密度合金において必要な鋳造圧を得るためには，遠心鋳造機のバネの巻き数を増やす必要がある．

2 利用可能な合金

歯科鋳造用合金の名称は，混乱を生じやすい．耐蝕性の機序に準じた貴金属合金，非貴金属合金という分類が一般的である．金やパラジウムの含有量の多い貴金属合金は，金およびパラジウムの原子そのものが室温で安定した酸化物を形成しないという特性を有するがゆえに耐蝕性を獲得している．これとは対照的に，一般的な非貴金属合金ではニッケルやコバルトが主成分であり，クロムを含んでいるので金属表面は急速に酸化されて酸化クロムの膜を形成し（不動態化），酸素の分散を阻止して，内部の金属の腐蝕を防止している．チタンおよびチタン合金も急速に酸化され，チタン酸化物の被膜を形成することにより耐蝕性を獲得している．

歴史的には，プレシャス，セミプレシャス，ノンプレシャスという用語が歯科用合金に対して用いられてきた．プレシャス，セミプレシャス合金は通常，銀の含有量が多く，パラジウムの含有量も若干多く，金の含有量は少ない組成になっている．銀は，口腔内の環境では貴金属とはいえないが，パラジウムを加えることで貴金属的特性を示す．プレシャス，セミプレシャス，ノンプレシャスという用語は価格に基づいた分類であり，合金の電気化学的特性に基づいた貴金属，非貴金属という分類のほうが好ましい．

歯科用合金に使用される主な貴金属は，金，白金，パラジウムである（その他の貴金属としてはイリジウム，ルテニウム，ロジウム，オスミウムがある）．歯科用合金における金・白金・パラジウムの合計含有率は，合金の貴金属含有率として表示される．イリジウム（重量比1％以下）は金合金の，またルテニウム（重量比約1％まで）はパラジウム合金の結晶微細化剤として使用されている．初期の陶材焼付鋳造用合金（たとえば表19-2のJelenko O）には，重量比98％の貴金属が含有されていた．1970年代に金の市場価格が急騰したため，金含有

表19-3 固定性補綴物に使用される合金の分類（米国歯科医師会による改訂版）

分類	要件
高貴金属合金	貴金属の含有量が60％以上（金＋白金族元素*）かつ金の含有量が40％以上
チタンおよびチタン合金	チタンの含有量が85％以上
貴金属合金	貴金属の含有量が25％以上（金＋白金族元素）
非貴金属合金	貴金属の含有量が25％未満（金＋白金族元素）

*白金族元素：白金，パラジウム，ロジウム，イリジウム，オスミウム，ルテニウムの総称

量の低い合金（重量比約85〜50％）や非貴金属合金を固定性補綴物に使用する傾向が加速した[28]．1980年代には高パラジウム合金が開発され，金合金の安価な代用品として普及した[29, *3]．

米国歯科医師会は学術委員会の報告[30]を受けて，固定性補綴物に使用される合金の分類[31]を改訂した（表19-3）．改訂版では4つめのグループとしてチタンとチタン合金が追加されている．この分類は金，貴金属，チタンの含有量に基づいており，重要な意味をもつことも多い他の合金成分については無視しているので，力学的特性，臨床的な実用性，生体親和性に関する一般的な記述は，表19-3の4つのグループ内での比較においても，いっさいなされていない．何百という合金が市販されており，おのおのの特性，安全性，有効性を明確にするための適切な試験が必要である．しかし，この大きな分類から合金をさらに細分類できれば，ある程度正確な合金分類の体系化も可能であろう．これについては次の項目で論述したい．

1 高貴金属合金

高貴金属合金とは重量比で60％以上の貴金属成分を含み，かつ40％以上の金を含むものをいう．このクラスには金-白金-パラジウム合金，金-パラジウム-銀合金，金-パラジウム合金の3種類の系列がある．表19-2に代表的な製品の機械的・物理的特性と密度を示す．

1）金-白金-パラジウム（Au-Pt-Pd）合金

先に述べたように，これらの合金は歯科用陶材と結合させるために調製された最初の鋳造用合金である．全部鋳造冠修復に使用する高貴金属合金の強度を増すために従来使用されてきた銅は，陶材の色に悪影響を与えることを懸念して，陶材用合金には含まれていない．その代わりこれらの合金は，鉄-白金の金属間化合物の析出によって強度を得ている[32]．ポーセレンとの結合は，鉄の作用に加え，合金に含まれるスズとインジウムにより達成される．ポーセレン焼成サイクルの最初の合金酸化過程において，スズとインジウムは（鉄の一部も）合金表面に分散し酸化される．その後，この酸化層は歯科用陶材と化学的に結合する（24章参照）．これらの合金は優れた耐蝕性を有するものの，陶材焼成過程で寸法変化を生じやすい．したがって，多数ユニットの固定性補綴物には適さない．

2）金-パラジウム-銀（Au-Pd-Ag）合金

1970年代によく用いられるようになった最初の金含有量の低い代替合金である．白金は含まない．金含有量は約50％に抑え，その分パラジウムと銀を増やしている[33, 34]．それぞれに固溶体を形成する主要3元素（金，パラジウム，銀）の原子の大きさが異なることから固溶硬化が起こり，合金の強度がやや改善されている．スズまたはインジウムによりさらに固溶硬化が起こると考えられ，ポーセレンとの結合のための被酸化性元素として添加された．これら元素の析出物により，さらに固溶硬化が起こる可能性がある．この合金は機械的特性とポーセレン

---

*3 2015年4月，金の価格が1トロイオンスあたり約1,200ドルであるのに対し，パラジウムは約770ドルだった．2006年1月，金の価格1トロイオンスあたり約555ドルに対し，パラジウムは約275ドルだった．1977年1月にパラジウムの価格は1オンスあたり120ドルだったが，2001年1月までに1オンスあたり約1,000ドルに上昇し，その後は下落しはじめた．これに付随して歯科用パラジウム合金の価格が急騰し，合金選択において当時の歯科医師や歯科技工業界に多くの問題を引き起こした．2005年以降の金の大幅な価格変動により，固定性補綴における代替の安価な合金と新しい歯科技工的手法に関して，再び関心が高まっている．

接着性に優れるが，一部の金-パラジウム-銀合金とポーセレンの組合せにおいて緑色の変色（銀原子がポーセレン内に拡散したために起こる）が報告されている[35]．これはポーセレンがナトリウムを多く含むため，またはポーセレン中の金属イオンが比較的大きいためであると考えられる．変色域は削り取ることができるが，これによって余分な手順が増える．また，焼成中にポーセレンファーネス内に発生する銀の蒸気もマッフルを汚染することがある．そのため，カーボンブロックを用いてポーセレンファーネスを定期的に清掃する必要がある．緑色の変色は，ナトリウムイオンの代わりにカリウムイオンを入れることによって陶材の組成を変えると，完全に防ぐことができる．カリウムイオンほうが大きいので，銀原子がポーセレンの間に拡散するのを妨げるからである．

3）金-パラジウム（Au-Pd）合金

銀を含まない金パラジウム合金は，1970年代後半に登場して広く使用されるようになった．合金の強化は，固溶硬化と微細構造析出物により達成される．これらの合金の硬度（強さと関連があると考えられている）は，ポーセレン焼成範囲の熱処理温度とは無関係であり[34]，この点で金-パラジウム-銀合金とは異なる．金-パラジウム合金は，優れた機械的特性，高温クリープ現象[36]，ポーセレンとの結合を示し[37]，金-パラジウム-銀合金でみられる緑色の変色は生じない．

4）考　察

表19-2に示されたデータによると，金-パラジウム-銀合金と金-パラジウム合金は，金-白金-パラジウム合金に比較して一般に降伏強さと弾性率は大きいが密度は低い．このことは，金-パラジウム-銀合金や金-パラジウム合金を使って作製した修復物は，金-白金-パラジウム合金で作製した修復物よりも咀嚼力に対して抵抗性があり，曲げ変形が小さいことを意味する．また，同量の材料で多くの修復物が作製でき，経済的にも有利である．金-パラジウム-銀合金において変色の問題を避けるには，適切なポーセレンの選択が不可欠である．

❷ 貴金属合金

貴金属合金は重量比25％以上の貴金属を含むが，金含有量についての規定はなく，パラジウムを基本組成としている．このクラスには開発された順にパラジウム-銀合金，パラジウム-銅-ガリウム合金，パラジウム-ガリウム合金の3つの系列がある．表19-2に代表的な製品の機械的・物理的特性と密度を示す．

1）パラジウム-銀（Pd-Ag）合金

この合金は1970年代に登場して以来使用されており，その間メーカーは金含有量をさらに減らし（重量比0～2％），パラジウムと銀の含有量をそのぶん増やしてきた[38]．金含有量が少なくパラジウムの含有量が多いことによって，特性はほとんど影響を受けないが，費用が安くなり第三者機関への支払いは容易となる．前述したように，銀はパラジウムの存在下では貴金属的特性を示し，耐蝕性の向上に有効である．銀の含有量が高いので（重量比約30～35％），これらの合金は"セミプレシャス"と呼ばれることがあるが，この用語は適切ではない．金-パラジウム-銀合金および金-パラジウム合金と比較すると，パラジウム-銀合金は降伏強さと弾性率は同等であり，密度ははるかに小さい．銀の含有量が高いので，陶材の選択を注意深く行わないと，固定性修復物の作製過程において陶材の緑変やファーネスの汚染が生じる可能性がある．それでもパラジウム-銀合金は，安価な非貴金属合金系列と高価な高貴金属合金系列の間の折衷策として，頻繁に選択されている．一般的なパラジウム-銀合金の詳細な微細構造に関する報告によると，これらの合金は時効硬化が可能であり，鋳巣が少ないのですぐれた疲労挙動を示すとされている[39-41]．

Argenが開発した画期的な合金として，新しいパラジウム-銀-インジウム（Pd-Ag-In）合金が低溶融・高熱膨張陶材のために導入されている．この合金（Argistar Yellow LF）は重量比2％の金しか含まないにもかかわらず，審美的な金色の色調を示す．表19-2にも各特性が記載されているが，降伏強さ，伸び，弾性率は，表中の一般的なパラジウム-銀合金よりも低い．薄い金色の色調は合金の組成

として含まれるインジウムとパラジウムによるものである．パラジウムとインジウムの含有量が比較的多いパラジウム-銀合金の冶金学的特性から[42]，パラジウムとインジウムの金属間化合物がこの合金の機械的特性と色調に関してきわめて重要な役割を果たしていることが示唆されている．

2) パラジウム-銅-ガリウム（Pd-Cu-Ga）合金

パラジウム-銅-ガリウム合金は重量比で70%以上のパラジウムを含有するが，金含有量の多い合金の経済的な代用合金として1980年代初めに開発された[29]．パラジウムの融点（1,555℃）は金（1,064℃）よりもずっと高く，ガリウムの融点は30℃である．ガリウムをパラジウムに添加することにより，パラジウム含有量の多い合金でありながら，高貴金属合金に対して培われてきたのと同じ歯科技工技術を用いて，合金の融解，鋳造が可能である．高パラジウム合金を融解するためには多孔ブローパイプが必要であり，合金ごとに専用の陶製るつぼを使用することが望ましい[29]．炭素を含有する埋没材は使用してはならない．これらの合金に炭素が少しでも混入すると，陶材との結合強度が低下するからである[43]．パラジウム-銅-ガリウム合金の鋳造精度は高貴属合金と同等と考えられている[44]．

いくつかのパラジウム-銅-ガリウム合金の機械的特性を測定した結果[45,46]では，降伏強さ，弾性率，伸び百分率の測定値は表19-2の値と異なっていた．このことは，引張試験に使用する鋳造試験標本は，作製技術のレベルにより影響を受けやすいことを意味する．上顎切歯のコーピングを模したパラジウム-銅-ガリウム合金鋳造体には表面付近に共晶構造が存在した[29]が，引張試験に用いられる直径3mmの鋳造体では，この共晶構造はなかった[46]．パラジウム-銅-ガリウム合金のなかには硬さがエナメル質と同等，もしくは上回るものが存在し，これらの合金の鋳造体は，歯科技工所において仕上げ研磨が困難な場合がある．さらにはチェアサイドで患者の口腔内で調整する際に支障をきたすこともある．しかしながらスズの代わりにインジウムを加えると，パラジウム-銅-ガリウム合金の硬さはかなり低くなる（ビッカース硬さ＝270）[47]．これらの合金はすべて，パラジウムの結晶構造の中に他の元素を固溶体として共存させることにより，硬さが大幅に上昇している．最も高い硬さを示すパラジウム-銅-ガリウム合金（ビッカース硬さ＞300）は，Pd_5Ga_2に近い成分で形成された硬い微粒子の境界相を有する[47]．

走査電子顕微鏡を使った研究によると，代表的な高パラジウム合金（パラジウム-銅-ガリウム合金とパラジウム-ガリウム合金の両方）には，サブミクロンレベルにおいて同様の超微細構造が存在することが示唆され，ツイード構造と命名されている[48,49]．X線回折分析によると，酸化されたパラジウム-銅-ガリウム合金では複雑な酸化領域が内部に存在し，最大で5つの異なる酸化物相を示すことも知られている[50]．ポーセレンファーネスの環境下で形成される銅，ガリウム，スズ，インジウム，さらにはパラジウムの酸化物は，その後に室温の酸化合金においても検出された．パラジウム-銅-ガリウム合金におけるクリープ試験では，矛盾した結果が出ている[36]．2種のパラジウム-銅-ガリウム合金では，歯科用陶材のガラス相転移温度近くで熱膨張率の差による応力が比較的高い場合，高いクリープ率が認められた．一方で，これらの合金は，高温時に負荷される低い応力（重力の影響によりロングスパンブリッジが焼成中に変形することを想定）に対しては，良好な耐クリープ性を示した．

3) パラジウム-ガリウム（Pd-Ga）合金

銅を含まないパラジウム-ガリウム合金は，初期のパラジウム-銅-ガリウム合金よりも硬さの低い合金として1980年代に開発された．これらの合金では硬いPd_5Ga_2相は存在せず，固溶硬化によって強度が得られている[47]．この合金の粒子境界部には微細な複合析出物が存在し[29,51]，機械的特性はパラジウム-銅-ガリウム合金よりもパラジウム-銀合金に類似している．パラジウム-ガリウム-コバルト合金[52]では非常に濃い色の酸化物が形成され，これをポーセレンで遮蔽することは困難である．それゆえこの合金は，臨床においてあまり受け入れられていない．

4) 考　察

　選択された高パラジウム合金による陶材焼付鋳造冠（シングルユニット）のコーピングについて，陶材焼成サイクルを想定したさまざまなステージでの寸法変化を比較した研究[53]によると，選択された高パラジウム合金の多くは，高温で示す変形が許容範囲であった．1990年代の中頃以降，パラジウムは価格変動が大きいので，歯科医師と歯科技工所は高パラジウム合金よりも金-パラジウム合金，パラジウム-銀合金，金含有量の低い合金を選択するようになった．現在，金の金属単価はパラジウムの単価より相当高く，高パラジウム合金は金-パラジウム合金よりも経済的に有利である．1980年代に高パラジウム合金が導入されたときは，単位重量当たりの価格は金-パラジウム合金の1/2～1/3であった[29]．しかし，パラジウム-銀合金の使用に際しては，陶材の緑変を防ぐよう注意が必要である．高パラジウム合金の生体親和性を疑問視する意見もあり，特にドイツにおいてパラジウム-銅-ガリウム合金に対する懸念が生じてきている．2つの文献レビュー[54,55]によると，歯科用パラジウム合金による健康被害は最小限であることが示唆され，このことは動電位分極測定[56-58]，細胞培養[59]，元素放出[57,60]および動物における移植[61]による研究で支持されている．しかし，他の文献では鋳造用合金の生体親和性について in vitro の研究から結論を導き出すことに対し注意を喚起している[62]．

❸ 非貴金属を主とする合金

　非貴金属（ノンプレシャスと称されることもある）を主とする合金は，貴金属の含有量が重量比で25％未満の合金と定義される（表19-3）．金含有量についての規定はない．これらの合金のうち固定性補綴物に用いられるもののほとんどは，ニッケル-クロム合金であるが，ポーセレン焼成用としてコバルト-クロム合金も使用される．

1) ニッケル-クロム（Ni-Cr）合金

　これらの合金の複雑な冶金学的考察と操作法はレビュー文献[63]に記述されている．降伏強さ，弾性率，硬さは，合金に含まれる副次的成分の微妙な違い（重量％）によって，大きく影響される．これらの数値のばらつきについては一部，表19-2 にも示されている．たとえば代表的な3つの合金における降伏強さの値は約360～550MPaであるのに対し，ビッカース硬さの平均はすべて約240となっている．したがって，ニッケル-クロム合金の製品を具体的に選択する際には，それぞれの臨床状況において必要とされる強度を考慮して決定する必要がある．クラウンのマージンをバーニッシュしたいのであれば，降伏強さと硬さが比較的低い製品を使用するべきである．

　非貴金属合金の利点の1つは，弾性率が貴金属合金よりもかなり高いことである．したがって，ニッケル-クロム合金によるロングスパンのブリッジは，貴金属合金を使った同種の補綴物より変形が少なく，前装陶材の破折も起こりにくい．これらの非貴金属鋳造用合金は，一般的に貴金属鋳造用合金と比べてテクニックセンシティブであり，鋳造が難しいとされている．しかし，これらの合金の鋳造性については優れた結果が発表されており[64]，鋳造が難しいとの評価は，ニッケル-クロム合金を扱う経験に乏しい歯科技工所の評価を反映しているといえる．したがって，これらの合金を選択する際には，歯科技工所の選択が非常に重要となる．

2) ベリリウム

　多くのニッケル-クロム合金の組成には，重量比で最大2％のベリリウムが含まれている．この合金にベリリウムを含有させる主な理由は，合金の融解温度域を下げ，融解状態での粘性を低下させることで，鋳造性が向上するからである．さらにベリリウムは，合金の強度を増加させ，合金が陶材焼成過程で酸化される際に生じる酸化層の厚みに影響を与える．酸化層の厚みは非貴金属鋳造用合金において考慮するべき重要な点であり，貴金属鋳造用合金に比べて厚い酸化層が形成される．酸化層の内部で破折を生じ，その結果，非貴金属合金による陶材焼付鋳造修復物の失敗につながることもありうる．

　ベリリウムの使用により，一部のニッケル-クロム合金の安全性に関して疑問がもたれている．重要なのは，ニッケルの密度（$8.9\,g/cm^3$）およびクロ

ムの密度（$7.2\,g/cm^3$）をベリリウムの密度（$1.8\,g/cm^3$）と比較すると，合金組成中の重量比2％のベリリウムは元素の含有量としては約10％に相当することである．結果的に，これらの合金組成中にベリリウム元素が占める割合は相当大きくなる．

3）ニッケル

金属ニッケルと可溶性ニッケル化合物への曝露に関する米国連邦基準（8時間の時間加重平均濃度で$1\,mg/m^3$）は，米国国立労働安全衛生研究所（NIOSH）が推奨している値（10時間の時間加重平均労働時間で$15\,\mu g/m^3$）よりもはるかに高い．ニッケル精錬に従事する労働者が職場でこうむる曝露と，肺と鼻の癌との関連が指摘されている．ニッケルの曝露による急性の影響には皮膚感作があり，これは慢性湿疹を惹起しうる．そのため健康上の予防策として，歯科用ニッケルを主成分とする合金の削合や仕上げをするときには，術者はマスクを着用し，効率の良い吸引装置を使用するべきである．

女性の9％，男性の0.9％はニッケルに感受性があると報告されている[65]．そこで，これらの人々は歯科用ニッケル–クロム合金に対して有害反応を起こしやすいかどうかという疑問が生じる．この問題を調査するために，被験者20人に対して行われた臨床研究[66]によると，対照群10人（ニッケルに対する感受性の既往がない人）はすべて歯科用ニッケル–クロム合金に対する皮膚反応および口腔内の反応は陰性だった．感受性の既往を有する被験者10人のうち8人が合金に対して陽性の皮膚反応を示した．陽性の被験者がニッケル–クロム合金を含む口腔内装置を装着したときに，30％の人が48時間以内にアレルギー反応を起こした．

米国歯科医師会が求めているニッケルを含む非貴金属合金の表示要件によれば，ニッケルに感受性のあることがわかっている患者に対してこれらの合金は使用するべきではない．ニッケルに対するアレルギーのない患者が，ニッケルを含む合金で作製された固定性補綴物を使用することによって感受性を獲得するかどうかは，さらに調査しなければならない問題の1つである．

ある研究[67]によると，ベリリウムを含まないニッケル–クロム合金は，ベリリウムを含む合金に比べて，in vitroにおける耐蝕性に優れていた．非加熱滅菌後の細胞培養液中において，対象となった4種の合金は低い腐蝕性を示した．合金から遊離する腐蝕生成物は，ヒトの歯肉線維芽細胞の細胞構造や生存能力には影響を与えなかったが，細胞増殖の抑制が観察された．この論文において著者らは，ニッケル–クロム合金から生成された高濃度の腐蝕生成物に，局所および全身の組織が曝露された場合の生体への影響については，なお懸念が残ると結論づけている．

4）コバルト–クロム合金

ベリリウムやニッケルを含む合金により健康上の問題が起こる可能性があるため，これに代わる非貴金属合金としてコバルト–クロム合金の開発が進められた[68,69]．**表19-2**に示す代表的なコバルト–クロム合金は同表のニッケル–クロム合金よりも硬く，この合金で作製した修復物の仕上げは困難であると考えられる．現在市販されているニッケル–クロム合金とコバルト–クロム合金の硬さ以外の機械的特性に関して明確な比較ができない理由は，これらの合金が複雑な冶金学的特徴をもっているためである．

5）チタンおよびチタン合金

1970年代後半から，チタン合金の歯科鋳造用合金としての可能性が検討されている[70]．チタンおよびチタン合金の利点には，生体親和性と耐蝕性が高いことが挙げられる．これは，前述したように二酸化チタン（TiO_2）の表面被膜によるものである．金やパラジウムに比べて密度が低く（$4.5\,g/cm^3$），修復物がより軽量で安価に作製できると考えられる．しかしながら，チタン合金から鋳造修復物を作製する技工コストは高いかもしれない．純チタンは約882℃以下ではα相（最密六方格子）であり，それより高い温度ではβ相（体心立方格子）となる．アルミニウムなどの合金元素は高温時のα相において安定しており，バナジウムなど他の合金元素は低温時のβ相で安定している[71]．

固定性補綴治療において注目されているのは，①米国試験材料学会（ASTM）グレード4として上

限1%（重量比）の不純物を含む商業用純チタンと，②工業用に広く使用されるチタン-6％アルミニウム-4％バナジウム（Ti-6Al-4V）合金（重量比で90％チタン）である．Ti-6Al-4V合金はα相とβ相両方の微細構造を有するα-β合金であり，商業用純チタンより強度がはるかに高い．

バナジウムには細胞毒性の可能性が懸念され，純チタンは耐摩耗性が低いことから，チタン-6％アルミニウム-7％ニオブ（Ti-6Al-7Nb）合金が支持され，関心を集めている[72-75]．ヒト骨肉腫由来の株化骨芽細胞（SaOS-2細胞）を使用した実験研究によると，粉体ではないバルク状態のチタン，タンタル，ニオブ，ジルコニウムはきわめて細胞毒性が低いことが示された[76]．インプラントに使用される鋳造用のチタン-35％ニオブ-5％ジルコニウム合金（Ti-35Nb-5Zr，α-β合金）とチタン-35％ニオブ-10％ジルコニウム合金（Ti-35Nb-10Zr，β合金）についても検討されたが[77]，耐蝕性および生体親和性に関してはさらなる研究が必要である．β合金の弾性率はα合金およびα-β合金より低いので，整形外科インプラントの合金として望ましい特性となっているが，骨の応力遮蔽については不安視されている[78]．

チタンは融解温度が高く（1,668℃），酸化しやすく，他の物質と反応しやすいため，歯科におけるチタンおよびチタン合金の鋳造には，特別な問題が存在する[79]．これらの問題は初期の研究からも明らかになっている[79-89]．

歯科用のチタン鋳造機は，真空状態もしくはアルゴン雰囲気が必要なため，かなり高価である．アルゴンガスによる真空加圧鋳造機と真空遠心鋳造機の両方が開発され，チタンおよびチタン合金の融解にはアルゴンアーク融解と誘導融解が使用されている．適切な膨張を得るためには，ワックスパターンの表面にコート剤を塗布し，専用の埋没材を使用する．チタンおよびチタン合金は埋没材と（おそらくは鋳造機に残留した空気とも）反応するために，鋳造体表面に50μm以上の厚みの硬い層（αケースと呼ばれる）が形成される．チタンおよびチタン合金の鋳造修復物作製の経験を有する歯科技工所を選択することが重要だが，米国ではこのような歯科技工所は少ない．

チタンの鋳造に関しては多くの進展がみられており，埋没[90-93]，鋳造方法[94-98]，鋳造性および鋳造精度の理解[99-101]とともに，鋳造体のαケースと研削性[87,102-104]についても情報が増えつつある．現在では臨床的に許容できる精度のチタン鋳造体が作製可能であり，鋳造による全部被覆冠のマージン適合性はCAD/CAMによりミリングされたチタンクラウンの精度をしのぐといわれている[105]．

❹ 非貴金属合金に対する新しいテクノロジー

Optomec（http://www.optomec.com）はレーザー焼結積層成形装置，すなわちLENS（laser-engineered net shaping）を開発した．これは，特殊なノズルから金属や合金の粉末を基質上の狭いエリアに噴射して，アルゴン雰囲気において高出力レーザーにより溶解しながらCADベースの複雑なパターンの上に積層していく技術である．ある研究では，レーザー焼結積層成形によるTi-6Al-4Vクラウンのマージン適合性は不良であったが，表層近くのαケースは形成されず，望ましい微細構造を有することが示された．これは素早く凝固が起こることに起因している[106,107]．この技術により，微細構造と機械的特性をコントロールしながら，傾斜機能的組成のチタン合金の整形外科的応用が可能となった[108]．しかしながら，歯科修復物は整形外科インプラントよりはるかに小さいので，LENSシステムを補綴歯科へ臨床応用するにはさらなる改良が必要である．

歯科用の金属溶融/焼結技術は，いくつかの会社〔BEGO，Phenix Systems，EOS，Biomain AB（現在のHeraeus Kulzer）〕によって開発されている．このシステムは高出力のレーザーを使用し，粉末床上の粒子を選択的に溶融して複雑なパーツを積層していく技術である．試験標本[109]，単冠，3ユニットのブリッジにおいて良好な結果が得られ，この方法でインプラントのフレームワークが作製された[110-116]．これらの報告の大部分においては生体親和性の高いコバルト-クロム合金が使用されたが，レーザー焼結はEOSではチタン[109]，BEGOでは金-白金合金

でも行われている．レーザー焼結コバルト-クロム合金は，スタート時の粒子サイズが小さくすばやく溶融するため良好な微細構造[116, 117]を有することが示されており，これは有利な機械的特性である．粒子の選択的レーザー焼結における詳細な冶金学的機序は複雑で，粉末床では結合剤の噴射が必要である[118]．レーザー焼結の分野でさらなる開発が進めば，20世紀から今日まで歯科業界において中心的な役割を担ってきた歯科鋳造の技術に取って代わる可能性がある．

これらのレーザー積層やレーザー焼結といった付加製造分野の他に，補完的なアプローチとして除去製造の将来も有望視されている．Amann Girrbach AG は Ceramill Sintron というコバルト-クロム合金の仮焼結体を市販している．これはデスクトップのマシーンを使って乾燥状態で容易にミリングすることが可能で，その後アルゴンガス雰囲気の専用ファーネスで最終的に焼結される[119]．ミリングマシーンとファーネスも Amann Girrbach AG より市販されており，修復物とフレームワークは均質で変形がないことを唱っている．あるレビュー論文において van Noort は[120]，CAD/CAM を使った付加製造および除去製造の利用と，歯科技工に変革をもたらしうるその他の有望なデジタルテクノロジーについて検討している．Kim らによると[121]，レーザー焼結および除去製造によるコバルト-クロム合金の歯科補綴物（単冠）の適合性は，一般的なロストワックス法による鋳造よりもすぐれていることが示されている．

4. ステップの要約

図 19-20 は，陶材焼付鋳造冠用のワックスパターン作製手順をまとめたものである．
① 解剖学的形態で修復物をワックスアップする（図 19-20 A）．
② 完成した修復物のポーセレンが適正な厚みになるように，パターンのカットバックのためのガイドグルーブを入れる（トラフィング）（図 19-20 B）．
③ カットバックが完了する（図 19-20 C）．
④ 埋没前にマージンを仕上げる（図 19-20 D）．

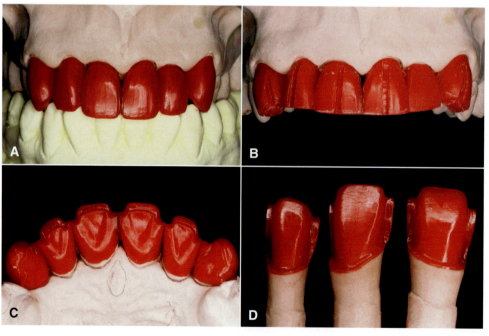

図 19-20　ワックスパターン作製ステップの要約．A：解剖学的形態に修復物をワックスアップする．B：完成した修復物のポーセレンが適正な厚みになるように，パターンをカットバックするためのガイドグルーブを入れる．C：カットバックが完了する．D：埋没前にマージンを仕上げる．

5. まとめ

陶材焼付鋳造冠のためのフレームワークの設計は，材料の基本的特性の理解に基づいていなければならない．修復物を解剖学的形態でワックスアップした後，前装部のカットバックを行う方法が推奨される（図19-21）．この操作によって均一なポーセレンの厚さが得られる．これにより，完成した修復物の卓越した機械的特性が得られるばかりでなく，患者のシェードに適合させることも同時に可能になる．

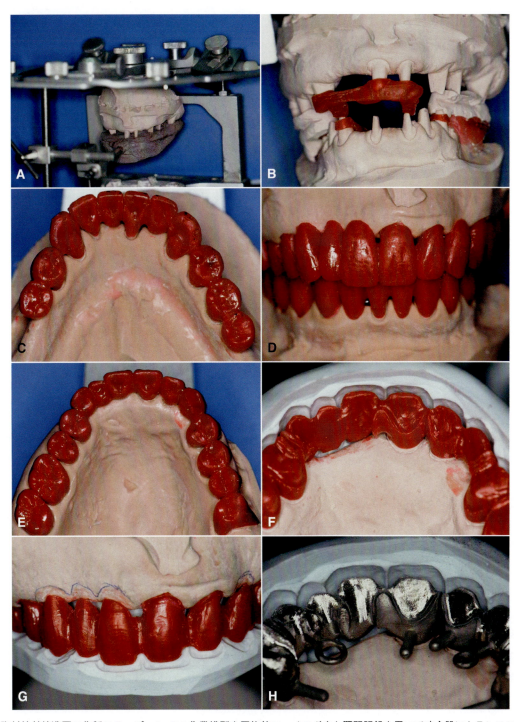

図19-21　陶材焼付鋳造冠の作製ステップ．A・B：作業模型を平均値フェイスボウと顎間記録を用いて咬合器にトランスファーする．C～E：解剖学的なフルカントゥアにワックスアップし，望ましい咬合状態が得られているか確認する．F・G：弾性材料によるインデックスを解剖学的形態のワックスアップから作製し，カットバックの目安として使用することで，陶材を前装するスペースを均一な厚みにする．H：このインデックスはメタルフレームの調整時にも使用される．

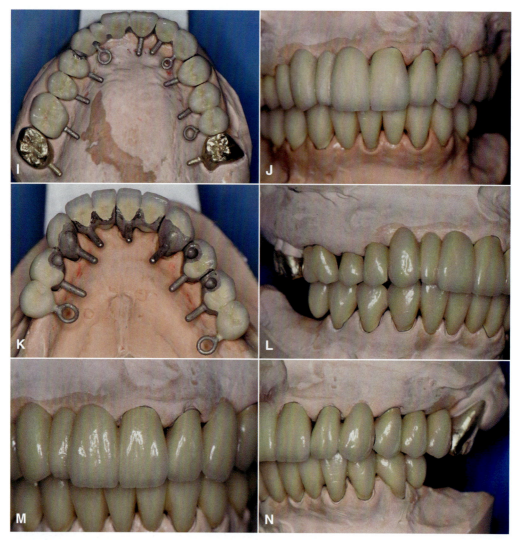

図19-21（つづき） I〜K：ビスケットベークの完成．L〜N：グレージングとフレームの仕上げが終わり完成した修復物．

Study Questions

1. 陶材焼付鋳造修復のためのワックスパターンをカットバックする前に，フルカントゥアでワックスアップする理由をすべて説明せよ．
2. 陶材焼付鋳造冠のメタルフレームで，前装部の厚みを均一にしてはならないのはなぜか？
3. 金属-陶材境界部の位置をどのように設定するべきかを述べよ．上顎中切歯の隣接面，上顎小臼歯の隣接面，下顎小臼歯の咬合面，上顎犬歯舌側面ではどのように設定するべきか？
4. 延性歯科用合金の応力-歪み曲線はどのような形になるか？最初の直線部分の傾きが急な場合，逆に水平に近い場合は何を意味するのか？　最初の直線部以降の曲線が平坦な場合は，勾配が大きい場合と何が異なるのか？　曲線の最大点の高低の意味することは何か？　全曲線下面積の意味するところは何か？
5. 陶材焼付鋳造修復に使用する合金の分類について説明せよ．2つの合金系を選択して，おのおの2つの合金を挙げよ．選択した合金の物理的特性を比較し，推奨される使用例を述べよ．
6. 陶材焼付鋳造修復で使用される各種の合金が健康に及ぼす害について，簡潔にまとめよ．

●引用文献

1. Pjetursson BE, et al: A systematic review of the survival and complication rates of all-ceramic and metal-ceramic reconstructions after an observation period of at least 3 years, part I: single crowns. Clin Oral Implants Res 18 (Suppl 3): 73, 2007.
2. Sailer I, et al: A systematic review of the survival and complication rates of all-ceramic and metal-ceramic reconstructions after an observation period of at least 3 years, part II: fixed dental prostheses. Clin Oral Implants Res 18 (Suppl 3): 86, 2007.
3. Oh W-S, et al: Factors affecting enamel and ceramic wear: a literature review. J Prosthet Dent 87: 451, 2002.
4. Pintado MR, et al: Variation in tooth wear in young adults over a two-year period. J Prosthet Dent 77: 313, 1997.
5. Monasky GE, Taylor DF: Studies on the wear of porcelain, enamel, and gold. J Prosthet Dent 25: 299, 1971.
6. Ekfeldt A, Øilo G: Occlusal contact wear of prosthodontic materials. Acta Odontol Scand 46: 159, 1988.
7. Kelly JR, et al: Ceramics in dentistry: historical roots and current perspectives. J Prosthet Dent 75: 18, 1996.
8. Hacker CH, et al: An in vitro investigation of the wear of enamel on porcelain and gold in saliva. J Prosthet Dent 75: 14, 1996.
9. Ramp MH, et al: Evaluation of wear: enamel opposing three ceramic materials and a gold alloy. J Prosthet Dent 77: 523, 1997.
10. Al-Wahadni AM, Martin DM: An in vitro investigation into the wear effects of glazed, unglazed and refinished dental porcelain on an opposing material. J Oral Rehabil 26: 538, 1999.
11. Magne P, et al: Wear of enamel and veneering ceramics after laboratory and chairside finishing procedures. J Prosthet Dent 82: 669, 1999.
12. Clelland NL, et al: Relative wear of enamel opposing low-fusing dental porcelain. J Prosthodont 12: 168, 2003.
13. Christensen GJ: The use of porcelain-fused-to-metal restorations in current dental practice: a survey. J Prosthet Dent 56: 1, 1986.
14. Marker JC, et al: The compressive strength of nonprecious versus precious ceramometal restorations with various frame designs. J Prosthet Dent 55: 560, 1986.
15. Terada Y, et al: The influence of different thicknesses of dentin porcelain on the color reflected from thin opaque porcelain fused to metal. Int J Prosthodont 2: 352, 1989.
16. Craig RG, et al: Stress distribution in porcelain-fused-to-gold crowns and preparations constructed with photoelastic plastics. J Dent Res 50: 1278, 1971.
17. Warpeha WS, Goodkind RJ: Design and technique variables affecting fracture resistance of metal-ceramic restorations. J Prosthet Dent 35: 291, 1976.
18. Bhaskaran E, et al: Comparative Evaluation of Marginal and Internal Gap of Co-Cr Copings Fabricated from Conventional Wax Pattern, 3D Printed Resin Pattern and DMLS Tech: An In Vitro Study. J Indian Prosthodont Soc 13: 189, 2013.
19. Douglas RD, et al: Dental students' preferences and performance in crown design: conventional wax-added versus CAD. J Dent Educ 78: 1663, 2014.
20. International Organization for Standardization: Dentistry—metallic materials for fixed and removable restorations and appliances [Standard ISO 22674: 2006]. Geneva, International Organization for Standardization, 2006.
21. Dieter GE: Mechanical metallurgy. 3rd ed. New York, McGraw-Hill, 1986.
22. Asgar K, et al: A new alloy for partial dentures. J Prosthet Dent 23: 36, 1970.
23. Moon PC, Modjeski PJ: The burnishability of dental casting alloys. J Prosthet Dent 36: 404, 1976.
24. Fairhurst CW, et al: Glass transition temperatures of dental porcelain. J Dent Res 60: 995, 1981.
25. Twiggs SW, et al: Glass transition temperatures of dental porcelains at high heating rates. J Biomed Mater Res 20: 293, 1986.
26. Ban S, et al: Glass transition temperatures of dental porcelains determined by DSC measurement. Dent Mater J 16: 127, 1997.
27. Twiggs SW, et al: A rapid heating and cooling rate dilatometer for measuring thermal expansion in dental porcelain. J Dent Res 68: 1316, 1989.
28. Valega TM, ed: Alternatives to gold alloys in dentistry [DHEW Publication No. (NIH) 77-1227]. Washington, D.C., U.S. Department of Health, Education, and Welfare, 1977.
29. Carr AB, Brantley WA: New high-palladium casting alloys. I. Overview and initial studies. Int J Prosthodont 4: 265, 1991.
30. American Dental Association Council on Scientific Affairs: Titanium applications in dentistry. J Am Dent Assoc 134: 347, 2003.
31. American Dental Association: Revised classification system for alloys for fixed prosthodontics. Accessed December 27, 2012, at http://www.ada.org/2190.aspx.
32. Fuys RA, et al: Precipitation hardening in gold-platinum alloys containing small quantities of iron. J Biomed Mater Res 7: 471, 1973.
33. Civjan S, et al: Further studies on gold alloys used in fabrication of porcelain-fused-to-metal restorations. J Am Dent Assoc 90: 659, 1975.
34. Vermilyea SG, et al: Observations on gold-palladium-silver and gold-palladium alloys. J Prosthet Dent 44: 294, 1980.
35. Moya F, et al: Experimental observation of silver and gold penetration into dental ceramic by means of a radiotracer technique. J Dent Res 66: 1717, 1987.
36. Anusavice KJ, et al: Interactive effect of stress and temperature on creep of PFM alloys. J Dent Res 64: 1094, 1985.
37. Papazoglou E, et al: Porcelain adherence to high-palladium alloys. J Prosthet Dent 70: 386, 1993.
38. Goodacre CJ: Palladium-silver alloys: a review of the literature. J Prosthet Dent 62: 34, 1989.
39. Guo WH, et al: Transmission electron microscopic investigation of a Pd-Ag-In-Sn dental alloy. Biomaterials 24: 1705, 2003.
40. Guo WH, et al: Annealing study of palladium-silver dental alloys: Vickers hardness measurements and SEM microstructural observations. J Mater Sci Mater Med 18: 111, 2007.
41. Li D, et al: Study of Pd-Ag dental alloys: examination of effect of casting porosity on fatigue behavior and microstructural analysis. J Mater Sci Mater Med 21: 2723, 2010.
42. Lee HK, et al: Age hardening by dendrite growth in a low-gold dental casting alloy. Biomaterials 25: 3869, 2004.
43. Herø H, Syverud M: Carbon impurities and properties of

some palladium alloys for ceramic veneering. Dent Mater 1: 106, 1985.
44. Byrne G, et al: Casting accuracy of high-palladium alloys. J Prosthet Dent 55: 297, 1986.
45. Papazoglou E, et al: Mechanical properties of dendritic Pd-Cu-Ga dental alloys. Cells Mater 9: 43, 1999.
46. Papazoglou E, et al: Comparison of mechanical properties for equiaxed fine-grained and dendritic high-palladium alloys. J Mater Sci Mater Med 11: 601, 2000.
47. Wu Q, et al: Heat-treatment behavior of high-palladium dental alloys. Cells Mater 7: 161, 1997.
48. Cai Z, et al: Transmission electron microscopic investigation of high-palladium dental casting alloys. Dent Mater 13: 365, 1997.
49. Nitta SV, et al: TEM analysis of tweed structure in high-palladium dental alloys. J Mater Sci Mater Med 10: 513, 1999.
50. Brantley WA, et al: X-ray diffraction studies of oxidized high-palladium alloys. Dent Mater 12: 333, 1996.
51. Brantley WA, et al: X-ray diffraction studies of as-cast high-palladium alloys. Dent Mater 11: 154, 1995.
52. Syverud M, et al: A new dental Pd-Co alloy for ceramic veneering. Dent Mater 3: 102, 1987.
53. Papazoglou E, et al: Evaluation of high-temperature distortion of high-palladium metal-ceramic crowns. J Prosthet Dent 85: 133, 2001.
54. Cai Z, et al: On the biocompatibility of high-palladium dental alloys. Cells Mater 5: 357, 1995.
55. Wataha JC, Hanks CT: Biological effects of palladium and risk of using palladium in dental casting alloys. J Oral Rehabil 23: 309, 1996.
56. Sun D, et al: Potentiodynamic polarization study of the in vitro corrosion behavior of 3 high-palladium alloys and a gold-palladium alloy in 5 media. J Prosthet Dent 87: 86, 2002.
57. Sun D: On the corrosion behavior and biocompatibility of palladium-based dental alloys [PhD dissertation]. Columbus, The Ohio State University, 2004.
58. Sun D, et al: Corrosion characteristics of palladium-silver dental alloys evaluated by potentiodynamic methods [Abstract no. 1348]. J Dent Res 84 (Special Issue A), 2005.
59. Sun D, et al: Influence of palladium alloy elements on cell proliferation and viability [Abstract no. 2698]. J Dent Res 84 (Special Issue A), 2005.
60. Tufekci E, et al: Inductively coupled plasma-mass spectroscopy measurements of elemental release from 2 high-palladium dental casting alloys into a corrosion testing medium. J Prosthet Dent 87: 80, 2002.
61. Sun D, et al: Initial biocompatibility evaluation of two palladium-based alloys and a high-gold alloy from animal study [Abstract no. 131]. J Dent Res 82 (Special Issue A), 2003.
62. Geurtsen W: Biocompatibility of dental casting alloys. Crit Rev Oral Biol Med 13: 71, 2002.
63. Baran GR: The metallurgy of Ni-Cr alloys for fixed prosthodontics. J Prosthet Dent 50: 639, 1983.
64. O'Connor RP, et al: Castability, opaque masking, and porcelain bonding of 17 porcelain-fused-to-metal alloys. J Prosthet Dent 75: 367, 1996.
65. American Dental Association, Council on Dental Materials, Instruments, and Equipment: Biological effects of nickel-containing dental alloys. J Am Dent Assoc 104: 501, 1982.
66. Moffa JP, et al: An evaluation of nonprecious alloys for use with porcelain veneers. II. Industrial safety and biocompatibility. J Prosthet Dent 30: 432, 1973.
67. Bumgardner JD, Lucas LC: Corrosion and cell culture evaluations of nickel-chromium dental casting alloys. J Appl Biomater 5: 203, 1994.
68. Vermilyea SG, et al: Observations on nickel-free, beryllium-free alloys for fixed prostheses. J Am Dent Assoc 106: 36, 1983.
69. Barakat MM, Asgar K: Mechanical properties and soldering of some cobalt base metal alloys. Dent Mater 2: 272, 1986.
70. Waterstrat RM: Comments on casting of Ti-13Cu-4.5Ni alloy. In Valega TM, ed: Alternatives to gold alloys in dentistry [DHEW Publication No. (NIH) 77-1227, pp 224-233]. Washington, D.C., U.S. Department of Health, Education, and Welfare, 1977.
71. Donachie MJ Jr: Titanium: a technical guide, 2nd ed. Materials Park, OH, ASM International, 2000.
72. Kobayashi E, et al: Mechanical properties and corrosion resistance of Ti-6Al-7Nb alloy dental castings. J Mater Sci Mater Med 9: 567, 1998.
73. Wang TJ, et al: Castability of Ti-6Al-7Nb alloy for dental casting. J Med Dent Sci 46: 13, 1999.
74. Iijima D, et al: Wear properties of Ti and Ti-6Al-7Nb castings for dental prostheses. Biomaterials 24: 1519, 2003.
75. Walkowiak-Przybyło M, et al: Adhesion, activation, and aggregation of blood platelets and biofilm formation on the surfaces of titanium alloys Ti6Al4V and Ti6Al7Nb. J Biomed Mater Res Part A 100A: 768, 2012.
76. Li Y, et al: Cytotoxicity of titanium and titanium alloying elements. J Dent Res 89: 493, 2010.
77. Ribeiro ALR, et al: Mechanical, physical, and chemical characterization of Ti-35Nb-5Zr and Ti 35Nb-10Zr casting alloys. J Mater Sci Mater Med 20: 1629, 2009.
78. Long M, Rack HJ. Titanium alloys in total joint replacement—a materials science perspective. Biomaterials 19: 1621, 1998.
79. Taira M, et al: Studies of Ti alloys for dental castings. Dent Mater 5: 45, 1989.
80. Takahashi J, et al: Casting pure titanium into commercial phosphate-bonded SiO2 investment molds, J Dent Res 69: 1800, 1990.
81. Herø H, et al: Mold filling and porosity in casting of titanium. Dent Mater 9: 15, 1993.
82. Takahashi J, et al: Effect of casting methods on castability of pure titanium. Dent Mater J 12: 245, 1993.
83. Syverud M, Herø H: Mold filling of Ti castings using investments with different gas permeability. Dent Mater 11: 14, 1995.
84. Watanabe I, et al: Effect of pressure difference on the quality of titanium casting. J Dent Res 76: 773, 1997.
85. Zinelis S: Effect of pressure of helium, argon, krypton, and xenon on the porosity, microstructure, and mechanical properties of commercially pure titanium castings. J Prosthet Dent 84: 575, 2000.
86. Luo XP, et al: Titanium casting into phosphate bonded investment with zirconite. Dent Mater 18: 512, 2002.
87. Koike M, et al: Corrosion behavior of cast titanium with reduced surface reaction layer made by a face-coating method. Biomaterials 24: 4541, 2003.
88. Eliopoulos D, et al: Porosity of cpTi casting with four

different casting machines. J Prosthet Dent 92: 377, 2004.
89. Hung CC, et al: Pure titanium casting into zirconia-modified magnesia-based investment molds. Dent Mater 20: 846, 2004.
90. Yan M, Takahashi H: Titanium casting using commercial phosphate-bonded investments with quick heating method. Dent Mater J 25: 391, 2006.
91. Hsu HC, et al: Evaluation of different bonded investments for dental titanium casting. J Mater Sci Mater Med 18: 605, 2007.
92. da Rocha SS, et al: Effect of phosphate-bonded investments on titanium reaction layer and crown fit. Braz Oral Res 24: 147, 2010.
93. Nogueira F, et al: The influence of short-heating-cycle investments on the quality of commercially pure titanium castings. J Prosthet Dent 104: 265, 2010.
94. Fragoso WS, et al: The influence of mold temperature on the fit of cast crowns with commercially pure titanium. Braz Oral Res 19: 139, 2005.
95. Oliveira PCG, et al: The effect of mold temperature on castability of CP Ti and Ti-6Al-4V castings into phosphate bonded investment materials. Dent Mater 22: 1098, 2006.
96. Pieralini ARF, et al: The effect of coating patterns with spinel-based investment on the castability and porosity of titanium cast into three phosphate-bonded investments. J Prosthodont 19: 517, 2010.
97. Pieralini ARF, et al: Improvement to the marginal coping fit of commercially pure titanium cast in phosphate-bonded investment by using a simple pattern coating technique. J Prosthet Dent 108: 51, 2012.
98. Rodrigues RCS, et al: Effect of different investments and mold temperatures on titanium mechanical properties. J Prosthodont Res 56: 58, 2012.
99. Paulino SM, et al: The castability of pure titanium compared with Ni-Cr and Ni-Cr-Be alloys. J Prosthet Dent 98: 445, 2007.
100. Fischer J, et al: Mold filling and dimensional accuracy of titanium castings in a spinel-based investment. Dent Mater 11: 1376, 2009.
101. Reza F, et al: Effects of investment type and casting system on permeability and castability of CP titanium. J Prosthet Dent 104: 114, 2010.
102. Okhubo C, et al: Effect of surface reaction layer on grindability of cast titanium alloys. Dent Mater 22: 268, 2006.
103. Guilin Y, et al: The effects of different types of investments on the alpha-case layer of titanium castings. J Prosthet Dent 97: 157, 2007.
104. Koike M, et al: Grindability of alpha-case formed on cast titanium. Dent Mater J 28: 587, 2009.
105. Han HS, et al: Marginal accuracy and internal fit of machine-milled and cast titanium crowns. J Prosthet Dent 106: 191, 2011.
106. Collins PC, et al: Laser deposition: A new technology for fabrication of titanium restorations [Abstract no. 3985]. J Dent Res 81 (Special Issue A), 2002.
107. Le L, et al: SEM and Vickers hardness of laser-deposited, cast and wrought Ti-6Al-4V [Abstract no. 129]. J Dent Res 82 (Special Issue A), 2003.
108. Nag S, et al: A novel combinatorial approach for understanding microstructural evolution and its relationship to mechanical properties in metallic biomaterials. Acta Biomater 3: 369, 2007.
109. Quante K, et al: Marginal and internal fit of metal-ceramic crowns fabricated with a new laser melting technology. Dent Mater 24: 1311, 2008.
110. Akova T, et al: Comparison of the bond strength of laser-sintered and cast base metal dental alloys to porcelain. Dent Mater 24: 1400, 2008.
111. Traini T, et al: Direct laser metal sintering as a new approach to fabrication of an isoelastic functionally graded material for manufacture of porous titanium dental implants. Dent Mater 24: 1525, 2008.
112. Ucar Y, et al: Internal fit evaluation of crowns prepared using a new dental crown fabrication technique: laser-sintered Co-Cr crowns. J Prosthet Dent 102: 253, 2009.
113. Abou Tara M, et al: Clinical outcome of metal-ceramic crowns fabricated with laser-sintering technology. Int J Prosthodont 24: 46, 2011.
114. Örthop A, et al: The fit of cobalt-chromium three-unit fixed dental prostheses fabricated with four different techniques: a comparative in vitro study. Dent Mater 27: 356, 2011.
115. Iseri U, et al: Shear bond strengths of veneering porcelain to cast, machined and laser-sintered titanium. Dent Mater J 30: 274, 2011.
116. Fathalah A, et al: Microstructural observations of laser-sintered specimens for prosthodontic applications [Abstract no. 1293]. J Dent Res 91 (Special Issue A), 2012.
117. Gurbuz G, et al: Microstructure and elemental composition characterization of laser-sintered CoCr dental alloy [Abstract no. 3248]. J Dent Res 91 (Special Issue B), 2012.
118. Wang XC, et al: Direct selective laser sintering of hard metal powders: experimental study and simulation. Int J Adv Manuf Technol 19: 351, 2002.
119. Ceramill Sintron [Product information]. Accessed March 26, 2015, at https://www.amanngirrbach.com.
120. van Noort R: The future of dental devices is digital. Dent Mater 28: 3, 2012.
121. Kim K-B, et al: Three-dimensional evaluation of gaps associated with fixed prostheses fabricated with new technologies. J Prosthet Dent 112 (6): 1432, 2014.

Part III 技工物の作製

20章 ポンティックの設計
Pontic Design
R. Duane Douglas

ポンティックは，口腔の健康と快適さを維持するために，欠損歯に代わって機能と外観を回復するブリッジの構成要素である（図20-1）．ブリッジによって補綴される欠損部位は，治療計画の段階で見逃されがちである．残念ながら，ポンティックを作製するうえでの不備や潜在的な問題は，歯冠形成を行う時点で，または作業模型を技工サイドへ送る時点になってようやく発覚することが多い．欠損部の寸法を注意深く分析することも，適切な前処置に含まれる．すなわち，欠損部顎堤の近遠心的幅径，歯冠高径，頬舌的幅径である．欠損部顎堤に為害作用を与えず，口腔衛生上の必要条件を満たすポンティックを設計するためには，粘膜面の形態と大きさに特に注意しなければならない．単に喪失歯の形態を模倣するだけでは不十分である．ポンティックは，粘膜面や隣接支台歯周囲のプラークコントロールをしやすくするだけでなく，口腔の咬合状態に調和するように注意深く設計して作製しなければならない．さらに，これらの生物学的検討に加え，ポンティックの設計は補綴歯の良好な外観を得るための審美的原則と，強度と耐久性を得るための機械的原則に沿ったものでなければならない（図20-2）．

ポンティックは機械的に支台歯を連結して顎堤の一部を被覆するので，補綴物の構成要素として積極的な役割を担っている．決して生命をもたない金合金，ポーセレン，レジンによる挿入物と考えるべきではない[1]．

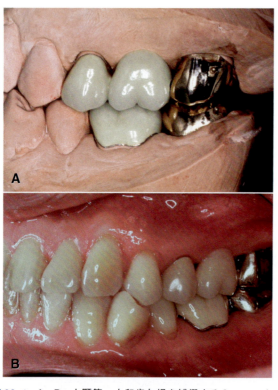

図20-1 A・B：上顎第一大臼歯欠損を補綴する3ユニットブリッジの陶材焼付鋳造ポンティック

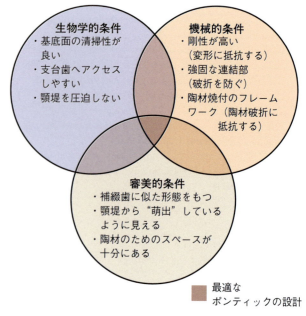

図20-2 最適なポンティックの設計に必要な生物学的条件，機械的条件，審美的条件

1. 術前の評価

いくつかの手順を行うことによって、ブリッジの成功をより高いレベルのものとすることができる。治療計画の段階で、診断用模型と診断用ワックスアップは、最適なポンティックの設計を決定するうえで特に有益であると考えられる（2章, 3章参照）.

1 ポンティックのスペース

ブリッジの機能の1つは、隣在歯が欠損側に傾斜または移動するのを防ぐことである。望ましくない傾斜・移動がすでに起こっていると、ポンティックのためのスペースが減少し、作製が複雑になることもある。このような場合、特に審美性が重要な部位では、矯正治療によって支台歯の位置を修正しなければ、望ましい外観は得られないことが多い（全部被覆冠により支台歯の形態を修正できることもある）。注意深い診断用ワックスアップは、最適な治療法を決定するうえで有効である（2章, 3章参照）。臼歯のように審美的な要求が低い場合でも、小さすぎるポンティックは食物残渣の停滞を招き清掃性が悪いため適切ではない。矯正治療ができない場合は、ポンティックを小さくしてブリッジをつくるよりも、隣在歯の隣接面形態を近遠心的に大きくしたほうがよい場合がある（図20-3）。また、機能的もしくは審美的に問題とならないのであれば、スペースをそのまま維持するほうが患者の長期的予後にとって良いこともある。

2 顎堤の形態

欠損部顎堤の形態と局所解剖は、治療計画の段階で注意深く評価するべきである。理想的な顎堤の形状は、付着歯肉の表面がなめらかで正常な状態であって、周囲にプラークが付着しないよう維持することが容易である。顎堤の高さと幅が十分にあれば、ポンティックは顎堤から萌出しているように見え、隣在歯の外見と調和することができる。唇側では、小帯付着部から離れていて、歯間乳頭を形作るのに十分な唇側面の高さが必要である。

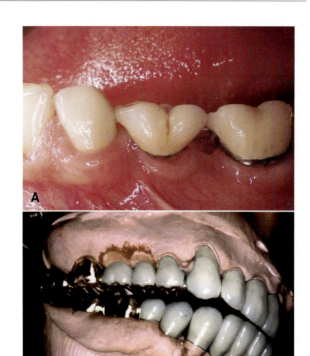

図20-3 矯正治療を行わずに、狭いポンティックスペースをどう修復するかを決定する際には、必ず注意深く計画を立てる必要がある。A：この症例では、小さいポンティックのブリッジを作製するのではなく、個々のクラウンの隣接面形態を大きくする方法を選択した。この設計の結果、プラークコントロールは良好であり、最適な咬合関係を与えることができた。B：小さなポンティック2歯を用いて、上顎の複数歯欠損を補綴している。

顎堤の形態の喪失は、非審美的な歯頸側鼓形空隙の間隙（ブラックトライアングル）（図20-4 A）や食片圧入（図20-4 B）、そして会話中に唾液が歯間から漏出する原因となりうる。Siebert[2]は、顎堤の形態を3つに分類した（表20-1, 図20-5）.

- クラスⅠ欠損—高さは正常であるが、唇舌的に欠損のある顎堤
- クラスⅡ欠損—幅は正常であるが、高さに欠損のある顎堤
- クラスⅢ欠損—幅および高さの両方に関して欠損のある顎堤

前歯喪失後顎堤に変形が生じる確率は高く（91%）[3]、その大部分がクラスⅢ欠損である。クラスⅡおよびⅢ欠損のある患者は、ブリッジの審美性に不満をもつ場合が多いので[4]、補綴前外科処置として顎堤増大術を慎重に考慮するべきである。

Part III 技工物の作製

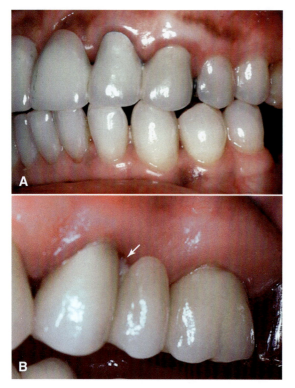

図 20-4 顎堤の形態が失われると，歯頸側鼓形空隙の開大による審美性の低下（A）や，食片の停滞（矢印，B）を招くことになる．

表 20-1 上顎前歯部顎堤欠損の発生率

クラス	説明	発生率（％）	
		Abrams et al [3]	Siebert [2]
0	欠損なし	12	0
I	水平的欠損	36	13
II	垂直的欠損	0	40
III	水平・垂直的欠損	52	47

Edelhoff D, et al: A review of esthetic pontic design options. Quintessence Int 33: 736, 2002. より改変

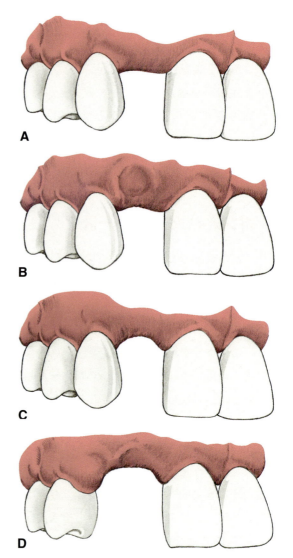

図 20-5 Siebert[2] による顎堤欠損の分類．A：クラス 0，欠損なし，B：クラス I 欠損，C：クラス II 欠損，D：クラス III 欠損．

3 外科的修正

顎堤の幅は硬組織の移植によって増大するが，欠損部にインプラントを埋入するのでなければ，たいていはこの手術は必要とされない（13章参照）．

① クラス I 欠損

軟組織増大術は，クラス I 欠損の幅の問題を改善するために推奨されてきた．しかし，クラス I 欠損は頻度が低く，審美的な影響も少ないので，幅の増大手術は一般的ではない．暫間修復物のポンティックの形態に十分留意することで，外科手術により恩恵を受ける患者を特定することができる．ロール法[5] では，無歯顎部の舌側軟組織を利用する．上皮を剝離し，組織を薄く取ってその上に巻き返し，それにより顎堤の唇側部を厚くする（図 20-6）．パウチ法では顎堤の唇側部で袋状のトンネル[6] を形成し，そのなかに，上皮下[7,8] または粘膜下[9] の移植片を，口蓋や上顎結節より採取して挿入する（図 20-7）．

② クラス II および III 欠損

残念なことだが，顎堤の高さを増大させる軟組織手術法で，予知性の高いものはほとんどない．挿入による移植（インターポジショナルグラフト）[2,10]

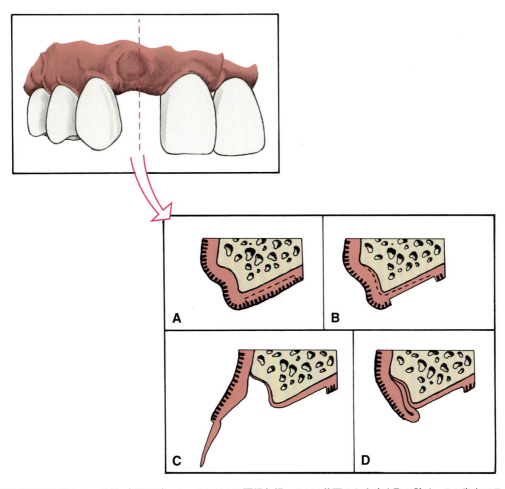

図20-6　顎堤軟組織増大術のロール法（断面図）．A：クラスIの顎堤欠損．B：口蓋面から上皮を取り除く．C：歯肉フラップを挙上し，唇側面にパウチ（袋）を形成する．D：フラップを巻き上げてパウチに収め，顎堤の幅を増大する．

はパウチ法の変法で，楔状の結合組織の移植片を，顎堤の唇側に形成したパウチに挿入するというものである．顎堤の高さを増大させたい場合には，周囲の上皮に対して楔状の上皮部分を歯冠側に配置するとよい（図20-8）．アンレーグラフトは，顎堤の高さを増大させるだけではなく[2,11]，幅の増大にも寄与する術式であり，クラスIII欠損の改善には効果がある（図20-9）．それは，厚い"遊離歯肉移植弁"であり，口蓋ドナー領域から部分層弁もしくは全層弁として移植される．移植片の厚みの分しか高さは増大しないので，正常な顎堤の高さを回復するには，この手術を何度か繰り返す必要がある．アンレーグラフトは，移植片の挿入法（インターポジショナルグラフト）に比べ，はるかに顎堤の高さを増加させやすいのだが，その成否は移植片への血液供給に負うところが大きく，受容側のきめ細かい形成が必要である．したがって，この術式は，インターポジショナルグラフトよりも技術的に難しい．実際に，単独歯の顎堤欠損で結合組織移植は遊離歯肉移植に比べて，術後3.5か月での顎堤の体積増加が約50%多かったことが示されている[12]．

4　顎堤形態の保存

抜歯後の顎堤吸収は主に唇頬側に起こり，水平的欠損となることが多い．抜歯後6か月で平均3～5mmの骨吸収が起こり，12か月後には顎堤の幅は半分になる[13,14]．抜歯後の顎堤吸収の程度は予測できないが，結果的に欠損が必ず起こるわけではない．歯槽突起の保存は，抜歯時に即座に修復および歯周治療を行えば可能である．抜歯された部位を適切に処置し，治癒のためのマトリックスを供給することにより，抜歯前の歯肉構造すなわち"抜歯窩（ソケット）"を保存することができる．

抜歯前に支台歯形成を行うことは，望ましい手法

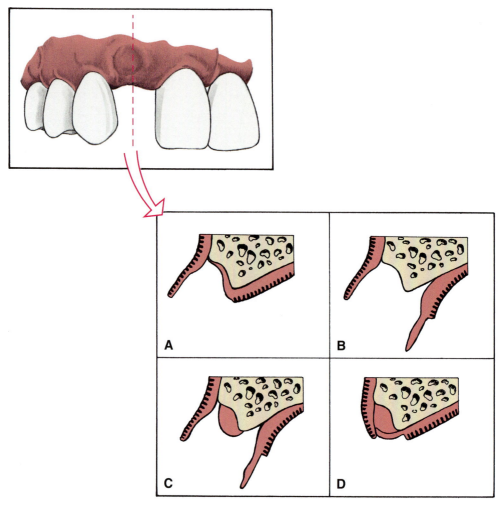

図20-7　顎堤軟組織増大術のパウチ法（断面図）．A・B：分層弁を翻転する．C：移植片をパウチ内に置き，顎堤の増大を図る．D：フラップを元に戻して縫合する．

である．暫間ブリッジを間接法により作製しておき，抜歯直後に装着できるようにする．抜歯窩が保存できるかどうかは骨の形態次第なので，補綴するべき歯を抜くときは非侵襲的に行うべきであり，骨の唇頬側壁を保存することを目的とする．抜歯窩を形成する槽間中隔の骨がスキャロップ構造を有することが，歯間乳頭の正しい形にとって重要であるのと同様に，歯槽骨の保存にとって唇頬側の骨レベルは重要なのである．骨レベルが抜歯前か抜歯中に低下した場合には，抜歯窩には骨補塡材（ハイドロキシアパタイト，三リン酸カルシウム，または凍結乾燥骨）の移植が行われる[13, 15, 16]．

抜歯部位の処置後すぐに，注意深く作製された暫間ブリッジを装着する（図20-10 A・B）．ポンティックの基底面はオベイト型であるべきで，Spear[17]によると，抜歯窩の唇頬側遊離歯肉縁より根尖側へ約 2.5 mm 延長するべきである（図20-10 C・D）．抜歯窩の軟組織は，抜歯直後に崩壊しはじめるので，ポンティックは，乳頭および唇側・口蓋側歯肉を支持するために粘膜が白変するまで押しつけるようにする．ポンティック歯肉側のオベイト型が重要であり，治癒用のテンプレートとしての役割を果たすためには，隣接および唇側の骨形態に1mm以内にまで適合させなければならない．この領域での口腔衛生は初期の治癒期間においては難しく，暫間修復物を十分に研磨して，プラークの付着を最小限とするべきである．約1か月の治癒期間の後，ポンティックを粘膜から1～1.5mm離すように形態修正することにより，口腔衛生が行いやすいように改善する．歯肉レベルが安定する頃（約6～12か月）には，最終的な修復物が作製可能である（図20-10 E）．

20章　ポンティックの設計

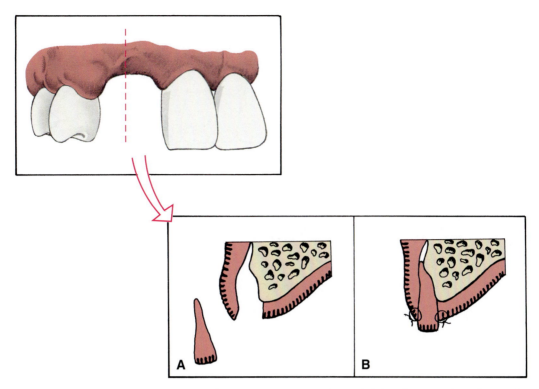

図20-8　顎堤の幅と高さを増大させるための挿入移植（インターポジショナルグラフト）(断面図)．A：粘膜の翻転．B：移植片を位置づけて縫合する．

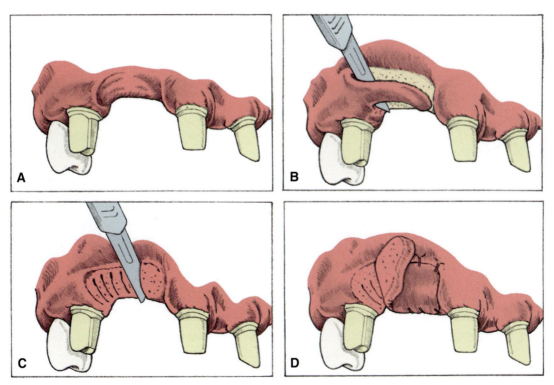

図20-9　顎堤の幅と高さを増大させるためのアンレーグラフト．A：クラスIIIの顎堤欠損の手術前の状態．支台歯は形成されている．B：上皮を取り除いて整えられた受容床．C：血管再生を促進するため，結合組織に縞状の切れ目を入れる．D：アンレーグラフトを正しい位置に縫合する．（つづく）

Part III 技工物の作製

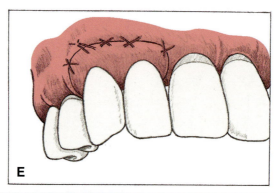
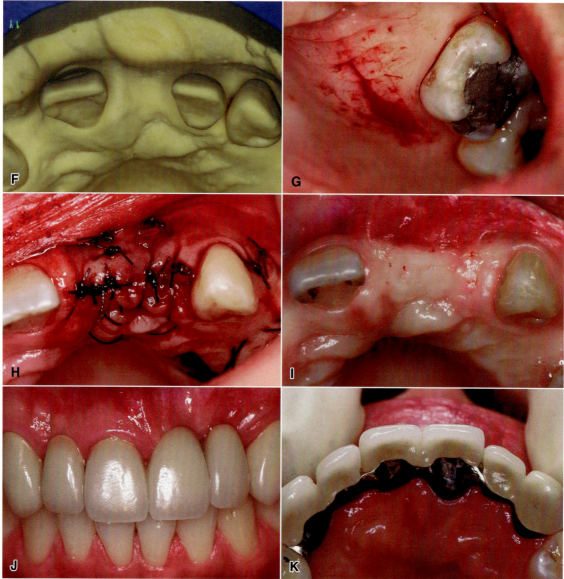

図20-9（つづき）　E：鼓形空隙が開いている暫間ブリッジをただちに装着し，治癒期間中に軟組織が適合するのを助ける．F：クラスIIIの顎堤欠損を示す模型．側切歯は修復不可能．G：グラフトの供給側．H：グラフトの縫合．I：増大した顎堤．J・K：カントゥアを改善した最終修復物．

20章 ポンティックの設計

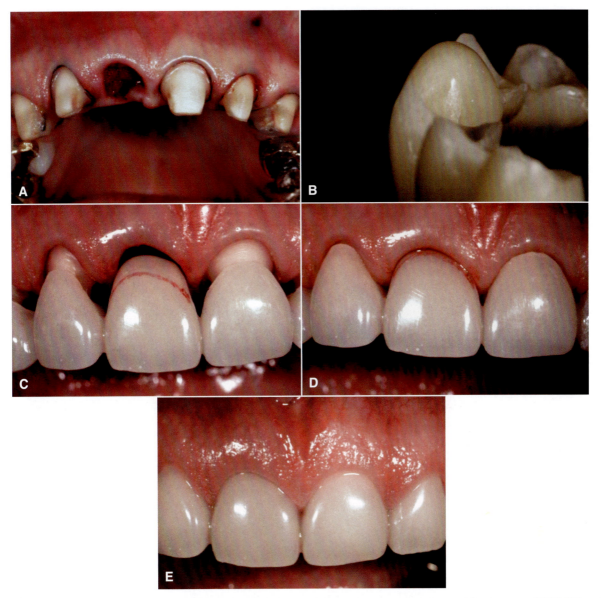

図20-10 抜歯窩保存術．A：非侵襲的な抜歯．B：即時暫間ブリッジの側面．ポンティックはオベイト型である．C：暫間修復物．オベイト型ポンティックが根尖方向に2.5 mm延長されていることに注意．D：暫間修復物の装着によって歯間乳頭が圧迫されて，やや白くなる．E：抜歯後12か月経過した暫間修復物．歯間乳頭が保存されている．（提供：Dr. F. M. Spear and Montage Media, Mahwah, New Jersey）

　抜歯前に顎堤の形態を保存する目的で，矯正的挺出も用いられている．抜歯時の骨添加を期待して，抜歯予定の歯を弱い力で挺出させる方法である．挺出時に根尖部で骨の添加が起こるので，矯正的にゆっくりと抜歯が行われる間に抜歯窩は骨で充填される．当初，矯正的挺出は抜歯後即時インプラント埋入前に顎堤増大術を行わずに顎堤の垂直的高径を増加する目的で用いられたが[18]，天然歯支台のブリッジによる治療前に顎堤の形状を維持する目的でも成功裏に用いられている（図20-11）．矯正治療のための時間と費用が加わる以外に，抜歯予定の歯を挺出させる間は継続的な調節が必要なので，前もって根管治療をしておくことも必要である．

　抜歯後の顎堤を維持するのは望ましいことだが，抜歯窩保存の術式は技術的に困難であり，頻繁な患者のモニタリングや患者による注意深い口腔清掃が必要である．たとえその管理が細心の注意を払って行われたときでさえ，患者によって治癒の反応が異なるため，成功するかどうかは予測できない．抜歯窩保存術によって顎堤の形態が完全に維持されることはめったになく[19]，顎堤増大手術を追加する必要のある患者も，少なからずいると思われる．

Part III 技工物の作製

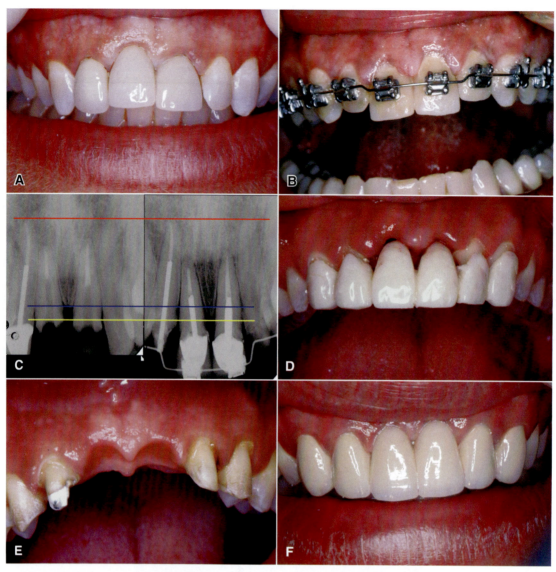

図 20-11 顎堤の構造を保存するための矯正的挺出．A：術前の状態（上顎の左右側中切歯の歯肉縁の高さの差に注意）．B：矯正的挺出．C：挺出前後の X 線写真．赤線は基準位，青線と黄線はそれぞれ挺出前・後の歯槽骨頂の位置．D：挺出後，オベイト型ポンティックを有する暫間修復物を評価する．E：印象採得直前の歯肉の形状．F：最終修復物．

抜歯窩保存術や顎堤増大術に代わる方法として，歯槽骨の高さを維持するのにルートサブマージェンステクニックが推奨されている．1970 年代に初めて発表されたこの方法は，歯冠部を切断して残存した歯根を歯肉弁で被覆する術式で，全部床義歯患者の顎堤の高さを維持するのに有用である[20]．生活歯と失活歯の両方に施行可能である．また，この方法は前歯部のポンティック相当部の顎堤〔天然支台間[21]とインプラント支台間（図 20-12）[22]〕を維持するためにも使用される．

2. ポンティックの分類

ポンティックの設計は，一般的に口腔粘膜への接触の有無によって 2 つのグループに分類される（表20-2）．これらのグループ内でも，ポンティック基底面の形状に基づいて，いくつかの細分類ができる．ポンティックは，主に審美性や口腔衛生を考えて選択される．審美性が重要な前歯部では，ポンティックが粘膜によく適合し，あたかも歯肉から萌出しているかのように見せることが必要である．逆に，臼歯部（下顎小臼歯と大臼歯の領域）では，審美性には劣るが清掃性を優先した設計のためにカン

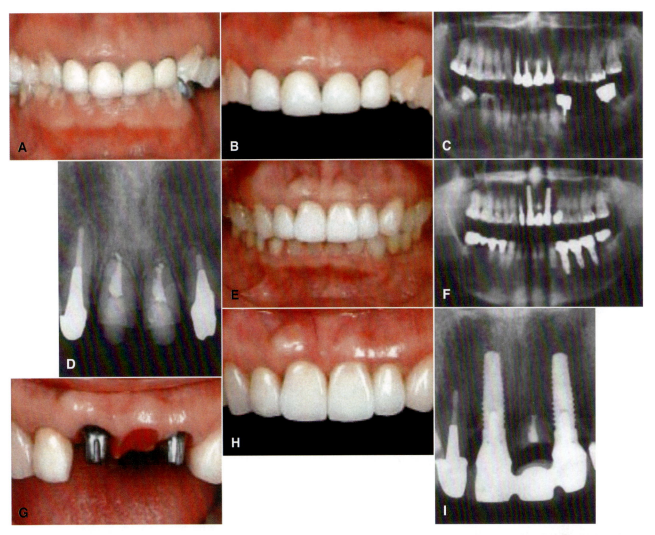

図20-12 55歳の女性が審美障害と咀嚼障害を訴えて来院．A・B：口腔内写真．C：パノラマX線写真．D：矯正治療後の前歯のデンタルX線写真．両側中切歯と左側側切歯をインプラント支持の修復物で補綴する計画を立てた．E：治療後の唇側面観．審美性と機能性が両立している．他分野との協力が必要であった．F：治療後のパノラマX線写真．歯とインプラントの位置関係は理想的である．G：ポンティック相当部の顎堤はルートサブマージェンステクニックにより良好な形態を保っている．H：最終修復物の自然な外観．上顎左側中切歯の歯根が残存していることにより，ポンティックを取り囲む歯槽骨と軟組織の高さが十分に維持されている．一般的な方法では，顎堤の骨による支持が足りないため，このような歯冠を取り囲む歯槽骨と歯肉，さらには歯間乳頭の高さを得ることはできない．I：ルートサブマージェンスから27か月後のデンタルX線写真．残存している歯根により，歯槽骨の近遠心的幅径が十分維持されている．(Salama M, et al: Advantages of the root submergence technique for pontic site development in esthetic implant therapy. Int J Periodontics Restorative Dent 27: 521, 2007. より引用)

表20-2 ポンティック設計の分類

A．粘膜接触型	B．粘膜非接触型
1．リッジラップ型 2．改良リッジラップ型 3．オベイト型 4．円錐型	1．完全自浄型 2．改良完全自浄型

トゥアを修正することがある．さまざまなポンティック設計の長所および短所については，表20-3を参照されたい．

1 完全自浄型ポンティック

その名の示すとおり，完全自浄型ポンティックの設計の第一の特徴は，清掃のしやすさである．ポンティック基底面は，顎堤から完全に離れている（図20-13 A）．この設計により，細長く切ったガーゼやその他の清掃器具をポンティックの下に通して，靴磨きのように左右に動かして清掃でき，プラークコントロールが容易になる．短所としては，食片の停滞を招き，患者にとって不快な弄舌癖につながる

表20-3 ポンティックの設計

ポンティックの設計		推奨部位	長所	短所	適応症	禁忌症	材料
完全自浄型		下顎臼歯	口腔清掃が容易	審美性不良	審美的要求が低い部位 口腔清掃に問題がある場合	審美性が重要な場合 垂直高径が非常に限られている場合	金属のみ
鞍状型		推奨されない	審美性	清掃しにくい	推奨されない	推奨されない	該当なし
円錐型		審美的要求が低い臼歯部	口腔清掃が容易	審美性不良	審美性があまり重要でない臼歯部	口腔衛生不良	金属に陶材前装 レジンのみ 陶材のみ
改良リッジラップ型		審美的要求が高い場合（前歯および小臼歯、上顎大臼歯の一部）	審美性良好	清掃性は中等度	審美性が求められる多くの部位	審美性がほとんど求められない部位	金属に陶材前装 レジンのみ 陶材のみ
オベイト型		審美的要求が非常に高い場合（上顎切歯、犬歯、小臼歯）	優れた審美性 食片の停滞がほとんどない 口腔清掃が容易	外科的処置が必要 顎堤欠損には適さない	最適な審美性が求められる場合 スマイルラインが高い場合	患者が手術を希望しない場合 顎堤欠損	金属に陶材前装 レジンのみ 陶材のみ
改良オベイト型		審美的要求が非常に高い場合（上顎切歯、犬歯、小臼歯）	優れた審美性 食片の停滞がほとんどない 口腔清掃が容易	外科的処置が必要	顎堤の水平的幅径が小さく、通常のオベイト型が適用できない場合	患者が手術を希望しない場合	金属に陶材前装 レジンのみ 陶材のみ

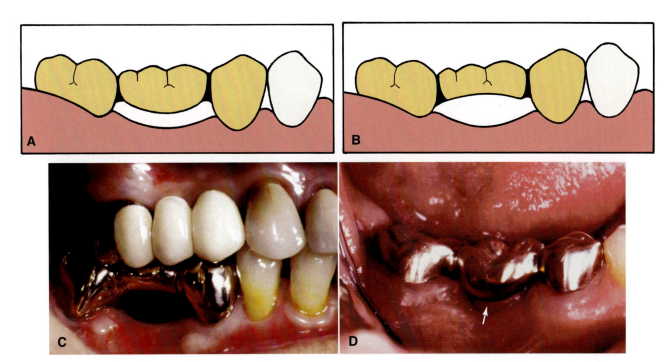

図20-13　A：完全自浄型ポンティック．B・C：改良完全自浄型ポンティック．D：ポンティックを顎堤に接近させすぎると，組織の増殖が起こる（矢印）．

ことがある．完全自浄型ポンティックは，最も歯に似ていないデザインであり，したがって機能時にほとんど見えない歯（すなわち，下顎大臼歯）のための手法といえる．

完全自浄型ポンティックの改良型も考案されている[23]（図20-13 B・C）．基底面が支台装置間でアーチ型となるもので，連結部のサイズを大きくすることができ，ポンティックおよび連結部にかかる応力を減少させることができる[24]．また，ポンティックが顎堤に近接しすぎるときに起こる軟組織の増殖もほとんどみられない（図20-13 D）．

2 鞍状型ポンティックとリッジラップ型ポンティック

鞍状型ポンティックは，凹面状の適合面で顎堤を頰舌的に被覆しており，顎堤の頰舌側で欠損歯のカントゥアやエマージェンスプロファイルを再現する．しかしながら，ポンティックの凹面状の基底面はデンタルフロスで清掃しにくく，プラークが堆積しやすいので，鞍状型またはリッジラップ型のデザインは避けるべきである（図20-14）．このデザインの欠点については，組織の炎症という結果が示すとおりである[1]（図20-15）．

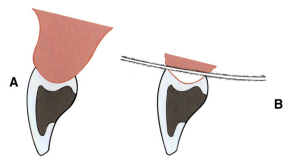

図20-14　A：リッジラップ型ポンティックの断面図．B：ポンティック基底面には清掃器具がアクセスできない．

3 改良リッジラップ型ポンティック

改良リッジラップ型ポンティックとは，自浄型と鞍状型ポンティックの設計の長所を合わせたもので，審美性と清掃性を両立させている．図20-16，20-17は，改良リッジラップ型ポンティックが唇側の顎堤をどのように覆っているか（歯肉から歯が萌出しているかのように見せるために）を示しているのだが，舌側の顎堤とは接触していない．

プラークコントロールを確実に行うためには，ポンティックの基底面に陥凹があってはならない．むしろ，近心から遠心にかけて可能なかぎり凸面にす

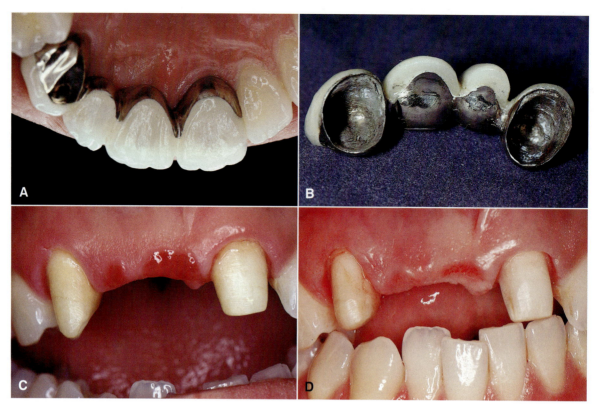

図20-15 A・B：ブリッジのリッジラップ型ポンティック基底面の形態が不適切（凹面形態）である．C：撤去してみると，粘膜には潰瘍が認められた．不適切なブリッジの形態を修正し，最終補綴物が完成するまで暫間補綴物として使用した．D：2週間で潰瘍は治癒した．

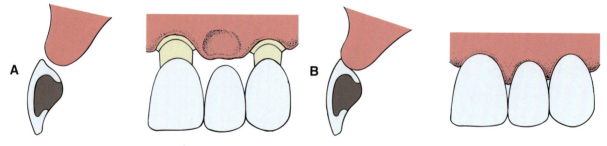

図20-16 改良リッジラップ型ポンティック．A：ブリッジを途中まで装着した状態．B：ブリッジ装着完了時．

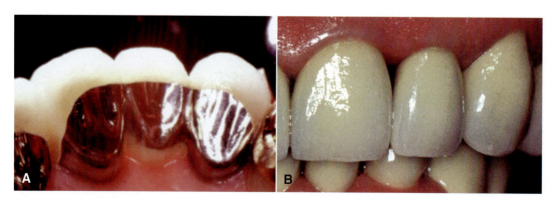

図20-17 上顎側切歯を補綴する3ユニットブリッジ．A：プラークコントロールを容易にするため，ポンティック舌側面は凸面状にする．B：唇側面は喪失歯を模倣して形成する．

20章 ポンティックの設計

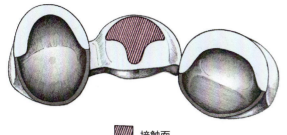

接触面

図20-18 上顎ブリッジのポンティックの粘膜接触面はT字形にする．図はブリッジを下から見たところ．

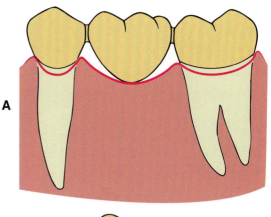

る．一般的に凸面が強いほどプラークコントロールは容易である．粘膜との接触面形態は，アルファベットのT字形（図20-18）に似ており，縦棒の先端が歯槽頂に位置する．唇側での顎堤との適合は，自然な外観の回復には欠かせない．このポンティック形態は，歴史的にはリッジラップ型と称されていたが[25, 26]，リッジラップという語は，現在では鞍状型の同意語として使用されている．改良リッジラップ型の設計は，機能時に外観に触れる部分（上下顎前歯，上顎小臼歯と上顎第一大臼歯）で最も一般的に選択されているポンティック形態である．

4　円錐型ポンティック

別名，卵型，砲弾型あるいはハート型と呼ばれることの多い円錐型ポンティック（図20-19）は，患者にとって口腔清掃が容易である．できるだけ凸状に作製して，顎堤の中央のただ1点のみで接触するようにしなければならない．審美性があまり重要ではない下顎臼歯部を補綴するには，この形態が推奨される．頬側および舌側のカントゥアは，顎堤の幅によって変わる．たとえば，ナイフエッジ状の顎堤ではカントゥアは平坦となり，組織との接触域は小さくなる．このポンティック形態は，幅が広い顎堤には適応しにくいと考えられる．なぜなら，小さな軟組織接触域のために適正なエマージェンスプロファイルが得られず，食物の停滞する領域が生じやすいからである（図20-20）．このような臨床ケースでは，完全自浄型ポンティック（ハイジニックポンティック）が最適である．

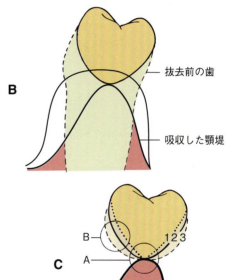

― 抜去前の歯

― 吸収した顎堤

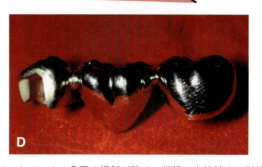

図20-19　A・B：凸面の傾斜が強く，組織に点接触する形態の基底面が最も清掃性に優れている．C：考えられる3つのポンティック形態（1，2，3）を評価する．3のカントゥアはB部で突出が最大であるが，A部で平坦すぎる．1のカントゥアはA部で突出が最大であるが，B部で平坦すぎる．最も良いカントゥアは2である．D：全部鋳造ブリッジ．ポンティックは円錐型である．下顎大臼歯部の修復に適している．

5　オベイト型ポンティック

オベイト型ポンティックは，最も審美性の高いポンティック形態である．その凸面状の基底面は顎堤

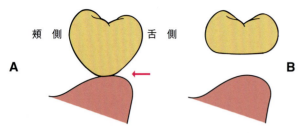

図20-20 A：幅の広い顎堤に装着された円錐型ポンティックでは，食片の停滞を招きやすい（矢印）．B：完全自浄型ポンティックにすることが望ましい．

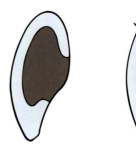

オベイト型　　改良リッジラップ型

図20-22 オベイト型ポンティックの形態では，前歯ポンティックの歯頸部において，メタルの支持がない陶材部分を生じる可能性はない．

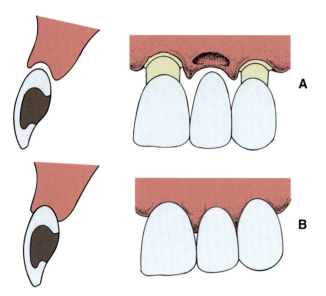

図20-21 オベイト型ポンティック．A：ブリッジを途中まで装着した状態．B：ブリッジ装着完了時．

の軟組織の陥凹に入り込むため，歯肉から歯が萌出しているかのように見える（図20-21）．良い結果を得るには，慎重な治療計画の立案が必要である．オベイト型ポンティックが萌出しているように見える軟組織陥凹形状をつくるために，なるべく非侵襲的に抜歯して抜歯窩を保存するべきである．すでに抜歯されている顎堤では，軟組織の増大手術が必要となることが多い．十分な量の顎堤軟組織が形成されたら，外科用ダイヤモンドポイント，電気メス，歯科用レーザーなどを利用して顎堤に陥凹をつくる．いずれの方法においても，最終補綴物を受け入れる顎堤の条件を整え形態を調整するには，暫間修復物のポンティック形態に細心の注意を払うことが非常に重要である．

オベイト型ポンティックの長所は，満足できる外観と強度にある．顎堤増大術とともに適切に使用されれば，顎堤から現れる様子は天然歯と同様に見える．加えて，顎堤の陥凹部には食片の嵌入が起こりにくい．ポンティックの唇側歯肉側に延長した陶材部分は金属で支持されているので，オベイト型ポンティックの幅が広く凸面状の形態は，改良リッジラップ型よりも強度において優れている（図20-22）．ポンティックの基底面はどの方向にも凸面であるので，デンタルフロスの使用は容易である．しかしながら，口腔衛生に十分気を配ることは大切で，それによって広範囲の軟組織が接触していることに起因する組織の炎症を予防することができる．短所としては，外科手術の必要性と，それに伴う費用の問題がある．さらに，審美的結果を得るためには，評価のための追加的な来院が必要となることが多い．抜歯窩陥凹部および擬似歯間乳頭は，暫間修復物のオベイト型ポンティックによる支持を必要とし，印象採得前に暫間修復物を撤去すると形態を維持することができない．このように印象採得中に起こる抜歯窩の三次元的変化を補うために，この部位の模型石膏面をわずかに削除し，最終ポンティックが抜歯窩に確実に接触し，擬似歯間乳頭を支持するようにする必要がある．別の方法として，Vasconcellosら[27]が報告している特別な印象法を利用してもよい．どの程度このような調節を行うかについて規定された値はないので，評価段階でポンティック基底面を修正する（形態修正や陶材の追加）必要もあるかもしれない．

6 改良オベイト型ポンティック

Liu[28]は臨床応用の範囲が広い改良オベイト型ポンティックを紹介している．これは基底面が卵形で

あることは同じだが，その先端が顎堤の中央に位置するのではなく唇頰側に偏位したポンティックである．すべてのポンティックのなかで最も清掃性にすぐれた基底面形態といわれている．

3. 生物学的条件

ポンティック設計における生物学的原則は，顎堤，支台歯，対合歯，支持組織の健康を維持し保護することである．特に影響を与える因子は，ポンティックと顎堤の接触，口腔清掃の容易さ，咬合力の方向である．

1 顎堤との接触状態

軟組織の潰瘍形成や炎症を予防するために，ポンティックと粘膜は無圧で接触する必要がある[1, 29]．試適評価時に軟組織が白くなるようであれば，適合診断用ペースト（フィットチェッカー）を用いて圧迫部を特定し，完全に無圧で接触するまでポンティックを調整する．また，角化した付着粘膜だけに接触することが望ましい．ポンティックが粘膜を圧迫していると，ポンティックと接触する粘膜の生理的な動きによって潰瘍が形成されることがある（図20-23）．顎堤の圧迫は，作業模型上で顎堤部を削除しすぎたことによるものであろう（図20-24）．この手法は，ポンティックと顎堤との位置関係を自然に見せる方法として奨励されていたこともあるが，非常に注意深くフロッシングしないと潰瘍形成は避けられないので，顎堤を圧迫するという概念は勧められず[1, 30, 31]，前述のように無圧で接触させるべきである[29, 32]．オベイト型ポンティックは擬似歯間乳頭を支持するために軟組織との確実な接触を維持するが，粘膜への接触が緊密だが圧迫を伴わず，またポンティック基底面が定期的に清掃されていれば，健康な粘膜を維持することは可能である[33]．

2 口腔衛生への配慮

顎堤刺激の主な原因は，細菌性プラークが産生する毒素である．細菌性プラークはポンティック基底面と顎堤の間に蓄積し，組織の炎症や歯石形成の原因となる．

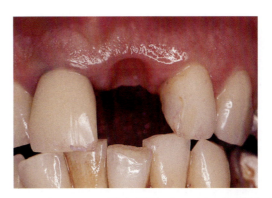

図20-23 ポンティックが歯肉を圧迫していると，必ず潰瘍が形成される．

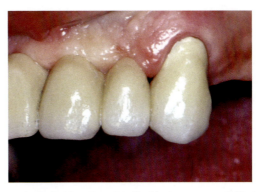

図20-24 試適評価の際に軟組織が白くなるのは，粘膜がポンティックで圧迫されていることを示す．

ブリッジは部分床義歯と異なり，毎日口腔外へ取り出して清掃することができない．したがって，患者に対しては効果的な口腔清掃法，特にポンティック基底面を清掃する方法を重点的に指導する必要がある．ポンティック基底面の形態，基底面と顎堤との関係，そして作製に使用された材料は，プラークコントロールに影響を与える．

普通，粘膜に接触するポンティックの基底面は歯ブラシでは清掃できない．したがって患者は優れた口腔清掃習慣を身につける必要があり，歯間ブラシ，パイプクリーナー，Oral-B スーパーフロス（Oral-B, Procter & Gamble），糸通しつきのデンタルフロスなどの使用が推奨される（図20-25）．ポンティック周囲の歯頸側鼓形空隙の幅は，口腔清掃用具が入る程度に広くするべきである．一方で，食片の停滞を防ぐためには，鼓形空隙は広すぎてもいけない．軟組織全体にわたりフロスが通るように，顎堤とポンティック基底面の接触は強すぎてはならない．

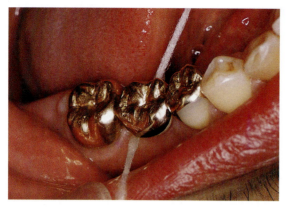

図20-25 患者には，デンタルフロスを用いてポンティック基底面を清掃する方法を指導しなければならない．

ポンティックの基底面が陥凹していると，フロスは陥凹部を清掃することはできないので，プラークが停滞して組織の炎症を招く[34]．この過程は通常可逆的であり，基底面の陥凹部を除去して修正することによって炎症は消退する（図20-15参照）．したがって，技工指示書にポンティックの設計を正確に記述して技工所に送らなければならない．また補綴物は合着の前に評価し，必要があれば修正する．組織刺激に対する最善の解決法は予防である．

3 ポンティックの材料

ポンティック作製に使用される材料は，良好な審美性（必要な場合），生体適合性，咬合圧に耐える剛性と強度，耐久性を有するものでなければならない．咀嚼や異常機能運動時にブリッジが変形すると，歯肉の圧迫や前装材の破折を招く可能性があるため，ブリッジはできるかぎり強固に作製しなくてはならない．咬頭嵌合位や偏心運動時に，陶材-金属境界部で咬合接触があってはならず，またポンティックの陶材-金属境界部が顎堤と接触することも避けるべきである．

ポンティックの作製に使用される材料の生体適合性に関する研究は，①材料の性質，②表面付着性，の2つを中心に行われてきた．グレーズした陶材は，一般にポンティックの材料として最も生体適合性が良いと考えられており[35-37]，臨床データ[30,38]もこれを支持する傾向にあるが，重要な要素は材料そのものの性質ではなく，むしろプラークの沈着に抵抗する能力であると考えられる[39]．十分に研磨され

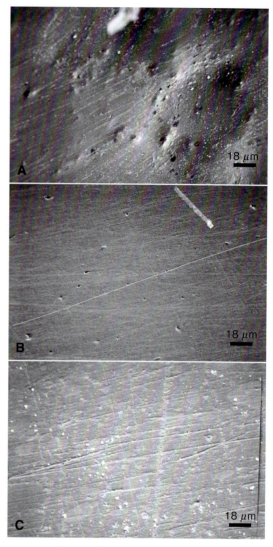

図20-26 走査電子顕微鏡写真．A：グレーズした陶材．B：研磨した金合金．C：研磨したアクリルレジン．（提供：Dr. J. L. Sandrik）

た金合金は，研磨されていない鋳造体や多孔質鋳造体に比較して，なめらかで腐食しにくく，プラークの付着が少ない[40]．しかしながら，どんなに高度に研磨された表面であっても，口腔清掃が行われなければ，プラークの堆積を許すことになる[41,42]．

グレーズした陶材は非常になめらかに見えるが，顕微鏡下では多数の小孔が見られ，実際は研磨された金合金やアクリルレジンの表面よりも粗である[43]（図20-26）．にもかかわらず，十分にグレーズされた陶材は清掃が容易で，他の材料よりもプラークを除去しやすい．プラークの容易な除去と生体適合性のために，ポンティックの基底面はグレーズした陶材で作製するべきである．しかしながら，欠損部位での顎堤と咬合面との距離が最小限のときは，ポ

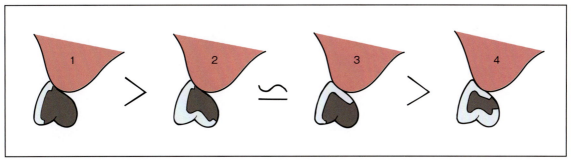

図20-27 メタルフレーム断面の直径に基づく4つのポンティック形態の強度比較．ポンティックの高径が非常に短いときは、形態4（基底面および咬合面の陶材被覆）は禁忌である．

ンティック基底面を陶材にすることは禁忌となる．なぜなら，この状況で基底面を陶材にすると，設計的にメタルフレームの強度が低くなるからである（特に咬合面を陶材で被覆した場合）（図20-27）．基底面を金属にするときは，高度に研磨されている必要がある．ポンティックの材料選択にかかわらず，口腔清掃をしっかり行えば，ポンティック周辺の炎症を防ぐことができる[44]．

4 咬合力

咬合力による支台歯への荷重を軽減する手段として，ポンティックの頰舌径を30％程度狭くすることが長い間提唱されてきた[45, 46]．科学的根拠はほとんどないが，今日でもこれが実行されている．厳密な分析[47]によると咬合力が減少するのは均一な硬さの食物を咀嚼するときだけであり，ポンティックの幅径を1/3狭くすることによって，単に咀嚼効果が12％低下するにすぎないことが明らかにされている．潜在的に有害な力は，均一な硬さの食物を咀嚼するときよりも，不用意に硬い物を噛んだり，歯ぎしりのような異常機能運動が起こったりすることによって，ブリッジに荷重が加わる場合に生じる可能性が大きい．咬合面を狭くしても，これらの荷重は軽減されない．

それどころか，咬合面を狭くすることによって，実際には調和のとれた安定した咬合関係の確立を妨げるおそれがある．位置異常歯のように，プラークコントロールが困難となり，適切な頰粘膜のサポートも得られない．以上の理由から，ポンティックの咬合面（少なくとも咬合面側1/3）は，正常な頰舌的幅径にすることが通常は推奨される．例外となるのは，顎堤が頰舌的に著しく吸収している場合である．この場合は，ポンティックの頰舌的幅径を狭くするのが望ましく，その結果，舌側のカントゥアが抑えられプラークコントロールが容易になると考えられる．

4. 機械的条件

ブリッジのポンティック設計に際しては，機械的原則に十分な注意を払わなければ良好な予後は望めない．機械的な問題は材料選択の誤り，フレームワーク設計の不良，歯冠形成の不良，咬合の不良に起因することが多い．このような問題が補綴物の破折や支台装置の脱離を招く．スパンの長い臼歯部ブリッジでは，特に機械的問題が起こりやすい．強い咬合力のために，ロングスパンブリッジの著しいたわみは避けられず，脱離の作用はスパンの長さの3乗に比例して増加する（3章参照）．したがって，ポンティックに加わるであろう力を予想し，それに応じてポンティックを設計することが重要である．たとえば大きな応力がかかると考えられる場合には，破折のおそれがある陶材焼付鋳造ポンティック（図20-28）ではなく，強固なメタルポンティックとするべきである．陶材焼付鋳造ポンティックを選択したとき，審美的改善の目的で陶材を咬合面にまで延長する場合は，注意深く評価する必要がある．破折の可能性があるうえに，対合歯の咬合面がエナメル質または金属の場合，陶材は対合歯を摩滅させるおそれもある．

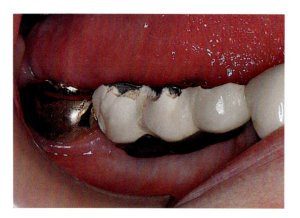

図20-28 大きな応力のために破折したスパンの長い陶材焼付鋳造ブリッジ

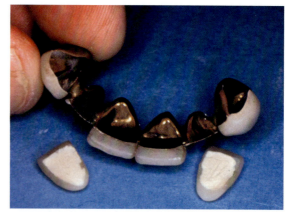

図20-29 不適切な技工操作に起因するポンティックの破損

ポンティックに使用される材料

一部のブリッジは金属のみ，または陶材のみ，アクリルレジンのみを使って作製されるが，ほとんどは金属と陶材の両方を組み合わせて使用している．アクリルレジン前装ポンティックは，耐久性に限界がある（損耗や変色）ため適応は限られていたが，無機質フィラー含有レジンや繊維強化レジンをベースにした新しい間接法用のコンポジットレジン（15章参照）の登場により，コンポジットレジンおよびレジン前装ポンティックに対する関心が再び高まっている．

① 陶材焼付鋳造ポンティック

ほとんどのポンティックは，陶材焼付鋳造法により作製される．適切に使用すれば，この方法で一般的な臨床上の諸問題を解決することができる．良好に作製された陶材焼付鋳造ポンティックは，強固かつ清掃が容易であり，天然歯に近い外観をもつが，機械的な問題が起こることがあり（図20-29），不適切なフレームワークに起因することが多い．フレームワーク設計の原則は19章に述べたが，本章においても以下の点を強調しておきたい．

- メタルコーピングは，均一な陶材前装部の厚み（約1.2mm）を確保しなければならない．陶材が厚すぎると十分な支持が得られず，結果的に破折しやすくなる（図20-30）．このような状態は前歯ポンティックの歯頸部によくみられる．均一な陶材の厚みを確保する確実な方法は，補綴する歯

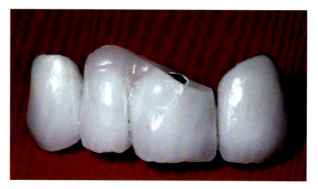

図20-30 歯頸部陶材が金属で支持されていなかったために起きた破折

の完全な解剖学的形態をワックスアップし，一定の深さまで正確にカットバックすることである（図20-31）．

- 前装する金属表面は凹みがなく，なめらかでなければならない．表面に凹凸があると陶材泥のぬれが悪くなり，陶材と金属の界面に空隙が生じるために接着強度を低下させ，機械的失敗の可能性が増加する．
- 前装部の鋭角には丸みをつける．鋭角部は応力の集中を招き，機械的失敗の原因となるためである．
- 外側の陶材-金属境界部の位置と設計には特に注意を要する．境界部でメタルフレームが変形すると，陶材の破折を招くことがあるため（図20-32），咬頭嵌合位での咬合接触は，境界部から少なくとも1.5mmは離す必要がある．偏心位での接触のために陶材-金属境界部が変形することもあるので，これにも注意しなければならない．

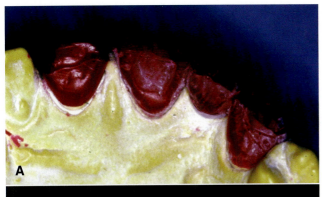
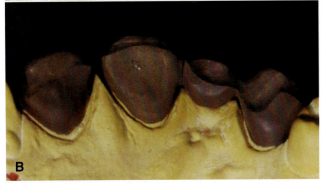

図20-31　解剖学的カントゥアにワックスアップした後にカットバックする方法（A）は，良好なメタルフレーム（B）を作製するための最も信頼性の高い方法である．

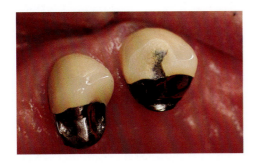

図20-32　陶材-金属境界部に咬合接触させたことによる陶材の破折

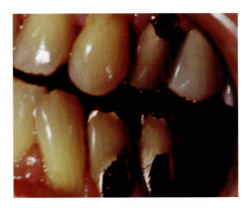

図20-33　レジン前装補綴物の摩耗

ジン前装部の寸法変化が原因で，レジン-金属境界面に漏洩をきたし，修復物が変色することが多かった．

それにもかかわらず，陶材ではなくレジンを使用する利点はいくつかある．レジンは取り扱いと修理が容易であり，陶材焼付で必要とされる高溶融合金は不要である．1990年代以降に導入された間接法用コンポジットレジンを用いると，従来の間接法用レジン前装では避けられなかった問題が解決される．これらの新世代の間接法用レジンは，従来の直接法や間接法用のコンポジットレジンと比較して，無機質のセラミックフィラーの密度が高くなっている．ほとんどのものは重合後に熱処理することによって高い曲げ強度を有し，重合収縮も最小限で，かつエナメル質と同等の摩耗度を有する[48]．さらに，コンポジットレジンとメタルとの接着性の向上[49]により，レジン前装が見直されつつある．

❷ レジン前装ポンティック

以前より，アクリルレジン前装修復物は欠点があるため，長期的な暫間修復物として使用される場合に限って適用されてきた．アクリルレジンはエナメル質や陶材に比較して耐摩耗性が低く，通常の歯磨きによっても著しく摩耗する（図20-33）．さらに，薄いレジン前装部は体積に対する表面積の比率が比較的高いため，水分吸収や温度変化（サーモサイクル）による寸法変化が問題となった．レジンとメタルフレームは化学的に結合していないので，機械的維持（アンダーカット）が必要である．持続的なレ

❸ 繊維強化コンポジットレジンポンティック

コンポジットレジンは，メタルコーピングをもたないブリッジの作製に使用されることある（15章参照）．レジン含浸グラスファイバーまたはポリマーファイバーでつくられた下部構造基材により構造強度が確保されている．この材料は，マージン適合性および審美性を兼ね備えた優れた物理的特性を備えているので，ブリッジに代わるメタルフリーの選択肢となりうるが，長期にわたる臨床研究はまだ報告されていない．

5. 審美的条件

補綴物がいかに生物学的・機械的原則に沿って作製されていても，患者は審美性の観点から結果を評価する（特に前歯の補綴の場合）．単独のクラウンに関係する審美的考察の多くは，ポンティックにもあてはまる（23章参照）．もちろん，天然歯のような外観を得ようとするとき，ポンティック特有の問題に遭遇する場合もある．

1 歯肉との関係

審美的に良好なポンティックは，隣在歯の形態，カントゥア，切端，歯頸側・切端側の鼓形空隙，色調を再現している．ポンティックを天然歯のように見せようとするときに最も問題となりやすいのは軟組織とポンティックの境界部である．この部分では，抜歯後に起こる解剖学的変化をどう補うかが最大の課題となる．ポンティックと軟組織の接合部が"天然歯"のような外観を得るためには，唇側面が軟組織へと移行しつつある部分のカントゥアに特に注意する．これは単に欠損歯の唇側面形態を模倣するだけでは得られない．抜歯後の歯槽骨は，吸収やリモデリングもしくはその両方を受けており，本来の歯のカントゥアに従って作製すれば，ポンティックの歯冠長が不自然に長くなってしまう（図20-34）．天然歯であるかのように錯覚させ審美的なポンティックとするためには，見る人に対して本物の天然歯を目にしていると思わせなければならない．

改良リッジラップ型ポンティックは，ほとんどの前歯部補綴のケースに推奨される．これは，顎堤前面の一部を覆うことにより，顎堤の失われた頰舌側幅径を補うものである．天然歯のように歯槽頂から萌出するのではなく，ポンティックの歯頸部が顎堤の前面に位置することで，歯の欠損による顎堤の構造の異常が見えなくなる．幸いなことに，ほとんどの歯は二次元的に視覚に入るので，顎堤とポンティックの頰舌的な関係に気づかれることはない．設計が適切であれば，改良リッジラップ型ポンティックの形態は基底面が滑沢な凸面であり，舌側の鼓形空隙が広く清掃しやすい．しかし，これを成

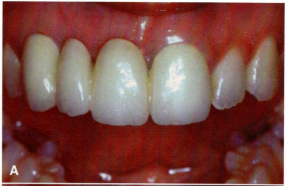
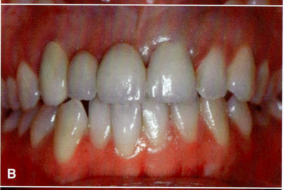
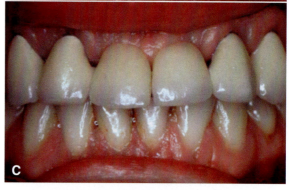

図20-34 適正な歯冠高径は，審美的なポンティックを設計するうえで非常に重要である．A：上顎右側中切歯・側切歯を補綴する4ユニットブリッジの審美障害．ポンティックは欠損歯の唇側カントゥアにならった形態を付与されているが，骨欠損があるために歯冠が長くなりすぎている．B：再製したブリッジ．各ポンティックの歯頸側1/2を削合してあることに注意．審美性は大きく改善されている．C：この症例の審美障害は，両側中切歯のポンティックを短くしすぎた結果である．

し遂げるのは容易ではない．実際は，多くのポンティックのカントゥアは最適とはいえず，不自然な外観になっている．診断用ワックスアップ（3章参照）を行うときに注意深く調整することで，これを避けることができる．場合によっては，良好な結果を得るために外科的に顎堤の形態を修正しなければならないこともある．

通常，光は上から当たり物体の影は下にできる．予期しない光や影（図20-35）は脳を混乱させることがある．過去の経験から，脳は歯が歯肉から萌

ベイト型ポンティックは影響されない．しかしながら多くの場合に，患者はオベイト型ポンティックに必要な外科手術を受け入れなければならない．

2 歯冠長

単に本来の歯を複製するだけでは，適正な大きさのポンティックにはならない．顎堤の吸収があるので，このようなポンティックの歯頸部は長く見えてしまう．歯の高さは，患者が笑って歯肉縁を見せるとはっきりとわかる（図20-37）が，唇舌的位置や歯頸部形態の異常はすぐには目につかない．この事実を利用して，ポンティック唇側面の歯肉側1/2のカントゥアを修正することにより，すぐれた外観のポンティックを作製することができる（図20-37）．見る人は，このポンティックの歯冠長が正常であることはわかるが，唇側面のカントゥアが異常であることには気がつかない．錯視の成功例である．

中等度の骨吸収がある部位でも，ポンティックのカントゥアを誇張することによって自然な外観を表現することは可能であるが，歯の喪失後に著しい歯槽骨吸収がある部位では，ポンティックを正常な長さにすると顎堤にまったく接触しない．

1つの解決策は，セメント-エナメル境を強調し，正常な歯冠と歯根に似せてポンティックを形づくることである．歯根は，露出した象牙質のように着色してもよい（図20-38）．また，ピンク色の陶材を使って歯肉のように見せる方法もある（図20-39）．しかし，このようなポンティックでは粘膜との接触面積が相当増加し，治療を長期的に成功させるためには徹底的なプラークコントロールが要求される．顎堤増大術は，骨吸収の少ない部位の修正には良い成績を上げている．骨吸収が著しい症例では，ブリッジよりも部分床義歯のほうが，審美的に良好な結果を得られることが多い．

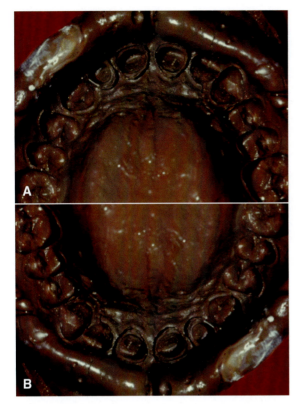

図20-35 錯覚．A・B：上下が逆になっているだけで，まったく同じ写真である．ほとんどの人はそれぞれ異なる三次元的解釈を行い，1つを陰型の印象として，もう1つを陽型の模型として認識する（本を逆さにして錯視であることを確認するとよい）．この解釈は，影がどちらに向いているかに基づくものである．通常，物体には上から光が当たっているように見える．

出することを"知って"いるので，影によってポンティックだということが示されなければ，ポンティックを歯として"見る"．天然歯の周囲（特に歯肉縁付近）のどこに影ができるのかを，注意深く調べる必要がある．ポンティックが顎堤に十分適合していなければ，歯頸部周辺に不自然な影ができ，違和感を生じ，天然歯として錯覚させることはできなくなる（図20-36）．さらに，ポンティックと歯肉の境界部で軟組織の退縮が生じると食渣が停滞し，天然歯と錯覚させることはいっそう不可能となる．

外観が最大の関心事である場合には，抜歯窩保存術や顎堤軟組織増大術にオベイト型ポンティックを併用すれば，歯肉との境界部では天然歯と実質的に見分けのつかない外観が得られる．軟組織の陥凹部に埋まっているため，改良リッジラップ型ポンティックの審美性をおびやかす多くの落とし穴にオ

3 近遠心的幅径

往々にしてポンティックに利用できるスペースは，反対側の歯の幅径よりも大きいか小さい．これは通常，抜歯後補綴治療をされずに放置されたため，歯が移動したことに起因する．

Part III　技工物の作製

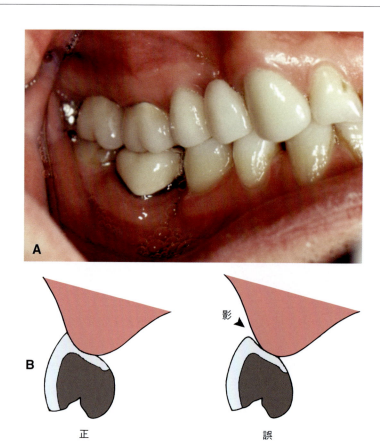

図 20-36　ポンティックが歯肉から萌出しているように見えることが重要である．A：この 4 ユニットブリッジの第二小臼歯を補綴するポンティックは，顎堤にしっかり適合しているので成功しているが，第一大臼歯のポンティックは顎堤への適合が悪く影をつくっているので，人工物であることが明白である．B：粘膜面周囲に影（矢頭）ができると，錯覚を利用して審美的に見せることはできない．

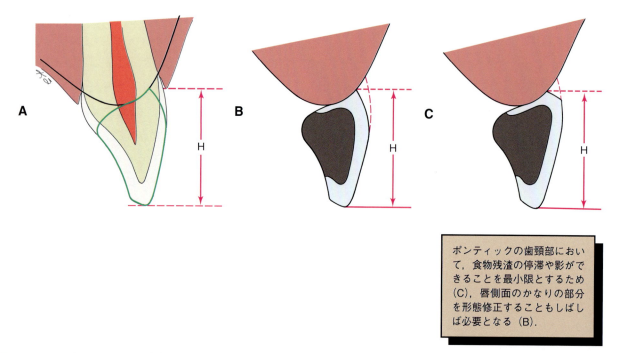

ポンティックの歯頸部において，食物残渣の停滞や影ができることを最小限とするため（C），唇側面のかなりの部分を形態修正することもしばしば必要となる（B）．

図 20-37　A：ポンティックは，本来の天然歯と同じ歯冠長（H）でなければならない．B：適切なカントゥアのポンティック．C：不適切なカントゥアのポンティック（B と C の破線は，本来の天然歯のカントゥアを示す）．歯頸部辺縁の棚状形態は食物残渣の停滞を招き，審美的に望ましくない影をつくる．

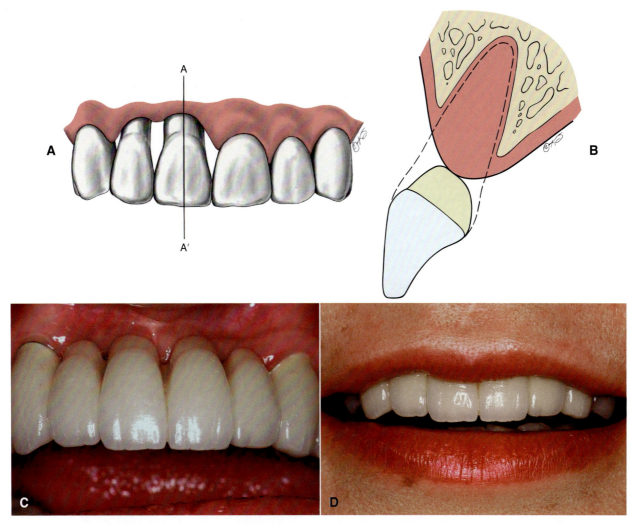

図20-38 広範囲に歯槽骨欠損がある患者で，外科的顎堤増大術を行わずに審美的な固定性補綴物を作製するのは困難である．A～D：歯冠の形態を正常に回復し，露出した根面に似せて根尖側の延長部を形づくり，そして着色するのも1つの方法である．（A・B：Blancheri RL: Optical illusions and cosmetic grinding. Rev Asoc Dent Mex 8: 103, 1950 から改変）

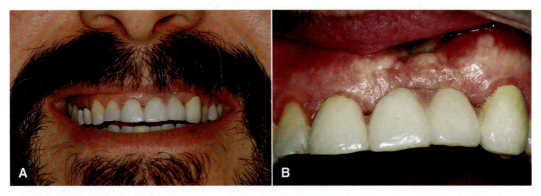

図20-39 上顎左側中切歯・側切歯を補綴するブリッジ．患者は欠損部顎堤の骨吸収が著しかった．A・B：ポンティック間に歯肉に似せたピンク色のポーセレンを使用しており，補綴物の良好な外観が得られている．患者は毎日 Oral-B スーパーフロスを使用することにより，軟組織の健康を良好に維持している．

可能であれば，このような不一致は矯正治療によって修正するべきである．それができない場合は，ポンティックの設計に視覚の原理を応用することによって，良好な外観を得られることもある．知覚の錯誤により，脳が混乱して形や線の相対的な大きさを誤って解釈するのと同様に（図20-40），正常で

Part III 技工物の作製

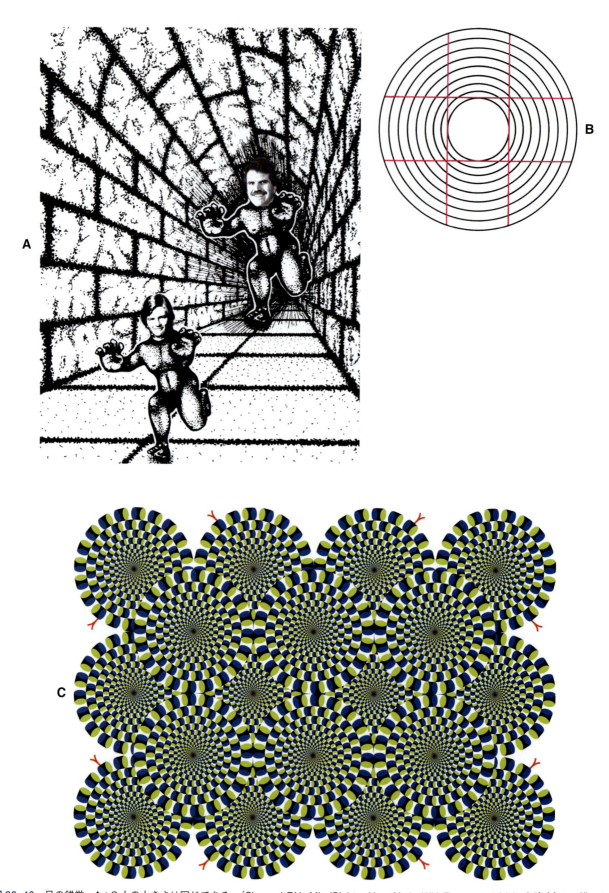

図20-40 目の錯覚. A：2人の大きさは同じである.（Shepard RN: MindSights. New York, WH Freeman, 1990. を改変）B：描かれている線は直線である（本を傾ければ確認できる）. C：北岡明佳の「蛇の回転」による錯視. 眼の動きに関連して「円盤」が回転しているように見える. 眼を近づけて固視すると, 錯視作用は消える[51].（Ⓒ Akiyoshi Kitaoka 2003. より許可を得て掲載）

20章 ポンティックの設計

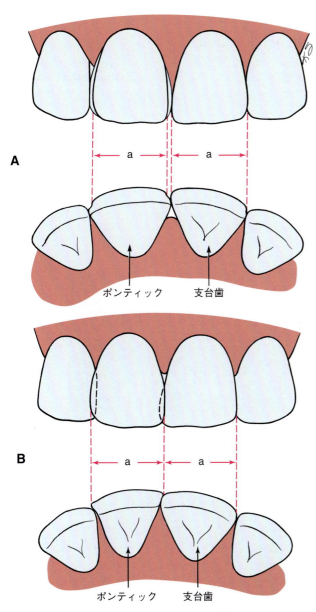

図20-41 前歯のポンティックのスペースが正常ではない場合，線角の位置を合わせ歯間部を調整することによって，審美的に修復することができる．ポンティックのスペースが大きい場合（A）と小さい場合（B）．修復のなかで幅径aはそろっていなければならない．（Blancheri RL: Optical illusions and cosmetic grinding. Rev Asoc Dent Mex 8: 103, 1950 から改変）

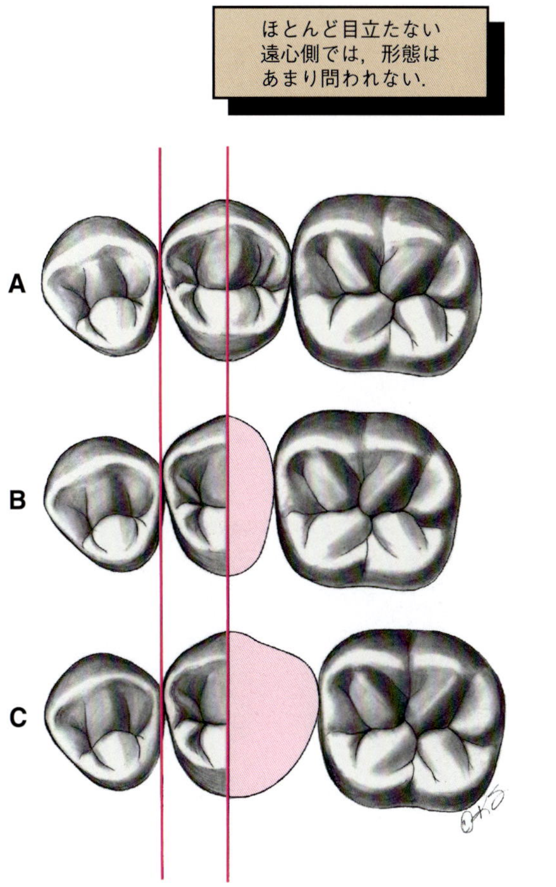

図20-42 臼歯を補綴する場合，目につきやすい歯冠の近心1/2の寸法を再現する．ポンティックのスペースが正常（A），過小（B），過大（C）．（Blancheri RL: Optical illusions and cosmetic grinding. Rev Asoc Dent Mex 8: 103, 1950 から改変）

ない大きさのポンティックを天然歯に近い大きさであると錯覚させるように設計することができる．一般的に前歯の幅径は，近心唇側と遠心唇側の線角の相対的位置関係や，両線角間のこまかい表面性状と光の反射によってつくられる全体の形によって認識される．反対側の歯の特徴（図20-41）をできるかぎり正確にポンティックに再現するべきであり，隣接面形態を変えることによって近遠心的幅径の不一致を補正することができる．支台装置とポンティックの比率を整えることで，幅径の不一致を最小限にすることができる（このような場合にも，診断用ワックスアップは，修復における難しい問題を解決するのに役立つ）．

臼歯を補綴する場合は，通常，臼歯の遠心1/2は前から見えないので，スペースの不一致はあまり問題にならない（図20-42）．目につく歯の近心1/2はそのまま再現し，遠心1/2の大きさで調節することによってスペースの問題に対処することができる．

6. ポンティックの作製

1 市販されている材料

これまでいくつかのポンティック作製法が開発されてきた．以前は既製の陶歯を通常の金合金に前装する方法が非常に広く普及した．1970年代に陶材

635

表20-4 市販されているポンティックシステム

種類	長所	短所	適応症	禁忌症
陶材焼付鋳造	・審美的 ・生体適合性が良い	・支台装置が陶材焼付鋳造冠でない場合は作製が困難 ・金属のみに比べて強度に劣る	・ほとんどの状況	・スパンが長く，大きな応力が加わる場合
金属のみ	・強度が大きい ・手技が簡単	・審美的ではない	・下顎大臼歯部（特に大きな応力が加わる場合）	・審美性が要求される部位
陶材のみ	・最も審美的 ・生体適合性が良い	・破折の危険性 ・分割および再接合ができない ・大きな連結部が必要	・高い審美性が求められる部位	・スパンが長く，大きな応力が加わる場合

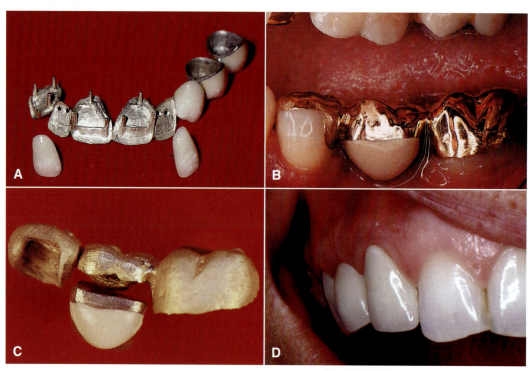

図20-43　A：前装陶歯を使用した8ユニットブリッジ．B・C：通常の金合金に陶材焼付前装部を後鑞付けして作製した3ユニットの臼歯部ブリッジ．D：陶材焼付鋳造ブリッジの改良リッジラップ型ポンティック（犬歯）は，歯肉から萌出しているように見える．

焼付鋳造法の応用が増加するにつれて既製陶歯は人気が衰え，市場からほぼ消えた．カスタムメードの陶材焼付前装は既製陶歯に代わる適切な方法であったが，広く受け入れられることはなかった．表20-4に，さまざまなシステムをまとめた（図20-43）．

現在，ほとんどのポンティックは陶材焼付鋳造で作製されている．陶材焼付鋳造法は，ポンティック設計上で遭遇する生物学的，機械的，審美的な問題に対する最善の解決策を提供する．しかし，単冠作製とは若干異なるので，次項以降でこれらの相違点を重点的に解説する．

2 陶材焼付鋳造ポンティック

正しく設計された陶材焼付鋳造ポンティックはプラークの除去が容易であり，強度，耐摩耗性，審美性を兼ね備えている（図20-43 D）．支台装置の少なくとも1つが陶材焼付鋳造冠であれば，作製は比較的容易である．ポンティックおよび支台装置の一方または両方のメタルフレームワークをワンピース

で鋳造する．これにより，その後の技工・臨床段階でのポンティックの操作が容易になる．以下の考察では，支台装置の一方または両方が陶材焼付鋳造の全部被覆冠であると想定している．そうでない場合は，別の方法が必要となる．

1 解剖学的カントゥアのワックスアップ

強度と審美性を得るために，最終修復物の陶材の厚みは正確にコントロールする必要がある．そのためには，最終的な解剖学的カントゥアでワックスパターンをつくる．またこれにより，連結部の設計の妥当性と，予定している前装陶材の配置と連結部との位置関係を評価することができる（27章参照）．

使用器材

下記の器材が必要である（図20-44）．

- ブンゼンバーナー
- インレーワックス
- スティッキーワックス
- ワクシングインスツルメント
- 清掃用の木綿布
- 分離剤
- ステアリン酸亜鉛または粉末ワックス
- 両頭ブラシ
- 綿球
- 目のこまかいナイロン製ストッキング

手 順

① 支台装置の内面，隣接面，軸面を，18章で述べたようにワックスアップする．
② インレーワックスを軟化し，望ましいポンティックの概形を形成して顎堤に適合させる．その後，形態修正を行う．別の（おそらく，より好ましい）方法として，診断用ワックスアップまたは暫間修復物の印象を採得してもよい．溶かしたワックスを印象に流し込み，ポンティックの最初の形態をつくる．既製のワックスポンティックも市販されている（図20-45）．
③ 臼歯部を補綴する場合，咬合面は18章で述べたワックスコーンテクニックを用いて形成する

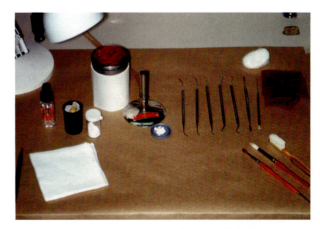

図20-44 ワックスアップのための使用器材

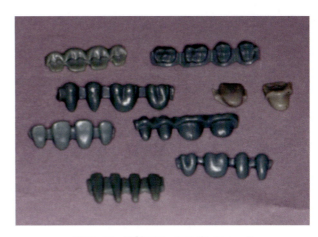

図20-45 既製のワックスポンティック

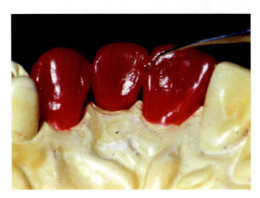

図20-46 ポンティックを支台装置に溶着している．

のが最善であるので，咬合面は平坦にしておく．
④ ポンティックを支台装置に連結し，さらに安定させるためにポンティックの歯頸部をスティッキーワックスで作業模型に直接固定する．ついで，ポンティックを適切な軸面・咬合面（切端）形態にワックスアップする（図20-46）．
⑤ 支台装置を完成し，軟組織に適切に接触するよ

うポンティックの隣接面，基底面のカントゥアを仕上げる．その後，カットバック前の評価を行う．

■評　価

ワックスパターンの形態を評価し（図20-47），欠陥があれば修正する．特に連結部に注意する必要がある．連結部は形態と大きさが適正で，次に行うカットバックのときにポンティックが支台装置から外れないように，ポンティックをしっかりと固定しておかなければならない．

❷ カットバック

使用器材

・ブンゼンバーナー
・ワクシングインスツルメント
・カットバック用インスツルメント
・メス
・薄いワックスノコギリまたは縫糸
・探針

手　順

① 鋭利な探針を用いて，陶材前装部の外形線をワックスパターンに記入する（図20-48 A）．良好な審美性を得るために，陶材-金属境界部は十分に舌側へ寄せて設置する．
② ワックスパターンにデプスカット（トラフィング）を付与する（19章参照）（図20-48 B）．
③ パターン全体を作業模型上で連結した状態で，器具が到達できる範囲でカットバックを完了する．
④ 薄いワックスノコギリを用いて（代わりに縫糸でもよい），一方の連結部で分割して，分離した支台装置を作業模型から外す（図20-48 C）．
⑤ 分離した支台装置のカットバックを仕上げる．陶材-金属境界部が明確な90°の角度になるよう注意する．
⑥ マージンを再溶解して最終仕上げを行う．この操作の間，ポンティックはもう1つの支台装置によって定位置に保たれている．
⑦ 支台装置を1つ外したことによって，インスツルメントが到達しやすくなったところで，ポンティックのカットバックを仕上げる．
⑧ 外した支台装置を元に戻してポンティックに再溶着する．もう一方の連結部で分割して同じ操作を行う．
⑨ ワックスパターンにスプルーを付け，必要に応じて再度形態を整える．
⑩ 22章に記載した方法で埋没・鋳造する．

3ユニットブリッジの一方の連結部を鋳造して他

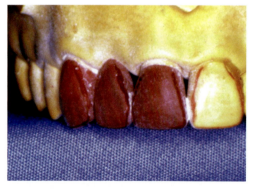

図20-47　解剖学的カントゥアで作製したワックスパターン

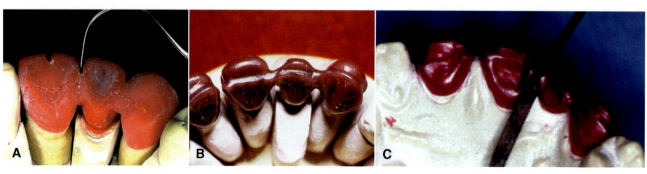

図20-48　3ユニットの前歯ブリッジのカットバック．A：陶材-金属境界部の外形線を描く．B：陶材築盛のためのワックスパターンカットバック．C：ワックスノコギリを用いて連結部を分割する．

20章 ポンティックの設計

方を鑞付けする場合は，前述の操作を行う際に，まず鋳造する側の連結部を最初に切断する．ポンティック基底面のカットバックは，ワックスの段階ではなく金属になってから行うとよい．粘膜と接触する部分のワックスを残すことによりポンティックが安定しやすくなるためである．インスツルメントの到達が限られ，ワックスの状態ではもろい連結部を破損しやすい．

③ 鋳造体の調整

使用器材

- セパレーティングディスク
- 仕上げ用セラミックポイント
- サンドペーパーディスク（前装面以外の調整用）
- ラバーホイール（前装面以外の調整用）
- ラウンドカーバイドバー（No. 6 もしくは 8）
- サンドブラスター（25μm のアルミナ粒子）

手 順

① 埋没材から鋳造体を掘り出し，19章に記載したように，前装面を調整する（図 20-49）．
② ポンティックの基底面を仕上げる．基底面を削除しすぎてはいけない．

■評 価

セメント合着した修復物は歯肉側からではなく唇側から見ることになるので，ポンティック基底面の陶材の厚さは 1 mm 未満にする．基底面の陶材が厚すぎるのは，ポンティックフレームワーク設計によくみられる誤りであり，破折や外観不良の原因になりやすい（図 20-30 参照）．

プラークコントロールを行いやすくするために，陶材-金属境界部は舌側に寄せて設置するべきである．金属にはプラークが付着しやすいため，軟組織との接触は陶材上にする[50]．

④ 陶材の築盛

陶材築盛の手順は，単冠作製時の手順とほぼ同じであるが（24章参照），ポンティック作製に特有の点がいくつかある．これらの点について以下で説明する．

使用器材

下記の器材が必要である（図 20-50）．

- 紙ナプキン
- ガラス練板
- ティッシュペーパーまたは角切りガーゼ
- 蒸留水
- ガラススパチュラ
- 鋸歯状インスツルメント
- 陶材用ピンセットまたは止血鉗子
- セラミスト用ブラシ（No. 2, 4, 6）
- ウィッピングブラシ
- カミソリ
- シアノアクリレートレジン
- 色鉛筆

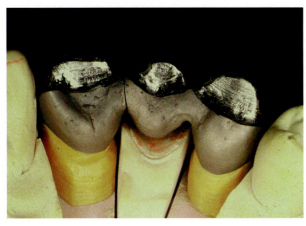

図 20-49 メタルフレームワーク．この後，サンドブラストと酸化処理を行う．

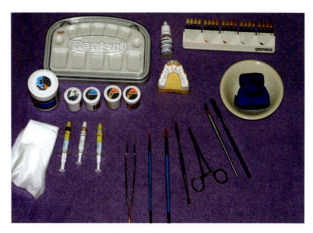

図 20-50 陶材築盛のための使用器材

639

Part III 技工物の作製

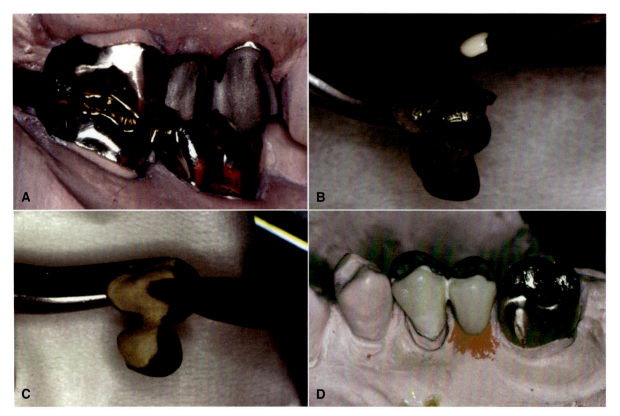

図 20-51 陶材の築盛．A：オペーク陶材を築盛する前のメタルフレームワーク．B：オペーク陶材の築盛．C：ボディ陶材の築盛．D：陶材の一次焼成を終えたところ．

- 咬合紙
- セラミックポイント
- ダイヤモンドポイント
- ダイヤモンドディスク

手 順

① 24章に述べたように，金属の表面処理を行い，オペークを塗布する（図20-51）．

② ポンティック基底面へサービカル陶材を築盛し，鋳造体を作業模型に戻す．ティッシュペーパーの小片をブラシで湿らせて作業模型の欠損部顎堤に置いて，陶材泥が模型に付着するのを防ぐ．同じ目的で，シアノアクリレートレジンや専用の分離剤を使用してもよい．

③ 24章に述べたように，サービカル，ボディ，インサイザル陶材を適切に配置しながら築盛する．ティッシュペーパーがポンティック基底面のマトリックスとして働く．

④ 陶材をコンデンスした後，薄いカミソリの刃を用いて各ユニット間を分割する．これにより，焼成時の収縮によって陶材がフレームワークからはがれるのを防ぐ．焼成時の収縮によって生じた欠陥を修正するために，2回目の陶材築盛が必要である．通常，ポンティックの隣接面と基底面に陶材を追加する必要がある．

⑤ 陶材の唇側マージンを作製する場合と同様に，基底面に追加した陶材を作業模型から分離するために，陶材用の分離剤（たとえばVITA Modisol, Vident）を模型の顎堤部に塗布する（24章参照）．

⑥ 粘膜に接触させる部分を印記し，基底面ができるかぎり凸面になるように形態を整える．この後の工程は，ポンティックの試適，鑞付け，キャラクタリゼーション，グレーズ，仕上げ，研磨となる（27～29章参照）．

■評 価

ポンティック基底面の陶材は，できるかぎりなめらかに仕上げなければならない（図20-52）．小孔や欠損があるとプラークコントロールが困難になり歯石が付着しやすくなる．メタルフレームワーク

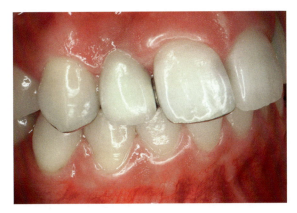

図20-52　側切歯を補綴する陶材焼付鋳造ポンティック

は，特に歯頸側鼓形空隙（プラーク除去用器具を到達させにくい部位である）に注意しながら，十分に研磨しなければならない．

3 メタルポンティック

メタルポンティック（図20-53）は，技工操作が少ないという利点がある．そのため臼歯部のブリッジに使用されることがあるが，欠点もいくつかある．主なものは審美性である．また容積が大きいために，鋳巣をつくらずに鋳造するには十分な注意が必要である．ポンティックが多孔質であると，プラークが付着しやすく変色や腐蝕を早める．

7. まとめ

ポンティックを長期にわたって成功させるために特に重要なことは，プラークコントロールのしやすい設計にすることである．これは，ポンティック基底面をできるだけ凸面形態にすることによって，粘膜との接触を最小限にしなければならない．また，外観が自然でメインテナンスがしやすく，十分な機械的強度を兼ね備えた設計とするために，特別な配慮が必要である．適切な設計を選択したら，それを歯科技工士に正確に伝えなければならない．

陶材焼付鋳造ポンティック作製と，他の種類のポンティック作製とは微妙に異なる．陶材焼付鋳造法は簡単で実用的であるため，ほとんどの場合に用いられる．しかし，最大限の強度と審美性を与えたうえでプラークコントロールを容易にするためには，注意深く設計・作製する必要がある．特に支台装置に金合金が使用されるときは，別の方法が有効な場合もある．レジン前装ポンティックは，長期的な暫間修復物としてのみ使用するのがよい．メタルポンティックは審美性が要求されない部位で，特に大きな力が加わる場合に選択されることが多い．

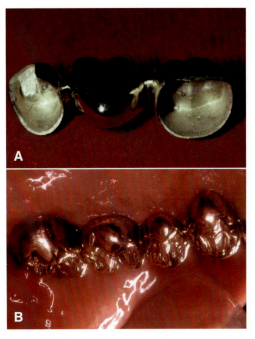

図20-53　3ユニット全部鋳造ブリッジ

Study Questions

1　ポンティックの分類について，論理的にまとめて説明せよ．
2　歯列弓での位置による機能の違いによって，ポンティックの設計はどのように変化するのか？
3　ポンティック作製に利用できる材料は何か？　また，それぞれの長所と短所，適応症と禁忌症は何か？
4　改良リッジラップ型ポンティックで唇側面と舌側面の形態を左右する因子とは何か？
5　ポンティックの形態や作製が不適切な場合，一般的にはどのような臨床上の問題が発生するか？
6　軟組織による顎堤増大術の種々の技法と，それらの技法によって解決される顎堤欠損について述べよ．
7　顎堤と接触するポンティックの材料を選択する際に，考慮するべき因子とは何か？

● 引用文献

1. Stein RS: Pontic-residual ridge relationship: a research report. J Prosthet Dent 16: 251, 1966.
2. Siebert JS: Reconstruction of deformed, partially edentulous ridges, using full thickness onlay grafts. I. Technique and wound healing. Compend Contin Educ Dent 4: 437, 1983.
3. Abrams H, et al: Incidence of anterior ridge deformities in partially edentulous patients. J Prosthet Dent 57: 191, 1987.
4. Hawkins CH, et al: Ridge contour related to esthetics and function. J Prosthet Dent 66: 165, 1991.
5. Abrams L: Augmentation of the deformed residual edentulous ridge for fixed prosthesis. Compend Contin Educ Dent 1: 205, 1980.
6. Garber DA, Rosenberg ES: The edentulous ridge in fixed prosthodontics. Compend Contin Educ Dent 2: 212, 1981.
7. Langer B, Calagna L: The subepithelial connective tissue graft. J Prosthet Dent 44: 363, 1980.
8. Smidt A, Goldstein M: Augmentation of a deformed residual ridge for the replacement of a missing maxillary central incisor. Pract Periodont Aesthet Dent 11: 229, 1999.
9. Kaldahl WB, et al: Achieving an esthetic appearance with a fixed prosthesis by submucosal grafts. J Am Dent Assoc 104: 449, 1982.
10. Meltzer JA: Edentulous area tissue graft correction of an esthetic defect: a case report. J Periodontol 50: 320, 1979.
11. McHenry K, et al: Reconstructing the topography of the mandibular ridge with gingival autografts. J Am Dent Assoc 104: 478, 1982.
12. Studer SP, et al: Soft tissue correction of a single-tooth pontic space: a comparative quantitative volume assessment. J Prosthet Dent 83: 402, 2000.
13. Nemcovsky CE, Vidal S: Alveolar ridge preservation following extraction of maxillary anterior teeth. Report on 23 consecutive cases. J Periodontol 67: 390, 1996.
14. Bahat O, et al: Preservation of ridges utilizing hydroxylapatite. Int J Periodontol Res Dent 6: 35, 1987.
15. Lekovic V, et al: A bone regenerative approach to alveolar ridge maintenance following tooth extraction. Report of 10 cases. J Periodontol 68: 563, 1997.
16. Schropp L, et al: Bone healing and soft tissue contour changes following single tooth extraction: a clinical and radiographic 12-month prospective study. Int J Periodontics Restorative Dent 23: 313, 2003.
17. Spear FM: Maintenance of the interdental papilla following anterior tooth removal. Pract Periodont Aesthet Dent 11: 21, 1999.
18. Ingber JS: Forced eruption. II. A method of treating nonrestorable teeth — periodontal and restorative considerations. J Periodontol 47: 203, 1976.
19. Nevins M, et al: A study of the fate of the buccal wall of extraction sockets of teeth with prominent roots. Int J Periodontics Restorative Dent 26: 19, 2006.
20. Guyer S: Selectively retained vital roots for partial support of overdentures: a patient report. J Prosthet Dent 33: 258, 1975.
21. Harper K: Submerging an endodontically treated root to preserve the alveolar ridge under a bridge — a case report. Dent Update 29: 200, 2002.
22. Salama M, et al: Advantages of root submergence for pontic site development in esthetic implant therapy. Int J Periodontics Restorative Dent 27: 520, 2007.
23. Perel ML: A modified sanitary pontic. J Prosthet Dent 28: 589, 1972.
24. Hood JA, et al: Stress and deflection of three different pontic designs. J Prosthet Dent 33: 54, 1975.
25. Shillingburg HT, et al: Fundamentals of fixed prosthodontics, 2nd ed, p 387. Chicago, Quintessence Publishing, 1981.
26. Eissmann HF, et al: Physiologic design criteria for fixed dental restorations. Dent Clin North Am 15: 543, 1971.
27. de Vasconcellos DK, et al: Impression technique for ovate pontics. J Prosthet Dent 105: 59, 2011.
28. Liu C: Use of a modified ovate pontic in areas of ridge defects: a report of 2 cases. J Esthet Restor Dent 16: 273, 2004.
29. Tripodakis AR, Constandinides A: Tissue response under hyperpressure from convex pontics. Int J Periodontics Restorative Dent 10: 409, 1990.
30. Cavazos E: Tissue response to fixed partial denture pontics. J Prosthet Dent 20: 143, 1968.
31. Henry PJ, et al: Tissue changes beneath fixed partial dentures. J Prosthet Dent 16: 937, 1966.
32. Jacques LB, et al: Tissue sculpturing: an alternative method for improving esthetics of anterior fixed prosthodontics. J Prosthet Dent 81: 630, 1999.
33. Zitzmann NU, et al: The ovate pontic design: a histologic observation in humans. J Prosthet Dent 88: 375, 2002.
34. Hirshberg SM: The relationship of oral hygiene to embrasure and pontic design: a preliminary study. J Prosthet Dent 27: 26, 1972.
35. McLean JW: The science and art of dental ceramics, vol 2, p 339. Chicago, Quintessence Publishing, 1980.
36. Harmon CB: Pontic design. J Prosthet Dent 8: 496, 1958.
37. Henry PJ: Pontic form in fixed partial dentures. Aust Dent J 16: 1, 1971.
38. Allison JR, Bhatia HL: Tissue changes under acrylic and porcelain pontics [Abstract No. 168]. J Dent Res 37: 66, 1958.
39. Silness J, et al: The relationship between pontic hygiene and mucosal inflammation in fixed bridge recipients. J Periodont Res 17: 434, 1982.
40. Gildenhuys RR, Stallard RE: Comparison of plaque accumulation on metal restorative surfaces. Dent Surv 51 (1): 56, 1975.
41. Keenan MP, et al: Effects of cast gold surface finishing on plaque retention. J Prosthet Dent 43: 168, 1980.
42. Ørstavik D, et al: Bacterial growth on dental restorative materials in mucosal contact. Acta Odontol Scand 39: 267, 1981.
43. Clayton JA, Green E: Roughness of pontic materials and dental plaque. J Prosthet Dent 23: 407, 1970.
44. Tolboe H, et al: Influence of pontic material on alveolar mucosal conditions. Scand J Dent Res 96: 442, 1988.
45. Smith DE: The pontic in fixed bridgework. Pacific Dent Gaz 36: 741, 1928.
46. Ante IH: Construction of pontics. J Can Dent Assoc 2: 482, 1936.
47. Beke AL: The biomechanics of pontic width reduction for fixed partial dentures. J Acad Gen Dent 22 (6): 28, 1974.
48. Ferracane JL, Condon JR: Post-cure heat treatments for composites: properties and fractography. Dent Mater 8: 290, 1992.
49. Rothfuss LG, et al: Resin to metal bond strengths using two commercial systems. J Prosthet Dent 79: 270, 1998.

50. Wise MD, Dykema RW: The plaque-retaining capacity of four dental materials. J Prosthet Dent 33: 178, 1975.

51. Kitaoka A, Ashida H: Phenomenal characteristics of peripheral drift illusion. Vision 15: 261, 2003.

Part III 技工物の作製

21章 部分床義歯の維持装置
Retainers for Partial Removable Dental Prostheses

部分床義歯の作製に先立って，維持歯の鋳造修復処置が必要か否かは意見が分かれるところである．事前に行う固定性補綴治療を必要最小限度にどどめても，良好な可撤性補綴物を作製することは可能である．その場合は可撤性補綴物の維持歯に理想的なカントゥアを付与するために鋳造修復を行うのではなく，エナメル質削合による歯冠形態修正やコンポジットレジンの添加により残存歯を修正するという方法をとる．この方法は治療時間を短縮し，費用も軽減できるという大きな利点がある．しかし，維持歯を鋳造修復すれば，修復物の軸面カントゥアを正確に形成でき，咬合面レストシートと正確な形態のガイドプレーンを適切に使用することにより，咀嚼力や維持力をより望ましい方向に伝えることが可能となる．さらに鋳造維持装置を使用することにより，歯冠内レストシートやプレシジョンアタッチメントを応用することができ，その審美性はクラスプ維持の部分床義歯を大きく上回る．また，鋳造冠を使用することにより維持歯の固定が可能で，これにより動揺を抑制することができる（図21-1）[1]．

どの患者に対しても適切な治療法を選択するには，詳細な病歴聴取と診査により見出された所見と，正確な診断および予後の判断が必要である（1章，2章参照）．部分床義歯の維持歯の修復を決定する際には多くの要素，すなわち齲蝕，既存の修復物，歯髄の生活反応，形態と傾斜，口腔衛生状態，費用と義歯使用の経験などに関する項目を評価し，検討しなくてはならない．これを行って初めて，選択した治療法により，患者の機能的要件に基づいて計画された最終目標を達成することが可能となる．

1. 治療計画

正確に適合した部分床義歯を作製することは困難である．総合的な注意深い診断的評価と周到な治療計画がなければ，その成功は望めない．部分床義歯を必要とするほとんどの患者は齲蝕，歯周病，外傷の結果として広範囲の損傷を受けており，大規模な補綴治療が必要となることがある．また，先天性あるいは後天性の口腔内欠損を有する場合もある．長期にわたって欠損したまま放置された場合，歯の移動や傾斜を招き，その咬合状態が理想的でないことが多い．

部分床義歯の治療計画には，1章，2章に記載した以外の診断法も必要となる．正確な診断用模型を中心位で咬合器に装着することはきわめて重要である．すべての臼歯が欠損している場合，対合模型を正しく位置づけることは非常に難しいので，安定した咬合床を作製する必要がある（図21-2）．咬合器に装着する模型上で咬合床を作製した場合にのみ，必要な安定性が得られる．

治療計画立案時にはサベイヤー（図21-3）が必須である．なぜならば，
- 軟組織のアンダーカットと，それが部分床義歯の設計に及ぼす影響の評価
- 部分床義歯を支持する残存歯の平行関係の評価
- 部分床義歯の最適な着脱方向の決定（着脱方向が歯冠形成に与える影響の推定）

に役立つからである．

最適な着脱方向を決定するために，前後的・左右的に模型を傾けて角度を調節する．理想的な歯冠形成の必要条件（7章参照）を満たし，さらに部分床義歯の支持および維持を求めるためには妥協もしばしば必要であるため，注意深い分析が大切である．

21章 部分床義歯の維持装置

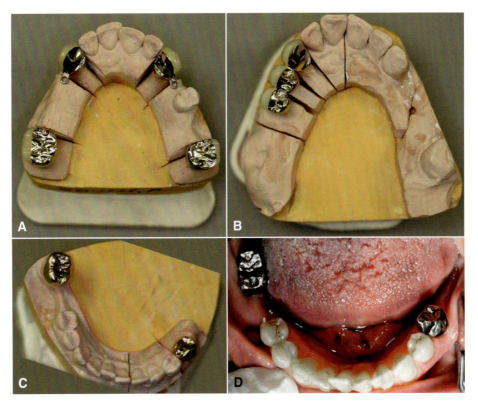

図 21-1 維持装置は理想的な歯冠形態を付与するのに有用であり，これによって部分床義歯を適切に支持することができる．A：予定している部分床義歯を支持する4本の維持装置．臼歯部では咬合面レストシートが近心に設定されており，頰側面には適切なアンダーカットが，舌側面には拮抗作用のためのガイドプレーンが設けられている．前歯部では基底結節レストシートと歯冠外アタッチメントが使用されている．一般的に，欠損部の間に孤立歯を残すことは望ましくない．B：この症例では固定性補綴物を作製することにより，1歯欠損のスペースを補綴して孤立歯となるのを回避している．犬歯には基底結節レストシート，第二小臼歯には近心レストシートが形成されている．C：下顎の部分床義歯にとって適切なカントゥアを付与するために，2本の全部鋳造冠が維持装置として作製されている．D：患者の口腔内に装着した状態．

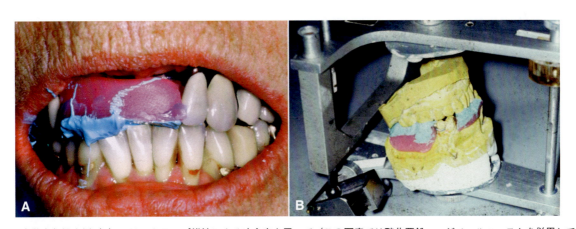

図 21-2 多数歯欠損症例（A）では，クラスプ維持による咬合床を用いて（この写真では酸化亜鉛ユージノールペーストを併用している）正確な咬合採得を行い，咬合器上で顎間関係を再現する（B）．これにより，上下顎作業模型が互いにどちらか一方に傾くのを最小限に抑えられる．

機械的条件と審美的条件とを同時に満たすために必要な歯質削除量を決定する際に，部分床義歯の着脱方向は最も大切な要素である（図21-4）．

診断用模型をサベイングする場合，最初に前後的な傾斜を決定する．ついで側方傾斜を調整する．術者は，軟組織のアンダーカット，維持歯の相対的な位置，隣接面・拮抗面ガイドプレーンを計画どおり得るのに必要な歯冠高径を注意深く診査する．さらに軸面の形態修正の可能性や，そのような形態修正の影響についても検討する．臨床歯冠の短い歯は，

645

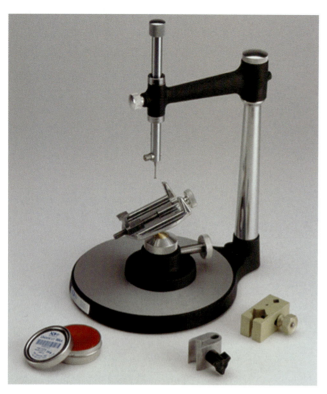

図21-3 サベイヤーは治療計画や部分床義歯の維持装置の設計に欠かせない．

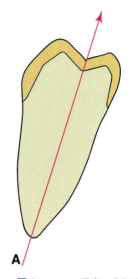
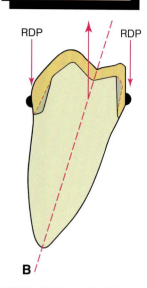

歯冠形成では，ガイドプレーンと咬合面レストを考慮して多めの削除が必要である．

図21-4 A：通常の全部鋳造冠の歯冠形成．装着方向が長軸方向である．B：部分床義歯の維持装置の舌側ガイドプレーンのために修正された歯冠形成．この形成によって装着方向はより頰側へ移動する．

維持歯の候補としては適さないことが多い．維持歯の配置が予定している部分床義歯の着脱方向に適していることが不可欠で，歯の位置が好ましくない場合には追加の処置が必要になる．たとえば，形態修正だけでは望ましい外形と配置が得られない場合，位置異常歯の矯正治療や歯内療法が必要になることがある．同様に，部分床義歯の設計を不必要に複雑にしてしまう残存歯については抜歯も考慮し，その処置が義歯の安定に与える影響を十分に検討する．後でそのような歯が喪失することにより部分床義歯が使用不可能になるのであれば，無謀な努力によって短期間だけ保存するよりは抜歯するほうが賢明である．

前歯部に欠損があるときは，部分床義歯の着脱方向は欠損部に隣接する維持歯の隣接面に平行にする（図21-5）．その結果，人工歯と天然歯との空隙が最小になり，より高い審美性を得ることができる．時には，着脱方向に回転を与えることによって審美性を改善することができる[2]．

歯冠形成と着脱方向に関する最適な兼ね合いを決定することが困難な場合，診断用歯冠形成や診断用

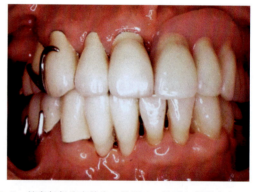

図21-5 前歯部部分床義歯の外観は，慎重な着脱方向の選択により改善した．

ワックスアップ，および診断用模型に人工歯排列を行うことによって，いとも簡単に解決することができる（図21-6，21-7）．診断用模型上でのこのような確認作業は，咬合の原則から逸脱することなく，また歯周組織に悪影響を及ぼすオーバーカントゥアの修復物を作製することなく，いかに最適な機械的かつ審美的な結果を得ることができるかを決定するのに役立つ．この考え方は，術前の模型と術後の模型を咬合器上で相互に交換できるように装着する方法に由来している．これにより，治療を開始する前に，咬合と外観に関する最終的なゴールを正

21章 部分床義歯の維持装置

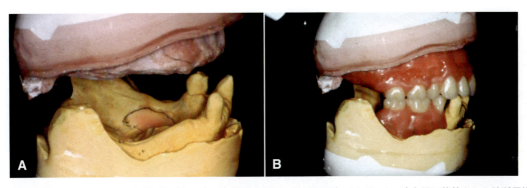

図21-6 広範囲の補綴治療の場合は，診断用模型上で人工歯排列を行うことが不可欠である．A：咬合器に装着された診断用模型．B：診断用模型上の人工歯排列．（提供：Dr. N. L. Clelland）

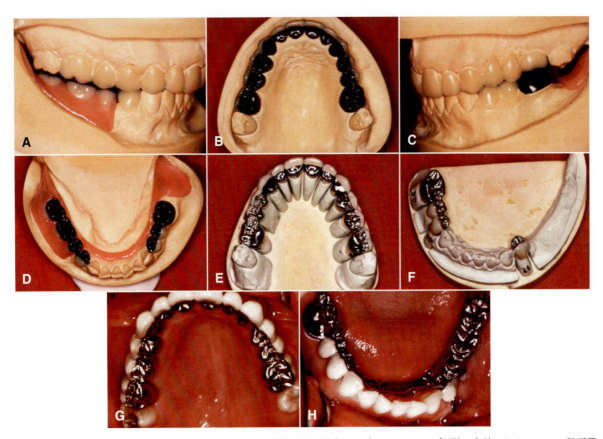

図21-7 固定性と可撤性の補綴物を組み合わせた治療では，診断用歯冠形成およびワックスアップが特に有効である．A〜D：診断用ワックスアップ．E・F：固定性補綴物．G・H：完成した補綴物．下顎の部分床義歯はメタルオクルーザルとなっている．（提供：Dr. J. H. Bailey）

確に決定することができる．このようなクロスマウント法を適用することで（3章参照），1顎の歯列をまとめて治療できるので，治療手順を簡略化するのに役立つ．最初に修復する歯列の修復物は，対顎模型の診断用ワックスアップに合わせて作製する（図21-8；図3-33参照）．

 成功の条件

歯科医師と歯科技工士が，部分床義歯の設計を十分に理解していることがぜひとも必要である（図21-9）．フレームワークの設計に関する詳細な議論は本書では省略する．ここでは，部分床義歯を装着するため，鋳造修復をどのようにアレンジしなければならないかについて考察する．

647

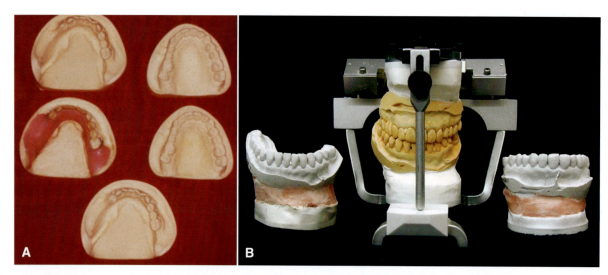

図 21-8 模型のクロスマウント法は複雑な補綴治療を単純化するのに有用である．1 組の模型は治療の最終状態をワックスアップして，もう 1 組は作業模型として咬合器に装着できる状態のまま保存しておく．さらにもう 1 つの模型が可撤性補綴物のサベイングのために必要である．A：上顎には固定性補綴物，下顎には固定性および可撤性補綴物を必要とする患者を治療するための模型（図 21-7 参照）．B：複模型を主模型と同じ咬合状態で咬合器に装着する．これにより治療を段階的に進めることが可能になる．最初に下顎歯の形成を行い作業模型を作製する．手を加えていない上顎模型に対して，この下顎の作業模型を装着する．次に上顎模型を咬合器から外し，クロスマウントしたもう一方の診断用ワックスアップの模型に置き換え，下顎の固定性補綴物を作製する（図 3-33 参照）．（提供：Dr. J. H. Bailey）

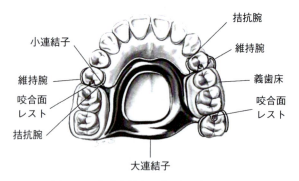

図 21-9 部分床義歯の設計例と各部の名称

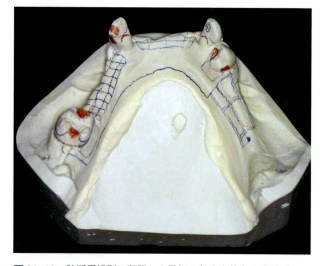

図 21-10 診断用模型に印記した最初の部分床義歯の設計（Carr AB, Brown DT: McCracken's removable partial prosthodontics, ed 12, St. Louis, Mosby, 2011. より引用）

① 設 計

部分床義歯の設計についての考え方は 1 つではない．しかし，選択した設計に関係なく，固定性維持装置の必要条件を熟知することが成功のために不可欠である．設計にあたっては，部分床義歯の着脱時あるいは機能時に生じる力が残存歯に対して為害性を及ぼしにくい方向に働くようにする．最適と思われる設計（図 21-10）を初期治療計画の段階で，注意深く診断用模型上に描記する．そうすることによって，問題があればそれが明らかとなる．個々の固定性修復物は，咀嚼の機能的要件を十分に満たすと同時に口腔清掃のしやすさを考慮しながら，部分床義歯と良好に両立するように設計しなければならない．決定した部分床義歯の着脱方向に応じて，固定性補綴物に最小限必要な材料の厚みを確保するために，追加的な歯質の削除が必要になることが多い．

1）義歯床

義歯床は，着脱時に維持装置と干渉しない形態にする．したがって，義歯床が維持装置の形態を決めるのではなく，維持装置が義歯床形態を左右する．

2）レストシート

レストシート（図 21-11）は，咬合面レスト，切縁レスト，基底結節レスト，舌側面レストを受け

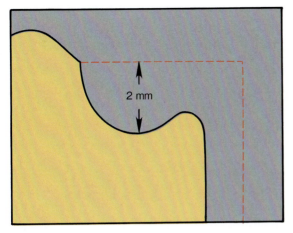

図21-11 咬合面レストシートの断面図．レストシートから隣接面ガイドプレーンへの移行部が丸められていることに注意．

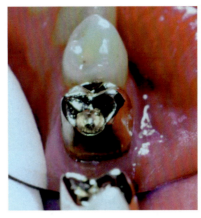

図21-12 この下顎第二小臼歯の遠心レストシートは，ワックスパターンに No. 8 のラウンドバーを使用して付与された．

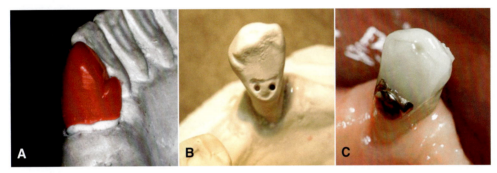

図21-13 A：ワックスパターンに付与した V 字形基底結節レストシート．B・C：最小限の形成を行ってピン維持の鋳造体を装着し，基底結節レストシートとする．同様の設計は接着性レジンを用いても可能である（26章参照）．

入れるために歯または修復物に形成される小窩である．部分床義歯の咬合面レストは歯または修復物の咬合面に接触する堅固な延長部である．部分床義歯の咬合面レストは，対応する維持装置のレストシートに正確に適合しなければならない．側方力を減少させるためにレストシートはスプーン状にする．また，レストシートの内面と隣接面ガイドプレーンの移行部に丸みをつけることで，部分床義歯のフレームワークにかかる応力を最小限に抑え，それによって部分床義歯が咬合面レストと小連結子との接合部で破折する可能性を減少させる．

咬合面レストシートは健全エナメル質や鋳造金属に設けるのが最も予知性が高い．アマルガム，コンポジットレジン，陶材など強度の低い材料に設けると，破折や変形が起こりやすくなる．レストシートの大きさはいまだに議論のあるところである．通常，クラウンを作製する場合は，解剖学的形態にワックスアップしたパターンから No. 8 のラウンドバーでワックスを削除することによって，適切な大きさのレストシートが得られる（図21-12）．小さな歯（たとえば，下顎小臼歯）で機能時の咬合力が正常な場合は，No. 6 のラウンドバーの大きさが適当であろう．前歯部の基底結節レストシートは，部分床義歯を支持するために設置されることがある．近遠心的に凸面形状をなし，頰舌的に V 字形の溝様の形状を有するレストは，良好に機能することが臨床で実証されている．この形状は維持歯の移動を防止するとともに，咬合力の伝達方向を歯軸と平行に近づけるのに役立つ．

しかし，エナメル質だけでなく象牙質まで削合しなければ天然歯の基底結節に十分な大きさの明瞭な基底結節レストを設定することは難しい[3]．ピン維持あるいは接着性レジンによる修復物[4]が，基底結節レストを設定するために使用されることがある（図21-13）．陶材（25章参照）やコンポジットレジンによる前装も部分床義歯を維持するためのアン

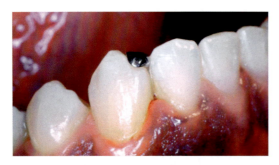

図21-14 下顎犬歯の切縁レスト（提供：Dr. M. T. Padilla）

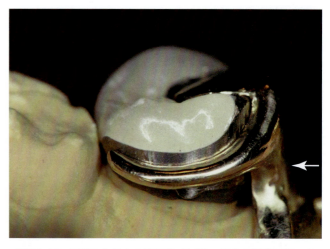

図21-15 舌側から見た小連結子（矢印）．遠心の隣接面板，小連結子，クラスプの維持腕が維持装置と良好に適合している．

ダーカットを付与するために使用される[5,6]．切縁レストは天然歯の下顎犬歯に用いられる（図21-14）．このレストは部分床義歯の支持に適しているが，審美性の点で受け入れられないことがある．陶材焼付鋳造冠にレストシートを設定する場合，咬合面レストシートの側壁と陶材-金属境界部の間に十分な金属の厚み（約1mm以上）が必要である．同様に，形成歯の咬合面とレストシートとの間にも少なくとも1mmの金属の厚みをもたせることが推奨される（図21-24参照）．陶材が破折する危険性を低減するために，陶材上には咬合面レストを直接設定するべきではない．

3）小連結子

部分床義歯の小連結子（図21-15）は，クラスプ，間接維持装置，咬合面レスト，基底結節レストなどを，大連結子や義歯床と連結する装置である．小連結子はレストシートやクラスプを大連結子に連結し，鋳造修復物の隣接面ガイドプレーンに緊密に適合する．部分床義歯の原則の範囲内で，ガイドプレーンは可能なかぎり長軸的に長く，頬舌的には正常な歯の形態に従うべきである．すべての隣接面・拮抗面ガイドプレーンは，互いに平行にする．

❷ クラスプの維持

クラスプは歯面の一部に接触し，維持のためにアンダーカットに入るか，最大豊隆部より上方に位置して拮抗（ブレーシング）要素として働く．一般的に，クラスプによって部分床義歯の安定と維持が得られている．維持力の大きさを左右する因子は多くあるが，なかでも維持腕の形態，クラスプの材質，部分床義歯の着脱時に維持腕が接触するアンダーカットの量によって変わる．

部分床義歯のフレームワークは，通常，非貴金属合金で作製されるが，チタンやさらにはADA規格のタイプⅣ金合金を使用する歯科医師もいる．通常の鋳造鉤とは別に，線鉤の維持腕は，白金-金-パラジウム合金あるいはニッケル-クロム合金の金属線で作製する．

非貴金属の弾性係数は，タイプⅣ金合金よりはるかに高い．したがって0.12〜0.25mm（0.005〜0.010インチ）程度の浅いアンダーカットに対しては，非貴金属合金が使用される．0.25〜0.50mm（0.010〜0.020インチ）のアンダーカットには，タイプⅣ金合金のクラスプあるいは線鉤が原則的に使用される．

部分床義歯が所定の位置まで完全に装着されクラスプが正常な位置にあるときには，クラスプは維持装置に対してパッシブフィットしていなければならない．クラスプの位置は，歯周組織の健康維持を阻害しないように遊離歯肉辺縁から2mm以上咬合面側に設定する．このことはサベイライン（計画している修復物の着脱方向との関連で，サベイヤーを用いてカントゥアの最大豊隆部を模型上に描記した線）を，歯頸側に寄せすぎてはならないことを意味する．

同様に，咬合面に近すぎる最大豊隆線の設定も避けるべきである．さもなければ装着時に維持腕の拘束が起こる．理想的には，維持装置の維持側歯面の

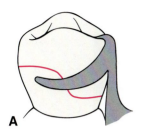
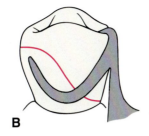

図21-16 サベイラインの形は，クラスプの材質によって影響される．A：鋳造鉤．端側1/3のみがアンダーカットに入る．B：線鉤は端側1/2が維持部になる．

中央1/3以内に設定する．適切な形態の歯面では，装着していくに従って維持腕が徐々に広がっていく．鋳造鉤の場合は，維持腕の端側1/3のみがサベイラインよりも歯頸側に入るようにする．線鉤を使用する場合は，端側1/2までアンダーカットに入れる（図21-16）．維持腕の端側1/3以上が最大豊隆線よりも歯頸側に位置していると，部分床義歯の着脱が妨げられる．

咬合面側から進入するクラスプのサベイラインはアルファベットのＳのような波形となることが多く，最も歯肉側の部分が小連結子と近接する．歯肉側から進入するクラスプの場合は，アンダーカットは隣接面ガイドプレーンに近接した位置になることがあるが，一般的なRPIクラスプ（近心レスト・隣接面板・Ｉバー）の設計では，アンダーカットは歯の中央あるいはやや近心寄りに置かれる[7]．多くの要素，すなわちレストシートの位置，クラスプの起始点，軟組織のアンダーカット，クラスプの長さなどが個々の維持装置のサベイライン形態に影響を与える．

③ 拮抗作用

拮抗作用とは，最大豊隆線を横切るクラスプ維持腕によって生じる側方力を相殺する機序である（図21-17）．通常この作用は，拮抗面ガイドプレーンに接する拮抗プレートもしくは拮抗腕によって得られる．部分床義歯の拮抗腕には2つの機能がある．補綴物を装着するときに定位置へガイドする機能と，装着時に維持腕がたわむことで発生する水平力に対抗して維持歯を支持する機能である．維持腕はたわむことが重要であり，維持歯を側方へ移動させ

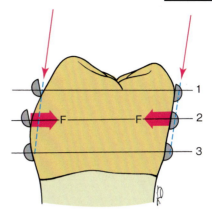

図21-17 拮抗腕は部分床義歯を装着する際に維持腕によって生じる有害な側方力を抑制する．1：維持腕の接触が始まる．拮抗腕は抵抗なく接触する．2：維持腕は最大限にたわむ．側方力（F）は拮抗腕により打ち消される．3：部分床義歯が完全に装着された位置．維持腕と拮抗腕ともに抵抗のない接触状態にある．

てはならない．拮抗作用を十分に発揮させるには，歯冠のガイドプレーンが必要である．拮抗面ガイドプレーンは，隣接面ガイドプレーンから始まって，維持腕先端のちょうど反対の位置にまで延長する．拮抗腕は維持腕がたわみ始める前にガイドプレーンに接触する必要がある．これにより，歯周組織は過剰な側方力から保護される．

2. 歯冠形成

部分床義歯の着脱方向を決定し，天然歯に対して必要なエナメル質の形態修正が完了すれば，維持歯として歯冠修復が必要な歯の形成が可能となる（図21-18）．全部鋳造冠が必要となることが多いが，歯の唇側面を形態修正する必要がない場合は，部分被覆冠とすることも可能である．

1 装着方向

部分床義歯の維持装置として歯冠形成を行う場合，装着方向の決定には慎重な計画が必要である．通常のクラウンの装着方向は歯の長軸に平行であるが，部分床義歯の維持装置は必ずしも平行ではない．ガイドプレーンと拮抗面の両面は，歯頸側1/3

Part III 技工物の作製

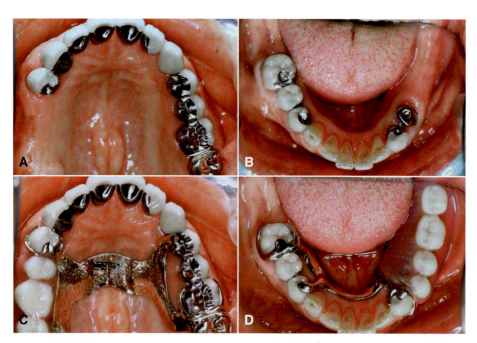

図 21-18　固定性と可撤性の補綴物を併用した治療．A：すべての上顎歯は，部分床義歯を装着するために固定性補綴物で修復されている．B：この下顎歯列は3ユニットブリッジ，単冠，部分床義歯を支持する金合金の根面板によって修復されている．C・D：それぞれ上顎，下顎の歯列に部分床義歯が装着された状態．

内にサベイラインが求められる部位と同様に，単独修復歯における理想的な保存的歯冠形成に比較して，多くの歯質削除が必要になることが多い．下顎大臼歯は舌側傾斜しているので，歯列全体で舌側ガイドプレーン同士を平行にするために，舌側軸面の咬合面側2/3をわずかに多く削除する必要がある．

同様に，部分床義歯で補綴するスペースに面する軸面も多めの削除量が必要となることが多い．これにより，隣接面板を義歯の着脱方向と平行にすることが可能になる．義歯を取り外す際，維持装置には装着方向に平行な力が働き，維持力がさらに重要となるので，過剰な削除によって維持力が低下してはならない．補助的形態（たとえば，溝，ボックス，ピンホール）が必要になることがよくある．部分床義歯のすべての維持装置の装着方向が同じである必要はない．

2 レストシート

咬合面レストの部位は最低1mmの金属の厚さが必要で，歯質を十分に削除しなければならない．適切な削除量を得るために，維持歯の形成を始める前にレストシートを形成する歯科医師もいる．その後，適切な厚さを確保するために1mmのガイドグルーブを形成する．この方法は有効であるが，技工の段階でレストシートの位置の変更が必要となった場合は問題を生じることがある．技工操作段階でレストシートを移動することができれば非常に有用なので，図 21-19 で示すようにやや多めの歯質削除が望ましい．陶材焼付鋳造冠においてカットバックを隣接面に延長する場合のように，審美性が求められる部分は，技工段階でのワックスアップ時に最もよく評価することができる．

3 軸面形態

クラウンを部分床義歯の維持装置として利用する場合，軸面形成を通常の場合と変える必要がある．追加的にどの程度の軸面削除が必要かは義歯の設計により異なる（図 21-9 参照）．

追加的な軸面形成が必要になるのは，隣接面・拮抗面のガイドプレーンを形成するためや，咬合面側から装着するクラスプの非維持部の歯面をできるだけ歯頸側に設定するために，歯の形態をアンダーカントゥアにしなければならない場合である（ここでも，追加的な軸面削除の必要性の評価には，診断用の形成やワックスアップが非常に有用であることが多い）．

21章 部分床義歯の維持装置

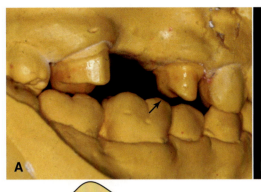
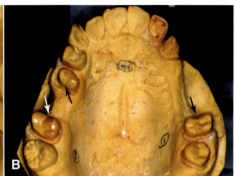
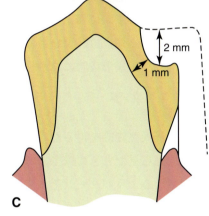

図21-19 維持装置のための形成．A・B：レストシートの形成（矢印）は，ワックスアップの際にレストシートの位置をある程度調整できるように考慮する．C：維持装置の断面図．数字は，咬合面レストシートと小連結子に最低限必要とされる寸法．

　維持歯に歯冠修復を行うことでもう1つ利点になりうるのは，正常な歯冠カントゥアからはみ出さないように部分床義歯のクラスプを収納するスペースを形成できる点である（図21-20）．これによりクラスプの張り出しを抑制することができるが，追加的な軸面削除が必要になる．このような修復物の作製には，精密なミリングマシン（図21-27参照）の使用が不可欠である．

3. 印象採得

　部分床義歯の維持歯の形成は相互の位置関係や平行性が重要なので，歯冠形成後にアルジネート印象を採得する．これに速硬性の石膏を注入する．この模型をサベイングしさらに修正が必要かどうかを決定する．これによってチェアタイムを短縮することができる．同じ模型を暫間修復物の作製にも利用することができる（15章参照）．最終印象は，通常の歯冠修復と同様に，弾性高分子あるいは可逆性ハイドロコロイド印象材で採得する（14章参照）．部分床義歯の適正な支持のために，同一歯列内の複数歯に対する歯冠修復が必要になる場合は，弾性印象材により1回で印象採得を行うことが望ましい．これ

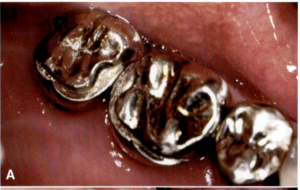
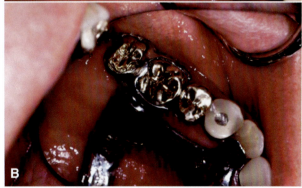

図21-20 部分床義歯のクラスプを内側に追い込む設計の維持歯の鋳造冠．A：部分床義歯のクラスプが修復歯の歯冠形態に収まるように，鋳造冠にはミリングにより棚形状が付与されている．B：義歯を装着したところ．（提供：Drs. K. Seckler and J. Jankowski）

は上顎ではさほど困難ではないが，下顎では両側臼歯部を一度に印象するのは困難である．実際的な解決法は，別々に印象を採得して試適評価時に別々に作製した修復物の上からピックアップ印象を採る方法である．この印象から新しい模型を作製する（リマウント法については29章の図29-17参照）．この模型を使用してミリングにより軸面カントゥアを修正する．

咬合採得

通常は中心位記録を使って上下顎の模型を咬合させるが，十分な数の臼歯が残存していない場合は咬合床が必要である．

咬合床はそれを作製した模型にのみ適合するので，前もって作製しておくことはできない．したがって，咬合採得のための患者来院を追加して予定する必要がある．まず上顎模型をフェイスボウで咬合器にトランスファーし，それから通常の方法で下顎模型を咬合させる．

4. ワックスパターンの作製

すべての要件を適切に満たす部分床義歯の維持歯のワックスアップは，経験を積んだ術者でも難しい．ガイドプレーンを付与したクラウンがオーバーカントゥアになっている例は多く見受けられる．オーバーカントゥアはプラークコントロールが阻害されるので長期的予後に悪影響を及ぼす．初心者にとっては，適正な咬合や解剖学的形態およびプラークコントロールのために必要である適切な歯冠形態を得ようとしても，ガイドプレーンや維持のためのアンダーカットと相容れないと思われることも多い．治療計画の段階で注意深く分析することが絶対に必要であり，このようなときに診断用ワックスアップはとりわけ有効である．維持装置のワックスアップは順序よく系統的な方法で行うことが大切である．まず通法どおりにワックスアップし（18章参照），正常な軸面形態や鼓形空隙を形成し咬合力を適切に配分する．それからサベイラインやガイドプレーンに合わせて軸壁の調整を行う．結果として得られる固有咬合面は通常，最適な解剖学的形態のパターンより小さくなるのが一般的である．レストシートは，この過程の最終段階として，マージンを再溶解して埋没する直前に設ける（22章参照）．

1 サベイライン

正常な歯冠軸面形態のワックスアップが完了したら，模型を咬合器から外しサベイヤーに移す（図21-21）．治療計画および歯冠形成の段階で決まった装着方向は，わずかに修正する必要があるかもしれない．しかし，修正の必要な場合でもごくわずかな変更であり，歯冠形成時におかしていた可能性がある認識されていなかった小さなミスを多くの場合修正できる．

望ましい最大豊隆線を得るための最初のステップは，咬合面から見たときに維持歯の正常な外形に近い円筒形になるようパターンをトリミングすることである（図21-21 A）．このようなトリミングを簡単に行うには，最初にややオーバーカントゥアにワックスアップしておき，それからサベイヤーのワックストリマーを使用して円筒形にするとよい（図21-21 B）．正常な外形にトリミングできたら（部分床義歯の着脱方向によっては，外形はややアンダーカントゥアになることもある），トリミングされた帯状の面に粉末ワックスを塗布し，適当なワクシングインスツルメントを使ってパターン上に直接最大豊隆線を描記する（図21-21 C, D）．最大豊隆線の上下にある余剰ワックスを除去し，アンダーカットゲージでアンダーカット量を計測する（図21-21 E）．部分的に再溶解することですべての面を移行的にする（図21-21 F）．この段階で最終的な咬合面の大きさが決まるので，咬合面の形態を付与し，適切な大きさのラウンドバーで咬合面レストシートを付与する（図21-21 G, H）．

サベイラインは模型を傾けることによって位置を変えることができる（たとえば，近心に傾けると近心のアンダーカットが増し，頬側に傾けることで頬側のサベイラインがさらに咬合面側へ移動する）．模型を傾けて着脱方向が最終的に決まると，模型上の3か所に点を印記する（一部の歯科技工士は模型の側面にも印をつける）．このトライポッドマーク

21章 部分床義歯の維持装置

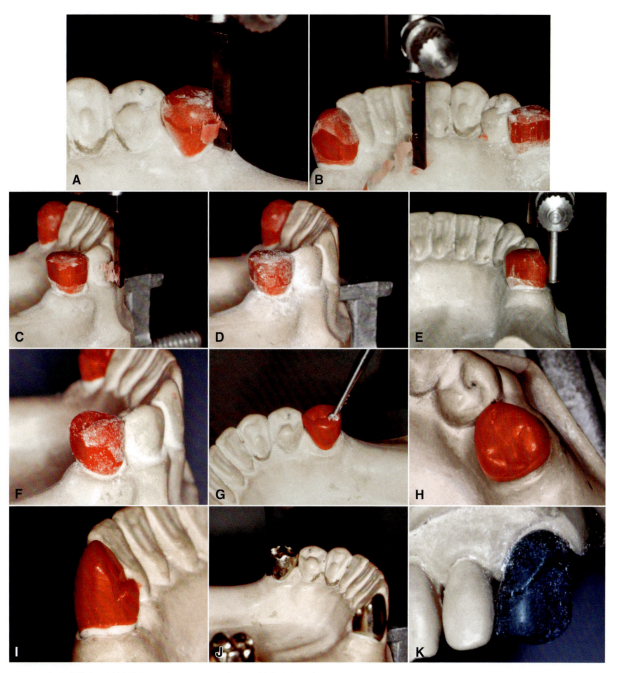

図21-21 部分床義歯の維持装置のワックスアップ．A：着脱方向が決まったら，サベイヤーのワックストリマーでワックスパターンに2〜4mm幅の平面を形成する．B：その平面は隣接面から舌側面にかけて形成し，それぞれ隣接面と拮抗面のガイドプレーンとなる．C：その平面は維持腕を設定する頬側面へと続く．この段階で咬合面から見ると，平面は正常な解剖学的形態内にある．D：ワックスパターンにステアリン酸亜鉛あるいは粉末ワックスを塗布し，望ましいサベイラインを描く．E：咬合面側と歯肉側の余分なワックスを削除し，望ましい形態を付与した後，アンダーカットゲージで削除量が適当であるかを確認する．F：すべての面を移行的に仕上げ，再び粉末を塗布し，最終サベイラインを確認する．G：ラウンドバーで咬合面レストシートを形成する．小臼歯にはNo.6のラウンドバー，大臼歯にはNo.8を使用する．H：レストシートと歯質の間には少なくとも1mmのワックスを残す．I：犬歯の基底結節レストシートは，通常のワクシングインスツルメントで形成する．レストシートの舌側壁は，舌側方向への脱離に対して十分抵抗するような形態を付与する．近遠心的にはレストシートはわずかに彎曲し，ワックスパターンの中央が最も高くなる．J：鋳造後，クラウンを評価し，最大豊隆部，ガイドプレーン，咬合面レストシートを必要に応じて調節する．K：線鉤の典型的なサベイライン．クラスプの遠心1/2は最大豊隆部から上に接触し，端側1/2はアンダーカット内に入る．クラスプの弾性を徐々に発揮させるために，クラスプが最初に接触する点から最大豊隆部までの距離を十分確保する必要がある．

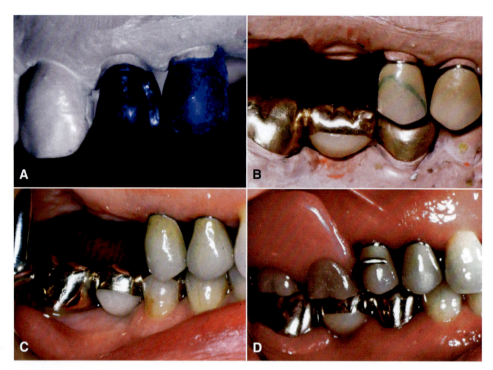

図21-22　A：解剖学的形態をほぼ維持したまま隣接面ガイドプレーンと適切なサベイラインが設定されたワックスパターン．B：ワックスパターンの形態は前装陶材に反映されている．C：固定性補綴物を合着したところ．D：厳密に形態を付与された維持装置は，部分床義歯を適切に支持する．

によって，決定した着脱方向を容易に再現できる．次にサベイヤーのワックストリマーを使用する．一部の歯科用サベイヤーはアームが可動式なため，ワックスのトリミングがより容易である．固定式のアームでも同じ結果を得ることができるが，ワックスパターンの破損や模型台の傾きに十分注意する．サベイラインの形態の最終的な評価は，ワックスパターンにステアリン酸亜鉛あるいは粉末ワックスを振りかけ，測定桿で最大豊隆線を印記し，アンダーカット量を測る．

2　ガイドプレーン

隣接面と拮抗面のガイドプレーン（図21-22）は，ワックスパターンの過剰部分を削除して形成する．歯頸側から咬合面側までのガイドプレーンの高径は正常な形態内にとどめる．ガイドプレーンの歯頸側では，ワックスパターンの形態はマージン部の残存歯質の形態に従う．

ガイドプレーンの軸面は，クラスプの拮抗腕が接触し始めて義歯が完全に装着されるまで，常に歯面に接触し続けられるだけの垂直的長さが最低限必要である（図21-17参照）．

3　咬合面レストシート

咬合面レストシート（図21-23）はほとんどの場合，隣接面辺縁隆線に設定され，ラウンドバー（図21-21参照）で容易にワックスパターンに形成できる．維持装置が陶材焼付鋳造冠の場合，レストシートは金属-陶材境界部から少なくとも1mmは離した位置に設定する（図21-24）．陶材焼付鋳造冠のワックスパターンにレストシートを形成する場合，陶材前装のためのカットバックを行った後に形成するほうがよい．陶材焼付鋳造冠のレストシートはやや舌側に設定する．こうすることでカットバックを十分に行ってもレストシートとの距離を適切に保つことが可能になる．さらに，部分床義歯の小連結子と咬合面レストシートをなめらかにつなげやすくなることが多い．

基底結節レストシート（図21-25；図21-13も参照）はワックスカーバーで形成する．その断面形態は頰舌的にV字形で，近遠心的にわずかに彎曲し，その頂点は歯の中央に位置する．

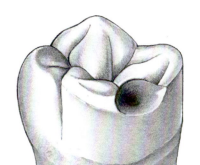
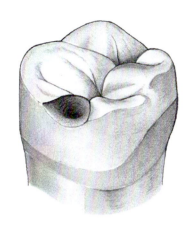

舌側面観　　　　　　　頬側面観

図21-23　部分床義歯の維持装置のワックスパターン．咬合面レストシート，頬側面遠心のアンダーカット，隣接面・舌側面のガイドプレーンが設定されている．

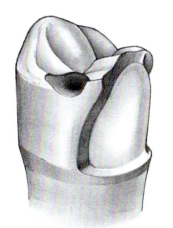
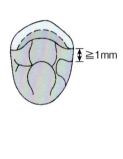

図21-24　陶材を前装するためにカットバックした上顎小臼歯のワックスパターン．レストシートは金属-陶材境界部から少なくとも1mmは離して設定する．ガイドプレーンは陶材前装面上まで続く．

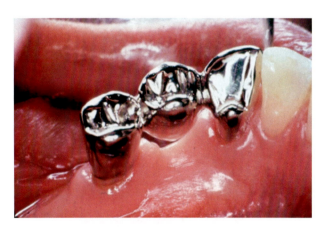

図21-25　下顎犬歯部の基底結節レストシート．近遠心的な彎曲に注意（図21-21 Iと比較）．（提供：Dr. X. Lepe）

5. 厳密な仕上げ工程

　ワックスパターンを埋没し，鋳造された維持装置を歯型に注意深く適合させる．各維持装置の適合が良好であれば，トライポッドマークをつけた歯列模型に戻し，ミリングするために模型をサベイヤーに移す．サベイヤーの模型台の角度を正しく調整し，円柱状の回転切削器具を使用してガイドプレーンを仕上げ，必要な修正を行う．

ミリング

　精密なミリング装置が数多く市販されている．最も単純なものは，通常のストレートハンドピースを

サベイヤーのスピンドルに平行になるように固定するクランプを備えた機種である（図21-26）．この装置は注意深く操作すれば十分実用に耐える．高価なミリングマシンはきわめて精密なコントロールが可能であり，特に広範囲なアタッチメント補綴物に有用である（図21-27）．
　シングルカットの円柱状カーバイドバーが鋳造体の隣接面や拮抗面のガイドプレーンの仕上げに推奨される．すべてのミリング操作は弱い圧力で行う．適切な形態が形成されたら，仕上げはペーパーディスクかラバーホイールを軽く使用するだけで十分である．全部被覆冠あるいは部分被覆冠は，滑沢な研磨面が得られるまで通常の研磨操作手順で仕上げられる．維持装置が陶材焼付鋳造冠の場合，ミリング操作完了後に前装する．サベイラインやアンダー

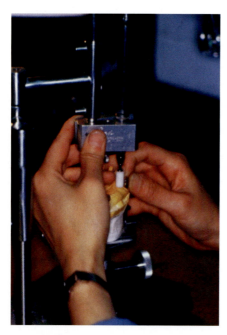

図 21-26　ガイドプレーンをミリングするためのハンドピースホルダー．このホルダーで通常のストレートハンドピースをサベイヤーのスピンドルと平行に固定する．

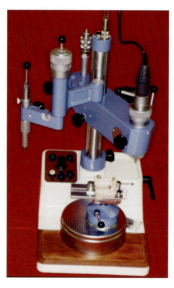

図 21-27　非常に精密に加工を行うことができるミリングマシン

カットは，ポーセレンで適切な形態を付与する．次いで，望ましい最大豊隆線を維持するよう常に注意しながら，陶材のグレージングや研磨を行う．

陶材のビスケットベーク面にサベイラインを印記する操作は注意を要する．焼成による影響をポーセレンに与えない赤色あるいは緑色の顔料を使用する．軟らかい鉛筆に含まれる黒鉛は，焼成された陶材を変色させるので使用してはいけない（図 21-22 B 参照）．

6. 試適評価とセメント合着

補綴物を試適し，他の補綴物と同様にマージンの適合や付与された軸面形態が適切か，さらに咬合接触や隣接面接触が正確に確立され補綴物が安定しているかを臨床的に評価する（29 章，30 章参照）．

これらの基準を満たしていれば，セメント合着前にアルジネート印象を採り，速硬性石膏を注入してその模型をサベイヤーで調べる．仕上げ操作で生じた形態変化があればこの時点で容易に発見でき，修正可能である．陶材焼付鋳造冠では，形態修正，再研磨，再グレージングが必要かもしれない．

維持装置の合着は，通常の修復物と同様である（30 章参照）．既製アタッチメントが組み込まれた多数の修復物をセメント合着する場合には，部分床義歯が完成してから維持装置をセメント合着するほうが有利なことがある．

7. 既存の部分床義歯に適合する鋳造冠の作製

時折，維持装置である鋳造冠には問題があるが，他の点では満足すべき部分床義歯を使用している患者を見かける．多くの場合，新しい部分床義歯を作製するのが最善策であるが，現在使用している部分床義歯に適合する鋳造冠を新たに作製する方法が少なくとも 15 とおり報告されている[8,9]．直接法，直接間接法，間接法に分類される．

直接間接法では，パターンを常温重合レジンとワックスで作製する．形成した維持歯にレジンを添加し，義歯のクラスプ内面に接触するまでレジンを追加して，元の維持歯のクラウンの軸面形態を再現する．このレジンパターンを歯型上に移した後，ワックスを追加してマージンを仕上げ，修復物の形態を修正する．

間接法は，形成歯と装着された部分床義歯のピックアップ印象によって行う方法（印象内面に部分床義歯を戻して模型をつくる方法）である．部分床義歯のアンダーカットをワックスでブロックアウトして，通法により石膏を注入する．通法どおりクラウンをワックスアップし，模型上で部分床義歯を着脱

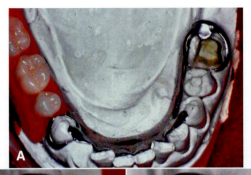
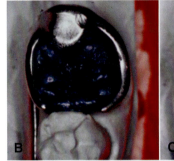
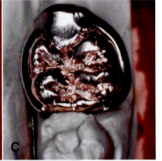
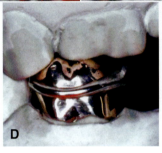

図21-28 既存の部分床義歯のクラスプに適合する鋳造冠の作製（間接法）．A：ピックアップ印象により作製した作業模型に部分床義歯を装着する．B：ワックスパターン．C・D：完成した鋳造冠．（提供：Dr. M. T. Padilla）

しながらカントゥアを適切に整える．アンダーカットが必要な部位にワックス（陶材焼付鋳造冠の場合は陶材）を追加する（図21-28）．直接法と比較した場合の欠点は，クラウン作製の期間を通して，歯科技工所で部分床義歯が必要なことである．これについては患者の了承を得にくいことがあり，特に患者の外観に影響する場合は困難である．

これらすべての術式において，クラスプと接触する部位のクラウンの仕上げには特に注意が必要である．わずかなクラスプの適合不良はしばしば起こるが，ある程度経験を積めば，新しく義歯を作製する必要がないようなかなり満足できる修復物を日常的に作製することは可能である．

既存の不良維持装置のカントゥアが許容できる場合には，隣在歯の望ましいカントゥアと咬合面を光学スキャンする方法も可能である．不良維持装置を撤去して歯冠形成を行った後に，通常の印象もしくは光学印象を採得する．歯科技工所においてソフトウェアを操作し，新しいクラウンの設計段階であらかじめ取り込んでおいた情報と統合して，指定された材料によりクラウンを作製する．注意深く仕上げを行えば，部分床義歯を安定して装着することのできる維持装置をこの方法により作製することができる（図21-29）[10]．

8. アタッチメント

多様な既製アタッチメントが部分床義歯に用いられている[11, 12]．これらの多くは2つの構成要素からなっている．クラウン内に組み込まれる部分と，部分床義歯の一部になる部分である．歯冠外および歯冠内の両方の設計に使用可能である（図21-30）．

一般的には，歯冠外・歯冠内を問わず，アタッチメントの使用は限定すべきである．アタッチメントは複雑で作製費用が高く，しかも摩耗した場合には新しく固定性維持装置を作製し直す必要がある．ある研究によると，最初の2年間で問題を生じなかった補綴症例は57例中22例にとどまった[13]．遊離端症例においてアタッチメントは維持歯に高い応力を負荷する[14]．しかしながら，部分床義歯の維持歯が審美性を要求される位置にある場合は，目に付きやすいクラスプを使用しなくて済むので，アタッチメントの使用は妥当といえるであろう．

1 歯冠外アタッチメント

部分床義歯の支持および維持のための既製アタッチメントで，メール（雄部）とフィメール（雌部）が維持歯の通常のカントゥア外に位置するものを，歯冠外アタッチメントという（図21-31）．歯冠外アタッチメント〔たとえば，ERA（Sterngold Dental, LLC），Ceka（AlphaDent NV），Dalbo（Cendres & Métaux SA），Dawson（Comdent, Inc.）〕を使用する場合，維持歯に好ましくない応力をかけることになるので，注意深く判断する必要がある（延長ブリッジの場合と同様である）．さらに，アタッチメントにより口腔内清掃が困難となる．しかしながら，一部の症例では審美的な利点が生物学

Part III 技工物の作製

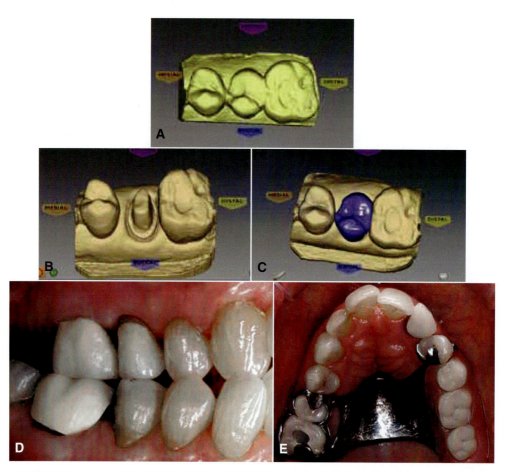

図 21-29　A：診断用模型をスキャニングして得られた既存の上顎右側第二小臼歯の画像．B：歯冠形成した第二小臼歯を印象採得して得られた作業模型のスキャン画像．C：Aの画像の第二小臼歯部分をコピーし，Bの形成歯上にペーストする．D：CAD/CAMによりミリングしたセラミッククラウンを調整し装着する．E：新たにつくられたセラミッククラウンは既存の部分床義歯のクラスプと良好に適合している．（Yoon TH, Chang WG: The fabrication of a CAD/CAM ceramic crown to fit an existing partial removable dental prosthesis: a clinical report. J Prosthet Dent 108: 143, 2012. より引用）

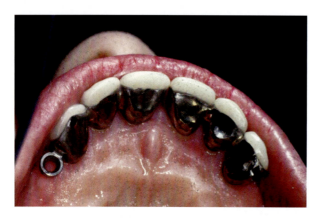

図 21-30　前歯部の固定性補綴物に歯冠内および歯冠外アタッチメントが使われている．（提供：Dr. F. F. Hsu）

的・機械的欠点を上回る（図 21-32）．接着ブリッジ（26 章参照）と同様の原則に基づいて，歯冠外アタッチメントを直接歯面上に維持するために接着性レジンが使用されている[15]．しかし，アタッチメントの脱離を防止するだけの十分な維持がこの方法で得られるかどうかは疑問である．

2　歯冠内アタッチメント

歯冠内アタッチメントでは，維持歯の通常のカントゥア内にメールとフィメールが位置する．既製のものと，歯科技工所で作製するものがある．

1　既製アタッチメント

最も一般的に使用されている既製の歯冠内アタッチメント〔たとえば，Stern Latch, C & M McCollum (Sterngold Dental, LLC), Ney-Cheyes No. 9 (Ney Dental International)〕は通常，精密にミリングされたメールとフィメールの部品からなり（図 21-33），鳩尾形の半固定性連結部に類似している（27 章参照）．

歯冠内プレシジョンアタッチメントのメールと

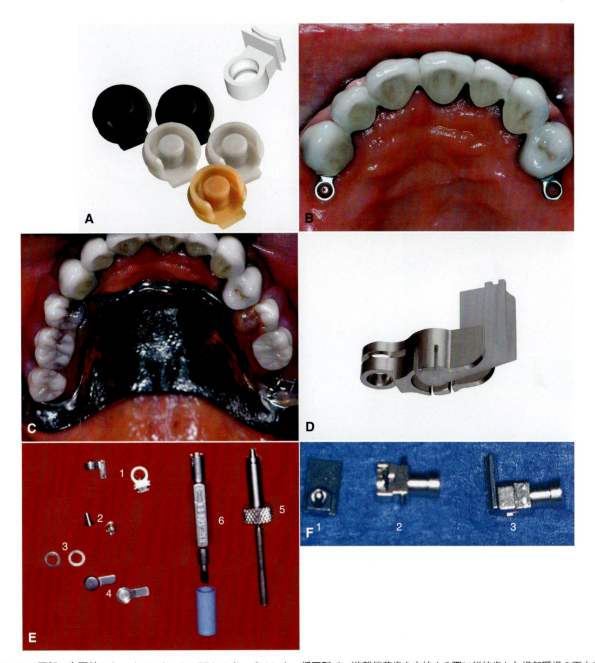

図 21-31　既製の歯冠外アタッチメント．A：ERA アタッチメント．緩圧型で，遊離端義歯を支持する際に維持歯と欠損部顎堤の両方に応力を伝えるように設計されている．メールは維持の強さによりカラーコード化されている．アクリルレジン床に直接埋め込んで使用する．B：ERA アタッチメントを組み込んだ維持歯のクラウン．C：完成した補綴物．D：Dalbo Mini アタッチメント．メールとフィメールの間に若干の動きが許容されている．E：Ceka アタッチメント．1：フィメール，2：メール，3：スペーサー，4：メール部分と義歯をつなぐコネクター，5：固定用マンドレール，6：調整器具．F：2.7 Dawson アタッチメント．1：メール，2：フィメール（維持のための交換可能なプランジャーが組み込まれている），3：2.7 Dawson アタッチメントを組み立てたところ．（A・D 提供：Sterngold Dental, LLC, Attleboro, Massachusetts，B・C・F 提供：Dr. W. V. Campagni）．

フィメールは高い精度で嵌合しているので，その摩擦抵抗が維持力となっている．歯冠内プレシジョンアタッチメントが組み込まれた部分床義歯は，着脱方向が1つに限定されているので，簡単に取り外すことはできない．これは手指による細かい操作ができない患者にとっては問題となりうる．しかしながら，この維持力は部品の接触面の摩耗によって著しく低下する．多くのプレシジョンアタッチメントは，隣接する陶材焼付用合金の鋳造温度に耐えられるように，白金-パラジウム合金でつくられている．

フィメールは維持装置のワックスパターン内に組み込まれ，そのまま埋没する．ワックス焼却後アタッチメントは鋳型の中に残り，これを鋳接する形で修復物がつくられる．この方法で複数のアタッチ

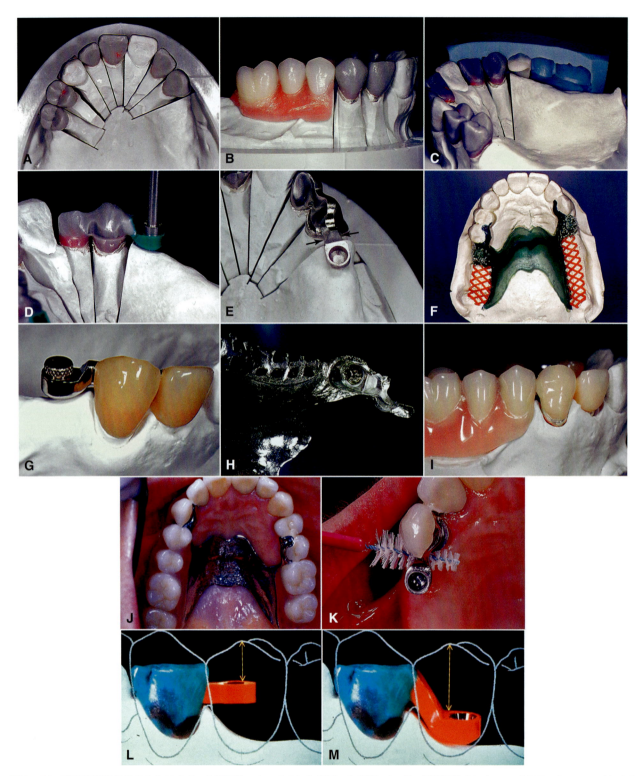

図21-32 遊離端義歯維持のためにCekaの歯冠外アタッチメントを用いた症例．A・B：解剖学的カントゥアでのワックスアップと咬合平面の確立．C：アタッチメントが正しく位置づけられるように，頬側インデックスを用いて人工歯の位置を確認する．D：サベイヤーに取り付けた専用マンドレールにより，フィメールパターンをワックスパターンの正しい位置に固定する．E：下部構造の鋳造体．歯冠外フィメールと維持装置の接合部（矢印）の強度は十分である．F：耐火模型上の部分床義歯ワックスパターン．G：フィメール内にメールが嵌合している状態．H：ピックアップしたアタッチメント．I：完成した補綴物．アタッチメントは見えない．J：部分床義歯を装着したところ．K：歯間ブラシを用いて，アタッチメント周囲の適切なプラークコントロールが可能である．L・M：さまざまな角度のフィメールが用意されているので，口腔清掃用具のアクセスが確保され，義歯の垂直方向に十分なスペースを得ることができる．（A～Kの提供：Dr. S. Freijlich and Mr.T. Behaeghel，L・Mの提供：Preat Corporation, Grover Beach, California）

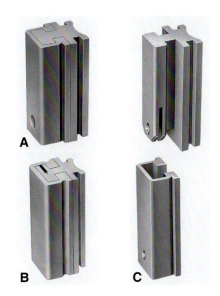

図 21-33　既製の歯冠内アタッチメント．A・B：Stern Latch．C：C&M McCollum．（提供：Sterngold Dental, LLC, Attleboro, Massachusetts）

メントを平行に作製することが可能であるが，多くの歯科技工士はそれぞれの維持装置に第二，第三のアタッチメントを鑞付けする方法を好む傾向にある．この方法では，第一の維持装置のアタッチメントとの平行性を確認することができる．

別の方法として，第二のアタッチメントを第一のアタッチメントに平行に位置決めする際に若干の調整範囲をもたせるために，第二の維持装置のワックスパターンに金属のトレーを組み込むこともできる．維持装置を鋳造後，第二のアタッチメントの位置をトレー内に固定した後，埋没して鑞付けする．これでメールを挿入できるようになる．メールは部分床義歯のフレームワークが完成した後フレームに鑞付けするか，即時重合レジンで義歯レジン床に固定する（図 21-34，21-35）．

上記の説明は，高度な技術を要する複雑な技工操作の手順を要約したものである．経験の少ない術者は高度な技術が必要であることを十分に認識し，細部にわたって細心の注意を払い，慎重に行うことが大切である．

歯冠内アタッチメントの最大の利点は，審美性を損なうことが多い唇頬側のクラスプが不要なことである．しかしながら，多くの歯冠内プレシジョンアタッチメントは寸法が大きく，特に生活歯に応用するには限界がある．支持組織の健康維持のために，

修復物の隣接面はオーバーカントゥアにしてはならない．したがって理想的なアタッチメントの位置としては，歯（修復物）の正常な形態内とするべきである．しかしながら，これは形態の大きな歯のみに可能である．小さな歯は，歯内療法なしに歯冠内プレシジョンアタッチメントを歯冠外形内に収めることは難しい．さらに，有効な摩擦抵抗を得るためには十分な臨床歯冠長が必要である（アタッチメントの高さは 4mm 以上が望ましい）．

❷ 自家製アタッチメント

今日，多くの自家製アタッチメント（セミプレシジョン）が使用され，連結部の形態から鳩尾形アタッチメントと呼ばれることが多い．セミプレシジョンアタッチメントは，既製のプラスチック製インサートをワックスパターン内に組み込み，パターンを埋没してインサートごと焼却し鋳造する（図 21-36）．また，鳩尾形のフィメールをミリングした後にメールをワックスアップ・鋳造して作製することもできる．

他の作製法としては，テーパー付き金属製マンドレール〔たとえば，Ticon（CMP Industries LLC）〕を加熱してワックスパターン内に挿入，固定する方法がある．埋没後ワックスが焼却されると，鋳型内に露出したマンドレール部が酸化される．クラウンは直接マンドレール上に鋳造され，その後マンドレールを除去する．メールはワックスアップしたうえで別に鋳造する．試適後，メールを部分床義歯のフレームワークに鑞付けあるいは溶接する．

この作製方法では完全な適合精度は得にくいため，ほとんどの自家製アタッチメント（セミプレシジョン）は，市販の既製プレシジョンアタッチメントに比べて摩擦抵抗による維持力が低い．大多数は作製しやすいようにテーパーが付与されており，確実な維持力を得るために舌側クラスプが必要となる．

アタッチメントが陶材焼付鋳造冠に組み込まれる場合，フィメールと前装陶材との間に十分なメタルの厚さが必要である．咬合面レストシートと同様に，歯冠内アタッチメントと金属-陶材境界部との

Part III 技工物の作製

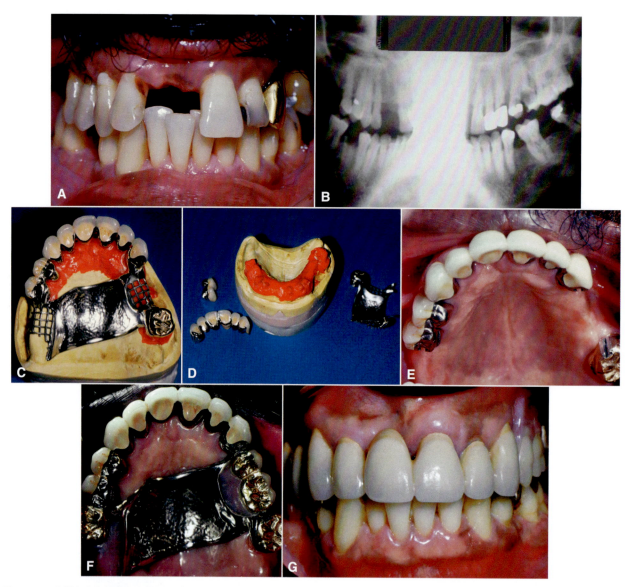

図21-34　上顎部分床義歯の支持および維持のためにStern Latch歯冠内アタッチメントを用いた症例．Stern Latchアタッチメントは摩擦による維持機構を有し，内部の歯肉側スプリングラッチがこれを補う．フィメールをワックスパターンに組み込み鋳接する．メールはフレームワークに鑞付けするか義歯のレジン床内に埋め込む．A・B：患者は重度の歯周病および齲蝕のために数歯が予後不良であり，抜歯を必要としていた．C：レジン補強した作業模型上の，完成した固定性補綴物と部分床義歯のフレームワーク．D：模型から外した修復物とフレームワーク．E：固定性補綴物を合着．部分床義歯を装着していない状態．F：口腔内に装着した部分床義歯．G：正面観．（提供：Dr. W. V. Campagni）

間の金属には，最小限1mmの厚さがなければならない（図21-37）．

3　バー，スタッド，磁石

スタッドアタッチメント[16]や磁石[17]（図21-38）は，オーバーデンチャーを維持するために利用される．これらはポスト維持の根面板やインプラントのアバットメントに組み込まれ，大きな咬合力に対応できるとともに，義歯の安定性を向上させるという利点がある[18]（図21-39）．すべてのアタッチメント部品に十分なスペースをもたせるために，義歯床の材料はレジンとし，中空にくり抜いた義歯用人工歯（図21-39 B参照）を利用したうえで，少なくとも7～9mmの垂直的高径が必要である．

バー維持の部分床義歯やオーバーデンチャーは個々の維持歯を連結固定することになるので，安定性が大きく向上する．バーは口腔清掃の障害にならないように維持装置に取り付ける．これはすなわち，バーが機能性と清掃性を両立するためにはかなりの歯冠長が必要であることを一般的に意味する．

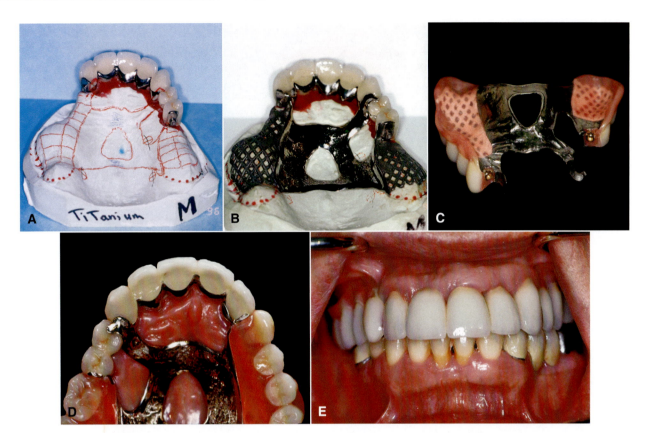

図21-35 上顎部分床義歯の支持および維持のためにDawson 2.7歯冠外アタッチメントを用いた症例．Dawson 2.7はプレシジョンアタッチメントで，メールを維持歯の固定性補綴物のワックスパターンに固定して鋳接する．フィメールは維持のためのスプリング式プランジャーとハウジングからなる．プランジャーはメールの遠心側にあるくぼみにかみ合う．プランジャーとスプリングは，専用のU字形ピンを用いてハウジングから外して交換することができる．A：部分床義歯のフレームワークを作製するための作業模型と，レジンレプリカ歯型上の完成したクラウン．B：フレームワークを作業模型に戻したところ．試適時には，フィメールをフレームワークにレジンで固定する．C：完成した部分床義歯．フィメールがレジン内に固定されている．D：口腔内に装着した部分床義歯の咬合面観．E：正面観．（提供：Dr. W. V. Campagni）

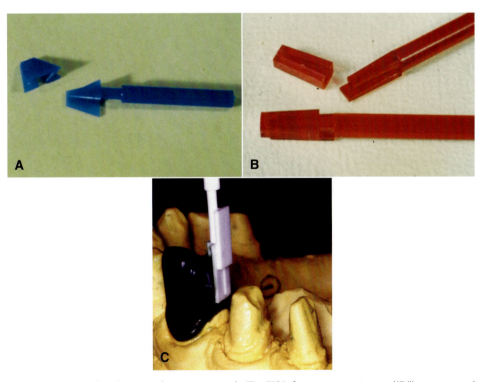

図21-36 A〜C：歯冠内レスト（アタッチメント）用の既製プラスチックパターン（提供：Dr. F. Hsu）

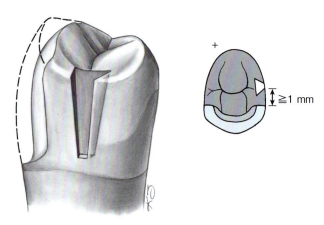

図21-37 フィメールの歯冠内レストを陶材焼付鋳造冠に組み入れる．アタッチメントは金属-陶材境界部から1mm以上離す．舌側のアンダーカットに入るクラスプによって維持を得る．拮抗作用はレストシート内部（フィメールの窩壁）で得られる．

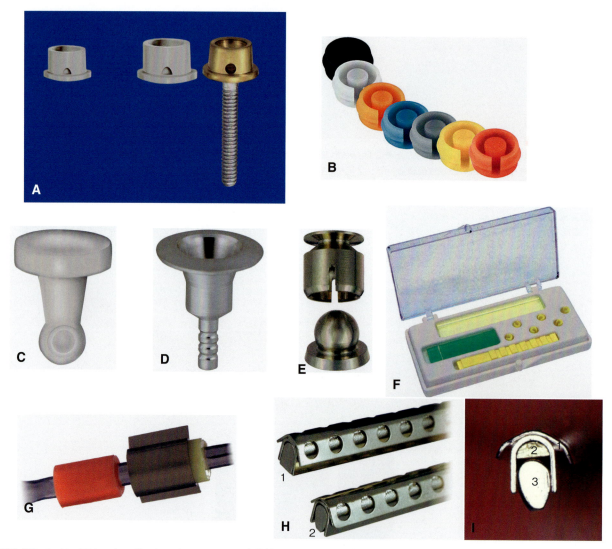

図21-38 A・B：ERAスタッドアタッチメント．ERA歯冠外アタッチメント（図21-31 A〜C参照）と同様に緩圧型アタッチメントで，サイズが2種類あり（Stern ERAとMicro ERA），維持の強さによりカラーコード化されている．C・D：Stern Root Anchorスタッドアタッチメント．球関節構造をもつ歯根内アタッチメントである．ナイロン製のメール（C）は義歯レジン床に埋め込む．チタン製のフィメール（D）は形成した歯根に直接合着する．E：Dalla Bona Sphericalスタッドアタッチメント．金合金製で，摩擦による抵抗は調節可能である．F・G：Haderバー．プラスチック製のバーを固定性補綴物のワックスパターンに組み込んで鋳造する．カラーコード化されたナイロン製鞍状クリップは義歯内に埋め込んで使用する．さまざまな強さの維持を選択できる．または，強度の大きい金合金製クリップを使用することもできる．H：Dolderバー．金合金製で，非緩圧性（1）のものと，緩圧型すなわち蝶番式（2）のものがある．I：Dolderバーの構成部品．1：スリーブ，2：スペーサー，3：バー．（A〜Hの提供：Sterngold Dental, LLC, Attleboro, Massachusetts）

21章 部分床義歯の維持装置

> スタッドアタッチメント維持型の部分床義歯には，垂直方向に十分なスペースが必要である．

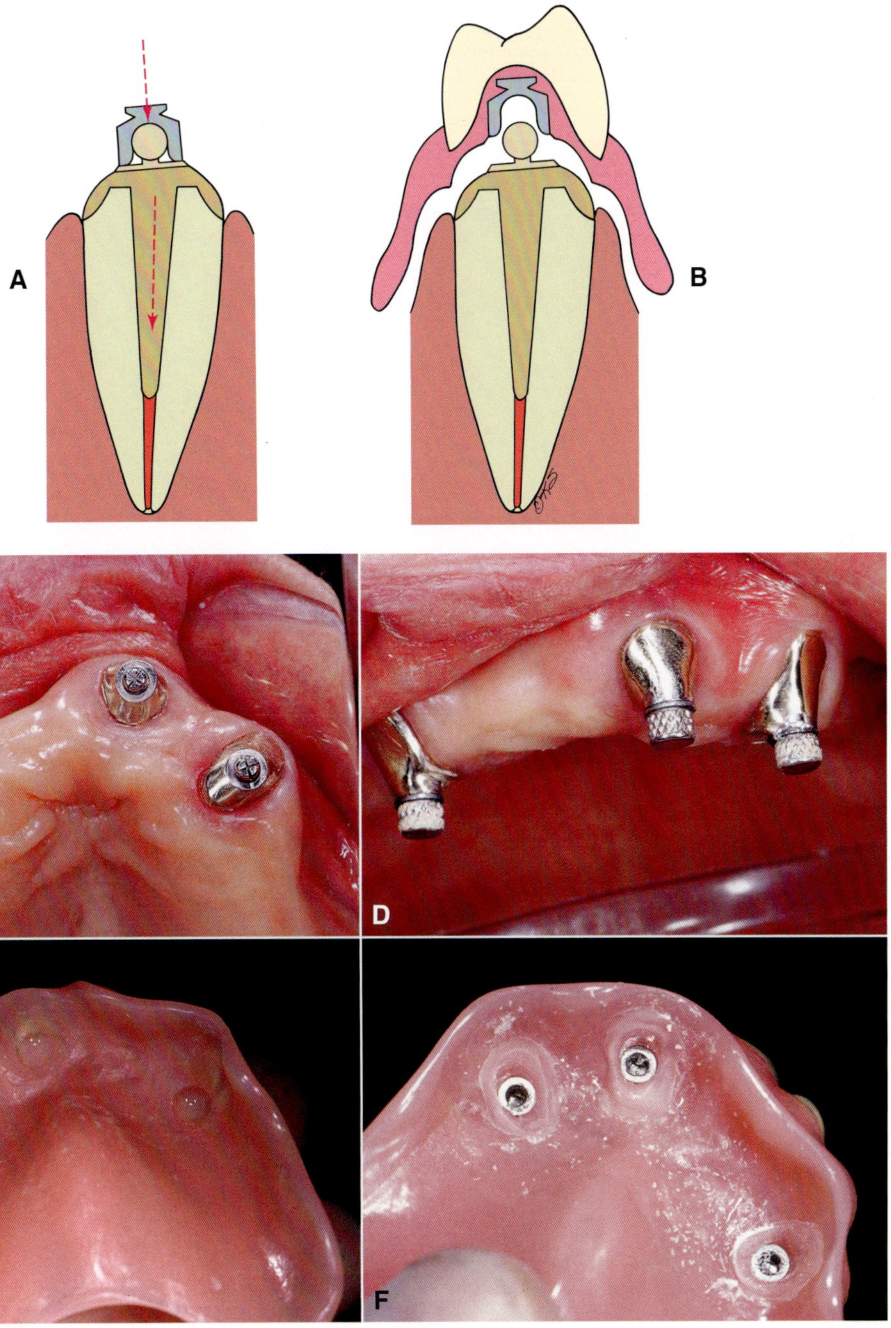

図21-39 A：スタッドアタッチメントのメールを組み込んだポスト維持根面板．この設計は，ポストの長軸がオーバーデンチャーの着脱方向とわずかにずれていても応用できる（矢印）．B：フィメールは，アクリルレジンでオーバーデンチャーに取り付ける．C：メールを合着した3歯の根面板の咬合面観．D：メール上にフィメールを取り付けたところ．E：義歯内面にレジンを添加し，すぐに義歯を口腔内に装着する．F：フィメール周囲の余剰レジンを除去したところ．フィメールは義歯内に機械的に維持されている．（提供：Dr. M. A. S. Freijlich and Mr. T. Behaeghel）

バーは，欠損部歯槽堤に接触しないよう，軟組織から約2mm離して位置づける（図21-40）．

9. まとめ

部分床義歯を必要とする患者では，通常の診査に

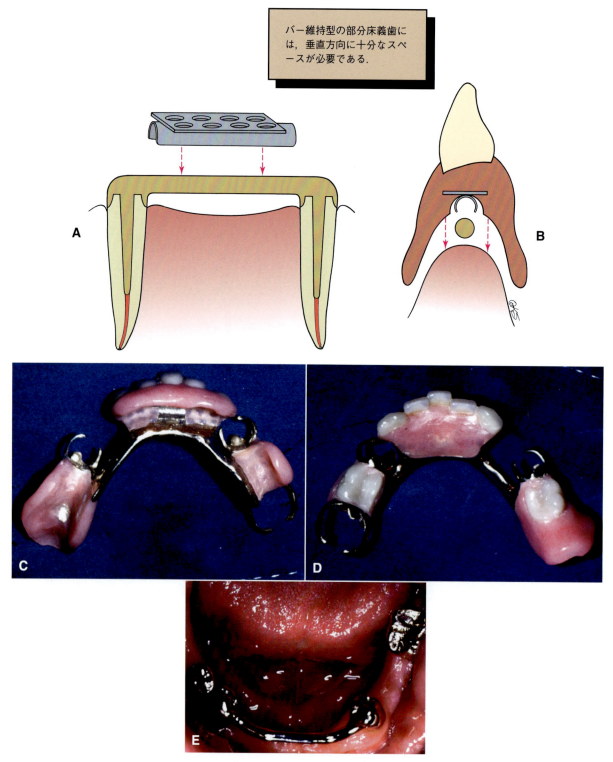

図21-40 バーアタッチメント．A：バーはポスト維持の根面板で維持される．クリップにより部分床義歯を支持・維持する．B：バーアタッチメントを補綴物に応用するには十分な歯冠長が必要である．C：バー維持部分床義歯の粘膜面観．D：咬合面観．E：部分床義歯のためのバーを備えた根面板を合着したところ．

加えて，診断用模型をサベイヤーで徹底的に分析する．維持歯の歯冠部形態は，部分床義歯の機能時に最適な維持と安定が得られるようにつくられるべきである．同時に隣接面と拮抗面のガイドプレーンは装着時に義歯を誘導しながら安定させ，また維持歯にかかる側方圧が最小限となるように作製する．

必要とされる部分床義歯の設計と調和させるために，齲蝕のない健全な歯であっても鋳造修復が必要となることがある．天然歯のままの歯冠部カントゥアや軸面形態は，最適なクラスプの設計には適さな

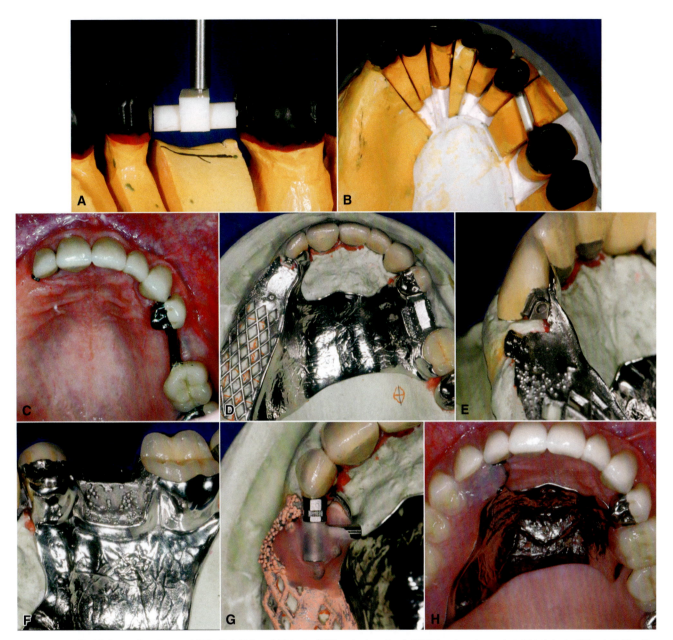

図21-41 着脱方向に回転を与え，上顎部分床義歯の支持および維持のためにバーと歯冠外アタッチメントを組み合わせて用いた症例．歯冠外アタッチメントとしてCOMPASアタッチメントシステムを選択した．これはDawson 2.7アタッチメント（図21-35参照）の改良型で，どちらもDr. Peter Dawsonが設計したシステムである．マンドレールを用いて既製のプラスチック製パーツを位置づけ，クラウンにワックスで固定した後，カットバックを行い，鋳造する．スプリング式のプランジャーを備えるフィメールは，レジン内に埋め込むことにより部分床義歯のフレームワークに固定される．既製のプラスチック製バーとメールを使用し，固定性補綴物のワックスパターンに組み込む．A：彎曲したバーを位置づけ，ワックスで固定する．B：両側の維持装置は解剖学的形態にワックスアップし，左側にバー，右側に歯冠外アタッチメントを設ける．C：完成したクラウンを評価する．固定性補綴物のピックアップ印象を採り，部分床義歯フレームワーク作製のための作業模型をつくる．D：作業模型上のフレームワークと固定性補綴物．E：維持装置遠心のアタッチメント．F：彎曲したバーの上に適合するフレームワーク．G：組み立てたプランジャーをフレームワークに固定し，評価する．H：完成した補綴物を装着したところ．（提供：Drs. W. V. Campagni and F. Munguia）

いことがある．

適切なサベイラインをもつ修復物を作製するのに必要な歯の削除量は，通常の修復物に対して歯冠形成を行う場合よりも若干増えることが多い．咬合面レストシートやガイドプレーンを設けることを見越して多めに削除する必要がある．プレシジョンおよびセミプレシジョンアタッチメントにより審美性および維持が向上する（図21-41）．

歯冠内アタッチメントは，通常のクラスプと比べて審美的である．歯の正常な形態内に収まれば，その機能を十分に発揮する．

歯冠外アタッチメントは維持歯に対して好ましく

ない負荷がかかり，口腔衛生維持にも問題を生じることから，限定的に使用すべきである．

陶材焼付鋳造冠に設けるアタッチメントやレストシートは，金属-陶材境界部より1mm以上離した位置に設定する．

維持装置となるクラウンは，特別なミリング装置による最終仕上げが必要である．

維持装置をセメント合着する前に印象採得して模型を作製し，部分床義歯に調和した最良の歯冠形態であるかどうかを確認する．

Study Questions

1. 拮抗作用の原理と，拮抗作用が維持装置の歯冠形態へ及ぼす影響について説明せよ．
2. 部分床義歯を支持する維持装置の維持面における最大豊隆線の位置と，サベイラインを決定する原理原則について述べよ．
3. 部分床義歯維持装置としての歯冠形成と，通常の形成とはどのような違いがあるのか？考慮すべき要素を挙げ，それらが結果に及ぼす影響について述べよ．
4. 部分床義歯維持装置のワックスパターンの理想的な作製手順を述べよ．
5. アタッチメントの種類と，それらの適応症と禁忌症，長所と短所について述べよ．

●引用文献

1. Altay OT, et al: Abutment teeth with extracoronal attachments: the effects of splinting on tooth movement. Int J Prosthodont 3: 441, 1990.
2. Krol AJ, Finzen FC: Rotational path removable partial dentures. II. Replacement of anterior teeth. Int J Prosthodont 1: 135, 1988.
3. Jones RM, et al: Dentin exposure and decay incidence when removable partial denture rest seats are prepared in tooth structure. Int J Prosthodont 5: 227, 1992.
4. Seto BG, et al: Resin bonded etched cast cingulum rest retainers for removable partial dentures. Quintessence Int 16: 757, 1985.
5. Dixon DL, et al: Use of a partial coverage porcelain laminate to enhance clasp retention. J Prosthet Dent 63: 55, 1990.
6. Davenport JC, et al: Clasp retention and composites: an abrasion study. J Dent 18: 198, 1990.
7. Berg T: I-bar: myth and countermyth. Dent Clin North Am 28: 371, 1984.
8. Tran CD, et al: A review of techniques of crown fabrication for existing removable partial dentures. J Prosthet Dent 55: 671, 1986.
9. Elledge DA, Schorr BL: A provisional and new crown to fit into a clasp of an existing removable partial denture. J Prosthet Dent 63: 541, 1990.
10. Yoon TH, Chang WG: The fabrication of a CAD/CAM ceramic crown to fit an existing partial removable dental prosthesis: a clinical report. J Prosthet Dent 108: 143, 2012.
11. Becerra G, MacEntee M: A classification of precision attachments. J Prosthet Dent 58: 322, 1987.
12. Burns DR, Ward JE: Review of attachments for removable partial denture design. I. Classification and selection. Int J Prosthodont 3: 98, 1990.
13. Owall B, Jonsson L: Precision attachment-retained removable partial dentures. III. General practitioner results up to 2 years. Int J Prosthodont 11: 574, 1998.
14. Chou TM, et al: Photoelastic analysis and comparison of force-transmission characteristics of intracoronal attachments with clasp distal-extension removable partial dentures. J Prosthet Dent 62: 313, 1989.
15. Doherty NM: In vitro evaluation of resin-retained extracoronal precision attachments. Int J Prosthodont 4: 63, 1991.
16. Mensor MC: Removable partial overdentures with mechanical (precision) attachments. Dent Clin North Am 34: 669, 1990.
17. Gillings BR, Samant A: Overdentures with magnetic attachments. Dent Clin North Am 34: 683, 1990.
18. Sposetti VJ, et al: Bite force and muscle activity in overdenture wearers before and after attachment placement. J Prosthet Dent 55: 265, 1986.

Part III 技工物の作製

22章 埋没と鋳造
Investing and Casting

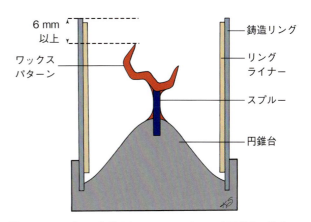

図22-1 スプルーを付けたワックスパターンを円錐台に植立し，埋没の準備ができている．鋳造リングにはライナーを裏装してある．

ワックスパターンを鋳造金属に置き換えるロストワックス法による鋳造物は古代から作製されてきた．ロストワックス法が歯科用鋳造体の作製法として初めて文献に記述されたのは19世紀末であった[1,2]．

ロストワックス鋳造法では，ワックスパターンを耐火性埋没材に埋没して鋳型をつくり，加熱によってワックスを除去し，スプルー（湯道）と呼ばれる通路を通じて溶融金属を鋳型に流し込む．歯科で用いられる場合は，得られる鋳造体は表面性状においても，全体の寸法においても，ワックスパターンを非常に正確に再現したものでなければならない．埋没や鋳造のときの小さな誤差が，完成した修復物の質に大きく影響を及ぼすこともある．鋳造を常に成功させるためには，操作の細部にまで注意を払い，確実に行うことが必要である．

埋没法や鋳造法の一部を変更することによる影響を正しく理解することは，必要に応じて特定の手順を修正するにあたり合理的判断を下せるようになるために不可欠である．

1. 必要条件

ワックスパターンを完成し，マージンを再溶解したら（18章『マージン仕上げ』を参照），滑沢さ，仕上げ，カントゥア（18章参照）を注意深く評価する．パターンは顕微鏡下で拡大して観察し，余剰のバリ（形成マージンを越えるワックス）があれば除去する．パターンにスプルーを植立し歯型から外

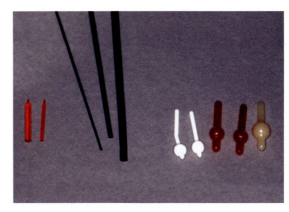

図22-2 既製のプラスチック製およびワックス製スプルーは加熱サイクルの間に焼却される点で，金属製スプルーよりもすぐれている．

して円錐台に固定する（図22-1）．そのまま放置するとワックスの応力が解放されパターンが変形するので，ワックスパターンはただちに埋没しなければならない[3]．

1 スプルー

スプルー（湯道）の形態（図22-2）は，鋳造する修復物の種類，使用する金属，鋳造機によって異なる．基本的な必要条件は，以下の3つである．

1. 溶けたワックスがスプルーを通じて鋳型から流れ出なければならない．
2. 溶融金属が鋳型に流れ込むときに，できるかぎり乱流を抑えなければならない．
3. スプルー内の金属は，鋳型を満たした金属よりも若干長く溶融状態を保たなければならない．これは，鋳造用合金の凝固中に起こる収縮を補

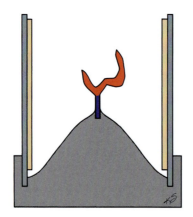

図22-3　最も肉厚の非機能咬頭に正しくスプルーを植立することにより，鋳型のすべての部分に溶融金属（溶湯）が流れる．

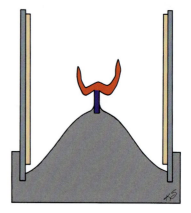

不適切なスプルー植立．溶湯は鋳型に流し込まれた直後に，ほぼ直角の角度で方向転換しなければならない．この場合は，パターンの最も肉厚な部分に45°の角度で植立するべきである．

図22-4　中心窩にスプルーを植立してしまうと，咬合面の解剖学的形態が崩れてしまう．また，溶融金属は遠心力によって咬頭頂に押し込まれないため，鋳型の充塡が不足する可能性がある．

償する湯だまりとして機能する．

　鋳型内の湯道の形は，ワックスパターンと円錐台をつなぐスプルーによって決定される．スプルーにはワックス製，プラスチック製，金属製がある．ワックススプルーはパターンと同じ速さで溶解し，溶解したワックスを逃がしやすいことから，ほとんどの鋳造体に使用されている．プラスチックスプルーは，軟化温度がワックスパターンよりも高いため，ワックスの流出を阻害し，その結果，鋳造体の面粗れの原因となる可能性がある．しかし，固定性補綴物をワンピースで鋳造する場合には，プラスチックスプルーの硬さにより変形が最小限に抑えられ，役立つ場合もある．また，ワックスを流出させることのできる中空のプラスチックスプルーもある．

　金属スプルーを使用する場合は，鋳造体の汚染を避けるために，腐蝕しない金属でつくられたものでなければならない．多くの金属スプルーは，接触面積を増やし，ワックスパターンと強固に付着させるために，中空になっている．金属スプルーは通常，円錐台を埋没材から外すときに一緒に抜く．スプルーを抜くときに生じた埋没材の小さな破片が湯口にないか，注意深く調べなければならない．このような破片を見すごすと，不完全な鋳造体を生じる原因になることがある（本章の『鋳造欠陥』を参照）．

❶ 直　径

　一般に，比較的直径の太いスプルーが推奨される．溶融金属が鋳型に流れ込みやすくなり，鋳型の金属が凝固するときの湯だまりとして機能させるためである[4,5]．

　大臼歯や陶材焼付鋳造冠のパターンには，直径2.5mm（10ゲージ）のスプルーが適している．小臼歯や大半の部分被覆冠には，やや細い直径2.0mm（12ゲージ）のスプルーで十分である．

　一般に行われている遠心鋳造法以外の一部の鋳造法では，直径の細いスプルー，またはワックスパターンへの付着部が狭くなっているスプルーが不可欠である．たとえば，空気圧鋳造では，円錐台によってつくられた鋳型の陥凹部で直接金属を溶融し，急激に空気圧を上昇させて溶湯を鋳型内に鋳込む．この場合，細いスプルーを用いて湯道を狭くすることにより，溶融金属が鋳型に早く流れ込んでしまうのを防ぐ．

❷ 位　置

　スプルーは，マージンや咬合接触点から離れた位置で，パターンの最も厚く重要な構造でない部分に植立しなければならない．通常は最も大きな非機能咬頭を用いる（図22-3）．植立位置は，溶湯の流れが鋳造力と反対の方向にならないように，鋳型の

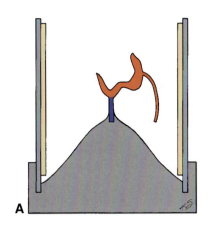

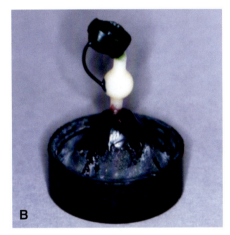

図22-5　A・B：細い補助スプルーは排気を助け，鋳造体の重要な部分を確実に凝固させる．

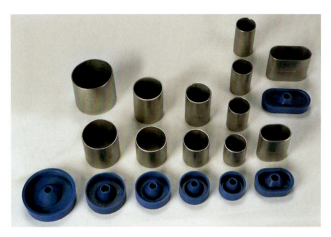

図22-6　ゴム製の円錐台とそれぞれに対応する鋳造リング（提供：Whip Mix Corporation, Louisville, Kentucky）

あらゆる部分に向かわせる位置でなければならない（図22-4）．

スプルーはまた，ワックスパターンを鋳造リング内の適切な場所に位置づけるよう植立しなければならない．鋳型内の膨張は均一ではないため，パターンの位置が重要になることがある[6,7]．たとえば，咬頭頂にスプルーを植立すれば良好な結果が得られるが，隣接面接触点にスプルーを植立すると鋳造体が近遠心的には大きくなり，歯冠長軸方向には小さくなる可能性がある．

③ スプルー植立

スプルーをワックスパターンへ植立した部分は溶湯の乱流を最小限に抑えるために，注意深くなめらかにしておかなければならない．遠心鋳造法では，スプルー植立部にくびれがあると鋳巣が増し，鋳型への充填効率が低下するので，植立部が狭くてはいけない[8]．同様に，植立部が太すぎると，溶融金属の冷却時にこの部分が最後に凝固するので，引け巣と呼ばれる空隙が鋳造体の内部に生じる．

④ ベント植立

ベント（細い補助スプルー）は，薄いワックスパターンの鋳造性を改善するために推奨されてきた．ベントの作用により，鋳造中の排気が助長され[9]，放熱効果によって必ず重要な部分から凝固し始めるようになると考えられる[10]（図22-5）．

2 円錐台

スプルーは円錐台（フォーマーともいう．通常はゴム製）（図22-6）に取り付けられるが，この円錐台が埋没時に鋳造リングの土台となる．円錐台の形は，使用する鋳造リングと鋳造機の種類によって異なる．最近の鋳造機を使用するときは多くの場合に，スプルーを短くしてもワックスパターンの位置が鋳造リングの上端付近になるように，円錐台は背の高いものが使用される．

3 鋳造リングとリングライナー

鋳造リングは埋没材が硬化するまでその形状を保持するものであり，鋳型の硬化膨張を制限する．通常は，鋳造リングにクッション材としてリングライナーを内張りし，鋳型の膨張を助長する．ライナーを2枚にして用いると緩衝性が高まり，埋没材の硬化膨張を増すことができる．かつてはアスベストがライナーとして使用されていたが，アスベスト繊維

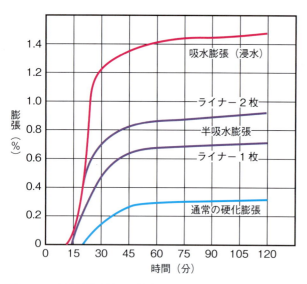

埋没材の硬化膨張量を変化させるさまざまな方法

図22-7 歯科用埋没材の硬化膨張．リングライナーの使用や吸水膨張によって膨張量を増加させることができる．(提供：Whip Mix Corporation, Louisville, Kentucky)

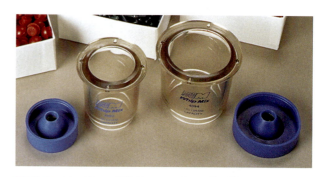

図22-8 リングレス埋没法．リングレス鋳造法に使用する円錐台と円錐形プラスチックリング．ワックス焼却の前に円錐台とプラスチックリングを取り除き，ワックスパターンが埋没された鋳型のみを残す．金属リングでは制限されている膨張を，無制限に許す方法である．(提供：Whip Mix Corporation, Louisville, Kentucky)

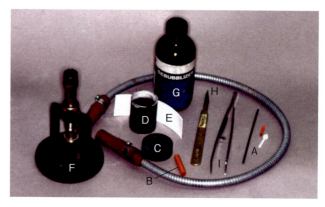

図22-9 ワックスパターンのスプルー植立に使用する器材．A：スプルー，B：スティッキーワックス，C：ゴム製円錐台，D：鋳造リング，E：リングライナー，F：ブンゼンバーナー，G：パターンクリーナー（界面活性剤），H：メスの刃，I：ピンセット

による健康被害を避けるため，今日ではセルロース紙や耐火セラミック繊維のライナーが使われるようになった．適合性が良好な鋳造体を一貫して得るのに必要な他の多くの因子と同様に，ライナーによる調整は重要である．ライナーを湿らせることによって鋳型の吸水膨張は増加するが，注意深く調節して行うべきである．乾燥した吸水性のライナーは埋没材から水分を吸収して混水比が小さくなることから，総合膨張量は増加する[11,12]．膨張を制限しないためには，鋳造リング内面にライナーを強く押しつけないように注意しなければならない．鋳型を温水漕に浸漬することによって，より大きな膨張が得られる．これは吸水膨張によるものである（図22-7）．鋳造リング内のワックスパターンの位置も膨張に影響するため，常に安定した結果を得るためには単冠は鋳造リングの壁から等距離になる中心部に置かなければならない．固定性補綴物をワンピースで鋳造するときは，小さめのリングを用いて複数ユニットのワックスパターンの一部は中心部，一部は端近くに位置させるよりも，大きめのリングや専用の楕円形リングを用いて中心近くに位置させるほうが，鋳造精度が高くなる[6]．

4 リングレス埋没法

より強度のあるリン酸塩系埋没材を使用する際は，リングレス法が用いられることが多い（図22-8）[13]．これは，紙製やプラスチック製の鋳造リングを使い，膨張を制限しない方法である[14]．この方法は，冷却時の軌道が長いので収縮量が大きい高融点合金で有用である．

5 スプルー植立法

1 使用器材

以下の器材が必要である（図22-9）．
・スプルー
・スティッキーワックス

- ゴム製円錐台
- 鋳造リング
- リングライナー
- ブンゼンバーナー
- パターンクリーナー（界面活性剤）
- メスの刃
- ピンセット

❷ 単冠の手順

大臼歯のクラウンや陶材焼付鋳造冠の鋳造体には，直径2.5mm（10ゲージ）のスプルーが，小臼歯や部分被覆冠には直径2.0mm（12ゲージ）のスプルーが推奨される．以下の手順に従い植立する．

① 長さ12mmのワックススプルーを，ワックスパターンの最も厚みのある非機能咬頭に植立する．スプルーの角度は軸壁や咬合面に対して鈍角になるようにする（図22-10 A）．通常，軸壁に対して約135°とする．これにより鋳型に溶湯が流れやすくなる．

② 鋳造中の溶湯の乱流を防ぐために，スプルーの植立部にワックスを追加してなめらかにする．

③ ワックスパターンを変形させないよう注意しながら，歯型から外す（図22-10 B）．

④ スプルーをピンセットで保持し，円錐台の穴に差し込む（図22-10 C）．位置を確認したうえでワックスで固定し，表面をなめらかにする．界面活性剤を使用することにより，埋没時のワックスパターンのぬれが良くなる（図22-10 D）．

⑤ ライナーを鋳造リングの上端に合わせて内面に巻き，ライナーを湿らせる（図22-10 E・F）．

⑥ 鋳造リングをワックスパターンにかぶせてみて，鋳造リングの高さが十分であり，ワックスパターン上方の埋没材の厚みが約6mmあることを確認する（図22-10 G）．必要であれば，スプルーを短く修正するか，高い鋳造リングに交換する．

❸ 複数ユニットの手順

3ユニット以上を1ピースで鋳造するときは，各ユニットをランナーバーでつなげ，ランナーバーにスプルー1本を植立する（図22-11）．2ユニットの場合はランナーバーを用いてもよいし，それぞれのユニットにスプルーを1本ずつ植立してもよい．

2. 材料学

M. H. Reisbick

歯科用鋳造のための鋳型の作製には，数種類の埋没材が使用される．通常，埋没材は耐火材（通常，シリカ）と強度を高めるための結合材からなる．操作時の特性を改善する目的で，メーカーにより添加剤が使用されている．

結合材の違いで埋没材を分類すると，石膏系，リン酸塩系およびシリカゲル系の3つに分けられ，それぞれに適した使用目的がある．石膏系埋没材は，米国歯科医師会（ADA）規格のタイプII，タイプIII，タイプIVの金合金の鋳造に使用される．リン酸塩系埋没材は，陶材焼付鋳造冠のフレームワークの鋳造に適している．シリカゲル系埋没材は，部分床義歯の金属床用の融点の高い非貴金属合金に使用されるが，固定性補綴物での適用は限られているため，以下の説明には含めない．

1 石膏系埋没材

石膏は結合材として，耐火材のクリストバライトや石英とともに，鋳型をつくるために使用される．クリストバライトや石英は，ワックス焼却中の鋳型の加熱膨張を担う．石膏は650℃を超える高温では化学的に安定ではないため，通常，石膏系埋没材の使用は，ADA規格のタイプII，III，IVの一般的な金合金の鋳造に限られることが多い．

● 膨　張

望ましい鋳造体の大きさを得るうえで，硬化膨張，吸水膨張，加熱膨張の3つを操作することができる．

1）硬化膨張

石膏系埋没材は練和後の硬化時に膨張し，鋳型は若干大きくなる．ワックスパターン，鋳造リング，リングライナーの緩衝性のいずれもがこの膨張に影

Part III 技工物の作製

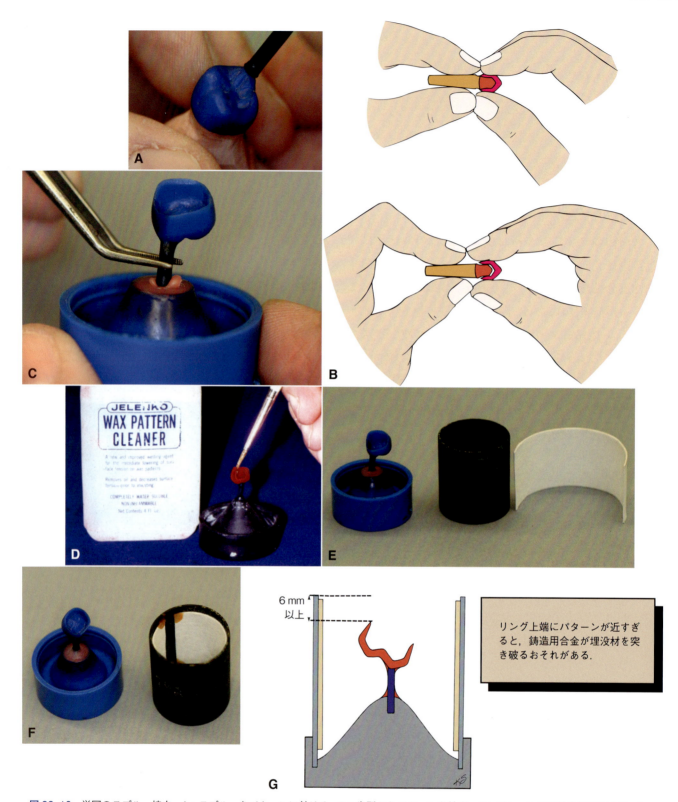

図22-10 単冠のスプルー植立．A：スプルーをパターンに付ける．B：歯型からパターンを外す．C：パターンを円錐台に固定する．D：界面活性剤を塗布する．E：リングライナーによって硬化膨張が増加する．F：ライナーをスティッキーワックスで固定する．G：ワックスパターンはリングの上端から十分離す必要がある．

響を与える．
　混水比を変えて硬化膨張量を増減させることができる．水を減らすと硬化膨張は増し，その結果若干

大きめの鋳造体が得られる．リングライナーの追加や，長めの練和時間によっても，硬化膨張を増加させることができる．小さめの鋳造体を得たい場合

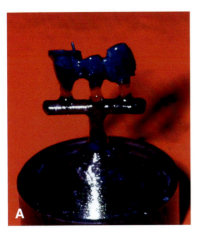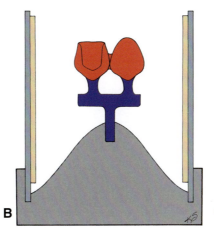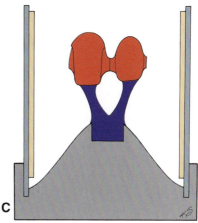

図22-11 複数ユニットのスプルー植立．3ユニット以上の鋳造（A）には，ランナーバーを使用する．2ユニットの鋳造にはランナーバーを用いてもよいし（B），各ユニットに1本ずつスプルーを植立してもよい（C）．

は，水を増やすかライナーを使わないようにすると，膨張量を小さくできる．硬化膨張率を変える場合には，埋没材の基本的特性を変化させないよう，メーカーが認める範囲内で行うべきである．

2）吸水膨張

鋳造リングに石膏系埋没材を満たした直後に，硬化中の埋没材に水を加えると吸水膨張する．通常，埋没直後の鋳造リングを37℃の温水槽に1時間浸漬する．これにより硬化膨張量が非常に大きくなるので，ワックス焼却温度を若干低くすることができる．リングライナーを湿らせることによっても，ライナーに隣接する部分の鋳型に吸水膨張を起こすことができる（図22-7）．

3）加熱膨張

ワックスを焼却するために鋳型の温度を上げると，加熱膨張が起こる（図22-12）．加熱膨張の大部分は，耐火材であるシリカの固相変態による．クリストバライトは，200〜270℃の間でα型（低温）からβ型（高温）に，石英は575℃でそれぞれ相変態が起こる．これらの変態では結晶形態が変化し，それに伴って結合角や軸寸法が変化し，密度が減少する．このため，耐火材の体積が増加する．

2 リン酸塩系埋没材

ほとんどの陶材焼付鋳造用合金は，約1,400℃で溶融するため（これに対し，通常の金合金は925℃），鋳造体が室温まで冷却するときにさらに大き

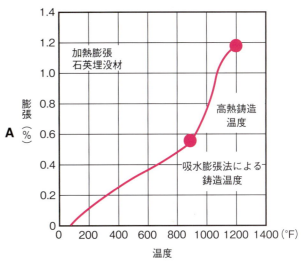
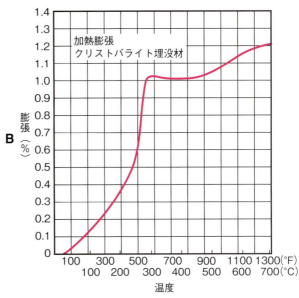

図22-12 石英埋没材（A）とクリストバライト埋没材（B）の加熱膨張．（提供：Whip Mix Corporation, Louisville, Kentucky）

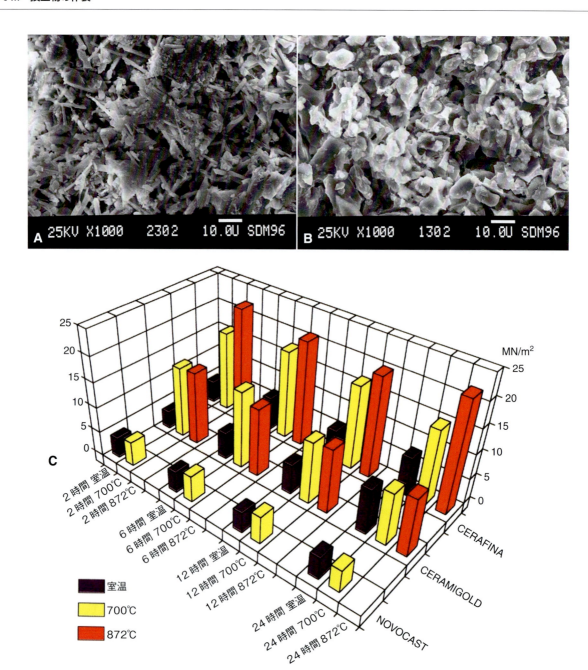

図22-13　走査電子顕微鏡で見た石膏系埋没材（A）とリン酸塩系埋没材（B）．いずれも700℃まで加熱．C：埋没材の温度と強度の関係．
（C：Chew CL, et al：Investment strength as a function of time and temperature. J Dent 27：297, 1999. より引用）

な収縮が起こる．この収縮を補償するために，鋳型をより膨張させる必要がある．リン酸塩系埋没材を用いることによって，大きな膨張が得られる．

石膏系埋没材とリン酸塩系埋没材との主な相違は，結合材の組成が異なることと，リン酸塩系埋没材ではシリカ耐火材の含有率が比較的高いことである．結合材は，酸化マグネシウムとリン酸アンモニウム化合物である．石膏系埋没材とは対照的に，リン酸塩系埋没材は650℃以上の焼却温度で安定しており（図22-13），これにより付加的な加熱膨張が得られる．温度の上昇とともに埋没材の強度は大きくなる（図22-13 C）．ほとんどのリン酸塩系埋没材は，専用のコロイダルシリカ懸濁液と水を加えて練和する（一部の製品は水だけで練和できる）．

リン酸塩系埋没材のなかには，炭素を含むために灰色をしているものもある．炭素含有の埋没材は非貴金属の鋳造に使用してはならない．残留炭素が，鋳造した合金の組成に影響を与えるためである．高カラット金合金やパラジウム含有合金の鋳造には使用してよい．

1 膨 張

リン酸塩系埋没材は,石膏系埋没材よりも膨張量調整の幅が広い.粉液比をわずかに変えるだけで硬化膨張が大きく変化する.専用液中のコロイダルシリカの割合を増しても,膨張は増加する.

2 操作時間

石膏系材料と比較すると,リン酸塩系埋没材の操作時間は比較的短い.操作時に練和物の温度が上昇するので,発熱性の硬化反応が加速する.鋳造リングに埋没材を満たしてすぐに触れると,温かく感じられる.練和時間を長くすると硬化反応が著しく加速され,温度が上昇するため操作時間はさらに短くなる.コロイダルシリカの懸濁液に水を加えると操作時間は長くなり,硬化膨張はいくらか減少する.そのため,多くの歯科技工士は埋没材のバッチ(生産工程における1回分)ごとに専用液と水の量を変え,新しいバッチを試験的に練和して膨張量を確認している.これは,膨張調節の確実な方法とされている[15].

反応中は気体が発生するので,鋳造体表面の突起を最小限にするために,十分長い時間をかけて除去しておかなければならない[16].バキュームによる吸引を60秒間維持することで,十分に除去できると思われる.

3. 材料の選択

1 鋳造用合金の選択

鋳造用合金の選択が埋没材と鋳造法の選択を大きく左右するので,まず鋳造用合金について論じる.

鋳造に適した合金の数と種類は,金の価格変動のために劇的に増大した.そのため多くの合金のなかから選択することができ,特に陶材焼付鋳造修復物用の合金は種類が豊富である(19章参照).歯科医師は,最新の情報に基づいて合理的な選択ができなければならない.

考慮するべき因子

1) 使用目的

従来より,鋳造用合金は使用目的に基づいて分類されていた.

タイプI:単純(1級)インレー
タイプII:複雑(2級)インレー
タイプIII:クラウンとブリッジ
タイプIV:部分床義歯とピンレッジ
ポーセレン:陶材焼付鋳造用合金

2) 物理的特性

1965年に,米国歯科医師会(ADA)は国際歯科連盟(FDI)の仕様を採用した.この仕様は以下のように,鋳造用合金を物理的特性(硬さ)によって分類したものである.

タイプI:軟らかい
タイプII:中等度
タイプIII:硬い
タイプIV:非常に硬い

高カラット陶材焼付用金合金の硬さは,タイプIII合金と同等である.また,非貴金属合金はタイプIV合金よりも硬い(19章参照).

3) 色

メーカーは合金の色を少なからず重要視しており,銀色よりも金色が好まれることが多い.金属が口腔内の目につく部位に装着される場合は,患者の意見を求めるべきであるが,目につかない部位であれば,歯科用合金の色は問題ではない.

合金の色は金含有量とは関係ない.金を37.5%しか含まない9カラットの宝飾用合金のほうが,金85%で銅を含まない陶材焼付鋳造用合金よりも黄色に見える.

4) 組 成

ある合金が歯科修復用に適するとADAに認められるためには[17],メーカーは主要成分3つの重量パーセントと,すべての貴金属のパーセントを表示しなければならない.耐蝕性や耐変色性といった機能的特性は,以前から金含有量に基づいて予測されていた.一般に,合金中の原子の少なくとも半分が金であれば(重量では75%),腐蝕や変色に対して十分な抵抗性をもつと考えられるが,耐変色性に関す

る臨床的な評価では，高カラット金合金（77%）と低カラット金合金（59.5〜27.6%）に統計的な有意差は認められていない[18]．しかし，不適切な組成の合金は，たとえ金含有量が高くても，口腔内ですぐに変色する可能性がある．

5）費用

治療計画は，患者や支払い機関の経済的条件によりしばしば修正される．非貴金属合金は，主に安価であるという理由で支持されている．同様に，金を約50%含有する合金も経済的な利点が認められている（ただし節約される金額は金含有量の減少に比例するわけではない）．パラジウムを主成分とし金を数%しか含有しない合金は，陶材焼付鋳造冠修復に用いられるが，鑞付けの予知性は低くなるおそれがある．

修復物の金属だけの費用を計算する際は，鋳造体の重量よりも体積を決定することが重要である．歯科用鋳造合金の密度は8g/mL以下から18g/mL以上までとさまざまである（表19-2参照）．"平均的"な修復物の体積は0.08mLであるが，全部金属のポンティックは0.25mLに達することもある[19]．したがって，低密度合金を使った大きな金属ポンティックの費用は，高密度合金のクラウンの費用と等しいか，または安くなることさえある．貴金属の価格が高いときは，金属切削屑を効率的に回収する技術が経済的に魅力のあるものになる．回収技術として，鋳造体を仕上げるすべての場所に従来型の金属回収装置を設置する方法や，すべての作業現場にフィルター付き吸引装置を備え付ける方法などがある．

6）臨床成績

ほとんどの点において，臨床成績（生物学的，機械的）は費用よりも重要である．評価対象となる生物学的特性としては，歯肉への刺激，二次齲蝕，プラークの付着，アレルギーなどがある．機械的特性としては，耐摩耗性と強度，マージンの適合性，陶材との結合力，連結部の強度，耐変色性，耐蝕性などがある．

新しい合金を選択するときのリスクの1つは，実験・研究段階における試験や，短期間の動物実験および臨床試験で，臨床的欠陥が明らかにされていないかもしれないという点にある．たとえば，金の価格が急騰したときに，複数のメーカーが銅を主成分とした耐蝕性の非常に劣る鋳造用合金を発売した[20]．この合金の配合は，1920年代に歯科用金合金として販売されたアルミニウム–青銅合金に非常に近いものであった．臨床的に受け入れられている合金はいずれもなんらかの欠点をもってはいるが，その臨床成績は十分に実証されていると考えられるので，修復治療の予知性は十分に高いといえる．

7）実験成績

信頼できる実験データは，鋳造用合金を選択する際には不可欠である．考慮するべき重要な項目は，鋳造精度，表面粗さ，強度，たわみ抵抗，金属陶材結合強度である．現在得られるデータからみて，ニッケル–クロム合金は金合金よりも鋳造精度が低く[21]，表面粗さが大きい[22]（図22-14）が，溶融範囲が金合金よりも高いので，強度とたわみ抵抗は大きいことが示唆されている[23]．

8）操作特性

操作性が合金の選択に影響することがある．申し分のない臨床結果が得られる合金であっても，非常に厳密な条件や高価な機器を用いなければならないのであれば，取り扱いが簡単で無難な臨床結果が得られる合金のほうが支持されるであろう．

マージンのギャップを小さくし，露出する合着材の厚みを減らすにあたり，合金をバーニッシュできることは重要な特性である[24]．ただし，マージンの適合が臨床的に最も重要である部位（歯間部や歯肉縁下）は，通常バーニッシュを行うにはアクセスが困難である．

9）生体適合性

口腔内で使用されるすべての材料は，生体適合性を有していなければならない．さらに，診療室や技工サイドで安全に取り扱うことができなければならない．歯科では，多くの危険性物質（水銀，クロロホルム，シアン化銀，フッ化水素酸など）が日常的に使用されている．そのため，これらの物質の輸送や使用には制限が設けられている．たとえば，リングライナーのアスベストや歯科用ポーセレンのウラ

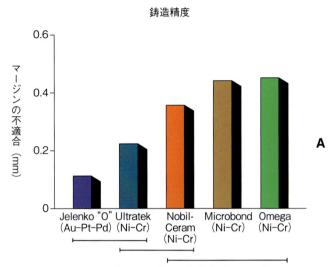
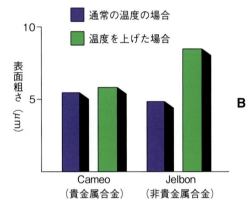

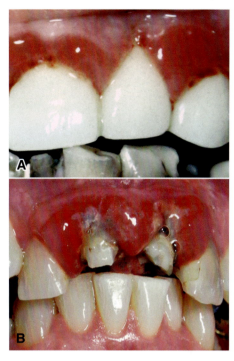

図 22-15　A・B：ニッケルを含む陶材焼付鋳造冠に対する著しい歯肉の反応（提供：Dr. W. V. Campagni）

図 22-14　A：さまざまな合金の鋳造精度の比較．Au-Pt-Pd：金-白金-パラジウム合金，Ni-Cr：ニッケル-クロム合金．B：鋳造温度と合金の選択が鋳造粗さに及ぼす影響．(A：Duncan JD: The casting accuracy of nickel-chromium alloys for fixed prostheses. J Prosthet Dent 47: 63, 1982. より引用．B：Ogura H, et al: Inner surface roughness of complete cast crowns made by centrifugal casting machines. J Prosthet Dent 45: 529, 1981. より引用)

ニウム塩は，もはや使用されていない．また，ニッケルとベリリウムを含む合金による健康被害（19章参照）も懸念されている[25]．明確な結論はまだ下せないものの，このような合金を削合するときは，適切な安全策を講じることが賢明である．フィルター付き吸引装置や，適切な防御法（マスク）を用いるべきである．ADA[26]は，ニッケルアレルギー（図22-15）があることがわかっている患者に対しては使用を避けるべきである旨の警告ラベルを，ニッケル含有合金のパッケージに表示するように命じている．

2　埋没材の選択

使用する鋳造用合金が決まったら，埋没材を選択することができる．

理想的な特性

以下のような特性をもつ埋没材が理想的である．
・鋳造用合金冷却時の収縮を正確に補償するために，膨張をコントロールできること
・突起がなく，正確に表面を再現した，なめらかな鋳造体が得られること
・高い鋳造温度で化学的に安定していること
・鋳造力に耐えうる十分な強度をもつこと
・気体を逃がせるように十分な多孔性があること
・鋳造体の掘り出しが容易であること

1）石膏系埋没材

石膏系埋没材は，理想的な埋没材の必要条件のほとんどを満たしている．ただし，石膏は高温で安定性がなく合金の硫化物汚染が起こりうるため，陶材焼付鋳造用合金の鋳造には適さない．また，製品によっては十分な膨張を得ることが難しいものもある．全部被覆冠を鋳造するときに，このことは非常

に重要である．支台歯へ正確に戻すためには，鋳型の膨張をコントロールして鋳造体を若干大きめにするほうが好都合である（7章，28章参照）．

以下のような因子が，石膏系埋没材の膨張を増加させる[27]．

- 鋳造リングの高さと同じ幅のライナーを使用すること
- 練和時間を延長すること
- 湿度100%下におくこと
- 混水比を小さめにすること
- 乾燥したライナーを使用すること
- ライナーを二重にして使用すること
- ワックスパターンを鋳造リング上方に位置させ，吸水膨張を利用すること[28]

2）リン酸塩系埋没材

リン酸塩系埋没材は，石膏系埋没材に比べていくつかの利点がある．リン酸塩系埋没材のほうが高温で安定しているため，陶材焼付鋳造用合金の鋳造に選択される．合金の鋳造に用いる温度で急速に膨張し，膨張量は容易かつ正確にコントロールされる．以下のような因子の組み合わせによって，膨張は増加する．

- 硬化反応で生じる熱がワックスを軟化し，より自由に硬化膨張が起こる．
- 高温での埋没材の強度が高いため，冷却時の合金の収縮が少ない．
- コロイダルシリカと練和された粉が鋳造体の表面粗さを減少させ，膨張を増加させる．このように，コロイダルシリカを蒸留水で少し希釈することによって，膨張を容易に調節することができる．

しかしながら，リン酸塩系埋没材を使用した鋳造体は，石膏系埋没材を使用したものよりもより表面が粗く[29]，埋没材からの掘り出しも困難である[30]．リン酸塩系埋没材のほうが通気性が悪いため[31]，完全な鋳込みはより困難である．また，鋳造体表面の突起が生じやすく，除去が必要となる．突起の発生を真空練和や注意深い埋没方法によって減少させることはできるが，完全になくなるわけではない．

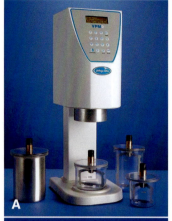

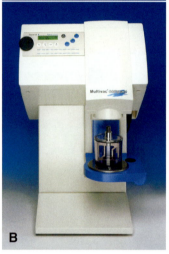

図22-16　真空練和機．A：Whip Mix VPM2．B：Multivac Compact．（Aの提供：Whip Mix Corporation, Louisville, Kentucky. Bの提供：Dentsply Ceramco, York, Pennsylvania）

4．埋　没

表面欠陥が少ない鋳造体を安定して得るために，埋没材の真空練和（図22-16）が強く推奨される（特にリン酸塩系埋没材を使用する場合）．真空練和した埋没材を筆でワックスパターンに塗布する方法や，埋没材を減圧下で鋳造リングに注入する方法で，良好な結果を得ることが可能である．真空練和した埋没材を，筆を用いてパターンに塗布する方法がよい．手早く埋没してパターンの変形を最小限に抑えるためには，ワックスパターンのマージンを再溶解して適合させ歯型から外す前に，必要な器材をすべて準備しておかなければならない．

1　使用器材

下記の器材が必要である（図22-17）．

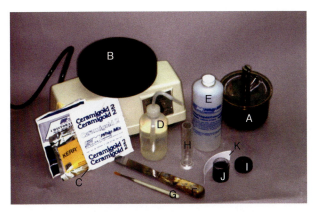

図22-17 埋没に使用する器材．A：ミキシングボウル，B：バイブレーター，C：埋没材（石膏系またはリン酸塩系），D：水，E：コロイダルシリカ，F：石膏スパチュラ，G：小筆，H：界面活性剤，I：円錐台，J：鋳造リング，K：リングライナー

- 真空練和機とミキシングボウル
- バイブレーター
- 埋没材（石膏系またはリン酸塩系）
- 水またはコロイダルシリカ
- 石膏スパチュラ
- 小筆
- 界面活性剤
- 円錐台
- 鋳造リングとリングライナー

2 手　順

① ブラシテクニック（小筆を用いる方法）（図22-18）

ワックスパターンの表面を完全にぬらすように界面活性剤を塗布する．以下の手順に従って埋没する．

① 真空練和機のプログラムをメーカーの指示どおりに選択する（図22-18 A）．ミキシングボウルは内面を完全に拭くか，振って乾燥させる．振って乾燥させた場合は，残っている約1 mLの水分が練和物に加わることを覚えておかなければならない．ミキシングボウルに液を入れ，埋没材を加える（図22-18 B）．

② ボウルを練和機にセットし，機械的に練和する（図22-18 C・D）．

③ 1か所から，筆先で埋没材を押すようにしながら，パターン全体を埋没材で1層覆う（図22-18 E）．常にバイブレーターで静かに震動させながら操作するが，パターン内面とマージンは特に注意深く埋没材で覆うようにする（図22-18 F）．円錐台を下から指で支え，この指を介してバイブレーターの震動を与えるようにすると，震動が強すぎたりパターンがスプルーから外れたりするリスクを小さくすることができる．

④ パターンが埋没材で完全に覆われたら，リングライナーで裏装した鋳造リングをパターンにかぶせ，バイブレーターで震動させながら，埋没材を鋳造リングの脇から流し込む（図22-18 H）．ゆっくりと鋳造リングに埋没材を満たしていく（図22-18 I）．

⑤ 埋没材がパターンの高さまできたら，リングを数回傾けて，パターンを埋没材で覆ったり出したりを繰り返すことによって，気泡を巻き込まないようにする．埋没は，埋没材の操作時間内に手早く行わなければならない．埋没材の硬化が早く始まってしまった場合は，冷水ですばやく洗い流す．それからワックスパターンを歯型に戻し，マージンを再度適合させる．

⑥ 埋没材を鋳造リングの縁まで満たし，硬化させる．

⑦ 吸水膨張法を用いる場合は，鋳造リングを37℃の温水槽に1時間浸漬する．

② ワックス焼却

ワックスの焼却は，ワックスが完全に気化するまで，サーモスタット制御のリングファーネス（図22-19）で埋没材を加熱することによって行う．埋没材の達する温度によって，加熱膨張量が決まる．

埋没材中の水分は，すべてワックス焼却中に蒸発させなければならない．ワックス焼却時には鋳造リングを十分高い温度まで加熱する．リングをファーネスから取り出すときの急激な温度降下を最小限に抑えるために，焼却時の最高温度を十分長く維持しなければならない（"熱の浸透"）．温度降下により鋳型に流入した溶湯が早く硬化してしまうため，不完全な鋳造体を生じる可能性がある．いったんワッ

Part III 技工物の作製

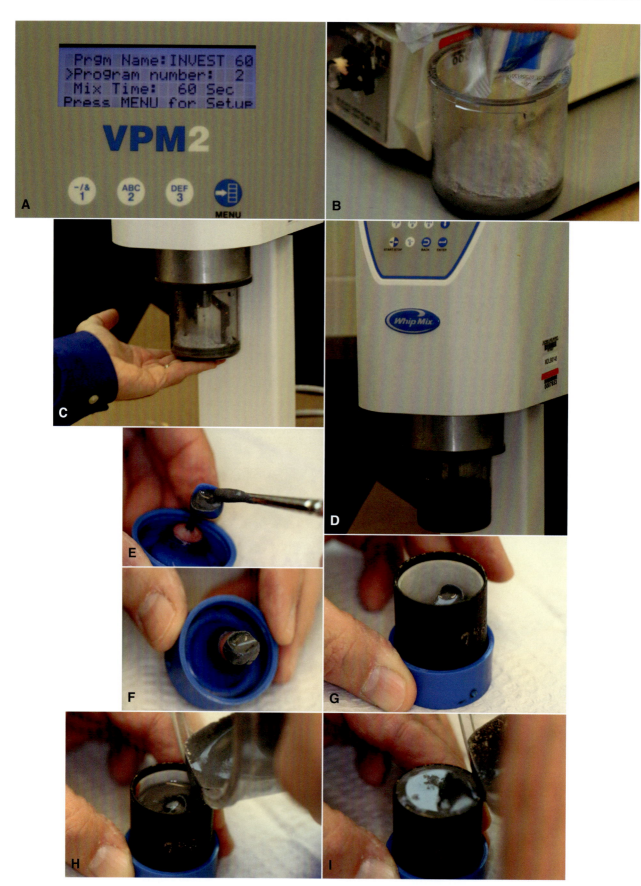

図 22-18 ブラシテクニックによる埋没の手順．A：練和機のプログラムを選択する．B：正確に計量した液の中に埋没材を加える．C：ミキシングボウルのチャックを練和機の溝に挿入する．D：ボウルの蓋と練和機の間に生じる真空状態により，練和中のボウルは安定している．E：No. 6 もしくは No. 8 の小筆を使ってパターンを埋没材で覆う．F：パターンが完全に覆われたら鋳造リングを装着する．G：ライナーを裏装したリングを装着した状態．H：ミキシングボウルをバイブレーターにかけながらリングを満たす．埋没材がパターンまで到達したら，リングを傾けてパターン内に気泡が巻き込まれるのを防ぐ．I：リングが完全に満たされた状態．

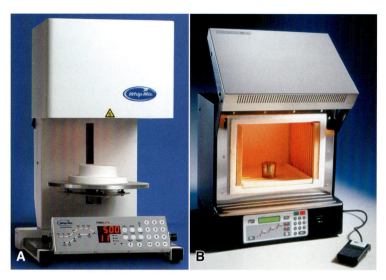

図22-19 リングファーネスには手動調節，半自動調節，全自動調節のものがある．A：FIRELITE．B：Ney Vulcan．（Aの提供：Whip Mix Corporation, Louisville, Kentucky．Bの提供：Dentsply Ceramco, York, Pennsylvania）

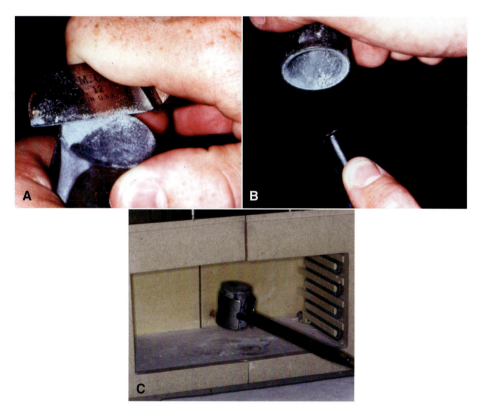

図22-20 A：埋没材が硬化したら，埋没材上端を覆う"被膜"を削除する．B：円錐台を外し，埋没材の小片があればエアで飛ばす．C：推奨される焼却スケジュールに従って，鋳造リングをファーネス内に置く．

クス焼却のために埋没材を加熱し始めたら，加熱を続けて鋳造を完了しなければならない．冷めた埋没材を再加熱すると，耐火性鋳型と結合材が本来の形に戻らない（ヒステリシス）ために，鋳造精度が低下する可能性がある．典型的な結果として，埋没材の膨張不足や亀裂を生じる．

手 順

① 指示どおりの時間（通常1時間）放置して，埋没材を硬化させてから，円錐台を鋳造リングから外す（図22-20）．金属スプルーを使用している場合は，スプルーも除去する．鋳造リング

を一晩置く必要がある場合は，保湿器内に保管しなければならない．リン酸塩系埋没材を用いた場合に，埋没材上端を覆うなめらかな"被膜"を石膏ナイフで削除し，埋没材の小片があれば圧縮空気で吹き飛ばす．

② 鋳造リングに埋没材の小片が残っていないことを再度確認し，スプルーを下に向けてファーネス内の波型のトレーの上に置く．この波型トレーにより，溶けたワックスが流出しやすくなる．

③ ファーネスの温度を200℃まで上げ，この温度を30分間保つ．ワックスの大部分は，このときまでに焼却される．

④ 最終的な焼却温度（通常650℃，吸水膨張法の場合は480℃；メーカーの指示に従うべきである）まで加熱し，その温度を45分間保つ．加熱速度は膨張に影響を与えるため[32]，常に精密に適合する鋳造体を得るための埋没・鋳造プロトコルの一部として，加熱速度も標準化するべきである．ここまでが鋳造の準備段階だが，大きな鋳造リングは加熱時間を長くする必要がある．200℃と650℃（または480℃）に設定した2つのファーネスを準備することが望ましいが，2段階にプログラムできるファーネスを利用することもできる．しかし，埋没材は加熱しすぎたり，温度係留時間が長すぎたりしてはいけない．石膏系埋没材は650℃以上では安定しない．また，炭素を含む埋没材中の炭素の一部が燃えつきて，鋳造体の表面が粗くなる[22]．

鋳造リングをファーネスから鋳造機に移すときに，暗い場所で湯道を素早く見て，適切に加熱されているかどうかを確認するとよい．湯道はサクランボ様の赤色でなければならない．

5. 鋳造促進法

従来の鋳造法はかなりの時間を要する．埋没材の硬化（一般に，埋没材が最大発熱硬化反応温度に達するまでの時間と判断される）におよそ1時間，ワックス焼却に1〜2時間はかかる．鋳造促進法を用いれば，この時間を30〜40分に短縮できるとされている[33-36]．元々は1回だけの来院でポストコア修復物の鋳造をする方法として取り入れられたが（歯科医師国家試験のための鋳造法でもあった），精度や鋳肌の粗さは従来法と同程度であることがわかっている[37,38]．この方法ではリン酸塩系埋没材を使用して硬化におよそ15分，815℃に予熱されたファーネスの中にリングを入れてのワックス焼却に15分ほどが所要時間である．

6. 鋳造

1 鋳造機

鋳造機（図22-21）には，合金を溶かす熱源と鋳造力が必要である．鋳造を完全に行うために必要とされる鋳造力は，鋳型内の気体の抵抗や，溶融合金の強い表面張力を上回る[39]だけの強さがなければならない．

熱源としては，ブローパイプの還元炎や電気が利用される．通常の合金は，ガス-空気ブローパイプ（図22-22 A・B）で溶融できるが，溶融温度の高い陶材焼付鋳造用合金は，ガス-酸素ブローパイプを必要とする（図22-22 C）．非貴金属合金には多孔式のガス-酸素ブローパイプ（図22-22 D）か，酸化アセチレンブローパイプが必要である．電気による加熱は，マッフルからの対流を利用するか，合金内に誘導電流を発生させることによって行う（図22-23）．後者の方法を提唱する者[39]は，加熱をより均一にコントロールできるため，融点の低い成分の揮発により合金組成に好ましくない変化が起こるのを防ぐと主張している．一般に電気加熱機は高価で，大きな歯科技工所向きであり，小さな技工所や歯科医院ではブローパイプが選択されると思われる．合金と鋳造法の組み合わせは修復物のマージン適合性に影響を与える[41,42]．

今日の鋳造機は，鋳型を満たす方法として，現在も空気圧や遠心力を利用している（初期のロストワックス鋳造法で最初に提唱された方法である[2,43]）．鋳造機のなかには金属を鋳込む前に鋳型を減圧するものもあり，真空にすることで鋳型の充填は改善されることが示されている[44]．ただし，その違いが臨

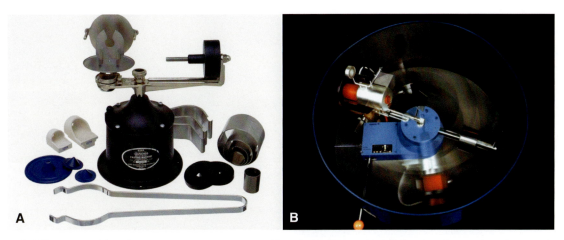

図 22-21　鋳造機．A：Kerr 社のブロークンアーム．B：Degussa 社の Model TS-1．（A の提供：Kerr Corporation, Orange, California. B の提供：Dentsply Ceramco, York, Pennsylvania）

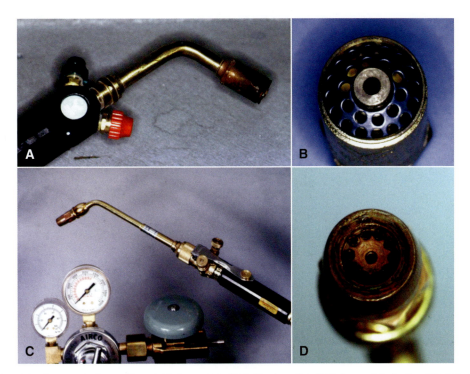

図 22-22　A：ガス-空気ブローパイプ．B：ガス-空気ブローパイプの先端．C：ガス-酸素ブローパイプ．D：多孔式のブローパイプ先端．

床的に意義があるかどうかは明らかではない[45]．

2 鋳造法

　合金が溶融して鋳造の準備ができるまでは，鋳型をリングファーネスから取り出してはいけない．

　以前に鋳造した合金は，再使用の前に清掃して，埋没材の破片や酸化物を取り除く必要がある．貴金属合金は，ガス-空気ブローパイプの還元炎を用いて，木炭の塊の上で溶融することができる．残存不純物は酸洗いと超音波洗浄，またはスチーム洗浄に

よって除去される．メーカーの異なる合金は，たとえ同類の金属であっても，混合して使用してはいけない．ある報告によると，湯残りを 65％ 使用したニッケル含有合金の再鋳造物では，細胞毒性が著明に上昇するとされている[46]．

　同様に，各合金に専用のるつぼを使用すべきである．過熱した合金や鋳造を繰り返した合金は，削片や古い修復物と同様，再使用するのではなく，くず金属としてメーカーに戻すのが最良である．

Part III 技工物の作製

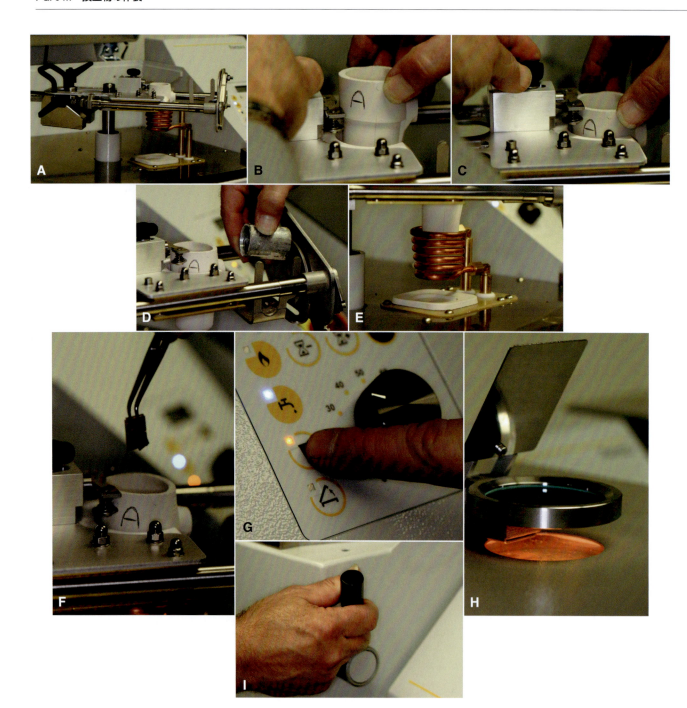

図22-23 誘導電流による鋳造．A：電動鋳造機では石英のるつぼを使用し，熱源である水冷式の銅製誘導コイルでるつぼを取り囲んで合金を溶融する．左側の釣合いおもりは鋳造リングの大きさに応じて調整可能である．石英のるつぼをセットし（B），ロックする（C）．D：別の鋳造リングを置いてみて，るつぼの開口部を通って合金が鋳型へとまっすぐ流れ込むように，クレードル（とリング）に対してるつぼが正しい位置に向いていることを確認する．E：るつぼが取り囲まれるまで誘導コイルを挙上する．F：合金をるつぼに入れる．合金の種類によっては内るつぼにカーボンを使用する．G：合金に適した誘導電流にセットする．H：鋳造機の蓋を閉じた状態でも，鋳造のタイミングを計るために合金の溶融状態を目視で確認することができる．I：鋳造機側面のレバーを引いて鋳造を開始する．鋳造圧は鋳造機基部にあるモーターによって維持され，30秒後に自動的にスイッチが切れ，自動的に蓋が開く．

① 使用器材

下記の器材が必要である（図22-24）．

- ブロークンアーム遠心鋳造機（Kerr社）
- るつぼ
- ブローパイプ
- 色付きの防御用ゴーグル
- トング
- 鋳造用合金
- フラックス

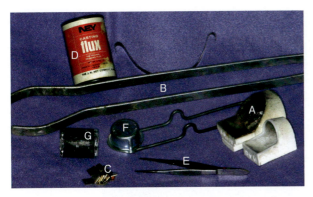

図22-24 鋳造に使用する器材．A：るつぼ，B：トング，C：鋳造用合金，D：フラックス，E：ピンセット，F：ライター，G：鋳造リング

❷ 手　順

鋳造機のアームを時計回りに3回転させ（陶材焼付用合金を使用する場合は4回転），ピンでその位置にロックしてアームを止める．鋳造リング台（クレードル）と釣合いおもりが，鋳造リングの大きさに適していることを確認する．鋳造する合金用のるつぼを鋳造機の上に置く．ブローパイプに点火し，火炎を調整する（通常の合金にはガス-空気，陶材焼付用合金にはガス-酸素ブローパイプ）．陶材焼付用合金を溶融するときは，術者は目を保護しながら溶湯を確認することができるように色付きゴーグルを装着しなければならない．

るつぼを予熱し（特に，溶けた合金が移動しながら接触する部分）（図22-25 A），合金をるつぼに置く．予熱することにより，鋳造中にスラグ（溶滓）が過剰に形成されるのを避けることができる．また，陶材焼付用合金を鋳造するときに，るつぼが冷えすぎていると合金の温度を低下させ，不完全な鋳造体を生じることがある．適切な鋳造力を持続させるためには，十分な量の合金がなければならない．高密度の貴金属合金の場合，小臼歯や前歯の鋳造体には通常6 g（4 dwt*），大臼歯には9 g（6 dwt），ポンティックには12 g（8 dwt）で十分である．

合金は鋳造できるようになるまで還元炎で加熱する．通常の金合金には，少量のフラックスを加えてもよい（陶材焼付用合金には加えてはならない）．

* ペニーウエイト（dはデナリウスの略で，古代ローマの銀貨を指す）

金合金は球状にまとまり，表面が鏡面のような光沢をもち，くるくる回っているように見える．ニッケル-クロム合金やコバルト合金はインゴットの鋭端が丸くなれば鋳造可能である．鋳型を鋳造機のクレードルに乗せ（図22-25 B），合金に還元炎を当てたままで，るつぼを定位置に移動する（図22-25 C〜G）．鋳造機のアームを止めているピンを解放し，鋳造する（図22-25 H）．鋳造機は，手で止められる程度に回転が遅くなるまで回転させる．手で回転を止め，トングを用いて鋳造リングをクレードルから取り出す．

❸ 鋳造体の掘り出し

ボタン（湯残り）の赤熱が消えたら，鋳造リングを流水下で，大型のラバーボウルに投入する（図22-26）．

石膏系埋没材はすぐに崩壊し，残った埋没材も歯ブラシで簡単に除去できる．最後に残った埋没材は超音波洗浄器で除去してもよい．50％の塩酸（発煙しない別の薬液のほうが望ましい；図22-27）で酸洗いして酸化物を除去する．リン酸塩系埋没材は崩れにくいので，一部は強制的に鋳造リングから除去しなければならない．流水下で十分に冷却したらすぐに処理してよい．

ナイフを使って，リングのボタン側の端から埋没材を削り取る（図22-28 A）．反対側の端は，マージンを破損するおそれがあるので削ってはいけない．リングライナーが露出したら，埋没材を鋳造リングから押し出すことができる（図22-28 B）．次に，まだ熱いので流水下で埋没材をほぐす（図22-28 C）．先端の尖っていない小さなインスツルメントを用いて，残っている埋没材を注意深く取り除く（図22-28 D）．フッ化水素酸か，より腐蝕性の低い薬液に漬けて，残った埋没材を溶かす．鋳造体内面を傷つけたり，マージンに損傷を与えたりしないよう，注意を払わなければならない．

❹ 評　価

鋳造体は，内面を顕微鏡下で注意深く評価し終わるまで，決して歯型に適合させてはいけない．たと

Part III 技工物の作製

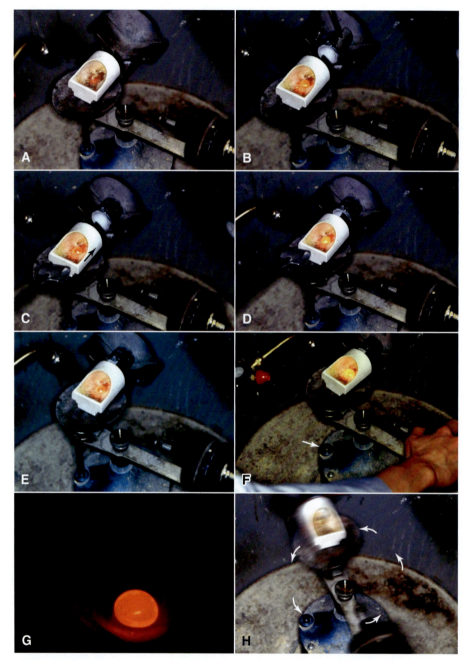

図22-25 鋳造の手順. A：るつぼを予熱する. B：合金を溶融する. ある程度溶融したら, 鋳造リングをファーネスから出してクレードルに乗せる. C：トングを用いて, 鋳造リングに接触するところまで, るつぼ台を滑らせて移動させる（矢印）. D：るつぼの開口部が湯道と一直線になる. E：溶融が完了して鋳造できるようになるまで, 加熱を2〜3秒続ける. F：鋳造アームを手前に引き, ピンを落としてロックを解除する（矢印）. G：鋳造数秒前の溶湯. H：遠心力により, 溶湯が鋳型に流れ込む（矢印は回転方向を示す）.

えわずかな欠陥であっても, 石膏の歯型を損傷する原因となりうるからである. 鋳造体を早まって適合させてしまうことで, 歯型はたちまち使い物にならなくなる可能性がある.

5 鋳造欠陥

適合精度の高い良好な鋳造体を得るためには, 埋没と鋳造に関して細部まで注意を払わなければなら

ない. よくみられるさまざまな失敗の主な原因を, 表22-1にまとめた.

1）粗　さ

フィニッシングと研磨はもちろん必要であるが（28章参照）, 鋳造体の表面はなめらかでなくてはならない. 鋳造体表面の線状の傷や溝はワックスパターンでは見落とされがちである. マージン付近や適合面にこれらが認められた場合は再製となる場合

690

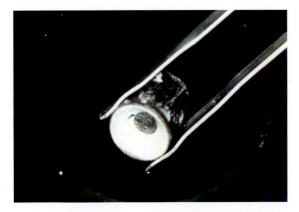

図22-26 鋳造リングをラバーボウルの冷水に漬けて急冷する．石膏系埋没材はすぐに崩壊するが，リン酸塩系埋没材は崩れにくいので，注意深く掘り出す必要がある．

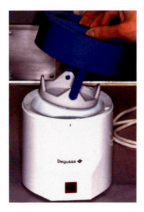

図22-27 発煙しないタイプの酸洗液を，このような蓋付きの容器に入れて使用することができる．

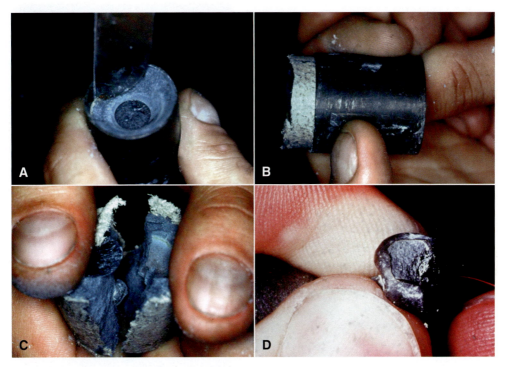

図22-28 リン酸塩系埋没材から鋳造体を掘り出す．A：鋳造リングのボタン側の端から埋没材を削り取る．B：埋没材を鋳造リングから押し出す．C：鋳型を割って開く．D：鋳造体から埋没材を除去する．マージンを損傷しないように注意する．

がある．鋳造体全体に認められる面粗れは，焼却温度が高すぎたことによる埋没材の溶解が原因として示唆される．

2）突 起

ワックスパターンと埋没材の間に取り込まれた気泡は，鋳造体表面に突起をつくる．小さな突起であっても，鋳造体が正しい位置まで入るのを著しく妨げる．突起が大きい場合や，マージン部にある場合は通常，修復物を再製する必要がある．突起が小さい場合は，No. 1/4かNo. 1/2のラウンドバーを用いて除去することができる（図22-29）．実体顕微鏡は，突起を発見し除去するのにきわめて有用である．突起のために鋳造体が正しい位置まで入らないという事態を確実に避けるために，若干多めに金属を削除する．

突起の発生を防ぐには，界面活性剤を使用して真空練和し，ワックスパターンを注意深く埋没材で1層覆うなど，注意深い埋没操作が鍵となる．リン酸塩系埋没材を使用する場合は，特に突起を生じやすい．突起のない鋳造体を常に得るためには，経験と

表22-1 鋳造欠陥の主な原因

問題点	考えられる原因	鋳造体の外観
鋳肌粗れ	界面活性剤を使いすぎた 混水比が不適切だった 焼却温度が高すぎた	
大きな突起	埋没中の気泡の巻き込み	
多数の小突起	埋没材の真空練和が不十分 ブラシテクニックが不適切 界面活性剤の不足	
咬合面の突起	バイブレーターを使いすぎた	
バリ	埋没材の混水比が大きかった パターンが埋没材の端に近すぎた 加熱が早すぎた（鋳型がまだ湿っていた） 急激に加熱しすぎた 鋳型を落とした	
鋳造不完全	ワックスパターンが薄すぎる 鋳型または溶湯の温度低下 金属量が不十分	
なめられ （光沢，丸みを伴う）	ワックス焼却が不十分	

表22-1 (つづき)

問題点	考えられる原因	鋳造体の外観
引け巣	パターンの位置が不適切 スプルーが細く，長すぎた	
異物混入による小孔	鋳造中に埋没材の破片が入った	
マージン不適合	ワックスパターンの変形 鋳型の膨張が不均一	
過小もしくは過大な膨張	不適切な混水比 不適切な練和時間 不適切な焼却温度	

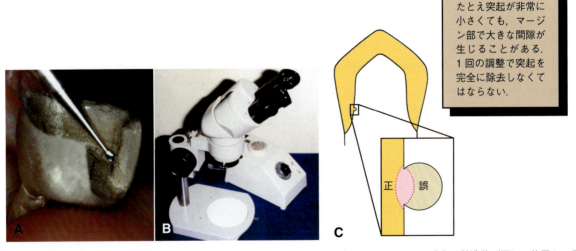

図22-29 鋳造体の突起の除去．小突起は，特にリン酸塩系埋没材を使用した場合によくみられる．突起は鋳造体が正しい位置まで入るのを妨げるので，鋳造体を歯型に適合する前に確認しておかなければならない．A：突起を確認したら，小径のラウンドバーを用いて除去する．B：この操作には顕微鏡による拡大が有用である．C：削除量が少ないと適合時に鋳造体が歯型に咬み込むので，突起の大きさよりも若干大きめに金属を削除する．

細心の注意が要求される．

3) バ リ

バリは，埋没材の亀裂に溶融した金属が鋳込まれるために生じる．亀裂の原因としては，濃度が低い埋没材（大きい混水比），強すぎる鋳造力，加熱が急激であったために発生した蒸気，鋳型の再加熱，不適切なワックスパターンの位置（鋳造リングへの近接）などがあり，また埋没後の鋳造リングの取り

4）鋳造不完全

陶材焼付鋳造修復物の前装面などで，ときどきワックスパターンが部分的に非常に薄くなる（0.3 mm未満）ことがあるが，これが原因で不完全な鋳造体を生じることがある．したがって，このような部分のワックスを厚くしておくことが推奨される．十分な厚みのワックスパターンで鋳造の不完全が起こる原因としては，金属の加熱不足，不完全なワックス焼却，鋳型の過剰冷却（フリージング），鋳造力不足，金属量の不足，金属のこぼれなどが考えられる．

5）小孔・鋳巣

鋳造体（特にマージン部）の小孔は，鋳型に取り込まれた破片によって生じると考えられ，その多くはワックス焼却前に発見できなかった埋没材の破片である．スプルーやその植立部近辺のワックスを十分になめらかにしておくことが，小孔を防ぐために大切である．凝固収縮の結果生じる鋳巣（引け巣）は，湯道内の金属が鋳型内の金属よりも先に凝固したときに起こる．スプルーが細すぎる場合や長すぎる場合，植立部位が正しくない場合，または大きなパターンを冷却ベントなしで鋳造した場合に発生しやすい．金属の溶融中に，気体が溶融合金に溶けて鋳巣を残すこともある．

背圧多孔[47]は，溶融した金属が鋳型に流入するときの，鋳型内の空気圧が原因で起こると考えられる．通気性の良い埋没材を使用し，ワックスパターンを鋳造リングの上端近く（6〜8 mm）に位置させ，吸引鋳造することによって，背圧多孔の発生は抑制される．

6）マージンの不適合

マージン部の不適合は，歯型からワックスパターンを外したときの変形が原因で起こる可能性がある．また，鋳型の膨張が不均一で，硬化膨張が大きかった（吸水膨張）ことが原因になる場合もある．

7）寸法精度不良

鋳造体が小さすぎたり大きすぎたりすることがある．鋳型の正確な膨張を得るためには，細部にまで注意を払うことが重要である．混液比，練和，リングライナー，ライナーに添加する水分量，鋳型の加熱などについて，操作を標準化することが必要である．

7. ステップの要約

以下に，埋没と鋳造の各手順をまとめる（図22-30）．本章で触れた内容の復習に際して参照されたい．

① 直径2.5 mmあるいは2 mm（10あるいは12ゲージ）のスプルー1本を，最も肉厚の非機能咬頭に植立する（大臼歯や陶材焼付鋳造冠のパターンには2.5 mm，小臼歯や部分被覆冠には2 mmを使用する）．複数ユニットを埋没するときは，ランナーバーでつないでスプルーを植立してもよい（図22-30 A）．

② ワックスパターンを注意深く歯型から外し，円錐台に植立する（スプルーの長さは6 mm以下でなければならない）（図22-30 B）．

③ ワックスパターンに界面活性剤を塗付し（図22-30 C），真空練和した埋没材で注意深くコーティングする（図22-30 D）．

④ 埋没材で鋳造リングを満たし，少なくとも1時間は放置して硬化させる．

⑤ ワックス焼却後，鋳造機を準備し，るつぼを予熱する．ついで合金を溶融し，鋳造リングを鋳造機に移し，すぐに鋳造する（図22-30 E）．

⑥ 埋没材から鋳造体を掘り出す（図22-30 F）．

⑦ 鋳造欠陥を特定して可能であれば修正する（図22-30 G）．

8. まとめ

埋没と鋳造は，ワックスパターンを金属鋳造体に置き換える一連の操作であり，各段階は術者の技量によって大きく左右される．操作の各段階に特別の注意を払えば，正確でなめらかな鋳造体を得ることができる．最初の鋳造で誤差や欠陥を生じたときには，それらを注意深く評価し，誤りを繰り返さないように，適切な解決策を講じなければならない．

22章 埋没と鋳造

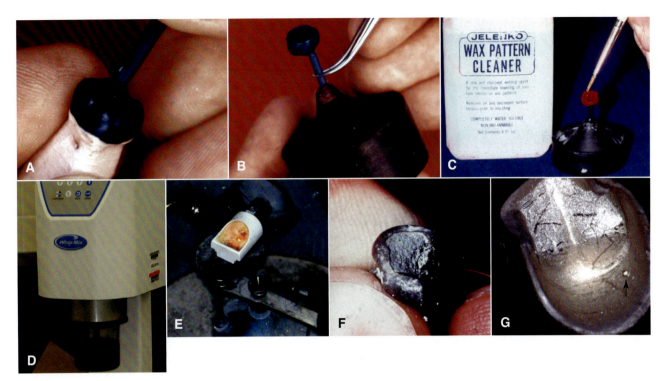

図22-30 埋没と鋳造のステップの要約．**A**：直径 2.5 mm あるいは 2 mm（10 あるいは 12 ゲージ）のスプルー 1 本を，最も肉厚の非機能咬頭に植立する．複数ユニットを埋没するときは，ランナーバーでつないでスプルーを植立してもよい．**B**：ワックスパターンを注意深く歯型から外し，円錐台に植立する．**C**：ワックスパターンに界面活性剤を塗付する．**D**：真空練和した埋没材で，ワックスパターンを注意深く覆う．**E**：ワックス焼却後，鋳造機を準備し，るつぼを予熱する．ついで合金を溶融し，鋳造リングを鋳造機に移し，すぐに鋳造する．**F**：埋没材から鋳造体を掘り出す．**G**：鋳造欠陥（矢印）を特定して可能であれば修正する．

Study Questions

1. スプルーの必要条件や，植立する位置を選択する際に考慮すべき要素や重要事項について詳細に述べよ．
2. 石膏系埋没材とリン酸塩系埋没材について説明し，関連する材料学的考察を含め，膨張へ影響を与える各種の方法について述べよ．
3. 石膏系埋没材とリン酸塩系埋没材の違いは何か？
4. 埋没材を選ぶ基準は何か？ 埋没材の理想的な特性とは何か？
5. 鋳造体に認められる鋳肌荒れ，突起，バリおよび鋳造不完全は何が原因か？
6. 小孔・鋳巣の種類を挙げ，それぞれの原因を述べよ．

●引用文献

1. Philbrook D: Cast fillings. Iowa State Dent Soc Trans p277, 1897.
2. Taggart WH: A new and accurate method of making gold inlays. Dent Cosmos 49: 1117, 1907.
3. Anusavice KJ: Phillips' science of dental materials, 10th ed. Philadelphia, WB Saunders, 1996.
4. Ryge G, et al: Porosities in dental gold castings. J Am Dent Assoc 54: 746, 1957.
5. Johnson A, Winstanley RB: The evaluation of factors affecting the castability of metal ceramic alloy — investment combinations. Int J Prosthodont 9: 74, 1996.
6. Mahler DB, Ady AB: The influence of various factors on the effective setting expansion of casting investments. J Prosthet Dent 13: 365, 1963.
7. Takahashi J, et al: Nonuniform vertical and horizontal setting expansion of a phosphate-bonded investment. J Prosthet Dent 81: 386, 1999.
8. Verrett RG, Duke ES: The effect of sprue attachment design on castability and porosity. J Prosthet Dent 61: 418, 1989.
9. Strickland WD, Sturdevant CM: Porosity in the full cast crown. J Am Dent Assoc 58: 69, 1959.
10. Rawson RD, et al: Photographic study of gold flow. J Dent Res 51: 1331, 1972.
11. Earnshaw R: The effect of casting ring liners on the potential expansion of a gypsum-bonded investment. J Dent Res 67: 1366, 1988.
12. Davis DR: Effect of wet and dry cellulose ring liners on setting expansion and compressive strength of a gypsum-

bonded investment. J Prosthet Dent 76: 519, 1996.
13. Engelman MA, et al: Oval ringless casting: simplicity, productivity, and accuracy without the health hazards of ring liners. Trends Tech Contemp Dent 6: 38, 1989.
14. Shell JS: Setting and thermal expansion of investments. III. Effects of no asbestos liner, coating asbestos with petroleum jelly, and double asbestos liner. J Alabama Dent Assoc 53: 31, 1969.
15. Ho EK, Darvell BW: A new method for casting discrepancy: some results for a phosphate-bonded investment. J Dent 26: 59, 1998.
16. Lacy AM, et al: Incidence of bubbles on samples cast in a phosphate-bonded investment. J Prosthet Dent 54: 367, 1985.
17. American Dental Association: Dentist's desk reference: materials, instruments and equipment, 1st ed. Chicago, The American Dental Association, 1981.
18. Sturdevant JR, et al: The 8-year clinical performance of 15 low-gold casting alloys. Dent Mater 3: 347, 1987.
19. Goldfogel MH, Nielsen JP: Dental casting alloys: an update on terminology. J Prosthet Dent 48: 340, 1982.
20. Johansson BI, et al: Corrosion of copper, nickel, and gold dental casting alloys: an in vitro and in vivo study. J Biomed Mater Res 23: 349, 1989.
21. Duncan JD: The casting accuracy of nickel-chromium alloys for fixed prostheses. J Prosthet Dent 47: 63, 1982.
22. Ogura H, et al: Inner surface roughness of complete cast crowns made by centrifugal casting machines. J Prosthet Dent 45: 529, 1981.
23. Moffa JP, et al: An evaluation of nonprecious alloys for use with porcelain veneers. I. Physical properties. J Prosthet Dent 30: 424, 1973.
24. Moon PC, Modjeski PJ: The burnishability of dental casting alloys. J Prosthet Dent 36: 404, 1976.
25. Moffa JP, et al: An evaluation of nonprecious alloys for use with porcelain veneers. II. Industrial safety and biocompatibility. J Prosthet Dent 30: 432, 1973.
26. American Dental Association Council on Dental Materials, Instruments, and Equipment: Biological effects of nickel-containing dental alloys. J Am Dent Assoc 104: 501, 1982.
27. Lacy AM, et al: Three factors affecting investment setting expansion and casting size. J Prosthet Dent 49: 52, 1983.
28. Vieira DF, Carvalho JA: Hygroscopic expansion in the upper and lower parts of the casting ring. J Prosthet Dent 36: 181, 1976.
29. Cooney JP, Caputo AA: Type III gold alloy complete crowns cast in a phosphate-bonded investment. J Prosthet Dent 46: 414, 1981.
30. Chew CL, et al: Investment strength as a function of time and temperature. J Dent 27: 297, 1999.
31. Abu Hassan MI, et al: Porosity determination of cast investment by a wax-infiltration technique. J Dent 17: 195, 1989.
32. Papadopoulos T, Axelsson M: Influence of heating rate in thermal expansion of dental phosphate-bonded investment material. Scand J Dent Res 98: 60, 1990.
33. Campagni WV, Majchrowicz M: An accelerated technique for casting post-and-core restorations. J Prosthet Dent 66: 155, 1991.
34. Campagni WV, et al: A comparison of an accelerated technique for casting post-and-core restorations with conventional techniques. J Prosthodont 2: 159, 1993.
35. Bailey JH, Sherrard DJ: Post-and-core assemblies made with an accelerated pattern elimination technique. J Prosthodont 3: 47, 1994.
36. Scherer MD, Campagni WV: An accelerated clinical chair-side technique for casting overdenture attachment copings. J Prosthet Dent 106: 337, 2011.
37. Konstantoulakis E, et al: Marginal fit and surface roughness of crowns made with an accelerated casting technique. J Prosthet Dent 80: 337, 1998.
38. Schilling ER, et al: Marginal gap of crowns made with a phosphate-bonded investment and accelerated casting method. J Prosthet Dent 81: 129, 1999.
39. Henning G: The casting of precious metal alloys in dentistry: a rational approach. Br Dent J 133: 428, 1972.
40. Preston JD, Berger R: Some laboratory variables affecting ceramo-metal alloys. Dent Clin North Am 21: 717, 1977.
41. Scherer MD, Campagni WV: An accelerated clinical chair-side technique for casting overdenture attachment copings. J Prosthet Dent 106: 337, 2011.
42. Gómez-Cogolludo P, et al: Effect of electric arc, gas oxygen torch and induction melting techniques on the marginal accuracy of cast base-metal and noble metal-ceramic crowns. J Dent 41: 826, 2013.
43. Jameson A: British patent no. 19801, 1907.
44. Hero H, Waarli M: Effect of vacuum and supertemperature on mold filling during casting. Scand J Dent Res 99: 55, 1991.
45. Eames WB, MacNamara JF: Evaluation of casting machines for ability to cast sharp margins. Operative Dent 3: 137, 1978.
46. Imirzalioglu P, et al: Influence of recasting different types of dental alloys on gingival fibroblast cytotoxicity. J Prosthet Dent 107: 24, 2012.
47. Anusavice KJ: Phillips' science of dental materials, 12th ed. Philadelphia, Elsevier, 2012.

Part III 技工物の作製

23章 色の表現方法，色の再現過程および審美性

Description of Color, Color-Replication Process, and Esthetics

Alvin G. Wee

1 マンセル（Munsell）表色系[1]

マンセル表色系は歯科文献で広く用いられ，過去には色を定量化するためにも用いられた[2,3]．視覚的に色を表現する方法として現在もよく用いられている．この表色系では色の3つの属性は，色相，明度，彩度と呼ばれる*1．

❶ 色 相

色相は色の特定の変化として定義される．ある物体の色相は赤，緑，黄色などで表され，観察される反射光もしくは透過光，あるいはその双方の光の波長によって決まる．スペクトルの可視領域における波長の位置が，その色の色相を決めるのである．波長が短くなればなるほど，色相はスペクトルの紫側に近づき，波長が長くなればなるほど色相は赤側に近づく．マンセル表色法では，色相は環状に配置される（図23-1）．

審美性の高い修復を行うためには，隣在歯の色とカントゥアを再現するように固定性修復物の色と半透明性を計画し達成する過程を理解することが必要である．失敗（特に，色の再現過程での失敗）は歯科医師や歯科技工士にとって問題であると同時に不満の種でもあり，また患者の満足度を損なう結果となる．本章では，固定性修復物の色の再現過程と審美性に関連する色，光，ヒトの知覚について原理のいくつかを概説する．

1. 色の表現方法

物体が三次元の物理的形状（長さ，幅，および深さ）で表現されるのと同様に，色も3つの基本的属性によって物体と同じように正確に表現される．しかしながら，これらの属性の表現方法は，使用している表色系によって異なる．本章では，より視覚的なマンセル表色系，より定量的な CIELAB (Commission Internationale de l'Éclairage L*a*b*) 表色系の2つについて説明する．

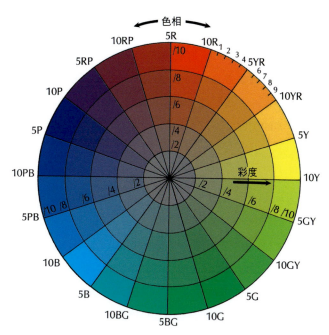

図23-1 マンセル表色系における色相と彩度の配置．図中の頭文字は色相を表す．R：赤，YR：黄-赤，Y：黄，GY：緑-黄，G：緑，BG：青-緑，B：青，PB：紫-青，P：紫，RP：赤-紫．彩度は数字で表されている（図23-3参照）．

*1 マンセル座標に関して使用するとき，これらの用語は英語では大文字で始める（訳注　色相：Hue, 明度：Value, 彩度：Chroma）．

❷ 彩　度

彩度は色相の強さとして定義される．飽和度と彩度という用語は歯学文献においては同義に用いられている．双方とも，ある色相の強度もしくは顔料の濃度を意味する．彩度の違いを視覚的に理解する簡単な方法は，バケツに入った水を想像することである．1滴のインクを落とすと低い彩度の溶液が得られる．もう1滴加えると彩度は増す．これを続けるとほとんど全部がインクとなり，結果として高い彩度の溶液が得られる．マンセル表色系では，ある色相での彩度は環の外側ほど高い（図23-2）．

❸ 明　度

明度は色の相対的な明暗度，つまりある物体の明るさとして定義される．物体の明るさとは，その物体が反射もしくは透過する光エネルギーの量そのものである（図23-2）．

異なる彩度をもつ物体が，まったく同じ数の光子を反射することによって，まったく同じ明るさ（明度）をもつことは可能である．わかりやすい例として，白黒の写真で緑と青を区別することは困難である．この2つの対象物（緑と青）は等量の光エネルギーを反射するために，写真上では同じように見える．

明度の高すぎる（明るすぎる）修復物は人の目につきやすく，陶材焼付鋳造補綴においてよくみられる審美的失敗である．

2 CIELAB 表色系

CIELAB 表色系を用いているのは，世界的にみても歯科領域における色の研究にほぼ限られている[4-7]．1976年に国際照明委員会（Commission Internationale de l'Éclairage）により導入，推奨された．マンセル表色系と異なり，CIELAB 表色系は臨床的解釈が容易である．CIELAB 色空間での距離（色差 ΔE）は，ヒトの色知覚の段階と近似しているので，測色の解釈が向上する．これは，たとえば陶材冠と隣接天然歯との色差がどの程度であり，あるいはどこまでなら許容されるかが，定量的に明示できることを意味する．

CIELAB 表色系では色空間を L^*, a^*, b^* の3

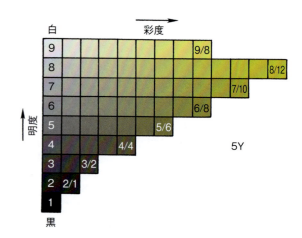

図23-2　マンセル表色系における明度と彩度の配置．Y：黄．

座標で定義する．L^* はマンセル表色系の明度と同様で，色の明るさ，白黒の特性を表す．座標 a^* と b^* は色の色彩特性を表し，L^* は色の無彩色特性を表す．明度すなわち L^* が高い色（歯の色など）は，図23-3 に描かれているような色空間の頂上に近いところに位置する．色彩のある白黒でない特性をもつ色は，マンセル表色系では色相と彩度で表され，CIELAB 表色系では a^* と b^* で表される．それぞれの表色系においてこれら2つの座標成分は，ある特定の明るさの平面（たとえば，図23-3 に描かれている色"B"を含む平面）における色の位置を決める．マンセル表色系においては，色は1つの極座標（色相）と1つの線形座標（デカルト座標）（彩度）で表現され[*2]，CIELAB 表色系では2つの座標（a^* と b^*）は両方とも線形座標である[*3]．例として，ある都市における一軒の家の位置がどう表現されうるかを考えてみよう．街の中心部から北北西の方角（極座標）で11.85マイルの距離（線形座標）に住んでいるという表現は，マンセル表色系における色の表現に類似している．または，同じ場所が街の中心部の北10.6マイル，西5.3マイルにある（2つの線形座標）ともいえる（図23-4）が，これはCIELAB 表色系における色の表現に類似している．

[*2] 訳注　極座標は平面上の点の表現方法であり，原点からの距離（r）と，X軸の正方向から反時計回りに計った角度（θ）で座標が指定される．マンセル法では色相は θ，彩度はrに相当する．ここでは数学的には正確ではないが，角度成分のことを極座標，動径成分のことを線形座標と表現している．

[*3] 訳注　線形とは，a^* と b^* の間に一次式で表される関係がある，という意味である．

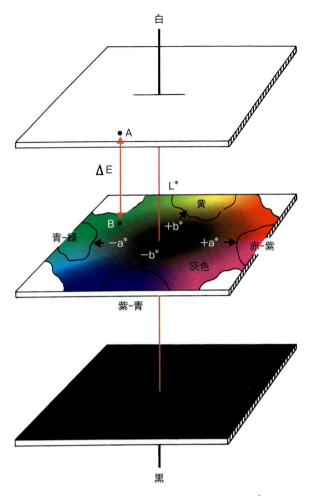

図 23-3 CIELAB (Commission Internationale de l'Éclairage L*a*b*) 色空間. どのような色も，これらの座標を用いて定義することができる．L*（垂直軸）は色の明暗を定義し，マンセル表色系の明度に相当する．a*とb*は色の特性を示す．2つの色（AとB）の間の色差（ΔE）は，3つの座標の差の自乗の和から計算できる．この表色系は，正常色覚者の50％が色差1を認識できるように設定されている[64]．(Rosenstiel SF, Johnston WM: The effect of manipulative variables on the color of ceramic metal restorations. J Prosthet Dent 60: 297, 1988. より引用)

これらは空間において同じ位置を表している．しかしながら，マンセル法と異なりCIELAB座標系は，ヒトが色を知覚するのと近似したステップで色空間を表している．つまり，CIELAB色空間上の距離（色差ΔE）の変化は，ヒトが感じるシェードの段階的変化とほぼ一致するために，測色の解釈がよりわかりやすい方法である．

❶ L*

これは，マンセル法での明度に比例した明るさを示す座標であり，色のもつ無彩度な特性を意味する．

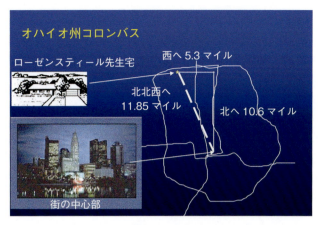

図 23-4 空間における位置は，極座標（破線）や線形座標（直角をなす2つの直線）を用いて定義される．

❷ a*とb*

これらの座標は色のもつ色彩の特性を示す．これらはマンセルの色相と彩度と直接的に対応するわけではないが，変数を用いて変換できる[8]（図23-3参照）．a*座標はマンセル色空間の赤-紫/青-緑軸に相当する．a*がプラスということは，赤-紫色が優勢であることを意味しており，一方a*がマイナスということは，青-緑寄りの色であることを示す．同様にb*座標は，黄-紫/青軸に相当する．

2. 色の再現過程

本章では，隣在歯の色を陶材焼付鋳造冠や全部陶材冠に再現する過程を色の再現過程と呼ぶ．固定性修復物の色の再現過程（図23-5）はシェードマッチング段階とシェード再現段階からなる．シェードマッチングには，広く行われている視覚的シェードマッチングや，普及しつつある機器を用いた解析によるマッチングがある．シェードの再現は技工サイドで行われ，シェード再現段階で選択された陶材を用いるか，より高度に陶材を組み合わせて固定性修復物を作製する．初めにマッチングさせたシェードと最終修復物との違いが視覚的に認知できる場合は，臨床医がキャラクタリゼーション用陶材を修復物の表面に適用し，色の差を調節することができる．

3. シェードマッチング段階

チェアサイドにおいて、視覚的シェードマッチングまたは色分析機器を用いて、マッチング対象となる隣在歯の色と半透明性に関する情報を記録する。

 視覚的シェードマッチング

シェードと半透明性の視覚的評価は、歯科で最も頻繁に用いられる方法である[9]。複数の研究から、この方法は正確に行うことが難しく、信頼性や一貫性に欠ける結果となることが多いことが示されている[10,11]。幸いなことに、まったく違和感のない修復物は、隣在歯の色と半透明性を厳密にコピーしたものである必要はない。しかしながら、修復物内の陶材材料を適切に配分した結果として、隣在歯とよく調和していなければならない。物体の見た目の色は、物体の物理的特性、物体に当たる光の性質、観察者の主観的評価によって影響される。しかし、これら3つの因子のうち2つ（たとえば、照明と観察者の主観性）が変わると、同じ物体（たとえば歯）が非常に異なって見えることがある。視覚的シェードマッチングの結果に影響するこれら3つの主要因子（照明、ヒトの視覚の主観性、物理的特性）を理解することにより、シェードマッチング過程の精度と信頼性を高めることができる。

① 照明

色が存在するためには光が必要である。ある色として認識される物体は、他の色に相当する光波をすべて吸収し、その物体の色の光波だけを反射する。たとえば、青と緑の光を吸収し、赤の光を反射する物体は赤に見える。視覚的シェードマッチングを行う際には、歯とシェードガイドをマッチングさせる場所の環境、および光源の質と量が重要である。

当初、昼光は色のマッチングにとって理想的な光源と考えられていたが[10]、色の特性が変わりやすいことから現在は推奨されない。昼光の色は日没時の赤橙色から晴天時の青色までばらつきがある。また、昼光の相対的な強さも曇り具合により変動する[12]。視覚的シェードマッチングに理想的な光源は、観察者が正確かつ快適に色の評価ができるような、眼に快適な拡散光である[12]。ある研究では、観察者の視覚的シェードマッチングの結果は、昼光下よりも、コントロールされ安定した一定の標準フルスペクトルの照明下のほうが良好だった[13]。

1) 光とは

科学的には、光とは波長がナノメートル（nm）、すなわち1mの10億分の1で測定される可視電磁気エネルギーのことである。人間の目は、電磁気スペクトルの可視部分、すなわち波長380～750nmの狭いバンドにだけ感受性をもっている。380nm以下の短波長側には紫外線、X線、γ線があり、750nm以上の長波長側には赤外線、マイクロ波、テレビ波、ラジオ波がある（図23-6）。

純白色光には、ほぼ等量の電磁気エネルギーが各可視領域に含まれている。白色光はプリズムを通過

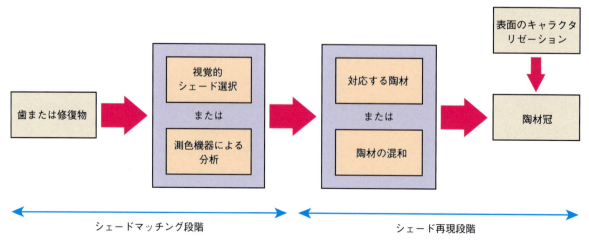

図23-5　固定性修復物のための色の再現過程

すると（図23-7），長波長の光は短波長の光よりも屈折が小さいことから，構成要素の各色に分かれる．

2) 光源の質

視覚的シェードマッチング時には適切な質の光源を使用すべきである．光源の選択にあたっては適切な色温度，適切なスペクトルエネルギー分布，適切な演色指数（CRI）を考慮しなければならない．

可視スペクトル全域でスペクトルのバランスがとれた5,500°K（D55）に近い色温度の光源が，色のマッチングに理想的である．色温度は標準黒体の加熱時の色に対応しており，絶対温度ケルビン（K）で表す（0°K＝－273℃）．1,000°Kは赤色，2,000°Kは黄色，5,555°Kは白色，8,000°Kは青白色である．D65（図23-8）はヒトが知覚する白色光の真の色温度と考えられている[14]．D65は視覚的シェードマッチングの標準照明として，歯科のシェードマッチングで非常によく用いられている．シェードマッチングには，CRIが90より大きい光源が推奨される[15]．CRIは1～100の値で，特定の標準光源に比べて，ある光源が色をどの程度よく再現するかを表す．条件をそろえて行われた色試験[16]における歯科医療従事者のシェードマッチング能力は，6,000°K（CRI＝93），4,200°K（CRI＝65），7,500°K（CRI＝94）の光源に比べて5,700°K（CRI＝91）のフルスペクトル光源で有意に優れていた[17]．

残念ながら，歯科診療室における最も一般的な光源は白熱灯や蛍光灯であり，いずれもシェードマッチングに理想的ではない．通常の白熱電球が出す光は青や青-緑の光波よりも黄色光波の濃度が比較的高く，天井に備えつけの蛍光灯が出す光は青色光波の濃度が比較的高い．米国中西部の32の開業歯科医院において，視覚的シェードマッチングに使用される照明の質を分光放射照度計（Konica Minolta CL-500A）で測定したところ，色温度およびCRIの平均値はそれぞれ4089.3°K（SE＝131.66），82.8°K（SE＝1.39）であった（未発表データ）．色補正した蛍光灯による照明は，必要とされるタイプのバランスにほぼ等しいので推奨される．歯科診療室でのシェードマッチングに理想的な周辺照明として，推奨される市販の色補正蛍光灯を表23-1に示す．

3) 光源の量

歯科診療室における適切な照度の周辺照明は，歯科医師に（特にコントラストにおいて）視覚的な快適さをもたらす．歯科診療室の照度としては2,000～3,200ルクス[*4]，歯科技工室には3,200ルクスが推奨される[18]．歯科診療室の照度が800～3,200ル

[*4] ルクスは照度の単位で，1ルクスは1 m²あたり1ルーメンの光束に相当する．もともとは家庭用ろうそくから1mの距離の照度に基づいている．

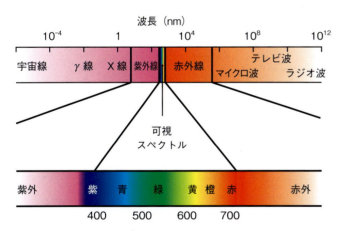

図23-6 電磁気エネルギースペクトル．1ナノメートル（nm）は10⁻⁹（10億分の1）メートル．

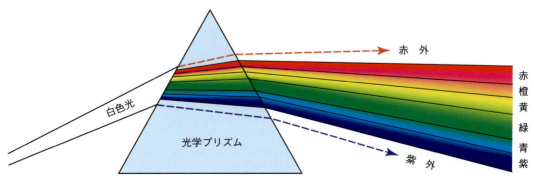

図23-7 プリズムは長波長の光よりも短波長の光をより多く屈折させるため，色を分離する．

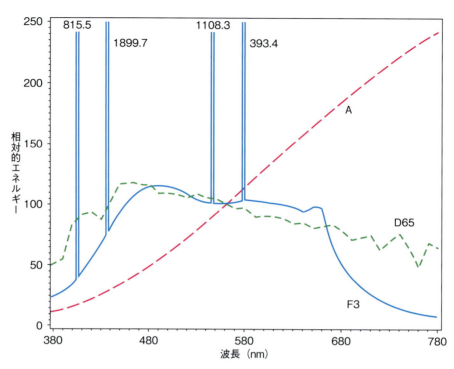

図23-8 3種の光源の波長と相対的エネルギー．D65光源は比較的バランスがとれている．タングステンフィラメント（A光源）は橙や赤の波長が強い．蛍光灯（F3光源）は，青と黄色の波長にピークがある．

表23-1 バランスのとれた市販の照明器具の例

製品名	メーカー	種類	CRI	CCT（°K）	推定寿命（時間）
CRS Light	CRS Light, Cleveland, Ohio	蛍光灯	91	5,750	20,000
Full Spectrum, Supreme	NaturalLighting.com, Houston, Texas	コンパクト蛍光灯	96	5,000	20,000
Lumichrome 1XX	Lumiram, White Plains, New York	48インチ蛍光灯	98	6,500	24,000
Lumichrome 1XZ	Lumiram, White Plains, New York	24インチ蛍光灯	95	5,700	24,000
Demetron Shade Light	Kerr Corporation, Orange, California	手持ち式蛍光灯（電池寿命3時間）	93	6,500	20,000
Shade Wand	Authentic Products, Inc., San Antonio, Texas	手持ち式蛍光灯	—	5,500	—
Hand Held	Great Lakes Lighting, Bay City, Michigan	手持ち式蛍光灯	94	—	9,000
Vita-Lite	Duro-Test Lighting, Inc., Philadelphia, Pennsylvania	手持ち式蛍光灯	91	5,500	10,000〜28,000
Light-A-Lux（40ワット T-12）	American Environmental Products, Fort Collins, Colorado	コンパクト蛍光灯	90	5,900	20,000
Super Daylite（32ワット T-8）	American Environmental Products, Fort Collins, Colorado	コンパクト蛍光灯	98	6,500	20,000
Super Daylite（40ワット T-12）	American Environmental Products, Fort Collins, Colorado	コンパクト蛍光灯	96	5,000	20,000
Super 10,000 Lux（40ワット T-10）	American Environmental Products, Fort Collins, Colorado	コンパクト蛍光灯	91	5,000	20,000
F40/C50/RS/WM	General Electric Company, GE Lighting, Cleveland, Ohio	48インチ蛍光灯	90	5,000	20,000

CCT：相関色温度，CRI：演色指数
Wee AG：Color matching: color matching conditions. In Paravina RD, Powers JM, eds: Esthetic color training in dentistry. St Louis, Mosby, 2004.；Paravina RD, personal communication, 2004. のデータより引用

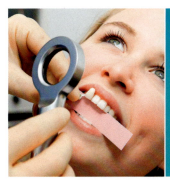 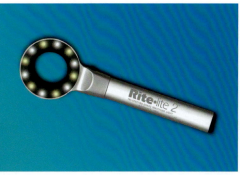

図23-9　Rite-lite 2 Shade Matching Unit（提供：AdDent, Inc., Danbury, Connecticut）

クスであれば，色のマッチングに大きな影響は認められなかった[19]．

4）補助光源

歯科診療室の周辺照明が質と量において視覚的シェードマッチングに理想的ではない場合は，補助照明の使用が推奨される．シェードマッチング用の補助光源は，周辺光の影響を打ち消すほど十分強力であるべきである．しかし，照度が強すぎるとわずかな色差の区別ができない[18]ので，作業（シェードマッチング）用光と周辺光の比率が3：1を超えるべきではないとされている．シェードマッチングには，Rite-lite 2（AdDent, Inc.；図23-9）やShade Wand（Authentic Products, Inc.）などの市販の補助照明が推奨される（表23-1参照）．

5）シェードマッチングの環境

シェードマッチングに用いられる周辺および直接照明の光は，構造物に到達する前に，表面で散乱し反射する．歯科診療室，歯科医師・歯科助手の服装，患者の服装，歯科用エプロンの色は，患者の歯およびシェードガイドの色の知覚に影響する可能性がある[20]．シェードマッチングに必要な照明の質を維持するために，環境の色相を注意深くコントロールすべきである．壁，スタッフの服装，患者用エプロン，シェードマッチング環境は，マンセル表色系で色相4以下であることが望ましく，パステルカラー[18]または理想的な中性グレー色調[21]が推奨される．また，マンセル表色系で天井は明度9，他のすべての主な反射体（壁，キャビネットなど）には明度7以上で彩度4以下が推奨される．作業区域にない台の上面はマンセル表色系の彩度6以下でよいが，明度は7以上が推奨される[22]．

② ヒトの視覚

物体からの光は目に入り，網膜（桿状体と錐状体）にあるレセプターを刺激する．このレセプターからのインパルスは脳の視覚中枢に伝わり，そこで識別される．したがって，シェードマッチングは主観的である．観察者が異なれば，同じ刺激に対しても解釈は異なる．

1）目

暗い状況下では桿状体のみが使われる（暗所視）．このレセプターは物体のもつ明るさのみを識別し，色については識別しない．桿状体は青−緑の物体に最も感受性が高い．色が見えるかどうかは，明るい状況下で活性化される錐状体に依存している（明所視）．明所視から暗所視への変化は暗順応と呼ばれ，約40分を要する[23]．

錐状体が多い領域は網膜の中心で，そこには桿状体はない．周辺にいくに伴い，桿状体の数が優勢になる．このことは，視野の周辺部よりも中心部で色が知覚されることを意味する．色を認識する視覚の厳密な機序はわかっていないが，錐状体には赤，緑，青の光にそれぞれ感受性のある3つの型[24]があり，カラーテレビにおける画素と似たような加法混色で像をつくるとされている．

2）色順応

物体を見つめ続けていると，色覚は急速に減弱する．色の飽和度は次第に低下して最初に見えていた色はほとんど灰色になる．

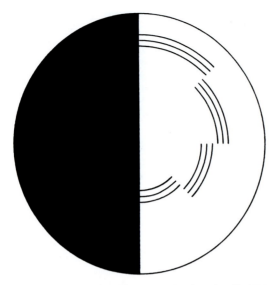

図23-10 Benham円盤．回転すると赤，緑，青の輪が見える．色の順序は円盤を反対方向に回転させると逆になる．これは，残像によって引き起こされる単なる視覚上の現象である．

3）色認識の錯誤

大脳は色の認識を間違うことがありうる．白黒の円盤に光を当てて適当な速度で回転させると，鮮やかに色づいて見えるBenham円盤（図23-10）がその典型的な例である．また，色は周囲の色，特に補色（図23-1で正反対に位置する色）によって影響を受ける．たとえば，青と黄色が隣り合って置かれているとき，その彩度は増加したように見える．同様に，患者の服装や口紅が明るい色であると，歯の色は異なって見えることがある（図23-11）．

4）条件等色

スペクトル反射率（図23-12）が異なるにもかかわらず，ある特定の照明のもとでは同色に見える2つの色をメタマーと呼び，この現象は条件等色（メタメリズム）として知られている．たとえば，同じ黄色に見える2つの物体でも，光の吸収や反射は異なることがある．通常，黄色の物体は黄色の光を反射するが，物体によっては黄色の光を吸収し，橙色や緑色の光を反射する場合がある．見る者にとっては橙色と緑色の組み合わせは黄色に見えるが，照明を変えるとメタマーは同色には見えない．このことは，たとえば診療室の明かりのもとで歯と同色に見えたシェードの色が，昼光のもとでは満足のいくものではなくなる可能性があることを意味する．自然光や蛍光灯などの異なる光の条件下でシェードを選択し確認することによって，条件等色の問題は避けることができる．

5）蛍光性

エナメル質のような蛍光性をもつ物質は，吸収したものよりも低い振動数の輻射エネルギーを再放出する性質がある[25]．たとえば，紫外線輻射は可視光として再放出される．このことは，理論的には歯科修復物が天然歯と異なる蛍光性を有すると，不適合が生じるということである．しかし，実際には，蛍光性は歯科修復物の色を合わせる際に重要な役割は演じていないとされている[26]．

6）オパール効果

天然歯の，特に前歯切端部では光の散乱効果[*5]があるため，異なる角度から見たとき歯が青みがかった白色に見えることがある．これは宝石のオパールの後方（内部）が青みがかった白色に見えることと似ており，オパール効果という用語はこれに由来する．天然歯と近似したオパール効果を再現する歯科用陶材の開発がなされている[27, 28]．

7）先天色覚異常

先天色覚異常は男性の8％にみられ，女性ではそれよりも少ない[29]．先天色覚異常には，1色覚（旧「全色盲」）（色相の感受性の完全喪失），2色覚（旧「色盲」）（2つの主要色相にのみ感受性があり，通常，赤か緑を知覚できない），異常3色覚（旧「色弱」）（3つの色相すべてに感受性があるが，網膜の錐状体にある3つの主要色素の1つに欠落あるいは異常がある）といった異なるタイプが存在する．したがって，歯科医師は色覚テストを受けるべきであり，異常が認められれば，歯のシェード選択に際しては第三者に援助してもらわなくてはならない[30]．

③ シェード選択のシステム

最も簡便なシェード選択法は，市販の陶材のシェードガイドである（図23-13）．表23-2に，VITA classical（Lumin Vacuum），Ivoclar Vivadent Chromascop，VITA Toothguide 3D-MASTER®

[*5] ドイツの物理学者Gustav Mie（1868～1957）の名をとって，ミー散乱と呼ばれる．

23章 色の表現方法，色の再現過程および審美性

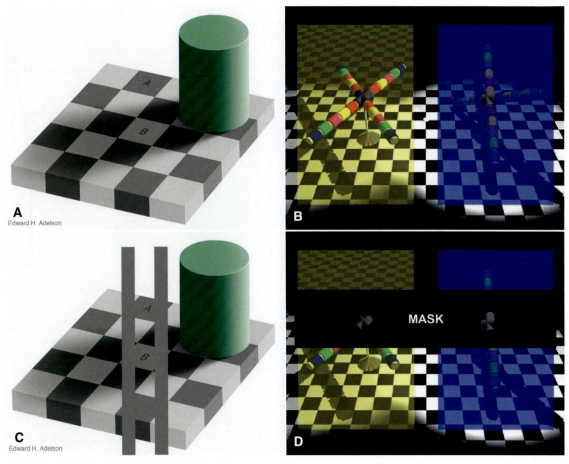

図 23-11 A：市松模様の影の錯視．正方形 A と B は同シェードのグレーである．C の A を見るとわかる．B：色付き十字形の錯視．2つの十字形の中央部は非常に異なる色に見えるが，実はまったく同じ色である．D を見るとわかる．C：市松模様の影の錯視．A の画像に 2本の線を加えたもの．同シェードのグレーの縦線 2本で A と B の正方形がつながると，同じ色であることが明白になる．D：周囲の色を隠して十字形の中央部を孤立させると，錯視が明らかになる．多くのいわゆる錯覚と同様に，これらの作用はいずれも視覚系の失敗ではなく成功を示している．視覚系は物理的な照度計としては優れていないが，それは視覚系の目的ではない．視覚系の重要な目的は，画像情報を意味のある成分に分解し，見える物体の性質を知覚できるようにすることである．しかしながら，歯のシェードを適切に選択するためには，周囲の色に影響されないことが重要である．（A と C の提供：Dr. E. H. Adelson，B と D の提供：Dr. R. B. Lotto）

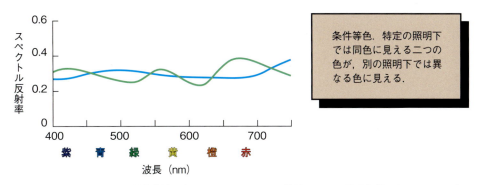

図 23-12 2つの光学異性体のスペクトル反射率曲線．表示されている 2 つの物体は，ある照明条件のもとでは同じ色に見えるが，別の条件下では同じに見えなくなる．

シェードガイドの分光放射計による測色値を示す．それぞれのシェードタブ（図 23-14）には，オペーク，サービカル，ボディ，インサイザルの各色が配置されている．シェードマッチングとは，最も自然に見えるシェードタブを選び出し，メーカーが推奨する材料や技術を用いて技工操作によりこの色を再現することである．同じ色相の見本がまとまって配置されていると，シェード選択はより簡単になる．

705

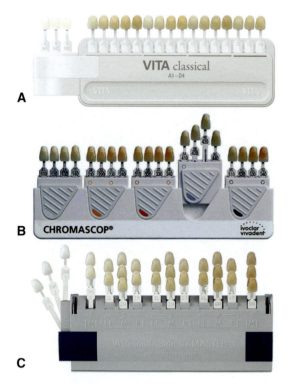

図23-13 市販のシェードガイド．A：VITA classical（Lumin Vacuum）シェードガイド．B：Ivoclar Vivadent Chromascop シェードガイド．C：VITA Toothguide 3D-MASTER® シェードガイド（AとCの提供：VITA North America, Yorba Linda, California，Bの提供：Ivoclar Vivadent, Amherst, New York）

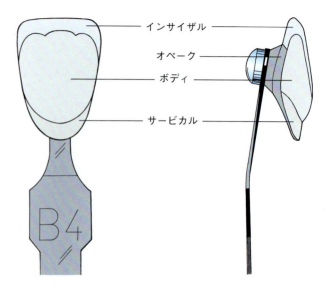

図23-14 陶材のシェード見本

かつてのシェードガイドは，義歯の人工歯に対応してつくられており，天然歯の色調までカバーしていなかった[31]．最近では天然歯が占める色空間までをカバーするようになった[*6]（VITA Toothguide 3D-MASTER® シェードガイドなど）（図23-13 C）．ある研究によると，このシェードガイドにおける色の誤差（$\Delta E = 3.93$）[32] は，VITA classical（Lumin Vacuum）（$\Delta E = 5.39$）や Chromascop シェードガイド（$\Delta E = 5.28$）[33] と比較して最も低かった．VITA Toothguide 3D-MASTER® の誤差は上記3つのシェードガイドを組み合わせて行った結果（$\Delta E = 3.69$）とほぼ同等であった．

1）VITA classical（Lumin Vacuum）シェードガイド

■色相の選択

広く使用されている VITA classical（Lumin Vacuum）シェードガイド（図23-13 A）では，A1，A2，A3，A3.5，A4は類似の色相から構成されている．B，C，Dのシェードも同様である．修復や漂白の行われていない359の生活歯列と VITA classical（Lumin Vacuum）シェードガイドを分光放射計で測色したところ，シェードの分布は図23-15 Aのようになった[33]．この研究によると，最も多く選択されたシェードタブはD3であった．推奨される方法は，最も近い色相をまず選択し，ついでそのなかのタブから彩度と明度がおおよそ合ったものを選ぶ方法である．

彩度（色の濃淡）が低い場合，正確に色相を決定することは難しい．このため，最も歯の彩度が高い部位（すなわち，犬歯の歯頸部）で最初の色相の決定を行う（図23-16 A）．

■彩度の選択

色相の選択が終わったら，次は最もマッチした彩度の選択に移る．たとえば，Bの色相がいろいろな色のうち最もよく適合すると決めたら，その色相の4つの階調（タブ；B1，B2，B3，B4）のなかから選択する（図23-16 B）．最もその色の色相や彩度（飽和度）に合ったサンプルを決定するには，数回の比較が必要である．比色の合間にグレーの物体を見つめると術者の目を休めることになり，網膜の錐状体の疲労を防ぐことができる．

[*6] 人工的に漂白された歯に適応したシェードも市販されている．

表 23-2 分光放射計(45°照明,0°測定機器,開口部なし)で測定したシェードガイドの CIELAB 表色系値

シェードガイド	タブ	L*	a*	b*
VITA Toothguide 3D-MASTER®	1M1	83.1 (0.9)	−0.1 (0.3)	12.5 (0.4)
	1M2	84.0 (0.8)	−0.2 (0.5)	18.8 (0.9)
	2L1.5	79.0 (1.0)	0.0 (0.2)	18.5 (0.2)
	2L2.5	79.5 (0.8)	0.2 (0.2)	24.5 (0.7)
	2M1	78.0 (0.6)	0.8 (0.3)	14.0 (0.6)
	2M2	78.7 (0.6)	0.9 (0.4)	19.9 (0.5)
	2M3	79.2 (0.8)	0.7 (0.2)	25.3 (0.4)
	2R1.5	77.8 (1.0)	1.5 (0.2)	16.3 (0.7)
	2R2.5	79.5 (1.1)	1.7 (0.3)	23.3 (0.6)
	3L1.5	73.1 (0.9)	1.5 (0.2)	20.3 (0.4)
	3L2.5	73.9 (1.1)	1.9 (0.2)	26.2 (0.8)
	3M1	73.4 (0.6)	1.8 (0.3)	15.4 (0.5)
	3M2	74.6 (1.0)	2.0 (0.4)	21.5 (0.8)
	3M3	75.0 (1.4)	2.6 (0.2)	27.9 (0.8)
	3R1.5	73.4 (1.1)	2.7 (0.3)	17.9 (0.6)
	3R2.5	73.6 (1.0)	3.5 (0.3)	25.9 (0.7)
	4L1.5	69.2 (0.8)	2.8 (0.3)	21.7 (0.3)
	4L2.5	69.1 (0.8)	3.7 (0.4)	28.5 (0.7)
	4M1	68.3 (0.9)	2.9 (0.2)	17.0 (0.5)
	4M2	70.1 (1.4)	3.7 (0.4)	23.7 (0.6)
	4M3	69.5 (0.7)	4.8 (0.3)	30.7 (0.4)
	4R1.5	69.6 (0.6)	4.3 (0.2)	20.8 (0.3)
	4R2.5	69.2 (1.1)	5.1 (0.2)	26.3 (0.4)
	5M1	64.4 (0.6)	4.2 (0.2)	19.4 (0.5)
	5M2	65.1 (1.0)	5.7 (0.2)	26.3 (0.8)
	5M3	65.9 (0.5)	7.0 (0.4)	33.4 (1.3)
Ivoclar Vivadent Chromascop	110	82.5 (1.0)	0.1 (0.1)	18.3 (0.3)
	120	80.2 (1.8)	0.7 (0.1)	19.7 (0.6)
	130	78.2 (0.8)	0.1 (0.1)	20.2 (0.5)
	140	78.9 (1.1)	1.6 (0.2)	23.7 (0.5)
	210	77.4 (1.5)	1.8 (0.1)	25.6 (0.8)
	220	76.4 (2.5)	3.4 (0.0)	23.4 (0.7)
	230	74.7 (1.8)	3.7 (0.2)	25.6 (0.9)
	240	73.8 (0.6)	5.6 (0.1)	28.2 (0.5)
	310	73.6 (1.0)	1.2 (0.1)	28.1 (0.7)
	320	71.4 (1.6)	2.7 (0.1)	28.2 (0.8)
	330	71.5 (1.4)	3.4 (0.1)	31.1 (0.5)
	340	68.3 (2.0)	4.9 (0.2)	28.9 (0.8)
	410	73.5 (1.2)	2.2 (0.2)	20.2 (0.7)
	420	72.1 (0.9)	1.7 (0.1)	20.5 (0.3)
	430	72.2 (0.9)	0.6 (0.1)	20.8 (0.7)
	440	69.1 (1.0)	0.9 (0.1)	21.1 (0.3)
	510	69.9 (1.5)	1.9 (0.1)	22.5 (0.6)
	520	67.6 (1.0)	2.7 (0.1)	24.7 (0.3)
	530	67.2 (0.2)	3.4 (0.1)	26.8 (1.0)
	540	64.0 (1.2)	7.6 (0.1)	26.2 (0.6)
VITA classical (Lumin Vacuum)	A1	82.4 (1.9)	−1.4 (0.4)	14.3 (0.7)
	A2	79.1 (1.1)	0.6 (0.3)	19.2 (0.5)
	A3	77.6 (0.9)	1.0 (0.3)	21.0 (0.9)
	A3.5	73.4 (1.2)	2.3 (0.1)	24.5 (0.6)
	A4	69.0 (0.9)	2.4 (0.6)	25.4 (0.8)
	B1	80.1 (2.3)	−1.9 (0.5)	12.6 (0.9)
	B2	80.1 (2.2)	−1.0 (0.5)	18.2 (1.0)
	B3	74.8 (1.4)	0.9 (0.5)	25.0 (0.9)
	B4	75.5 (2.7)	1.0 (0.2)	26.1 (1.8)
	C1	76.6 (0.9)	−0.7 (0.2)	14.2 (0.8)
	C2	72.7 (0.4)	0.2 (0.3)	20.0 (0.4)
	C3	70.5 (0.9)	0.8 (0.1)	19.1 (0.5)
	C4	64.2 (1.2)	2.6 (0.2)	22.1 (0.5)
	D2	74.9 (1.5)	−0.4 (0.4)	13.2 (0.8)
	D3	74.7 (2.6)	1.1 (0.4)	18.3 (0.9)
	D4	73.5 (0.7)	−0.6 (0.2)	21.1 (0.5)

(Bayindir F, et al: Coverage error of three conceptually different shade guide systems to vital unrestored dentition. J Prosthet Dent 98: 175, 2007. より引用)

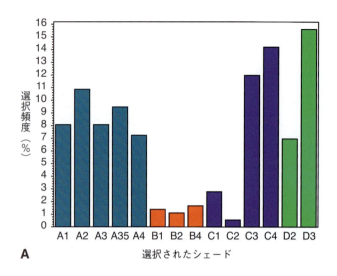

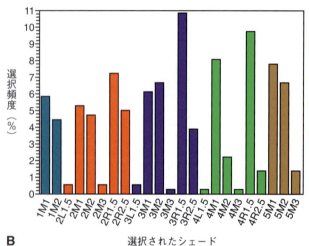

図23-15 A：VITA classical (Lumin Vacuum) シェードガイドの選択頻度．B：VITA Toothguide 3D-MASTER® の選択頻度．(Bayindir F, et al: Coverage error of three conceptually different shade guide systems to vital unrestored dentition. J Prosthet Dent 98: 175, 2007. より引用)

■明度の選択

　最後に，色見本が明るさの順番に並べられている別の市販ガイドで明度の決定を行う（図23-16 C）（表23-2の明度の値L*が，見本を順に並べるために使える）．シェードガイドを患者に近づけることによって，その歯の明度がシェードガイドの範囲内にあるかどうかを容易に決めることができる．まず，どのあたりのシェードがその歯の明度に最も近いかを観察し，それらのシェードがあらかじめ選択した色相および彩度とどの程度合致するかに注意を向ける．チェアから少し離れて立って，距離をおいて，うす目で観察することが明度の評価に最も効果的である．目を細めることで，網膜に到達する光量が減少する．このため錐状体への刺激が減少し，無彩度状態に対する感受性を高めることが可能である[34]．観察者は歯とシェードタブとを並べ，うす目で観察して，どちらが先に見えなくなるかを評価する．先に見えなくなるほうが明度が低いことを示す．

　適切な明度を選択したとしても，これが先に決定した色相や明度と合致することはきわめてまれである．この場合は，前段階で選択したシェード見本を変更する必要があるかどうかを決定しなくてはならない．もし単独に決めた明度の値が，色相や彩度で選択したサンプルの明度よりも低い場合には，通常は変更が必要となる．なぜなら，表面にキャラクタリゼーションを加えることで物体の明度を増加させることは不可能（キャラクタリゼーションは，常に明るさを減少させるため）だからである．決定した明度が先に決めた色相よりも高い場合には，この差を修復物の内部や表面のステインによって調整することができるか否かについて考えなければならない．最終的に決定したこれらの明度，色相，彩度を技工サイドに伝える．

2) VITA Toothguide 3D-MASTER® シェードガイド（VITA North America）

　メーカーによれば，このシェードガイド（図23-17 A）は歯の色空間全体を網羅するという．シェードサンプルは明るさを6段階に分類し，それぞれが等間隔での色相と彩度をもつ（図23-17 B）．シェードガイドはCIELAB表色系で明度の次元では4単位，色相と彩度の次元では2単位の間隔（⊿E）で配置されている．明度と色の間隔段階が異なるのは，CIELAB表色系の単位の見え方を考えれば，シェードガイドに必要なシェードサンプルの数を減らす合理的な方法であろう．この配置は英国染料染色学会（SDC）の測色委員会（CMC）の色差式に当てはまるようである[35]．シェードガイドは色空間で等間隔に配置されているので，中間シェードは陶材パウダーを混和することで予測してつくることができる[35]．修復や漂白の行われていない359の生活歯列と VITA Toothguide 3D-MASTER® を分光放射計で測色したところ，シェードの分布は図

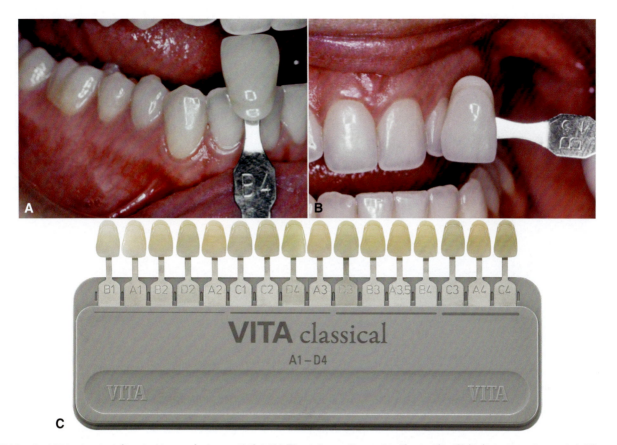

図23-16 VITA classical (Lumin Vacuum) シェードガイドを用いたシェードマッチング．A：高い彩度（A4，B4，C4，D3など）のサンプルを高い彩度の歯（犬歯）に合わせて色相を選ぶ．B：色相グループ（B1，B2，B3，B4など）内で彩度を選ぶ．C：明度順に配列されたシェードガイドは，明るさを調べるために用いる．（Cの提供：VITA North America, Yorba Linda, California）

23-15 Bのようになった[33]．この研究によると，最も多く選択されたシェードタブは3R1.5であった．

メーカーは，初めに明度を選択（図23-17 D）してから彩度を選び（図23-17 E），最後に色相を選択（図23-17 F）するよう推奨している．技工サイドへのシェード指定を容易にするための書式が用意されており，中間シェードも指定できるようになっている（図23-17 G）．

3）広範囲シェードガイド

市販されている多くのシェードガイドの色の範囲は，天然歯に見られる色より限定された範囲しかカバーしていない．また，ガイドに表現されている色の段階は，視覚的に感知しうる範囲よりも大きい[33]．ポーセレンシステムのなかには，広い範囲のシェードガイドを最初からもつものや，何年にもわたって次第に範囲を拡張しているシステムもある．2つ以上のシェードガイドを用いることで，市販のガイドの範囲を拡張することは実用的な方法である．

4）半透明性

隣在歯の半透明性を評価すること[37]は，歯の修復を全部陶材冠で行うか陶材焼付鋳造冠で行うかを決める際に重要である．一般的に，前歯部では全部陶材冠のほうが審美性に優れる．その主な理由は半透明性をより正確に表現できるからである．表23-3は，固定性修復物において半透明性を良好に再現するためにどのシステムを使用すべきかを決定するのに有用である[38]．

5）象牙質シェードガイド

半透明な全部陶材システムを用いてクラウンおよびベニア修復をするときは（25章参照），形成された象牙質のシェードを技工サイドに伝えることが有益である．あるシステム〔IPS Empress (Ivoclar Vivadent)〕では象牙質シェードガイドに合わせた特別な色彩の歯型材料を提供しており，技工士が修復物の審美性を判断することができる（図23-18）．

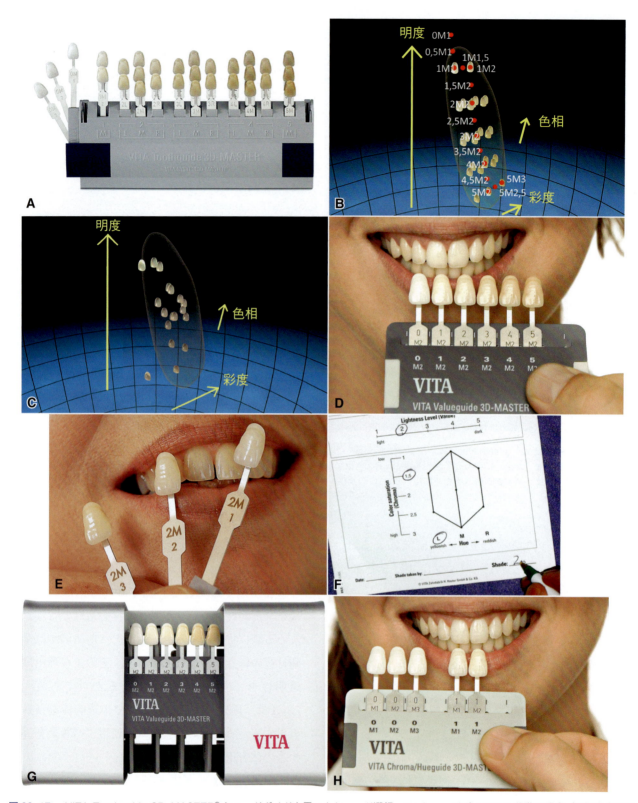

図23-17 VITA Toothguide 3D-MASTER® シェードガイドを用いたシェード選択．A：シェードガイドは5段階の明度（と漂白歯用の追加分）の順に並んでいる．B：各明度においてさまざまな彩度，色相が天然歯の色空間までカバーする．C：色空間で均質に分布していなかった従来のシェードガイドとの比較．D：初めに明度を選択，次に彩度すなわち飽和度（E）を選択し，最後に色相を選択する．F：カラーコミュニケーションフォームは技工サイドへのシェード指示に有用であり，必要に応じて中間シェードも指定できる．G：直線配列のVITA Linearguide 3D-MASTER® も用意されている．この場合，最初に5段階の明度から1つを選択し（H），そのなかから適切な色相と彩度を選択する．（提供：VITA North America, Yorba Linda, California）

表23-3 天然歯の半透明性を再現するのに適した全部被覆冠材料

天然歯	In-Ceram Spinell	Empress	e-Max	Procera All-Ceram	In-Ceram Alumina	ジルコニア	陶材焼付鋳造冠
低い明度，高い半透明性	○	○	○				
中程度の明度と半透明性	○	○	○	○			
不透明，高い明度					○	○	○

Chu SJ, et al: Dental color matching instruments and systems. Review of clinical and research aspects. J Dent 38 (Suppl 2): e2, 2010. から改変

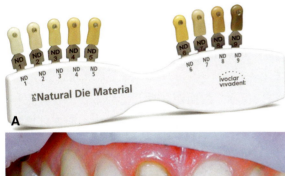
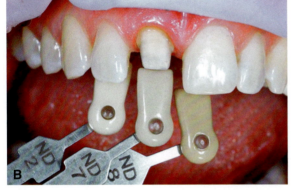

図23-18 象牙質シェードガイド（A）は，半透明な全部陶材修復に際して，形成歯（B）の色調を技工士に伝えるために利用される．（提供：Ivoclar Vivadent, Amherst, New York）

6）カスタムシェードガイド

残念なことに，歯によっては市販のシェードガイドで色を合わせることが不可能な場合がある．また，最終修復物で，そのシェードガイドどおりの色調を忠実に再現することが困難な場合もある．表面のキャラクタリゼーションを施しすぎると表面の反射が増加して，光がポーセレンを透過するのを妨げるので，大きな審美障害となる[39]．

この問題を解決する1つの方法は，カスタムシェードガイドをつくることによって，市販のシェードガイドの範囲を広げることである（図23-19）．異なる組み合わせのポーセレンパウダーをさまざまな配分で用いることで，ほとんど無限に近い数の見本をつくることができる．しかしながらこの方法は，多くの時間が必要であり，特殊な場合に限られる．

別の方法としては，チェアサイドで行うシェードマッチングの段階において，最も近い色のシェードガイドを光重合のポーセレンステインシステム〔GC Fuji ORBIT LC（GC America）〕でオリジナルの色調に着色することもできる．このシステムには14色のステインキットと6色の簡易版の2種類がある．シェードガイドが隣在歯と十分に適合するまでステイニングを複数回行う．こうして完成したカスタムシェードガイドを技工サイドに送ることによって，希望する色のクラウンを作製することが可能になる．

■シェード分布図

シェード分布図（図23-20）を描くことは，正確なシェードマッチングの実用的な方法であり，たとえ市販のシェード見本からかなり良好なマッチングが得られている場合でも推奨される．

歯は歯頸部，中央，切端の3つの部分に分けられる．市販のシェード見本の相当する部分や，単色のポーセレン片を利用して，それぞれの部分別に色調の選択を行う．部分部分を単色のみで合わせていくため，ほとんどの場合，中間的な色調は比較的簡単に予測でき，陶材パウダーを混ぜることによって再現できる．通常，これら各部分の移行部は比較的明瞭であり，図に描いて技工サイドに伝えることができる．シェードの分布とエナメル質陶材の厚みは，特に重要である[40]．歯の個々の特徴を図に記入することで，セラミストは，細い破折線，低石灰化，隣接面の変色などの細かい点を再現することができる．もう1つの方法として，最も近いシェードガイドとともに個々の特徴をデジタル画像で技工サイドに送信することもできる．シェードが画像で得られることにより，技工士はコンピュータのモニター上で色を調整することが可能となる[41]．

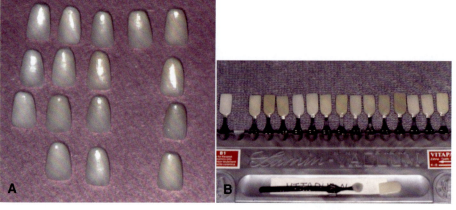

図 23-19　A：カスタムシェードガイド．B：カスタムシェードガイドを作製するための市販のタブ（A の提供：Dr. A. M. Peregrina）

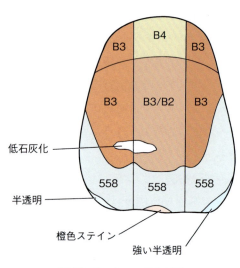

図 23-20　シェード分布図

❹ 視覚的シェードマッチングのためのガイドラインのまとめ

どのシェードガイドシステムを使用するにしても，以下の一般原則に従うべきである．

1. シェードマッチングはバランスのとれた照明の下で，壁やキャビネットがグレーまたはパステルカラーの適切なシェードマッチング環境で行う．
2. 明るい色の服装など，患者が身につけているものでシェードマッチングに影響するものは布などで覆い，口紅は除去する．
3. マッチング対象の歯はきれいにしておく．必要があれば，機械的清掃によってステインをあらかじめ取り除く．
4. シェードマッチングは患者が来院したら最初に行う．歯面が乾燥していると，特にラバーダムを使用している場合，歯の明度は増加する．
5. シェードマッチングの部位を明視野で観察するために，口角鉤を使用する．
6. 複数のシェードガイドを用いるか，歯のシェードが 2 つのシェードタブの間にある可能性を意識することにより，シェードタブの選択肢を増やす．中間シェードを得るために等量の陶材を混ぜるよう歯科技工士に依頼する．
7. 網膜のうち色の感受性が最も高い部分が使われるようにするために，患者を目の高さで見る．見るときの作業距離は約 25 cm とする．
8. 歯とシェードタブの表面性状が異なる場合は，歯およびシェードタブを濡らすと差異を解消するのに役立つ．
9. シェードマッチングは，シェードタブをマッチング対象の歯のすぐ隣に置き，素早く行う（5 秒以内）．こうすることによって，歯とシェードの見本の背景が同じ条件になる．これは正確なマッチングには不可欠である．特に非常に明るい光ファイバーの照明が使用されている場合には，歯科医師は目の疲労に気をつけなくてはならない．
10. 歯科医師は観察の合間にマッチング直前まで中性グレー色の面に焦点を合わせ，目を休めるようにする．これにより網膜のすべての色受容器のバランスが回復する．かつて青色のカードを見て目を休ませることが薦められた

が，青色感知の疲労を招くので現在は推奨されない．

11. 適切な色相を選択するためには，患者の歯の色相で最も高い彩度をもつ犬歯で比較することが推奨される．
12. 歯科医師は目を細めることで，適切な明度を選択することができる．
13. できる限り短時間でシェードタブの数を3程度に減らし，分別する．そこから最も良く適合するシェードタブ1～2本を再び選ぶ．
14. シェードの選択後，患者にあと1～2回来院してもらって，できればスタッフと一緒にマッチングを確認する．また，複数の異なる照明の下でシェードを確認することが推奨される．
15. 正確に適合するシェードが選択できない場合は，彩度が低めで明度が最も高いシェードタブを選択する．表面のキャラクタリゼーションにより彩度を上げ，明度を下げることは可能だからである（29章参照）．
16. 歯科医師はマッチング対象の歯が有する個々の特徴（たとえば，亀裂，低石灰化，切端エナメル質の透明性）の色の違いを，(a) シェード分布図，(b) 最も近いシェードタブを歯の隣に置いたデジタル画像，(c) 最も近いシェードタブをステイニングしたもののいずれかにより示す．

4. 機器による色分析

測色機器

歯科修復材料の色のマッチングは一般に，シェードサンプルのマッチングにより視覚的に行われる．工業界では，分光光度計，分光放射計，色彩計などの電子的測色機器が使用されている．分光光度計と分光放射計は可視スペクトル全体にわたり光の反射率を波長幅で測定する．分光光度計が分光放射計と大きく異なるのは，安定した光源をもち，通常は検出器と試料との間に開口部をもつ点である．色彩計は，目の色受容器の反応を模した3色フィルターを通して物体からの反射光をサンプリングすることに

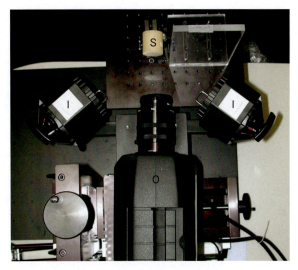

図23-21 半透明の試料（S）を測色するための分光放射計（PR 705, Photo Research, Inc.）．照明（I）は試料に対して45°，測定機器（O）は0°に配置されている．

より，数学的操作なしに直接的な色度座標の成分が得られる．

半透明の物体と照明およびセンサーとの間に開口部をもつ測色機器は，測定時に"エッジロス"があることが示されている[42,43]．エッジロスは，半透明の物体を通って散乱した光が，通常は目に見えるのに機器では測定されない現象のことである．半透明の物体内で光が開口部から離れたところに散乱し，開口部を通してセンサーに光が戻らないときに起こる現象で，波長に依存することが示されている．このように，開口部をもつ測色機器で半透明の物体を測定すると，間違った色度座標を割り当ててしまう[43]．歯や陶材などの半透明な物体の正確な測色結果を得るにはこの現象を回避する必要があり，そのためには影をつくらない外部光源と分光放射計を組み合わせて用いる（図23-21）．この方法で3種類のシェードガイドと被検者120名の前歯359本[44]を測定したCIELAB表色系データを図23-22に示す[33]．

かつてはさまざまな臨床用測色機器が市販されていたが，現在ではVITA Easyshade（VITA Norht America）のシリーズのみが広く利用されている（図23-23）．これらの機器でさまざまなシェードタブを測定したin vitro試験によると，信頼度は約90％，精度は60～90％であった[45,46]．また，測色機器を用いた初期の臨床試験では，視覚的マッチン

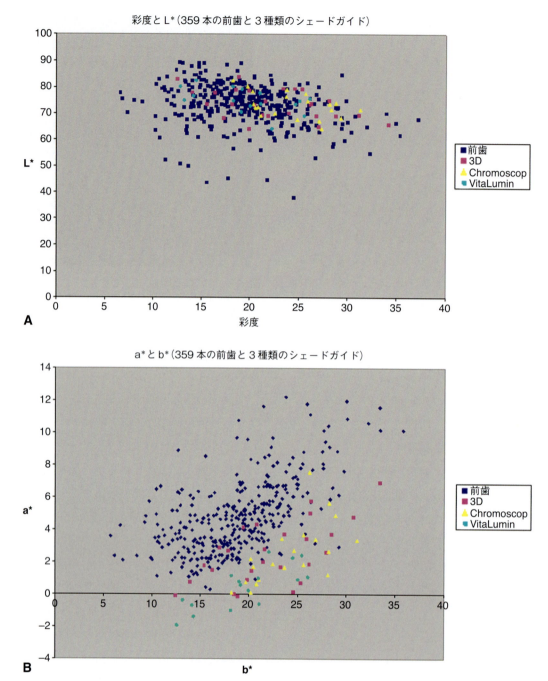

図23-22 前歯359本と3種類のシェードガイド〔VITA Toothguide 3D-MASTER®, Ivoclar Vivadent Chromascop (Chromascop), VITA classical (Lumin Vacuum) (VitaLumin)〕の色の比較. A：彩度とL*. B：a*とb*. (Bayindir F, et al: Coverage error of three conceptually different shade guide systems to vital unrestored dentition. J Prosthet Dent 98: 175, 2007. より引用)

グと同様の臨床結果が示されている[47,48].

このような"ハードウェア"を使用する方法とは異なるアプローチとして，ソフトウェアによる画像分析がある．デジタルカメラで画像を撮影し，それを取り込んで"キャリブレーション"を行う（図23-24）．キャリブレーションでは，画像中の基準となる既知のシェードタブに合わせて数学的な調整が行われる．ShadeWave (ShadeWave, LCC) は自社のシェードタブに対応したシェードガイドのパッケージを提供しており，これには歯冠色のタブだけではなく，歯肉や残根のシェードも含まれている．

画像のキャリブレーションが完了したら，新たな画像構成要素を見出して歯面上に配置する．この操作はシェードのみならず半透明性や明度についても

23章 色の表現方法，色の再現過程および審美性

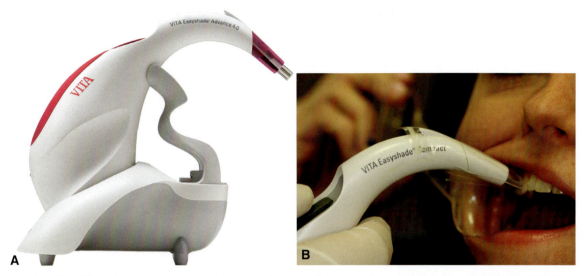

図23-23 臨床用測色機器．A：VITA Easyshade Advance 4.0．B：VITA Easyshade Compact．プローブの先端を歯に当ててシェードをVITA classical（Lumin Vacuum）またはVITA Toothguide 3D-MASTER®のユニットに記録する．（Aの提供：VITA North America, Yorba Linda, California）

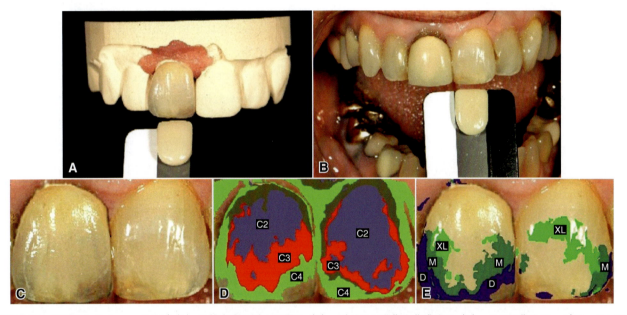

図23-24 基準となるシェードタブ（A）を隣在歯の近くに置き（B），デジタル画像を作成する（C）．この画像をアップロードしてShadeWaveに読み込む（D）．選択したシェードと半透明性を画像上にマッピングする（E）．（提供：ShadeWave；L. Lammott（歯科技工士），Dr. J. Gutierrez, Brookfield, CT）

行われる．

画像作成と画像処理はHIPAA（医療保険の相互運用性と説明責任に関する法律）フォーマットに則ったクラウド（適合する遠隔サーバー）で行われる．このシステムの利点は，歯科医師，歯科技工士，専門職が1つの共通した場において情報を世界的規模でやりとりできる点にある．

5. シェード再現段階

選択したシェードを歯科用陶材で再現する際の失敗については，文献等で多くの例が報告されている．これらの失敗を招きうる要因は，メタルフレームに使用された金属[49,50]，陶材粉末の製造過程におけるばらつき[51]，陶材製品の銘柄[6,52]，グレージングの回数[53]である．

シェードタブと焼成陶材との間に視覚的に認知で

きる色の差が見られることはまれではない[52,54]．これらの失敗を表面で修正する方法として，29章に論じるキャラクタリゼーションがある．シェードマッチングの過程でカスタムシェードガイド（図23-18参照）を利用する方法も，別の方策として用いられている．カスタムシェードガイドには，陶材焼付鋳造冠に用いるのと同じ金属・陶材を用いるべきである．

ポーセレンによるシェード再現の要点をまとめると以下のようになる（図23-25）．

- 日常的に固定性修復物に使用しているセラミック材料で作製したカスタムシェードガイドを使用する．
- 測色機器を使用している場合は，選択したシェードを患者来院時に目視で確かめる．
- 多くの色で構成される歯の特性や半透明性，個々の特徴を隣在歯から再現する．
- 中間シェードを得るために陶材を混和する．これによりシェードをより精緻に再現することができる．

6. 審美性

審美とは美の研究である．歯科医師に審美の知識があれば，患者にとって満足できる外観を達成することが可能である．良好な補綴治療は，患者に良好な機能を長期間にわたり提供することに加え，素晴らしいスマイルも生み出すことができなければならない．審美は患者にとって歯科治療を受けようとする最大の動機づけとなることも多い[55]．現実に，審美的問題が解決することで，自己肯定感を高める効果がある[56]．

1 スマイルの分析

ほとんどの人はどのようなスマイルが魅力的なのか分別できると思っているが，特に文化的要素が影響するので個々の意見にはばらつきがある．さまざまなスマイルの写真やコンピュータ合成画像を参加者に見せて魅力度をランクづけさせる研究が行われた[57,58]（図23-26）．これらの研究を定量化し，米国における歯科的審美性の感じ方に基づいて歯列矯正必要度を示したのが標準歯科審美指数（DAI）である[59]．一般に，上顎前歯のすべての輪郭と第一大臼歯までが見える大きなスマイルが最も魅力的で若々しいと考えられている（図23-27）（年齢が進むと笑った際に上顎切歯の見える範囲が減り，下顎切歯が多く見えるようになる）．

バッカルコリダー（buccal corridor）とは，スマイルのときの頰粘膜と歯の間のスペースの量を指し，歯列の幅径とスマイル時の口角から口角までの幅径が関与する[60]（図23-28）．スマイルアーク（smile arc）は上顎前歯切端を連ねた彎曲と下唇の彎曲との関係を指す．最も魅力があるとみなされたスマイルでは2つの彎曲は非常に類似していた[61]．修復物を形づくる際には考慮すべき要素である．

2 調和（均整・プロポーション）

審美は調和によりおおいに左右される．正しい調和がとれていれば美しいと思えるし，上部が大きす

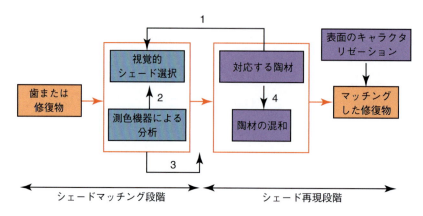

図23-25　ポーセレンによる色の再現方法のまとめ

ぎたり下部が太すぎたりして均整がとれていないと美しいとは感じない．調和の概念は，おそらく自然界における事象が基準となっている．木の葉，花，貝殻や松かさには均整があり，その成長はフィボナッチ*7数列と呼ばれる数学的増加に従っている．

---

*7 この数列を 13 世紀に発見したイタリアの数学者 Leonardo Fibonacci（1170？～1250？）にちなんで名づけられている．

この数列は，たとえば，1，1，2，3，5，8，13，21，34，55，89，144……のように前 2 項の数字の和が，次の数字になる数列である．この連続した数字同士それぞれの割合は，数字が大きくなるにつれて約 1：1.618 へと収束していき，この比率はゴールデンプロポーションといわれている．1 本の線をゴールデンプロポーションで 2 分すると，分割された短い部分と長い部分の割合は，長い部分と 1 本の線全体との割合に等しくなる（図 23-29）．この原理は古代ローマ建築に広く活用され，代表的な例としてはパルテノン神殿がある．

ゴールデンプロポーションは，天然歯を正面から見た際に切歯と犬歯の幅の割合にも当てはまるといわれている[62]．常にゴールデンプロポーションが得られる特別なキャリパー（Panadent Corporation）（図 23-30），ワクシングガイド，グリッドを用いることができ，均整のとれた補綴物の設計には役立つかもしれない．しかし，スマイルをコンピュータ画像処理した研究（図 23-31）において，ゴールデンプロポーションに合わせた補綴物の設計は，歯周病で切歯が長くなった患者を除いて決して最適で

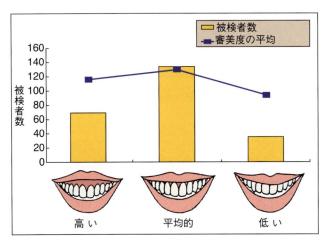

図 23-26 3 種類の上唇の位置におけるスマイルの審美度の平均（Dong JK, et al: The esthetics of the smile: a review of some recent studies. Jnt J Prosthodont 12: 9, 1999. より引用）

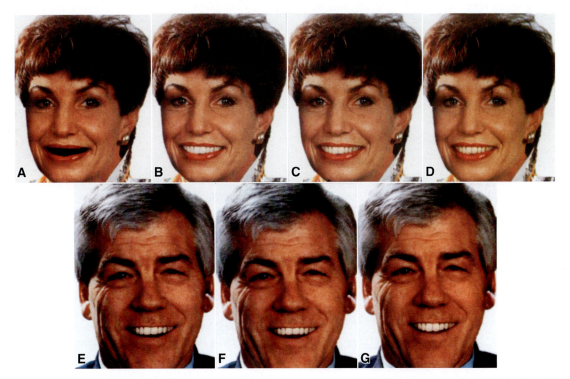

図 23-27 さまざまなスマイルの魅力度を評価するために使用されたコンピュータ合成画像．女性（A～D）では彩度が高い長円形の歯，男性（E～G）では長方形の歯が最も魅力があると評価された．（Carlsson GE, et al: An international comparative multicenter study of assessment of dental appearance using computer-aided image manipulation. Jnt J Prosthodont 11: 248, 1998. より引用）

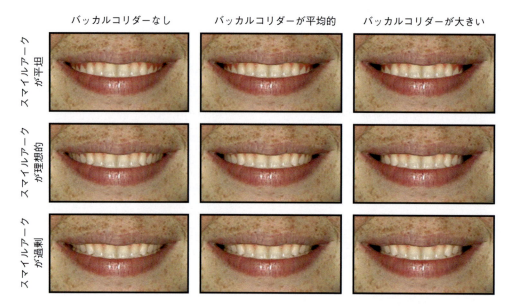

図 23-28　バッカルコリダーとスマイルアークのバリエーションを示すコンピュータ画像（提供：Dr. Jay Parekh）

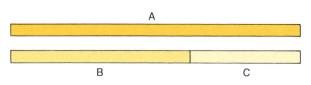

図 23-29　ゴールデンプロポーション．A：B（1.618：1）の比は，B：Cと同じである．

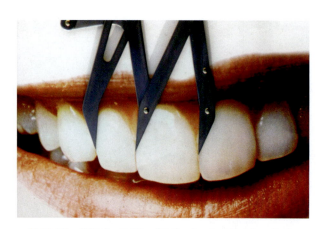

図 23-30　常にゴールデンプロポーションを示すキャリパー

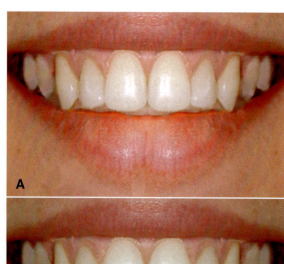

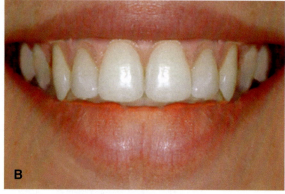

図 23-31　コンピュータで画像処理したスマイル．A：平均的プロポーション値の前歯．側切歯幅径は中切歯幅径の66%であり，犬歯幅径は側切歯幅径の84%である．B：ゴールデンプロポーション値の前歯．側切歯幅径は中切歯幅径の62%であり，犬歯幅径は側切歯幅径の62%である．インターネット調査で，ゴールデンプロポーション画像のほうが「好ましい」，または「大いに好ましい」としたのは一般回答者のわずか8%だった．（Rosenstiel SF, Rashid RG: Public preferences for anterior tooth variations: a Web-based study. J Esthet Restor Dent 14: 97, 2002. より引用）

はないことが示されている[63,64]．他にも審美歯科に数学的概念を用いた研究が行われている[65]．前歯の審美性にとりわけ重要と考えられているのは，上顎切歯の高径と幅径の比である．歯科医師に最も魅力的なスマイルを選択させると，上顎切歯の高径と幅径の比が75〜78%の画像が常に選択される（図23-32）[63,66]．一般の人々においても同様の傾向が認められる．

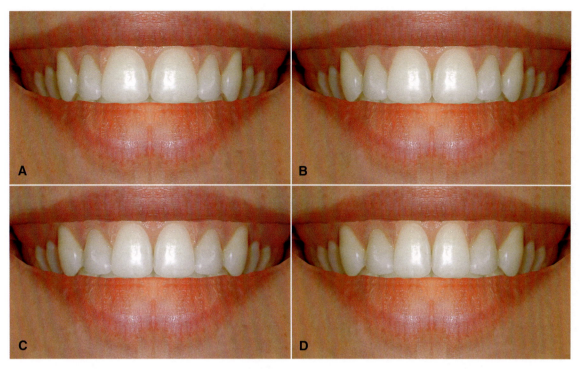

図 23-32　上顎中切歯の高径と幅径の比をコンピュータ画像処理により変化させたスマイル．A：89％，B：85％，C：77％，D：73％．回答者の歯科医師に最も多く（65％）選ばれたのは C，ついで B，D，A の順だった．（Rosenstiel SF, et al: Dentists' perception of anterior esthetics: a Web-based survey [Abstract no.1481]. J Dent Res 83 [Special Issue A], 2004. より引用）

3　バランス

　正中線の位置づけを含めて（図 23-33），バランスは補綴において重要な意味をもっている[67]．外観的にも，口腔内の左右のバランスは，完全に一致している必要はないものの，ある程度釣り合っていることが期待される．片側に歯間隙や大きな歯があるなら，反対側の目立つ修復物とのバランスがとれるかもしれない．何か不均衡があると，どこかに一方的な力が働くので，歯並びが不安定であることが大脳に伝わる．バランスのとれた配列により，安定性と永続性が約束される．

4　正中線

　顔と切歯の正中線の一致は，矯正治療計画を評価する際に重視すべき点であり，補綴治療を計画するときも十分に考慮する必要がある．複数の研究によれば，許容される歯の正中線偏位の閾値の平均は 2.2±1.5mm で[68]，矯正歯科医師と一般の若年者との間で正中線偏位の認知に差異はなかった．正中線偏位の認知の差異は，偏位の大きさとともに増加し

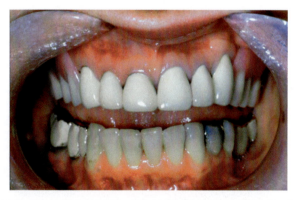

図 23-33　バランスの悪さが招いた審美障害．中切歯と犬歯の高径の違いや正中線の不一致のために対称性に欠けている．

たが，性別による増加はなかった[64, 69]．

5　切端側鼓形空隙の形態

　切端側鼓形空隙の形態は歯の審美性に多大な影響を与える（図 23-34）．若年者の歯列では鼓形空隙が大きく，鼓形空隙が不自然に小さい修復物は魅力的に見えない．患者によっては，切端が一直線にそろっている前歯を求めて，小さい鼓形空隙を望む者もいるが，あるインターネット調査では，鼓形空隙が小さい形態を「好む」または「強く好む」としたのは回答者の 30％未満だった[64]．個人の審美性に

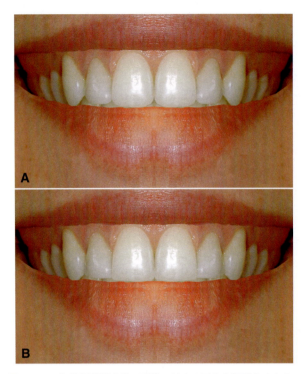

図 23-34 切端側鼓形空隙の形態に対する反応を評価するためにコンピュータ画像処理を施したスマイル．A：自然な形態の鼓形空隙．B：小さい鼓形空隙．インターネット調査によって得られた1,934の回答では，Aを「強く好む」，または「好む」としたのはそれぞれ25％，36％で，Bを「強く好む」，または「好む」としたのは9％，19％であった．10％の回答者が選択を保留した．(Rosenstiel SF, Rashid RG: Public preferences for anterior tooth variations: a Web-based study. J Esthet Restor Dent 14: 97, 2002. より引用)

かかわるすべての側面と同様に，患者本人の意見が優先されるべきであり，歯科医師は専門家としての知識を提供する立場である．陶材を用いた複数歯の修復で最適な切端側鼓形空隙形態を得る1つの賢明な方法は，技工サイドに依頼して鼓形空隙が小さい形態で修復物を作製してもらうことである．評価時に，患者の要望に従って口腔内で鼓形空隙を注意深く拡大することができる．

6 切歯の傾斜

上顎切歯の近遠心的傾斜は審美性に多大な影響を与える（図 23-35）．一般に，若干の遠心傾斜は受け入れられるが，近心傾斜は避けるべきである[66]．前歯修復物の設計において，これらの原則を知り詳細に注意を払うことが，審美性の高い修復物作製の鍵である．

7. まとめ

拡大し続ける審美修復歯科学の分野において成功を収めるためには，色の科学と色の知覚に関する理解が大切である．もちろん材料や技術には限界があ

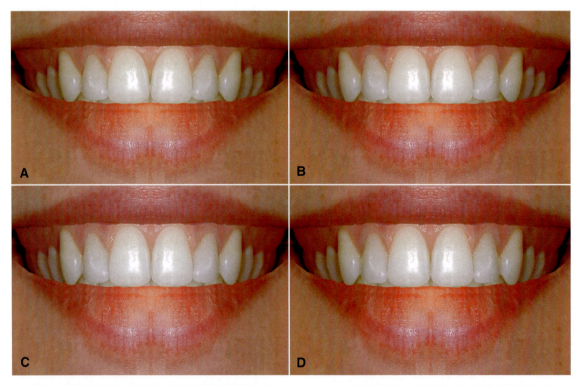

図 23-35 切歯の傾斜が前歯部の審美性に及ぼす影響を評価するためのコンピュータ処理画像．中切歯の3°の遠心傾斜（A）は，3°の近心傾斜（B）よりも好まれ，側切歯の3°の遠心傾斜（C）は，3°の近心傾斜（D）よりも好まれる．(Rosenstiel SF, et al: Dentists' perception of anterior esthetics: a Web-based survey [Abstract no. 1481]. J Dent Res 83 [Special Issue A], 2004. より引用)

り，完全な色の適合は不可能であったとしても，色調の調和がとれた修復物を作製することは多くの場合可能である．シェードマッチングは論理的な順序に従い系統的に行われるべきである．そうすれば歯科医師は最善の選択をし，それを正確に技工サイドへ伝達することが可能になる．新しく開発されたシェードシステムおよび測色機器は，修復物において信頼性の高いシェードマッチングを得るために役立つと考えられる．

審美性の高い結果を求めるときに，修復物の大きさと形態は同様に重要である．それぞれの歯および軟組織の相対的な位置と最適なプロポーションを知ることが必須である．

Study Questions

1. 可視スペクトルと，電磁気エネルギースペクトル，色，不可視波長との関係を述べよ．
2. マンセル表色系とは何か？ 色空間を定義する座標は何か？
3. CIELAB 表色系とは何か？ 色空間を定義する座標は何か？
4. ヒトの目はどのように機能するのか？ また色，明るさ，暗さを，どのように知覚するのか？
5. 条件等色とは何か？ どうしたらこの現象を回避または軽減できるか？ 色順応，色盲，蛍光性とは何か？ Benham 円盤はどの現象の例か？
6. シェードはどのようにして選択するべきか？
7. VITA classical（Lumin Vacuum）シェードガイドと VITA Toothguide 3D-MASTER® シェードガイドの違いを説明せよ．

●引用文献

1. Munsell AH: A color notation, 11th ed. Baltimore, Munsell Color Co., 1961.
2. Sproull RC: Color matching in dentistry, II. Practical applications of the organization of color. J Prosthet Dent 29: 556, 1973.
3. Hammad IA, Stein RS: A qualitative study for the bond and color of ceramometals. II. J Prosthet Dent 65: 169, 1991.
4. Rinke S, et al: Colorimetric analysis as a means of quality control for dental ceramic materials. Eur J Prosthodont Restor Dent 4: 105, 1996.
5. Seghi RR, et al: Spectrophotometric analysis of color difference between porcelain systems. J Prosthet Dent 56: 35, 1986.
6. Rosenstiel SF, Johnston WM: The effect of manipulative variables on the color of ceramic metal restorations. J Prosthet Dent 60: 297, 1988.
7. Okubo SR, et al: Evaluation of visual and instrument shade matching. J Prosthet Dent 80: 642, 1998.
8. Wyszecki G, Stiles WS: Color science: concepts and methods, quantitative data and formulae, 2nd ed, p 840. New York, Wiley & Sons, 1982.
9. van der Burgt TP, et al: A comparison of new and conventional methods for quantification of tooth color. J Prosthet Dent 63: 155, 1990.
10. Culpepper WD: A comparative study of shade-matching procedures. J Prosthet Dent 24: 166, 1970.
11. Geary JL, Kinirons MJ: Colour perception of laboratory-fired samples of body-coloured ceramic. J Dent 27: 145, 1999.
12. Saleski CG: Color, light and shade matching. J Prosthet Dent 27: 263, 1972.
13. Paravina RD, et al: Color comparison of two shade guides. Int J Prosthodont 15: 73, 2002.
14. Romney AK, Indow T: Estimating physical reflectance spectra from human color-matching experiment. Proc Natl Acad Sci USA 99: 14607, 2002.
15. Sproull RC, Preston JD: Understanding color. In Goldstein RE, ed: Esthetics in dentistry, vol 1, p 207. London, BC Decker, 1998.
16. Bergen SF: Color education in the dental profession [Master's thesis]. New York, New York University, 1975.
17. Bergen SF, McCasland J: Dental operatory lighting and tooth color discrimination. J Am Dent Assoc 94: 130, 1977.
18. Preston JD, et al: Light and lighting in the dental office. Dent Clin North Am 22: 431, 1978.
19. Barna GJ, et al: The influence of selected light intensities on color perception within the color range of natural teeth. J Prosthet Dent 46: 450, 1981.
20. Preston JD, Bergen SF: Color science and dental art. St. Louis, Mosby, 1980.
21. Lemire PA, Burk B: Color in dentistry. Hartford, CT, JM Ney Co., 1975.
22. Hall GL, Bobrick M: Improved illumination of the dental treatment rooms. SAM-TR-68-103. Tech Rep SAM-TR (December): 1, 1968.
23. Wyszecki G, Stiles WS: Color science: concepts and methods, quantitative data and formulae, 2nd ed, p. 519. New York, Wiley & Sons, 1982.
24. Land EH: The retinex theory of color vision. Sci Am 237: 108, 1977.
25. Wyszecki G, Stiles WS: Color science: concepts and meth-

ods, quantitative data and formulae, 2nd ed, p. 236. New York, Wiley & Sons, 1982.
26. Seghi RR, Johnston WM: Estimate of colorimetric measurement errors associated with natural tooth fluorescence [Abstract no. 1578]. J Dent Res 71: 303, 1992.
27. Yamamoto M: Newly developed opal ceramic and its clinical use with respect to relative breaking indices. I. Significance of opalescence and development of opal ceramic. Quintessenz Zahntech 15: 523, 1989.
28. Hegenbarth EA: Opalescence effect in low melting ceramic. Quintessenz Zahntech 17: 1415, 1991.
29. Rushton WAH: Visual pigments and color blindness. Sci Am 232: 64, 1975.
30. Davidson SP: Shade selection by color vision defective dental personnel. J Prosthet Dent 63: 97, 1990.
31. Hall NR: Tooth colour selection: the application of colour science to dental colour matching. Aust Prosthodont J 5: 41, 1991.
32. Bayindir F, et al: Coverage error of three conceptually different shade guide systems to vital unrestored dentition. J Prosthet Dent 98: 175, 2007.
33. O'Brien WJ, et al: Coverage errors of two shade guides. Int J Prosthodont 4: 45, 1991.
34. McPhee ER: Light and color in dentistry. I. Nature and perception. J Mich Dent Assoc 60: 565, 1978.
35. Ragain JC, Johnston WM: Color acceptance of direct dental restorative materials by human observers. Color Res Appl 25: 278, 2000.
36. Wee AG, et al: Color formulation and reproduction of opaque dental ceramic. Dent Mater 21: 665, 2005.
37. Wee AG, et al: Categorizing translucency of anterior dentition. J Dent Res 92 (Special Issue B): 2781, 2013.
38. Heffernan MJ, et al: Relative translucency of six all-ceramic systems. Part II: Core and veneer materials. J Prosthet Dent 88: 10, 2002.
39. McLean JW: The science and art of dental ceramics, vol 2, p 308. Chicago, Quintessence Publishing, 1980.
40. Blackman RB: Ceramic shade prescriptions for work authorizations. J Prosthet Dent 47: 28, 1982.
41. Chu SJ, et al: Dental color matching instruments and systems. Review of clinical and research aspects. J Dent 38 (Suppl 2): e2, 2010.
42. Johnston WM, et al: Analysis of edge-losses in reflectance measurements of pigmented maxillofacial elastomer. J Dent Res 75: 752, 1996.
43. Bolt RA, et al: Influence of window size in small-window color measurement, particularly of teeth. Phys Med Biol 39: 1133, 1994.
44. Gozalo-Diaz DJ, et al: Measurement of color for craniofacial structures using 45/0-degree optical configuration. J Prosthet Dent 97: 45, 2007.
45. Kim-Pusateri S, et al: In-vitro model to evaluate reliability and accuracy of a dental shade matching instrument. J Prosthet Dent 98: 353, 2007
46. Kim-Pusateri S, et al: Reliability and accuracy of four dental shade-matching devices. J Prosthet Dent 101: 193, 2009.
47. Wee AG, et al: Evaluating porcelain color match of different porcelain shade-matching systems. J Esthet Dent 12: 271, 2000.
48. Raigrodski AJ, Chiche GJ: Computerized shade selection in matching anterior metal-ceramic crowns [Abstract no. 395]. J Dent Res 83 (Special Issue A), 2004.
49. Brewer JD, et al: Spectrometric analysis of the influence of metal substrates on the color of metal-ceramic restorations. J Dent Res 64: 74, 1985.
50. Stavridakis MM, et al: Effect of different high-palladium metal ceramic alloys on the color of opaque porcelain. J Prosthodont 9: 71, 2000.
51. O'Brien WJ, et al: Sources of color variation on firing porcelain. Dent Mater 7: 170, 1991.
52. Groh CL, et al: Differences in color between fired porcelain and shade guides. Int J Prosthodont 5: 510, 1992.
53. Jorgenson MW, Goodkind RJ: Spectrophotometric study of five porcelain shades relative to the dimensions of color, porcelain thickness, and repeated firings. J Prosthet Dent 42: 96, 1979.
54. Douglas RD, Przybylska M: Predicting porcelain thickness required for dental shade matches. J Prosthet Dent 82: 143, 1999.
55. Elias AC, Sheiham A: The relationship between satisfaction with mouth and number and position of teeth. J Oral Rehabil 25: 649, 1998.
56. Davis LG, et al: Psychological effects of aesthetic dental treatment. J Dent 26: 547, 1998.
57. Dong JK, et al: The esthetics of the smile: a review of some recent studies. Int J Prosthodont 12: 9, 1999.
58. Carlsson GE, et al: An international comparative multi-center study of assessment of dental appearance using computer-aided image manipulation. Int J Prosthodont 11: 246, 1998.
59. Proffit WR, Fields HW: Contemporary orthodontics, 3rd ed. St. Louis, Mosby, 2000.
60. Johnson DK, Smith RJ: Smile esthetics after orthodontic treatment with and without extraction of four first premolars. Am J Orthod Dentofacial Orthop 108: 162, 1995.
61. Sarver DM: The importance of incisor positioning in the esthetic smile: the smile arc. Am J Orthod Dentofacial Orthop 120: 98, 2001.
62. Levin EI: Dental esthetics and the golden proportion. J Prosthet Dent 40: 244, 1978.
63. Rosenstiel SF, et al: Dentists' preferences of anterior tooth proportion—a Web-based study. J Prosthodont 9: 123, 2000.
64. Rosenstiel SF, Rashid RG: Public preferences for anterior tooth variations: a Web-based study. J Esthet Restor Dent 14: 97, 2002.
65. Ahmad I: Geometric considerations in anterior dental aesthetics: restorative principles. Pract Periodont Aesthet Dent 10: 813, 1998.
66. Rosenstiel SF, et al: Dentists' perception of anterior esthetics. A Web-based survey [Abstract no.1481]. J Dent Res 83 (Special Issue A), 2004.
67. Lombardi RE: The principles of visual perception and their clinical application to denture esthetics. J Prosthet Dent 29: 358, 1973.
68. Beyer JW, Lindauer SJ: Evaluation of dental midline position. Semin Orthodont 4: 146, 1998.
69. Johnston CD, et al: The influence of dental to facial midline discrepancies on dental attractiveness ratings. Eur J Orthod 21: 517, 1999.

Part III 技工物の作製

24章 陶材焼付鋳造冠
Metal-Ceramic Restorations

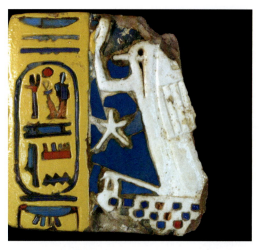

図24-1 およそ紀元前1182〜1151年の間，すなわち古代エジプト王国第20王朝において"2国の支配者"として君臨したラムセス三世の葬祭殿の西門から出土したグレーズされたエジプト彩釉陶器のタイル．ラムセス三世のカルテゥーシュ[*2]を崇拝する"Rekhyet（信徒）"鳥をあしらっている．東洋学研究所によってメディネト・ハブで発掘された．これは下部構造をセラミックで覆う方法の初期の例である．（提供：シカゴ大学東洋学研究所）

1. 歴史的背景

セラミック（陶磁器）は何千年もの間つくられ続けてきた．初期の技術は，製品の原形を粘土や土で形づくり，それを焼いて粒子を溶融して固めるというものであった．初期の作品は，脚付きのコップやその他の形の陶器のように基本的に面が粗く，やや多孔質なものであった．その後進歩して，きわめて繊細な磁器の誕生につながるのである．古代エジプトの彩釉陶器は，下部構造を陶器の釉薬で琺瑯引きにした最初の試みとして知られている（図24-1）．その青緑色の典型的な色相は，焼成過程で生じた金属酸化物によるものである．

さらに後世になって紀元前後には，中国の陶芸職人が磁器を開発した．磁器はガラス化，半透明性，高い硬度，不浸透性という特徴を有する．ヨーロッパでは，17世紀に同様な品質の磁器の開発が始まり，その結果，磁器の基本的な組成であるカオリン[*1]および長石に関する知識が広められた．

18世紀の後半早々に，Pierre Fauchardらはポーセレン（磁器）を歯科に応用することを試みた．これらの初期の取り組みはほとんど失敗に終わった

が，白金箔のマトリックス上で全部陶材冠を焼成する技術が開発されたことで，1800年代の終わりまでにポーセレンは歯科補綴物として用いることができるようになった[1]．しかし，歯科鋳造用合金に近い熱膨張係数を有するポーセレンの開発は，1950年代中期まで待つこととなる．陶材焼付鋳造冠（メタルセラミッククラウン）が最初に商業的に利用されるようになったのは，1950年代後半である[2]．そして今日この技術は，高い臨床成績を有する日常的な方法として普及している[3]．

2. 概論

陶材焼付鋳造冠（図24-2）は，陶材の前装部と，それを補強するメタルコーピング（19章参照）とからなり，陶材は金属と機械的かつ化学的に結合している．化学的結合は，焼成することにより得られる．

さまざまな組成と色をもつ陶材をコーピングに築盛し，それを焼成することで，希望する外観がつくり出される．陶材の第1層であるオペーク陶材は暗い金属酸化物を遮蔽し，最終修復物の色調の基礎と

[*1] 訳注　含水ケイ酸アルミニウムのことである．

[*2] 訳注　古代エジプトの記念碑などで，国王名などを表した象形文字の装飾の枠のこと．

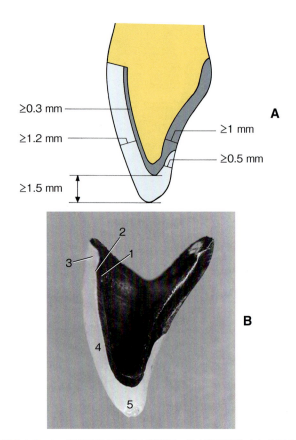

図 24-2　A：陶材焼付鋳造冠の縦断面．最小限必要とされる厚みに注意．B：陶材焼付鋳造冠の断面．1：メタルコーピング，2：オペーク陶材，3：サービカル陶材，4：ボディ陶材，5：インサイザル陶材

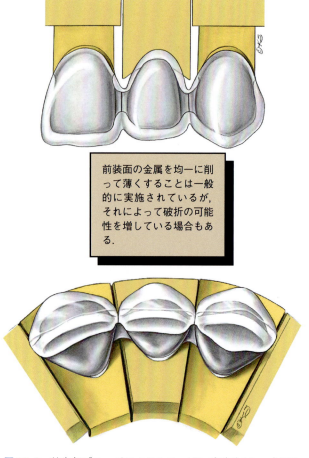

図 24-3　前歯部ブリッジのメタルコーピングデザイン．金属は均一な厚みの陶材を支持するように調製しなければならない．

して機能する．オペーク陶材はやや半透明なボディ陶材で覆われ，ついで，より半透明でわずかな量の色素を含むエナメル陶材によって前装される．色調や外観を正確に合わせるために，トランスルーセント陶材もしくは色素を多く含む陶材を築盛体に局所的に応用することもある．修復物の形態修正が完了した後に，グレージングを施すことにより，輝くような生き生きとした外観をもつ陶材焼付鋳造冠が得られる．

従来は，陶材焼付鋳造冠は金属マージンを有し，見えるところのみを前装するようにつくられていた．技術の進歩に伴い，陶材を咬合面や舌側面にも応用することが一般的になってきた[4]．また唇側面をポーセレンマージンとする技術[5,6]もいくつか開発されている．後者の技術は審美領域において一般的であり，審美性があまり問題とならない臼歯部にはメタルカラーが用いられる．

3. メタル調製

1 形　態

陶材焼付鋳造冠の前装部メタル表面に鋭利な角や凹みがあると，完成した陶材に内部応力が生じるため避ける必要がある[7]．陶材が応力の集中を起こすことなく支えられるように，メタル表面は緩やかな凸面にし，丸みを帯びていることが重要である（図24-3）．さらに表面をなめらかにすることで，陶材泥によるフレームワーク表面のぬれが向上する．

陶材との境界となる部分のメタルは，作製のすべての工程を通じて容易に仕上げができるように，できるだけ明確（角度90°）かつ，なめらかでなければならない（図24-4）．メタルフレームワークは焼成時の変形を防ぐために，十分な金属の厚みが必要である．貴金属合金では最低0.3 mm必要であり，

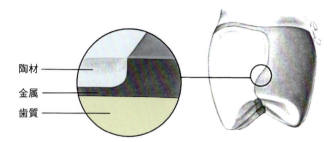

図24-4 メタルコーピングは前装部を仕上げるために明瞭なマージンを有するべきである.

非貴金属合金では0.2 mmあれば十分である．非貴金属合金は溶融温度，弾性係数，降伏点が高いために，変形に抵抗する強度を有するので，薄く仕上げることができる（19章参照）．

陶材焼付鋳造冠の機械的特性は，陶材前装部を支えるメタルコーピングの設計によるところが大きい．金属と陶材の境界部は，すべての咬合接触点からできるだけ離れている（理想的には1.5 mm以上）必要があり，また余分な陶材の除去を容易にするために明瞭でなければならない．前装面は，オペーク陶材によるぬれを妨げないように内面の角を丸くし，なめらかな表面に仕上げるべきである．

2 埋没材の除去

フレームワークが鋳造された後，サンドブラストやスチームクリーナーを使用してすべての埋没材を除去し，超音波洗浄を行う（合金メーカーの指示に従う）．高溶陶材焼付用合金に使用するリン酸塩系埋没材は，通常の石膏系埋没材に比べて金属表面から除去するのが困難である．フッ化水素酸を使うと，埋没材の耐火性成分である二酸化ケイ素（シリカ）を溶解することができる．しかし，この酸は腐食性が高くきわめて危険であり，非常に注意して取り扱う必要がある[8]．フッ化水素酸は，皮膚へのわずかな接触だけでも疼痛を伴う化学熱傷を生じ，その蒸気にわずかに曝されただけで角膜に重い障害を与える．皮膚の化学熱傷の治療としてはグルコン酸カルシウムを局所注射し，酸からの遊離フッ素と沈殿を形成させる．代わりに，より危険性の少ない溶液（たとえばStripit, Keystone Industries）も利用できる．

フレームワークの内面を拡大視野下で注意深く調べると，小さい埋没材の粒子がついていることがある．すべての埋没材を取り除くためには，超音波洗浄を何回か繰り返す必要がある．サンドブラストを埋没材の除去に使う場合には，研磨材粒子による損傷を防ぐためにフレームワークのマージンを保護しなければならない[9]．

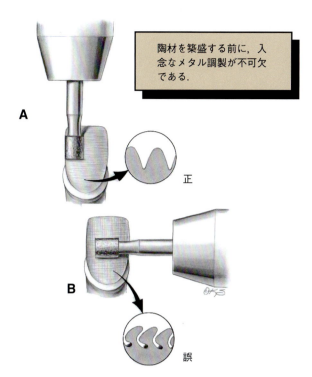

図24-5 A：前装部の正しい調製法．金属は同一方向に切削する．B：さまざまな方向から切削すると，貴金属合金に削り屑を巻き込む．

3 酸化膜の除去

鋳造の過程で金属表面に形成された酸化膜は，酸やサンドブラストを用いてある程度除去しなければならない．金属－陶材間の結合力を最適にするには金属酸化膜の厚みのコントロールが重要であり，そのためには合金メーカーの指示に従うべきである．

4 メタル仕上げ

前装面をポイント類で切削するとき，金属の表面を引きずらないように注意する必要がある．金属を引きずると，空気や削り屑を金属中に巻き込む可能性がある（陶材焼成した後に，陶材中の気泡や汚染として現れる）．一方向に軽い圧で表面を切削することにより，金属のひだの間に削り屑が入るのを避けることができる（図24-5）．展性の高い高カラッ

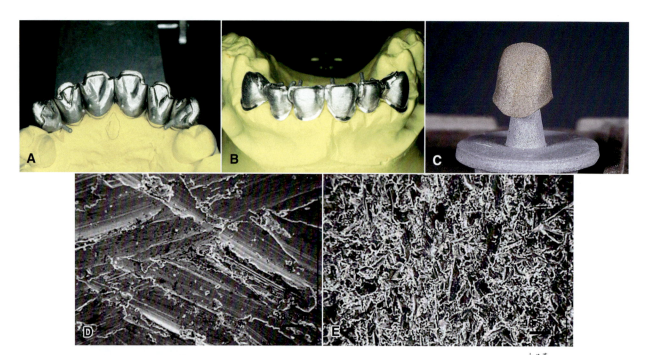

図24-6 メタルの調製．A・B：切削によるメタル調製の終わった鋳造体．C：サンドブラストによって得られた繻子様仕上げ．D：ポイントによる調製後の金属表面の走査電子顕微鏡像．E：サンドブラスト処理後の金属表面の走査電子顕微鏡像．（D・Eの提供：Dr. J. L. Sandrik）

ト金合金を用いるときには，特に注意が必要である．

通常の回転切削器具に用いられている有機物の結合材が汚染の原因となりうるので，表面の仕上げは陶材用ポイントを用いて行うべきである．タングステンカーバイドバーも安全に使用できる．表面をなめらかにした後，メーカーの指示に従って，酸化アルミニウムでサンドブラストする．こうすることにより，前装面は繻子様仕上げになり，陶材泥にぬれやすい状態になる（図24-6）．

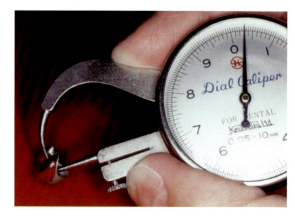

図24-7 前装部の厚さはダイヤルキャリパーで確認する．

❶ 厚み

ダイヤルキャリパーやメジャーリングデバイスは，メタルコーピングの各部が最小規定値を満たしているかどうかを確認するために，不可欠なものである（図24-7）．金属の厚みが0.3mm以下であると，焼成時に変形を起こす可能性がある．メタルラインを見せないように，マージンを薄くナイフエッジ様にすることが多い．現在市販されている合金で鋳造した場合，薄くしたマージンが適合に悪影響を与えるという証拠はない[10, 11]．特に高い審美性が要求される前歯や小臼歯では，唇側マージンをカラーレスにすることで良好な外観が得られる．

❷ 仕上げ

金属–陶材界面の仕上げは技工操作が難しく，細心の注意が要求される．前装面を調製する前に，軸壁面やメタルカラーの見える部分は，形態修正とラバーホイールによる研磨の段階まで終わらせておく（図24-8 A・B）．この段階までは，マージンそのものはさわらないで残しておく．続いてラウンドタイプの陶材用ポイントやタングステンカーバイドバーを用いて前装部の金属–陶材移行部を仕上げると（図24-8 C），望みどおりの直角の形態が容易に得

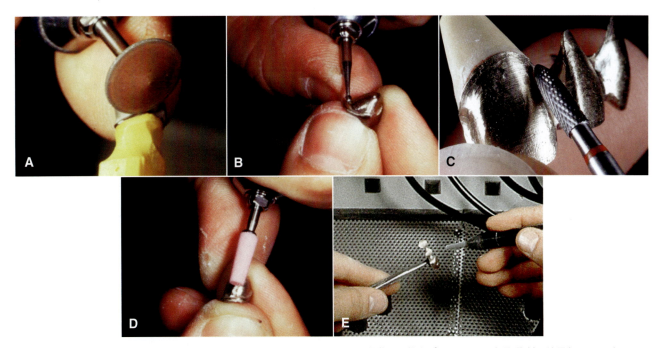

図24-8 メタルコーピングの調製．A：前装しない表面はラバーホイールの段階まで仕上げる．B・C：金属-陶材の境界部はタングステンカーバイドバーで明確にする．D：前装面を陶材用ポイントで仕上げる（穿孔を避けるため，常にキャリパーで金属の厚みをチェックする）．E：前装部分のサンドブラスト処理．マージンはソフトワックスで保護する．

られる．面の不整が残っている箇所は，樽状の陶材用ポイントで簡単に調製することができる（図24-8 D）．

切削調製の段階が終わった後，細かいアルミナ粒子で前装面をサンドブラストすることで繻子様の仕上げにする（図24-8 E）．

❸ 洗　浄

適切に調製されたフレームワークの表面は，肉眼的には平滑に見えるが，顕微鏡下ではまだかなり面が粗れている．微細な粒子，切削片，油，手指の油脂は，金属と陶材の十分な結合のために重要なぬれを阻害するので，除去しなくてはならない．

メタルコーピングは汎用洗浄液に浸漬し，超音波装置を用いて洗浄できる．1回の洗浄時間は，装置によって異なるが，多くの場合5分で十分である．残留洗浄液は蒸留水で濯ぐと除去できる．メーカーによっては引き続いて92％アルコールで濯ぐように勧めている（通常の70％イソプロピルアルコールは陶材の汚染の原因となる香料や鉱物油を含むので，使用すべきではない）．超音波洗浄の代わりにスチームクリーナーを用いることは，時間の節約に

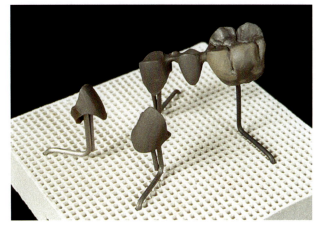

図24-9 酸化処理に先立って洗浄された陶材焼付鋳造冠のメタルコーピング

もなる有効な手段である．再汚染を防ぐために，洗浄の工程が終わった後は，前装面に触れてはならない．

❹ 酸化処理

金属と陶材を化学的に結合させる目的で，適切な厚みの酸化膜を金属表面につくる必要がある（図24-9）．貴金属合金において酸化膜の形成に利用される非貴金属は鉄，スズ，インジウム，ガリウムで

ある（730頁参照）．

酸化膜を得るための一般的な方法は，まずメタルコーピングを焼成トレーにのせ，ポーセレンファーネスのマッフルに入れ，酸化処理の設定温度（ポーセレンの焼成温度より高温）で加熱する方法である．マッフル内は，酸化膜を薄くするために真空にされるが，吸着性ガスを完全に除去することはできない．ディギャッシング（degassing）という用語がしばしば酸化処理（oxidizing）の同義語として用いられるが，これは誤用である（本章の『結合に影響を与える因子』の項参照）．

酸化処理の工程は，使用する合金によって若干異なる．高カラット陶材用金合金は，通常，酸化処理温度に数分間係留する．ファーネスから取り出した後，鋳造体が室温まで冷めればただちに最初の陶材築盛に取りかかることができる．

低カラット金合金の多くは，非貴金属成分をより多く含むために酸化膜は厚くなる．したがって合金によっては酸化処理をまったく必要としないものもある．さらに，表面の過剰な酸化物を減らすために，メーカーによっては，焼成後に鋳造体をアルミナで軽くサンドブラストするか，フッ化水素酸に浸漬することを推奨している．

陶材焼付鋳造冠に非貴金属を使用するとコストを低く抑えられるので，近年広く採用されている．これらの合金系ではたえず酸化膜の生成が起きている．合金の違いに応じて技法も異なるが，メーカーの多くは非貴金属合金からなるメタルコーピングに対しては酸化処理を行わず，洗浄終了後ただちに最初の陶材築盛を行うように勧めている．これらの合金系では酸化膜の生成はコントロールするのが困難なので，厚くてもろい酸化膜の層内で金属-陶材間の結合破壊を生じる可能性がある．しかし，他の合金系でこのような問題が起こることはほとんどない．

4. 材料学

Isabelle L. Denry, Leon W. Laub

歯科用陶材は，溶融温度に基づいて一般的に3つのグループ〔高溶陶材（1,290～1,370℃），中溶陶材（1,090～1,260℃），および低溶陶材（870～1,070℃）〕に分類される．人工歯や全部陶材冠が中溶域もしくは高溶域で焼成されるのに対して，陶材焼付鋳造冠は950～1,020℃の低溶温度域で焼成される．ここでは，これらの低溶温度域で焼成される陶材について記述する．

1 陶材の製造

歯科用陶材は，石英（SiO_2），長石〔ケイ酸アルミニウムカリウム（正長石），ケイ酸アルミニウムナトリウム（曹長石）〕，およびその他の酸化物を混ぜてつくられる．製造工程で，これらの材料はガラス状塊を形成する高温度にまで加熱され，ついで水中で急冷され，これによりガラス状塊が破砕して多くの小破片になる．この結果つくられたものをフリットと呼ぶ．この工程は数回繰り返され，この後，適切な粒度分布が得られるまでフリットをボールミルで粉砕する．陶材のフリット生成の際には修復物の作製のときよりもはるかに高い温度で焼成されるため，化学反応に付随して生じる原材料の収縮やガスの発生のほとんどは，歯科技工室で使用する前にすでに起こっている．典型的な組成を表24-1に示したが，実際の組成は最終製品の使用目的に応じて異なる．陶材焼付鋳造冠に使用するための陶材の組成の大部分は，Weinsteinらによって記述されたものに類似している[12,13]．これらは低溶ガラスフリットとリューサイト（$KAlSi_2O_6$）（図24-10）からなる高膨張フリットを混合したものである〔リューサイトの結晶構造は正方晶の対称形をなす（図24-11）〕．この組み合わせは，金属に陶材を焼付ける際の2つの主な問題点を解決するためである．すなわち，陶材の焼成温度が金属の溶融温度を十分に下回ること，金属に匹敵する十分に高い熱膨張を示すことの2点である．

技工室での焼成の後，歯科用陶材は，容積率約20％の正方晶リューサイト結晶がガラスマトリックスに分散した状態になる[14]．このガラスマトリックスは，Si-Oの不規則な網目構造からなる．ケイ素原子は4つの酸素原子と結合し，四面体の配列を形づくる（図24-12）．これらの四面体は鎖状につ

表24-1 高溶・中溶・低溶ボディ陶材の組成（重量％）

	高溶陶材	中溶陶材	低溶陶材 （真空焼成）	金属焼付用陶材
SiO_2	72.9	63.1	66.5	59.2
Al_2O_3	15.9	19.8	13.5	18.5
Na_2O	1.68	2.0	4.2	4.8
K_2O	9.8	7.9	7.1	11.8
B_2O_3	—	6.8	6.6	4.6
ZnO	—	0.25	—	0.58
ZrO_2	—	—	—	0.39

(Yamada HN and Grenoble PB: Dental porcelain: the state of the art — 1977. Los Angeles, University of Southern California School of Dentistry, 1977. より改変)

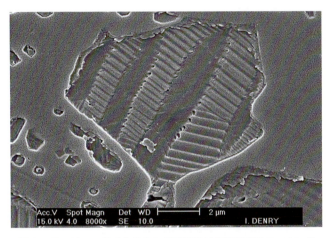

図24-10 リューサイトを含む歯科用陶材を研磨後にエッチング処理した表面の走査電子顕微鏡像では，正方晶リューサイト結晶が観察される．

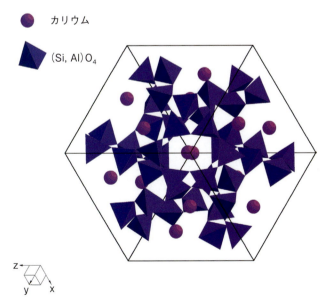

図24-11 低溶（正方晶）リューサイトの結晶構造

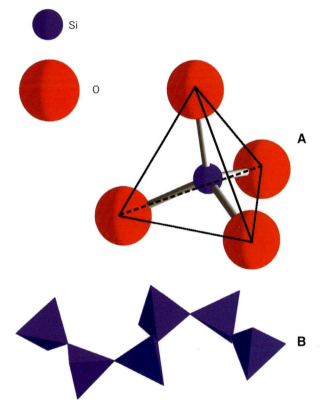

図24-12 Si-Oの四面体配置

ながり，構造内に共有結合とイオン結合の双方が存在するため，準安定構造になる．しかし，そのようなSi-Oは網目構造のために融点が非常に高くなる．通常，Si-Oの網目構造を破壊しやすくするためにカリウムとナトリウムが調整材としてガラス組成に添加される．歯科用陶材は長石が成分として用いられているので，初めからカリウムとナトリウムを含んでいる．その結果，2つの望ましい結果が得られる．①ガラスの軟化温度が低くなること，②熱膨張

Part III 技工物の作製

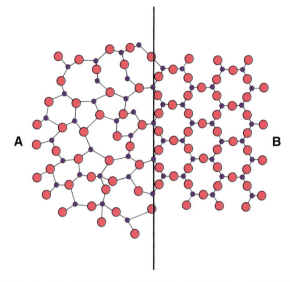

図 24-13　Si-O 網目構造におけるガラス形態（A）から結晶形態（B）への変化（Kingery WD, et al: Introduction to Ceramics, 2nd ed. New York, Wiley & Sons, 1976. より改変）

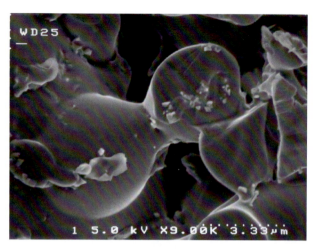

図 24-14　ガラス状焼結．未溶融粒子が部分的に溶けて結合する．ガラスの流れにより，くびれ形状ができている．（Van Vlack LH: Elements of material science, 2nd ed. Reading, Mass., Addison-Wesley, 1964. より改変）

係数が高くなることである．メーカーは，歯科用陶材の熱膨張係数がメタルコーピングに使用される合金のそれに近い値になるように，酸化物の含有量を調節している．ガラスの組成が適切に調節されていないと，Si-O 網状構造の広範な破壊と再編成が起こり，ガラスの結晶化（失透ともいう）に至る可能性がある．ガラス形態から結晶形態への格子構造の変化（失透）は，図 24-13 で図式化されている．失透は陶材の焼成回数が多すぎると部分的に発生し，通常は熱膨張係数と不透明性の増加を伴う．

長石にはアルミナ（Al_2O_3）も含まれており，ガラスの網目構造の粘性と硬度を増加させる媒介酸化物として作用する．これにより歯科用陶材は，崩れ（熱可塑性のフロー）に対する高い抵抗性を有する．これは，修復物の適切な形態を得るために不可欠である．

2　ポーセレンテクニック

歯科用陶材は多くの場合，粉末の形でメーカーから供給され，水または水をベースにしたグリセリン含有溶液で混和して，作業ができる濃度のペーストにする．これを使用して，適切な形態の修復物を作製する．いくつかのコンデンス法（たとえば，振動させて浮いた水分を吸い取る）が，過剰な水分をできるだけ多く取り除くために用いられる．コンデンスを行うと，陶材粒子は毛細管現象によって互いに引き寄せられる．適切なコンデンスにより，焼成の乾燥段階における蒸気の発生を最小限に抑える．築盛体が熱せられると，個々の陶材粒子は焼結することによって凝集する．溶融しない粒子の粘性流が，凝集した粒子間のぬれを引き起こして架橋を形成する（図 24-14）．その結果，粒子間隙が減少し，焼成後は 27〜45％ もの体積収縮が起こる[15]．

3　陶材の種類

陶材焼付鋳造冠の製作に使用する陶材は，それぞれ目的に応じた調合がなされており，オペーク陶材，ボディ陶材，インサイザル陶材が製造されている．

1　オペーク陶材

これは最初の陶材層として築盛され，2 つの主要な機能を有する．合金の色を遮蔽すること，および金属と陶材を結合させることである．

オペーク陶材には不透明な酸化物が添加されている．酸化物の密度はガラスマトリックスの密度より大きい．その結果，スズ，チタン，ジルコニウムの酸化物はガラスマトリックスの成分（長石と石英）よりも高い屈折率をもつ．前者の屈折率は 2.01〜2.61，後者では 1.52〜1.54 である．ある特定の範囲の大きさの酸化物粒子が用いられていると，入射光

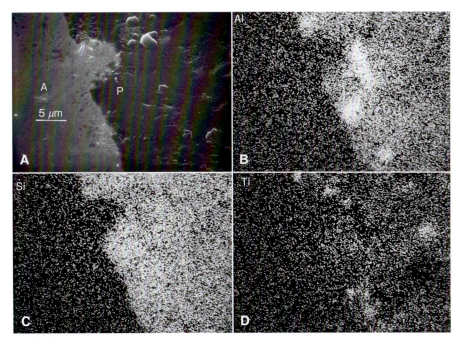

図24-15 高カラット貴金属合金 Degudent U（DENTSPLY International Inc.）と VITA normal（VITA North America）の合金-陶材界面．A：界面の SEM 像．B～D：それぞれアルミニウム，ケイ素，チタンの元素マップ（Laub LW, et al: The metal-ceramic porcelain interface of gold crowns [Abstract no. 874]. J Dent Res 57: A293, 1978. より引用）

のほとんどは陶材を透過しないで散乱，反射し，メタルコーピングの色を効果的に遮蔽する．

図24-15は，高カラット貴金属系合金と陶材との界面の走査電子顕微鏡（SEM）像[16]である．界面周囲の領域で特定の元素を調べると（元素マッピングとして知られる技術），アルミニウムとチタンが凝集しているのがわかる．これらは写真中で密度の高い領域として現れ，分離したアルミニウムやチタンの酸化物粒子がオペーク陶材（おそらくはその表面直下）に存在することを示している．元素マップを界面の顕微鏡写真と比べると，表面下の不透明な酸化物粒子の分布や大きさを特定することができる．ケイ素もこの方法で調べると，予想どおりに陶材の中で均一に分布しているのが見られる．

2 ボディ陶材

ボディ陶材はオペーク層の上に焼成され，インサイザル陶材と併用されることが多い．修復物に半透明性を与える役割をもつとともに，シェードの適合を助ける金属酸化物を含有している．ボディ陶材は，隣接する天然歯に適合させるために幅広い種類のシェードが用意されている．多くの陶材メーカーは，それぞれのボディシェードに合わせたオペークシェードを提供している．注意しなければならないことは，異なるメーカーの陶材に同一のシェード番号〔たとえば，広く使用される Vita classical シェードガイド（VITA North America）〕がついているが，メーカーによって相当な色の違いがあるので[17,18]，歯科医師は歯科技工士がどのシステムを使用しているかを知っておく必要がある．

3 インサイザル陶材

通常，インサイザル陶材は半透明である．その結果，目に見える修復物の色は，その下にあるボディ陶材とオペーク陶材の色に大きく影響される．

4 陶材と合金の結合

A. Brantley, Leon W. Laub, Carl J. Drago

オペーク陶材の層と鋳造用合金を強力に結合させることは，陶材焼付鋳造修復物の耐用性にとって不可欠である．1970年代以降の広範な研究によって，金属と陶材の結合を得るために重要な因子が明らかになってきた．初期の研究[19]では，焼成温度下における金属表面の陶材による"ぬれ"の重要性が立

証された．現在の歯科用陶材や鋳造用合金について，当時の研究のように接触角を計測した報告はないが，ぬれが良いと，金属と陶材の界面での気泡を最小限に抑える効果がある．高温度下での接触角と，金属と陶材の結合との詳細な関係については，まだ明らかではないが，O'BrienとRyge[19]の研究によれば，完全なぬれ（接触角0°）は起こらない．

BoromとPask[20]により提示されたモデルでは，金属-陶材界面を越えて化学結合させるための理想的な連続的格子構造が検討されている．この構造は原則として，①陶材焼成サイクルの高温度で鋳造用合金内に拡散し，②金属・陶材中で同じ平衡化学ポテンシャルをもつ被酸化性成分を陶材組成に含めることにより得られる．しかし，現実には，歯科用金属と陶材の界面の状態をこの理想的モデルにあてはめることはできない．陶材焼付に使用される金合金[21]，高パラジウム合金の研究[22,23]で，酸化部分の構造はきわめて複雑であることが明らかとなり，その他の種類の歯科鋳造用合金の酸化物の詳細な研究においても同様の結果が得られると考えられる．合金の酸化部分は複雑な状態であり，陶材のガラスマトリックスと合金の固溶体マトリックスの接触部位を除いて，連続する原子結合[20]は一般的に金属-陶材界面を越えられない．

メーカーは，鋳造用合金に酸化物を生成する非貴金属を少量添加しており[23,24]，金属-陶材間結合を高めている．電子顕微鏡やSEMを用いた研究[16,26-31]の結果，これらの成分が金属-陶材界面に蓄積し，界面酸化層を形成することが明らかにされた．貴金属合金において，陶材結合に主たる役割を果たす成分は，鉄（高カラット金合金），スズやインジウム（低カラット金合金，パラジウム-銀合金，銀-パラジウム合金，高パラジウム合金），そしてガリウム（高パラジウム合金）である．ニッケルとコバルトを主成分とする非貴金属合金については，酸化クロムが陶材と化学的に結合する．鋳造用チタン合金では，酸化チタンがこの役割を果たす．

図24-16 Aは，歯科用陶材を焼付けた高パラジウム合金界面のSEM写真である．この合金は，陶材焼成サイクルの間に，外側および内側で複雑に酸

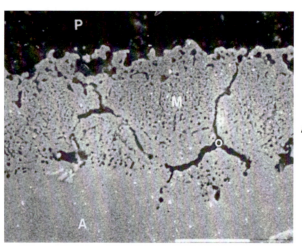

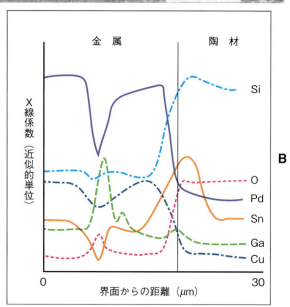

図24-16　A：高パラジウムのパラジウム-銅-ガリウム（Pd-Cu-Ga）合金 Liberty（Jelenko Dental Alloys）(A) に焼付けられたVITA VMK 68（VITA North America）歯科用陶材（P）の金属-陶材界面の二次電子顕微鏡写真（SEM）．合金結晶粒の境界（M）は，酸化物（O）の付着によって幅広くなり，結晶粒内にも非常に小さな酸化物粒子が多数存在している．スケール＝10μm．B：エネルギー分散型X線分光分析による，金属-陶材界面に垂直方向に実施した Liberty 合金の元素X線走査分析の結果を示す．母材の補正値が得られていないため，SEMの分析結果（元素濃度）は定性的なものとなってしまうが，変化の傾向が明らかとなっている．O：酸素，Si：二酸化ケイ素，Sn：スズ．(Papazoglou E, et al: New high-palladium casting alloys. Studies of the interface with porcelain. Int J Prosthodont 9: 315, 1996. より引用)

化する．パラジウム固溶体結晶の中の内側性酸化物粒子は小さすぎる（直径1〜2μm未満）ので，SEMに取り付けたエネルギー分散型X線分光分析器では成分を正確に分析することはできない．酸化前に50μmの酸化アルミニウム粒子によるサンドブラスト処理を施したところ，X線回折[22]によって合

金表面の酸化部分に $CuGa_2O_3$ と SnO_2 が認められた．図24-16 Bに，SEMで得られた界面近くの金属および陶材中の主成分のX線走査分析結果を示す．X線量の変化は，X線走査が内側性酸化物を横断した際に現れる．

5 結合に影響を与える因子

多くの陶材焼付法では，数層の歯科用陶材が焼成される前に，鋳造用合金の酸化処理が必要となる〔例外として注目すべきは，高パラジウムのパラジウム-銅-ガリウム（Pd-Cu-Ga）合金の1つであるFreedom Plus（Jelenko Dental Alloys）である．この材料では，オペーク陶材層の焼成前の酸化処理は必要ない〕．この工程は，コンディショニングまたはディギャッシングとも呼ばれる．ディギャッシングという用語は歯科技工において頻繁に使われているが，この工程の目的は焼成陶材を結合させるために金属表面を酸化させることであり，正確な使い方ではない．過去において一部の臨床医は，溶融時に合金内に取り込まれたガスが，加熱サイクルによって放出される可能性があると考えていた．しかし実際は，凝固合金と比較して溶融合金への大気ガスの溶解性ははるかに大きいことから，ガスの放出は凝固時に発生する．その結果，鋳造体に微細な孔[32]が形成される．

金属-陶材間の酸化層は，両者の界面における強力な結合のために最適な厚さでなければならない．このことは1970年代に，特定の貴金属および非貴金属の合金において立証された[33]．非貴金属鋳造用合金では，酸化層が厚くなりすぎないように特別な配慮が必要になることが研究により示された[34]．ベリリウムは，融解温度域を引き下げるために一部のニッケル-クロム（Ni-Cr）合金に加えられるが，それは酸化層の厚みにも影響を与える[35]．システムのなかには，オペーク陶材の焼成前に，接着材の適用が必要なものもある．ある接着材は金コロイド懸濁液からなり，審美的な目的のために，銀白色の陶材焼付用金合金に焼付けられる．SEMによる界面部の観察の結果，ニッケル-クロム合金では，接着材によって金属と陶材間の相互作用領域の幅が増減している[30]．ニッケル-クロム合金用接着材の分析により，これらには陶材でみられる成分（たとえば，アルミニウム，スズ，ケイ素）が含まれていることが示されている[35]．ある銘柄のニッケル-クロム合金では，接着材によって合金とオペーク陶材間の結合が強化されている．このような合金のメーカーは，接着材が必要もしくは有益であることを明示している．

酸化アルミニウム（アルミナ）によるサンドブラスト処理は，合金鋳造体の表面を不整にし，オペーク陶材との機械的嵌合を与えるために常に実施される．オペーク陶材は，焼成温度域では粘性が非常に低く，きわめて微細なすき間にも流れ込めるからである．かつての研究では，金-白金-パラジウム（Au-Pt-Pd）合金[36]，金-パラジウム-銀合金（Au-Pd-Ag），そしてニッケル-クロム（Ni-Cr）合金[37]の剪断荷重に対する界面抵抗において，そのような表面の粗れはまったく効果がないとされていた．しかし，Pd-Cu-Ga高パラジウム合金を使った最近の研究では，制御された一定量の機械的表面処理を施すことでより深い刻み目を有する不規則な面は，単に粗面化した場合よりも，金属-陶材間の結合力が増大したという[38]．

大きな界面結合強さを得るためには，金属と陶材の熱膨張係数（線膨張率）は非常に近い値でなければならない．一般的な金属の熱膨張係数（$αM$）の範囲は $13.5～14.5×10^{-6}/℃$ であり，陶材の熱膨張係数（$αC$）は $13.0～14.0×10^{-6}/℃$ である[39]．金属のほうがやや係数が大きいため，室温では陶材に残留圧縮応力が働き，結合にとって好都合である（図24-17）（熱収縮係数および熱膨張係数は同じであるとみなされ，残留応力は，もはや粘性流が不可能であるガラス移行温度以下のセラミックにおいてのみ発生する）．陶材は圧縮強さに較べて引張強さが小さいので，修復物の破折を防ぐために陶材の残留引張応力は排除すべきである．

鋳造用合金と陶材の結合は，固定性補綴学において非常に重要であり，研究者たちはこれまで，剪断，引張，屈曲および，ねじり荷重に関する種々の試験方法を利用して，金属-陶材焼付強度を測定し

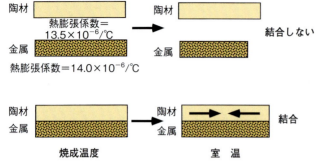

図24-17 焼成温度と室温における陶材と金属の結合．陶材に比べて金属の熱膨張係数が 0.5×10⁻⁶/℃ 大きいと，室温になったときに陶材に圧縮応力が加わる．(Craig RG, et al: Dental materials: properties and manipulation, 7th ed. St. Louis, Mosby, 2000. より引用)

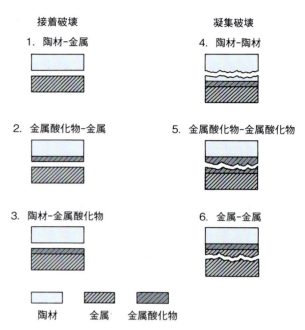

図24-18 合金-陶材試料で発生する破壊様式 (O'Brien WJ: Evolution of dental casting. In Valega TM Sr, ed: Alternatives to gold alloys in dentistry [DHEW Publication No. (NIH) 77-1227, p5], Washington, DC, U.S. Government Printing Office, 1977. より改変)

てきた．界面結合強さが十分にあり，試験片の破折が完全に陶材内部で生じる（凝集破壊）ことが理想的である．初期のある研究[40]では，市販の歯科用陶材を大気中と真空中で焼成し，間接引張強さを測定したところ，有意差はみられなかった．サービカル陶材の測定値 42 MPa (6,092 psi) と比較して，オペーク陶材が 28 MPa (4,061 psi) と低いのは，両者の組成の違いに起因する[40]．さらに真空焼成は，オペーク陶材の多孔性にはほとんど影響を及ぼさなかった．これらの結果に基づいて考えれば，金属-陶材間結合の引張強さは，界面ではなく陶材内部で破壊が起こるように，28 MPa を上まわるべきである．歯科用陶材の剪断強さの値[41]についても同じことがいえ，陶材内部で凝集剪断破壊を生じるためには，界面の剪断強さのほうが大きいことが求められる．金属-陶材焼付の引張強さを測定したいくつかの研究結果は，この考えと一致していた[35, 42, 43]．陶材内の凝集破壊は 15～39 MPa (2,176～5,656 psi) で起こるのに対し，焼付部の剪断強さは 55～103 MPa (7,997～14,938 psi) の範囲であった．多数の剪断強さ測定のなかには，金属-陶材界面の結合破壊が陶材部にまで及び，凝集破壊を起こしているといった，混合型の破壊様式も観察された．

その後，金属-陶材界面結合の評価の焦点は，金属-陶材の結合の強さの測定よりも陶材溶着の強さの測定へと移行している．Anusavice ら[44]は金属-陶材の結合の強さの測定に用いられる試験（引張剪断，3点屈曲，4点屈曲）の有限要素解析結果を報告した．すべての結合強さ試験で，2つの重大な問題点が明らかになった．すなわち，①金属-陶材界面における位置（特に陶材末端付近）によって応力が変化していたことと，②臨床的に破折を起こすと思われる荷重をシミュレートするには，純然たる剪断応力状態が必要と考えられるが，このような状態が欠けていたことである．また，熱膨張係数の相違は，金属 (αM) と陶材 (αC) との間でほんのわずかではあるが，それによって生じる界面での残留応力は，予測できない大きさとなる．さらに金属-陶材焼付強さの理想的数値は，界面での残留応力がないと想定した場合のものである．

これらの問題を避けるために，O'Brien[45, 46]は，結合強さの測定ではなく金属-陶材試料または修復物の破壊様式に焦点をあて，まったく異なるアプローチを提案した．陶材焼付金属の接着破壊もしくは凝集破壊は6つの場所で，あるいはそのうちの何か所かの組み合わせで起こりうる（図24-18）．接着破壊は，①陶材-金属界面（金属酸化物が存在しない場合），②金属酸化物-金属界面，および③陶材-金属酸化物界面で発生し，凝集破壊は，④陶材内部（望ましい破壊様式），⑤金属酸化物内部，⑥金属内

部で生じうる（金属の破壊はほとんど起こりえないが，完全を期して本モデルに含める）．破壊した試験試料における溶着陶材の面積率を求めることにより金属-陶材の結合を評価するこのアプローチは，金属-陶材システムに関する米国規格協会/米国歯科医師会（ANSI/ADA）の仕様No.38に採用された[47]．顕微鏡による具体的な測定方法については明記されていない．

Ringleら[48]の開発した定量的X線分光分析法によって，陶材結合が測定されるようになった．2軸曲げによる荷重で破壊に至った陶材焼付金属の破折面は，エネルギー分散型X線分光分析器を備えたSEMによって検査された．この方法は，歯科用陶材の主成分であるケイ素が歯科用合金にはほとんど存在しないということを前提としている（試験片の準備のために使われる埋没材や研磨材によって汚染されている場合を除く）．破折片の金属表面に残る歯科用陶材の量は，陶材築盛前の酸化合金表面と試験前の陶材表面に対して較正測定を行ったうえで，ケイ素のKα信号を測定することによって容易に計測できる．この技術は，各種陶材焼付用合金[49]に対する金属酸化物の結合を測定するために用いられており，また高パラジウム合金[50,51]やチタンおよびチタン-アルミニウム-バナジウム合金（Ti-6Al-4V）[52-55]に対する陶材結合の測定に利用されている．

金属への陶材焼付を評価する方法にも考え方の変化があり，陶材焼付鋳造修復物に対して3点屈曲テストを含むISO規格No.9693の導入が進められている[56]．Lenzら[57,58]は，3点屈曲テストに対して有限要素解析を行い，αMとαCの不一致により生じる金属-陶材試験片の熱応力が及ぼす影響について検討した．同じ弾性係数をもつ数種類のPd-Ga高パラジウム合金を用いた研究では，X線分光分析法[50,51]で測定された陶材結合と，ISO規格No.9693[56]の3点屈曲テストにより破壊を生じる応力との間には，まったく相関関係はなかった[59]．このような実験結果から，陶材結合の測定におけるX線分光分析法[48,50]の有効性には疑問がもたれている．考えられる説明としては，金属は陶材結合を測定した際に微量の永久曲げ変形が起こっていたが[50]，ISO規格に基づいた破壊に至る応力（剪断焼付強さ）の測定ではそのような変形が起こっていなかった可能性がある[56]．

金属-陶材焼付に影響する他の重要な要因は，陶材焼成前の合金の表面処理と焼成中のファーネス内の気圧である．前述のとおり，鋳造用合金のサンドブラスト処理は，残留埋没材などの金属表面の汚染を除去するとともに，陶材の機械的維持のために表面を微細な不整状態にする効果もあり，酸化処理に先立って一般的に行われている．合金の酸化処理は，大気圧もしくは歯科用ポーセレンファーネスで到達可能な減圧状態（およそ0.1気圧）で行われる．合金を減圧状態で酸化させると，大気圧で酸化した場合と比較して，その酸化層ははるかに薄くなる．メーカーが勧める合金の酸化処理および陶材焼成サイクルは厳守するべきである．初期の研究[60]において，試験片を使った陶材-金合金界面の剪断強さは，大気圧で焼成されたほうが60％も大きいことがわかった．当時の他の研究[61]では，結合の引張強さは使用されるファーネスの気圧によって変化することが示された．陶材をニッケル合金に焼付けた試料では，非酸化性雰囲気または減圧状態の場合と比較して，酸化性雰囲気で焼成された場合のほうが，剪断焼付強度が大きかった[62]．その後Wagnerら[38]は，減圧によってPd-Cu-Ga高パラジウム合金の焼付強さが著しく低下するのを発見し，そのことから，標準的な陶材焼成サイクルでの合金酸化層の役割が確認された．2005年以降，チタン/チタン合金と歯科用陶材の結合に関する多くの研究が進められている．Zinelisら[63]，商業用純チタンに対する8種類の陶材の結合強さにはかなりの差があり，陶材溶着の測定値[53,59]とISO規格の3点屈曲テストによる金属-陶材結合強さの間には相関関係がないことを報告した．ある優れた総説において，チタンと陶材の結合に関する多数の研究の結果が厳密に要約されている[64]．陶材焼成時における過剰な酸化と，αケースと呼ばれる非常に硬い表層（19章参照）により，鋳造チタン/チタン合金への陶材の結合は困難である．もう1つの問題は，チタンと

の高温反応を抑制するために低溶陶材を使用する必要があることである．低溶陶材は一般的な中溶陶材より結合強さが低い[65, 66]．

陶材築盛前にチタン表面を改質する方法としては，粗面化[65-68]，酸性・腐食性溶液の使用[53, 69, 70]，特殊な層やコーティングの適用[54, 55, 71-75]などがある．臨床的観察により，陶材内部の凝集破壊はチタン-陶材界面での接着破壊より多いことが判明した．チタン用の低溶陶材を焼成するための低温域におけるファーネスのコントロールが重要であることが示唆されている[64]．昨今の調査によると，鋳造チタンに対する陶材の結合強さは，ISO規格 No. 9693に示された最低値である 25 MPaを満たしているが[56]，一般的なニッケル-クロム合金のほうがチタンより高い結合強さが観察されている[64, 65, 69]．非鋳造用チタンでは放電加工機による表面処理がなされているので，陶材の結合強さは α ケースを除去した鋳造チタン表面と大差ないことが示された[65, 76]．

調査の最終結果をまとめた部分において関心を集めたのは，再生金属を使用した場合の金属-陶材結合の強度に及ぼす影響である．これは高価な金合金やパラジウム合金を扱う歯科技工所にとってきわめて現実的な問題である．高カラット金合金，金-パラジウム合金，パラジウム-銀合金は，最大で3回溶融しても陶材への結合強さは低下しなかった[77]．これとは対照的に，一般的なニッケル-クロム合金を古いメタルとバージンメタルとを混ぜて溶融したところ，バージンメタルだけを使用した場合と比較して，結合強さは有意に低下した[78]．

5. 選択の基準

現在の歯科用陶材のメーカーの多くは，自社の陶材と相性が良い合金系を指定している．通常，相性は相対的熱膨張係数で判断される．臨床的に選択されたシェードによって，どの陶材粉末を混合するかが決定される．期待されている審美性を得るために，適合させる色の特徴に応じて数種の陶材を組み合わせる．現在市販されている陶材は，細粒と粗粒に分けられる．細粒陶材の典型的な粒子の大きさは 5〜110 μm で，一方，粗粒陶材では 200 μm 前後である．

1. オペーク陶材

陶材と金属界面の適切な機械的結合と化学的結合とを得るためには，オペーク陶材は，金属表面を容易に"ぬらす"必要がある．たとえ薄い層であってもそれは修復物の色の基本となり，金属の色を遮蔽しなければならない．合金によっては，暗い色の酸化物を遮蔽するために厚いオペークが必要な場合もあるが，修復物をオーバーカントゥアにすることなく審美的結果を得るために，オペークの厚みは一般的に 0.1 mm を超えてはならない[79]．アルミナと併用される少量のジルコニウム酸化物とチタン酸化物は，酸化された金属の暗い色を遮蔽する不透明化因子として働く．これらの酸化物はボディ陶材にも含まれる．陶材メーカーは，オペーク陶材をペーストまたは粉末の状態で提供している（図 24-19）．

2. ボディ陶材およびインサイザル陶材

オペーク陶材と同様に，ボディ陶材およびインサイザル陶材の選択は，主としてその審美的特性に基づいて行われる．しかしながら，これらの陶材を焼成したときに生じる収縮量についても考慮しなくてはならない．オペーク陶材では最初の焼成でひびが入るものの寸法的には比較的安定しているのとは対照的に，一般的なボディ陶材とインサイザル陶材では最初の焼成で体積の 27〜45％も収縮する[15]．低溶金属焼付用陶材（Finesse, Dentsply Prosthetics；Omega 900, VITA North America）は一般的に使用されるようになってきている[80]．低溶陶材は，一般的な陶材に比べてエナメル質を咬耗させにくい傾向を有することが実験的に示されているので，対合歯のエナメル質の咬耗が問題となりそうなときに使用を考慮する[81]．

6. 作 製

最高の審美性を得るために，症例に合わせて望みどおりの色が出せるように，ボディ陶材とエナメル陶材は粉末を個別に調合することが望ましい．

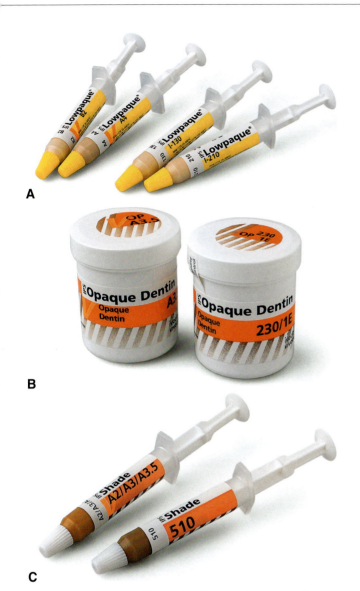

図24-19 各種の金属焼付用陶材．粉末もしくはペースト状で提供される．（提供：Ivoclar Vivadent, Amherst, New York）

1 ポーセレンの築盛

1 使用器材

以下の器材が必要である（図24-20）．

- 陶材練和液
- ペーパーナプキン
- ガラス板またはパレット
- ティッシュまたは角切りガーゼ
- 蒸留水の入ったコップ2個
- ガラススパチュラ
- レグロン刀
- ポーセレン用ピンセットまたは止血鉗子
- セラミスト用黒テンの毛筆（No. 2, 4, 6）と築盛用ブラシ
- カミソリまたはデザインナイフ
- シアノアクリレートレジン（瞬間接着材）
- 色鉛筆またはフェルトペン
- 咬合紙
- 陶材用ポイント
- フレキシブルなダイヤモンドディスク（直径約20 mm）

2 手順

酸化処理したメタルコーピングを注意深く検査する．一様な酸化層で前装面全体が覆われていなくてはならない．

1）オペーク陶材

オペーク陶材築盛の手順を図24-21に示す．

① 使用するオペーク陶材が完全に混じるようによく容器を振る．ついでそれを台の上に置き，より小さい顔料粒子を沈下させる．そのまま静置しておくと，陶材はさまざまな大きさの粒子層に分離する．

② ガラス板かパレットに少量の陶材を取り分ける．練和液をいくらか加え，スパチュラで混ぜる．金属製のインスツルメントは金属粒子がはがれて汚染の原因となるため，混和に用いてはならない．適切なオペーク陶材の濃度は，すくいあげたとき数秒間インスツルメントの端にとどまり垂れない程度である．

③ メタルコーピングを少量の液で湿らせ，ブラシかスパチュラの先端でオペーク陶材を少量取り上げ，コーピングに塗る．このときコーピングはポーセレン用ピンセットで保持するべきである．

④ 軽く振動させて，陶材が薄く均一に広がるようにする．レグロン刀をピンセットの柄の部分に当てて前後に動かし，必要な振動を与える．表面に浮き出た余剰な水分はきれいなティッシュで拭き取る．いわゆるペイントオペークでは，振動は必ずしも必要でない．

⑤ 最初に築盛したオペークの上にさらに少量を追加し，同様の方法で広げる．2つの陶材泥の塊

Part III 技工物の作製

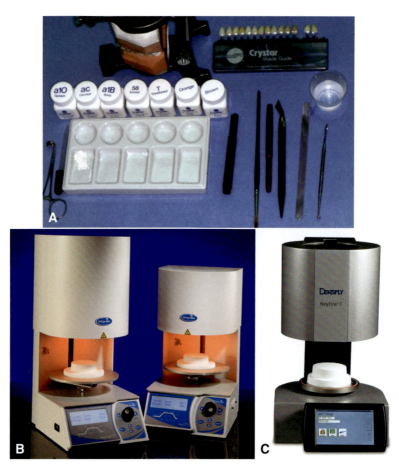

図24-20 A：陶材築盛のための器材．B：ポーセレンファーネス．Whip Mix Pro Press 200（左）とPro 200（右）．C：Dentsply NeyFire T．（Bの提供：Whip Mix Corporation, Louisville, Kentucky, Cの提供：Dentsply International, York, Pennsylvania）

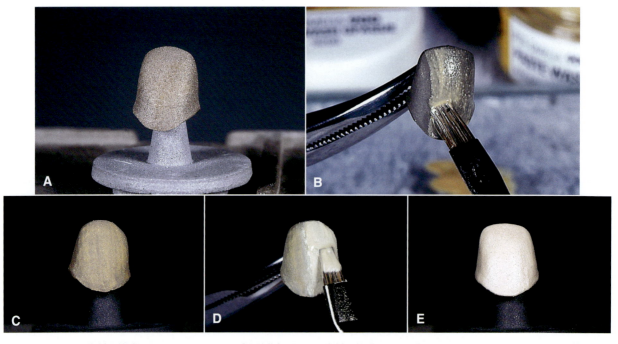

図24-21 オペーク陶材の築盛．A：メタルコーピングの酸化処理．B：陶材の築盛．C：振動を与えてオペークが均一で薄い膜状に広がった状態．D：オペーク陶材を追加する．E：ファーネスの前で乾かした後，オペーク層は均一な艶のない白色を呈する．焼成に先立って余剰分は拭き取る．

738

が接合すると気泡を巻き込むので，これをなるべく抑えるために，最初に置かれた塊に隣接して次のオペーク陶材の塊を置かないようにする．水分の含有量が適切にコントロールされていれば，コンデンスは容易である．水分の過剰な練和泥は崩れやすく，メタルコーピング（特に陶材-金属境界部近くの凹部）に必要以上に厚い層を形成する．

⑥ いったん前装面がカバーされたら，乾いた下地の上にさらに陶材を加える．陶材を追加する前に最初の築盛面を少し湿らせることが必要な場合がある．さもなければ，水分は，新しい陶材が適切にコンデンスされて広げられる前に，乾いた下地にすぐに吸収されてしまい，その結果，強度の低い多孔性の築盛体になるであろう（乾いた砂浜の上に湿った砂で砂の城をつくるのに似ている）．これを防ぐために，液を加えてさらに振動させる．

⑦ 前装面が完全に覆われたら，わずかに湿らせたブラシの側面で前装部以外の金属面から余剰な陶材を拭い取る．前装部に隣接した金属面が適切に調製されなめらかであれば，余剰の陶材を除去するのは難しくない．しかしながら，この重要な作業はしばしば見すごされ，金属の研磨をいっそう困難にすることがある．

⑧ 余剰分をすべて除去し終えたら，修復物の内面に陶材粒子が残っていないかどうかを検査する．残った粒子は乾いた短い剛毛ブラシで簡単に除去できる．

⑨ 焼成に先立ち，オペーク築盛体が次の基準を満たしているかどうかを確認する．
- 前装面全体がなめらかな層で均一に覆われ，金属色が遮蔽されていること
- 前装面のどこにも余剰な陶材が残っていないこと
- 前装部に隣接するどの外面にもオペーク材が付着していないこと
- メタルコーピング内面にオペーク材が付着していないこと

これらの基準が満たされていれば，メタルコー

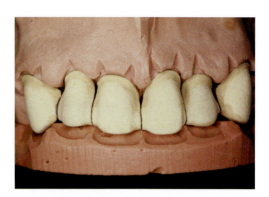

図24-22　オペーク陶材の外観

ピングを焼成用トレーにのせ，開放してあるポーセレンファーネスのマッフル近くに数分間置く．これによって水分が蒸発する．乾燥が終わったら（メーカーによってこの指示の仕方はさまざまである），余剰なオペーク陶材が残存していないか再検査する．乾燥した陶材はチョークのように白くなり，暗い酸化金属と対照的に目立つので，前に見逃していた残留オペーク材がはっきり見えるようになる．短い剛毛ブラシを用いて，残った陶材粉末をすべて除去する．その後，メーカーの指示する方法に従って焼成する．

⑩ 1回目の焼成が終了したら，築盛体をマッフルから取り出し，そばに置いて室温まで放冷する．

⑪ このとき，オペーク前装部にひびや薄くなった部分がないか，全体が適切に覆われているかどうかを検査する．前装部はファーネスから取り出したときは黄色く見えるが，冷めると，より特徴的なつや消しの白い色になる．焼成されたオペーク材は卵の殻に似た外観となる．必要があれば，2回目のオペーク材の築盛が行われる．最初の焼成後に小さなひびや亀裂が生じるのは珍しいことではない．この問題を解決するには，湿らせてから低濃度のオペーク練和泥を注意深く溝に築盛してコンデンスする．金属の色が完全には遮蔽されていない薄い領域を修正するときも，2回目の塗布前に（陶材でぬれやすいように）表面を湿らせる必要がある．

⑫ 焼成後，オペーク築盛体が次の基準を満たしているかどうかを検査する（図24-22）．

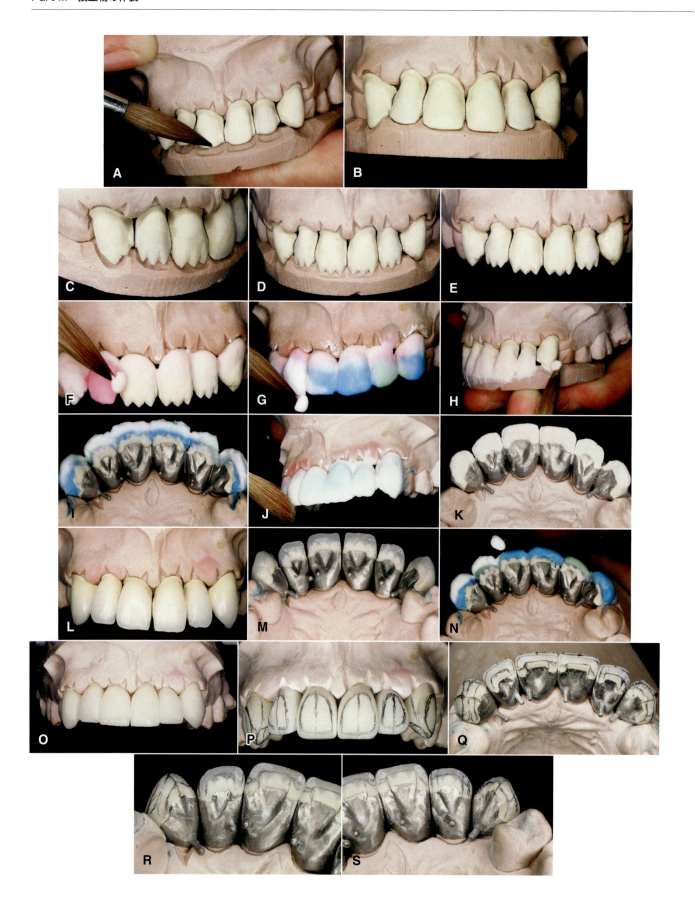

- 比較的なめらかで均一な層によりメタルコーピングの色が遮蔽されていること
- 卵の殻のような外観であること
- コーピングのいかなる外面および内面に余剰のオペーク材がないこと（内面にオペーク材があるとコーピングが歯型のマージン部まで戻らなくなる）

2) ボディ陶材およびインサイザル陶材

オペーク層が適切に焼成されたら，ボディ陶材とインサイザル陶材を築盛する（図 24-23）．1つの修復物で数種類の陶材が使用されるのが一般的である．不透明度の高いボディ陶材（オペーシャスデンティンと呼ばれることも多い）は，半透明感が必要でない部分〔たとえば，ポンティックの歯頸側や切歯のマメロン（切縁結節）〕に，隣在天然歯の解剖学的特徴を表現する目的で使われる．専用のサービカル陶材を歯頸側1/3に，インサイザル陶材を切端に築盛して天然エナメル質を再現する．一般的に修復物は解剖学的な形態にワックスアップされるが，その形態が調和していれば，その形態に準じてカットバックすることによって，より半透明性の高いインサイザル陶材の前装が可能になる．

① サービカル・ボディ・インサイザル陶材粉末とその他の粉末をガラス板かパレットに取り分ける．オペーク陶材を練和したときと同じ練板を用いる場合は，オペークの残留粉末を完全に除去しておく．
② 推奨されている練和液か蒸留水で陶材を混和する．これらの陶材に使用する水分量は，オペーク陶材の場合と同じであるべきである．また，通常のグリセリン含有液よりも長い操作時間が得られる特殊な成分の液も市販されている．
③ 先に焼成されたオペーク層を少量の液でぬらし，前装面の歯頸側に少量のサービカル陶材を置く．ブラシでそっとたたいたり鋳造体を軽くたたくなどして適度な振動を与え，予備的なコンデンスを行う．ティッシュを近くに保持して，表面の過剰な水分を取り除く．唇側面にティッシュを当てるとより小さい顔料粒子が取り除かれるおそれがあるので，築盛工程全体を通じて，唇側面に直接ティッシュを当てて吸い取ってはならない．吸い取る作業を常に舌側面から行うことにより，優れた審美性が得られる．
④ サービカル陶材を置いて形を整えた後，前装部をボディ陶材で解剖学的カントゥアに仕上げる．このとき，隣在歯と対合歯をガイドとして用いる．ぬれた築盛体と石膏模型が接触すると思われるところには，模型に少量のシアノアクリレートレジンを塗布し，ただちにエアをかけて薄い層にしておく．こうすることによって，石膏表面が覆われ，築盛体から水分が吸収されるのを防ぐ．
⑤ 粒子が溶融して生じる焼成収縮を補償するために，陶材をやや大きめに盛る．典型的な前歯の陶材焼付鋳造冠は切端で0.6mm，唇側面中央で0.5mm収縮する[82]（図 24-24）．
⑥ ボディ陶材の築盛が完了したら，近遠心的・唇舌的形態および切端から歯頸部にかけての形態が適切かどうか評価する．
⑦ 求められている外観に応じて，半透明インサイザル陶材のためのカットバックを行う．メーカーによっては，インサイザル陶材の前装は修復物の歯頸部まで全部行うべきであるとしているが，一方では，切端側1/3に限るように指示しているメーカーもある．きわめて多くの方法

図 24-23　ボディおよびインサイザル陶材の築盛．A〜E：切歯マメロン（切縁結節）をオペーシャスデンティンで成形する．石膏またはシリコーンパテのインサイザルインデックスは解剖学的形態のワックスパターンからつくられ（18章参照），適切な切端の位置を決定するガイドとして利用する．F・G：サービカルおよびボディ陶材を築盛する．H：切端の位置を決めるためにインサイザルインデックスが利用される．この方法は，ロングスパンの修復物を作製するときに特に有効である．I：やや大きめに築盛する．J：築盛体は築盛用ブラシで平滑に仕上げる．K：焼成に先立ち，カミソリで築盛体を分割する．陶材を隣接面接触点に追加する．L・M：1回目のボディベークの焼成を終えた修復物．N：形態の不足している部分に陶材を追加する．O：焼成後，隣接面接触点を注意深く調整し，作業模型に戻された修復物．P〜S：回転切削器具で形態を整えた修復物．形態，線角および切端の位置に入念な注意を払う．完了後，修復物は口腔内での試適評価と最終的な形態修正の準備が整う（29章参照）．

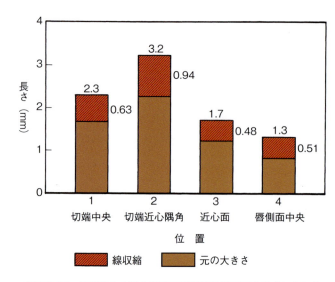

図 24-24 典型的な上顎中切歯の陶材焼付鋳造冠を焼成したときの平均収縮量（Rosenstiel SF: Linear firing shrinkage of metal-ceramic restorations. Br Dent J 162: 390, 1987. より引用）

で築盛することが可能だが，最終補綴物の外観を予測する術は経験の他にない．カットバックがカミソリ，メスあるいは成形用インスツルメントのいずれでなされるにしても，カットバックする前にボディ築盛体をよくコンデンスしておく必要がある．これによって，作業中に陶材が崩れる危険性を最小限にできる．さらに，支持のない築盛体の切端部にダメージを与えないために，カットバックは切端から歯頸側に向かって行うべきである．隣接面部分には，インサイザル陶材を築盛できる十分なスペースがなければならない．

⑧ 同様の方法でインサイザル陶材を築盛し，ボディ陶材同様に，やや大きめに築盛する．インサイザル陶材を築盛する前に，残っているボディ陶材を湿らせて，ここでも間欠的な軽い振動を加えることで，適度なコンデンスが達成できる．コンデンスに時間をかけすぎるのは避けるべきである．過度にコンデンスしても，気泡の減少[83]や破折強度の向上[67]は期待できないばかりか，顔料粒子が再分散されて，望ましくない結果になる可能性がある．

⑨ 石膏模型の対合歯に赤か緑のフェルトペンでマーキングする．これらのマークは，最初に模型をシアノアクリレートレジンで覆っておけば石膏中に吸収されない．そうして咬合器を閉じると，対合歯がぬれた陶材に接触する．注意深くこれを行うと，築盛体を崩すことなくマークが陶材に転記され，必要な咬合様式に応じて築盛体を修正することができる．マーキングに使用する顔料は，焼成後に何も残さず消失する赤と緑に限定する．青と黒の顔料は，金属酸化物や炭素を含むことが多いので，焼成後に陶材を変色させてしまう．

⑩ 完成した築盛体を模型から外す直前に，隣接接触領域を湿らす．こうすることにより，築盛体がこの部位で壊れる危険性を減らすことができる．

⑪ 築盛体を模型から外した後，隣接面接触領域を築盛する．この段階で，前装部分を越えた陶材のはみ出し（前の段階と同様，焼成に先立って取り除く必要がある）がないことを再検査する．さらにエナメル陶材はきわめて半透明で薄い層をなし，焼成後では容易には見分けられないので，メタルコーピングの内面はよりいっそう注意深く再検査する必要がある．

⑫ 築盛体は開放したマッフルの近くの焼成用トレーに置き，メーカーの推奨する温度で乾燥する．通常は6〜10分の乾燥時間で十分である．もし乾燥不十分のまま焼成されると，築盛体中に残存する水分が蒸気となり，それに伴う蒸気圧で築盛体が破裂する．乾燥過程終了後，余剰な陶材が残っていないことが確認されれば，焼成に入ることができる．焼成が完了したら，室温まで冷ましてから次の工程に移る．焼成後の冷却速度はメーカーの指示に従う．冷却速度が正しくないと残留応力が生じ，結果的に機能時の陶材の破折につながる．徐冷するとリューサイトがさらに結晶化する[85]ため，熱膨張率が増大することが示されている．一般的には，熱膨張係数が高い合金は低い合金よりも急速に冷却する必要がある[86]．

⑬ 第1回目の焼成（ビスケットベーク，素焼）後の評価は特に厳密に行う．もし表面に亀裂があれば，周辺の陶材を削除してから，あらたに陶

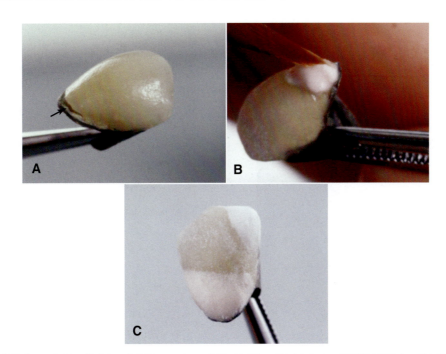

図24-25 A：この修復物は1回目の焼成後，歯肉側マージンに亀裂（矢印）が認められた．亀裂部を削合し，修正用の陶材を盛るスペースをつくる．B：修正部位を湿らせてから，陶材を追加する．C：陶材が追加され，修復物の2回目の焼成準備が整う．

材を加える（図24-25）．修復物の形態は，解剖学的形態を基本としながら，あらかじめ計画された患者の咬合様式に沿ったものでなくてはならない．

⑭ 陶材用ポイントで余剰な陶材を除去する．鼓形空隙を正しく形成するためには，フレキシブルなダイヤモンドディスクが不可欠である．ディスクを長持ちさせるためには，常にぬれた状態で使うとよい．

⑮ 修復物の形態付与や必要な部位の削除が完了すると，多くの場合，部分的に2度目の陶材の築盛が必要となる．

⑯ 2回目の修正焼成（追加焼成とも呼ばれる）に先立って，削り屑を取り除くために超音波で修復物を洗浄する．

⑰ 2回目のボディおよびインサイザルの層は，わずかに湿らせたビスケットベークの上に直接のせる．このとき，修復物を湿らせて色の評価を行う．時には，特に広範囲の補綴物ではさらに焼成が必要なこともある．しかしながら，反復焼成は陶材の失透を起こし，修復物の半透明感や破折強度の低下につながる[87]．

2 内部のキャラクタリゼーション

内部のキャラクタリゼーションすなわちステインは，オペーク，ボディあるいはインサイザル陶材に有色の顔料を混ぜることによって行われる．これらの顔料は本来セラミックであって，陶材粉末に似た物理的性質を有する．

陶材メーカーの多くは有色オペーク添加材（オペークモディファイヤー）を供給しており，オペークと選択的に混合して，希望の顔料の飽和度（彩度）を増すことができる．この方法の変法として，オペーシャスデンティンを用い，より半透明なデンティン陶材を使って焼成したものよりも，若干彩度の高い最終修復物をつくり出す方法がある．同様に，半透明の陶材は切端の半透明感を与えるのに役立つ（図24-26）．強い色彩の釉薬（グレーズ）は，表面のステインとして使われることが多いが，築盛された陶材の内部に層状に置くことによって特殊効果を出すことができる（図24-27）．

陶材焼付鋳造冠の作製に熟達した術者にとっては，内部ステインを行うことは技術的に難しいことではない．しかしながら，顔料が陶材内に入り込んでいるので，万一期待した効果が内部ステインによ

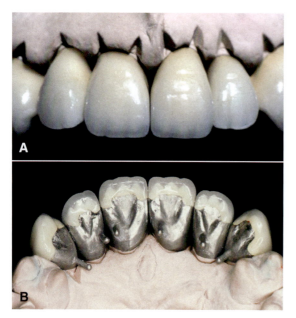

図24-26 切端の自然な外観は，半透明性が異なる陶材を巧妙に築層して得られる．

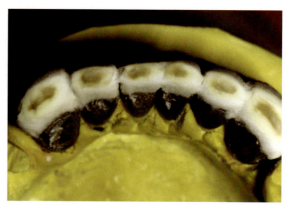

図24-27 内部ステインを使用して，下顎切歯の象牙質が変色した状態を再現する（焼成前の状態）．

って得られなければ，陶材をメタルコーピングからはがさなくてはならない．

　内部のキャラクタリゼーションに関するもう1つの方法は，まずボディ陶材を焼成し，適切なマメロン（切縁結節）形態を削り込み，そこへ次のエナメル陶材を築盛する方法である．この方法の欠点は，焼成の回数が多くなることである．

3 カントゥアの付与

　完成した修復物の外観は，色，形および表面性状によって決まる．これらを成形およびキャラクタリゼーションにより変化させ，天然歯の外観を再現する（図24-23 P〜S）．

　修復物の外観は，目の錯覚をうまく利用することによってかなり影響を受ける（20章参照）．人間の目は高さと幅については差を識別することができるが，深度を感知する能力はそれに比較してはるかに劣っている．訓練された観察者でさえも，三次元的な微妙な差異を認識するのは困難である．

　形態の付与を工夫することによって，修復物の見かけの形が実際の配置とはきわめて異なって見えるようにつくることが可能である．目に見える歯の大きさは，歯の線角の反射の位置と間隔によって異なって見える．たとえ欠損部の幅が反対側同名歯のス

ペースよりも若干広いとしても，線角の配置や線角に隣接する部分の形態を注意深く模倣することで，修復物の外観を同じように（あるいは同一にさえ）つくることが可能である．臨床医は，修復物が実際の幅よりも狭く見えるという錯覚を生むことができる（図24-28）．また，幅の狭い欠損部のポンティックの近心線角から遠心線角までの距離を正常な距離と同じにすることによって，歯が正常な大きさで単に叢生しているかのような錯覚をつくり出すことも可能である．これらの原理を上手に応用することにより，第三者をあざむいて，実際には歯が重なっていないにもかかわらず，歯が重なっていて歯（修復物）の一部が隣在歯に隠れているかのように思わせることができる．

　陶材焼付鋳造冠の表面性状は，天然歯にみられる表面の特徴的な凹凸なども含めて隣在歯に似せなくてはならない．これを達成しようとする際には，いくつかの光の反射に関する法則を考慮する必要がある．

・平面は主に平行な光束を反射する．
・凸面は反射光が分散し，一方，凹面は反射光が収束する．
・面の急激な変化（たとえば，幾何学的な線角）は線反射になるが，なめらかにゆっくり流れるような曲面は，より広い面からの反射として見える．

　このため表面のなめらかな修復物は，同じサイズでもキャラクタリゼーションが加えられ表面性状が付与されている修復物と比較すると大きく見える．キャラクタリゼーションを行う前に，隣在歯を注意

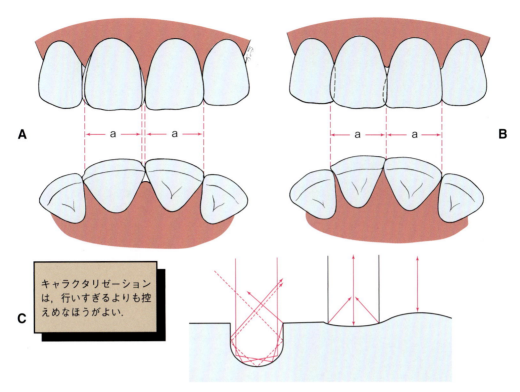

図24-28　A・B：欠損部が正常な大きさでない修復物における審美性は，線角の位置を一致させたり，隣接面部を調整することによって改善する．C：光の反射パターンは，修復物の表面性状により異なる．(A・B：Blancheri RL: Optical illusions and cosmetic grindings. Rev Assoc Dent Mex 8：103, 1950 より引用)

深く観察し，その反射パターンをいかに模倣するべきかを理解することが大切である．また"過度なキャラクタリゼーション"は行わないように注意しないと，修復物が目立ってしまい，かえってそれが人工物であることがわかってしまう．

4 グレージングと表面のキャラクタリゼーション

陶材焼付鋳造冠は，天然歯のような光沢を得るためにグレーズ（艶焼き）される（図24-29）〔研磨によって滑沢にする方法もある（29章参照）〕．グレージングは，必要な表面のキャラクタリゼーションと同時に行うこともある（29章参照）．

オートグレージングでは形態を付与したビスケットベークを溶融温度まで上げ，しばらく係留した後冷却する．陶材表面に熱可塑性の流れが起こり，ガラス層つまり表面の艶が生成される．この過程で尖った角や縁は若干丸められる．結果として，グレージングの間に陶材の咬合接触はわずかに変化する．

これとは対照的に，オーバーグレージングでは，

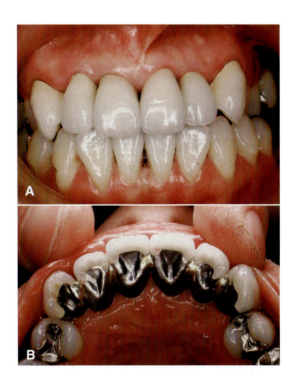

図24-29　グレージング後に研磨された修復物

成形された修復物の表面に別に練和した陶材泥を塗布し，ついで修復物を焼成する．陶材の銘柄によって差はあるものの，焼成工程はオートグレージングと同様である．多くの陶材焼付鋳造冠が低溶陶材を

Part III 技工物の作製

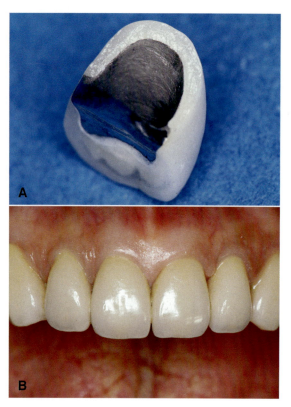

図 24-30 カラーレスの陶材焼付鋳造冠は，全部陶材冠の高い審美性と通常の陶材焼付鋳造冠の強度とを併せもつ．

使用しているので，オーバーグレージングは一般的にはあまり用いられていない．

5 外部のキャラクタリゼーション

表面ステインは，顔料を多く含む釉薬であり，グリセリンと水で混和される（多くは市販のステインキットとして供給されている）．

ビスケットベークをぬらすことによって，修復物がグレーズされたように見せかけることができる．適切なステインを表面に加えて望ましい効果が得られたら，修復物を開放されたマッフルの外に置いて，ステインが乾くのを待つ．

ステインが乾燥し白いチョーク色に変わった後，金属表面に誤って塗布された余剰ステインをすべて除去し，修復物を焼成する．このステインおよびグレージングの焼成過程で陶材表面に熱可塑性の流れが生じ，ガラス層，つまりオートグレーズが形成され，ステインは定着する．

7. カラーレスクラウン

患者の多くは，陶材焼付鋳造冠の灰色がかったマ

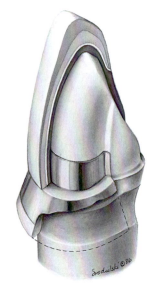

図 24-31 白金箔法で作製されたカラーレスクラウンの模式図．箔を圧接する際に支えとするために，歯型上のポーセレンマージンにする部分の唇側面に，適当なブロックアウト材の"スカート"が加えられている．これにより，箔を歯型から外す際の変形を防ぐ．また，別法として，ブロックアウトされた歯型をエポキシレジンで複製ないしは電気メッキすることもできる．

ージン部に不満を訴える．しかしながら，マージンを歯肉縁下に隠すことができない場合もある．審美性が最優先される部位では，カラーレスの陶材焼付鋳造冠（図 24-30）あるいは全部陶材冠（25 章）が考慮されるべきである．カラーレスクラウンは唇側マージンのみがポーセレンで，舌側や隣接マージンは金属である（図 24-31）．

技工士によっては，歯頸部の光透過性を十分に得ることによって最高の審美性が得られるよう，360°全周にわたってポーセレンマージンを作製する．そのためには高い技術力が要求される．このような修復物のための歯冠形成は全部陶材冠の形成（11 章参照）と同様に全周ショルダーとし，ショルダーから軸壁への移行部に丸味をもたせる．

1 長所と短所

カラーレスクラウンの最大の長所は，通常の陶材焼付鋳造冠に比べて審美性が高いことである．歯肉組織が，仕上げ研磨された金合金に接触している場合よりも，真空焼成されグレーズされた陶材に接触しているほうが，プラークの除去も容易である．そのため，歯肉組織に接触する修復物に使用するには

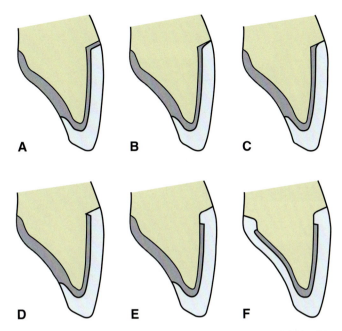

図24-32 陶材焼付鋳造冠のための唇側マージンの設計．A：帯状の薄い金属があるために適合性は優れるが，歯肉縁下に隠すことができない場合には審美性は非常に悪い．審美性の問題からこの設計は前歯部に用いられることはほとんどない．B："徐々に薄くなる（disappearing）"マージンは通常のマージンとも呼ばれ，一般的に用いられている．患者によっては審美的にも受け入れられるが，金属のために歯頸部の色が灰色がかって見えることが多いのが問題となる．C〜E：カラーレスクラウンのための種々のカットバックデザイン．金属部分を少なくすると審美性は向上するが，技工操作は難しくなり，結果的にマージン部のチッピングを起こす可能性がある．F：360°全周にわたるポーセレンマージンは，歯頸部への光の透過性に優れ，最良の審美性が得られる．しかし技工操作は非常に高度な技術を要する．本法のためには，全部陶材冠のための歯冠形成（11章参照）と同様に，丸味を帯びた全周ショルダー形成とする．最適な唇側マージンを設計するためには，歯科医師と歯科技工士の密接な連携が必須である．

陶材が最も適していると考えられる．

しかしながら，作製過程は技術的に難しいためその適用には限界がある．技術的に同程度の適合精度を得ることは可能ではある[88,89]が，現在多くの歯科技工所で作製されているこれらの修復物マージンの適合は，鋳造金属に比べて若干劣っている．不注意な取り扱いにより裏打ちのないマージン部が破折し，試適評価やセメント合着の際に問題となることがある．唇側マージンは強い引張応力を受けにくいので，機能時に破折することは稀である[90]．さらに，カラーレス陶材焼付鋳造冠の作製には多くの時間が必要なため，コストも高くなる．

2 適応と禁忌

通常の陶材焼付鋳造冠によって希望する審美的結果が得られない場合に，カラーレスクラウンが適応となる．しかし，陶材前装部にきわめてなめらかな1mm幅のショルダーマージンを形成することができないときには禁忌となる（歯の形成については，通常の陶材焼付鋳造冠は許容量がやや大きいといえる）．1つのブリッジにおいて，マージンの適合を損なうことなく複数の支台歯にポーセレンマージンを応用することは，技術的に可能である．しかし，歯科医師と患者が固定性補綴物の複数支台歯にカラーレスクラウンを応用することを決める前に，術者や技工士の技術の限界について注意深く，かつ客観的に評価することが必要である．

3 カラーレスクラウンのためのコーピングデザイン

唇側のメタルコーピングの金属削除量が異なるさまざまなコーピングデザイン（図24-32）が行われている[91]．一般的に，金属削除が多いほど審美的効果も向上するが，いっそう高度な技術が必要となる．唇側のコーピングの2mmまでの削除であれば，修復物の破折抵抗を損なわないことが示されている[92,93]．

Part III 技工物の作製

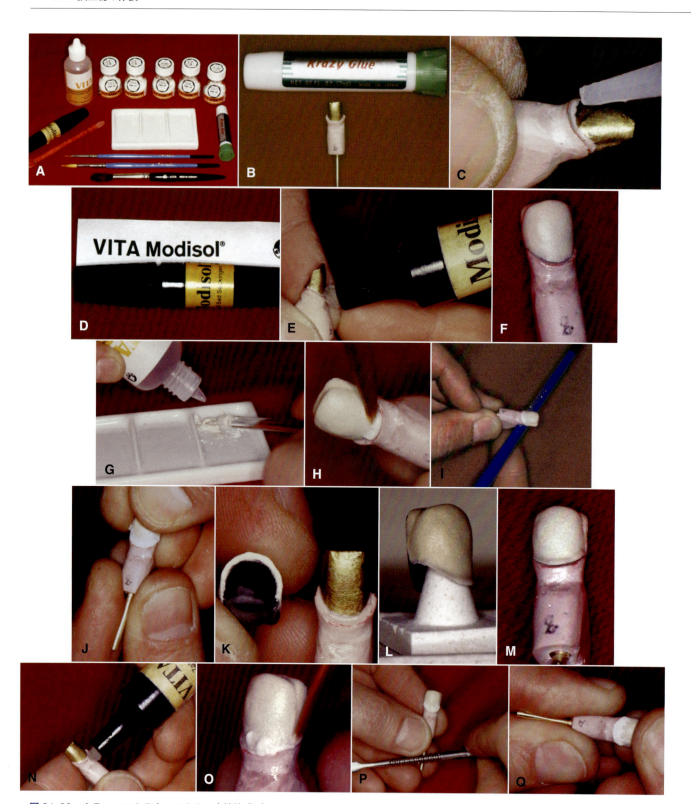

図24-33 カラーレスクラウンのための直接築盛（シアノアクリレートレジン）法．A：使用器材．B：シアノアクリレートレジン（たとえばKrazy Glue）は多孔質な石膏歯型のシーラントとして働く．C：陶材が歯型と直接接触する部分にシアノアクリレートレジンを塗布する．エアをかけてレジンの厚みを極力薄くする．D：推奨される分離剤．E：分離剤は調製された歯型のショルダーマージン部に塗布する．F：オペーク焼成された鋳造体が，調製された歯型に戻されたところ．G：ショルダー陶材の混和．H：ショルダー陶材を歯型とオペーク陶材に直接接触するように築盛する．I：軽いタッピングを加えて，コンデンスを行う．J：乾燥した築盛体を歯型から外す．K：焼成前の築盛体．L：ショルダー陶材の1回目の焼成完了．M：歯型に戻された固定性修復物．わずかにマージンの不適合があることに注意．N：追加の陶材築盛に先立ち，歯型に再度分離剤を塗布する．O：ショルダー陶材の2回目の築盛．P：振動によるコンデンス．Q：2回目のショルダー陶材の築盛後に，歯型から外す．

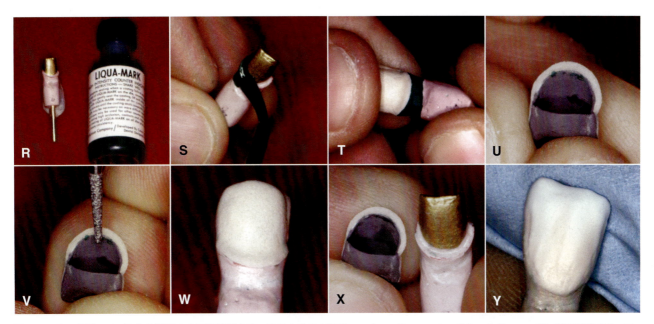

図24-33（つづき）　R：適合を阻害する接触箇所を見つけるための水溶性マーカー．S：マーカーをショルダーマージン部に塗布する．T：焼成された修復物を静かに歯型に試適する．U：マークは鋳造体の内面と陶材上に見られる．V：余剰な陶材を除去する．W：歯型に戻された修復物．X：完成したショルダーマージンの内面観．Y：通法によるボディおよびインサイザル陶材の築盛．

■手順

シアノアクリレートレジンを使用する直接築盛法を図24-33に示す．

① 歯型の唇側マージン部にシアノアクリレートレジンを塗布する．これは多孔質な石膏のシーラントとして働く．エアをかけて，塗布した層をなるべく薄くする．
② 歯型のショルダーマージンに陶材分離剤を塗布する．
③ オペーク焼成された鋳造体を歯型に戻す．
④ ショルダー陶材を混和し，歯型とオペーク陶材上に直接築盛する．軽くたたいてコンデンスするが，これは築盛体を歯型に装着したままで行う．
⑤ ショルダー陶材の1回目の焼成が終われば，歯型にクラウンを戻す．この時点で，修復物のマージンの適合を検査する．通常は2回目のショルダー陶材の焼成が必要である．
⑥ 歯型に再び陶材分離剤を塗布してからクラウンを戻し，マージンに濃度の薄いショルダー陶材を築盛する．振動を加えることにより，陶材が完全に隙間を埋める．浮き上がってきた水分を吸い取った後，築盛体を歯型から分離する．
⑦ 焼成終了後，水溶性マーカーを用いて歯型への適合を阻害する接触部を見つける．これをショルダーマージンに塗り，築盛体を静かに歯型に試適する．マークは陶材および鋳造体の内面に転記される．
⑧ 修復物のすべての接触領域を調整し，通法どおりボディおよびインサイザル陶材の築盛を行い，引き続いて最終修復物をグレーズする．

8. トラブル解決法

複雑な陶材焼付鋳造冠の製作過程においては技術的な失敗が起こる可能性があり，それを特定することは困難である．同じように見える失敗でも，原因は異なることがある．表24-2に一般的な失敗とその原因をまとめた．

1 亀裂

オペーク陶材の表面の亀裂や破折は，一般的には特に問題とならない．これはボディ築盛を始める前に修正することができる．しかしながら，ビスケットベークの際に破折するのは，しばしば不適切なコンデンス，急激な乾燥，あるいは不正確な水分調節

の結果である．メタルコーピングの設計不良により，陶材がメタルで支持されていない部分ができると，やはりポーセレンの破折につながる（19章参照）．セメント合着後にこれらの問題が生じても，その原因を正確に特定することは困難である．メタルコーピングが適切に設計され，陶材－金属境界部が咬合接触点から離れていれば，正常機能時の亀裂や破折は生じないはずである．

2 気泡

いかに経験豊かなセラミストであっても，時には金属とオペーク層の間に気泡を入れてしまうものである．通常，このことはあまり問題にならない．しかし，修復物の焼成回数が多くなると，取り込まれた気泡が表面に上がってきて，目に見えるようになる．もしこれが起こったならば，陶材をはがして，初めからやり直す以外に方法はない．

2～3回の焼成をしただけなのに気泡が現れたときは，その原因として挙げられることが多いのは，不適切な鋳造技術，金属の調製不足，不正確な水分調節などである（図24-34）．

3 問題のある外観

審美性の不良は，術者と歯科技工士とのコミュニケーション不足のために起こることが多い（16章

表24-2 陶材焼付鋳造冠が失敗する一般的な原因

失 敗	原 因
ビスケットベーク時の破折	不適切なコンデンス 不適切な水分調節 メタルコーピングの設計不良 相性の悪い金属－陶材の組み合わせ
気泡	過剰な焼成回数 築盛中の気泡混入 不適切な水分調節 金属の調製不良 不良な鋳造技術
不適切な外観	技工士とのコミュニケーション不足 不十分な歯質削除 厚すぎるオペーク陶材 過焼成
機能時の破折	メタルコーピングの設計不良 咬合接触点が金属－陶材境界部に近すぎる 金属の調製が不適切

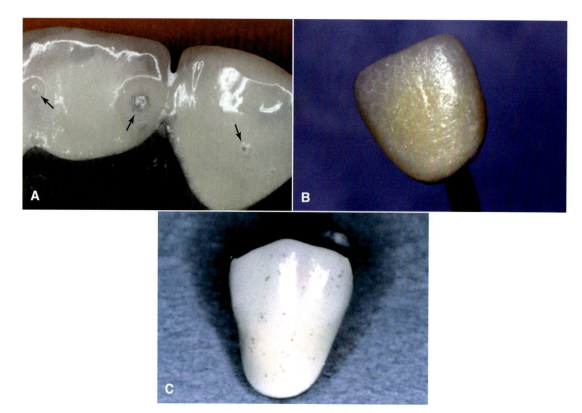

図24-34 A：気泡（矢印）による陶材焼付鋳造冠の失敗．B：焼成回数が多すぎたために，陶材の失透を起こした陶材焼付鋳造冠．C：陶材表面の汚染による失敗．

参照). オペーク陶材の築盛が厚すぎると, 前装部が不透明になりやすい. 不十分な歯質削除（特に歯頸側1/3と隣接面部）は, 審美不良を招く一般的なミスの1つである. 関連する技工操作および色彩学に関する十分な知識と理解に基づいたうえで, 入念にコミュニケーションをとることが大切である.

ことが可能である. オペーク焼成したメタルコーピングの上に, 歯科用加熱-加圧成形セラミックスにより全部陶材冠（25章参照）と同じ方法で作製した上部構造を前装する. 金属と陶材との結合は, 陶材粉末を築盛・焼成する一般的な方法と同様である[94].

9. 加圧成形セラミックス

加圧成形セラミックス（図24-35）を利用して, ロストワックス法により陶材焼付鋳造冠を作製する

10. ステップの要約

陶材焼付鋳造冠の作製ステップをまとめると, 次のようになる.

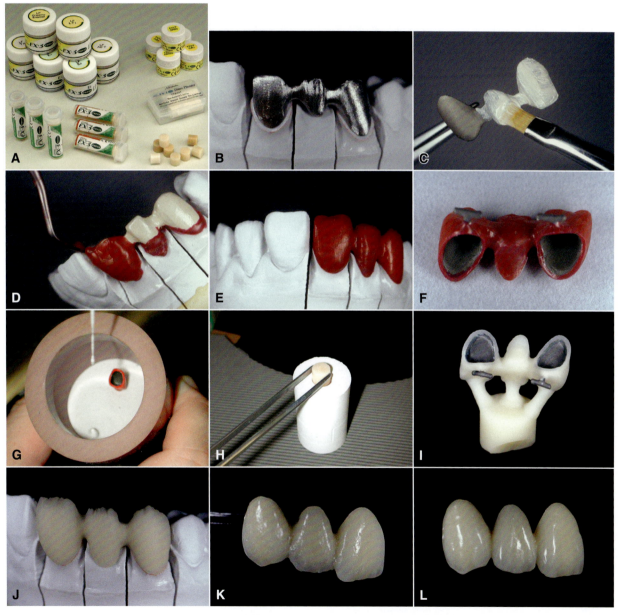

図24-35 加圧成形セラミックスによる作製法. A：加圧成形セラミックスシステム. B：酸化処理前のメタルコーピング. C：専用のオペーク陶材を築盛し焼成する. D～F：オペーク焼成されたコーピングをボディ陶材の形態にワックスアップする. G：ワックスアップしたコーピングを埋没する. H：ワックスを焼却し, 陶材を加圧成形する. I：加圧成形されたボディ陶材. J：切端のマメロンを削り出す. K：インサイザル陶材を専用の粉末とともに通法どおり加える. L：完成した修復物. （提供：Kuraray Noritake Dental Inc., Tokyo, Japan）

1. 解剖学的形態にワックスアップする．
2. 最終的なカットバックは，解剖学的ワックスアップから作製したインデックスを用いて確認する．
3. パターンを鋳造（22章参照）し，歯型に戻す．
4. メタルの仕上げが完了後〔必要であれば口腔内で試適後（29章参照）〕，金属色を遮蔽するためにメタルコーピングにオペーク陶材を築盛する．
5. 次にボディ陶材を加えて外形を付与し，その上に築盛するエナメル陶材の量を均一化するためにカットバックする．
6. エナメル陶材を築盛する．焼成収縮を補償するために築盛は若干オーバーカントゥアにする．
7. 仮の外形付与が終わったならば，ビスケットベークを口腔内で試適する．その際，修復物の切端の位置は，機能，審美性および発音を考慮して調整する．
8. 外形付与が終了したら修復物をグレーズし，金属を研磨して合着する．

11. まとめ

　陶材焼付鋳造冠のメタルコーピングの設計は，材料の基本的な性質を理解したうえで行わねばならない．修復物を解剖学的形態にワックスアップし，前装する部分をカットバックするべきである．これにより陶材の厚みが均一になり，完成した修復物は優れた機械的性質が得られると同時に，歯面全体のシェードを適合させやすくなる．

　メタルの調製，コーピングの設計，陶材の操作，乾燥，そして焼成が注意深く行われれば，優れた外観と良好な機械的性質を有する陶材焼付鋳造冠を得ることができる．サービカル・ボディおよびインサイザル陶材を築層することによって，また内部のキャラクタリゼーション，およびオペーシャスデンティンをうまく使うことによって，天然歯に近い外観を得ることが可能である．患者によっては審美的に受け入れられないことも多いかもしれないが，良好なマージンの適合を簡単に得る方法は，唇側を0.2～0.3 mmの薄いメタルカラーにすることである．

　最善の外観が求められる際には，本章で述べたカラーレスクラウンの作製法を考慮する．しかしながら，この方法で良好なマージンの適合を得るのに必要な専門的技術のレベルは，メタルマージンの場合より高く，このことは治療計画において考慮しなくてはならない．なんらかの問題が生じたときは，すべての技術的ステップや使用した材料について注意深く再評価する必要がある．

Study Questions

1　陶材焼付鋳造冠の作製に用いられる歯科用陶材の種類を述べよ．それらの陶材粉末の配合には，どのような相違があるのか？　また，その取り扱いはどのように異なるのか？
2　最初の焼成前に，鋳造体の準備として必要なことは何か？
3　陶材焼付鋳造冠の焼成の際に，真空の果たす役割とは何か？　どの工程で真空が必要となるか？　また，真空ではない状態で行われるのはどの工程か？
4　使用される合金の性質によって，焼成スケジュールがどのように変わるかを述べよ．
5　透化（ガラス化）とは何か？　失透とは何か？
6　陶材と金属の結合について述べよ．合金のどの成分が関与するのか？　歯科用陶材のどの成分が関与するのか？
7　カラーレスクラウンの2つの異なる作製法について述べよ．
8　ビスケットベークの過程で発生する破折と気泡の原因を述べよ．

● 引用文献

1. Ernsmere JB: Porcelain dental work. Br J Dent Sci 43: 547, 1900.
2. Johnston JF, et al: Porcelain veneers bonded to gold castings: a progress report. J Prosthet Dent 8: 120, 1958.
3. Reitemeier B, et al: A prospective 10-year study of metal ceramic single crowns and fixed dental prosthesis retainers in private practice settings. J Prosthet Dent 109: 149, 2013.
4. MacEntee MI, Belser UC: Fixed restorations produced by commercial dental laboratories in Vancouver and Geneva. J Oral Rehabil 15: 301, 1988.
5. Goodacre CJ, et al: The collarless metal-ceramic crown. J Prosthet Dent 38: 615, 1977.
6. Toogood GD, Archibald JF: Technique for establishing porcelain margins. J Prosthet Dent 40: 464, 1978.
7. Warpeha WS, Goodkind RJ: Design and technique variables affecting fracture resistance of metal-ceramic restorations. J Prosthet Dent 35: 291, 1976.
8. Moore PA, Manor RC: Hydrofluoric acid burns. J Prosthet Dent 47: 338, 1982.
9. Felton DA, et al: Effect of air abrasives on marginal configurations of porcelain-fused-to-metal alloys: an SEM analysis. J Prosthet Dent 65: 38, 1991.
10. Hamaguchi H, et al: Marginal distortion of the porcelain-bonded-to-metal complete crown: an SEM study. J Prosthet Dent 47: 146, 1982.
11. Richter-Snapp K, et al: Change in marginal fit as related to margin design, alloy type, and porcelain proximity in porcelain-fused-to-metal restorations. J Prosthet Dent 60: 435, 1988.
12. Weinstein M, et al: Fused porcelain-to-metal teeth. Washington, D.C., U.S. Patent Office, Publication No. US3052982 A, September 11, 1962.
13. Weinstein M, Weinstein AB: Porcelain-covered metal-reinforced teeth. Washington, D.C., U.S. Patent Office, Publication No. US3052983 A, September 11, 1962.
14. Barreiro MM, et al: Phase identification in dental porcelains for ceramo-metallic restorations. Dent Mater 5: 51, 1989.
15. Rasmussen ST, et al: Optimum particle size distribution for reduced sintering shrinkage of a dental porcelain. Dent Mater 13: 43, 1997.
16. Laub LW, et al: The metal-porcelain interface of gold crowns [Abstract no. 874]. J Dent Res 57: A293, 1978.
17. Seghi RR, et al: Spectrophotometric analysis of color differences between porcelain systems. J Prosthet Dent 56: 35, 1986.
18. Rosenstiel SF, Johnston WM: The effects of manipulative variables on the color of ceramic metal restorations. J Prosthet Dent 60: 297, 1988.
19. O'Brien WJ, Ryge G: Contact angles of drops of enamels on metals. J Prosthet Dent 15: 1094, 1965.
20. Borom MP, Pask JA: Role of "adherence oxides" in the development of chemical bonding at glass-metal interfaces. J Am Ceram Soc 49: 1, 1966.
21. Ohno H, Kanzawa Y: Structural changes in the oxidation zones of gold alloys for porcelain bonding containing small amounts of Fe and Sn. J Dent Res 64: 67, 1985.
22. Brantley WA, et al: X-ray diffraction studies of oxidized high-palladium alloys. Dent Mater 12: 333, 1996.
23. Kerber SJ, et al: The complementary nature of x-ray photoelectron spectroscopy and angle-resolved x-ray diffraction. II. Analysis of oxides on dental alloys. J Mater Eng Perform 7: 334, 1998.
24. Cascone PJ: The theory of bonding for porcelain-metal systems. In Yamada HN, Grenoble PB, eds: Dental porcelain: the state of the art — 1977, p. 109. Los Angeles, University of Southern California School of Dentistry, 1977.
25. Cascone PJ: Oxide formation on palladium alloys and its effects on porcelain adherence [Abstract no. 772]. J Dent Res 62: 255, 1983.
26. Lautenschlager EP, et al: Microprobe analyses of gold-porcelain bonding. J Dent Res 8: 1206, 1969.
27. Payan J, et al: Changes in physical and chemical properties of a dental palladium-silver alloy during metal-porcelain bonding. J Oral Rehabil 13: 329, 1986.
28. Hong JM, et al: The effect of recasting on the oxidation layer of a palladium-silver porcelain alloy. J Prosthet Dent 59: 420, 1988.
29. Anusavice KJ, et al: Adherence controlling elements in ceramic-metal systems. I. Precious alloys. J Dent Res 56: 1045, 1977.
30. Anusavice KJ, et al: Adherence controlling elements in ceramic-metal systems. II. Nonprecious alloys. J Dent Res 56: 1053, 1977.
31. Papazoglou E, et al: New high-palladium casting alloys. Studies of the interface with porcelain. Int J Prosthodont 9: 315, 1996.
32. Anusavice KJ: Phillips' science of dental materials, 11th ed, p. 342. Philadelphia, Elsevier Science/Saunders, 2003.
33. Caputo AA: Effect of surface preparation on bond strength of nonprecious and semi-precious alloys. J Calif Dent Assoc 6: 42, 1978.
34. Baran GR: The metallurgy of Ni-Cr alloys for fixed prosthodontics. J Prosthet Dent 50: 639, 1983.
35. Laub LW, et al: The tensile and shear strength of some base metal/ceramic interfaces [Abstract no. 504]. J Dent Res 56: B178, 1977.
36. Shell JS, Nielsen JP: Study of the bond between gold alloys and porcelain. J Dent Res 41: 1424, 1962.
37. Carpenter MA, Goodkind RJ: Effect of varying surface texture on bond strength of one semiprecious and one nonprecious ceramo-alloy. J Prosthet Dent 42: 86, 1979.
38. Wagner WC, et al: Effect of interfacial variables on metal-porcelain bonding. J Biomed Mater Res 27: 531, 1993.
39. Powers JM, Sakaguchi RL, eds: Craig's restorative dental materials, 12th ed, p. 468. St. Louis, Elsevier Health Sciences/Mosby, 2006.
40. Meyer JM, et al: Sintering of dental porcelain enamels. J Dent Res 55: 696, 1976.
41. Johnston WM, O'Brien WJ: The shear strength of dental porcelain. J Dent Res 59: 1409, 1980.
42. Nally JN: Chemico-physical analysis and mechanical tests of the ceramo-metallic complex. Int Dent J 18: 309, 1968.
43. Kelly M, et al: Tensile strength determination of the interface between porcelain fused to gold. J Biomed Mater Res 3: 403, 1969.
44. Anusavice KJ, et al: Comparative evaluation of ceramic-metal bond tests using finite element stress analysis. J Dent Res 59: 608, 1980.
45. O'Brien WJ: Cohesive plateau theory of porcelain-alloy bonding. In Yamada HN, Grenoble PB, eds: Dental porcelain: the state of the art — 1977, p. 137. Los Angeles, University of Southern California School of Dentistry, 1977.

46. O'Brien WJ: The cohesive plateau stress of ceramic-metal systems [Abstract no. 501]. J Dent Res 56: B177, 1977.
47. American National Standards Institute/American Dental Association: Metal-ceramic dental restorative systems [ANSI/ADA Standard No. 38]. Chicago, American Dental Association, 2000.
48. Ringle RD, et al: An x-ray spectrometric technique for measuring porcelain-metal adherence. J Dent Res 62: 933, 1983.
49. Mackert JR, et al: Measurement of oxide adherence to PFM alloys. J Dent Res 63: 1335, 1984.
50. Papazoglou E, et al: Porcelain adherence to high-palladium alloys. J Prosthet Dent 70: 386, 1993.
51. Papazoglou E, et al: Effects of dental laboratory processing variables and in vitro testing medium on the porcelain adherence of high-palladium casting alloys. J Prosthet Dent 79: 514, 1998.
52. Adachi M, et al: Oxide adherence and porcelain bonding to titanium and Ti-6Al-4V alloy. J Dent Res 69: 1230, 1990.
53. Cai Z, et al: Porcelain adherence to dental cast CP titanium: effects of surface modifications. Biomaterials 22: 979, 2001.
54. Sadeq A, et al: Effects of interfacial variables on ceramic adherence to cast and machined commercially pure titanium. J Prosthet Dent 90: 10, 2003.
55. Lee KM, et al: SEM/EDS evaluation of porcelain adherence to gold-coated cast titanium. J Biomed Mater Res B Appl Biomater 68B: 165, 2004.
56. International Organization for Standardization: Dental porcelain fused to metal restorations [ISO Standard No. 9693]. Geneva, Switzerland, International Organization for Standardization, 2000 (updated and approved 2012).
57. Lenz J, et al: Bond strength of metal-ceramic systems in three-point flexure bond test. J Appl Biomater 6: 55, 1995.
58. Lenz J, Kessel S. Thermal stresses in metal-ceramic specimens for the ISO crack initiation test (three-point flexure bond test). Dent Mater 14: 277, 1998.
59. Papazoglou E, Brantley WA: Porcelain adherence vs. force to failure for palladium-gallium alloys: critique of metal-ceramic bond testing. Dent Mater 14: 112, 1998.
60. Leone EF, Fairhurst CW: Bond strength and mechanical properties of dental porcelain enamels. J Prosthet Dent 18: 155, 1967.
61. Knap FJ, Ryge G: Study of bond strength of dental porcelain fused to metal. J Dent Res 45: 1047, 1966.
62. Sced IR, McLean JW: The strength of metal/ceramic bonds with base metals containing chromium. Br Dent J 13: 232, 1972.
63. Zinelis S, et al: Bond strength and interfacial characterization of eight low fusing porcelains to cp Ti. Dent Mater 26: 264, 2010.
64. Haag P, Nilner K: Bonding between titanium and dental porcelain: a systematic review. Acta Odontol Scand 68: 154, 2010.
65. İnan Ö, et al: Effects of sandblasting and electrical discharge machining on porcelain adherence to cast and machined commercially pure titanium. J Biomed Mater Res B Appl Biomater 78: 393, 2006.
66. Kim JT, Cho SA: The effects of laser etching on shear bond strength at the titanium ceramic interface. J Prosthet Dent 101: 101, 2009.
67. Li JX, et al: Effects of micro-arc oxidation on bond strength of titanium to porcelain. Surf Coat Technol 204: 1252, 2010.
68. Mohsen CA: Effect of surface roughness and thermal cycling on bond strength of C.P. titanium and Ti-6Al-4V alloy to ceramic. J Prosthodont Res 56: 204, 2012.
69. Acar A, et al: Effects of airborne-particle abrasion, sodium hydroxide anodization, and electrical discharge machining on porcelain adherence to cast commercially pure titanium. J Biomed Mater Res B Appl Biomater 82: 267, 2007.
70. Troia MG Jr, et al: The effect of surface modifications on titanium to enable titanium-porcelain bonding. Dent Mater 24: 28, 2008.
71. Özcan I, Uysal H: Effects of silicon coating on bond strength of two different titanium ceramic to titanium. Dent Mater 21: 773, 2005.
72. Papadopoulos TD, Spyropoulos KD: The effect of a ceramic coating on the cpTi-porcelain bond strength. Dent Mater 25: 247, 2009.
73. Guo L, et al: Effect of oxidation and SiO_2 coating on the bonding strength of Ti-porcelain. J Mater Eng Perform 19: 1189, 2010.
74. Xia Y, et al: Effect of ZrN coating by magnetron sputtering and sol-gel processed silica coating on titanium/porcelain interface bond strength. J Mater Sci Mater Med 22: 317, 2011.
75. Lim HP, et al: Fracture load of titanium crowns coated with gold or titanium nitride and bonded to low-fusing porcelain. J Prosthet Dent 105: 164, 2011.
76. Atsü S, Berksun S: Bond strength of three porcelains to two forms of titanium using two firing atmospheres. J Prosthet Dent 84: 567, 2000.
77. Liu R, et al: The effect of metal recasting on porcelain-metal bonding: a force-to-failure study. J Prosthet Dent 104: 165, 2010.
78. Ucar Y, et al: Metal ceramic bond after multiple castings of base metal alloy. J Prosthet Dent 102: 165, 2009.
79. Wang RR, et al: Silicon nitride coating on titanium to enable titanium-ceramic bonding. J Biomed Mater Res 46: 262, 1999.
80. Terada Y, et al: The masking ability of an opaque porcelain: a spectrophotometric study. Int J Prosthodont 2: 259, 1989.
81. McLaren EA: Utilization of advanced metal-ceramic technology: clinical and laboratory procedures for a lower-fusing porcelain. Pract Periodont Aesthet Dent 10: 835, 1998.
82. Metzler KT, et al: In vitro investigation of the wear of human enamel by dental porcelain. J Prosthet Dent 81: 356, 1999.
83. Rosenstiel SF: Linear firing shrinkage of metal-ceramic restorations. Br Dent J 162: 390, 1987.
84. Evans DB, et al: The influence of condensation method on porosity and shade of body porcelain. J Prosthet Dent 63: 380, 1990.
85. Rosenstiel SF, Porter SS: Apparent fracture toughness of metal ceramic restorations with different manipulative variables. J Prosthet Dent 61: 185, 1989.
86. Mackert JR Jr, Evans AL: Effect of cooling rate on leucite volume fraction in dental porcelains. J Dent Res 70: 137, 1991.
87. Asaoka K, Tesk JA: Transient and residual stress in a porcelain-metal strip. J Dent Res 69: 463, 1990.
88. Barghi N, et al: Comparison of fracture strength of porcelain–veneered–to–high noble and base metal alloys. J

Prosthet Dent 57: 23, 1987.
89. Abbate MF, et al: Comparison of the marginal fit of various ceramic crown systems. J Prosthet Dent 61: 527, 1989.
90. Belser UC, et al: Fit of three porcelain-fused-to-metal marginal designs in vivo: a scanning electron microscope study. J Prosthet Dent 53: 24, 1985.
91. Anusavice KJ, Hojjatie B: Stress distribution in metal-ceramic crowns with a facial porcelain margin. J Dent Res 66: 1493, 1987.
92. Touati B, Miara P: Light transmission in bonded ceramic restorations. J Esthet Dent 5: 11, 1993.
93. O'Boyle K, et al: An investigation of new metal framework design for metal ceramic restorations. J Prosthet Dent 78: 295, 1997.
94. Ishibe M, et al: Shear bond strengths of pressed and layered veneering ceramics to high-noble alloy and zirconia cores. J Prosthet Dent 106: 29, 2011.

Part III 技工物の作製

25章 全部陶材修復物

All-Ceramic Restorations
Isabelle L. Denry

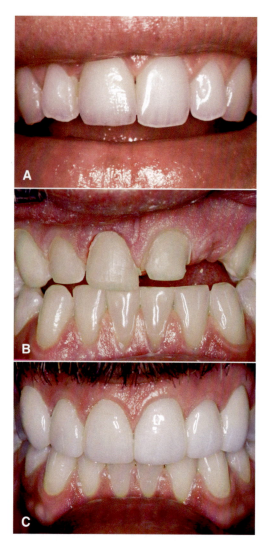

図25-1 A：上顎右側中切歯の全部陶材冠．B・C：ラミネートベニアと全部陶材ブリッジで修復した上顎前歯部．（B・Cの提供：Dr. D. H. Ward）

　全部陶材（オールセラミック）のインレー，アンレー，ベニア，クラウンは，現在のところ最も審美性の高い修復物である．これらの修復物は色調，表面性状，半透明性を天然歯質に正確に合わせて作製することができる．うまく作製された全部陶材修復物は，修復していない天然歯と事実上区別できないほどである（図25-1）．

　古くは，全部陶材冠（オールセラミッククラウン）は白金箔マトリックス上でつくられ，ポーセレンジャケットクラウンと呼ばれていた．その後，この従前の方法特有の欠点を克服するために，材料や術式が改良されてきた．こうした改良（特に，より強度の優れた陶材と，歯質に陶材修復物を結合させる接着材の使用）により，より保存的なインレーやベニアも含めた全部陶材修復物に対する関心が再び高まってきている（図25-2）．審美性に対する要求が高まるなかで，全部陶材修復物は現代の歯科臨床において重要な役割を担っている．

　本章では，全部陶材修復物の歴史的背景と最近の発展を振り返る．また，全部陶材のインレー，ベニア，クラウンの作製に必要な技工手順を概説し，他の方法との比較を行う．

　陶材修復物を成功させるためには歯冠形成の設計が重要であることを，重ねて強調しておきたい（11章参照）．

1. 歴史的背景

　義歯用人工歯を陶材で作製するという最初の試みは，1774年にAlexis Duchateauによって行われた．その後100年以上経過して，C. H. Landが初めて白金箔マトリックス法によって全部陶材冠とインレーをガスファーネスで作製し，1887年に特許を取得した[1]．この方法は多くのリスクを伴ったため，後になって電気ファーネスが導入されるまで広まることはなかった[2]．1940年代になってアクリルレジンが登場すると陶材修復はあまり行われなくなり，レジン前装材の欠点（耐摩耗性の低さ，変色と漏洩につながる高い浸透性）が認識されるまでは，

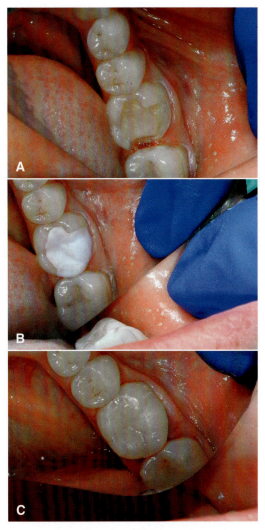

図 25-2　A：咬頭破折を起こし，保存的なセラミックアンレーで修復するために形成された下顎大臼歯．B：焼成前の二ケイ酸リチウムを口腔内で試適・評価する．C：完成した修復物．

使用頻度の低い状態が続いた[3-5]．1962 年に Weinstein と Weinstein[6] は，リューサイト（白榴石）を含有する陶材フリットに関する特許を取得し，陶材焼付鋳造修復物に使用した．高い熱膨張率を示すケイ酸アルミニウムであるリューサイトが含まれることによって，陶材の熱膨張率は金属のそれに近いものとなった（24 章参照）．真空焼成法の導入によって陶材修復物の審美性は著しく改善された．真空焼成では内部気泡の発生が大幅に減少し，その結果，大気焼成の場合と比較して，密度，強度，半透明感の高い修復物が得られた[7]．

2. 強化陶材

初期の修復物の主な欠点は強度が低いことで，そのために前歯部のように応力が小さい場合に限定して使用されていた．それでも破折がかなり頻繁に起こったため，より強度の大きい材料の開発が促進された[7, 8]．これらの開発は 2 とおりの方法論に基づいて行われた．1 つのアプローチは修復物作製に 2 つの陶材を使用するものであった．強度は大きいが審美的でない陶材コア材の上に，強度は小さいが審美性に優れた陶材を前装するものである．この方法は陶材焼付鋳造法（24 章参照）に類似しているが，陶材コアの色はメタルコーピングよりもずっと容易に覆い隠すことができる．もう 1 つの方法は，良好な審美性と大きな強度を兼ね備えた陶材を開発するものであった．この方法には，高強度のコア材を遮蔽するための材料をさらに追加する必要がないので厚みが抑えられるという明白な利点がある．

フルジルコニア修復物[10, 11] は優れた強度と審美性を両立しており，臼歯部に使用することも可能である．一般にジルコニアは焼結する前に特殊な顔料に浸漬することによって着色するが[12]，色むら[13] や調整後の変色[14] といった欠点を有する．強度が高いため，他の全部陶材修復や陶材焼付修復より保存的な歯冠形成が可能である[15]．また，対合歯のエナメル質の摩耗も他の歯科用陶材より小さい[16] が，粗造な表面は対合歯を摩耗させるので十分な研磨が必要とされる[17]．

3. 歯科用陶材強化の機序

歯科用陶材は優れた審美性と生体適合性をもつが，すべての陶材と同様に脆性材料であり，装着時や機能時に破折しやすい．陶材のようにもろい材料は，製作上の欠陥と表面の亀裂という少なくとも 2 種類の弱点をきっかけに破折が誘発される．歯科用陶材の強度と臨床成績を向上させる方法として，結晶強化処理，化学的強化処理，応力誘起相変態などがある．

1　製作上の欠陥

製作上の欠陥は処理や加工の過程で生じるもので，材料に含まれた空隙，もしくは焼成中に生じた気泡からなる．焼成前に陶材泥を手でコンデンスす

ると気泡が発生しやすい．真空焼成によって歯科用陶材に含まれる気泡は体積比で5.6％から0.56％へと減少する[18]．ガラスセラミック修復の臨床失敗例を観察したところ，内部の気泡が破折の発端となっていることが示された[19]．また，リューサイトを含有する陶材内部で，冷却過程において微小亀裂（マイクロクラック）が発生することがあるが，これは結晶体とガラスマトリックスとの熱収縮率の相違によるものである[20-22]．

2 表面の亀裂

表面の亀裂は機械加工もしくは切削によって生じる．通常の亀裂の大きさは平均20～50μmである[23]．一般的に陶材の破折は最も大きな亀裂から発生し，この亀裂が修復物の破折抵抗性を事実上左右する．陶材に関する研究者たちは，破折による失敗を統計学的手法によって分析し，亀裂の大きさと空間的分布を評価している[24]．

3 結晶強化処理

結晶強化処理による陶材強化とは，亀裂が拡大するのを抑制するために陶材中に結晶体を高密度に含有させることである．結晶によって亀裂の進行方向が横へそらされること（亀裂の偏向）により，二相材料の破折抵抗性が増すことになる．亀裂偏向の典型的な微細構造の特徴としては，①焼成不良によると思われる単相材料の結晶間の界面における強度不足と，②二相材料の残留歪みの2つが挙げられる[25]．後者は，歯科用陶材にとって大きな課題である．

マトリックスよりも大きな熱膨張率をもつ結晶体では，マトリックスと結晶の界面付近で，接線方向の圧縮応力（および放射張力）を生じる．そのような接線方向に働く圧縮応力が，結晶周囲の亀裂を偏向させる働きをする．リューサイトの結晶は，周囲のガラスマトリックスよりも大きな熱膨張率をもつ．そのため冷却過程で，リューサイト結晶とマトリックスの界面に圧縮応力が生じる[21]．

4 化学的強化処理

化学的強化処理はガラスと陶材の強度を高めるもう1つの方法である．化学的強化処理は，歪み点以下における陶材内で小さなアルカリイオンが大きなイオンに置換されることに基づいている．この温度域では応力解放が不可能であることから，イオン交換によって陶材表面に圧縮層が形成されることになる[26]．最終的に，いかなる負荷もこの生成された圧縮層を破壊しないかぎりは，陶材表面に張力をかけることはできない．その結果，破折抵抗性が増大することになる．この処理には，陶材のガラス転移温度よりも溶融点の低いアルカリ塩が用いられる．イオン交換強化法は，置換したイオン種および陶材の組成にもよるが，長石系の歯科用陶材の曲げ強度を80％まで増強させたと報告されている[27, 28]．イオン置換層の深さは，わずか50μm程度である[29]．しかしながら本法は拡散によるものであり，その反応速度は時間，温度ならびに置換するイオンの半径によって制限される．

ガラス業界では強化法として焼戻し（急速冷却）も用いられている[30]．

5 応力誘起相変態

多結晶ジルコニアのような一部の陶材では，応力誘起相変態により強化が得られる．ジルコニアは室温では単斜晶，約1,170～2,370℃では正方晶である．ジルコニアが正方晶から単斜晶へと相変態するときには，体積増加が起こる．酸化イットリウムなどさまざまな酸化物の添加により，正方晶を室温で維持することができる．応力により正方晶から単斜晶への相変態を誘起しうるので，亀裂先端付近で結晶体積が増加する結果として強化につながる[31]．

6 グレージング（艶焼き）

表面をグレージングすることも陶材を強化する方法の1つである．高温状態で小さな熱膨張率の表層が形成されることが本法の原理である．冷却の際，熱膨張率の小さいグレーズ層は陶材表面を圧縮し，表層の亀裂の深さと幅を減少させる[32]．

現在の歯科用陶材ではセルフグレージングは標準的な手法となっている．本来の焼成の後に，低膨張率の釉薬を用いないで大気焼成を追加する方法である．しかしセルフグレージングは，長石系の歯科用陶材の曲げ強度を著しく改善できるわけではない[33, 34]．

7. 応力腐蝕の防止

陶材の強度は湿潤環境では低下する．これは，強度を左右する亀裂の先端で起こる陶材と水との化学的反応の結果として，亀裂が大きくなる（応力腐蝕または静的疲労と呼ばれる現象）ためである[35]．MichalskeとFreiman[36]によれば，その反応は次の段階を経て起こる．

1. 歪んだ状態のケイ素-酸素-ケイ素（Si-O-Si）結合への水分の吸着
2. プロトン共役電子移動を伴う協奏反応
3. 表面水酸基の形成

SherrillとO'Brien[37]は，水中では歯科用陶材の破折強度は約30%低下したと報告しており，他の研究者[38, 39]は，歯科用陶材修復物の耐久性に応力腐蝕が重要な役割を果たすと結論づけている．Captek（The Argen Corporation）のように金属箔上に焼成する陶材では，破折が最初に起こると考えられる陶材内面が水分に直接接触しないので，破折の頻度が減少するかもしれない[19]．工業分野では，光ファイバーなどのコーティングがガラスやセラミックの応力腐蝕を減らすために使われている．同様のコーティングが歯科用陶材に対して効果があるか実験的に試用されている[40]．

4. 全部陶材システム

本章で取り上げる陶材システムの微細構造を図25-3に示し，それぞれの特性を表25-1にまとめて記載する．

1. アルミナスコアセラミック法

強度の高い陶材コアは1965年，McLeanとHughes[41]によって初めて歯科界に導入された．彼らは，酸化アルミニウム（アルミナ）の結晶がガラスマトリックスに分散した状態で含まれているアルミナス陶材の使用を提唱した．彼らが推奨した理由は，電気産業分野におけるアルミナ強化陶材の使用[42]と，アルミナが高い破折抵抗性と硬度をもつ[43]事実に基づいていた．

McLean[44]が考案したこの方法では，高い強度を得るために重量比で50%のアルミナを含有する不透明な内部コアが用いられた．このコアは，コアとほぼ等しい熱膨張率をもつ審美的な陶材（アルミナ結晶を15%含有するボディ陶材と，5%含有するエナメル陶材）によって前装された[45]（図25-4）．その結果，作製された修復物は，一般的な長石系の陶材を使用した場合よりも強度が約40%増加した[35]．

その後，全部陶材修復物のための高強度のコア（フレームワーク）は，In-Ceram（VITA North America）などのスリップキャスト法で作製された[46]．スリップキャスト法は，製陶産業では伝統的な技術で，衛生陶器の生産に用いられている．初めに分散剤を含む陶材微粒子の水性懸濁液であるスリップが調製される．スリップを多孔性の耐火歯型の上に盛り上げると水分が吸収され，歯型上でスリップは凝集する．続いて高温（1,150℃）で焼成する．耐火歯型は凝集したスリップよりも大きく収縮するので，焼成後は容易に分離できる．それから，焼成された多孔質コアにガラスを浸透させる．これは，高温状態のガラスが毛細管現象で孔に浸透するという独特の工程である[47]．スリップキャスト法で処理された陶材は，従来の方法で焼成された陶材よりも気泡が少なく，加工による欠陥も生じにくい．In-Ceramの強度は初期のアルミナコア素材の約3〜4倍高い[48, 49]．その後，In-Ceramには組成が改良された陶材が導入された．In-Ceram Spinell*は主な結晶体としてマグネシウム尖晶石（$MgAl_2O_4$）を含有しており，最終補綴物の半透明感を改善している（図25-5）．In-Ceram Zirconiaは酸化ジルコニウム（ZrO_2）を含み，最も強度が高いといわれている[50, 51]．In-Ceramのマージン適

---
* 注：商品のIn-Ceram Spinellと，鉱物のspinel（尖晶石）とは綴りが異なる．

Part III 技工物の作製

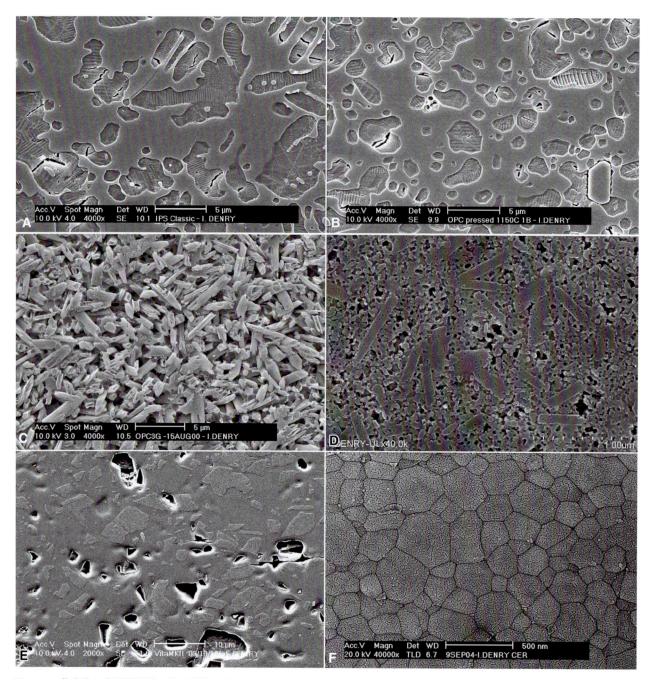

図 25-3　代表的な歯科用陶材．微細構造を明らかにするためエッチング処理を施してある．A：長石系陶材（IPS Classic, Ivoclar Vivadent）．B：リューサイト強化型 Optimal Pressable Ceramic（OPC, Pentron Clinical）．C：二ケイ酸リチウム系 Optimal Pressable Ceramic（OPC 3G, Pentron Clinical）．D：ジルコニア強化型ケイ酸リチウム陶材（Suprinity, VITA North America）．E：機械加工が可能な長石系陶材（VITA Mark II, VITA North America）．F：機械加工・焼結されたジルコニア陶材（Cercon, DeguDent/Dentsply International）．

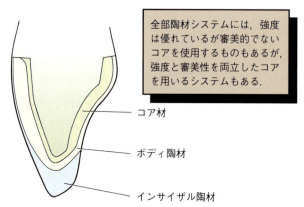

全部陶材システムには，強度は優れているが審美的でないコアを使用するものもあるが，強度と審美性を両立したコアを用いるシステムもある．

コア材
ボディ陶材
インサイザル陶材

図 25-4　前装したジルコニアクラウンが強度に優れているのは，ジルコニアコアの強度が高いためである．このコアの上に，審美性に優れたボディ陶材とインサイザル陶材を焼成する．この点で，強度をメタルコーピングに依存する陶材焼付鋳造冠に類似している．

25章 全部陶材修復物の作製

表 25-1 利用可能な全部陶材（オールセラミック）システムの比較

製品名	CAPTEK	CERAMCO 3	CERINATE	IPS EMPRESS	IPS E.MAX PRESS
メーカー	The Argen Corporation	Dentsply	DenMat	Ivoclar Vivadent	Ivoclar Vivadent
結晶体	リューサイト	リューサイト	リューサイト	リューサイト	二ケイ酸リチウム
推奨される用途	クラウン	インレー，アンレー，ベニア	インレー，アンレー，クラウン，ベニア	インレー，アンレー，クラウン，ベニア	前歯部3ユニットブリッジ，クラウン
作製法	金属箔上に焼結	焼結	焼結	ヒートプレス	ヒートプレス
強度	低い	低い	中等度/低い	中等度/低い	高い
破折抵抗性	中等度/低い	中等度/低い	中等度/低い	中等度/低い	高い
半透明性	不透明	中等度	中等度	中等度	中等度
エナメル質の摩耗	中等度	中等度	高い	中等度	低い
マージンの適合	良	可	可	可	可

製品名	BRUXZIR	IPS EMPRESS COSMO	FINESSE	VITA SUPRINITY
メーカー	Glidewell Laboratories	Ivoclar Vivadent	Dentsply Ceramco	VITA North America
結晶体	ジルコニア	リン酸リチウム	リューサイト	ジルコニア，ケイ酸リチウム
推奨される用途	臼歯部クラウン・ブリッジ	支台築造	インレー，アンレー，クラウン，ベニア	クラウン，ベニア
作製法	CAD/CAM	ヒートプレス	ヒートプレス	CAD/CAM
強度	非常に高い	中等度	中等度/低い	高い
破折抵抗性	非常に高い	中等度	中等度/低い	高い
半透明性	低い	中等度	中等度	中等度
エナメル質の摩耗	低い	Not tested	中等度	中等度
マージンの適合	良	Not tested	Not tested	良

製品名	VITA IN-CERAM ALUMINA	MARK II	PROCAD	LAVA	陶材焼付鋳造冠
メーカー	VITA North America	VITA North America	Ivoclar Vivadent	3M ESPE Dental	多数社
結晶体	アルミナ	長石	リューサイト	ジルコニア	リューサイト
推奨される用途	クラウン，ベニア	インレー，アンレー，クラウン	インレー，アンレー，クラウン	クラウン，ブリッジ	クラウン，ブリッジ
作製法	CAD/CAM	CAD/CAM	CAD/CAM	CAD/CAM および焼結	鋳造フレームワーク，焼結ポーセレン
強度	高い	中等度/低い	中等度/低い	非常に高い	非常に高い
破折抵抗性	高い	中等度/低い	中等度/低い	非常に高い	中等度
半透明性	中等度	中等度	中等度	不透明	不透明
エナメル質の摩耗	中等度	中等度	Not tested	Not tested	中等度
マージンの適合	良	可	可	Not tested	良

CAD/CAM：コンピュータ援用設計/製造（またはコンピュータ支援加工）

Part III 技工物の作製

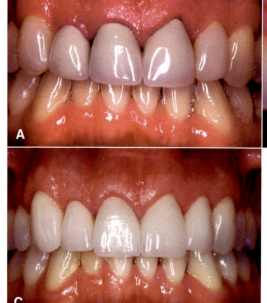
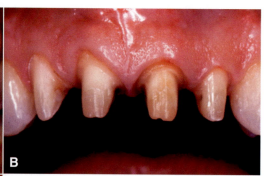

図25-5 A：上顎4前歯の不良補綴物（陶材焼付鋳造冠）．明度が高く不透明感が強いなどの審美的な問題がある．B：クラウンを除去した状態．形成歯は変色していないため、半透明感のある全部陶材システムが適用できる．C：半透明性のスリップキャスト尖晶石コア材を用いた上顎の全部陶材冠．（提供：Dr. R. B. Miller）

合性に関しては，非常に良好[52]あるいは良好[53]，さらには不良[54]であるとの報告がある．したがって，製作技術によって差が出やすく，熟練した歯科技工士を選ぶことが重要である．

2 ヒートプレスセラミック

1 リューサイトを主原料とする材料

1990年代初頭以降，ヒートプレスセラミック法は，修復歯科においてますます一般的になりつつある．修復物はワックスアップ，埋没を経て，金合金の鋳造に類似した方法でプレスされる．マージンの適合性はヒートプレス法のほうが，高強度アルミナコア材よりも優れていると考えられているが[54]，個々の歯科技工所で作製された修復物には，そのような研究結果があてはまらないことがある．ほとんどのヒートプレス素材は，主な強化結晶体としてガラスマトリックス内に分散するリューサイト（白榴石）を含有している．材料によって結晶の大きさは3～10μmで，含有率も体積比で約35～50%とさまざまである．残留接線応力は冷却後もリューサイト結晶周囲に残ることが研究により示されている[21]．陶材のインゴットは高温（約1,165℃）で溶融され，ロストワックス法でつくられた耐火性の鋳型に圧入される．陶材インゴットは種々のシェードが選べる．

仕上げには2つの方法が用いられる．1つはキャラクタリゼーション（表面ステインのみ）を行う方法であり，もう1つは前装用陶材を用いて層状築盛を行う方法である（図25-6 G・H）．この2つの方法によって，最終修復物は平均的な曲げ強度が得られる[55]．前装法に使われるコア材は，表面ステイン法に用いるコア材よりも熱膨張係数が小さいことが多い．これは，前装用陶材の熱膨張係数に合わせるためである．現在市販されているリューサイト含有ヒートプレス素材は，IPS Empress (Ivoclar Vivadent)，Optimal Pressable Ceramic (OPC, Pentron Clinical) および低溶材料である Cerpress (ADS, Inc) と Finesse (Dentsply Prosthetics) である．

2 ケイ酸リチウムを主原料とする材料

IPS e.max (Ivoclar Vivadent, Inc., Amherst, New York) は第二世代のヒートプレスセラミック材料である．コア材の主たる結晶体は二ケイ酸リチウムである．920℃でプレスされた材料に，分散するアパタイト結晶を含むガラスを塗布する[56,57]．高強度歯科用プレスセラミックの適応には，クラウン，前歯部の3ユニットブリッジなどがある．

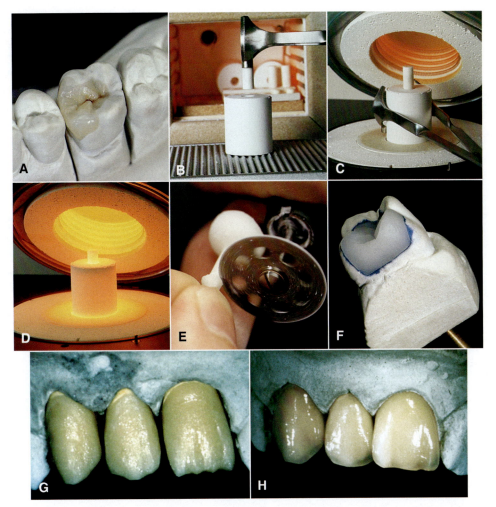

図25-6 ヒートプレスセラミック法．A：上顎大臼歯のセラミックインレー修復．通常の金合金鋳造物の場合と同様の方法でワックスパターンを作製する．B：ワックスパターンを埋没し焼却する．熱した鋳型に陶材のインゴットとアルミナプランジャーを挿入する．C・D：真空下，1,165℃でプレスを行う．E：スプルーをカットする．F：プレスした修復物を歯型に戻したところ．G・H：審美性が要求される前歯部の修復物では，デンティン色の陶材のみをプレスする．インサイザル陶材は，従来の方法で筆を用いて築盛する．（つづく）

手　順

① 通常の金合金鋳造物と同様に，修復物を解剖学的形態にワックスアップし，スプルーを付けて埋没する（図25-6 A）．前装法を用いる場合は，ボディ陶材の形態のみをワックスアップする．

② 鋳型を800℃（もしくは指示温度）に加熱し，ワックスパターンを焼却する．

③ 湯口に適切なシェードの陶材のインゴットとアルミナプランジャーを挿入し（図25-6 B），鋳型を専用のプレスファーネスに入れる（図25-6 C）．

④ 1,165℃まで加熱した後，軟化した陶材を真空下で鋳型の中にゆっくりと圧入する（図25-6 D）．

⑤ サンドブラストを用いて修復物を埋没材から取り出す．スプルーをカットし（図25-6 E），プレスされた修復物を歯型に再度適合させる（図25-6 F）．長石系陶材のエナメル層を築盛したり（図25-6 G・H），表面ステインを加えたりすることによって，審美性を向上させることができる．ブリッジの手順も同様である（図25-6 I〜Q）．

3　機械加工セラミック

インレー，アンレー，ベニアおよびクラウンを作製するためのCAD/CAM（コンピュータ支援設計/コンピュータ支援製造）システムが発達したことから，新しい世代の機械加工用陶材が開発されるよう

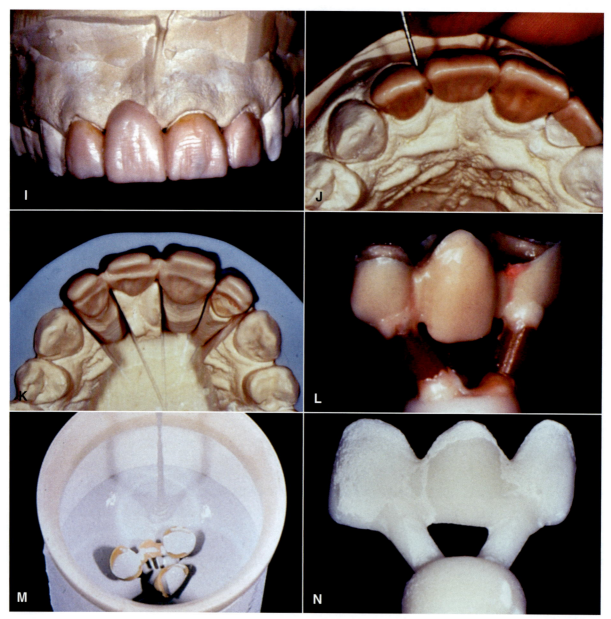

図 25-6（つづき） I：解剖学的形態にワックスアップされた 3 ユニットブリッジとポーセレンラミネートベニア．J：歯科技工士は連結部が適切な大きさ（4×4 mm）であることを確認する．K：シリコーンパテ製のインデックスを用いて，ワックスパターンをカットバックする際の目安とする．L：フレームワークのスプルー植立．M：埋没．N：ケイ酸リチウム陶材を鋳型に圧入後の修復物．（つづく）

になった．

Cerec システム

Cerec システム（Sirona Dental Systems, LLC）は 1980 年代から販売されており，スキャナーとミリングマシーンの発達に伴って，改良されたシステムが導入されている．最新の Omnicam の口腔内ペン型スキャナーとアップグレードしたソフトウェアは，初期のバージョンを大きくしのぐ性能を備えている．装置は画像処理とミリングシステムがコンピュータにより統合されており，修復物の設計はコンピュータの画面上で行われる（図 25-7 A）．本システムでは，Vita Mark II（VITA North America），IPS Empress CAD（Ivoclar Vivaden），IPS e.max CAD（Ivoclar Vivadent），CEREC Blocs C（Cerec 3D, Sirona Dental Systems, Inc），In-Ceram Alumina および In-Ceram Spinell（Dentsply Prosthetics）などの材料を用いることができる．Vita Mark II はガラスマトリックス内の主な結晶体として，長石（$KAlSi_3O_8$）を含んでいる．IPS

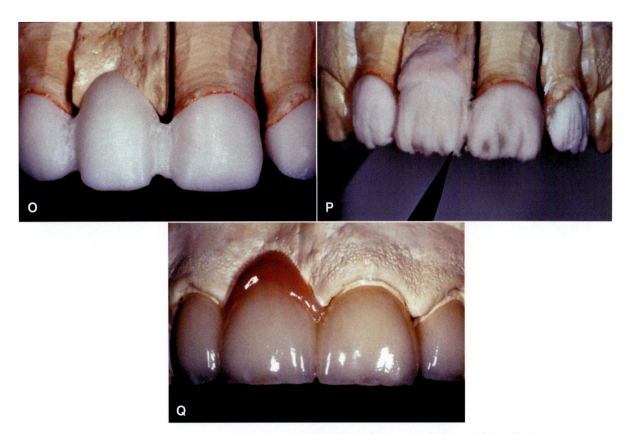

図25-6（つづき） O：作業模型に戻したフレームワーク．P：前装陶材を築盛する．Q：完成した修復物．（提供：Ivoclar Vivadent, Amherst, New York）

Empress CAD は，機械加工による修復物の作製用に設計されたリューサイト含有セラミックである．In-Ceram Alumina と In-Ceram Spinell は，浸透・前装段階の前に機械加工が行われる．コンポジットレジンブロックも使用可能である．初期の Cerec システムの欠点としては，修復物マージンの不適合[58]と，咬合面の加工精度不良などがあった．Cerec 3 システムではマージン適合性が改善され[59]，咬合面の解剖学的形態も高精度に加工できるようになった．最新バージョンの CAD/CAM ソフトウェア（Cerec 3D, Sirona Dental Systems, Inc.）では，設計した修復物の完全な三次元視覚化と"バーチャルシーティング（仮想試適）"が可能である．機械加工する前に，バーチャル修復物のさまざまな面を三次元的に修正することができる．

手順

① 歯冠形成は通常の全部陶材冠のための形成ガイドラインに従う．
② オペークパウダーで形成面を被覆する．
③ カメラを修復物の装着方向に合わせ，光学スキャナーを用いて形成歯を画像化する（図25-7 B）．最良の画像が得られたら，コンピュータに保存する．
④ コンピュータ画面上でマージンと歯冠豊隆を設定し，印記する．マージンと歯冠豊隆の設定・調節はソフトウェアの自動検出機能を利用できる（図25-7 C）．
⑤ 設計のソフトウェアを操作して偏心運動をシミュレーションし，それに基づいて修復物の設計を修正する（図25-7 D）．
⑥ 適切な大きさとシェードのミリング用ブロックを選択し（図25-7 E〜G），ミリングマシーンに装着する．単冠の作製時間はさまざまである（図25-7 H・I）．二ケイ酸リチウムのクラウンの場合は，中間レベルまで結晶化させるために加工前のブロックを熱処理する．これによりミリングが効率的に行われ，切削工具の摩耗も軽減される．これは，メタケイ酸塩の結晶は縁端部の安定性が高く，加工が容易だからである．

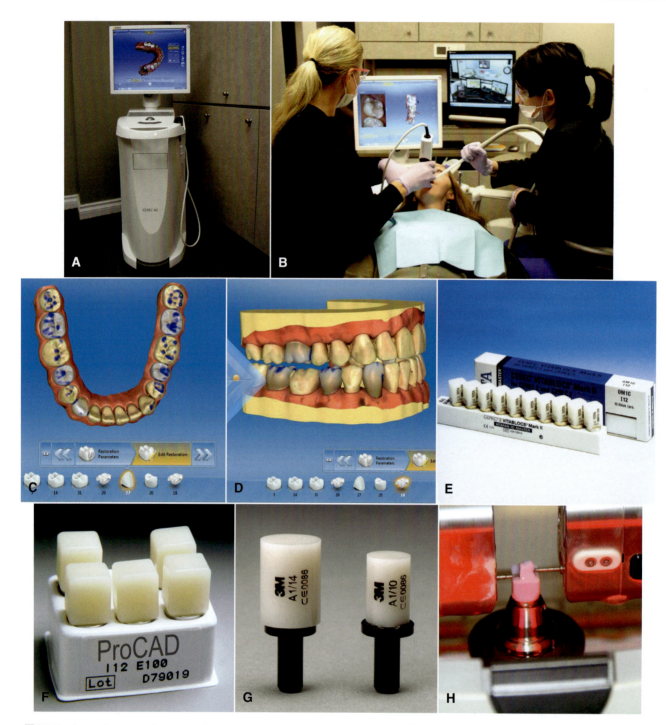

図 25-7 Cerec Omnicam CAD/CAM システム．A：Cerec Omnicam システムは画像装置，コンピュータそしてミリングマシーンで構成されている．B：光学的印象採得．C：多くの外側性修復物をコンピュータで設計することができる．D：ソフトウェアにより下顎運動のシミュレーションが可能であり，望ましい咬合面形態の近接状態を評価するのに有用である．E～G：異なるセラミックシステム，およびコンポジットレジンのブロックが使用可能である．H：青く半透明な状態の二ケイ酸リチウムのクラウンをミリングしているところ．

加工後に焼結することで BlueBlock のメタケイ酸リチウムの結晶を最終的に結晶化した状態にし，非常に高い強度が得られる．IPS e.max CAD の二ケイ酸リチウムの結晶はガラスマトリックス中に最高で 70％含まれることが報告されている（図 25-7 J・K）．

⑦ 表面ステインをグレージング焼成することによって追加のキャラクタリゼーションを行う（図 25-7 L）．

⑧ 修復物を患者の口腔内で評価し，30 章で述べるように，エッチング後シラン処理してからセメント合着する．

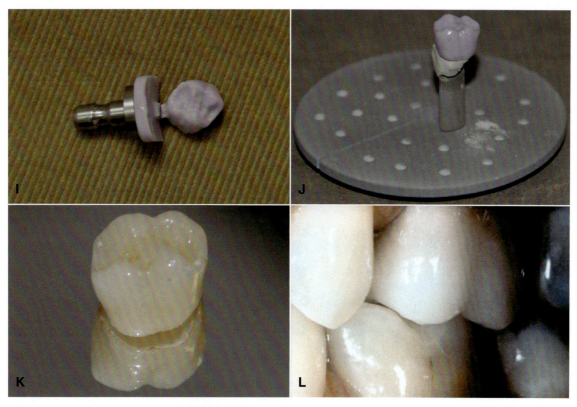

図25-7（つづき） I：ミリングが終了した外側性修復物．J：修復物を焼成トレーに乗せ，メタケイ酸リチウムを二ケイ酸リチウムに変換するために焼成する．焼成により，修復物は望ましい外観を得る．K・L：完成した修復物．（A〜D，H〜Lの提供：Dr. R. Fox, Sirona Dental Systems, Inc., Charlotte, North Carolina, Eの提供：VITA North America, Yorba Linda, California, Fの提供：Ivoclar Vivadent, Amherst, New York, Gの提供：3M ESPE, St. Paul, Minnesota）

4 機械加工・焼結セラミック

1 ジルコニアセラミック

ジルコニアセラミックとCAD/CAM技術に関する広範囲に及ぶ研究により，歯科修復用ジルコニアセラミックが発展してきた[60]．使用される材料は，3モルパーセントの酸化イットリウムで安定化させた正方晶ジルコニアである．焼結収縮を補償するため，焼結前のジルコニアブロックからコーピングを大きめに機械加工する．その後，修復物は高温（メーカーにより異なるが，1,350〜1,450℃）で数時間焼結される．前歯部ではシェードを合わせて審美的な修復物を作製するために，前装用陶材が用意されている（図25-8, 25-9）．臼歯部においては，メーカーによって色づけされているブロックのなかから選択し，これを解剖学的形態に加工して使用する（フルジルコニア）．ジルコニアは高い強度と破折抵抗性をもつ．これらの陶材の臨床成績を評価するには長期データが必要である．問題となりうるのは，ジルコニアの修復物は低温劣化を起こしやすい可能性がある点である[10]．特に低品質の粉末を高温で締結した場合に低温劣化が危惧されるが，中期的な臨床成績は比較的良好である[61]．

2 ジルコニア強化型ケイ酸リチウムセラミック

ケイ酸リチウムを主成分としたガラスセラミックスが，CAD/CAMによる機械加工可能な材料（Celtra, Dentsply Prosthetics；Vita Suprinity, VITA North America）として導入されている．これらの材料の機械的特性は，二ケイ酸リチウムガラスセラミックスと同等とされている[62]．ジルコニア強化型ケイ酸リチウム陶材にはケイ酸リチウムのガラス相内に質量比で10％の酸化ジルコニウムが含まれている[10]．ジルコニアは結晶核としての役割を担い，ガラスマトリックス中では溶解した状態のままである．これにより2つの効果が得られる．すなわち，非常に微細なメタケイ酸リチウム（L_2SiO_3）と二ケイ酸リチウム（$Li_2Si_2O_5$）の2種類の結晶から構成

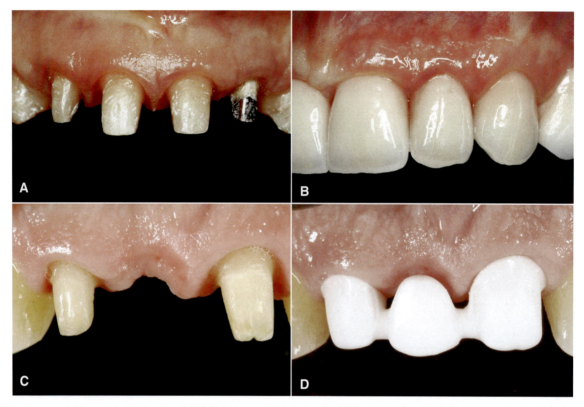

図25-8　Procera AllCeram システム．A：上顎前歯の Procera 冠のための歯冠形成．B：完成した修復物．C：Procera によるブリッジのための歯冠形成．D：高強度のフレームワーク．この後，ボディ陶材とインサイザル陶材を築盛する．（A・B の提供：Dr. E. van Dooren，C・D の提供：Dr. E. Hagenbarth）

される微細構造と，酸化ジルコニウムを含有することによるガラスマトリックスの強化である[63]．微細構造は2段階の工程を経て形成される．最初の結晶化する前のガラスセラミックスにはメタケイ酸リチウムしか含まれていないため，切削加工が容易である．ケイ酸リチウムの二重微細構造が形成される最終的に結晶化した状態は，840℃で8分間の短い熱処理を行うことで得られる．結晶化したジルコニア強化型ケイ酸リチウムガラスセラミックスと二ケイ酸リチウムガラスセラミックスの主な違いは，結晶体の特性に関係している．つまり，ジルコニア強化型ケイ酸リチウムセラミックの場合はメタケイ酸リチウム＋二ケイ酸リチウムだが，二ケイ酸リチウムセラミックの場合は二ケイ酸リチウムのみである[10]．ジルコニア含有ケイ酸リチウムガラスセラミックス材料は，十分な半透明感と優れた機械的特性の両立を追求しようとした実例である．このような安定した陶材は，ジルコニアセラミックより信頼性の高いものかもしれないが，改良の余地は残されている．

③ 相互浸透複合材料

相互浸透複合材料（interpenetrating phase composites：IPCs）は，材料全体にわたって互いに三次元的に絡み合いながらも影響を受けていない2つの相を有することが特徴である．このような複合材料は，多孔性の構造体（第1相）に液体を浸透させて，相互浸透相（第2相）を形成することにより得られる．溶融したガラスを浸透させ凝固させる方法と，モノマーを浸透させ加熱重合させる方法が一般的である[64]．多くの IPCs は，それぞれ単独の相よりも硬く高い強度をもち，すぐれた破壊靱性（R-曲線挙動）を示す．

審美性が要求されるため，歯科用として開発されたのはセラミック-ガラス IPCs とセラミック-ポリマー IPCs に限られている．前者（In-Ceram Alumina, VITA North America）はアルミナ（68％）をベースとしており，ランタン含有ガラスが浸透される[65]．多孔性のアルミナは最初の焼結によって得られ，収縮のない表面拡散が特徴である．In-Ceram Alumina は単独で歯科用修復物の最終形態

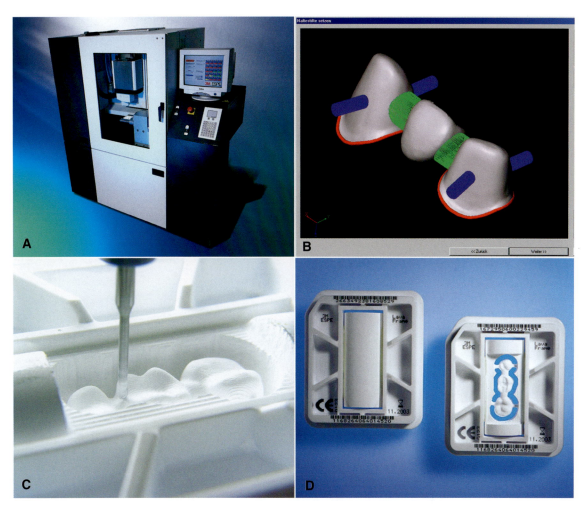

図25-9 Lava システム. A：Lava CAD/CAM システムの設計・ミリングマシーン. B：コンピュータによるフレームワーク設計. C・D：ジルコニアブロックからミリングしたフレームワーク.

まで作製できる最初の材料であるが，5〜7年に及ぶ8つ以上の臨床試験の成績は非常に良好（成功率91.5〜100％）であった[66].

歯科用のセラミック-ポリマー IPC（VITA Enamic, VITA North America）が導入されたのは2013年である．この IPC は，最初にポーセレンパウダーを約70％の密度まで焼結し，これに歯科用モノマーを浸透させる[67]．多孔性のセラミック構造体の強度が135 MPa，ポリマーの強度が30 MPa 以下であるのに対し，浸透後の IPC の強度は 160 MPa である[68]．予想されるとおり，多くのバルク特性および弾性特性はコンポジットレジンと陶材の中間である．疲労試験において VITA Enamic は二ケイ酸リチウムと同等の値を示した[69]．この IPC は，他の CAD/CAM 用およびプレス用セラミックスと比較して，次の３つの点において優れている．①良好な脆度係数，②低い硬度，③エナメル質と類似したクリープ応答（低い接触応力の発生と良好な応力再分配）[67].

5 金属強化システム

高カラット金合金コーピングシステムは，全部陶材冠に固有のいくつかの欠点を克服するためにデザインされている．これらのシステムでは，さまざまな方法で薄いコーピングをつくり，その上に陶材を焼き付ける．したがって，これらは厳密な意味では全部陶材冠ではなく，陶材焼付金属冠である．

Captek システム

Captek システム（The Argen Corporation）のコーピングは，金属を含有する２枚のワックスシートを歯型に圧接し，これを焼成して作製される．１

Part III 技工物の作製

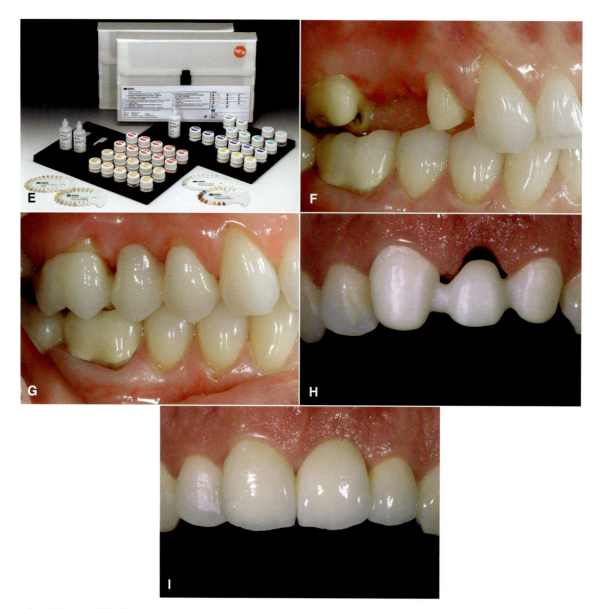

図 25-9（つづき） E：前装用陶材．F：臼歯部全部陶材ブリッジの歯冠形成．G：完成した修復物．H：前歯部全部陶材ブリッジのフレームワーク評価．I：完成した前歯部ブリッジ．（A〜E の提供：3M ESPE Dental, St. Paul, Minnesota，F・G の提供：Dr. L. Jones and M. Roberts, CDT，H・I の提供：Dr. V. Bonatz）

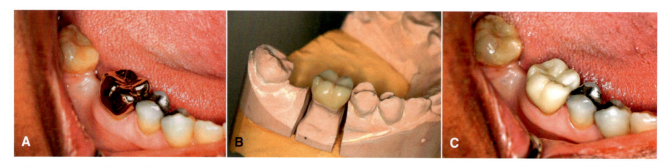

図 25-10 A：患者は金合金のクラウンの外観に不満を覚えていた．B：フルジルコニアクラウン．C：新製した審美的なクラウンの形態は，鋳造冠をスキャニングして再現されている．

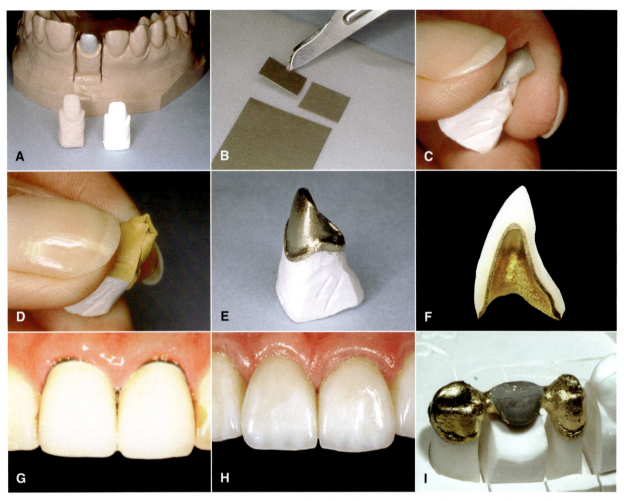

図25-11 Captekシステム．A：耐火材で複製された歯型．B：金属を含有するワックスシート片を切る．C：歯型に1枚目のシートを圧接する．第1層が焼成されて多孔性のメタルコーピングがつくられる．D：2枚目の金属含有ワックスシートを圧接する．E：焼成されたコーピング．F：コーピングデザインを示すCaptekクラウンの断面．G：上顎切歯部の不良補綴物（陶材焼付鋳造冠）を，Captekシステムで作製したクラウンによって交換した（H）．I：ポンティック用の特別な部品を使用すれば，ブリッジのフレームワーク作製も可能である．（提供：The Argen Corporation, Altamonte Springs, Florida）

枚目のワックスシートからは多孔性の金-白金-パラジウムからなる層がつくられ，2枚目のワックスシートが焼成されると97％の金が浸透する[70]．本システムの利点は，審美性とマージン適合性が優れていることである[71]．

手順

① 専用の耐火材料で作業歯型の複製をつくる（図25-11 A）．
② 金-白金-パラジウムを含有するワックスシート片を切り取る（図25-11 B）．
③ 歯型にシートを圧接する（図25-11 C）．これを1,075℃で焼成すると多孔性のメタルコーピングができる．
④ 金を含有した2枚目のワックスシートを圧接し（図25-11 D），再焼成する（図25-11 E）．多孔性の金-白金-パラジウム構造体の中に毛細管現象によって金が浸透し，コーピングが完成する．
⑤ 通常の陶材焼付鋳造冠と同様に，オペーク・ボディ・インサイザル陶材を築盛する（図25-11 F）．
⑥ 完成した修復物をグレーズし，マージン部の金属箔を研磨する（図25-11 G・H）．本システムはブリッジにも応用できる（図25-11 I）．

5. 全部陶材システムの選択

全部陶材修復物を適用する第一の目的は，可能な

かぎり最善の審美的結果を得ることである．一般的に，この方法では陶材が破折する可能性があり，また，陶材焼付鋳造冠よりもマージン適合性がやや劣るため，修復物の耐用期間が短くなる危険性がある．

1 破折抵抗性

全部陶材修復物の長期成績は，破折の問題によって長きにわたり阻まれており，これらの修復物は主に応力の低い前歯部に限って使用されてきた．全部陶材修復物の最大の利点は審美性の改善である．しかし新しい材料，特にフルジルコニアと二ケイ酸リチウムは非常に高い強度を備えており（表25-1参照），優れた中期的な臨床成績が期待できる．これらの材料はまだ比較的新しいものなので，問題なく使用できるかどうか（特にブリッジに対して）を判断するための長期的データまだ不足している．

2 審美性

市販されている陶材システムに関する知識は，個々の患者にとって最善の審美性をもたらす材料を選択するために必要である．これは上顎切歯の単冠を隣在歯に合わせるときに特に重要となり，固定性修復においていまだに最も困難な課題であることは間違いない．さまざまなシステムに必要となる高額な装置のすべてに投資できる歯科技工所はないことから，技工サイドのサポートが得られるかどうかについては慎重に検討する必要がある．接着性レジンセメントを用いる場合でも，各システムのマージンの適合性は重要である．システムを選択する際には，歯科医師は適合検査用の弾性ペーストを用いて内面とマージン部の適合性を注意深く評価しなければならない（ペーストは修復物を接着する前に完全に除去する）．調査研究により種々のシステムの相違が明らかにされているが[54]（表25-1参照），これらの結果は個々の歯科技工所における結果と一致しない場合もある．

最も適切なシステムを選択する際には，隣在歯の半透明性と修復する歯の変色についても考慮しなければならない[72]．より不透明で高い強度をもつコアによる陶材システム〔たとえばProsera（Nobel Biocare）〕は，半透明感の高い歯には良い選択肢ではない．しかしながら歯が変色しており透明感の高い材料では十分に隠すことのできない場合には，これらのシステムは良い選択肢となりうる．逆に破折が危惧される場合には，通常は強度の高い材料が選択されるべきである（表25-1参照）．

3 摩耗性

陶材修復に関して懸念されるのは，特に異常機能運動の習慣のある患者において，対合するエナメル質を摩耗させる可能性があることである．できることならば，常に摩耗性の低い材料の使用を考慮するべきである．摩耗性に関しては *in vitro* の研究が行われており[16, 73-81]，その結果を表25-1にまとめた．

6. インレーおよびアンレー

■耐火性歯型法

陶材修復物はヒートプレスシステムやCAD/CAMを用いて作製されるが，歯科技工士によっては耐火性歯型（図25-12）が好まれる．マージンの適合性を良好に作製することが可能であるが，適合性は使用する材料よりも歯科技工士の技術力に左右される[82]．

手 順

① 形成歯を弾性印象材で印象して，タイプⅣまたはⅤの超硬石膏を注ぐ．それから，あらためて陶材用耐火模型材を注ぐか，模型を複製して耐火模型材で歯型可撤式の複模型を作製する．Di-Lok（17章参照）などのシステムがこの技法には便利である．耐火材はもろく，操作を誤ると破損するので，歯型の分割には細心の注意を払う必要がある．

② 乾燥およびディギャッシング中に放出されるアンモニアの量を少なくするために，耐火模型をできるかぎりトリミングする．

③ 専用の鉛筆（V. H. T., Whip Mix Corporation）を使ってマージンを軽く印記する．

④ メーカーの指示に従って模型を熱処理して，乾

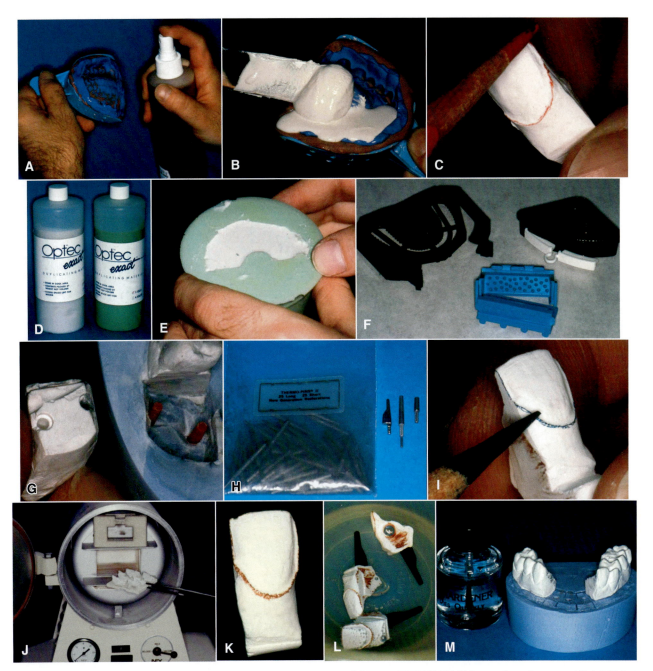

図25-12 耐火性歯型を用いたラミネートベニアとセラミックアンレーの作製．A：界面活性剤を印象にスプレーし，エアで軽く乾燥させる．B：歯型用石膏を印象に注ぐ．C：形成マージンを印記してから，スペーサーを塗布し，複模型用弾性印象材（D）を用いて模型を複製する．E：模型の印象に耐火模型材を注ぐ．F：Di-Lokシステムを用いる．または，模型基底部にダウエルピンを残す逆ダウエルピンを使用してもよい（G）．H：別法として，特殊な耐熱ダウエルピン（High Temp Ceramic Dowel Pins, Dental Ventures of America, Inc.）も使用できる．I：特殊な鉛筆（V.H.T., Whip Mix）でマージンを印記する．J：耐火模型材のディギャッシングを行う．K：熱処理によって青のマージン印記は赤になる．L：気泡が消えるまで歯型を蒸留水に浸漬する．M：模型が水分を吸収しないように，隣在歯の隣接面を歯型硬化剤でコーティングする．

燥とディギャッシングを行う．通常，この手順は2段階に分けて行われる．最初にリングファーネスに入れ，ついで真空下のポーセレンファーネスで行う．

⑤ 模型を徐冷した後，浸漬液か蒸留水に5分間漬ける．これにより歯型がシールされ，陶材築盛時に陶材から水分が吸い取られるのを防ぐ．

⑥ 耐火模型に陶材の第1層を築盛し，メーカーの指示に従って模型ごと焼成する．システムによっては，強度の高いコア材を第1層として使用する．

⑦ 湿らせた歯型上に修復物を築盛する．インレー

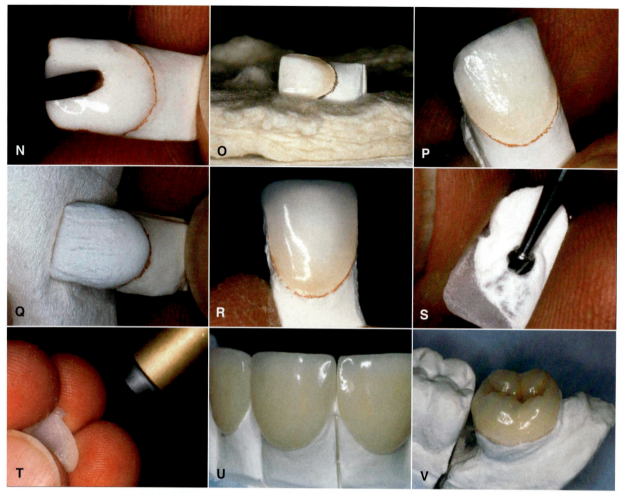

図25-12（つづき） N：陶材の第1層を築盛する．O・P：一次焼成を終えたところ．Q：収縮を補正する追加焼成が必要である．R：最終的カントゥアにベニアを築盛し，グレージングする．S：バーとサンドブラスト（T）を用いて耐火材を除去する．U：仕上がったベニアを作業模型に戻したところ．V：インレーとアンレーも同様の方法で作製する．（提供：Whip Mix Corporation, Louisville, Kentucky）

の場合はマージンを短めにしておく．
⑧ 中心窩を通るリリーフカットを入れ，陶材を焼成する．
⑨ 中心窩の部分に陶材を満たし，マージンまで築盛する．
⑩ 豊隆を付与し，咬合面と隣接面の接触を正確に仕上げる．メーカーの指示に従ってグレーズする．
⑪ バーや50μmアルミナのサンドブラストを用いて耐火材を除去する．咬合器に装着した作業模型の歯型に修復物を戻す．
⑫ 必要であればファイングリットのダイヤモンドポイントを用いて，修復物のマージンと咬合を修正する．研磨用ダイヤモンドペーストを用いて研磨する．

7. 全部陶材ブリッジ

全部陶材ブリッジには，さまざまな変遷の経緯がある．アルミナコアを純粋なアルミナの棒で結合して，その上にアルミナス陶材を用いてブリッジを作製する方法が試みられたが，修復物の破折や，鼓形空隙の侵害さらには清掃不良をきたし，多くは失敗に終わった．リューサイトを含有するヒートプレスセラミックは，ほとんど応力のかからないケースを除いて，ブリッジに必要とされる十分な強度があるとは考えられない．臼歯部の全部陶材ブリッジに関する臨床試験では惨憺たる結果が報告されている[42,83]．最近紹介された解剖学的形態のジルコニアは，これらの材料よりも高い実験強度を示し，臼歯部ブリッジに適していると考えられる．二ケイ酸リチウムの新しいヒートプレスセラミックおよびジル

コニアに前装するシステムは，ともに前歯部ブリッジへの適用が推薦されている．最新の素材はブリッジに使用できるものの，各メーカーは堅牢な連結部（金属の連結部では2×3mmの大きさであるのに対し，一般的に4×4mm）をもつ設計を推薦している．この大きさでは，清掃用具のアクセスと審美性に問題を生じる可能性がある．

8. 全部陶材による支台築造

新しい陶材は，金属製のポストコアシステム（12章参照）で引き起こされる審美障害を解決するために，根管処置歯の支台築造[81, 84]に利用されてきた．ポストは優れた強度[85]をもつジルコニア（Cosmo-Post, Ivoclar Vivadent；ER C-Post, Komet USA；TZP-post, Maillefer）でつくられ，コア部分はシステムに応じてコンポジットレジンもしくはプレッサブルセラミック（IPS Empress Cosmo, Ivoclar Vivadent）が使用される．別の方法として，CAD/CAMを利用してジルコニアからカスタムのポストコアを削り出すこともできる[86]．

9. 陶材修復物のレジン接着

全部陶材修復物の成績は，接着性レジンセメントの使用によって著しく向上した．この技法は最初，ポーセレンラミネートベニアのために考案されたもので[87, 88]，他の陶材修復物にも応用されている．フッ化水素酸または毒性の少ない代替物を用いて陶材をエッチングし，シラン（無機材料と有機レジンを結合させるためのカップリング剤として使用されるケイ素化合物，水素化合物，その他モノマー化合物）カップリング剤を応用して接着性レジンと陶材を結合させる．接着ブリッジ（26章参照）の場合と同様に，リン酸でエッチングした後のエナメル質に接着性レジンを適用し，象牙質には象牙質接着材を用いる．接着性レジンを使用すると，ある種の全部陶材冠では破折が著しく減少したとの報告があるが[89]，最近の後ろ向き研究によれば，破折に関して従来のセメントに対する優位性は証明されていない[90]．接着性レジンが，In-CeramやProceraなどの高強度のアルミナコア材の破折抵抗性を増強するとは考えにくい．それにもかかわらず今日，長石系およびリューサイト強化陶材に対し接着性レジンの使用が推奨されており，さらにセラミックインレーやアンレーの接着にも汎用されている[91]．

■修復物のエッチングとシラン処理

① 修復物の適合面が上になるようにソフトワックスで固定する．
② 適合面のみにエッチングジェル〔Ceram-Etch gel（9.5%フッ化水素酸），Gresco Products, Inc.，もしくは陶材メーカーが推奨している製品〕を1mmの厚さに塗布する．
③ エッチングの時間は陶材の種類によって異なる．長石系陶材では通常，5分間エッチングする．
④ 流水下で注意深くジェルを洗い流す．ジェルは非常に腐蝕性が強いので，皮膚や眼に触れないように注意する．
⑤ ジェルの色が完全に消えるまで水洗を続ける．
⑥ 油分を含まないエアで陶材を乾燥させる．陶材を汚染しないためには，ヘアドライヤーを使用するのがよい．
⑦ メーカーの指示に従ってシラン処理を行う．あるメーカーでは，結合強度を高めるために化学的に活性化されたシランではなく，加熱重合のシランカップリング剤の使用を推奨している．加熱重合は通常，技工室で行われるが，セメント合着の前に適合面をアルコールで十分に清掃するよう注意する必要がある．

セメント合着の手順については，30章で述べる．

10. まとめ

全部陶材冠は，長年にわたって最も審美性に優れた固定性修復物として位置づけられてきたが，より広く用いられている陶材焼付鋳造冠に比べると多くの欠点がある．機械的特性に劣ること，適切なマージンの適合を得るのが技術的に困難であることなどである．

材料の改良と陶材接着技術の進歩によって，全部陶材修復物に対する関心が再び高まってきている．ポーセレンラミネートベニアは，全部被覆冠に代わ

る保存的で審美的な修復法として評価されるようになった．セラミックインレーやアンレーはクラウンのように広範な歯冠形成を必要とせず，耐久性のある修復物として臼歯部のコンポジットレジン充填に取って代わる可能性がある．強度の非常に大きい材料は，ブリッジなど大きな応力が加わる修復物に適する場合もある．しかし，これらの修復法は比較的新しく，まだ長期的な臨床経験や研究が不足している．

Study Questions

1. 全部陶材冠の長所と短所，適応と禁忌について述べよ．
2. どの全部陶材システムがブリッジに適用できるか？　その場合，全部陶材修復の限界とは何か？
3. スリップキャスト法とヒートプレス陶材システムの手順を比較せよ．それぞれの方法の長所は何か？
4. 現在使用できる CAD/CAM システムは何か？　これらの修復物の長所および制約は何か？

●引用文献

1. Ernsmere JB: Porcelain dental work. Br J Dent Sci 43: 547, 1900.
2. Custer LE: A system of making jacket porcelain crowns without fusing. Dent Cosmos 57: 1356, 1915.
3. Ehrlich A: Erosion of acrylic resin restorations [Letter]. J Am Dent Assoc 59: 543, 1959.
4. Söremark R, Bergman B: Studies on the permeability of acrylic facing material in gold crowns, a laboratory investigation using Na. Acta Odontol Scand 19: 297, 1961.
5. Lamstein A, Blechman H: Marginal seepage around acrylic resin veneers in gold crowns. J Prosthet Dent 6: 706, 1956.
6. Weinstein M, Weinstein AB: Fused porcelain-to-metal teeth. Washington, D.C., U.S. Patent Office, Publication No. US3052982 A, September 11, 1962.
7. Vines RF, Semmelman JO: Densification of dental porcelain. J Dent Res 36: 950, 1957.
8. Hondrum SO: A review of the strength properties of dental ceramics. J Prosthet Dent 67: 859, 1992.
9. Denry IL: Recent advances in ceramics for dentistry. Crit Rev Oral Biol Med 7: 134, 1996.
10. Denry I, Kelly JR: Emerging ceramic-based materials for dentistry. J Dent Res 93: 1235, 2014.
11. Mehra M, Vahidi F: Complete mouth implant rehabilitation with a zirconia ceramic system: a clinical report. J Prosthet Dent 112: 1, 2014.
12. Suttor D, et al: Coloring ceramics by way of ionic or complex-containing solutions. Washington, D.C., U.S. Patent Office, Publication No. US6709694 B1, March 23, 2004.
13. Shah K, et al: Effect of coloring with various metal oxides on the microstructure, color, and flexural strength of 3Y-TZP. J Biomed Mater Res B Appl Biomater 87: 329, 2008.
14. Oh G-J, et al: Effect of metal chloride solutions on coloration and biaxial flexural strength of yttria-stabilized zirconia. Metals Mater Int 18: 805, 2012.
15. Jang GW, et al: Fracture strength and mechanism of dental ceramic crown with zirconia thickness. Procedia Eng 10: 1556, 2011.
16. Sripetchdanond J, Leevailoj C: Wear of human enamel opposing monolithic zirconia, glass ceramic, and composite resin: an in vitro study. J Prosthet Dent 112: 1141, 2014.
17. Mitov G, et al: Wear behavior of dental Y-TZP ceramic against natural enamel after different finishing procedures. Dent Mater 28: 909, 2012.
18. Jones DW, Wilson HJ: Some properties of dental ceramics. J Oral Rehab 2: 379, 1975.
19. Kelly JR, et al: Fracture surface analysis of dental ceramics: clinically failed restorations. Int J Prosthodont 3: 430, 1990.
20. Mackert JR Jr: Isothermal anneal effect on microcrack density around leucite particles in dental porcelain. J Dent Res 73: 1221, 1994.
21. Mackert JR Jr: Effect of thermally induced changes on porcelain-metal compatibility. In Preston JD, ed: Perspectives in dental ceramics, Proceedings of the Fourth International Symposium on Ceramics, pp 53-64. Chicago, Quintessence Publishing, 1988.
22. Mackert JR Jr, Williams AL: Microcracks in dental porcelain and their behavior during multiple firing. J Dent Res 75: 1484, 1996.
23. Anusavice KJ, et al: Influence of initial flaw size on crack growth in air-tempered porcelain. J Dent Res 70: 131, 1991.
24. Weibull W: A statistical theory of the strength of material. Ing Vetensk Akad Proc 151: 1, 1939.
25. Davidge RW, Green TJ: The strength of two-phase ceramic/glass materials. J Mater Sci 3: 629, 1968.
26. Dunn B, et al: Improving the fracture resistance of dental ceramic. J Dent Res 56: 1209, 1977.
27. Seghi RR, et al: The effect of ion-exchange on the flexural strength of feldspathic porcelains. Int J Prosthodont 3: 130, 1990.
28. Denry IL, et al: Enhanced chemical strengthening of feldspathic dental porcelain. J Dent Res 72: 1429, 1993.
29. Anusavice KJ, et al: Strengthening of porcelain by ion exchange subsequent to thermal tempering. Dent Mater 8: 149, 1992.
30. Anusavice KJ, Hojjatie B: Effect of thermal tempering on strength and crack propagation behavior of feldspathic porcelains. J Dent Res 70: 1009, 1991.
31. Garvie RC, et al: Ceramic steel ? Nature 258: 703, 1975.
32. Denry IL, et al: Effect of heat treatment on microcrack

33. Fairhurst CW, et al: The effect of glaze on porcelain strength. Dent Mater 8: 203, 1992.
34. Griggs JA, et al: Effect of flaw size and auto-glaze treatment on porcelain strength [Abstract 1658]. J Dent Res 74: 219, 1995.
35. McLean JW, Kedge MI: High-strength ceramics. Quintessence Int 18: 97, 1987.
36. Michalske TA, Freiman SW: A molecular interpretation of stress corrosion in silica. Nature 295: 511, 1982.
37. Sherrill CA, O'Brien WJ: Transverse strength of aluminous and feldspathic porcelain. J Dent Res 53: 683, 1974.
38. Morena R, et al: Fatigue of dental ceramics in a simulated oral environment. J Dent Res 65: 993, 1986.
39. Rosenstiel SF, et al: Stress-corrosion and environmental aging of dental ceramics [Abstract 823]. J Dent Res 71: 208, 1992.
40. Rosenstiel SF, et al: Fluoroalkylethyl silane coating as a moisture barrier for dental ceramics. J Biomed Mater Res 27: 415, 1993.
41. McLean JW, Hughes TH: The reinforcement of dental porcelain with ceramic oxides. Br Dent J 119: 251, 1965.
42. Batchelor RW, Dinsdale A: Some physical properties of porcelain bodies containing corundum. In Transactions, Seventh International Ceramics Congress, p 31. London, British Ceramic Society, 1960.
43. Dinsdale A, et al: The mechanical strength of ceramic tableware. Trans Br Ceram Soc 66: 367, 1967.
44. McLean JW: A higher strength porcelain for crown and bridge work. Br Dent J 119: 268, 1965.
45. Jones DW: Ceramics in dentistry. II. Dent Techn 24: 64, 1971.
46. Claus H: VITA In-Ceram, a new procedure for preparation of oxide-ceramic crown and bridge framework. Quintessenz Zahntech 16: 35, 1990.
47. Pröbster L, Diehl J: Slip-casting alumina ceramics for crown and bridge restorations. Quintessence Int 23: 25, 1992.
48. Seghi RR, et al: Flexural strength of new ceramic materials. J Dent Res 69: 299, 1990.
49. Wolf WD, et al: Mechanical properties and failure analysis of alumina-glass dental composites. J Am Ceram Soc 79: 1769, 1996.
50. McLaren EA: All-ceramic alternatives to conventional metal-ceramic restorations. Compend Contin Educ Dent 19: 307, 1998.
51. Sorensen JA, et al: Core ceramic flexural strength from water storage and reduced thickness [Abstract 906]. J Dent Res 78: 219, 1999.
52. Shearer B, et al: Influence of marginal configuration and porcelain addition on the fit of In-Ceram crowns. Biomaterials 17: 1891, 1996.
53. Pera P, et al: In vitro marginal adaptation of alumina porcelain ceramic crowns. J Prosthet Dent 72: 585, 1994.
54. Sulaiman F, et al: A comparison of the marginal fit of In-Ceram, IPS Empress, and Procera crowns. Int J Prosthodont 10: 478, 1997.
55. Lüthy H, et al: Effects of veneering and glazing on the strength of heat-pressed ceramics. Schweiz Monatssch Zahnmed 103: 1257, 1993.
56. Höland W, et al: A comparison of the microstructure and properties of the IPS Empress® 2 and the IPS Empress® glass-ceramics. J Biomed Mater Res 53: 297, 2000.
57. Culp L: Empress 2. First year clinical results. J Dent Technol 16: 12, 1999.
58. Anusavice KJ: Recent developments in restorative dental ceramics. J Am Dent Assoc 124: 72, 1993.
59. Estafan D, et al: Scanning electron microscope evaluation of CEREC II and CEREC III inlays. Gen Dent 51: 450, 2003.
60. Filser F, et al: Net-shaping of ceramic components by direct ceramic machining. Assembly Autom 23: 382, 2003.
61. Dhima M, et al: Practice-based clinical evaluation of ceramic single crowns after at least five years. J Prosthet Dent 111: 124, 2014.
62. ElBatal FH, et al: Preparation and characterization of some multicomponent silicate glasses and their glass–ceramics derivatives for dental applications. Ceram Int 35: 1211, 2009.
63. Kruger S, et al: Nucleation kinetics of lithium metasilicate in ZrO2-bearing lithium disilicate glasses for dental ppplication. Int J Appl Glass Sci 4 (1): 9, 2013.
64. Wegner LD, Gibson LJ: The fracture toughness behaviour of interpenetrating phase composites. Int J Mech Sci 43: 1771, 2001.
65. Guazzato M, et al: Strength, fracture toughness and microstructure of a selection of all-ceramic materials. Part I. Pressable and alumina glass-infiltrated ceramics. Dent Mater 20: 441, 2004.
66. Della Bona A, Kelly JR: The clinical success of all-ceramic restorations. J Am Dent Assoc 139 (Suppl 4): 8S, 2008.
67. He L-H, Swain M: A novel polymer infiltrated ceramic dental material. Dent Mater 27: 527, 2011.
68. Coldea A, et al: Mechanical properties of polymer-infiltrated-ceramic-network materials. Dent Mater 29: 419, 2013.
69. Kelly JR, et al: Development of a clinically validated bulk failure test for ceramic crowns. J Prosthet Dent 104: 228, 2010.
70. Shoher I: Vital tooth esthetics in Captek restorations. Dent Clin North Am 42: 713, 1998.
71. Zappala C, et al: Microstructural aspects of the Captek alloy for porcelain-fused-to-metal restorations. J Esthet Dent 8: 151, 1996.
72. Holloway JA, Miller RB: The effect of core translucency on the aesthetics of all-ceramic restorations. Pract Periodontics Aesthet Dent 9: 567, 1997.
73. Seghi RR, et al: Abrasion of human enamel by different dental ceramics in vitro. J Dent Res 70: 221, 1991.
74. Hacker CH, et al: An in vitro investigation of the wear of enamel on porcelain and gold in saliva. J Prosthet Dent 75: 14, 1996.
75. Metzler KT, et al: In vitro investigation of the wear of human enamel by dental porcelain. J Prosthet Dent 81: 356, 1999.
76. Ramp MH, et al: Evaluation of wear: enamel opposing three ceramic materials and a gold alloy. J Prosthet Dent 77: 523, 1997.
77. Wall JG, et al: Cement luting thickness beneath porcelain veneers made on platinum foil. J Prosthet Dent 68: 448, 1992.
78. Dietschi D, et al: In vitro evaluation of marginal fit and morphology of fired ceramic inlays. Quintessence Int 23: 271, 1992.
79. Amer R, et al: Three-body wear potential of dental yttrium-stabilized zirconia ceramic after grinding, polishing, and

glazing treatments. J Prosthet Dent 112 (5) : 1151, 2014.
80. Burgess JO, et al : Enamel wear opposing polished and aged zirconia. Oper Dent 39 : 189, 2014.
81. Preis V, et al : Wear performance of monolithic dental ceramics with different surface treatments. Quintessence Int 44 : 393, 2013.
82. Christensen R, Christensen G : Service potential of all-ceramic fixed prostheses in areas of varying risk [Abstract 1716]. J Dent Res 71 : 320, 1992.
83. Kakehashi Y, et al : A new all-ceramic post-and-core system : clinical, technical, and in vitro results. Int J Periodont Restor Dent 18 : 586, 1998.
84. Zalkind M, Hochman N : Esthetic considerations in restoring endodontically treated teeth with posts and cores. J Prosthet Dent 79 : 702, 1998.
85. Asmussen E, et al : Stiffness, elastic limit, and strength of newer types of endodontic posts. J Dent 27 : 275, 1999.
86. Bittner N, et al : Evaluation of a one-piece milled zirconia post and core with different post-and-core systems : an in vitro study. J Prosthet Dent 103 : 369, 2010.
87. McLaughlin G : Porcelain fused to tooth — a new esthetic and reconstructive modality. Compend Contin Educ Gen Dent 5 : 430, 1984.
88. Calamia JR : Etched porcelain veneers : the current state of the art. Quintessence Int 16 : 5, 1985.
89. Malament KA, Grossman DG : Bonded vs. non-bonded DICOR crowns : four-year report [Abstract 1720]. J Dent Res 71 : 321, 1992.
90. Sjögren G, et al : Clinical evaluation of all-ceramic crowns (Dicor) in general practice. J Prosthet Dent 81 : 277, 1999.
91. Schaffer H, Zobler C : Complete restoration with resin-bonded porcelain inlays. Quintessence Int 22 : 87, 1991.

Part III　技工物の作製

26章
レジン接着性ブリッジ

Resin-Bonded Fixed Dental Prostheses

Van P. Thompson

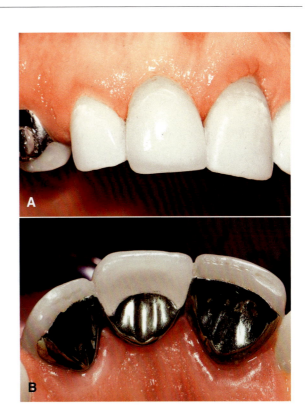

図 26-1　A：外傷によって喪失した右側中切歯を補綴するレジン接着性支台装置の唇側面観．B：支台装置の舌側面観．支台装置が両方の支台歯の辺縁隆線を越えて延長されていることに注意．これは前歯部支台装置の設計に共通する形態である．

　有孔性の金属鋳造体で下顎前歯部を固定する方法が 1973 年に Rochette [1] によって報告されて以来，レジン接着性ブリッジは広く普及している．従来の陶材焼付鋳造冠によるブリッジは，強固で解剖学的形態を有する審美的な修復物をつくるためにかなりの歯質削除量を必要としたが（7章参照），Rochette の方法はそれに代わるものとして提案された．最小限の歯質削除しか必要としないブリッジは，特に支台歯が健全で齲蝕のない場合には適用を考慮すべき選択肢である．レジン接着性ブリッジの第一の目的は，欠損歯を補綴すると同時に，歯質を最大限に保存することである．

　金属とエナメル質との接着のために，マイクロメカニカルな維持をもたらす金属表面の電解エッチング法の出現によって，レジン接着性ブリッジの適応範囲は拡大した [2]．修復物の考え方は単純であり，金属製の薄い支台装置を支台歯の舌側面と隣接面のエナメル質に接着し，1 つもしくは複数のポンティックを支持する方法である（図 26-1）．このような保存的なブリッジを成功させるためには，エッチングされたエナメル質と金属鋳造体とのボンディングが重要であり，支台歯と金属が正確かつ確実に適合することが求められる．初期の接着性支台装置では，その適用範囲が試験された．治療計画における限界はほとんど理解されておらず，また，支台歯形成における適切な抵抗形態と維持形態についても十分に理解されてはいなかった．一般的な臨床応用において，初期の支台装置の設計は妥当なものではなく，舌側のエナメル質だけに接着されたものもあり，さらに金属を正しくエッチングすることも困難であった．その結果いくつかの問題が発生し，1986〜1996 年にかけて本法の応用は控えられた．その間，さらにはそれ以後も設計に関する各因子が 1 つひとつ検討され，臨床的に試験された [3-6]．設計が改善されるとともに，レジンを大半の合金に接着させるための新技術を併用することで，よりシンプルかつ信頼性の高い補綴処置が可能となり，歯科医師の補綴に関する選択肢の 1 つに数えられるようになった．

1. レジン接着性ブリッジの発達

1 接着ポンティック

最も初期のレジン接着性補綴物は，抜去天然歯もしくはアクリル製人工歯をコンポジットレジンによって支台歯の隣接面と舌側面に接着し，ポンティックとして使用するものであった[7,8]．コンポジットレジンの連結部はもろく，ワイヤーもしくはステンレスメッシュのフレームワークで支持しなければならなかった．このような接着ポンティックの使用は前歯部の短い欠損部に限定され，ワイヤーやメッシュに接着しているレジンが劣化して破折するために，限られた期間しか使用できなかった．そのような修復物は，暫間補綴に限られるべきであると考えられた[9-11]．

2 有孔性鋳造体レジン接着性ブリッジ（機械的維持）

1973年にRochette[1]は，機械的維持を得るために金属鋳造体にフレアー付きの孔をあけて，金属と歯質を接着する方法を紹介した．彼はこの方法を本来は歯周治療のための固定に用いたが，ポンティックを含む設計も含まれていた．HoweとDenehy[12]は，接着ポンティックと比較してメタルフレームワークの維持が改良されていることを認め，支台歯に接着される有孔性鋳造支台装置と，陶材焼付鋳造ポンティックを用いて前歯部の欠損を補綴するブリッジの使用を開始した．その設計に関しては，できるだけ舌側面の広い面積を覆うようフレームワークを拡大すると同時に，歯質をまったく，またはほとんど削除しないよう提案した．このようなブリッジが適応となるのは，下顎症例もしくは最小限の咬合接触の症例に限定された．修復物は，合着材として多めのコンポジットレジンを用いて接着された．

Livaditis[13]はこの考え方を臼歯部の補綴治療に応用し，有孔性の支台装置が抵抗力と維持力を増加させるために使用された．鋳造支台装置は，咬合面およびポンティック側の隣接面にまで拡大された．その設計には，支台歯の隣接面と舌側面のエナメル

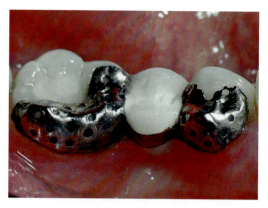

図26-2 小臼歯1歯を補綴する初期の有孔性支台装置によるレジン接着性ブリッジの舌側面観（13年目のリコール時に撮影）．維持孔からのレジンの喪失，不十分な歯肉側鼓形空隙，大臼歯支台歯咬合面のコンポジットレジンの全体的な摩耗に注意．

表26-1 50%が失敗（接着の剥離）するのに要する期間の予測（平均10年間の調査結果）

研究機関	50%が失敗に至る月数
Boyerら，1993[15]	
有孔形態	110か月
エッチングされた金属*	250か月
de Rijkら，1996[74]	
エッチングされた金属**	190か月

*アイオワ大学：前歯部ブリッジ143個と臼歯部ブリッジ30個
**メリーランド大学：前歯部ブリッジ61個と臼歯部ブリッジ84個

質の最大豊隆部を削除することで歯の形態を修正して，補綴物の装着方向を明確にすることも含まれていた．これらの修復物は正常咬合者に装着され，そのほとんどが13年間にわたるリコールによって機能していることが観察されてきた（図26-2）．このような成功にもかかわらず，維持孔を用いる方法には下記のような限界がある．

・維持孔による金属支台装置の強度低下
・維持孔部のレジン露出による摩耗
・維持孔によってもたらされる金属との接着強さの限界[14]

このような維持孔を用いる方法の臨床成績は，アイオワ大学の研究で15年間にわたってモニタリングされている[15]．適切な対照を置いたこの研究の結果から，前歯部ブリッジの場合，有孔性支台装置による補綴物の50%の接着が剥離するのには110か月，63%が剥離するのに約130か月を要することが示された（表26-1）．

3 エッチング鋳造体レジン接着性ブリッジ（マイクロメカニカルな維持—"メリーランドブリッジ"）

鋳造非貴金属支台装置の電解エッチング法は，メリーランド大学でThompsonとLivaditisにより開発された[2,16]．エッチングされた鋳造支台装置は，以下の2点において有孔性鋳造修復物より明らかに優れている．

- エッチングされた金属とレジン間の接着は，エッチングされたエナメル質とレジン間の接着よりも明らかに強いため，維持力は向上する．たわみに対する抵抗性を残しながら，支台装置はさらに薄くできる．
- 支台装置の表面は高度に研磨でき，プラークの沈着を予防できる．

この研究過程で，鋳造体を合着するために被膜厚さの薄いコンポジットレジンの必要性が明らかになった．これによって，鋳造体をエッチングすることでつくられたアンダーカットにマイクロメカニカルにボンディングする第一世代のレジンセメントが開発され，十分な強度をもちながら浮き上がりのない鋳造支台装置の接着が可能となった．この種の最初のセメントであるComspan (Dentsply Caulk)は中等度のフィラー（重量比で60%）を含有し，その被膜厚さは約20μmである[17]が，これらは金属と化学的には結合しない．

非貴金属合金の電解エッチングの成績は，非貴金属合金の種類と，技工操作の正確性によって大きく左右されることがわかった．最初のエッチング法は，ニッケル－クロム（Ni-Cr）合金（Biobond C & B Flux, Dentsply International）とニッケル－クロム－モリブデン－アルミニウム－ベリリウム（Ni-Cr-Mo-Al-Be）合金[18]（Rexillium III, Pentron Clinical）に対して開発された．さらに，簡素法[19]，化学エッチング法[20]，またはゲルエッチング法[21]が導入されたが，これらは特定の合金に対してそれぞれ適切に実施されれば，いずれも同様な結果を示す[22]．適切にエッチングされているかどうかは，走査電子顕微鏡による合金表面の評価が必要である．

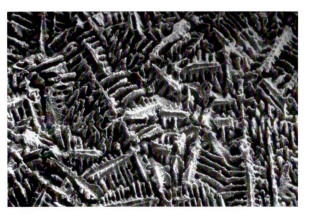

図26-3　電解エッチングされたニッケル－クロム－モリブデン－アルミニウム－ベリリウム（Ni-Cr-Mo-Al-Be）合金の走査電子顕微鏡写真（SEM）（倍率：1,000倍）．微細構造が選択的に除去され，疎水性のコンポジットレジンの"ぬれ"を生み出す深いアンダーカットが形成される．

このエッチング処理でつくり出されるアンダーカットの程度を図26-3に示す．細心の注意を怠ると，電解研磨もしくは表面汚染の可能性がある[23]．湿潤環境下では，電解研磨と表面汚染によって接着強さは時間とともに著しく低下する．

同じ合金にエッチングを施しても，技工操作によってまったく異なる結果が報告されている[24]．エッチングおよび接着の方法を選択するにあたって基準とされていたのは，24時間または7日間水中に浸漬しただけの試料に対し実施された接着強さの試験結果である．レジンと金属との接着試料を6か月間水中に浸漬した後に1万回以上の熱サイクルによる熱応力を加えた場合には，接着強さの著しい低下が記録された[25,26]．したがって，時間経過や熱応力の加えられていない試料から得られたデータは，信頼できない．サンドブラスト処理を施すことでレジンと金属の初期の接着強さは向上するが，時間とともにその効果はほとんどゼロにまで低下してしまう[27]．

金属表面に直接接着するレジンシステムは，十分な研究と試験が行われており，いまや維持機構として完全に金属エッチング法に代わるものとなった[28]．これについては後述する．

4 陶材支台装置

強度の高いセラミック材料，特にジルコニア（25

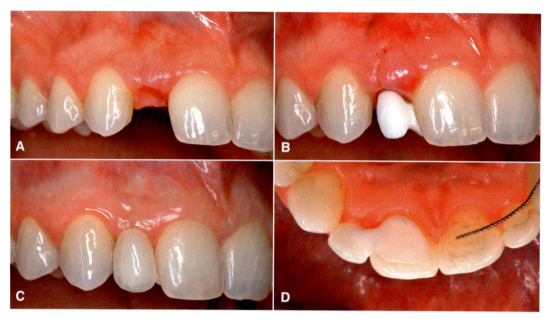

図 26-4　レジン接着性全部陶材ブリッジ．A：上顎側切歯の喪失．B：ジルコニアフレームの口腔内試適評価．C・D：完成した補綴物．（提供：Dr. M. Kern）

章参照）が，レジン接着性ブリッジの支台装置に使用されている[29,30]．金属製の支台装置は特に支台歯が薄い場合には変色するのに対し，これらの修復物は審美性に優れている（図26-4）．中期的な臨床成績は良好であることが示されている[31]．

5 化学接着によるレジン接着性ブリッジ（接着ブリッジ）

1980年代から1990年代初頭にかけて，レジン接着性ブリッジの維持のためにエッチング鋳造体レジン接着法が選択されていた間に，日本では接着性ブリッジを行うために金属と直接結合する接着システムの開発を目指して，広範囲にわたる研究が実施された．このようなレジンシステムの最初のもの（スーパーボンドC＆B, Sun Medical Co., Ltd.；C＆B MetaBond, Parkell, Inc.）は，メチルメタクリレート（MMA）ポリマーの粉末と，接着促進剤として4-META（4-methacryloxyethyl-trimellitic anhydride）を加えたMMAモノマー液を混合する処方を基礎としたものである[32]．それは特殊なtri-n-butylborane触媒システムとともに開発され，まずモノマーに加えられた後に粉末と混和される．非貴金属合金に対してスーパーボンドC＆Bは，他のどの接着性レジンと比べても，最も高い初期接着強さを示した．しかし残念なことに，これらの接着の経時的な加水分解安定度は，合金中のNi/Crの比率に依存していた[33,34]．利点として，bisphenol-A-glycidylether methacrylate（Bis-GMA）を基材とするレジンセメントと比較して弾性係数が低く，高い破壊抵抗性をもつことが挙げられる[35,36]．そのことは，適合の良くない鋳造体の場合でも，もろく崩れることが少なく，より良好な臨床成績を収めることにつながっている[37]．このシステムでは，高カラットの金合金で作製された支台装置を支台歯へ接着した場合に，その臨床成績は不良であった[38]．しかし合金プライマーが開発され，貴金属合金表面に対し安定した接着が得られるようになった[39,40]．このことは臨床試験で確認されている[41]．

スーパーボンドの登場に続いて，接着促進剤10-methacryloxydecyl dihydrogen phosphate（MDP）により改良された，Bis-GMAを基材とするコンポジットレジン接着用セメント（パナビア，Kuraray America, Inc.）が開発された．MDPの化学構造と臨床応用については，文献に記載されている[42]．

パナビアは，サンドブラスト処理を施したNi-Cr合金やコバルト-クロム（Co-Cr）合金[43,44]，スズメッキした金および金-パラジウム合金に対する接着性が非常に優れている[22,45]．

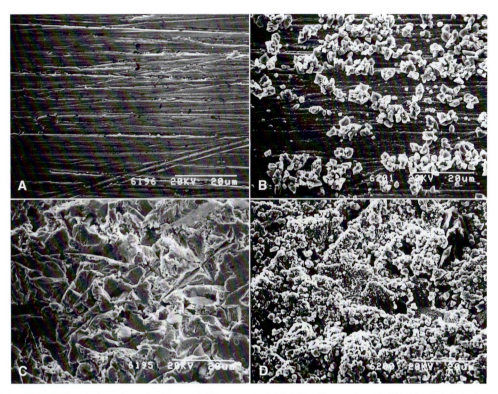

図26-5 2種類の表面処理法によるスズメッキパターンの相違. A：600番のサンドペーパーで処理を行った金合金（Firmilay, Jelenko Dental Alloys）表面. B：スズメッキによるスズ粒子の局所的な凝集と不規則な分布の状態. C：50μmアルミナ粒子によってサンドブラスト処理された金合金表面. D：スズメッキ後にサンドブラスト処理された金合金表面. 細かなスズ粒子が均一に分布している.

パナビアはエッチングしたエナメル質に対し，被膜厚さの薄い従来のコンポジットレジン〔たとえばComspan（Dentsply Caulk）〕に匹敵する引張接着強さをもつ（10〜15 MPa）. パナビアのような接着性レジンを金属の電解エッチング法と併用しても合金への引張接着強さは改善されず，合金表面をサンドブラスト処理した非貴金属へのパナビアの接着強さをやや下回ることが確認されている[46]. パナビアの最新の製品であるパナビア21とパナビア F 2.0のうち，後者は化学重合および光重合によるデュアルキュアシステムで，しかもフッ素徐放性である. 両者とも，エナメル質および象牙質に接着するためのセルフエッチングプライマーシステム（EDプライマー）を採用している.

貴金属合金のスズメッキ法の場合，レジン-金属の引張接着強さは，電解エッチングまたはサンドブラスト処理を行ったニッケル-クロム-ベリリウム合金の引張接着強さ（18〜30 MPa）よりごくわずかに低い値を示す. しかし，引張接着強さは，エッチングしたエナメル質への接着より確実に高い[47,48].

金属表面へのスズメッキも，スズを十分に凝集させるために，ボンディング直前に合金表面へのサンドブラスト処理が必要である（図26-5）[49,50]. 金属との接着を得るためのスズメッキは，技工室もしくはチェアサイドで実施できる. あるスズメッキシステム（MicroTin, Materials）（図26-6 A）はスズアミド溶液を使用し，4ボルトのバッテリーに接続したプローブの先端に取り付けられた綿球にその溶液を染み込ませて金属表面に塗る. プローブは金属の一部にアースされる（図26-6 B）. スズメッキの時間は通常5〜10秒で，金属表面が明るいグレーになる. メッキ後は十分に水洗，乾燥した後，接着性レジンを塗布する.

接着やメッキを行う前に50μmのアルミナ粒子でサンドブラスト処理を行うことは，接着のために粗れた高表面積の下地をつくるばかりでなく，金属表面がアルミナ分子によってコーティングされる[51]. 表面に付着したアルミナは酸化物として，リン酸基による接着システム（たとえば，合金表面に対するパナビア）を助勢する. この接着機構の研究

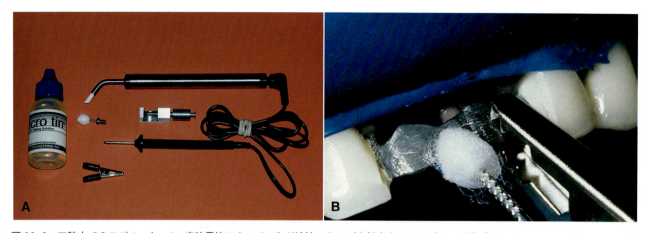

図26-6　口腔内でのスズメッキ．A：直流電流によってアミド溶液からスズを析出させるスズメッキ法（MicroTin Materilas）．B：口腔内で使用中のスズメッキ装置．灰色に変化していることに注意．補綴物と接続するワニロクリップによって電気回路ができ，メッキ装置の一方のプローブの先端に取り付けられた綿球中の溶液から金属表面にスズが析出する．

は，アルミナやジルコニア表面への接着に関する実験データによっても裏づけられている[52-54]．

これらの接着システムの長期臨床経過（日本において1983年以降）は，エッチング処理をした非貴金属に対する従来型のコンポジットレジン（米国において1981年以降）にほぼ匹敵することが証明されている[16]．実験研究によるデータはその有効性を裏づけている．非貴金属への直接接着法が有望であるとの研究結果によって，合金エッチング法やマクロ的機械維持機構は用いられなくなった[55]．これによって，レジン接着性ブリッジを装着するための技工所ならびに診療室での手順は簡素化された．

非貴金属と貴金属の両方にレジンを接着させる技工システムに，ロカテックシステム（3M ESPE Dental）がある．この方法では，最初に金属表面に120μmのアルミナ粒子によるサンドブラスト処理を行う．次に，特別なシリケート粒子を含有するアルミナによってブラストされる（図26-7）．この2回目のブラスト処理によって合金表面はシリカとアルミナの分子層で覆われる．ついでシランが表面に塗布され，コンポジットレジンの接着性が得られる．各種のシラン塗布法がNorlingら[56]によって比較検討された．ロカテックシステムは，さまざまな表面への接着に関してパナビアと比較されており，十分な接着を示している[26, 28, 51]．しかし，注意深い技工操作が要求されるとともに，診療室で患者に接着する前または接着時にシラン処理面が汚染される

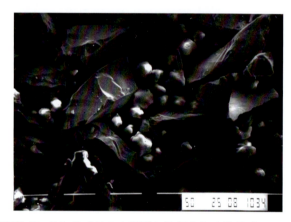

図26-7　サンドブラスト処理に使用される粒子（Rocatec Special, 3M ESPE Dental, Norristown, Pennsylvania）のSEM像．50μmアルミナ粒子（暗い不規則な粒子）と，金属の最終サンドブラスト処理に使用される小さなシリケート粒子（明るい色調）が混合されている．これをサンドブラストすることで，摩擦化学反応により金属表面がシリケート分子で被覆される．このシリケート層がシランプライマー溶液と反応することで，レジンと金属の接着が可能になる．

可能性があることから，一般に，合金鋳造体へのコンポジットレジンベニアの接着に限られる．

1990年代中頃以降，競合するいくつかのプライマーおよびセメントシステムが，貴金属合金用ダイレクトボンディングシステムとして登場した（表26-2）．いずれも合金表面のブラスト処理を行い，プライマーを塗布した後，レジンセメントを適用する．これらのプライマーは実験的[57-61]および臨床的[41, 62]に検討され，金合金およびパラジウム合金への接着を簡素化することが証明されている．

このシステムではレジンの被着面は依然としてエナメル質に限られていることから，メタルフレーム

表26-2 貴金属用の接着性レジンセメントとプライマー

セメント	プライマー	メーカー
プライマー併用タイプ		
Bistite II DC	Metaltite	Tokuyama Dental Corp.
C & B Metabond	MTL-V Primer	Parkell Inc.
Linkmax	Metal Primer II	GC America
Multilink	Multilink Primer	Ivoclar Vivadent
パナビア F2.0	Alloy Primer	Kuraray America Inc.
セルフアドヒーシブタイプ		
Maxcem		Kerr Dental Corp.
Rely X Unicem		3M-ESPE Dental

ワーク表面にレジンを接着する方法が変わってもフレームワークそのもののデザインは変更されていない．日本におけるレジン接着性ブリッジの設計は[63]，欧米と足並みをそろえて発展してきた．コンポジットレジンは時間とともに強度が落ちるので，接着界面（レジン-金属間とレジン-エナメル質間）およびレジン内部に加わる応力を制限するために，フレームワークによる機械的な維持が必要であるという点に関しては，ほぼ世界的な同意が得られている[64-66]．

2. 設計の概念

レジン接着性ブリッジの最適な設計のガイドラインは，実証的アプローチによって得られている．これらの修復物における設計上の根本的な原則は，咬合や審美性そして歯周組織の健康を犠牲にすることなく，可能なかぎり広い範囲のエナメル質を被覆することにある．Crispinら[67]は，接着面積を狭くして最小限の支台装置を設定した場合に，3年間の失敗率が50％に達したと報告し，最大限にエナメル質を被覆することの重要性を強調した．

エッチングによる鋳造支台装置の初期の設計は，"隣接面まで取り囲む"という構想に基づいていた．これは咬合力に耐え，広い接着面を得るために考案されたものである．咬合のクリアランスを確保し，咬合面もしくは基底結節にレストを設定し，また舌側面および隣接面の最大豊隆部を低くする目的でエナメル質を削除すると，結果的に形成は隣接部にまで及ぶこととなる．

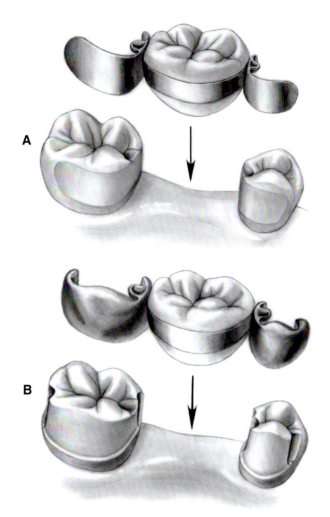

図26-8 臼歯部レジン接着性ブリッジの初期と現在の設計の比較．A：初期の設計．舌側面と隣接面のエナメル質の削除は必要最小限で，金属は頬側に十分に延長されている．装着すると，支台装置は頬側から舌側方向に動けない．B：より多くのエナメル質が削除されるとともに，欠損側の隣接面の頬側線角部にグルーブが形成される．この設計では，支台歯は支台装置から装着方向以外には動けないことに注意．

フレームワークは歯軸方向に装着され，頬舌方向には動いてはならない（図26-8 A）．最新のデザインでは，支台歯の適切な位置に正確なグルーブを付与することによって維持の改善が図られている（図26-8 B）．これについては後述する．現在行われている支台歯形成は，失敗を避けるために以前のようにできるだけ多くの歯質を保存するわけではない．とはいえ，現在でも形成はエナメル質の範囲内にとどめ，保存的な設計の原則を厳守している．新しいデザインは，実験研究によって検証されている[68, 69]．

レジン接着性ブリッジで確実な成果を得るために欠かせない3原則は，適切な症例の選択，正確なエ

ナメル質形成，そしてフレームワークデザインである．この治療法は万能ではないので，禁忌となる患者は，通常のブリッジもしくはインプラント支持による補綴によって治療するべきである．

3. 長所

レジン接着性ブリッジは適切に使用すれば，通常のブリッジより優れた点がいくつかある（表26-3）．その独特の形成デザインによって，歯質の削除量が少なくて済む．一般的に形成はエナメル質に限られる．形成が保存的であるため，歯髄を損傷する可能性は非常に低い．形成時の麻酔は必要としないことも多い．麻酔をしなければ，形成がエナメル-象牙境に近づいたことを患者の反応によって察知することができる．補綴物のマージンは完全に歯肉縁上に設定できることが多いので，結果として歯周組織への侵襲も最小限である．平均10年間維持された修復物の歯周病学的評価において，反対側の未修復部の歯肉の反応とほとんど相違がなかった[70]．支台装置の歯肉側マージンが歯肉縁下に0.5 mm入った場合にだけ，歯肉に傷害性反応がみられた．また，歯肉縁上マージンのため，印象採得は容易である．知覚過敏が生じないことに加えて，正常な隣接面接触が保存されているので，暫間修復（15章参照）も特定の患者を除いて一般的には必要とされない．しかし，最終印象採得の後に修復物を接着するまでの間，適切な位置にコンポジットレジンの咬合支持を付与することは，咬合面のクリアランスを維持するために大切である[71]（図26-16参照）．通常の固定性補綴治療よりチェアタイムは大幅に短縮され，患者の経済的負担も少なくなり，ともに約50％程度にまで減少するであろう[72]．

修復物が脱離しても支台歯に問題がない場合には，サンドブラストと接着レジンシステムを用い，修復物は再接着できる．2本の支台歯のうち片方だけ接着が維持されている場合には，片頭片刃のチゼルとソフトマレットを使用して，支台歯や修復物にダメージを与えることなく除去することが可能である．歯質に対しメタルフレームワークがわずかでも変形すると，接着性コンポジットレジンにヒビ割れ

表26-3 レジン接着性ブリッジの長所と短所，適応と禁忌

長所
歯質削除量が非常に少ない
歯髄損傷の可能性が非常に低い
通常は麻酔が不要である
歯肉縁上の形成
印象採得が容易である
暫間修復は通常必要ない
チェアタイムを短縮できる
患者の費用負担が少ない
再接着が可能である

短所
耐久性が劣る
エナメル質の形態修正が必要である
欠損部のスペース修正が困難である
支台歯の配列が良好でなければならない
臼歯部では審美性に劣る

適応
小児や若年者の前歯欠損の補綴
欠損部のスパンが短い
支台歯が健全である
臼歯の1歯欠損
臨床歯冠長が十分である
良好な防湿が行える

禁忌
異常機能運動の習慣がある
欠損部のスパンが長い
支台歯が修復されているか損傷がある
エナメル質の不良
ポンティックの幅径の著しい不調和
垂直被蓋が深い
ニッケルアレルギー

が発生することになる．メタルフレームワークの切端側または咬合面側に，片刃のチゼルを歯軸に対し斜めに当て，近心または遠心線角に沿って移動させる．マレットは，患者の反応をみながら軽く使用しなければならない．繰り返し叩くことによって接着を破壊する．しかし，グルーブやスロットによる機械的維持を併用する設計の場合には，フレームワークを切断してそれぞれ除去しなければならない（図26-9）．別の方法として，接着が部分的に剝離したブリッジの除去に役立つ超音波スケーラーの使用が推奨されている[71]．補綴物除去専用のチップを備えた超音波スケーラーも市販されている．これらは切端側と歯肉側のマージンに使用されるが，この処置には高出力の設定が必要であり，また，かなりの時間がかかるであろう．再接着された修復物の剝離頻度は高く[73]，デザインの変更と修復物の新製もしく

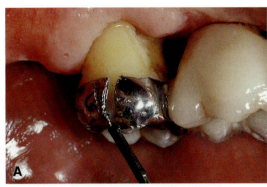
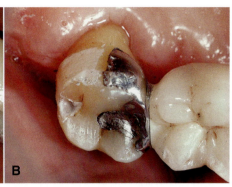

図26-9　現在の設計による支台装置の除去．**A**：支台装置はタングステンカーバイドバーによって切断され，近心部と遠心部に分割されている．片刃のチゼルを金属とエナメル質の間に位置させ，楔（くさび）効果によって，もろいレジンに亀裂を入れ，それを拡大させる．**B**：レジンの破壊により金属-レジン間の接着を剝離する．近心半分の支台装置も同様の方法で除去できる．この支台装置を除去するに至った原因は，ポンティック部の金属と小臼歯部の維持腕（写真には示されていない）との接合部が金属疲労により破壊したためである（同部の支台装置の厚さは1 mmに満たなかった）．支台歯である大臼歯は歯周組織による支持が不十分で，機能時にポンティックと大臼歯は大きく側方に動揺していた．

は別の補綴方法が考慮されるべきである．

4. 短所

　レジン接着性ブリッジの主な欠点は，通常のブリッジに比べて耐久性が劣るという事実である．これは重要な研究課題である．第一世代のエッチング鋳造体レジン接着性ブリッジの研究がアイオワ大学（臼歯部より前歯部の症例が多い）とメリーランド大学（前歯部より臼歯部の症例が多い）で行われたが，これらの補綴物は平均して10年以上維持されており，比較的成功しているといえる．研究結果によると，50%の失敗率が想定されるのは，それぞれ装着後250か月および190か月である（表26-1参照）[15, 74, 75]．また，これらの研究では，失敗率は経時的に増加していないことも示されている．

　個人開業の歯科医院において実施された研究によれば，最新の設計による修復物では平均6年間経過した成功例が93%に達した[3]．この結果は，接着物（修復物）の剝離率が経時的に増加（5年経過時に約50%）するとするヨーロッパの多施設協同研究と相違があり，その要因として形成のデザイン，接着性レジンの選択，そして歯列内での補綴部位の違いなどを挙げている[76]．またヨーロッパでの別の研究では，初期の設計において10年目の維持率は60%であった．さらに，ある研究では，臼歯部と下顎のレジン接着性ブリッジはより高い脱離率を示しており[77]，それは咬合力が大きいことと（4章参照），接着時の防湿がより難しいことが原因であろうと報告している[73, 78]．これらの研究で得られた知見を考慮して，将来起こるかもしれない接着物（修復物）の剝離の可能性について治療前に患者と話し合うべきである．それに対して，一般的なブリッジに関する臨床研究のメタ分析では，装着から0〜15年までの間の失敗率は5年ごとに倍増していた[79]．この結果をさらに15年から20年に延長してみると，通常のブリッジの失敗率は約20年間で50%に達することになる[75]．

　支台歯の隣接面と舌側面に維持形態を付与するために，広範なエナメル質の形態修正が必要となる（図26-8 B）．修復物が除去された場合は，コンポジットレジンによってエナメル質の形態を修復することもできるが，一般的なブリッジに変更するほうが好ましい．エナメル質の厚さには制限があることから，設計と形成には正確さと緻密な配慮が必要とされる[80]．前歯舌側面のエナメル質の厚さは，ほとんどの場合0.9 mm以下である[81]．

　レジン接着性ブリッジを用いてスペースを修正するのは困難である．ポンティックスペースが正常な歯の幅径より大きい，または小さい場合，このタイプの修復物で審美的な結果を獲得するのは困難である．通常のブリッジを用いても正中離開の治療は難易度が高いが，その場合はカンチレバーの選択が適切かもしれない．

　エナメル質を穿通する可能性があるために，ブ

リッジの装着方向は制限を受ける．そのために支台歯の平行性が大切である．しかし，近心もしくは近心舌側に傾斜した臼歯部の症例のなかには，アンレーを接着支台装置として利用できる場合がある（図26-18, 20参照）．

臼歯部では審美性は妥協できる．臼歯部のレジン接着性ブリッジのデザインは，臼歯咬合面上までメタルフレームワークを延長する必要がある．このように咬合面にレストを設定したり，時にはアンレーによって咬頭頂を被覆する処置は外観に触れてしまうため，一部の患者には受け入れられないであろう（図26-18参照）．

臨床での適応と禁忌は，個々の状況に応じてかなり異なる．禁忌となる場合には，通常のブリッジもしくはインプラント支持によるクラウンを考慮するべきである．

5. 適 応

固定性補綴物の治療計画を立てるときには，患者の個人的なニーズを明らかにしなければならない．現在なんらかの疾患があれば，病因とその疾患が治療の予後にどの程度影響するか評価しなければならない．歯周組織および全般的な歯の健康を回復するとともに，支台歯となる歯に動揺があってはならない．しかしながらレジン接着性ブリッジによる歯周治療用固定装置は，各歯がメタルフレームワークによって適切かつ機械的に維持された場合には，良い結果が得られている．

レジン接着性修復物は長い間，小児の前歯部欠損を補綴する目的で使用されてきた（図26-10）[12]．管理上の問題，不十分な口腔清掃，大きな歯髄腔，そして子供たちは基本的にスポーツに参加するという事実のために，通常の固定性補綴は若年者には一般的に禁忌とされている．多くの場合，近遠心に支台歯がある前歯部の1歯ないし2歯欠損は，レジン接着性ブリッジによって補綴される．状況によっては，さらに多くの欠損を補綴することも可能である．

健全歯もしくは軽微な処置歯は，レジン接着性支台装置の支台歯として適している．前歯部への接着

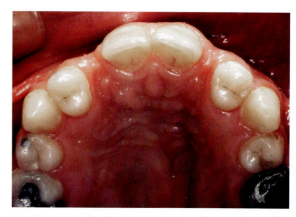

図26-10　レジン接着性ブリッジは，若年患者の先天性欠損歯の治療法として非常に有用である．第一小臼歯が犬歯の位置に萌出し，両側の側切歯が欠損している異常な歯列形態に注意．

に際して，隣接面の充填物は接着性支台装置の禁忌にはならない．しかしながら大きな複数の修復物または切縁を含む修復物の場合には，結果的に接着が制限され，支台歯に機械的な損傷を与えるおそれがある．臼歯部では欠損側に隣接する隣接面の病変は，支台装置の設計の中に含めることができる．小〜中程度の金属製の修復物は，象牙質ボンディングとコンポジットレジンによって置き換えるべきである．もしくは，ときとして形成の設計に含めることも可能である．図26-11 Aに，MOアマルガム充填を支台装置の一部とした症例を示す．この修復物は，強力な象牙質接着システムが登場する前に装着されたものである．9年目のリコール時の外観を図26-11 Bに示す．

臨床研究から立証されたように，臼歯部1歯欠損は，レジン接着性ブリッジによって補綴できる[3, 74]．最大限の維持形態と抵抗形態を与えるために，十分な臨床歯冠長が必要である．レジン接着性補綴物は，欠損歯を補綴すること以外に，歯周治療のための固定装置や矯正治療後の保定装置としても利用できる．

修復物は臼歯部でも前歯部でも利用できる．しかしセメンテーション時に厳重な防湿が実施されなければならない．

適切な症例選択の一環として，接着物（修復物）の剥離や，これによる齲蝕を発見するために積極的な経過観察プログラムを継続しなければならない．

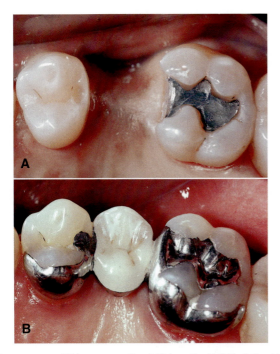

図26-11 A：既存のアマルガム充塡をレジン接着性ブリッジの支台装置の中に包含した支台歯形成．浅いインレー形成とすることで，アマルガムの削除はエナメル–象牙境の手前までにとどまっている（最近の象牙質接着法では，アマルガムに代わってコンポジットレジンが使用される）．小臼歯の遠心レストが浅いことと，小臼歯支台歯の近心舌側部のスロット／グルーブがないことに注意．B：9年目の修復物のリコール時．大臼歯の舌側面溝にシーラントとして塗布した接着性レジンが残存している．

しかし，接着性支台装置の場合には，齲蝕発生率は低い[82, 83]．

6. 禁 忌

レジン接着性修復物には明らかな利点があるため，適応とならない場合にも用いられることとなり，その結果，この治療法に対する患者（と歯科医師）の信頼を損なうような失敗を引き起こした例が多くあった．幸いこれらの失敗は通常，より一般的な方法で修正することができた．個々の臨床状況において，以下に挙げるような禁忌に該当する場合には，他の治療法を選択するべきである．

レジン接着性ブリッジの脱離に対する抵抗力は通常のブリッジに比べて弱いことから，異常機能運動の習慣をもつ患者に対しレジン接着性ブリッジを応用するときには，慎重な考慮が必要である．平均以上の側方力が加わると考えられる場合（たとえば，異常機能習慣のある患者，臼歯部の咬合が不安定か欠損した状態で前歯の補綴を必要としている患者な

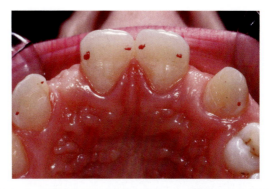

図26-12 上顎犬歯は歯肉組織の増殖のため臨床歯冠長が短くなり，十分な維持を得るのが困難である．外科的歯冠長延長術が適応となる．

ど）には，十分に注意して使用するべきである．このような場合，フレームワークの機械的維持を増強するために，グルーブ，咬合面レスト，隣接面への金属の延長など，考えられる方策をすべて用いなければならない（図26-8 B参照）．さらに患者へは接着物（修復物）が剝離する可能性を伝えておくべきである．レジン接着性の歯周治療用固定装置としても利用できるが，その場合には各歯が適切に機械的に維持されることが求められる[84, 85]．

欠損部のスパンが長い症例は，支台装置の金属に過剰な負荷がかかり，荷重が繰り返されると，接着界面のみならず金属にも疲労を生じることから，禁忌である．

維持力を左右するのは，エナメル質の適正な表面積と，隣接面の形態付与やグルーブ設置のために必要となる十分な臨床歯冠長である．支台歯の臨床歯冠長が短い場合には維持は困難となる（図26-12）．歯肉縁下マージンは避けたいので，接着面積を増やすための手段として，外科的歯冠長延長術が必要になることもある．

広範な修復が施された歯や損傷のある歯は，支台歯には向いていない．一方の支台歯には健全歯を使い，他方の支台歯には高度修復処置歯を使用するコンビネーションブリッジとすることもできる．平均10年以上機能し続けた修復物に関する後ろ向き研究において，従来型の支台装置と接着性支台装置を併用したコンビネーションブリッジは，優れた臨床成績を示した[86]．

歯の形成不全，脱灰や先天性疾患（たとえば，エ

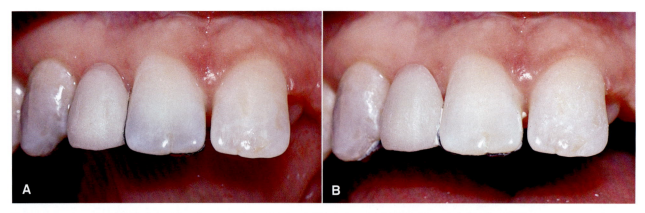

図26-13　A：レジン接着性ブリッジのポンティックにステインを行うときには，試適によって支台歯の色を評価する．レジンは光をある程度透過するので金属色が透けて見えてしまい，支台歯である中切歯はかなり灰色に変色している．B：オペークレジンを用いると支台歯が暗色化することを防止できるとともに，明度はわずかに上昇する．半透明レジンとオペークレジンを組み合わせると支台歯のシェードを適切にすることができ，その色に合うようにポンティックのキャラクタリゼーションを実施する．

ナメル質形成不全症や象牙質形成不全症）によって引き起こされた支台歯のエナメル質の問題は，レジンの接着強さに悪影響を及ぼす．

　前述のように，欠損部のスペースが正常な歯の幅径と異なるときや，正中離開の場合には適応は困難となる．前歯支台歯のシェードの変化（すなわち，金属支台装置による歯の半透明性の減少[87,88]）が起こるか否かを判断するために，支台歯の唇舌径とエナメル質の半透明性を評価しなければならない．支台歯がグレーに変色することは，オペークボンディングレジンを使用することと，舌側面の金属を切縁まで延ばさないことで抑えることができる．トランスルーセントレジンは光をある程度透過するので金属色が透けて見えてしまい，その結果エナメル質は明らかにグレーに変化する．メタルフレームワークの試適の際に金属と歯の間に水をつけることで，グレーに変色する様子が予見できる．同様にレジン接着性ブリッジのポンティックにステインを行うときには，硬化しない試適用のレジンを用いて，金属で裏打ちされたときの支台歯の最終的なシェードを視認し，その色にポンティックを合わせるべきである（図26-13）．

　垂直被蓋が深い場合には，エナメル質の十分な削除が妨げられるとともに，レジン接着性ブリッジに過剰な力が加わる可能性があることから，このような症例に対しては，慎重な対応が求められる．

　ニッケル合金はレジン接着性ブリッジに使用される主要な金属である．ニッケルアレルギーの確認を行うべきであり，陽性患者には他の合金の使用を勧める[89]．スズメッキ法や，技工操作を施す接着システムによって貴金属の使用が可能になる．しかし，ほとんどの貴金属合金は弾性係数が低いことから，貴金属性フレームワークの剛性を非貴金属と同等にしようとすると，金属の厚さは約30〜50％も増大する[90]．これは治療計画を立てるうえで重要なことであり，金属の厚さが咬合のクリアランスの量に影響する（垂直被蓋の大きな患者では重大な問題となる）．

7. 作　製

　レジン接着性ブリッジの作製にあたって，予知性の高い成功を得るためには，①支台歯形成，②修復物の設計，③接着の3段階に細心の注意を払わなければならない．

1　支台歯形成

John Locke

　前歯部では，術式はピンレッジ形成で必要とされる舌側面削除と多くの点で似ているが（10章参照），エナメル質を貫通してはならないので削除量ははるかに少ない．非貴金属を使用すれば辺縁部の強度も上がるので，明確なマージンを形成する必要はない．そのためこの部分のエナメル質は保存される．必要であれば，クリアランスを増すために対合歯を

26章 レジン接着性ブリッジ

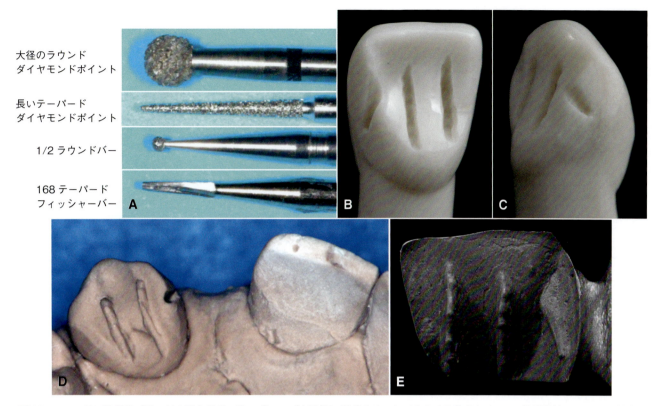

図26-14 レジン接着性ブリッジの耐久性は，狭いグルーブを適切に形成することで大きく改善される．A：使用器材．B・C：上顎中切歯と犬歯において推奨されるグルーブの設定．D：狭いグルーブが認められる作業模型．E：非貴金属合金の鋳造体は，形成されたグルーブと正確に適合しなければならない．

形態修正することもある．接着を成功させるために十分な範囲のエナメル質が存在し，金属支台装置が歯質を十分に取り囲み，個々の支台歯がフレームワーク外のどの方向へも移動しないよう十分な抵抗形態をもたなければならない．

可能であればメタルフレームを近心面と遠心面の両方に延長し，抵抗力と維持力を高める．下顎前歯は鼓形空隙が開いており歯冠形態も適しているのでこの手法が適用できることが多い．支台歯を取り囲むメタルフレームは上顎前歯にはあまり適さない．特に若年者では歯面の露出量が少なくなり，また歯の形態も適切ではないからである．これを解決するには，舌側面に小径のグルーブを形成するとよい．これはほとんどの歯に適用可能である．

手 順

① 支台装置の維持力は，適切な位置にグルーブを追加することで増強される．歯軸方向に走る2本のグルーブを支台歯の舌側面に追加する．この2本は平行である必要はなく，通常は前歯の近心舌側面と遠心舌側面（辺縁隆線のすぐ内側）に形成する．歯によっては近遠心の辺縁隆線が高いことがあり，この場合はグルーブを深く形成できるので効果が増大する．これらのグルーブは線路のように見え，平行性は問われないものの，臨床的に成功させるためには深さと幅が非常に重要である．グルーブは幅0.75 mm，長さは約5 mmにしなければならない．新品のタングステンカーバイドバー（直径0.5 mmのラウンド）を高速ハンドピースに装着して形成し，側面と基部を新品の小さいテーパードフィッシャーバー（No. 168）で四角く仕上げる（図26-14）．このバーの先端部直径も0.5 mmである．エナメル質を削合すると刃がすぐに鈍るので，タングステンカーバイドバーは必ず新品を使用する．正しいグルーブの形成法を図26-14に示す．

② 追加のグルーブの1本は，欠損側の隣接面に形成する．歯肉側マージンからスタートし，切縁の舌側寄りまで垂直に延ばす．バーはNo. 168

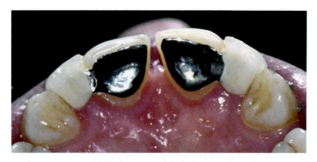

図26-15 レジン接着性ブリッジによる先天性側切歯欠損の補綴例．この症例では咬合関係を鑑みて上顎中切歯が支台歯として使用された．

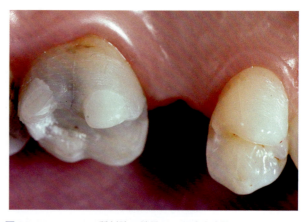

図26-16 エナメル質削除の結果として咬合支持が失われてしまう場合には，一時的な咬合支持が不可欠である．写真のコンポジットレジンによる咬合支持は，臼歯部インレー/アンレー支台のレジン接着性ブリッジが装着されるときに除去される．

を使用する．グルーブの長さは隣接面の大きさによりかなり異なる．通常，このグルーブの位置は舌側寄りになる．これは，切縁のエナメル質を削除しないようにするため，あるいは切縁部に遊離エナメル質を残さないようにするためである（図26-15）．グルーブの大きさと形態は維持のためにきわめて重要である．大きすぎると効力が低下する．すべてのグルーブは幅が狭く，向かい合う壁面は平坦で互いに平行でなければならない．これらのグルーブは極小径のバーで形成する．隣接面のグルーブは唇舌方向の移動に抵抗し，舌側面の線路状のグルーブは歯軸方向の移動に抵抗する．

③ 正確に印象を採る．一般的なブリッジと同様に，レジン接着性修復物でもマージンの適合は重要である．レジン層が厚いと接着強さは低下する[37]．

④ 一時的な咬合支持を与える．特に若年者や歯周組織による支持の減少した患者では，支台歯は急速に挺出する．この問題は，上顎前歯を補綴する際には対合する下顎前歯の切縁に少量のコンポジットレジンを盛り上げておくことで防止できる．臼歯部では，よほど大きく支台歯咬合面を被覆する計画でないかぎりその必要はない．そのようなアンレー支台の症例では，コンポジットレジンによる小さな咬合支持をエナメル質に接着する（図26-16）．咬合支持のためのレジンは，レジン接着性ブリッジを装着する直前に除去する．

レジン接着性ブリッジに，カンチレバーポンティックを使うことが推奨される．これは前歯部において成功を収めており[91]，犬歯もしくは中切歯からのカンチレバーが可能な側切歯欠損を補綴するのに特に有効である．良好な維持と審美性が得られるかどうかに基づいて，その選択を決定する（図26-17）．適切に設計された場合は，カンチレバーは両側支台歯よりも良好な接着疲労強度を示す[92]．

カンチレバーの設計は以下のような大きな利点を有する．

・形成が単純になる．

・咬合に問題があるときや，各支台歯の動揺度が異なる場合は，セメントや維持機構に過剰な応力が加わるが，このような事態を避けることができる．カンチレバーのレジン接着性ブリッジは動揺歯に対して有効である．

・1本支台のカンチレバーブリッジに緩みが生じた場合は，口腔内から脱離する．その場合，咬合，維持機構，接着について再評価することができる．ところが両側支台のレジン接着性ブリッジの片方の支台装置が緩んだ場合には，かなり厄介な問題が生じる．つまり，ブリッジは脱離にまで至らないため，多くの患者は緩んだ支台装置の下に齲蝕が生じるまで歯科医院を訪れないということである．カンチレバーであれば，接着を保っているか脱離するかのどちらかしかない．したがって，支台歯に齲蝕が生じる危険性は排除される．

下顎切歯の欠損をレジン接着性ブリッジで補綴す

26章　レジン接着性ブリッジ

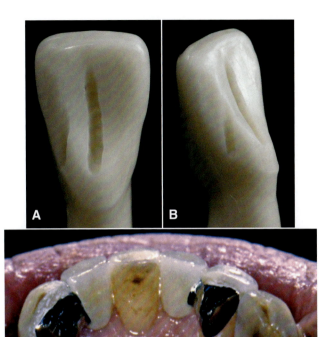

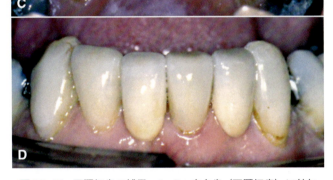

図26-17　下顎切歯の補綴．A・B：支台歯（下顎切歯）に付与するグルーブ．C・D：完成した補綴物．

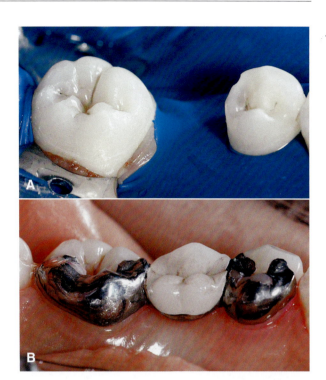

図26-18　A：大きな小臼歯部ポンティックのための歯冠形成．第一小臼歯には近遠心レストと遠心頰側部のグルーブが形成されている．B：最終修復物．小臼歯の咬合面を金属で広範囲に覆っているため，一部の患者には審美的に受け入れられないであろう．

るのに最も効果的な方法は，隣在歯からのカンチレバーのレジン接着性ブリッジである．下顎切歯を2本補綴するときは，2つのブリッジを別々に作製することが勧められる．ポンティックを連結すると失敗するリスクが高くなる（図26-17参照）．

2　臼歯部の歯冠形成とフレームワークの設計

　臼歯部のレジン接着性ブリッジの基本的なフレームワークは，3つの構成要素からなる．咬合面レスト（歯肉側方向への移動に対する抵抗），維持面（咬合面方向への移動に対する抵抗），そして隣接面の囲繞とスロット（回転力に対する抵抗）である（図26-8 B参照）．

　咬合面レストシートはスプーン状で，部分床義歯（21章参照）の場合と同様に，欠損部に隣接する支台歯の欠損側辺縁隆線部に設定する．歯の反対側にレストシートをもう1つ追加してもよい（図26-18）．このレストは重要な維持機構であると同時に，咬合圧と側方圧の双方に抵抗する．このレストは，浅い"ピン"として機能するよう設計すべきである．

　咬合面方向への移動に対して抵抗するために，歯周組織の健康や審美性を不必要に犠牲にすることのない範囲で，最大限の接着面積が得られるように修復物を設計する．隣接面と舌側面の軸壁は，遊離歯肉縁から約1 mmの位置まで最大豊隆部を削除する．隣接面は，アンダーカットが生じないように平行に形成する．隣接面部では，シャンファーマージンは望ましくない．歯頸部のエナメル質穿通を避けるために，ナイフエッジ状のマージンとする．咬合面の形成は，軸壁のエナメル質を削除した領域からをさらに上に延長し，メタルフレームワークが咬頭斜面の一部を被覆するようにする（咬合に干渉しない場合に限られる）（図26-19）．

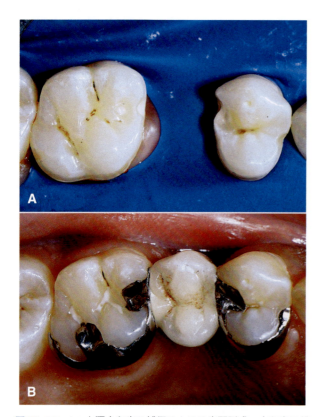

図 26-19　A：上顎小臼歯の補綴のための歯冠形成．小臼歯の維持腕の近心への延長部にグルーブを設けることによって近心咬合面レストを省略した．これによって審美性もある程度考慮されている．大臼歯の内斜面（咬合面の舌側溝）にまで形成が及んでいるため，舌側グルーブの形成は歯肉側に延長されている．これにより機械的維持が向上している．B：完成した補綴物．

舌側への移動に対する抵抗は，臼歯部のほうが得やすい．装着方向は1つだけに限定するべきである．咬合面から見て，フレームワークが歯の少なくとも180°以上を取り囲むように設計する．このように隣接面を囲繞すれば，修復物は被覆面下の歯質と嵌合することによって側方荷重に対して抵抗できるようになるとともに，隣接面の頬側線角部のすぐ舌側に形成されたグルーブも補助的抵抗形態となる．欠損の遠心部では，支台装置の抵抗形態は舌側線角部のグルーブによって増強される．適切にデザインされたレジン接着性ブリッジは，装着方向に平行な方向以外に動けないはずであり，さらに，いずれの歯もフレームワークから頬側方向に移動できないはずである（図26-8 B，26-18，26-19参照）．

一般に，上顎大臼歯と下顎大臼歯で形成が異なるのは舌側面のみである．下顎大臼歯では舌側面は1面で形成してもよいが，上顎大臼歯の舌側面は，咬合機能と形態（咬合面側2/3の部分の機能咬頭外斜面）のために2面形成が必要である．しかし，維持形態ならびに抵抗形態を増強するために，支台装置により舌側咬頭を覆ってもよい．これは臨床歯冠長が短い下顎大臼歯が近心舌側方向に傾斜している場合に特に有用である．（舌側咬頭を被覆するためには2面形成への変更が必要となるであろう[80, 93]）（図26-20）．

さまざまな方法で臼歯咬合面を鋳造体で覆うことが可能である．それらには，咬頭にタガをはめること，咬頭を取り囲むこと，舌側咬頭を露出させたまま近心から中心窩を通って遠心まで金属を延長することなどが挙げられる．これには術者の創意工夫が必要であるが，利用できるエナメル質，咬合，そして患者が受け入れてくれる金属の露出量などによって制限を受ける．歯冠形成と修復物のいくつかの例を図26-21，26-22に示す．

時にコンビネーションタイプの補綴物が用いられることもある．このタイプのブリッジは，一方の支台歯はレジン接着性の支台装置であり，他方は通常の鋳造修復物である．先にも述べたように，このタイプのブリッジは非常に優れた臨床成績を収めている[86]．歯周治療用固定装置の設計は，最も厳密な条件が要求される．歯の固定装置として，また歯の固定とブリッジの両方の目的のために使用する場合には，機械的維持が十分に得られるよう特別な配慮が設計に求められる．隣接部まで金属を延長し多数のレストを設定するタイプのデザイン例を図26-23に示す．固定を兼ねたブリッジを臼歯部に適用する場合には，多数のレストを設定するとともに，支台歯に対して十分な機械的維持力を発揮することが必要であり，歯列の最後方歯を支台歯とするときにはこのような設計が特に重要である（図26-24）．前歯部の固定装置では，維持力を増強するためにできるだけ広い範囲のエナメル質が確保されるべきであるが（図26-25），歯の位置や形成デザインを考えると，これを達成するのはかなり困難である．

技工操作

① ワックスアップしたフレームワークを埋没し，

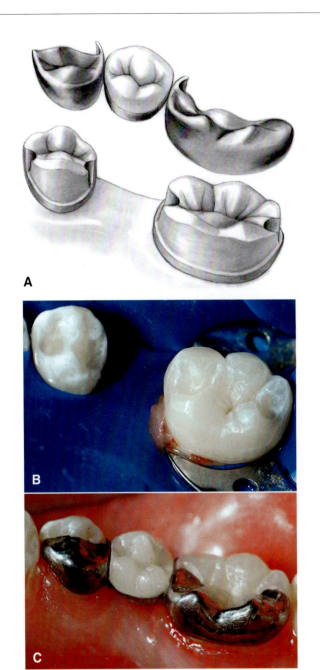

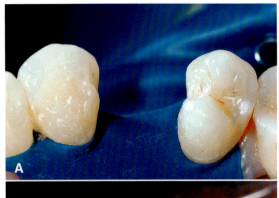

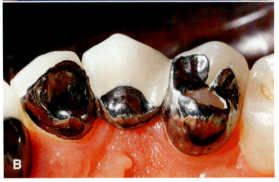

図26-21 A：小臼歯部を補綴するレジン接着性ブリッジのための歯冠形成．犬歯の遠心部には小さなIII級のコンポジットレジン充塡が施されている．これを除去して，支台装置の遠心スロットとなるよう修正した．小臼歯には近遠心両方に咬合面レストが形成されている．B：接着された補綴物．補綴物の歯肉側マージンは遊離歯肉縁に非常に近接している（理想的には歯肉縁から1mm上方が望ましい）．注意深いプラークコントロールが必須である．

図26-20 A：アンレーを支台装置とする設計のレジン接着性ブリッジ．必要な部分で約0.5mm程度のエナメル質を削除することによって，薄い金属による被覆部分が咬合面に拡張される．B：大臼歯と小臼歯の歯冠形成．臨床歯冠長が短いこの症例では，補助的な機械的維持を増強するために小臼歯の舌側咬頭が覆われる．C：完成した補綴物．アンレーによって大臼歯の舌側咬頭も被覆されているが，この場合，近遠心のレストで十分と考えられる．

陶材焼付用のNi-Cr合金またはCo-Cr合金で鋳造する．合金の種類に応じて，さまざまな表面処理もしくはスズメッキが必要とされる．歯科医師は選択した接着性コンポジットレジンを使って十分に試験された合金を使用しなければならない（次項の考察を参照）．

② 陶材でポンティックを築盛，焼成してカントゥアを整える．

③ 修復物を患者に試適し，適合が良好であれば，キャラクタリゼーションとグレージングを行う．前述したように，金属によって支台歯がグレーに変色するのを防ぐために，オペークレジンが必要となる．レジンの不透明性と歯の半透明性に左右されるが，支台歯の明度は増加するであろう．前歯部の試適評価では，ポンティックのキャラクタリゼーションを適切に実施するために，試適用ペーストも使用するべきである．ポンティックから除去できなかった試適用ペーストはグレージング時にすべて除去される．この操作を終えた後，研磨する．標準の仕上げ研磨材が適している．

⑤ 適合面をサンドブラスト処理〔50μmのアルミナ粒子を0.3Mpa（40psi）以下の空気圧で〕した後，十分に水洗して乾燥する．再度修復物

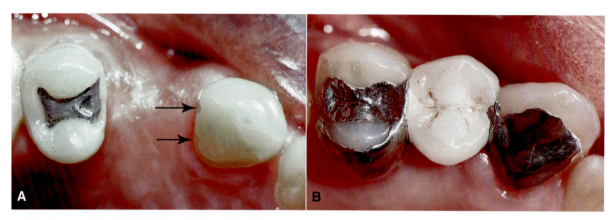

図26-22　A：アマルガム充塡物を取り込んだレジン接着性ブリッジ．犬歯支台には，歯肉の高さに明瞭なマージンが形成されており，2本の遠心グルーブ（矢印）が付与されている．B：インレー形態のレジン接着性ブリッジ（Aと別症例）．

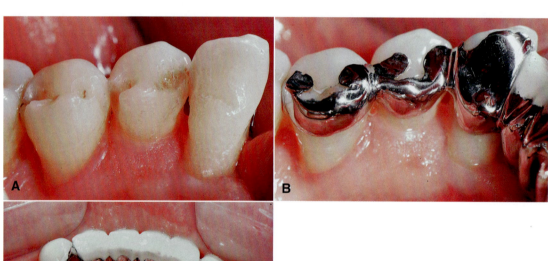

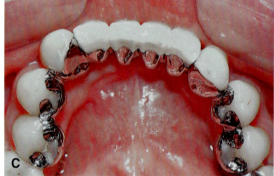

図26-23　A：下顎切歯を補綴するとともに固定装置でもあるレジン接着性ブリッジの支台歯として歯冠形成された下顎歯列の一部．この症例では隣接面接触点領域への形成の拡大に加えて，近遠心両方のレストが用いられている．B：接着された補綴物．第二小臼歯まで延長したのは，歯周病専門医の助言によるものであり，これらの動揺歯の安静を図ることが目的である．C：完成した補綴物．各臼歯部支台に設定された近遠心レストが明確に示されている．

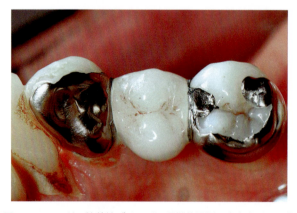

図26-24　レジン接着性ブリッジの長期使用例．支台歯である第二小臼歯は歯列の最後臼歯であり，機械的維持を強化するように特別な注意が払われた．

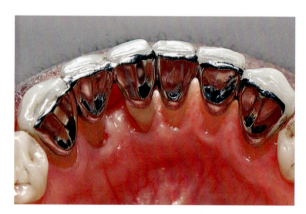

図26-25　12年目のリコール時の前歯部固定装置．可能なかぎり広く舌側エナメル質を覆い，可能な場合には辺縁隆線を越えて隣接部に金属が拡張されていることに注意．

を試適評価した場合には，接着前にもう一度サンドブラスト処理を行わなければならない．

3 修復物の接着

1 セメント（ボンディング材）

コンポジットレジンは，エッチングしたエナメル質にメタルフレームワークを接着するうえで重要な役割を果たす．この目的のために特化されたさまざまな接着性レジンが登場している．従来のBis-GMAタイプのレジン（たとえば，Comspan, Dentsply Caulk）が，レジン接着性ブリッジの接着に元来使用されていたが，最近開発されて改良が続いている金属用接着性レジンに置き変わりつつある．

本章の前半に記述したように，パナビア21（Kuraray America, Inc.）は接着性のモノマー（MDP）と，ガラスフィラーを含有するBis-GMAコンポジットレジンからなり，良好な実績を積み重ねている（図 26-26 B）．パナビア21は非貴金属合金およびスズメッキされた貴金属に対して優れた接着強さを示す．このボンディング材は嫌気的硬化反応を示すので，酸素の存在下では硬化しない．完全に重合させるために，メーカーは修復物のマージンを覆うように塗布するポリエチレングリコールのジェル（オキシガードII）を用意している．ジェルは酸素を遮断し，接着性レジンが完全に硬化したら洗い流すことができる．この接着性レジンの新製品（パナビアF 2.0）は化学重合と光重合の両方で硬化するので，前述のジェルに代わってマージン部の重合のために重合用光照射器が使用される．パナビアF 2.0ではオペークおよび天然歯の色調（TC）のシェードも用意されている．硬化反応は嫌気的であるので，両方のタイプを混合することができ，修復物を装着した状態のように空気が遮断されるまでは硬化しない．これによって前歯部支台装置の舌側面にはオペークレジンを，隣接面には透明感のある天然歯色のレジンを使用することが可能となり，その結果，唇側からオペークの線が見えなくなる．どちらのタイプともあらかじめ混合しておき，都合の良いときに支台装置の接着面に塗布することができる（図 26-26 C 参照）．この方法によって支台装置の金属色を遮蔽することが可能で，グレーの金属色は透明なエナメル質を透過しないため審美性が向上する[94]．

2 パナビア接着性レジンセメントによる接着手順

どんな接着性セメントであっても，装着された修復物の機械的特性を最大限に発揮させるために，接着に際してはメーカーの指示を厳密に守らなければならない（図 26-26 参照）．

① 浮石末と水で歯を清掃する．ラバーダム防湿の後，37％リン酸で30秒間エッチングする．水洗乾燥し，プライマーを塗布するまでエア乾燥を持続する（図 26-26 A）．エッチングを行っている間に助手はパナビアを出して混合し，手順の③までそばに置いておく．続いて助手はパナビアEDプライマーを混和し，エッチングした歯を乾燥状態で維持している術者に手渡す．

② エッチングした歯面にEDプライマーを塗布する．EDプライマーはセルフエッチングプライマーではあるが，エナメルエッチングが必要である．というのは，接着される維持面は"形成したばかりのエナメル質"ではないからである．形成の後に歯面は唾液由来のペリクルを獲得しているため，このタイプの製品のセルフエッチング能力は制限される[95]．

③ すでに混合されているパナビアを（前歯部の支台装置であればオペークと天然歯色の両者を）鋳造体の内面に塗布する（図 26-26 C）．

④ EDプライマーを乾燥し，溶剤を確実に蒸発させる．EDプライマーは，エナメル質表面への塗布後30秒経過してから乾燥させる．

⑤ 鋳造体を支台歯にしっかりと適合させ，押さえている圧力を維持したまま余剰のレジンセメントを筆または綿球で除去する．セメントは，鋳造体の内面では60～90秒間で硬化するが，マージン部は空気にさらされているため硬化しない（図 26-26 D）．

⑥ マージン部に光照射を行うか，あるいはオキシ

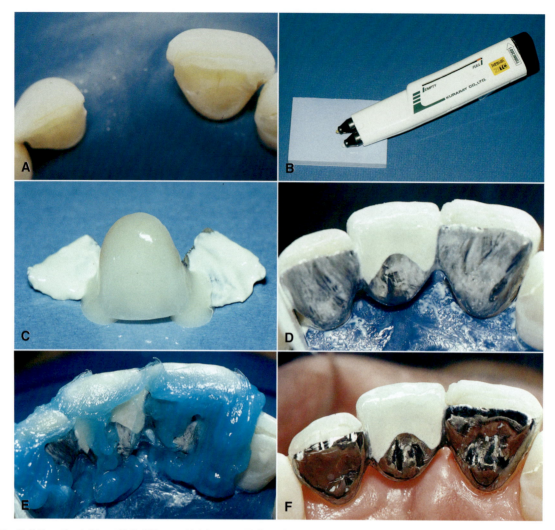

図26-26 接着性レジンを用いる接着手順．A：前歯部レジン接着性ブリッジのための歯冠形成．切端に咬耗面があるため，近遠心のグルーブによる維持をもたせた．防湿のためにラバーダムが用いられていることに注意．B：嫌気的に硬化する接着性コンポジットレジンのペーストディスペンサー．C：オペークと半透明の両方のコンポジットレジンを使用する．舌側面にはオペークを，隣接部には審美性のために半透明のものを適用する．D：修復物を装着し，支台装置とエナメル質との間のレジンが嫌気的に硬化するまでに余剰レジンを除去する．マージン部のレジンと余剰部は硬化しない．E：マージン部のレジン硬化のために酸素遮断ジェルが塗布される．F：高カラット金合金によって鋳造され，スズメッキされた最終補綴物．良好な機械的維持を得るために，より高い硬度（弾性係数）をもつ非貴金属より50％ほど鋳造体を厚くした．

ガードⅡを塗布して空気を遮断する（図26-26 E）．

⑦ 2分経過したらオキシガードⅡを水洗し，鋭利な手用器具によって余剰セメントを除去する（図26-26 F）．装着する前に修復物の全体的な仕上げ，研磨，咬合調整は終了しておく．装着された固定性修復物の引張強度は，回転切削器具によって生じる熱と振動によって低下する可能性がある[96]．しかし，わずかな調整や余剰レジンの除去は，これらの器具を慎重に使用することで可能である．

4 咬合

ポンティックには中心咬合位で接触するだけで，すべての偏心運動時に接触しないように咬合調整する．支台歯にはエナメル質あるいは鋳造体に正常な咬合接触を付与する．鋳造体への咬合接触は，支台装置を脱離させる方向ではなく安定させる方向に荷重が向かうように調整する．

8. 術後の管理

レジン接着性修復物はすべて，定期的なリコール時に詳しく診査するべきである（31章参照）．補綴

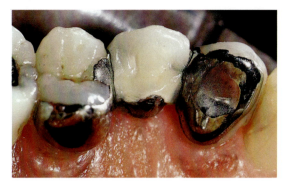

図 26-27 上顎の3ユニットのレジン接着性ブリッジ．遠心の支台装置の接着が剥離したが発見が遅れたため，齲蝕が生じている．

物が完全に外れていなくても接着材の全部または一部が剥離していることがあるため，目視で診査し，探針を用いて軽い圧で触診することによって，そうした問題が起こっていないか確認する必要がある．接着材の剥離は硬い食品を噛んだときに起こることが多い[96]ので，患者に注意しておくべきである．患者には，修復物になんらかの異変を感じたら速やかに来院するように伝えておく．接着材の部分的な剥離を早期に診断し治療することによって，齲蝕が重篤な状態に進行するのを防ぐことができる（図26-27）[96]．

通常，修復物は問題なく再接着できる．接着面はサンドブラストで清掃し，エナメル質表面の残留レジンを回転切削器具で注意深く除去した後，エッチング処理を行う．補綴物の再接着が2回以上に及ぶ場合は，歯冠形成を再評価して補綴物を再製する必要があるかもしれない．

この支台装置の設計では，舌側のオーバーカントゥアやマージンの歯肉側への延長の結果，多量のプラークを停滞させる可能性があるため，歯周組織の健康に注意を払うことが重要である[70]．そのため患者に適切なプラークコントロールの方法を指導する必要がある（31章参照）．歯石除去を行う際は，接着材が剥離するリスクを減らすために，超音波スケーラーよりも手用器具の使用が推奨される．

9. ステップの要約

レジン接着性ブリッジの歯冠形成と装着の手順を以下にまとめる．

① 適応は，修復物がないか，あっても非常に小さい健全な支台歯をもつ患者である．咬合は安定していなければならない．

② 歯冠形成は，舌側面の接着面積を広くとり，隣接面を取り囲むような形態にして，装着方向は明確な1方向のみになるよう設定する．また咬合面，切端もしくは基底結節にレストシートを設定し，隣接面にグルーブやスロットを形成する．

③ 精度の高い弾性印象材を使用するべきである．

④ 優れた適合性と審美性をもつ鋳造体を得るためには，注意深い技工操作が不可欠である．

⑤ 補綴物の接着には，使用する合金との接着が可能な特殊配合の接着性レジンセメントを使用するべきである．

10. まとめ

固定性補綴物のための形成の生物学的原則の1つは，歯質の保存であり，これがレジン接着性ブリッジの主たる長所である．通常のブリッジの場合と同様に，精度と細部への注意が重要である．長期使用に耐える補綴物を提供するためには，術者はレジン接着性ブリッジの治療計画立案とその作製を，他の修復物と同様に注意深く行う必要がある．この治療法は行う価値のあるものだが，あくまでも慎重に進めなければならない．注意深い症例選択が，臨床を成功させるための重要な因子である．

Study Questions

1. レジン接着性ブリッジの適応と禁忌を述べよ．
2. 側切歯の先天性欠損を補綴するのに，レジン接着性ブリッジが計画された場合，カンチレバーのデザインが考えられる．支台歯1本の設計と支台歯2本の設計を比べてどちらが良いか？ また，その理由を述べよ．
3. レジン接着性ブリッジに用いられる種々の接着法を挙げよ．最近はどの方法が推奨されているか？ その理由は？
4. 前歯部レジン接着性ブリッジのために必要な歯冠形成法を述べよ．臼歯部とどのような点が異なるのか？

● 引用文献

1. Rochette A: Attachment of a splint to enamel of lower anterior teeth. J Prosthet Dent 30: 418, 1973.
2. Livaditis G, Thompson VP: Etched castings: an improved retentive mechanism for resin-bonded retainers. J Prosthet Dent 47: 52, 1982.
3. Barrack G, et al: A long-term prospective study of the etched-cast restoration. Int J Prosthodont 6: 428, 1993.
4. Brabant A: Indication and design: the key to successful resin-bonded fixed partial dentures. In Degrange M, Roulet J-F, eds: Minimally invasive restorations with bonding, pp 201-210. Chicago, Quintessence Publishing, 1997.
5. Marinello CP, et al: Resin-bonded fixed partial dentures and extracoronal attachments for removable partial dentures. In Degrange M, Roulet J-F, eds: Mininally invasive restorations with bonding, pp 221-240. Chicago, Quintessence Publishing, 1997.
6. Minami H, et al: Twelve-year results of a direct-bonded partial prosthesis in a patient with advanced periodontitis: a clinical report. J Prosthet Dent 108: 69, 2012.
7. Ibsen R: Fixed prosthetics with a natural crown pontic using an adhesive composite. J South Calif Dent Assoc 41: 100, 1973.
8. Portnoy J: Constructing a composite pontic in a single visit. Dent Surv 39: 30, 1973.
9. Heymann H: Resin-retained bridges: The natural-tooth pontic. Gen Dent 31: 479, 1983.
10. Heymann H: Resin-retained bridges: The acrylic denture-tooth pontic. Gen Dent 32: 113, 1984.
11. Jordan R, et al: Temporary fixed partial dentures fabricated by means of the acid-etch resin technique: a report of 86 cases followed for up to three years. J Am Dent Assoc 96: 994, 1978.
12. Howe D, Denehy GE: Anterior fixed partial dentures utilizing the acid-etch technique and a cast metal framework. J Prosthet Dent 37: 28, 1977.
13. Livaditis G: Cast metal resin-bonded retainers for posterior teeth. J Am Dent Assoc 101: 926, 1980.
14. Williams VD, et al: The effect of retainer design on the retention of filled resin in acid-etched fixed partial dentures. J Prosthet Dent 48: 417, 1982.
15. Boyer DB, et al: Analysis of debond rates of resin-bonded prostheses. J Dent Res 72: 1244, 1993.
16. Thompson VP, et al: Resin bond to electrolytically etched non-precious alloys for resin bonded prostheses. J Dent Res 60: 377, 1981.
17. Levine W: An evaluation of the film thickness of resin luting agents. J Prosthet Dent 62: 175, 1989.
18. Livaditis GJ, et al: Etched casting resin bonded retainers, part 1: resin bond to electrolytically etched non-precious alloys. J Prosthet Dent 50: 771, 1983.
19. McLaughlin G, et al: Comparison of bond strengths using one-step and two-step alloy etching techniques. J Prosthet Dent 53: 516, 1985.
20. Livaditis G: A chemical etching system for creating micro-mechanical retention in resin-bonded retainers. J Prosthet Dent 56: 181, 1986.
21. Doukoudakis A, et al: A new chemical method for etching metal frameworks of the acid-etched prosthesis. J Prosthet Dent 58: 421, 1987.
22. Re G, et al: Shear bond strengths and scanning electron microscope evaluation of three different retentive methods for resin-bonded retainers. J Prosthet Dent 59: 568, 1988.
23. Wiltshire WA: Tensile bond strengths of various alloy surface treatments for resin bonded bridges. Quintessence Dent Technol 10: 227, 1986.
24. Sloan KM, et al: Evaluation of laboratory etching of cast metal resin-bonded retainers [Abstract 1220]. J Dent Res 63: 305, 1983.
25. Kern M, et al: Influence of prolonged thermal cycling and water storage on the tensile bond strength of composite to NiCr alloy. Dent Mater 10: 19, 1994.
26. Kern M, et al: Durability of resin bonds to a cobalt-chromium alloy. J Dent 23: 47, 1995.
27. Thompson VP, et al: [Bonded bridge technics: electrolytic etching of NiCr alloy]. Dtsch Zahnarztl Z 41: 829, 1986.
28. Ozcan M, et al: A brief history and current status of metal- and ceramic surface-conditioning concepts for resin bonding in dentistry. Quintessence Int 29: 713, 1998.
29. Kern M: Clinical long-term survival of two-retainer and single-retainer all-ceramic resin-bonded fixed partial dentures. Quintessence Int 36: 141, 2005.
30. Kern M, Sasse M: Ten-year survival of anterior all-ceramic resin-bonded fixed dental prostheses. J Adhes Dent 13: 407, 2011.
31. Sasse M, Kern M: Survival of anterior cantilevered all-ceramic resin-bonded fixed dental prostheses made from zirconia ceramic. J Dent 42: 660, 2014.
32. Masuhara E: A dental adhesive and its clinical application. Vol 1, Tokyo, Quintessence, 1982.
33. Ohno H, et al: The adhesion mechanism of dental adhesive resin to alloy — relationship between Co-Cr alloy surface structure analyzed by ESCA and bonding strength of adhesive resin. Dent Mater 5: 46, 1986.
34. Salonga JP, et al: Bond strength of adhesive resin to three nickel-chromium alloys with varying chromium content. J Prosthet Dent 72: 582, 1994.

35. Asmussen E, et al: Adherence of resin-based luting agents assessed by the energy of fracture. Acta Odontol Scand 51: 235, 1993.
36. Northeast SE, et al: Tensile peel failure of resin-bonded Ni/Cr beams: an experimental and finite element study [see comments]. J Dent 22: 252, 1994.
37. Degrange M, et al: Bonding of luting materials for resin-bonded bridges: clinical relevance of in vitro tests. J Dent 22 (Suppl 1): S28, 1994.
38. Hannsson O: Clinical results with resin-bonded prostheses and an adhesive cement. Quintessence Int 25: 125, 1994.
39. Matsumura H, et al: Adhesive bonding of noble metal alloys with a triazine dithiol derivative primer and an adhesive resin. J Oral Rehabil 26: 877, 1999.
40. Matsumura H, et al: Bonding of silver-palladium-copper-gold alloy with thiol derivative primers and tri-n-butylborane initiated luting agents. J Oral Rehabil 24: 291, 1997.
41. Hikage S, et al: Clinical longevity of resin-bonded bridges bonded using a vinyl-thiol primer. J Oral Rehabil 30: 1022, 2003.
42. Yamashita A: A dental adhesive and its clinical application. Vol 2, Tokyo, Quintessence, 1983.
43. Omura I, et al: Adhesive and mechanical properties of a new dental adhesive. J Dent Res 63: 233, 1984.
44. Tjan A, et al: Bond strength of composite to metal mediated by metal adhesive promoters. J Prosthet Dent 57: 550, 1987.
45. Imbery TA, et al: Tensile strength of three resin cements following two alloy surface treatments. Int J Prosthodont 5: 59, 1992
46. Thompson V: Cast-bonded retainers. In Wei SHY, ed: Textbook of pediatric dentistry: total patient care, pp 233-245. Philadelphia, Lea & Febiger, 1988.
47. Breeding LC, et al: The effect of metal surface treatment on the shear bond strengths of base and noble metals bonded to enamel. J Prosthet Dent 76: 390, 1996.
48. Dixon DL, et al: Shear bond strengths of a two-paste system resin luting agent used to bond alloys to enamel. J Prosthet Dent 78: 132, 1997.
49. Bertolotti RL, et al: Intraoral metal adhesion utilized for occlusal rehabilitation. Quintessence Int 25: 525, 1994.
50. Wood M, et al: Repair of porcelain/metal restoration with resin bonded overcasting. J Esthet Dent 4: 110, 1992.
51. Kern M, et al: Effects of sandblasting and silica-coating procedures on pure titanium. J Dent 22: 300, 1994.
52. Kern M, et al: Bonding to alumina ceramic in restorative dentistry: clinical results over up to 5 years. J Dent 26: 245, 1998.
53. Kern M, et al: Sandblasting and silica-coating of dental alloys: volume loss, morphology and changes in the surface composition. Dent Mater 9: 151, 1993.
54. Kern M, et al: Bonding to zirconia ceramic: adhesion methods and their durability. Dent Mater 14: 64, 1998.
55. Barrack G: A look back at the adhesive resin-bonded cast restoration. J Esthet Dent 7: 263, 1995.
56. Norling B, et al: Resin-metal bonding via three silica deposition processes [Abstract 993]. J Dent Res 70: 390, 1991.
57. Yoshida K, et al: Effects of adhesive primers on bond strength of self-curing resin to cobalt-chromium alloy. J Prosthet Dent 77: 617, 1997.
58. Aguilar LT, et al: Tensile bond strength of adhesive systems—effects of primer and thermocycling. Pesqui Odontol Bras 16: 37, 2002.
59. Matsumura H, et al: Evaluation of two thione primers and composite luting agents used for bonding a silver-palladium-copper-gold alloy. J Oral Rehabil 29: 842, 2002.
60. Shimizu H, et al: Use of metal conditioners to improve bond strengths of autopolymerizing denture base resin to cast Ti-6Al-7Nb and Co-Cr. J Dent 34 (2): 117, 2006.
61. Watanabe I, et al: Shear bond strengths of laboratory-cured prosthetic composite to primed metal surfaces. Am J Dent 16: 401, 2003.
62. Chadwick RG, et al: A retrospective observational study of the effect of surface treatments and cementing media on the durability of gold palatal veneers. Oper Dent 29: 608, 2004.
63. Yamashita A, et al: Adhesion bridge background and clinical procedure. In Gettleman L, et al, eds: Adhesive prosthodontics: adhesive cements and techniques, pp 61-76. Nijmegen, The Netherlands, Eurosound, 1988.
64. Aquilino S, et al: Tensile fatigue limits of prosthodontic adhesives. J Dent Res 70: 208, 1991.
65. Saunders W: The effect of fatigue impact forces upon the retention of various designs of resin-retained bridgework. Dent Mater 3: 85, 1987.
66. Zardiakas L, et al: Tensile fatigue of resin cements to etched metal and enamel. Dent Mater 4: 163, 1988.
67. Crispin B, et al: Etched metal bonded restoration: three years of clinical follow-up. J Dent Res 65: 311, 1986.
68. el Salam Shakal MA, et al: Effect of tooth preparation design on bond strengths of resin-bonded prostheses: a pilot study. J Prosthet Dent 77: 243, 1997.
69. Pegoraro LF, et al: A comparison of bond strengths of adhesive cast restorations using different designs, bonding agents, and luting resins. J Prosthet Dent 57: 133, 1987.
70. Romberg E, et al: 10-Year periodontal response to resin bonded bridges. J Periodontol 66: 973, 1995.
71. Krell KV, et al: Ultrasonic debonding of anterior etched-metal resin bonded retainers. Gen Dent 34: 378, 1986
72. Creugers NH, et al: A method to compare cost-effectiveness of dental treatments: adhesive bridges compared to conventional bridges. Community Dent Oral Epidemiol 20: 280, 1992.
73. Creugers NH, et al: Risk factors and multiple failures in posterior resin-bonded bridges in a 5-year multi-practice clinical trial. J Dent 26: 397, 1998.
74. de Rijk WG, et al: Maximum likelihood estimates for the lifetime of bonded dental prostheses. J Dent Res 75: 1700, 1996.
75. Thompson VP, et al: Longevity of resin-bonded fixed partial dentures: better than conventional fixed restorations? In Degrange M, Roulet J-F, eds: Minimally invasive restorations with bonding, pp 185-200. Chicago, Quintessence Publishing, 1997.
76. Creugers NH, et al: Long-term survival data from a clinical trial on resin-bonded bridges. J Dent 25: 239, 1997.
77. De Kanter RJ, et al: A five-year multi-practice clinical study on posterior resin-bonded bridges. J Dent Res 77: 609, 1998.
78. Olin PS, et al: Clinical evaluation of resin-bonded bridges: a retrospective study. Quintessence Int 22: 873, 1991.
79. Creugers NHJ, et al: A meta-analysis of durability on conventional fixed bridges. Community Dent Oral Epidemiol 22: 448, 1994.
80. Eshleman J, et al: Tooth preparation designs for resin-

bonded fixed partial dentures related to enamel thickness. J Prosthet Dent 60: 18, 1988.
81. Shillingburg HT, et al: Thickness of enamel and dentin. J South Calif Dental Assoc 41: 33, 1973.
82. Djemal S, et al: Long-term survival characteristics of 832 resin-retained bridges and splints provided in a postgraduate teaching hospital between 1978 and 1993. J Oral Rehabil 26: 302, 1999.
83. Wood M, et al: Resin-bonded fixed partial dentures. II. Clinical findings related to prosthodontic characteristics after approximately 10 years. J Prosthet Dent 76: 368, 1996.
84. Marinello CP, et al: Experiences with resin-bonded bridges and splints—a retrospective study. J Oral Rehabil 14: 251, 1987.
85. Marinello CP, et al: First experiences with resin-bonded bridges and splints—a cross-sectional retrospective study, Part II. J Oral Rehabil 15: 223, 1988.
86. Wood M, et al: Ten-year clinical and microscopic evaluation of resin-bonded restorations. Quintessence Int 27: 803, 1996.
87. Simonsen R, et al: Etched cast restorations: clinical and laboratory techniques. Chicago, Quintessence Publishing, 1983.
88. Wood M, et al: Adhesive resin bonded cast restorations. In Dale BG, Aschheim KW, eds: Esthetic dentistry: a clinical approach to techniques and materials, pp 151-162. Philadelphia, Lea & Febiger, 1992.
89. Blanco-Dalmau L: The nickel problem. J Prosthet Dent 48: 99, 1982.
90. Nakabayashi N, et al: Relationship between the shape of adherend and the bond strength. Jpn J Dent Mater 6: 422, 1987.
91. Briggs P, et al: The single unit, single retainer, cantilever resin-bonded bridge. Br Dent J 181: 373, 1996.
92. Wong TL, Botelho MG: The fatigue bond strength of fixed-fixed versus cantilever resin-bonded partial fixed dental prostheses. J Prosthet Dent 111: 136, 2014.
93. Simonsen R, et al: Posterior design principles in etched cast restorations. Quintessence Int 3: 311, 1983.
94. Caughman WF, et al: A double-mix cementation for improved esthetics of resin-bonded prostheses. J Prosthet Dent 58: 48, 1987.
95. Caughman W, et al: The effect of finishing resin-bonded fixed partial dentures on postcementation tensile strength. J Prosthet Dent 59: 149, 1988.
96. Gilmour ASM: Resin bonded bridges: a note of caution. Br Dent J 167: 140, 1988.

Part III 技工物の作製

27章 ブリッジの連結部
Connectors for Partial Fixed Dental Prostheses

連結部は，ブリッジまたは連結固定装置の構成要素の1つで，個々の支台装置やポンティックを接合する．時には非固定性連結部が使用されるが，通常は固定性連結部が用いられる（図27-1）．非固定性連結部が使用されるのは，通常，ブリッジの支台歯形成に際して共通の装着方向が設定できない場合である（図27-2 A・B）．非固定性連結部の使用は，失敗率の有意な低下と関連していることが報告されている[1].

1. 固定性連結部

金属による固定性連結部は，鋳造，ミリング，レーザー焼結，鑞付け，あるいは溶接によってつくられる．鋳造連結部は複数ユニットのワックスパターンの一部として，ワックスによって形づくられる．ミリングやレーザー焼結による連結部は，CAD/CAMが使用される場合はコンピュータ処理によって作製される[2]．鋳造連結部は簡便であり，技工操作の手順が最も少ない．しかし，複数ユニットのワックスパターンを歯型から取り外す際に変形が起こりやすいことから，個々の支台装置の適合性は低下するおそれがある．鑞付け連結部には，母材よりも溶融温度の低い中間金属を用いる（図27-3）．接合部は，鑞付けの際に溶融はしないが，溶けた鑞によって完全にぬれた状態にならなければならない[3]．連結部表面に汚れや酸化膜があると，ぬれが妨げら

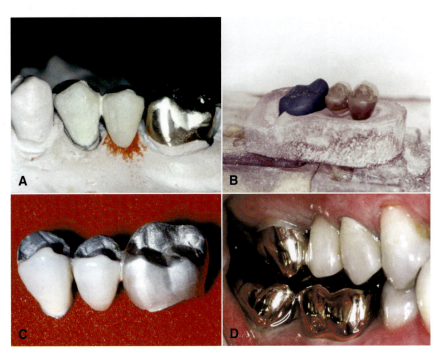

図27-1　固定性連結部：上顎第二小臼歯欠損を補綴する3ユニットブリッジ．A：陶材焼付鋳造冠である前方支台歯（第一小臼歯）とポンティック（第二小臼歯）は，固定性鋳造連結部によって接合されている．このブリッジの2つの部分と，後方支台歯（第一大臼歯）の金合金全部鋳造冠とは別に作製する．B：各構成要素を鑞付けによって接合する．C：連結された補綴物．D：ブリッジが口腔内に装着されたところ．

803

Part III 技工物の作製

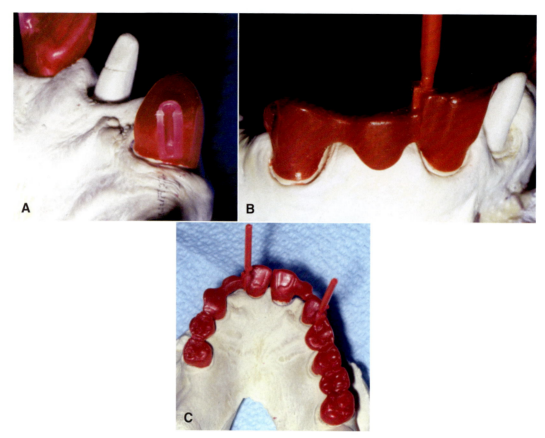

図 27-2 半固定性ブリッジ．A：犬歯の支台装置の遠心面に付けられたキーウェイ（フィメール）のパターン．B：ポンティックの近心面に既製のレジン製キー（メール）を用いて組み立てられたブリッジ．C：非固定性連結部の使用により，異なる装着方向をもつ支台歯を含むロングスパンブリッジの作製が可能になる．（提供：Dr. M. Chen）

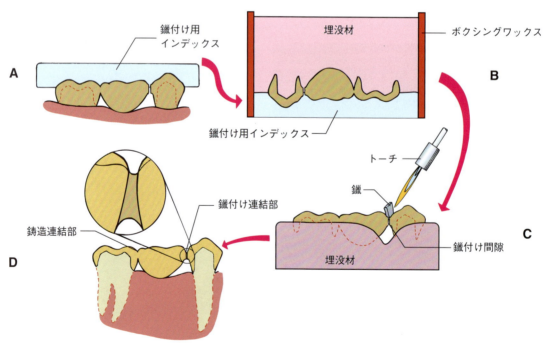

図 27-3 鑞付けの手順．A：鑞付け用咬合面インデックスの採得．B：ブリッジ構成要素の埋没．C：トーチによる鑞付け．D：臨床評価．

れて鑞付けできない場合もある．たとえば，鑞は溶けても鑞付けしたい空隙に流れ込まない．金属部分を強固に連結するもう1つの方法は溶接で，熱や圧を利用して，隣接する金属面（多くの場合両者は接触している）を溶融させて連結する．溶接には，母材と溶融温度がほぼ等しい埋め金を使うこともできる．

金属工業分野では，埋め金の溶融点が450℃未満であれば"はんだ付け（soldering）"，450℃以上であれば"鑞付け（brazing）"と区別している[4]．歯科で用いる強固な連結は通常450℃以上で作製されているが，ほとんどの場合，歯科業界においてはsolderingという用語が用いられている．しかし，国際標準案ではbrazingという語を用いており，将来これが一般的に受け入れられる可能性はあるが，本書ではsoldering＝鑞付けとして使用する．

2. 非固定性連結部

ブリッジの歯冠形成時に，2本の支台歯を共通の装着方向に設定できない場合に，非固定性連結部が適応となる．大きく複雑なブリッジを短い部分に分割して，個々の再製や補修が容易にできるようにするのは勧められる方法である．また，これは支台歯の予後が不確実な場合にも有効である．支台歯に問題が生じてもブリッジの一部分だけを再作製すればよい．下顎の前歯部から臼歯部に至る複雑なブリッジでは，非固定性連結部が適応となる．下顎骨は開閉口運動時に内外側に変形する[5,6]．固定性ブリッジは下顎の変形を阻止するが，広範囲の連結固定装置は，強く開口した際に変形することが報告されている[7,8]．このような応力が複雑なブリッジを脱離させる原因となりうる．下顎の複雑なブリッジを分割することによって，リスクを最小限とすることができる（図27-4）．

非固定性連結部は，既製のインサートをワックスパターンに埋め込むか，最初の鋳造体が得られた後に個別にミリングすることによって作製される．さらにもう一方のパーツは，ミリングされた支台装置に適合させた後に鋳造される．これらは既製のプラスチックパターンを用いて作製されることも多い．

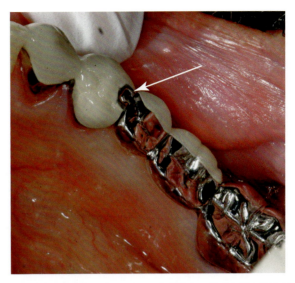

図27-4　この複雑なブリッジは，犬歯遠心に非固定性連結部（矢印）を用いることで分割されている．

支台装置は別々に鋳造され，金属の状態で相互に嵌合する．

3. 連結部の設計

連結部の大きさ，形状，位置のすべてが補綴物の成功に影響する．連結部は機能時の変形や破折を防ぐだけの十分な大きさがなければならないが，大きすぎると効率の良いプラークコントロールを妨げ，やがては歯周組織の破壊を引き起こす．口腔衛生のために十分なアクセスを可能とするには，連結部の歯頸側に空隙（鼓形空隙）が必要である．もし連結部の高径が大きすぎると衛生状態が悪化し，やがては歯周組織に問題を生じるであろう（図27-5 A）．審美性が求められるブリッジでは，連結部が大きい場合や各支台装置の形状が不適切な場合は，金属製連結部が露出してしまい，修復物の外観が損なわれ，患者の満足は得られない（図27-5 B）．

清掃性を良くするために，連結部の粘膜面はよく研磨されており，さらに頰舌的に彎曲している．近遠心的にはブリッジの1つの構成要素から次の要素になめらかに移行するように成形される．適切につくられた連結部は，補綴物の2つの構成要素間に半月状の形態を示す．

頰舌的断面から見ると，ほとんどの連結部はやや楕円形の形をしている．楕円形の連結部は，楕円の長軸が力の加わる方向に平行なときに最大の強度を

Part III 技工物の作製

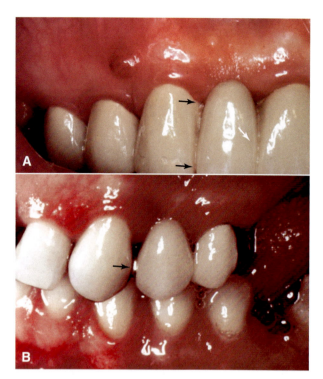

図 27-5 修復の失敗. A：連結部が歯軸方向に大きすぎる（矢印）ために，適切なプラークコントロールが妨げられ，歯周組織の破壊につながっている. B：金属が露出している連結部. 生物学的，機械的観点からは問題ないかもしれないが，審美的には受け入れられないことがある.

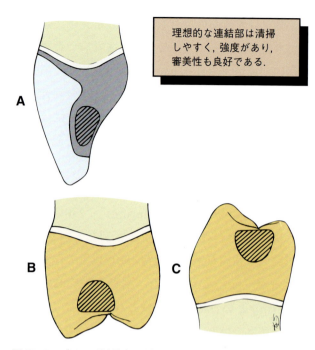

理想的な連結部は清掃しやすく，強度があり，審美性も良好である.

図 27-6 ブリッジ連結部の断面. A：上顎前歯. B：上顎臼歯. C：下顎臼歯. 連結部の歯肉側が凸面になっていることに注意. 金属が過度に露出するのを防ぐために，前歯の連結部は舌側鼓形空隙寄りに設定するべきである.

示す. 残念ながら，解剖学的条件から常にこのような状態が得られるわけではない. 現実には，間隙の制約によってほとんどの連結部の長軸は，荷重方向に対して垂直であり，弱い連結部になりがちである. 連結部を頬側，歯肉側，舌側の鼓形空隙にまで拡大すると清掃器具を到達させにくくなることから，プラークコントロールを容易にするためには，連結部は解剖学的に正常な隣接面接触部を占めるようにするべきである. しかし前歯部の連結部の場合，プラークコントロールに大きな影響を与えずに外観を改善するためには通常，舌側鼓形空隙寄りに位置させる. 図 27-6 に，代表的な歯種における連結部の標準的な設定位置を示す.

歯髄の大きさと臨床歯冠長は，非固定性連結部の設計を制限する要素となる. ほとんどの既製のパターンは，かなり大きな箱形の形成を必要とする. これによって隣接面のエマージェンスプロファイルをオーバーカントゥアにすることなく，鋳造修復物にキーウェイを組み込むことができる（『非固定性連結部』の項および図 27-8 参照）. 臨床歯冠長が短い場合には，咬合面から歯肉までのスペースが不足して，十分な強度が確保できない. ほとんどのメーカーは，3〜4 mm の高径が必要であるとしており，これは実証的な臨床所見からも支持されている.

4. 連結部の種類

1 固定性連結部

それぞれの支台装置とポンティックを最終形態までワックスアップし，埋没前のマージン部ワックスの再溶解を行う前に，固定性連結部をワックスパターンに付与して各構成要素を一体化しなければならない（18章参照）. CAD/CAM においては，連結部はフレームワークの一部としてコンピュータのソフトウェアで設計される[2].

① 鋳造連結部

鋳造連結部は，パターンの再溶解ならびに埋没の前に，作業模型上でワックスアップされる. 連結部がワックスアップされると，その後の埋没作業はやりにくくなってしまう. 隣接面のマージン部への器具のアクセスは妨げられ，歯型からパターンを外す

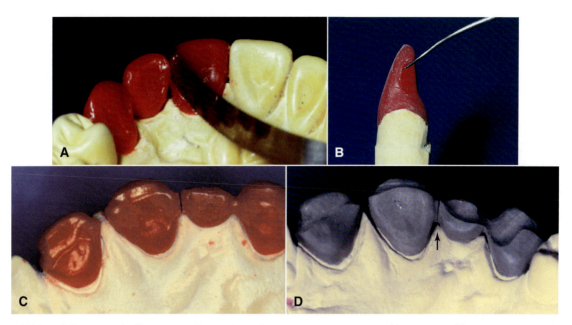

図27-7 連結部の設計．A：リボン状のワックス用ノコギリを用いてワックスパターンを分割する．B：分割面は平らでなければならない．また完成したブリッジの清掃性や審美性を考慮して，十分切端寄り，舌側寄りに設定するべきである．C：分割した3ユニットブリッジ．D：陶材築盛の準備が整ったフレームワーク．間隙の幅が均一であることに注意（矢印）．

ときに隣接部で持つことができなくなる．そのため鋳造連結部は，頰舌的に持つことができる全部被覆冠に限定して用いられるべきである．部分被覆冠のワックスパターンは容易に変形し，ワンピースキャストブリッジの支台装置の場合は特に危険である．ワンピースキャスト法はしばしば作業が容易になると思われがちだが，特にパターンが複雑になるほど，連結部を鑞付けするよりも多くの問題が生じてしまう．

② 鑞付け連結部

鑞付けされる連結部は，鋳造連結部と同様に最終的な形態にワックスアップするが，この段階で薄いリボン状のノコギリを用いて分割する（図27-7 A・B）．したがって，鋳造された各構成要素の接合される面は平坦で互いに平行であり，適切な大きさの間隙となっているはずである．これにより，歪みの少ない正確な鑞付けを行うことができる[9]．溶解した鑞は最も温度の高い部分へと流れ込む．金属では，ワックスパターンで平坦に作製した2つの平面は，鋳造されて金属に置き換わると熱を保つので，最も高い温度を連結部分に維持できる．

③ 鑞付け間隙

接合面の間隙が広くなるほど，鑞付けの精度は悪くなる[10]．間隙が狭すぎると鑞がうまく流れず，不完全な接合や弱い接合になってしまう[11]．約0.25mmの均等な鑞付け間隙が推奨されている．連結部の鑞付け間隙が均等でないと，十分な断面積により変形を生じにくい連結部を得るのが難しくなる．

2 非固定性連結部

ワックスパターンの段階で組み込まれる非固定性連結部は，支台装置のカントゥア内につくられる"キーウェイ（フィメール）"と，ポンティックに付与される"キー（メール）"からなる（図27-8）．キーウェイは通常，前方支台装置の遠心側に設定される．鳩尾形もしくは円柱形のキーウェイを正確に配置することがきわめて重要であり，それは遠心側支台装置の装着方向に平行でなければならない（図27-2参照）．一般的にはサベイヤーを用いて平行性を得る．模型をサベイヤーにセットしたら，支台装置の装着方向に一致するようにキーの方向を設定する．次に，もう一方の支台装置のキーウェイを，他方の支台装置とキーが同時に装着できるような方向で形成する．

Part III 技工物の作製

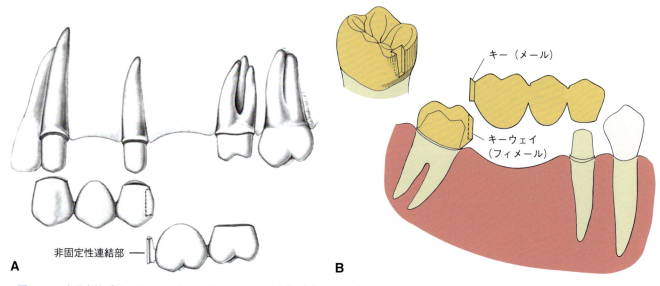

図 27-8 半固定性ブリッジ．非固定性連結部は，中間支台歯（A）や支台歯間の平行性（B）の問題を解決するために用いられることがある．

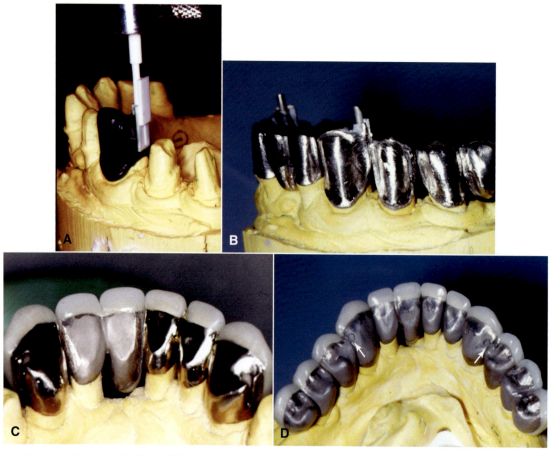

図 27-9 A：ワックスパターンに組み込んで利用する既製のプラスチックパターンが市販されている．B：メタルフレームワーク．C・D：両側に非固定性連結部（矢印）を組み込んだ完成補綴物．（提供：Dr. F. Hsu）

キーウェイは，フリーハンドでワックスパターンに形成してもよいし，精密なミリングマシーンを用いて作製してもよい．他の方法として，非固定性連結部のためのキーとキーウェイの既製のプラスチックパターンを用いることもできる（図 27-9）．

808

5. 材料学

M. H. Reisbick

1 鑞

歯科用金合金鑞は，合金の全組成を1,000としたときの純金の含有量によって純度が表されている．たとえば純度650の鑞は65％の金を含む．以前はカラット数で鑞の純度を表し[12]，カラット数は鑞で接合される鋳造体の金含有量を示していた．18カラットの鑞であれば，75％の金を含む合金で作製された鋳造体の鑞付けに使用することができた．今日，タイプIV金合金以外にも白金群の金属を含む多数の合金が存在するため，カラット数によって表示する意味はほとんどなくなった．

現代の鋳造用合金は冶金学的に非常に複雑になっているため，ほとんどのメーカーは専用に配合した鑞を推奨している．あるメーカー（Heraeus Kulzer）は，金を含む従来の鑞をI群，その他（特殊鑞と呼んでいる）をII群と分類している．これらの鑞のほとんどは，製品名に「プレ（前）」または「ポスト（後）」と記されており，陶材築盛の前に使用する（前鑞）のか，後に使用する（後鑞）のかがわかるようになっている．前鑞はいうまでもなく高溶合金であり，接合する母材の軟化点よりもわずかに低い温度で溶融するものもある．鑞の流れる温度は，次に築盛する陶材の溶融温度との差が十分にあることが望ましい．後鑞は，陶材が熱可塑性を有する温度範囲よりも低温で流れなければならない．たとえば，ある一般的な銀-パラジウム鋳造用合金の溶融範囲は1,232～1,304℃である．推奨される専用の前鑞は1,110～1,127℃で溶融し，後鑞は710～743℃で溶融する．陶材の融点は，時間と気温によるが，約982℃である．

溶融範囲を決めるのは主に鑞の組成である．代表的な鑞の組成と溶融範囲を表27-1に示す．鑞に主に要求されるのは，鑞付けする鋳造体にたわみやクリープを生じる温度よりも十分低い温度で溶融することである．最近のパラジウム鋳造用合金は溶融範囲が高くなったため，前鑞付けを行うにあたって信

表27-1 歯科用鑞の組成（％）と流れ温度（℃）

純度	金	銀	銅	スズ	亜鉛	流れ温度
490	49.0	17.5	23.0	4.5	6.0	780
585	58.5	14.0	19.0	3.5	4.5	780
615	61.5	13.0	17.5	3.5	4.5	790
650	65.0	12.0	16.0	3.0	4.0	790
730	73.0	9.0	12.5	2.5	3.0	830

（提供：Ivoclar Vivadent, Amherst, New York）

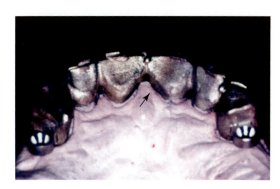

図27-10 前歯補綴物のメタルフレームワーク．前鑞付けのために，フレームワークが部分的に溶融した（矢印）．結果として，変形や早期の失敗を招く可能性がある．

頼性がやや向上している[13]．

しかし前鑞付けはどちらかというと困難であり，構造上の問題を起こすこともある（図27-10）．これは，おそらく過熱に伴い鑞の非貴金属成分が揮発することによると思われる[14]．揮発の結果，微小孔（孔蝕）が生じる．前鑞には銀や銅（いずれも溶融温度範囲の調節のためによく用いられる）を合金成分として使用することができないため，溶融範囲はきわめて狭い．銀や銅の元素は陶材に接触すると変色を招く．もう1つ考慮しなければならないのは，陶材を化学的に接着させるためには酸化物が必要なことである．陶材は，すべての鑞に対して化学的に同じ強さで接着するわけではない．

その他の鑞に要求される条件として，耐変色性，耐蝕性，流れが良いこと，接合する鋳造体の色に調和すること，強度があることが挙げられる．これらの因子も鑞の化学的組成によって左右される．

耐変色性と耐蝕性は，鑞の貴金属含有量と銀対銅（Ag/Cu）の比によって決まる[15]．また，鑞と被接合体合金の組成に違いがあると，ガルバニック腐蝕が起こることもある．

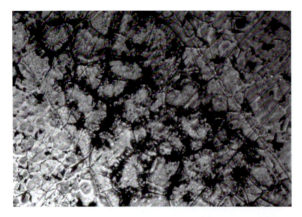

図 27-11　適切に鑞付けされた 2 つの鋳造体接合部の顕微鏡写真.

鑞付け操作中は，鑞はきれいでなめらかな面を自由に流れなければならない．鑞付けする面は研磨用ディスクを用いてなめらかにする．ラバーホイールや研磨材を使わない．鑞が自由に流れる現象を"ぬれ"という．鑞が流れている間，接合する面に再溶融や再合金化が起こってはならない[16]．鑞の流れは銀を加えると良くなり，銅を加えると悪くなる．図 27-11 は，適切に鑞付けされた接合部を示す．鑞がどちらの鋳造体にも侵入せずに，2 つの面を接合していることに注目されたい．

純度の低い金鑞のほうが流れが良いことが多く，鋳造体の接合に広く使われている．また，隣接面接触部を盛り足す必要がある場合は，流れの良くない高純度の鑞を使う．しかし，耐変色性や耐蝕性のために必要な最小限の純度は確定していない．おそらく純度 615 か 580 が臨床的に容認できる最小値であろう．

最後の条件である強度については，ほとんどの鑞が問題なく条件を満たしている．通常，後述する手順に注意深く従えば，鑞の強度は鑞付けする母材の強度より大きい[10]．さらに，"規則–不規則"転移や，粒界に生じるその他の中間合金相の形成のために，ほとんどの鑞は冷却中に硬化する．金主体の銅含有鑞はもろいことが多い．タイプ III 金合金やタイプ IV 金合金の場合と同様に，金–銅の規則–不規則転移により鑞の微細構造に同様の変化が生じる[17]．簡単にいえば，これらの鑞を室温まで冷却すると接合はもろくなる．接合部の強度はあるが，延性はな

い．鑞付けによる接合部分は小さな傷や段差によって弱くなることがある[18]．このことから，鑞付けした連結部は，破折を防ぐために十分に研磨しなければならない．

ブリッジをタイプ III 金合金で作製し，従来の金主体の鑞で隣接部を接合した場合，通常鑞付けを終えてから 4〜5 分後に水焼き入れを行う．鑞付けした直後に焼き入れを行うとブリッジが変形する．また焼き入れを行わないと，連結部の延性がほとんど（または，まったく）なくなってしまう．もろい連結部は容易に破折する可能性がある．したがって後鑞付けの欠点は，連結部の延性がないことである．ブリッジの構成要素の一部である陶材を破折させるおそれがあるので焼き入れができないからである．

2 鑞付け用フラックスとアンチフラックス

1 鑞付け用フラックス

金属表面の酸化物を取り除き，酸化物の形成を防止するためにフラックスを金属面に置く．酸化物を取り除くことによって鑞がぬれやすくなり，きれいな金属表面に広がることができる．

金合金には，酸化銅との親和性があるホウ砂ガラス（$Na_2B_4O_7$）がよく用いられている．鑞付け用フラックスの一般的な組成[19]は，ホウ砂ガラス（55％），ホウ酸（35％），シリカ（10％）である．これらの成分を一緒に溶融させ，粉砕して粉末にする．

フラックスには粉末，液体，ペーストがある．ペーストは置きやすく必要以上に広がらないので，好んで使用されている．ペーストはフラックスの粉末とワセリンを混ぜてつくる．ワセリンは加熱中に酸素を遮断し，最終的には炭化して気化する．

金を含まない非貴金属合金用として新しいフラックスが市販されているが，組成は通常，公開されていない．現時点ではどの新しいフラックスを用いても，非貴金属合金加熱時の酸化物形成を完全に防ぐことはできない．後鑞付けの模擬実験において，非貴金属上に酸化物が急速に形成される例を図 27-12 に示す．非貴金属の鑞付けの予知性は依然とし

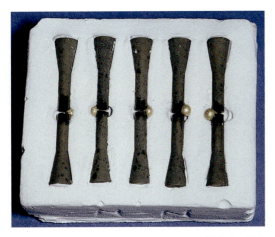

図27-12 非貴金属と非貴金属の後鑞付けの模擬実験．過度の酸化物形成によって，鑞のぬれが妨げられている．(Sloan RH, et al: Post-ceramic soldering of various alloys. J Prosthet Dent 48: 688, 1982. より引用)

て低い[20]．

　フラックスは絶対に陶材前装面に接触しないようにする．接触すると，点蝕や陶材の変色を招く．

2 鑞付け用アンチフラックス

　アンチフラックスは，鑞の広がりを限定するために使う．フラックスを置く前に鋳造体上に塗布し，溶融した鑞の流れを制限する．金属表面がきれいだと，鑞付け面間に置かれた余剰の鑞は不要な部分にまで流れてしまう．アンチフラックスはこれを防ぐのに有効である．

　黒鉛（鉛筆）がアンチフラックスとしてよく用いられるが，炭素は高温で容易に蒸発するので鋳造体は保護されない．より信頼性の高いアンチフラックスは，たとえばテレビン油などの適当な溶剤に酸化鉄（研磨用ルージュ）を溶かした溶液で，小さなブラシを使い鋳造体に塗布できる．

3 鑞付け用埋没材

　鑞付け用埋没材の組成は鋳造用埋没材（22章参照）と同様である．石膏系およびリン酸塩系の鋳造用埋没材を水だけで練和したものが鑞付けに用いられてきたが，鋳造用埋没材に含まれる耐火性成分のために望ましくない熱膨張を生じ，そのため接合する鋳造体同士の間隔が広がってしまう．鑞付け用埋没材には，耐火性成分として融解石英（シリカのなかで最も熱膨張が小さい）が含まれていることが理想的である．

　埋没した鋳造体は加熱時に膨張するが，埋没材は鋳造体と同じ割合で膨張しなければならない．鑞付けする鋳造体間に正しい間隙を保ち，接触させないようにする．鋳造体が接触すると接合部の変形や孔蝕を招く[12]．逆に間隙が大きすぎると，鑞が固まるときに収縮するため，近遠心的に短いブリッジになってしまう．しかしRyge[12]は，加熱中に間隙がいくぶん狭くなることを明らかにしており，合金と埋没材が本当に均一に，または同じ割合で膨張しているかどうかは疑わしい．数種類の鑞付け用埋没材が市販されており，可能ならば必ず鑞付け用のものを使用するべきである．

4 非貴金属の接合

■チタンおよびチタン合金

　コバルト-クロム-ニッケル合金と同様に，チタンおよびチタン合金の出現により，鋳造体の接合に新たな課題が生まれた．チタンも高熱に対する反応として酸化物の形成が増加し，そのため良好な接合は得られない．妥当な解決策の1つがレーザーまたはプラズマによる溶接であることが示されている．熱変形が少ないこと，組成的に均一な接合が得られることなどが利点である．同じ化学元素のものと接合するので，ガルバニック腐蝕は最小限に抑えられる．チタンを鋳造貴金属合金に取って代わる適切な金属とするには，まだ多くの研究開発等を経なければならない．

6. 鑞付け方法の選択

　ブリッジを鑞付けによって一体化する場合，作業模型上または口腔内（図27-13）で鑞付け用インデックス（図27-14）を採り，構成要素の相対的位置を記録する．ポンティックの両端をセパレートした状態で作製すると，支台歯に対して相対的に正しい位置に置くことが困難となる．完成したワックスパターン上であらかじめ採取したインデックスは役には立つが（図27-15），ポンティックは鋳造連結部によって支台装置の一方に接合しておくべきで

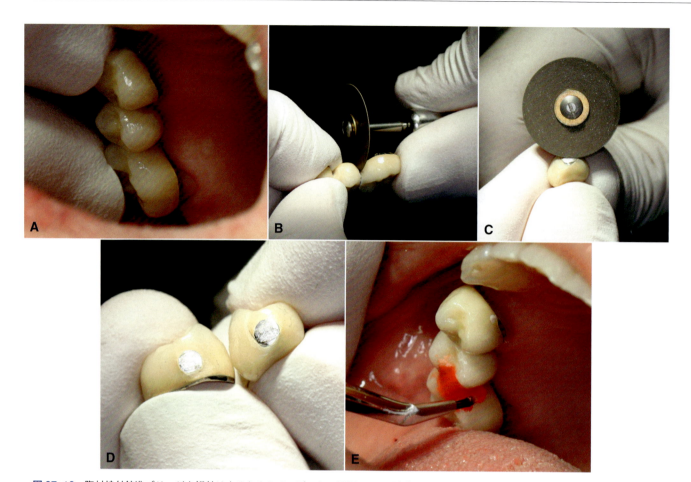

図27-13 陶材焼付鋳造ブリッジを鑞付けするためのインデックス採得．A：口腔内での試適評価により，上顎3ユニットブリッジの不適合が確認された．B：薄いカッティングディスクで分割する．C：接合部を最適な間隙に調整する．D：鑞付け面の切削片を取り除き清潔にする．E：即時重合レジンを使用して口腔内で修復物のインデックスを採得する．

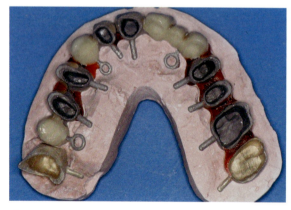

図27-14 ロングスパンのブリッジを後鑞付けするために，即時重合レジンと石膏で採得したインデックス．

タイプⅢもしくはタイプⅣの金合金からなる全部鋳造ブリッジの鑞付けには，低融点の鑞を使用する．この方法がいわゆる一般的な鑞付け法である．同じ低融点の鑞を用いて，通常の金合金支台装置と陶材焼付鋳造部を接合できる．これらの工程のいずれの場合も，ガス-空気トーチが使用される．

陶材焼付鋳造ブリッジを鑞付けで連結する際は，陶材築盛前に高融点（約1,100℃）の鑞を用いるか，陶材築盛後に低融点（750℃）の鑞を用いる．前者を前鑞付け法（プレソルダリング），後者を後鑞付け法（ポストソルダリング）という．多くの合金が，前鑞付けまたは後鑞付けによって接合される．しかし前鑞付けは，外見上は正常に見える連結部でも引張強さがほとんどないものが多く，信頼性に欠けることがわかっている[10]．実験的に鑞付け接合部の強度に相当なばらつきがあることも報告されており[21]，欠陥のない鑞付けを行うためには，細心の注

ある．というのは，それによってポンティックが固定され，もう一方の支台装置に対する正確な位置づけがかなり容易になるからである．鑞付け方法の選択について理解するためには，ブリッジに使用されているすべての材料の溶融範囲を十分に把握しておくことが非常に大切である（図27-16）．

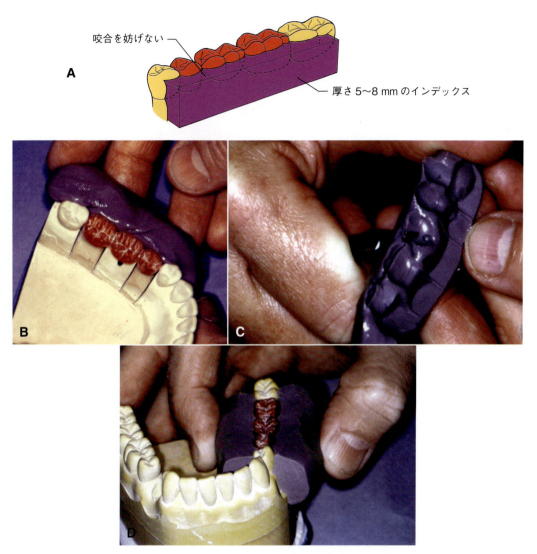

図 27-15　ブリッジを解剖学的形態にワックスアップし，シリコーンパテにより頬側面のインデックス（A）を採得する．これは鋳造体を位置づける際に役立つ．B：完成したワックスパターンの頬側面にパテを圧接する．C：余剰部分を外科用メスの刃で切除する．D：表面を平らにすると，インデックスが正確に復位しているか否かを容易に確認できる．

意を払う必要のあることが強調されている．

　非貴金属合金は酸化するため，鑞付けが難しいことがある．そのため専用のフラックスを用いて酸化をコントロールしなければならない．ただしフラックスが多すぎると，連結部にフラックスが混入して弱くなってしまう．ある研究[22]では，後鑞付けした非貴金属接合部の20％は手指の圧で壊れてしまうほど強度が不足していたので，再鑞付けしなければならなかったという．別の研究において Anusavice ら[23]は，非貴金属合金では鑞付け接合部の質に大きなばらつきが認められ，強度と間隙幅の間に相関関係は認められなかったと報告した．これらの研究者は，ほとんどの失敗が鑞付けが原因で生じており，気体の封入や局所的な収縮のために空隙ができた結果であることを見出した．経験を積み，メーカーが推奨する材料や方法に厳格に従えば，信頼性の高い非貴金属合金鑞付け連結部を作製することは可能であるが[24]，非貴金属合金の鑞付けにはいくつか問題があるため，さまざまな代替法が提唱されている．ポンティックの中央部まで接合部を延長して，鑞付け面積を広くする方法[25]や，分割したポンティックのアンダーカットに溶融金属が流れ込むようにして2回目の鋳造を行って各部を連結する方法[26]などである．

1　全部鋳造ブリッジの鑞付け

　タイプⅢおよびⅣ金合金によるブリッジの支台装置は，純度が615～650の金鑞によって鑞付け

Part III 技工物の作製

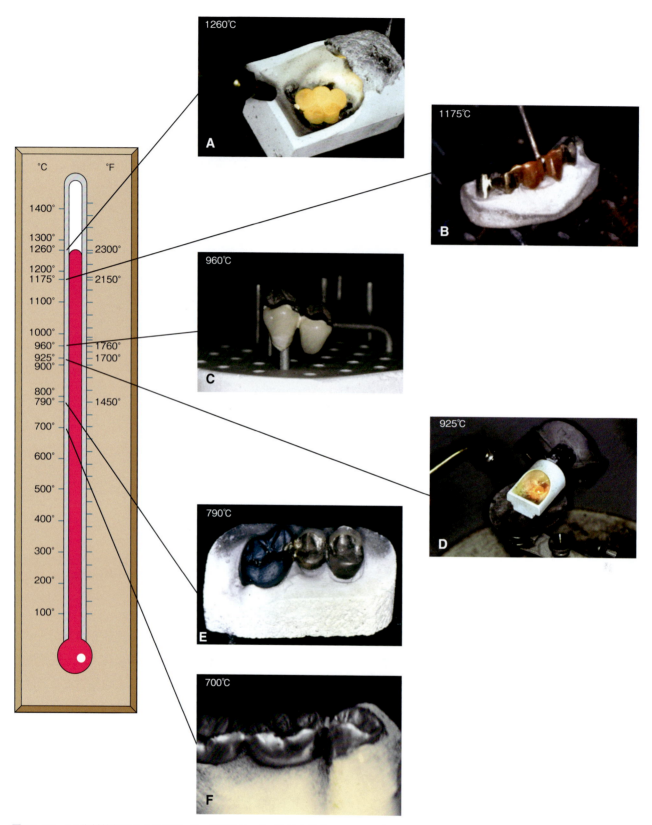

図 27-16　A：陶材焼付用合金の鋳造．B：前鑞付け．C：陶材の焼成．D：タイプⅢ・Ⅳ金合金の鋳造．E：後鑞付け．F：一般的な鑞付け．

される．石膏による咬合面インデックスもしくは即時重合レジンによるインデックスは，口腔内もしくは技工室でつくられ，埋没の後にガス-空気トーチで各部が鑞付けされる．鑞付け法の欠点は，ワンピースキャスト法と比較して，作業工程が増えることである．しかし，鑞付けによってワックスパターンの操作は簡単になる．たとえば，3本の支台装置をもつブリッジで2本の支台装置（例：2本の小臼歯）が連結されている場合には，連結された2本の支台装置の隣接部マージンの再溶解や仕上げの段階で，器具のアクセスがしばしば著しく妨げられる．このような支台装置の場合，鑞付けにすることで仕上げ操作のためにそれぞれの支台装置にアクセスするのが容易になり，別々に形態付与と調整を行うことができる．一般的な鑞付け法にはガス-空気トーチが必要である．また，ファーネス内でも鑞付けは可能である．

2 陶材焼付鋳造ブリッジの鑞付け

① 前鑞付け法

前鑞付けによって陶材焼付鋳造フレームワークが組み立てられたら，その後の手順はワンピース鋳造の場合と同じである．前鑞付け法の利点は，連結した補綴物をグレーズ（艶焼き）する前に口腔内で試適できることである．陶材は前鑞付けされた連結部よりも低い温度で溶融するため，陶材に対するいかなる調整もこの段階で実施できる．しかしながら，天然歯に見えるように隣接面鼓形空隙の形態を調整するのは，前鑞付け法のほうが困難であると考えられる．このような形態調整には非常に薄いダイヤモンドディスクが有用である．

欠点は，より長い構造体に陶材を築盛しなければならないので，高温による歪みやたわみを防ぐために，焼成時に支持を必要とすることである．特に金含有量の多い陶材焼付鋳造冠用合金は溶融範囲が低いので，たわみが問題になることがある．高パラジウム合金や非貴金属合金には，焼成中のたわみがほとんどない．前鑞付けには，ガス-酸素トーチが必要である．

② 後鑞付け法

通常の金合金の修復物と陶材焼付鋳造修復物を組み合わせてブリッジを作製する場合，後鑞付けが必要である．陶材焼成に必要な高温下では通常の金合金は溶解するため，陶材は最終的なキャラクタリゼーションとグレージングを含めてすべての調整と焼成を鑞付け前に完了しておかなければならない．鑞付けの後から調整が必要になったときは，陶材の研磨で対応するか，あるいはいったん接合部を切り離してから必要に応じて陶材の追加焼成を行い，修復物を再度グレーズし，新しいインデックスを採り，再度鑞付けする．

後鑞付けした連結部では，隣接面領域を鑞付け前に形づくるので，前鑞付けや鋳造の連結部よりも自然な外観に仕上がることが多い（図27-17）．さらに，それぞれの部分が短いことから，たわみは問題とならないので，カスタムメードした支持用のジグを焼成時に使用する必要はない．後鑞付けは，ポーセレンファーネス内か，ガス-空気トーチを用いて行われる．

7．熱源

① トーチ（ブローパイプ）を用いた鑞付け

鑞を溶かす熱源としてガス-空気トーチを使用するときは，陶材焼付鋳造修復物をオーブンで予備加熱し，陶材に亀裂が入るリスクを最小限に抑える．連結部表面の酸化を防ぐために，還元炎を使用し（図27-18），適切なフラックスを用いる（鑞付け用フラックスのなかには，陶材を変色させるため適切ではないものもある）．熱の配分が不均等だと破折することがあるので，炎は1か所に集中させず，常に動かし続ける．

トーチを用いた鑞付けではわずかな温度差をつくることができ，鑞は常に温度の高い方向に向かって流れるため，ファーネス内での鑞付けよりも鑞の流れをコントロールしやすいという意見もある．このため，ワックスの段階で連結部がうまく設計されていない場合に，トーチを用いた鑞付けは有効であ

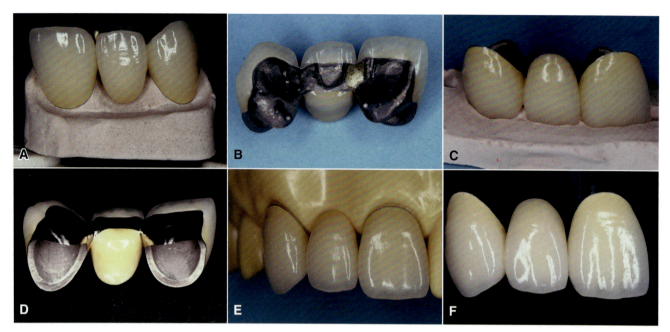

図 27-17 前歯部ブリッジの後鑞付け．A：石膏でインデックスを採る．B：ポーセレンファーネスで予備加熱した後，鑞を舌側に置く．C：修復物をインデックスに復位して，正確に鑞付けされたことを確認する．D：完成した修復物．連結部は高度に研磨されている．E・F：唇側から見てブリッジの連結部は見えないように設計されている．

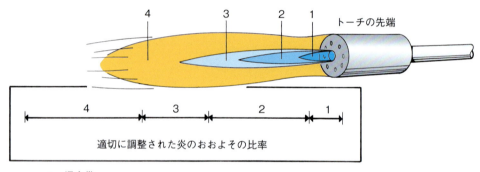

1. 混合帯
2. 燃焼帯
3. 還元帯
4. 酸化帯

図 27-18 鑞付けのためのガス-空気トーチの調整

る．鋳造体に微妙な温度差を意図的につくることができるので，溶融した鑞の流れる方向をコントロールして，接合部をより適切な形態にすることが可能である．

2 オーブン鑞付け

オーブン鑞付け（ファーネス内での鑞付け）は，真空下または空気中で行う．接合間隙部に鑞を置き，鋳造体と鑞を同時に加熱する．

初期の研究では，鑞を置く前に鋳造体を鑞付け温度に上げておくと巣ができにくいことが観察され[27]，これに基づいてこの同時に加熱する方法は批判されてきた．この方法では，鑞が溶融する瞬間を観察することはできない（ポーセレンファーネスのなかには，後鑞付けのために観察用の窓を設けているものもある）．鑞が溶融した状態が長引くほど，母材が溶けて結果的に接合部が弱くなるので，溶融のタイミングを捉えることは重要かもしれないが，オーブン鑞付けを用いた場合の接合部の強度は，母材と同程度か優れていることが示されている[10]．

ポーセレンファーネスのマッフルが水平で固定されている場合は，別の方法を用いるのが適切であろ

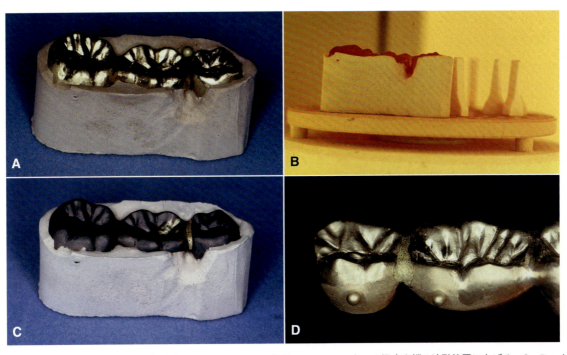

図27-19 3ユニットブリッジのオーブン鑞付け．A：ユニットの埋没．B：ファーネスの温度を鑞の溶融範囲に上げる．C・D：オーブン鑞付けされた修復物．

う．鑞付けする鋳造体を鑞の融点よりも高温に加熱し，マッフルのドアをあけ，鑞を接合間隙に置く（図27-19）．

3 マイクロウェーブ鑞付け

マイクロウェーブによる加熱が歯科用鑞付けに実験レベルで使用されている[28,29]．マイクロウェーブではオーブン鑞付けよりも使用エネルギーが低いという利点があり，接合部の強度も通常の方法と同等であることが判明している[28,29]．

4 レーザー溶接

レーザーエネルギーは多くの産業界で広く溶接に用いられており（図27-20），歯科でも1970年代から文献に紹介されている[30,31]．固定性補綴物のレーザー溶接に関しては，鑞付け法より強度が大きく[32]，腐蝕が少ない[33]と報告されているが，レーザー溶接の接合部は疲労破壊を起こしやすく[34]，非貴金属合金と比較して貴金属合金の接合には適さないかもしれない[28]．レーザー溶接は，鋳造もしくはミリングされたチタンやコバルト－クロム合金の構造物の接合に実用的な手段である（すなわち，インプ

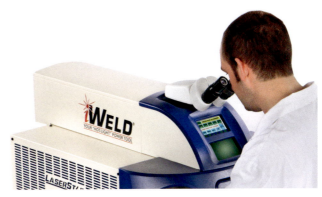

図27-20 レーザー溶接．レーザー溶接装置の中にチタンの各ユニットを注意深く配置する．接合操作は強拡大ビデオでモニターする．（提供：Crafford-LaserStar Technologies, Riverside, Rhode Island）

ラント支持補綴物のフレームワークに使用される場合[35-38]）．

8. 鑞付け精度

ワンピース鋳造，前鑞付け，あるいは後鑞付けで作製したブリッジの相対的精度については議論がある．各歯科技工士は，いずれかの方法を用いて一貫して良好な結果を得ていることが多いが，科学的根拠とは矛盾している[39-42]．鋳造連結部と鑞付け連結部のいずれのほうが良い結果をもたらすかを臨床的

に決定する場合，決定要因は各支台装置の適合性であろう．埋没と鋳造の過程（22章参照）を通して，鋳造体が正しい位置まできちんと収まらなかったり，セメントスペースが過剰になったりするなどのリスクを最小限に抑えることによって，最適な適合が得られるはずである．状況によっては，ロングスパンのブリッジでは，支台装置の大きさや支台歯間の距離を理想的なものとすると，鋳造ができない場合がある．困難なのは，支台装置の適合性を犠牲にすることなく，十分な支台歯間距離を得ることである．このような場合には，鑞付け連結部のほうが精度が良いと考えられる．インプラント支持補綴物（13章参照）のフレームワークを作製する場合には，状況が逆になる．この場合は各ユニットの適合はインプラントメーカーが決めており，歯科技工士がコントロールできるのはアバットメントと支台装置間の全体としての適合のみである．しかし破壊的な力が加わるのを避けるためには，インプラント上部構造が高い精度でパッシブフィットすることが重要である．正確なインプラント上部構造を作製するためにワンピース鋳造が良いのか，ユニットを分割して鑞付けまたはレーザー溶接するのが良いのかは，まだ明らかになっていない[41-43]．

9. 鑞付け方法

使用器材

- 即時重合レジン
- 酸化亜鉛ユージノール（ZOE）ペースト
- 印象用石膏
- ラバーボウル
- スパチュラ
- 小筆
- ワクシングインスツルメント
- スティッキーワックス
- ベースプレートワックス
- スプルーワックス
- 鑞付け用埋没材
- ガラス練板
- 鑞付け用三脚台
- フラックス
- 鑞
- トング
- 酸洗い液

手 順

❶ 鑞付けのための咬合面インデックス

ブリッジの各構成要素の相対的位置関係を記録するために，口腔内で石膏または酸化亜鉛ユージノールを用いてブリッジの咬合面の印象を採り，それを技工サイドに送る．各構成要素を正確な作業模型に完全に戻せると技工士が確信できた場合には，この工程は技工室で実施されることもある．咬合面インデックス（図27-21；図27-3も参照）の利点は，鑞付け完了後にブリッジをインデックスに戻して，鑞付けの精度を確認できることである（確実に適合させるため，時には鑞付けが行われた部分の石膏の一部を少量削り取る必要が生じることもある）．

① 仕上げを終えた鋳造体の連結面をポイントまたはディスクで削合し，表面の酸化物を取り除く．次に，鋳造体を作業模型または口腔内の正しい位置まで正確に適合させる．後鑞付けする連結部はカントゥアと外観とを完全に仕上げた後，口腔内でインデックスを採得するのが最も良い．必要であれば，この時点で鑞付けのための間隙（0.25mm）を調整することができる．口腔内でインデックス採取時に鋳造体が動かないように，少量の低粘性印象材を用いて固定してもよい[44]．

② 小さなトレーかベースプレートワックスのシート上に印象用石膏を盛り，咬合面インデックスを採得する．別の方法として，酸化亜鉛ユージノールペーストを用いてインデックスを採得することもできる．この方法は常に精度の高い記録が得られることが実証されている[45]．インデックスは通常の金合金支台冠のマージンを覆ってはいけない．マージン部は鑞付け中に不注意で溶解するのを防ぐために，埋没材の中に埋入するからである．

③ 埋没の前にインデックスをトリミングし，マー

27章　ブリッジの連結部

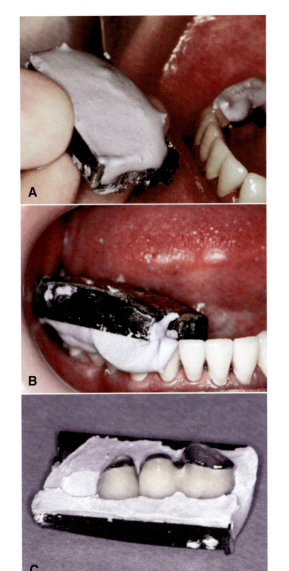

図 27-21　臼歯部ブリッジのための鑞付け用インデックス（石膏）．A：印象用石膏をのせるキャリア（ベースプレートワックスなど）を適切な形にトリミングして，インデックスを採得する（B）．C：石膏の咬合面インデックス．

ジン部を完全に露出させる（図 27-22）．

■ 埋　没

④　各鋳造体をインデックスの定位置に置き，スティッキーワックスを用いて固定する．

⑤　埋没材が入り込むのを防ぐために，連結部領域にワックスを流し込む．

⑥　鑞が広がりやすい空間をつくるために，鑞付け接合部の歯肉側にスプルーワックスを付ける．鋳造体を埋没材に完全に埋め込んでしまうと鑞付けが困難になる．埋没材が不必要に厚いと，鋳造体を迅速に加熱することができないからで

ある．

⑦　グレージングを終えた陶材表面は埋没前にワックスで覆い，埋没材に触れないようにする．通常の金合金のマージンは，鑞付け時の炎から保護するために埋没材の中に埋入する．さもないと，マージンが過熱されて溶解することがある．同じ理由で，前鑞付けの前にすべてのマージン部を埋没材の中に埋入しておかなければならない．

⑧　適切なシートワックスを用いて，鋳造体の周囲をボクシングする．

⑨　埋没材を注意深く練和し，気泡が混入しないように流し込む．鋳造体がインデックスから動いてしまわないように，バイブレーターの設定は必ず弱くする．

⑩　埋没したブロックをそのまま放置して硬化させた後，ワックスを取り除き予備加熱する．

❷ 即時重合レジンを用いた鑞付け用インデックス

石膏もしくは酸化亜鉛ユージノールを用いる咬合面インデックスは，前歯部の修復物には適していない．この部位の切縁は薄く安定性が悪いため，インデックスに正確に戻すことが困難である．この理由によって，即時重合レジンを用いる方法（図 27-23）が推奨されるが，レジンは鑞付け中に焼却されてしまう．したがって鑞付け精度は，口腔内でしか確認できない．

①　即時重合レジンで，完成した鋳造体を接合する．レジンはその後焼却されるが，鋳造体に影響を与えるような残留物を生じない．

②　筆積み法でレジンを盛る．これにより，重合収縮による歪みを最小限に抑えることができる．多量のレジンを盛りすぎると精度が低下するが[46]，各ユニットがばらばらにならない程度に十分な量のレジンで接合する．離れてしまうと，ユニットを正確にインデックス内に戻すことができないためである．レジンは支台装置の切縁まで延ばすべきである．

③　レジンが完全に硬化したら補綴物を注意深く支

Part III 技工物の作製

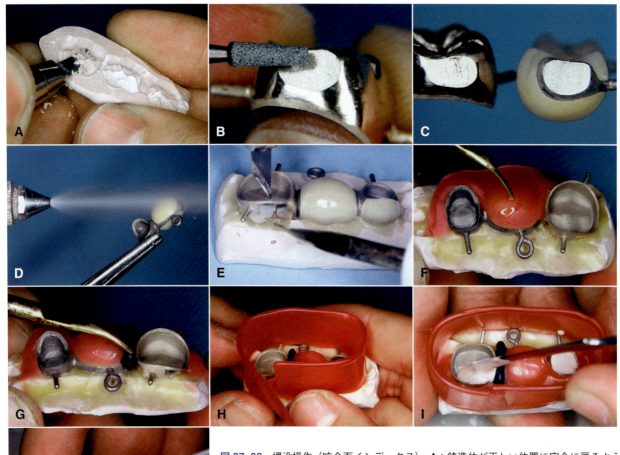

図 27-22 埋没操作（咬合面インデックス）．A：鋳造体が正しい位置に完全に戻るように，インデックスをトリミングする．B・C：汚染されていないポイントで接合部を削合する．D：スチームクリーナーで修復物を清掃する（または超音波洗浄を用いてもよい）．E：鋳造体をインデックス内の正しい位置に戻し，スティッキーワックスを用いて固定する．F：グレージングした陶材は，埋没材と接触すると損傷を受けるので，薄くワックスで覆って保護する．G：連結部領域にワックスを流し込み，各連結部の下面にワックスを置いてエアウェイをつくる．H：鑞付けする鋳造体の周囲をボクシングする．I・J：鑞付け用埋没材を用いて埋没する．埋没材に気泡が入らないように十分に注意する．

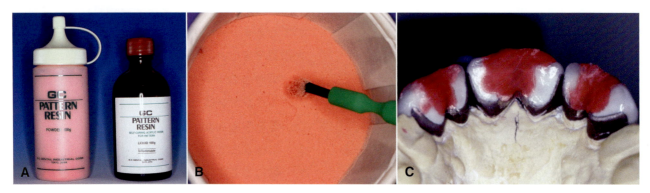

図 27-23 鑞付け用インデックス（即時重合レジン）．A：使用器材．B：小筆をレジンのモノマー液に浸した後，ポリマー粉末に軽く触れ球状のレジン泥をつくる．C：修復物を連結する．レジンはすべての支台装置の切縁まで延ばす．

台歯から外す．それから元に戻して，歪みが生じていないことを確認する．これは完成したブリッジの試適評価と同じ方法で行う．マージンが適合した状態で，安定していなければならな

い（図 27-23 C）．補綴物は速やかに埋没する．埋没が遅れると，レジンインデックスが変形する[47]．

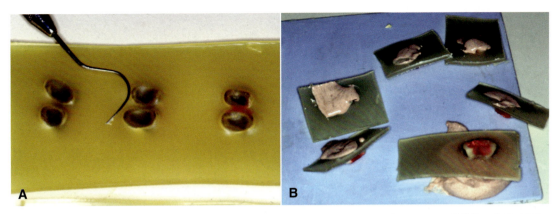

図 27-24 埋没操作（即時重合レジン）．A：軟化したワックスシートに鋳造体をしっかりと押しつける．鋳造体の内壁が露出していることに注意．ワックスで周囲を封鎖する．B：鋳造体内面を鑞付け用埋没材で満たし，逆さにして円盤状の埋没材の上に置く．

■埋 没

埋没の手順を図 27-24 に示す．

④ ワックスシートを加熱して軟化させ，修復物の歯頸側マージンをワックスに押しつける．次に，加熱したインスツルメントを用いて修復物の軸壁に沿って封鎖する．これによって，陶材が鑞付け用埋没材に接触しないように保護する．

⑤ 鋳造体に鑞付け用埋没材を満たし，残りの埋没材から余分な水分を吸い取り，ガラス練板かタイルの上で円盤状にまとめる．

⑥ 円盤状にした埋没材の上に修復物を置く．オーブン鑞付けで接合するときは，ブロックをファーネスに入れる前に接合部の上方に鑞を置けるように，修復物を前方に傾けておくべきである．

❸ ワックス除去と予備加熱

この操作の手順を図 27-25 に示す．

① 石膏や酸化亜鉛ユージノールのインデックスを用いた場合は，埋没材が完全に硬化してからインデックスを取り除く．熱湯でワックスを除去した後に行うのが最も効果的である．接合間隙に埋没材がついていてはいけない．ワックス除去後，ブロックがまだ温かい間に少量のフラックスを接合間隙に流し込むとよい．そうすることにより，不注意で小さな粒子が間隙に落ちるのを防止できる．鑞付け用埋没材の多くは強度が小さく，この段階で容易に壊れてしまうので注意する．

② 埋没材をファーネスに入れ，低熱鑞付けでは 650℃ まで，前鑞付けでは 850℃ まで予備加熱する．300℃ までゆっくり加熱することによって，アクリルレジンのインデックスは取り除かれる．この時点で，レジンのほとんどは焼却されている．

③ ブロックを 650℃ に加熱し，残存している微量のワックスとレジンをすべて気化させる．ついでブロックを鑞付け用スタンドかポーセレンファーネス内に移す．

❹ トーチを用いた鑞付け（低熱）

この操作の手順を図 27-26 に示す．

① 鑞付けするブロックを鑞付け用スタンドに置き，ブンゼンバーナーで下から加熱する．接合間隙の上に鑞を置く．ガス-空気トーチの炎を，鋳造時に用いる青色の鋭い円錐形の炎になるように調節してから，空気の量を減らして，柔らかく緩い"筆状"の炎にする．還元炎を用いて埋没材のブロックを加熱する．炎は鋳造体に向けるのではなく，ブロックの舌側面に向ける．

② 炎の先を常に動かしながら，均一にゆっくりと加熱する．陶材に亀裂が入りやすいので，後鑞付けのときは特にこのことが重要である．金属が明るく輝くようになると，鑞が溶けて接合間隙に流れ込んでいく．

③ 炎をすばやく唇側に動かす．鑞が接合部で"ぐるっと回転"したら，炎を外す．

Part III 技工物の作製

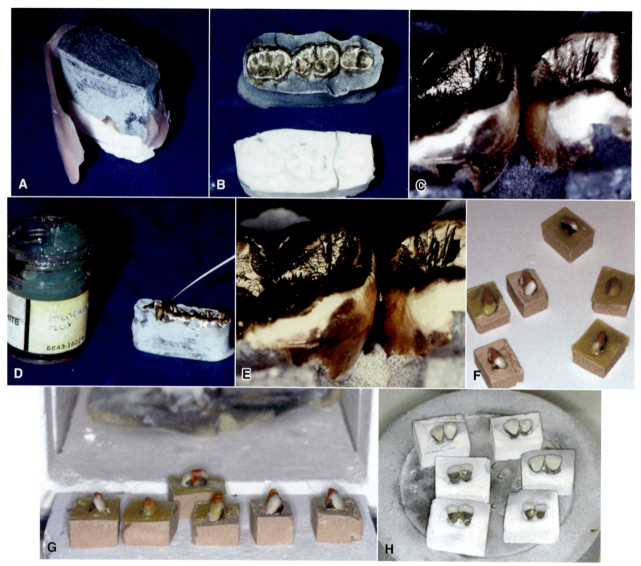

図27-25 ワックス除去と予備加熱．A・B：ボクシングに用いた材料を除去し，残ったワックスを熱湯もしくは有機溶剤で洗い流す．C：連結部に汚れや異物があってはいけない．D：ブロックが温かい間に，少量の鑞付け用フラックスを置く．E：フラックスは毛細管現象により連結部に流れ込む．ついでブロックをファーネスに入れる．F・G：即時重合レジンのインデックス．レジンは，ファーネス内でワックスが焼却した後，まもなく焼却される．H：鑞付けされた修復物．

④ 火を消し，鑞付けした補綴物を4～5分間そのまま放置して冷却してから，焼き入れを行う（修復物に陶材を含まない場合）．陶材を含む場合は，そのまま室温まで冷却する．徐冷時間が長いと接合部がもろくなるが，焼き入れを行うのが早いと，歪みを生じることがある．

5 トーチを用いた鑞付け（高熱）

この操作の手順を図27-27に示す．

① 目を保護するために遮光メガネをかける（図27-28）．高熱前鑞付け用のガス-酸素トーチでは，炎が接合間隙に正確に当たるように極細のノズルを用いる．

② 接合間隙の上に鑞を置き，還元炎を接合間隙に集中させる．

③ 鑞が溶けたら接合間隙に引き込み，すばやく鑞を"追いかける"ように炎を動かす（図27-29）．前鑞付けの鑞の溶融点は母材の溶融点に近いことがあるので，炎を接合間隙だけに集中させないと，薄いフレームワークの場合は溶ける危険がある（図27-10参照）．

6 オーブン鑞付け

この操作の手順を図27-30に示す．

27章　ブリッジの連結部

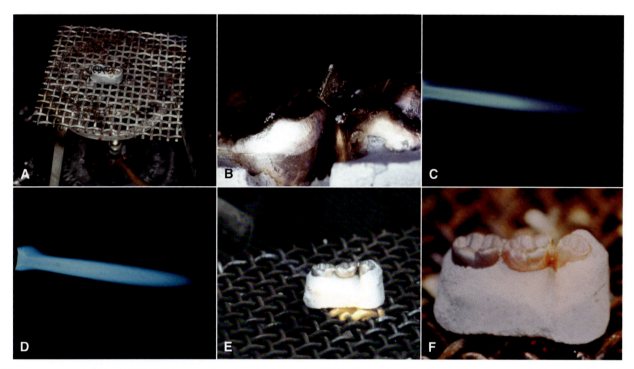

図 27-26　トーチを用いた低熱鑞付け．A：ブンゼンバーナーの上に金網を置き，その上にブロックをのせる．B：屈曲した鑞片を連結部に置く．C：鋳造には鋭く明瞭な炎が望ましい．D：鑞付けには筆状の炎のほうが適している．空気の量を少し減らすことによって筆状の炎をつくることができる．E：鑞が溶けるまで鋳造体を均一に加熱する．F：連結を完全に行うためには，鑞が連結部でぐるっと回転しなければならない．

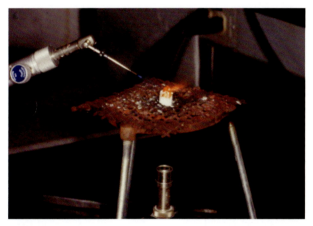

図 27-27　高熱鑞付け（前鑞付け）では，ガス-酸素トーチと極細のノズルを用いる．

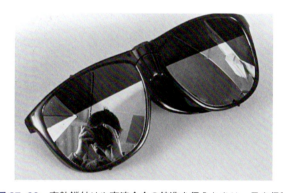

図 27-28　高熱鑞付けや高溶合金の鋳造を行うときは，目を保護することが重要である．

① 鑞片を液体フラックスに浸け，ブンゼンバーナーで溶かしてボール状にする．ボールの大きさは連結部の大きさと接合間隙によって決める．
② 接合間隙上に置きやすくするため，ボールに短い突起を残しておく．あるいは，図 27-19 のように鑞を接合部に置いてもよい．
③ ブロックをファーネスに入れ，温度を上げて鑞を溶かす．貴金属合金のオーブン鑞付けでは真空にする必要はない．空気中での鑞付けは一部の歯科技工士に好まれている．真空状態では，閉じ込められたガスがグレーズした陶材表面に引かれ，局所的に膨張する可能性が常にあるためである．

 評　価

トーチを用いた鑞付け時に，鑞が流れず接合部上でボール状になったら，加熱をやめなければならない．鑞は酸化しており，それ以上加熱すると鋳造体

Part III 技工物の作製

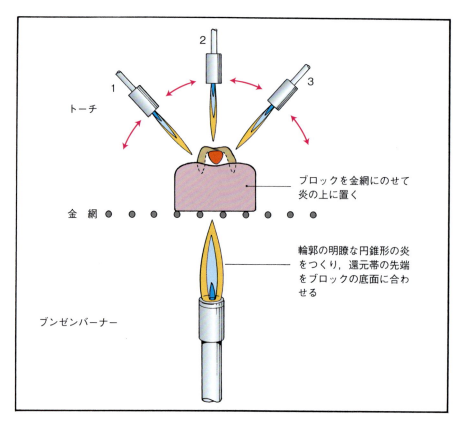

図 27-29 鑞が溶解したらただちに炎を連結部に向け，1の位置から2，3の位置へと移動させる．これによって完全な半月状の形態がつくられる．

が溶けてしまう．鑞が正しく流れたら，埋没材を取り除く前に完成した接合部の大きさを評価する．必要であれば，まだ熱いうちに再加熱し鑞を追加する．余剰の鑞は，仕上げのときに削り取らなければならない．

連結部を適切に設計し，鑞を適切な位置に置けば鑞が咬合面上に流れたり，マージン部を覆ったりはしないはずである．鑞が間違った方向に流れないように，ブロックを加熱する前に少量のアンチフラックス（研磨用ルージュをテレビン油に溶かしたもの）を重要な部分に塗布してもよい．約5分間放冷した後，焼き入れを行い（後鑞付けした陶材焼付鋳造修復物の場合は常に室温まで徐冷する），埋没材を取り除く（図 27-31）．ついで連結部を注意深く調べる．連結が不完全であれば（すなわち，鑞に目視可能な小孔があれば），薄いディスクを用いて切り離し，その後再埋没・再鑞付けを行う．

接合部の強度が十分かどうかを，必ず試験しなければならない（図 27-32）．手指の圧で壊れるような連結部は，口腔内で十分に機能することはできな

い．いったん補綴物がセメント合着されると破損した連結部を口腔内で修理することは容易ではないため，通常は修復物全体をつくり直さなければならない．

10. ステップの要約

ブリッジの連結部作製手順を図 27-33 にまとめる．材料を見直すときには参照すべきである．

① 連結部の設計を，ワックスパターン上で決定する（図 27-33 A）．

② 鑞付けする連結部はすべて，きれいで平行な面でなければならない．間隙幅は 0.25 mm とする（図 27-33 B）．

③ 作業模型上または患者の口腔内でインデックスを採得する（図 27-33 C）．

④ インデックスに適合させた修復物にワックスを加え，鑞付けのための準備をする．陶材焼付鋳造修復物の場合には，ワックスを加えて陶材を保護する（図 27-33 D）．

⑤ 準備の整った鋳造体を埋没し，そのまま埋没材

27章　ブリッジの連結部

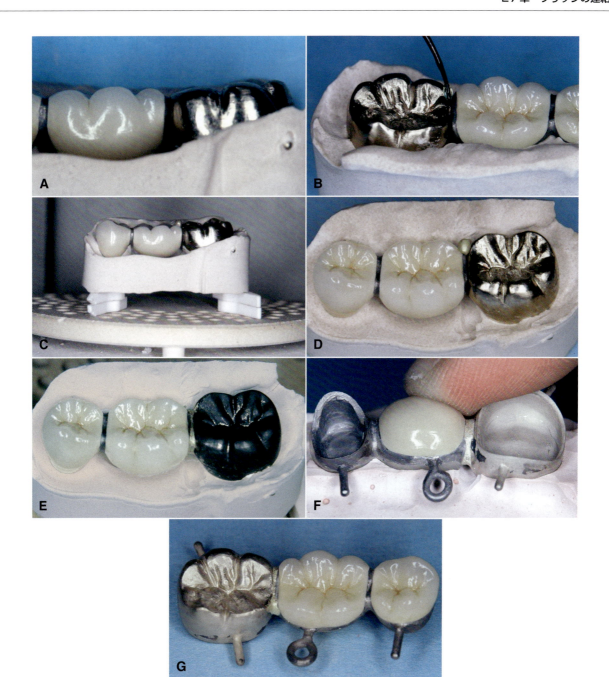

図 27-30　オーブン鑞付けの手順．A：埋没を終えた鑞付け前のブリッジ．B：汚染のない接合部に少量のフラックスを置く．C・D：鑞片を置き，埋没された修復物をオーブンに入れる．E：鑞付けされた修復物．F：鑞付け用インデックスを用いて，鑞付けの精度を評価する．G：オーブン鑞付けした連結部．仕上げ前の状態．

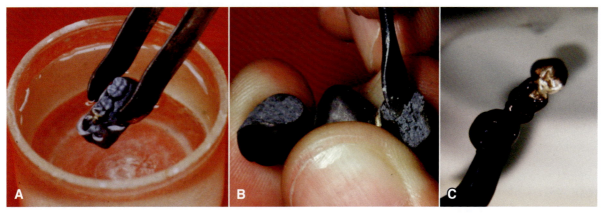

図 27-31　A：約5分間の放冷の後，焼き入れを行う．B：鋳造体から埋没材を取り除く．C：表面の酸化物は酸洗い液で溶かす．

825

を硬化させる（図27-33 E）．
⑥ 石膏か酸化亜鉛ユージノールペーストのインデックスを使用した場合は，熱湯もしくは有機溶剤を用いてワックスを取り除く．接合部にフラックスを置いた後，ブロックをファーネスで予備加熱する（図27-33 F）．
⑦ レジンのインデックスを使用した場合は，そのままファーネスに入れる（図27-33 G）．
⑧ トーチまたはポーセレンファーネスで連結部の鑞付けを行う（図27-33 H）．

11．まとめ

連結部は別々の支台装置やポンティックをつなぐ働きをする．固定性もしくは非固定性連結部が用いられる．連結部の大きさ，形，位置がブリッジの成否に影響する．連結部を鑞付けすることによって，ロングスパンのブリッジ作製が容易になる．1～2ユニットずつ別々に鋳造し，それぞれの適合を確認

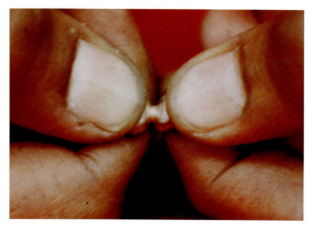

図27-32 接合部の強度が十分かどうかを必ず試験するべきである．

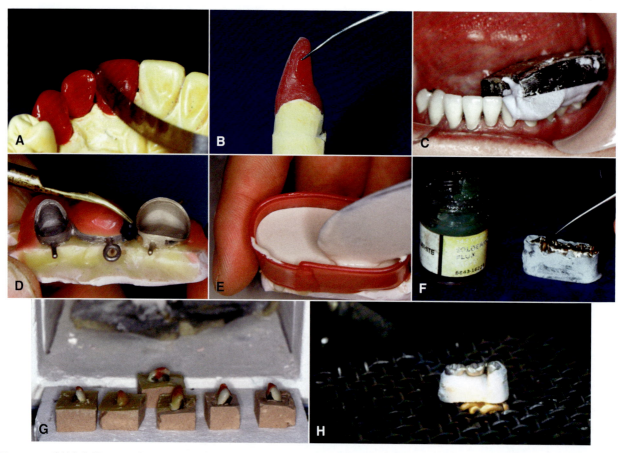

図27-33 連結部作製ステップの要約．A：連結部の設計を，ワックスパターン上で決定する．B：鑞付けする連結部はすべて，きれいで平行な面でなければならない．間隙幅は0.25 mmとする．C：作業模型上または口腔内でインデックスを採得する．D：インデックスに適合させた修復物にワックスを加え，鑞付けのための準備をする．陶材焼付鋳造修復物の場合には，陶材をワックスで覆って保護する．E：準備の整った鋳造体を埋没し，そのまま埋没材を硬化させる．F：石膏または酸化亜鉛ユージノールペーストのインデックスを使用した場合は，熱湯もしくは有機溶剤を用いてワックスを取り除く．接合部にフラックスを置いた後，ブロックをファーネスで予備加熱する．G：レジンのインデックスを使用した場合は，そのままファーネスに入れる．H：トーチまたはポーセレンファーネスで連結部の鑞付けを行う．

してから一体化する．鑞付けの技工操作は難しいものではない．接合面が正しく設計され，鑞付け間隙が注意深く調整されていれば，特別な操作は不要である．異物は表面のぬれを妨げてしまうので，連結部の領域からすべて除去しなければならない．

一般的な鑞付け法によって，タイプⅡ，Ⅲ，Ⅳの金合金鋳造体の連結が可能である．前鑞付けは，陶材を築盛する前に陶材焼付鋳造修復物のフレームワークを連結しておく方法である．後鑞付けは，陶材を築盛した後に陶材焼付鋳造修復物を連結する方法である．鑞付けで使用される熱源としては，ガス-空気トーチ，ガス-酸素トーチ，ファーネス，レーザー装置がある．

基本的原理を理解して技術を習得すれば，鑞付けは非常に信頼性の高い方法といえる．

Study Questions

1. 鑞付け，はんだ付け，溶接の3つの違いを述べよ．
2. 生物学的，機械的ならびに審美的条件が，連結部の大きさ，位置にどのような影響を与えるか？ 前歯部，小臼歯部，大臼歯部に分けて述べよ．
3. どのようなとき，どのような理由で，非固定性連結部は使用されるのか？
4. 純度とカラットについて説明せよ．鑞付けにおいて，それらはどのような重要性をもつか？
5. 鑞付け用の埋没材は，通常の鋳造用埋没材とどのような相違があるのか？ それはなぜか？
6. フラックス，アンチフラックスとは何か？ それらは，どのように作用するのか？ それぞれいくつか例を挙げよ．
7. 一般的な鑞付け，前鑞付け，後鑞付けの基本的相違点は何か？ 後の2つの方法を比較し，それらを利用する際の長所および制限事項について述べよ．
8. ブリッジを鑞付けするためのインデックスを採る2つの方法の手順を述べよ．また，それぞれの長所と短所は何か？

●引用文献

1. Walton TR: An up to 15-year longitudinal study of 515 metal-ceramic FPDs: part 2. Modes of failure and influence of various clinical characteristics. Int J Prosthodont 16: 177, 2003.
2. Stapleton BM, et al: Application of digital diagnostic impression, virtual planning, and computer-guided implant surgery for a CAD/CAM-fabricated, implant-supported fixed dental prosthesis: a clinical report. J Prosthet Dent 112: 402, 2014.
3. Anusavice KJ: Phillips' science of dental materials, 11th ed, p 608. Philadelphia, WB Saunders, 2003.
4. British Standard Institute: British Standard glossary of dental terms. London, British Standard Institute, 1983.
5. Goodkind RJ, Heringlake CB: Mandibular flexure in opening and closing movements. J Prosthet Dent 30: 134, 1973.
6. Al-Sukhun J, et al: Biomechanics of the mandible part I: measurement of mandibular functional deformation using custom-fabricated displacement transducers. J Oral Maxillofac Surg 64: 1015, 2006
7. Fischman BM: The influence of fixed splints on mandibular flexure. J Prosthet Dent 35: 643, 1976.
8. Law C, et al: Influence of implant framework and mandibular flexure on the strain distribution on a Kennedy class II mandible restored with a long-span implant fixed restoration: a pilot study. J Prosthet Dent 112: 31, 2014.
9. Steinman RR: Warpage produced by soldering with dental solders and gold alloys. J Prosthet Dent 4: 384, 1954.
10. Willis LM, Nicholls JI: Distortion in dental soldering as affected by gap distance. J Prosthet Dent 43: 272, 1980.
11. Stade EH, et al: Preceramic and postceramic solder joints. J Prosthet Dent 34: 527, 1975.
12. Ryge G: Dental soldering procedures. Dent Clin North Am 2: 747, 1958.
13. Rasmussen EJ, et al: An investigation of tensile strength of dental solder joints. J Prosthet Dent 41: 418, 1979.
14. Craig RG, Powers J: Restorative dental materials, 11th ed. St. Louis, Mosby, 2002.
15. Tucillo JJ: Compositional and functional characteristics of precious metal alloys for dental restorations. In Valega TM, ed: Alternatives to gold alloys in dentistry [U.S. DHEW Publication No. (NIH) 77-1227], p 40. Washington, D.C., U.S. Deptartment of Health, Education, and Welfare, Public Health Service, National Institutes of Health, 1977.
16. El-Ebrashi MK, et al: Electron microscopy of gold soldered joints. J Dent Res 47: 5, 1968.
17. Leinfelder KF, et al: Hardening of dental gold-copper alloys. Dent Res 51: 900, 1972.
18. Chaves M, et al: Effects of three soldering techniques on the strength of high-palladium alloy solder. J Prosthet Dent 79: 677, 1998.
19. Phillips RW: Skinner's science of dental materials, 8th ed. Philadelphia, WB Saunders, 1982.

20. Sloan RM, et al: Postceramic soldering of various alloys. J Prosthet Dent 48: 686, 1982.
21. Beck DA, et al: A quantitative study of preporcelain soldered connector strength with palladium-based porcelain bonding alloys. J Prosthet Dent 56: 301, 1986.
22. Staffanou RS, et al: Strength properties of soldered joints from various ceramic-metal combinations. J Prosthet Dent 43: 31, 1980.
23. Anusavice KJ, et al: Flexure test evaluation of presoldered base metal alloys. J Prosthet Dent 54: 507, 1985.
24. Sobieralski JA, et al: Torch versus oven preceramic soldering of a nickel-chromium alloy. Quintessence Int 21: 753, 1990.
25. Ferencz JL: Tensile strength analysis of midpontic soldering. J Prosthet Dent 57: 696, 1987.
26. Fehling AW, et al: Cast connectors: an alternative to soldering base metal alloys. J Prosthet Dent 55: 195, 1986.
27. Saxton PL: Post-soldering of nonprecious alloys. J Prosthet Dent 43: 592, 1980.
28. Ghadhanfari HA, et al: Effects of soldering methods on tensile strength of a gold-palladium metal ceramic alloy. J Prosthet Dent 112: 994, 2014.
29. Kim H, et al: Strength properties of preceramic brazed joints of a gold-palladium alloy with a microwave-assisted oven and gas/oxygen torch technique. J Prosthet Dent 112: 606, 2014.
30. Gordon TE, Smith DL: Laser welding of prostheses — an initial report. J Prosthet Dent 24: 472, 1970.
31. Preston JD, Reisbick MH: Laser fusion of selected dental casting alloys. J Dent Res 54: 232, 1975.
32. Kasenbacher A, Dielert E: Tests on laser-welded or laser-soldered gold and Co/Cr/Mo dental alloys. Dtsch Zahnarztl Z 43: 400, 1988.
33. Van Benthem H, Vahl J: Corrosion behavior of laser-welded dental alloys. Dtsch Zahnarztl Z 43: 569, 1988.
34. Wiskott HW, et al: Mechanical and elemental characterization of solder joints and welds using a gold-palladium alloy. J Prosthet Dent 77: 607, 1997.
35. Sjögren G, et al: Laser welding of titanium in dentistry. Acta Odontol Scand 46: 247, 1988.
36. Ortorp A, et al: Clinical experiences with laser-welded titanium frameworks supported by implants in the edentulous mandible: a 5-year follow-up study. Int J Prosthodont 12: 65, 1999.
37. Prasad S, Monaco EA Jr: Repairing an implant titanium milled framework using laser welding technology: a clinical report. J Prosthet Dent 101: 221, 2009.
38. Barbi FC, et al: Comparative analysis of different joining techniques to improve the passive fit of cobalt-chromium superstructures. J Prosthet Dent 108: 377, 2012.
39. Gegauff AG, Rosenstiel SF: The seating of one-piece and soldered fixed partial dentures. J Prosthet Dent 62: 292, 1989.
40. Sarfati E, Harter J-C: Comparative accuracy of fixed partial dentures made as one-piece castings or joined by solder. Int J Prosthodont 5: 377, 1992.
41. Kwon JY, et al: Three-dimensional accuracy of different correction methods for cast implant bars. J Adv Prosthodont 6: 39, 2014.
42. Abduo J, et al: Fit of screw-retained fixed implant frameworks fabricated by different methods: a systematic review. Int J Prosthodont 24: 207, 2011.
43. Wee AG, et al: Strategies to achieve fit in implant prosthodontics: a review of the literature. Int J Prosthodont 12: 167, 1999.
44. Lynch CD, McConnell RJ: Accurately locating the components of a fixed partial denture prior to soldering the connector: an intraoral technique. J Prosthet Dent 87: 460, 2002.
45. Harper RJ, Nicholls JI: Distortions in indexing methods and investing media for soldering and remount procedures. J Prosthet Dent 42: 172, 1979.
46. Moon PC, et al: Comparison of accuracy of soldering indices for fixed prostheses. J Prosthet Dent 40: 35, 1978.
47. McDonnell T, et al: The effect of time lapse on the accuracy of two acrylic resins used to assemble an implant framework for soldering. J Prosthet Dent 91: 538, 2004.

Part III 技工物の作製

28章 鋳造修復物の仕上げ
Finishing the Cast Restoration

鋳造体から埋没材を除去しただけでは，鋳造修復物の試適評価やセメント合着の準備が整っているとはいえない．未研磨の面は比較的粗造であり，十分に研磨された軸面を得るためには，一連の仕上げの工程が必要である．よく研磨された面にはプラークの蓄積[1, 2]や停滞[3]が生じにくく，歯周組織の健康が維持しやすくなる．スプルーを除去し，スプルー付着部に再度正しい形態を付与する必要がある．鋳造体の表面に残っている突起や，その他の小さな面粗れは，すべて除去しなければならない．

陶材焼付鋳造修復物の金属部分の仕上げは，鋳造冠の場合と同様であり，本章における議論は両方の修復物にあてはまる．実際には陶材焼付鋳造修復物の最終研磨は，キャラクタリゼーションとグレージング（艶焼き）を終了するまでは行わない（29章参照）．鋳造チタン修復物では特殊な研磨方法が必要である[4]．

1. 目的と手順

鋳造修復物の部位によって，仕上げの目的と手順は異なる．以下に，仕上げの工程を段階ごとに分け，これを各区域として（図28-1），順を追って説明する．

1 区域1 — マージン部内面

1 目 的

セメントの溶解を最小限に抑えるために，冠内面マージン部全周においては幅1mmの金属が帯状に歯面と緊密に適合していなければならない[5]．この区域内に適合不良があると，修復物の耐用期間が著しく損なわれる可能性がある．幅1mmの適合の良い帯状部は，ワックスパターンを慎重に再溶解し，圧接することによって得られる（図28-2）．注意深く標準化した方法で仕上げることによって，常に予知性の高い結果が得られる．

2 手 順

マージン部に欠陥を生じた場合は，修復物を再製しなければならない．新しい印象を採得するために，患者に再来院してもらう必要があるかもしれない．ワックスパターンのマージン部の再溶解に際しては特に注意し，埋没操作を慎重に行うことによっ

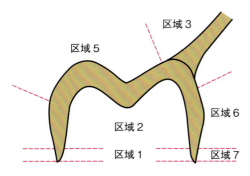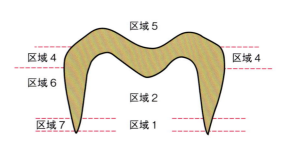

図28-1 推奨される鋳造修復物仕上げの順序．1つの区域の手順をすべて完了してから，次の区域を開始しなければならない．区域1はマージン部内面，区域2は鋳造体内面，区域3はスプルー，区域4は隣接面接触部，区域5は咬合面，区域6は軸壁，区域7はマージン部外面である．

Part III 技工物の作製

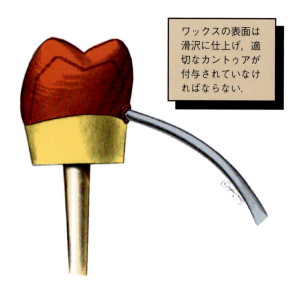

ワックスの表面は滑沢に仕上げ、適切なカントゥアが付与されていなければならない.

図28-2 ワックスパターンの再溶解. その目的は、良好に適合する幅1mmの帯状部をつくり、セメントの溶解を防止することにある. 埋没前に正しく再溶解することが不可欠である.

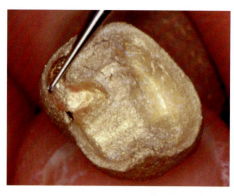

図28-3 この鋳造体の表面に突起が存在するのは、不適切な埋没操作が原因である. 鋳造体を歯型に完全に適合させるためには、こうした小さな突起もすべて除去しなければならない.

決して鋳造体を強く歯型に押しつけてはならない. 鋳造体を適合させるときは、十分に注意する.

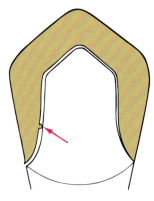

図28-4 比較的小さな突起（矢印）でも、相当なマージン不適合の原因となる.

てマージンの欠陥を予防する（または最小限にとどめる）ことができる（22章参照）.

たとえ小さな突起であっても、鋳造体が完全に正しい位置に戻ることを妨げることがある. 十分な倍率で拡大して注意深く診査することは、干渉を特定するのに有用である. 突起がマージンから十分離れていれば、実体顕微鏡下で細心の注意を払いながら、小径の回転器具（No. 1/4のラウンドバーなど）を用いて除去可能な場合もあるが、マージンを損傷してコストを要する再製にならないよう、十分な注意が必要である.

2 区域2—鋳造体内面

① 目　的

歯型と鋳造体の内面との間に接触があってはならない. 合着材が均等に広がるためには、25〜35μmの均一な空隙が必要である. 接触部があればすべて特定し、その部分を選択的に削合してリリーフしなければならない.

② 手　順

通常、鋳造体の内面は仕上げを必要としないが、修復物を歯型に戻す前に内面に突起がないかを診査するべきである（図28-3）. 突起は小径のタングステンカーバイドのラウンドバーで除去できるが、ときには数回この作業を繰り返さなければならず、時間がかかることもある. 内面を調整しなければならない頻度が高い場合は、埋没操作に問題がないか再検討する必要がある.

非常に小さい突起があるだけでも、マージンが著しく浮き上がることがある（図28-4）. 突起を特定するうえで、実体顕微鏡は特に有用である. 実体顕微鏡の代わりに高品質のルーペを用いてもよい. 鋳造体を歯型に戻すときには細心の注意を払わなければならない. 力を入れてしまうと、歯型の摩耗やチッピングを招き、鋳造体は歯型には沈むけれども、形成歯には完全には戻らなくなってしまう. 合着時にこれを見落とすと修復物はオープンマージン

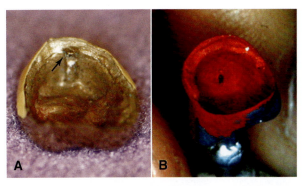

図 28-5　A：鋳造体の内面．歯型が鋳造体によって削られた部位に，石膏（矢印）が付着していることに注意．B：適切な適合検査材（研磨用ルージュとテレビン油など）を使用することによって，正しい位置まで完全に適合させるために除去するべき部位を見つけ出すことができる．

となり，予後は不良となる．鋳造体が支台歯に正しく戻らない場合は，突起を見落としたために，歯型に戻すときに干渉して石膏の一部が削り取られているかもしれない．これは鋳造体の内面や歯型の軸壁（図 28-5）を精細に調べると判明する．多くの場合，修正作業は比較的簡単で，鋳造体はそのまま使用可能である．欠陥のある鋳造体を繰り返し歯型に戻して歯型を摩耗させないよう注意する．鋳造体によって摩耗してしまった歯型は，修復物の再ワックスアップに用いてはいけない．再ワックスアップが必要な場合は，新しい印象を採得する必要がある．

　鋳造体の内面から突起を除去する際は，その部分の金属を意図的に若干多めに除去するべきである．鋳造体の調整後には，突起の正確な位置を確認することはできないため，内面の削除を段階的に繰り返すよりも，一度で完全に突起を除去するほうがよい（図 28-6）．

　鋳造体の内面全体を無差別に削除するのは適切ではない．維持形態・抵抗形態が過度に失われ，鋳造体の再製が必要となる．

❸ 適合検査材

　鋳造体と歯型との間の適合時の干渉を容易に特定する材料がいくつか市販されている．これらには水溶性の染料（Liqua-Mark, American Dental Supply, Inc. など）と，溶媒を主成分とする染料（Accu-Film IV, Parkell, Inc. など）がある．粉末スプレー（Occlude, Pascal Company, Inc. など）は形成され

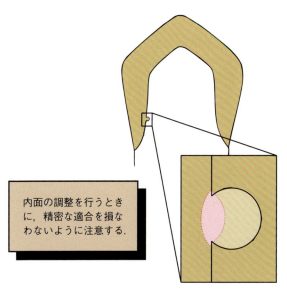

内面の調整を行うときに，精密な適合を損なわないように注意する．

図 28-6　突起を除去するときには，若干多めに除去することで修復物が確実に正しい位置まで完全に戻るようになる．

る被膜が厚すぎるので，適合検査には使用しないほうがよい[6]．テレビン油に研磨用ルージュを溶かしたものや，ラバー系の検知用ペースト（たとえば Fit Checker, GC America, Inc.）を代わりに用いることもできる[7]．これらの検査材は鋳造体の内面に薄く膜状に塗布するべきである．鋳造体を歯型に適合させてから強拡大下で観察すると，削合するべき最初の接触部が明らかになる（図 28-7）．どの方法を用いた場合でも，合着する前には必ず内面を完全に清掃しなければならない（30 章参照）．

3　区域 3 ─ スプルー

❶ 目　的

　歯冠の適切な構造と機能を再確立するために，スプルーを除去し，スプルー付着部周囲の鋳造体のカントゥアを再度整えなければならない．

❷ 手　順

　歯型上で鋳造体の適合を確認し，良好であると判断したらスプルーを除去し，スプルー付着部の鋳造体の形態を再調整する（図 28-8）．

　スプルーの切断には分割用のカーボランダムカッティングディスクを使用する．スプルーの中心を少し残すように周囲から切り込みを入れていく．最後に残った部分を手指でねじって鋳造体から切り離

す．ワイヤーカッターを使用すると鋳造体に歪みを生じるおそれがあるので，勧められない．スプルー付着部に残った余剰金属はすべてディスクを用いて除去し，カーボランダムポイントとサンドペーパーディスクを用いて形態修正する．

4 区域4―隣接面接触部

1 目 的

鋳造体を患者の口腔内に試適するときに，隣接面接触が適正（または若干きつめ）になるように，接

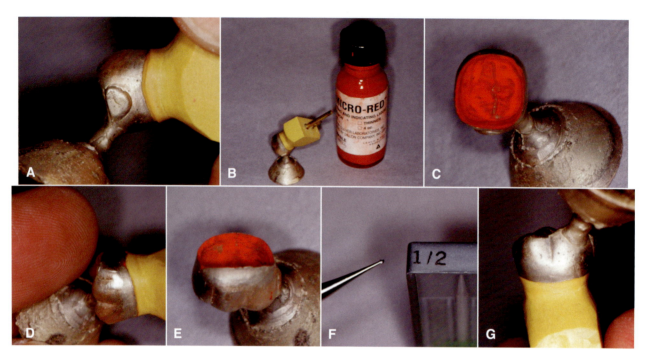

図28-7 鋳造体内面に突起がある場合，液体の適合検査材が有用である．A：鋳造体が正しい位置まで戻っていない．B：液体の適合検査材．C：鋳造体内面に薄く塗布し，エアで乾燥させる．D：鋳造体をそっと歯型に戻す．E：干渉部位を特定する．F：突起の除去には小さなラウンドバーを用いる．G：正しい適合が得られた鋳造体．

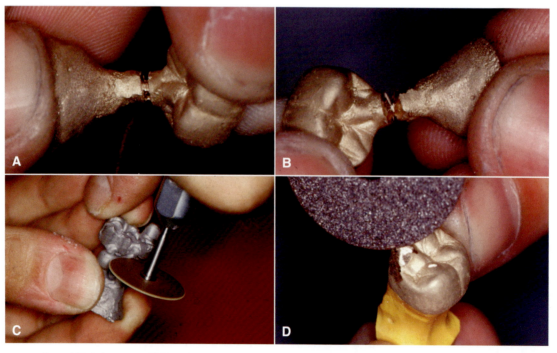

図28-8 A：スプルーを除去するには，周囲から切り込みを入れ，ねじって切り離すのが最良の方法である（B）．C：複数の修復物を同時に鋳造した場合には，ディスクのアクセスがさらに難しくなる．スプルーを完全に切断する必要があるときには，マージンを不用意に傷つけないよう注意しなければならない．D：ディスクとカーボランダムポイントを用いて，おおまかなカントゥアを再度付与する．

触部を技工サイドで調整しておく．

❷ 手　順

仕上げの工程で，削合しすぎて隣接面接触が不十分にならないように特に注意が必要である．鑞を盛ることによって接触を修正することはできるが（29章参照），時間がかかり不必要な工程が追加されることになる．

これが若干きつめの接触であれば，試適時に容易に修正できる．デザインナイフなどを用いて石膏模型上で隣在歯の隣接面接触部を慎重に少し削ってリリーフしてもよい（図28-9）．ついで，鋳造体が
ちょうど戻るまで調整する．隣在歯の鋳造体も作製している場合は，2つの修復物を同時に調整するのではなく，片方を歯型に戻した状態でもう一方を調整する．このようなケースでは技工サイドで隣接面接触部を若干きつめのままにしておくべきである．また，口腔内に試適する際も同様に，順番を決めて1歯ずつ単独で試適し，各鋳造体を個別に調整する．

隣接面接触を調整するときは，隣接する鋳造体間（または鋳造体と隣在歯との間）に咬合紙（Mylarストリップ）を介在させるとよい（図28-10）．この方法により，印記された箇所を選択的に調整することで，接触の強い部位の調整ができる．

❸ 連結部

ブリッジを仕上げるときに，連結部に関しては特に注意が必要である．連結部の形態が不適切で，研磨が不十分であれば，たとえ細心の注意を払って口腔清掃を行ったとしても，歯周組織の健康は必ず損なわれてしまう．正しく仕上げられた連結部は近遠心的には放物線状の形態を示す（図28-11）．マージンを傷つけずに連結部歯頸側にアクセスできる回転器具（ラバーホイールなど）を使用することが非常に重要である．隣在歯との根近接がある症例では

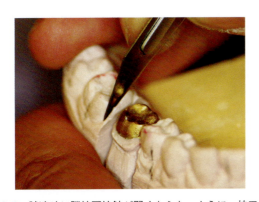

図28-9　試適時に隣接面接触が弱くならないように，技工士はデザインナイフなどを用いて模型上で隣在歯の隣接面を軽く1層削り落としておくべきである．

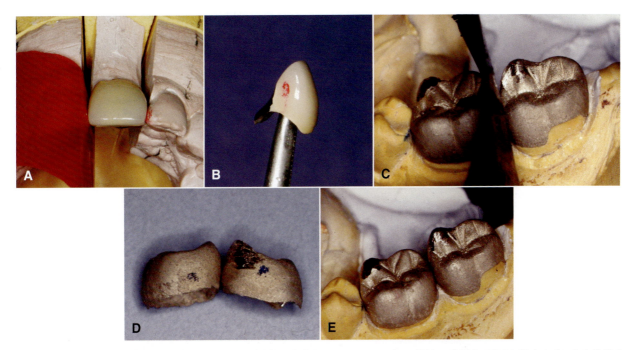

図28-10　A：陶材焼付鋳造冠と隣在歯との間に薄い咬合紙を介在させる．B：クラウンが正しい位置まで完全に適合することを妨げている接触部が容易に明らかになる．C〜E：咬合紙を用いて鋳造冠の隣接面接触が強すぎる部分を見つける．

これが問題になることがある．ラバーホイールを用いてある程度研磨した後，研磨材を含浸させた撚糸を用いて連結部歯頸側の最終研磨を行うとよい（図28-12）．

5 区域5—咬合面

① 目　的

対合歯列との静的・動的関係において咬合接触を再確立する．正確で安定した接触を得るのに鋳造体の高度な研磨面は必要ではなく，梨地状の仕上げで十分である．咬合面の形態は，位置的な安定性を確保するとともに，あらゆる機能的要件を満たすものでなければならない（4章参照）．

② 手　順

咬合紙（Mylarストリップ；図28-13）を用いて咬合接触を確認し，接触関係がワックスアップ時の設計に一致していることを確かめる．一致していない場合は咬合調整しなければならない．ワックスは弾性回復するため，ワックスの段階で咬合接触が強いと，咬合器を開いたときにワックスがわずかにはね返りを示し，鋳造体になったときには早期接触を生じる（図28-14）．ワックスアップ時に小さな点状の接触が得られるように注意していれば，大幅な咬合調整はほとんど必要ないはずである．

咬合調整は，火炎状の仕上げ用バーやダイヤモンドポイントを用いて行うことができる（図28-15）．大きなカーボランダムポイントを使用すると，咬合面に望ましくない凹面をつくってしまう．咬合調整の正しい方法は，干渉部のみを削合するのではなく，隆線や咬頭全体の解剖学的形態を再現するものである．同時に，突起があればすべて除去し，仕上げ用バーや小径のラウンドバーを用いて裂溝を明瞭にする．

調整を始める前に，シックネスゲージを用いて金属の厚みを測定するべきである．形成時に最小限のクリアランスしか確保されていない場合には，見境のない調整をすることによって鋳造体の厚みが不十分になり（図28-16），穿孔する可能性がある．このような鋳造体の穿孔は，流鑞により修正することは可能であるが，通常このような事態の発生は，これ以前の段階において修正しておくべき問題があったことを意味している（クリアランスが不十分で，さらに歯質の削除が必要であるなど）．

調整の終わった咬合接触は，過剰な研磨によって接触関係が変わってはいけない．軸面ではプラーク

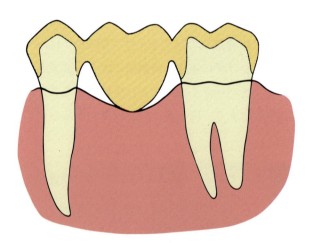

図28-11　適切に仕上げられた連結部の断面図

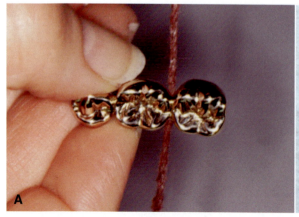
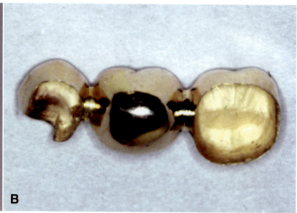

図28-12　連結部の研磨．A・B：研磨材を滲み込ませた撚糸を用いると，こうしたアクセス困難な部位を効率よく研磨することができる．

28章 鋳造修復物の仕上げ

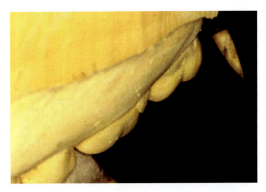

図 28-13　鋳造体が正しい位置まで完全に適合することを確認したら，最初の咬合接触点を印記する．

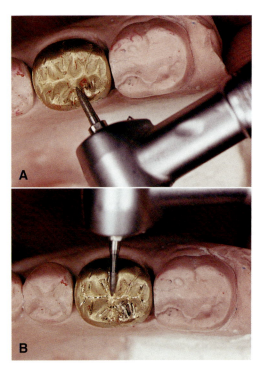

図 28-15　A：咬合調整は，先端のとがったダイヤモンドポイントやカーバイドバーを用いて簡単に行うことができる．B：溝や裂溝も同時に整える．

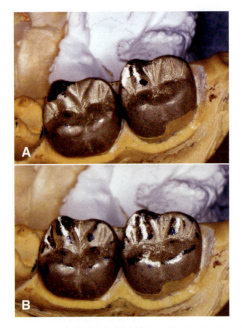

図 28-14　A・B：咬合面の早期接触は，ワックスパターンでの接触が強すぎた結果であることが多い．

コントロールのために十分な研磨が不可欠であるが（区域6と7），金属鋳造体における咬合面研磨の価値は疑わしい．実際，鋳造体を"ピカピカ"に見せるために，あまりに熱心に研磨しすぎると，苦労してワックスでつくりあげた正確な咬合関係は，たちまち破壊されてしまう．

ワックスパターンを注意深く仕上げておけば，なめらかな鋳造体が得られており，軟らかいワイヤーブラシホイールを用いて表面の酸化物を除去するだけで十分なはずである．その後，ソフトブラシホイールに研磨用ルージュを付けて表面を研磨してもよい（鋳造体表面の損耗量はわずか5μmである）[8]（図28-19参照）．

機能運動時の咬耗面を早期に発見するために，咬

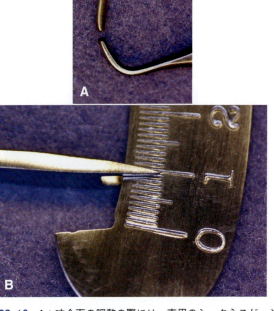

図 28-16　A：咬合面の調整の際には，専用のシックネスゲージを用いて残りの金属の厚みを随時測定する．B：構造的耐久性を得るうえで，金属の厚さが1.0mm未満では不十分である．咬合面の歯質削除が不足していた結果である．

合面を艶消し仕上げにすることを勧める専門医[9]もいる（接触のない面は艶消しのままで，咬耗面だけが光沢を示す）．艶消し仕上げは通常，25〜50μmの酸化アルミニウム（アルミナ）粒子をサンドブラストすることによって得られる．しかし，0.5MPa（73psi）の圧で50μmのアルミナを用いて5秒間サンドブラスト処理を行うと，処理面から約20μmの金属が除去されることから[10]，マージンは保護しなければならない[11]．通常約1秒間の処理によってなめらかな梨地状の仕上がりが得られる．これが得られない場合は，前段階の処置が不十分であると考えられ，さらに研磨が必要である．

6　区域6—軸壁

① 目　的

軸壁の仕上げが完了した時点で，カントゥアがなめらかに付与され，高度に研磨されていて，患者が最適なプラークコントロールを行える状態になっていなければならない．

② 手　順

表面の欠陥は，カーボランダムポイントやラバーホイールに結合された砥粒，ペーパーディスクに付けられた砥粒，研磨用ペーストに含まれる砥粒で削合することによって除去する（図28-17）．それぞれの砥粒は金属表面上で切削器具として働く．

砥粒の粗いものから細かいものへと段階的に研磨用具を使用し，前の段階でついた傷を除去していくのが，最も効率の良い研磨方法[12]である（図28-18）．砥粒が粗いほうがはるかに効率的に材料を削除できるので，砥粒の細かい研磨用具に早く移りすぎると時間のむだになる．

鋳造体の表面にたくさんの小さな面が生じ，結果的にプラークコントロールを妨げることがないように，研磨用具は回転させながら弱い圧で使用しなければならない．表面の凹凸をすべて除去し，一連の研磨用具を段階的に使用してごくわずかな傷が残るだけになったら，修復物軸面の艶出し研磨を行う．十分に仕上げられた緻密な鋳造体の表面に宝石研磨用ルージュを使用すると，高度な研磨面が短時間で

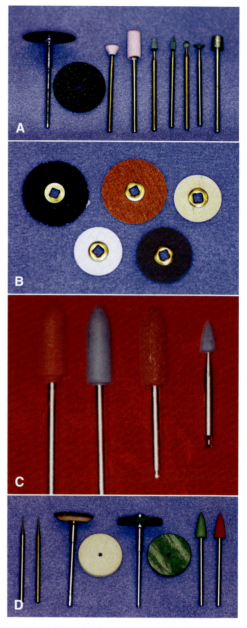

図28-17　仕上げ用の研磨用具．望ましい面を得るために，砥粒の粗いものから細かいものへと段階的に使用する．通常，さまざまな粗さのカーボランダムのディスクとポイント（A）を最初に使用する．ついで，ガーネットペーパーとサンドペーパーのディスク（B），ラバーポイントとホワイトポイント（C），突起除去用の小径のカーバイドバーと，ラバーホイールおよびラバーポイント（D）の順に用いる．

得られる（図28-19 K）．ルージュはホイールかブラシに付けて，仕上げ時よりも強い圧と高速回転で用いる（図28-19）．

7　区域7—マージン部外面

① 目　的

マージンの仕上げは，修復物の耐用期間に決定的な影響を及ぼすので特に注意する必要がある．鋳造

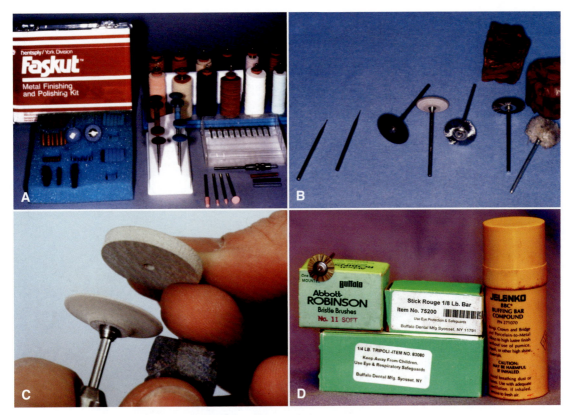

図28-18 仕上げ用の使用器材．A：さまざまな研磨用具，サンドペーパーディスク，ラバーポイント，研磨用ホイール．B：使用する器具は，小径のカーバイドバー（突起を除去する）やスチール製ワイヤーブラシ（咬合面を滑沢にする）からバフホイールと研磨材まで，多岐に及ぶ．C：粗いホイールを用いて，ラバーホイールのブレを取り縁を薄くする．D：バフ用研磨材をフェルトホイールもしくはロビンソンブラシに付ける．

修復物の仕上げの目的は，金属面を十分に研磨し，形成していない歯面と段差なく移行させることである．これが得られないとプラークコントロールが妨げられる．

2 手 順

器具のアクセスが可能であれば，窩縁部のマージンは口腔内で直接仕上げるべきである（図29-10参照）．残念ながら，仕上げ用の器具のアクセスが制限される部位（隣接面や歯肉縁下）は，プラークコントロールが非常に困難な部位でもある．したがって，口腔内でマージンを仕上げられるのは重要でない部位だけである．部分被覆冠は，マージンの仕上げや，後のプラークコントロールのために器具を到達させやすい点で，全部被覆冠よりも有利である．

口腔内で仕上げることができない部分のマージンは歯型上で仕上げる（図28-20）．厳密に必要とされる量以上の金属を除去しないように注意しなければならない．研磨しすぎると，研磨が不完全な場合と同様の問題を引き起こす．このことから，仕上げた修復物の最終的な適合やエマージェンスプロファイルを損なわずに，どれだけの金属を鋳造体表面から除去することができるのか，という議論が生じる．

ポリサルファイドラバー印象材から得られる石膏歯型は，印象材の重合収縮・熱収縮と石膏の膨張のために，歯よりも約25μm大きくなる[13]．したがって，理論的には，仕上げ時に12.5μmを除去すれば歯面との段差がなくなるはずである．診療室で日常的に厚みを計測することはできないが，こうした数値によって，現在使用している材料の許容範囲や限界を知ることができる．

仕上げ工程においてマージン部縁端を変形させることは許されないが，軟らかめの合金を使用した場合にのみ[16]，なめらかな器具でマージンに沿い注意深くこすること（バーニッシュ）（図28-20 A）によってマージンは改善される[14,15]．しかし，バーニッシュによるマージンの適合精度は高いとはいえない．

仕上げを行う際は，細かい砥粒のポイントを慎重

Part III 技工物の作製

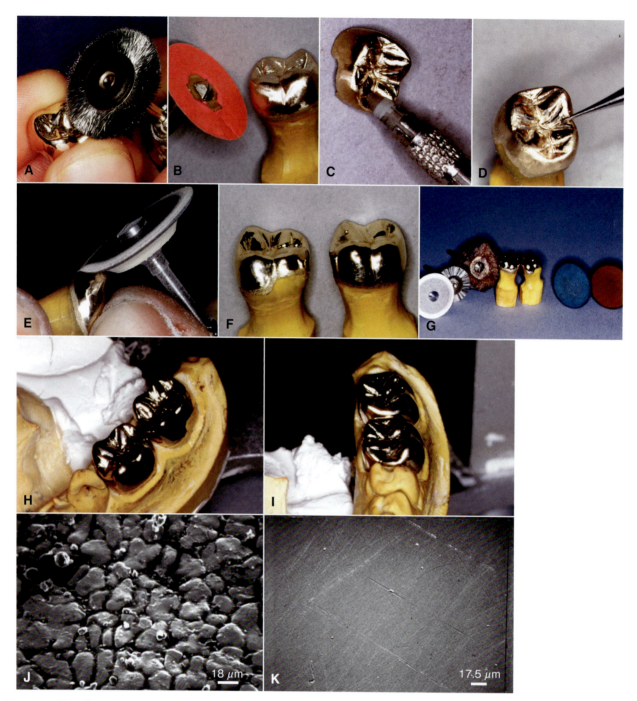

図28-19 仕上げおよび研磨．A：まず咬合面にワイヤーブラシを使用する．B：砥粒の細かいサンドペーパーディスクを用いて軸壁の小孔や凹凸を除去する．この時点ではマージンに触れていないことに注意．C・D：ラバーポイントと小径のカーバイドバーを用いて咬合面の溝や窩，隆線を個別に仕上げる．E：ついで軸壁にラバーホイールを使用する．F：バフ用コンパウンドで研磨を終了した鋳造体．この後，試適となる．G：口腔内で適合を確認したら，マージンを研磨する．H・I：完成した鋳造体．これからセメント合着する．J："アズキャスト"の状態の金合金の走査電子顕微鏡写真．K：研磨用具を段階的に使用し，最後に研磨用ルージュを用いて，同じ鋳造体を仕上げ・研磨した後の走査電子顕微鏡写真．（J・Kの提供：Dr. J. L. Sandrik）

に使用し，鋳造体表面の不整を取り除く（図28-20 B）．次に軟らかいラバーホイールやポイントを使い（図28-20 C），最後にブラシに研磨用ルージュを付けて仕上げる．最終研磨中はマージンを指で支えておくべきである．

鋳造体の重要な面すべてが滑沢になったら，軟らかい歯ブラシや，適切な溶液を用いた超音波洗浄，スチームクリーナーによって，残っている研磨材をすべて除去する．

2. ステップの要約

修復物の仕上げの手順を図28-21にまとめる．

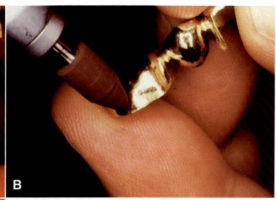
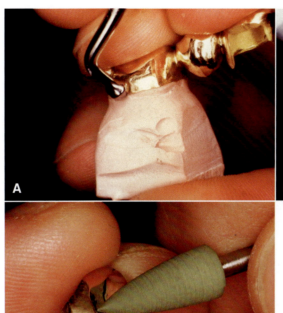

図28-20 歯肉縁下マージンのため器具のアクセスが妨げられる場合は，歯型上で最終研磨を行う．最終研磨中はマージンを注意深く指で支える．A：なめらかな器具を使いマージンに沿って注意深くバーニッシュする．B：細かい砥粒のポイントで鋳造体の粗面を慎重に平滑にする．C：軟らかいラバーホイールかラバーポイントを使用する．

復習の意味で参考にされたい．

① マージン内面を精査し，鋳造体が支台歯を正確に再現していること，マージンに隣接する形成面に完全に適合していることを確認する（A）．
② 内面を拡大して精査し，必要に応じ小さなカーボランダムポイントやタングステンカーバイドバーで調整する．干渉している接触部のみを調整する（B）．
③ 力を加えない状態で，鋳造体が歯型の正しい位置まで完全に戻らなければならない．また，がたつきがなく，安定していなければならない（C）．
④ スプルーを除去する（D）．
⑤ スプルー付着部の形態を再度整える（E）．
⑥ 隣接面接触部を調整する（F）．
⑦ 口腔内に試適する前に，模型上では隣接面接触を若干きつめにしておく（G）．
⑧ 咬合面を評価し，調整する．中心位での早期接触や滑走運動時の干渉が残ってはいけない（H）．
⑨ 軸面を仕上げて研磨する（I）．陶材焼付鋳造修復物の場合，軸面歯頸部の仕上げは，最終的なグレージングおよびキャラクタリゼーションが終了するまで行わない．さらに，鑞付け操作を予定している場合は，鑞付けを完了して補綴物全体の適合が良好であることを確認するまで，マージン部は仕上げずに残しておく．
⑩ 研磨を終えた修復物をスチームクリーナーか，適切な溶液を用いた超音波洗浄で清掃する（J）．清掃された鋳造体を作業模型に戻す．

Study Questions

1 鋳造修復物のマージン部を仕上げ研磨する目的は何か？ 咬合面では？ 隣接面接触部では？
2 スプルー切断の適切な方法とは？
3 突起の除去の適切な方法とは？
4 ブリッジの連結部の適切な仕上げ・研磨法とは？
5 鋳造修復物（金合金および陶材焼付鋳造）の仕上げに際してのサンドブラストの用途と制限について述べよ．

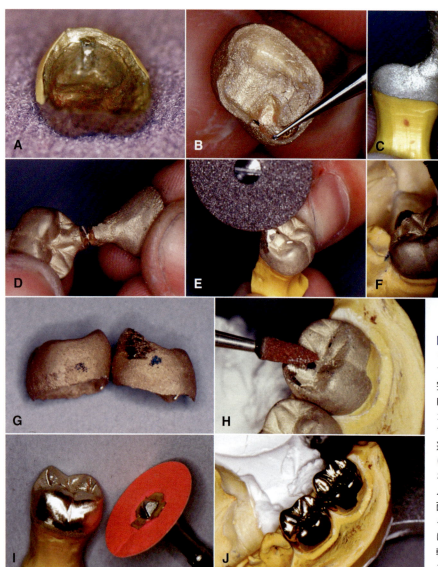

図28-21 仕上げ手順. A：マージン内面を精査し，鋳造体が支台歯を正確に再現していること，マージンに隣接する形成面に完全に適合していることを確認する. B：内面を拡大して精査し，必要に応じ小さなカーボランダムポイントやカーバイドバーで調整する. C：力を加えない状態で，鋳造体が歯型の正しい位置まで完全に戻らなければならない. がたつきがあってはならない. D：スプルーを除去する. E：スプルー付着部の形態を再度整える. F：隣接面接触部を特定する. G：口腔内に試適する前に，模型上で隣接面接触を若干きつめにする. H：咬合面を評価し調整する. I：軸面を仕上げて研磨する. J：研磨を終えた修復物を清掃する.

● 引用文献

1. Gildenhuys RR, Stallard RE: Comparison of plaque accumulation on metal restorative surfaces. Dent Surv 51：56, 1975.
2. Shafagh I: Plaque accumulation on cast gold complete crowns polished by a conventional and an experimental method. J Prosthet Dent 55：339, 1986.
3. Keenan MP, et al: Effects of cast gold surface finishing on plaque retention. J Prosthet Dent 43：168, 1980.
4. Reddy ES, et al: Effect of different finishing and polishing agents on the surface roughness of cast pure titanium. J Prosthodont 16：263, 2007.
5. Mesu FP: Degradation of luting cements measured in vitro. J Dent Res 61：665, 1982.
6. Kious AR, et al: Film thickness of crown disclosing material and its relevance to cementation. J Prosthet Dent 112：1246, 2014.
7. White SN, et al: Improved marginal seating of cast restorations using a silicone-disclosing medium. Int J Prosthodont 4：323, 1991.
8. Anusavice KJ, et al: Phillips' science of dental materials, 12th ed. St. Louis, Elsevier, 2013.
9. Shillingburg HT, et al: Fundamentals of fixed prosthodontics, 4th ed. Chicago, Quintessence Publishing, 2012.
10. Adams HF: Effect of abrasive blasting on castings of gold alloys. Op Dent 6：11, 1981.
11. Felton DA, et al: Effect of air abrasives on marginal configurations of porcelain-fused-to-metal alloys: an SEM analysis. J Prosthet Dent 65：38, 1991.
12. Troxell RR: The polishing of gold castings. J Prosthet Dent 9：668, 1959.
13. Rosenstiel SF: The marginal reproduction of two elastomeric impression materials [Master's thesis]. Bloomington, Indiana University, 1977.
14. Eames WB, Little RM: Movement of gold at cavosurface margins with finishing instruments. J Am Dent Assoc 75：147, 1967.
15. Goretti A, et al: A microscopic evaluation of the marginal adaptation of onlays in gold. Schweiz Monatsschr Zahnmed 102：679, 1992.
16. Sarrett DC, et al: Scanning electron microscopy evaluation of four finishing techniques on margins of gold castings. J Prosthet Dent 50：784, 1983.

Part IV

臨床術式：Section 2

Part IV 臨床術式：Section 2

29章
試適評価, キャラクタリゼーション, グレージング

Evaluation, Characterization, and Glazing

分をやや隣接面側に延ばすといった若干の調整ができる．陶材を築盛しビスケットベークの状態で2回目の試適を行う．このときは再度マージンの適合状態と安定性を評価して，焼成による歪みが生じていないか確認する．隣接面接触部とともに，陶材の形態，安定性，色調，表面性状，光沢もこの段階で評価する．ブリッジでは，ポンティックの粘膜との接触や，連結部の位置と形態を慎重に評価する必要がある．歯周組織の刺激を避けるためにはパッシブフィットすることが重要である．間接法では誤差の生じることは避けられない反面，固定性修復物を成功させるには高いレベルの精度が要求されるため，ほとんどの修復物では合着前にチェアサイドでの調整が必要となる．

1 暫間修復物と合着材

暫間修復物を外すときには，力を加えすぎないように止血鉗子かバックハウス布鉗子で頬側面および舌側面を把持して頬舌方向に注意深くゆすり，仮着用セメントの封鎖を破壊する．または，特殊なバンドリムーバー（図29-1）を使用してもよい．患者の口腔内から取り外した暫間修復物には，合着材や仮着用セメントの大部分が付着している．歯面に残っているセメントは探針で浮かせた後，ラバーカップに浮石末と水の混合物[*1]をつけて注意深く取り除く．このとき，低回転で比較的軽い圧を用いることが重要である．維持力を低下させることもあるため，形成歯の研磨は行うべきではない[1]．スリーウェイシリンジで形成歯を水洗し，乾燥した後，よく診査する．微量の仮着用セメントが残存しても修復物が浮き上がることがあるので，すべての残留セメントを完全に除去する必要がある．

2 評価の順序

試適時の評価を論理的に順序立てて行うことは，間違いを防ぐために重要である．推奨する順序は以

1. 試適評価

技工操作が完了すると，次のステップは補綴物の試適であり，その結果を受けて仕上げやセメント合着が行われる．完成した補綴物は，超音波洗浄器やスチームクリーナーを用いて残留している研磨材を除去し，その後に消毒する．鋳造修復物および全部陶材修復物については，隣接面接触部，マージンの適合状態，安定性，内面の適合，外形（カントゥア），咬合，表面の仕上げについて評価する必要がある．

陶材焼付鋳造冠の場合，鋳造体の評価と，陶材焼付後の評価のために2回の来院を要することが多い．鋳造体評価時には，マージンの適合状態，安定性，咬合，メタルコーピングの設計を評価する．このとき特に重要なのは，前装部の評価である．特に，金属-陶材境界部の咬合接触点からの距離を確認する．この時点であれば修正は容易である．たとえば，完成補綴物の外観を改善するために，前装部

[*1] 別の方法として，浮石末をグルコン酸クロルヘキシジンなどの殺菌消毒剤（Consepsis, Ultradent Products, Inc.）と混合して用いてもよい．合着後の知覚過敏を軽減させる可能性がある．

29章 試適評価，キャラクタリゼーション，グレージング

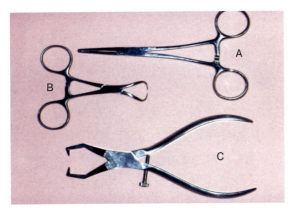

図29-1　A：止血鉗子，B：バックハウス布鉗子，C：バーデ型バンドリムーバー

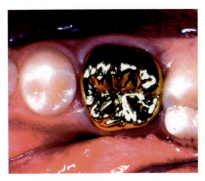

図29-2　近心の接触部が不足しており，食片圧入を起こす可能性がある．

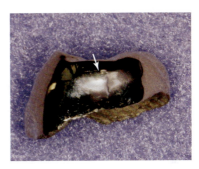

図29-3　隣接面接触が強すぎる部分の特定．金属面はラバーホイールで削合し，艶消し仕上げにしてあるので，接触の強すぎる部分が光沢のあるスポット（矢印）として現れる．

下のとおりである．

1. 隣接面接触部
2. マージンの適合状態
3. 安定性
4. 咬合
5. キャラクタリゼーションとグレージング

　隣接面接触が強すぎると修復物の装着を妨げ，オープンマージンを生じるので，隣接面接触部を最初に評価する．修復物が完全に戻っていない場合は，安定性の評価や咬合調整のステップに進むべきではない．

3　隣接面接触部

　修復物の隣接面接触部の位置，大きさ，強さは，天然歯と類似していなければならない．一般に成書では，ノーワックスタイプのフロスが"比較的容易に"，"パチッと"通過できる強さの接触を適切なものとしている．あまり科学的な定義とはいえないが，フロスの使用は，同歯列中の他の歯の接触部と比較するうえで便利な方法である．フロスが通らなければ，接触が強すぎる．逆にあまりにも簡単に通るようであれば，食片圧入が起こる可能性がある（図29-2）．シムストック（薄いMylarストリップ）の使用は，フロスより信頼度の高い隣接面接触部の評価法である．適切な接触状態ではMylarストリップが適度な抵抗感を生じながら歯間部から抜けてくるが，接触が強すぎるとフィルムは破れてしまう．理想的な隣接面接触では，支台歯と隣在歯の位置が安定するとともに，歯周組織のメインテナンスが容易になる．強すぎる接触については，患者に「歯の間に種が挟まっているような感じがしますか」と尋ねることで，局所麻酔をしていなければほぼ信頼できる情報を得ることができる．弱すぎる隣接面接触は見逃されやすいが，食片圧入のために不快感を生じることは避けられない．

1　強すぎる隣接面接触
1）金属修復物

　隣接面接触が強すぎるために金属修復物の形成歯への戻りが悪い場合は，ラバーホイールを用いると容易に調整できる．艶消し仕上げにしておくと，接触のきつい部分に光沢のあるスポットが現れるので，調整するべき部分がわかりやすい（図29-3）．

　接触が強すぎるときは，修復物を患者の口腔内から取り出し，調整してから口腔内に戻して再評価する．研磨分が必要なので，接触をやや強めにしておく．修復物の近遠心両方で接触がきつすぎる場合，金属をさらに削合する必要があるかどうかをその都度確認しながら，近遠心の接触部を交互に調整すべ

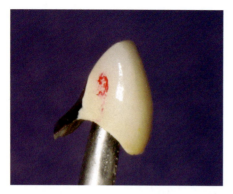

図29-4　薄い咬合紙を用いて陶材の接触が強すぎる部分を印記することができる．

きである．

2）陶材修復物

グレージングもしくは研磨していない陶材の隣接面接触が強い場合は，円柱状のポイントで簡単に調整できる．赤鉛筆か薄い咬合紙を用いて接触部（図29-4）を印記する．

グレージング後，焼成中に生じた熱可塑性の表面流動のために接触の強さが若干変化していることがある．グレーズ後の調整が必要な場合，ダイヤモンド粒子配合のシリコーンホイールとポイント，浮石末，ダイヤモンド粒子含有研磨ペーストなどで研磨する．

❷ 弱すぎる隣接面接触

1）金属修復物

金属修復物で隣接面接触が不足している場合，通常は鑞を流して修正することができる（図29-5）．手順は簡単で，診療室でほんの数分のうちに終わるが，常に隣接面接触部に鑞を流す必要があるようでは問題である．鑞を流した後，修復物を酸処理して再度研磨する．

使用器材

必要な器材を図29-5 Aに示す．
- 研磨用ディスク
- 鑞付け用ピンセット
- 金鑞
- ペースト状フラックス
- ブンゼンバーナー
- アンチフラックス
- 研磨用具

手　順

① ディスクを用いて接触不足部分の面を粗らす（図29-5 B）．
② 黒鉛の鉛筆（または他の適当なアンチフラックス）を用いて修復物のマージンを保護する（図29-5 C）．
③ 少量の鑞にフラックスを塗って，粗らした面に置く（図29-5 D）．
④ 鑞付け用ピンセットで修復物を把持し，正しく調整されたブンゼンバーナーの還元炎の高さに鑞付け部をかざす（図29-5 E；図27-18も参照）．
⑤ 鑞を注意深く観察しながら加熱する．鑞は溶け始めたら即座に広がる．少し慣れてくれば，修復物を傾けることで望ましい方向に鑞を流すことができる．鑞が流れたらすかさず修復物を炎から離す．
⑥ 酸処理後，隣接面の形態をディスクで調整し（図29-5 F），再研磨と洗浄を行う．

2）陶材修復物

陶材の隣接面接触が不足している場合は，追加焼成が必要である．ビスケットベークの段階であれば，時間はかかるものの容易に陶材を追加することができる．しかし，修復物の仕上げ，グレージング，キャラクタリゼーションを完了した後に隣接面接触の不足に気づいた場合は，低溶の"追加用"（修正用）の陶材を用いて問題を解決する（図29-6）．

修正用陶材はボディ陶材とオーバーグレーズにモディファイヤーを混合して焼成温度を850℃に低く抑えたものである．これにより，わずかな修正であれば，修復物の他の部分の寸法を変化させるリスクをほとんど伴わずに行うことができる．大幅な修正には，通常のボディ陶材とインサイザル陶材を用いて追加焼成しなければならない．ただし，陶材の失透を避けるために，再焼成できる回数は限定される（図24-36 B参照）．

29章 試適評価, キャラクタリゼーション, グレージング

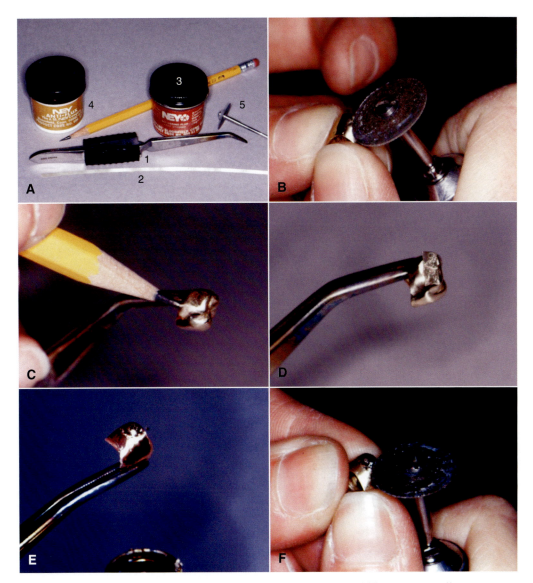

図 29-5　隣接面接触部に金鑞を追加する. A：使用器材. 1；鑞付け用ピンセット, 2；金鑞, 3；ペースト状のフラックス, 4；アンチフラックス, 5；仕上げ用ディスク. B：接触が不足している隣接面を粗らす. C：マージンにアンチフラックス（黒鉛あるいはルージュ/テレビン油溶液）を付ける. D：ペースト状のフラックスをつけて, 鑞を置く. E：鑞が溶け始めるまでブンゼンバーナーで加熱する. F：隣接面接触部を再調整する.

4 マージンの適合状態

　完成した修復物は, その内面が形成歯の軸壁や咬合面に干渉せずに適合しなければならない. 換言すれば, マージン部が最もよく適合していなくてはならない. 間接法での操作が適切であれば, 歯型上での修復物の適合と口腔内での適合との間には, 明白な差異はないはずである.

　修復物が形成歯の咬合面または軸壁の, どこに干渉して適合しないのかを特定するために, いくつかの方法〔ディスクロージングワックス, テレビン油か酢酸に研磨用ルージュを溶かしたもの, 光沢のない面をつくるサンドブラスト, 粉末スプレー, 水溶性適合検査材（図 29-7）, 専用のラバー系検知用ペーストなど〕があるが, いずれも完璧ではない. ほとんどの方法がやや煩雑で, 時間がかかり, 日常的に行われるべきではない.

　粉末スプレーは, 本来部分床義歯の金属床の適合を容易にするために開発されたもので, 修復物の内面に形成される被膜が厚すぎるため, むしろ適合を悪化させる[2]. しかし, ラバー系検知用ペースト（図 29-8）にはいくつかの利点がある. この材料はシリコーン印象材に似ており, 2つのペーストを練和して使用する. 粘稠度は合着材と同程度である

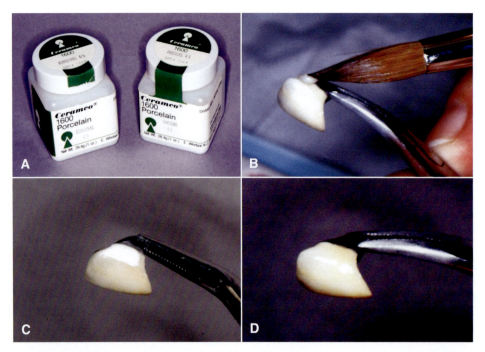

図 29-6　不足している隣接面接触の修正．A：修正用の低溶陶材．B：陶材を追加する．C：修正された隣接面形態．D：焼成を終えた修復物．

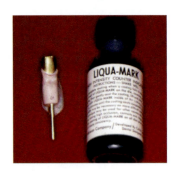

図 29-7　水溶性の適合検査材

ので，望ましくない内面の接触がわかるだけでなく，マージンの適合も評価できる．どの程度のマージンの開きまでは臨床的に容認できるのか（すなわち，予後に悪影響を与えないと考えられるのか）を明確に定めるのは難しい．修復物の技工的および臨床的評価を行うにあたって，多くの場合にマージンの適合性がその対象とされている．合着材の溶出を抑えるためには，マージンにおけるセメント被膜の厚みは最小限にするべきである．注意深い技工を通して，常にマージンのギャップを 30μm 未満にすることが可能である[3,4]．

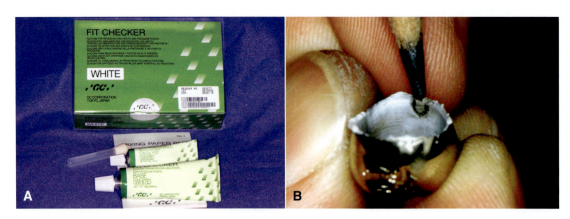

図 29-8　A：ラバー系検知用ペースト．修復物内面の適合の評価に推奨される．B：シリコーンフィルムの貫通部分が干渉部位である．そこに色鉛筆で印をつける．残ったシリコーンフィルムは修復物を合着する前に完全に除去する．（B の提供：Dr. J. H. Bailey）

❶ 評 価

マージンの適合状態を調べるときに，遭遇する可能性のあるいくつかの状況を図29-9に示す．小さなオーバーハングや棚状の段差（レッジ）（図29-9 A・B）があるからといって，必ずしも修復物を再製しなければならないとはかぎらない．器具のアクセスが可能であれば，単に追加的な仕上げを行うだけでよい場合もある．

鋭利な探針を修復物から歯面へ，歯面から修復物へと動かしてマージン適合を評価することができる．両方向で抵抗が感じられる場合は，ギャップ（オープンマージン）があることを示しており，原因をつきとめなければならない．強すぎる隣接面接触や仮着材の残留などのために鋳造体が正しい位置に戻らずギャップが生じていたのであれば，修正は容易である．しかし，修復物が明らかに不正確である場合は，すぐに再製を決断すべきである．このような場合"なんとか適合させよう"とすることはむだな労力であり，再印象のために時間を有効利用するべきである．

❷ 仕上げ

歯肉縁下マージンの場合，口腔内では仕上げのために器具をアクセスすることができないので，歯型上で仕上げなければならない．歯肉縁下マージンの視診・触診は常に容易であるとはかぎらないため，セメント合着前にX線で評価してもよいであろう．

歯肉縁上マージンは通常，歯に修復物を装着した状態で仕上げる．ホワイトポイントとカトルディスク[*2]を修復物から歯質に向かって回転させると，適切なマージンに仕上げることができる（図29-10）．修復物の適合が良好であれば，鋭利な探針の先で触診してもほとんどわからないほどになる[5]．

鋳造修復物のマージンに器具をアクセス可能な場合は，セメント合着時（セメントの初期硬化の前）にバーニッシュすることもできる[6]．しかし，器具のアクセスが困難な隣接面マージンこそ予後の点で重要であることを覚えておかなければならない．隣接面は二次齲蝕や歯周病が最も起きやすい部位で，口腔内での評価や仕上げは容易ではない．適合の悪い鋳造修復物を，仕上げの段階で修正するのは不可能であることが実証されている[7,8]．

❺ 安定性

次に，形成歯上での修復物の安定性を評価する．力を加えたときにシーソーしたり，回転したりしてはいけない．わずかな不安定であっても，機能時に不具合を起こす原因になりうる．不安定が小突起によるものであれば通常修正できるが，変形によるものなら再製する必要がある．

❻ 咬 合

修復物を装着し，マージンの適合状態や安定性が良好であれば，対合歯との咬合接触を注意深く診査する．静的および動的な咬合関係の基準については

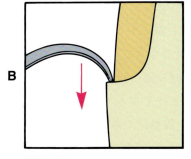
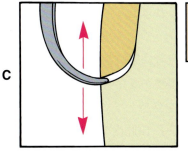

図29-9　探針を用いてマージンの適合を評価する．A：オーバーハング，B：レッジ，C：オープンマージン

[*2] 訳註：炭酸カルシウムを砥粒としたペーパーディスク

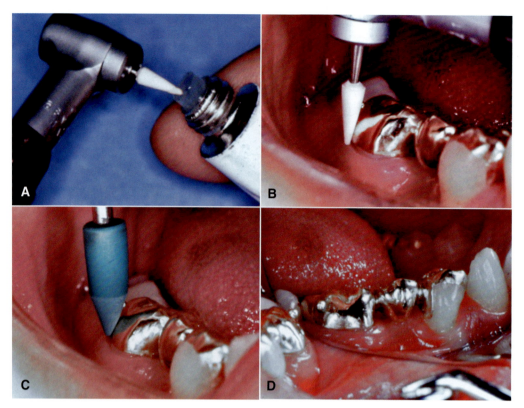

図 29-10　歯肉縁上マージンの場合，器具のアクセスが可能なので，歯に装着した状態で直接修復物を仕上げることができる．A・B：ファイングリットのホワイトポイント．ワセリンを潤滑剤として使用．C：ラバーポイント．D：完成した修復物．

4章と18章で論じた．中心位閉口時と偏心運動時に望ましくない接触がないかどうか必ず確認する．閉口印象法による模型で修復物が作製された場合は，偏心運動時の接触を調整しなければならないことが多い．

❶ 評価と調整

使用器材

- 止血鉗子
- 咬合紙用ピンセット
- 咬合紙またはテープ
- Mylarストリップ（シムストック）
- ダイヤモンドポイント
- ホワイトポイント

調整できるのは修復物の咬合が高い場合だけである．咬合が低い場合は，金属もしくは全部陶材製であれば再製，陶材焼付鋳造修復もしくは高強度のコーピングを有する陶材修復であれば陶材追加および再焼成以外に満足のいく解決策はない．

手　順

評価と調整の手順を図29-11に示す．

① 修復物を装着する前に，上顎と下顎の接触関係を評価する．これを行う最も便利な方法は，Mylarストリップ（シムストック）の細長い1片を切り取り，止血鉗子かピンセットで把持し，ストリップを介在させて患者に開閉口させる．ストリップが引っ張られる感じがあれば，咬合接触があることを示している（図29-12）．理想的には，接触はできるかぎり均等に分布するべきであるが，接触のやや弱いところが1か所あるいはそれ以上みられることはまれではない．

② 修復物を装着し，患者に閉口させ，接触を再評価する．新しい修復物が既存の咬合関係を変えずにシムストックを保持しているべきである．不調和を見つけたら，口腔内で調整できるか，リマウントが必要かを判断しなければならない．

29章 試適評価，キャラクタリゼーション，グレージング

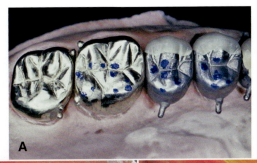

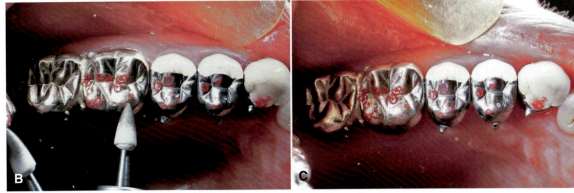

図29-11 咬合の評価と調整．A：試適前に咬合器上で調整する．B：シムストックを用いて咬合関係を診査し，咬合紙を用いて印記する．通常，ある程度の調整が必要であるが（特に複雑な治療の場合），誤りがなければ広範囲の調整は必要ないはずである．C：咬合紙の印記の解釈を誤ることがあるため，調整後は必ずシムストックを用いて咬合接触を確認するべきである．

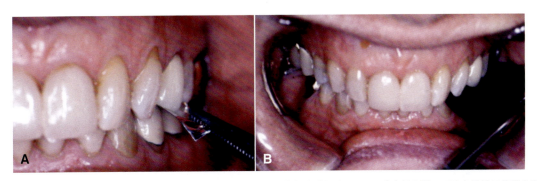

図29-12 A：シムストック（Mylarストリップ）を用いて咬合接触の有無を確認する．B：咬合紙を用いて咬合接触の位置を印記する．

③ 干渉があれば印記する．患者に咬合紙を咬ませる．

④ ダイヤモンドポイントかホワイトポイントを用いて，印記された干渉を調整する．その際は，必ずシックネスゲージを用いて修復物の厚みを確認してから行う．場合によっては，咬合面が薄すぎる修復物を装着するよりも，対合歯の咬頭を調整するほうが良いこともある．ただし，対合歯の調整は歯冠形成の段階でしておくことが望ましい．対合歯を削合する前に，その方法と理論的根拠を患者に必ず説明しておく必要がある．再度歯冠形成を行うことによって咬合面のクリアランスを増加させるという別の選択肢も事前に提示するべきである．

⑤ 咬合面の印記の解釈を間違えないように注意する．真の咬合接触は中心が抜けたマーク（標的の中心円のように）として現れ，偽の接触は不鮮明で輪郭がはっきりしない．咬合紙は干渉部位を特定するのに役立つが，シムストックは咬合接触の有無を示す手段として咬合紙よりも信頼性が高いので，調整が終了した時点での評価に使用するべきである．

⑥ 2色の咬合紙を顎運動の種類によって使い分ける．まずある色（たとえば，緑）で偏心運動と

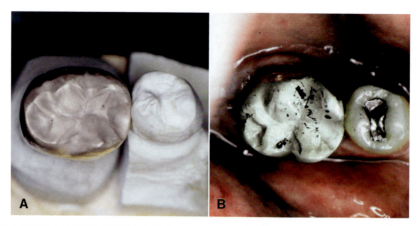

図 29-13　サンドブラスト処理により修復物を艶消し仕上げにしておくと，早期接触を特定することができる．A・B：早期接触の部位は光沢のある領域として現れる．（提供：Dr. M. T. Padilla）

干渉を印記し，次に異なる色（赤）で中心位接触を確認する．偏心運動時の干渉（今回の例では，緑の印記があるが赤の印記はない部分）があれば，ダイヤモンドポイントかホワイトポイントを用いて調整する．

金属修復物に対する別の方法としては，酸化アルミニウム粒子を使ったサンドブラスト処理もある（図 29-13）．確認したい鋳造体の咬合面を艶消し仕上げにして，患者に閉口させ，光沢の現れた箇所を調整する．しかしながら，この方法には以下のような欠点がある．

1. 中心位接触と偏心位接触の区別ができない．
2. やや時間がかかる．
3. 金属修復物の咬合面にしか適用できない．

咬合面が陶材の場合は，おおまかな調整はビスケットベークの段階で行うほうがよい．グレーズした陶材よりビスケットベークの面のほうが干渉が印記されやすいためである．陶材の熱可塑性の表面流動のために，グレージング後に若干の調整が必要となることもある[9]．調整後，シリコーンホイールかダイヤモンド粒子含有研磨ペーストで陶材を研磨する．

❷ リマウント

試適評価によって複数の修復物にかなりの量の咬合調整が必要なことが判明した場合は，リマウント[10]したほうがよいであろう．通常，広範囲の修復治療を行う場合はリマウントによって修復物と歯の関係を技工サイドに伝える（図 29-14）．これにより細かい調整を系統立てた方法で行うことができる．何か誤りがあれば（たとえば，若干の歯の移動，前回のマウントのずれ，間接法に不可避なわずかな寸法変化），比較的容易に修正することができ，セメント合着前のチェアサイドでの調整時間も短くなる．

口腔内では視認性と器具のアクセスが不良なため，咬合調整は制限される．模型上での調整の場合は，器具のアクセス，視認性ともにはるかに良好であり，舌側の接触関係を正しく評価することができる．

リマウントの際は，患者の口腔内で修復物に咬合面インデックスを置き，印象を採得する．インデックスは強化レジンか印象用石膏で作製し，これによって，一度患者の口腔内から外した修復物を印象内の正しい位置に戻すことができる．それから新しい作業模型を作製する．新しい作業模型から修復物を容易に撤去できるように，通常は修復物にレジンを注入し，その後，印象の残りの部分に，タイプⅣの超硬石膏を注入する（図 29-15）．通常のフェイスボウトランスファーと咬合記録により咬合器に装着する（2章参照）．

使用器材

リマウントに必要な器材を図 29-16 に示す．

・印象用トレー
・アルジネート印象材

29章　試適評価，キャラクタリゼーション，グレージング

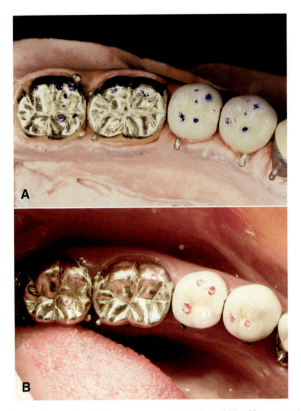

図 29-14　A・B：慎重に手順を踏めば，咬合関係を技工サイドに正確に伝えられるはずである．リマウントすれば，咬合の不調和は技工サイドで修正するほうがよいことが多い．

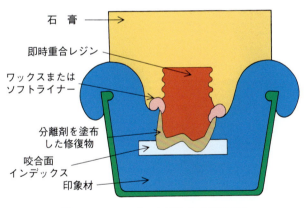

図 29-15　リマウント操作を示す断面図

・ラバーボウルとスパチュラ
・仮着材
・ワセリン
・光重合レジン
・硬いワイヤー（ハンガーのワイヤーなど）
・咬合採得用酸化亜鉛ユージノール（ZOE）ペースト
・インレーワックスまたはライトボディ寒天印象材
・フェイスボウ一式

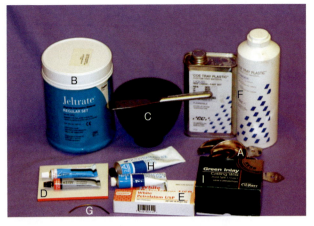

図 29-16　リマウントに使用する器材．A：印象用トレー，B：アルジネート印象材，C：ラバーボウルとスパチュラ，D：仮着材，E：ワセリン，F：光重合レジン，G：硬いワイヤー（ハンガーのワイヤーなど），H：咬合採得用酸化亜鉛ユージノール（ZOE）ペースト，I：インレーワックスまたはライトボディ寒天印象材．

・中心位咬合記録

手　順

リマウントの手順を図 29-17 に示す．

① 光重合レジン（トレーレジンなど）を用いて作業模型上で修復物の咬合面インデックスを採得する．インデックスにより修復物はリマウント用の模型上で正確な位置に戻される．硬いワイヤーでインデックスを補強する．インデックスは修復歯の咬合面を越えて延長してはいけない．また，厚さは5mm以下でなければならない．修復物にパッシブフィットするようにする．

② 咬頭頂の圧痕が浅く残る程度にまで，インデックス咬合面をトリミングする．

③ 修復物を形成歯に装着する（図 29-17 B）．脱離を防ぐために，ワセリンを混ぜた仮着材を少量用いる．まだ連結していない固定性補綴物は，即時重合レジンを筆積みして固定するとよい（図 27-23 参照）．

④ インデックスの適合を確認したら，修復物表面に薄くワセリンを塗布する．インデックスの咬合面側に酸化亜鉛ユージノールペーストを塗り，口腔内に装着する．別の方法として，印象用石膏を使用してもよい（図 29-17 C）．

⑤ インデックスが移動していないことを確認しな

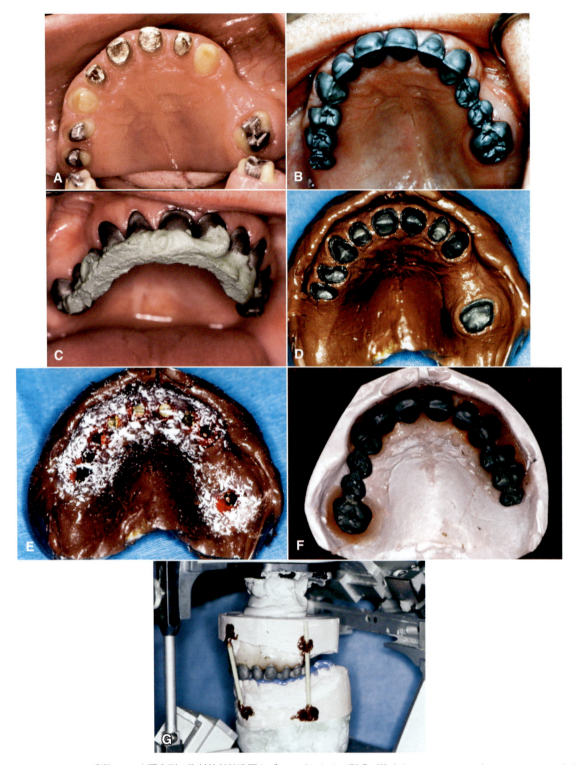

図29-17 リマウントの手順．**A**：上顎歯列は陶材焼付鋳造冠とブリッジのための形成が施されている．**B**：メタルフレームワークの試適．リマウントが必要である．**C**：印象用石膏を用いて各ユニットの位置を記録する．**D**：ラバー系印象材を用いてピックアップ印象を採得する．**E**：修復物に分離剤を塗布し，周囲に軟性裏装レジンを塗る．内面には硬質レジンを満たす．アクリルレジンの小片によって軟性レジンを維持する．硬質レジンの中に小さい木ネジを入れて維持とする．**F・G**：その他の部分に石膏を注入し，通法に従って咬合器に装着する．（提供：Dr. J. H. Bailey）

がら，既製トレーにラバー系印象材を盛って修復物とインデックスの上から位置決めのための印象を採得する（図29-17 D）．
⑥ 対合歯列の修復物を作製しない場合は，通法に従って対顎の印象を採得する．上下歯列で修復物を作製する場合は，対顎についても上述の手順を繰り返す．
⑦ 咬合記録を採取した後，口腔内から修復物を撤去し，暫間修復物を再装着して，リマウントのために次回の予約をする．
⑧ 修復物内面にセメントや残渣などがあれば取り除く．修復物をインデックスに戻し，内面にワセリンを薄く塗布する．
⑨ 露出している修復物マージンをワックスか軟性裏装レジンですべて被覆する．別の方法として，シリンジで寒天印象材をマージン周囲に注入してもよい．
【注意】 軸壁が長く維持力のあるクラウンの場合は，後で除去しやすいように寒天印象材を奥の部分に少し入れておいてもよい．
⑩ 修復物内面に即時重合レジンを流し，維持を付ける（図29-17 E）．タイプⅣの超硬石膏を使用してもよいが，石膏の硬化膨張のため模型からの撤去が困難になることがる．石膏を使用する場合には修復物に分離剤を注意深く塗布し，修復物撤去時に破損させないように細心の注意を払わなければならない．
⑪ 上顎模型（図29-17 F）を完成させる．
⑫ 患者の有する咬合高径で採得した新しい中心位記録を利用して，模型を咬合器に装着する（図29-17 G）．
⑬ インデックスは，リマウントした後の精度を確認するためにとっておく．

これでリマウントの手順は完了し，修復物を技工サイドで再評価し調整することができる．リマウントは日常的に必要とされるわけではないが，広範囲の修復治療が行われる際は，咬合調整に必要なチェアタイムを短縮できるという利点がある．

7 陶材修復物

陶材修復物を評価するときには，審美的・生物学的・機械的必要条件を満たすために，いくつかの手順を追加する必要がある．審美的な結果を得るためには，修復物のカントゥア，表面のキャラクタリゼーション，色の適合が重要である．

❶ カントゥアの付与

使用器材

必要な器材を図29-18に示す．
・柔軟なダイヤモンドディスク
・陶材削合用ホイール
・セラミックポイント
・ダイヤモンドポイント

修復物をビスケットベークの段階で試適する予定のときは，カントゥアを付与するにあたり，最初に修復物を水か唾液で湿らせておくとよい．湿った表面は，グレーズした修復物とほぼ同じように光を反射する．

手 順

① 隣接面接触関係を確認する（必要があれば調整する）．修復物のマージンが正しく適合していることを確認する．
② 歯頸側1/3のカントゥアが適正であるかどうか確かめ，必要であればエマージェンスプロファイルにかけて調整する．歯頸側1/3のオーバーカントゥアはよくみられる誤りであり，これが原因で歯周病を招くことが多い（図29-19）．陶材焼付鋳造修復物の調整が必要な場合，陶材と金属を同時に削合することは避ける．金属の小さな粒子が陶材部に移り，グレージング後に変色したり，黒いしみが現れる原因となることがあるためである．どうしても陶材と金属を同時に削合する必要がある場合は，金属-陶材境界部に平行に削合するべきである（図29-20）．隣接面のオーバーカントゥアを除去する際は，薄いフレキシブルディスクを使えば

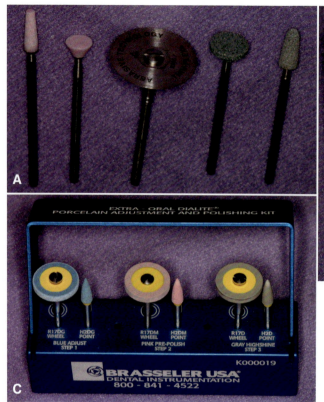
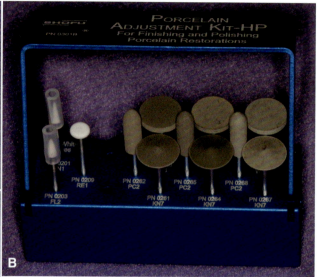

図29-18 陶材の調整に使用する器材．A：アルミナ質ピンクポイント（左），薄いダイヤモンドディスク（中央），カーボランダムポイント．B：Shofu Porcelain Adjustment Kit と付属のホワイトポイント（左）およびカーボランダムポリッシャー（右）．C：Brasseler Porcelain Adjustment Kit（3種類の粒度のダイヤモンドラバーポリッシャー）．ブルー；コース，ピンク；ミディアム，グレー；ファイン．

良好なアクセスが得られる（図29-21）．

③ 臼歯の咬合干渉があれば特定し，調整する．陶材の咬合接触は，熱可塑性の表面流動のために，グレージング後に再調整が必要となることがある．

④ 前歯では，切端の適切な位置と形態を確立する．これは良好な審美性と機能を得るうえで重要な手順である．当然のことだが，咬合器上には患者の口唇や頬などの軟組織が存在しないので，技工サイドでこれを行うのは難しい．診断用模型または診断用ワックスアップから暫間修復物を作製し，これを十分に調整したうえで得られた石膏模型は，技工士が修復物の形態を付与する際に参考になるので有用である．別の方法として，満足できる暫間修復物の光学印象を参考にすることも可能である．しかしながら，修復物の切端をごくわずかに長めにしておき，口腔内で評価しながら形態を整えるほうがよい．

過剰な調整を行うと，透明感の高いインサイザル陶材の層が除去され，審美的効果が損なわれる．良好な審美性と機能を得るには切端の位置が非常に重要である．どのような状態が"正常"であるかの明確な基準は定めにくいが，上唇がリラックスしているとき，上顎中切歯と側切歯の臨床歯冠が平均1～2mm見えるようにするべきである．また，患者のスマイルを見たり，話し方の特徴を聞いたりすることによっても，切端の形態を付与するのに役立つ．理想的には，上顎前歯の切端を連ねたラインは患者が微笑んだときの下唇の彎曲に沿うべきである[11]．通常，側切歯の切端（図29-22）は中切歯より0.5～2mm短く，中切歯の切端は，下唇がリラックスしているとき下唇内側に軽く触れる．自然な外観を得るには切歯切端の位置の違いが重要であり[12]，またこのオフセットにより下顎の前方運動時の下顎犬歯による干渉が避けられる．

⑤ "ネガティブスペース"（切端側鼓形空隙の形態[13]）を評価する（1章参照）．鼓形空隙が適切であれば（図29-23 A・B），修復物が1歯ずつ独立しているのが強調されるが，鼓形空隙

29章 試適評価, キャラクタリゼーション, グレージング

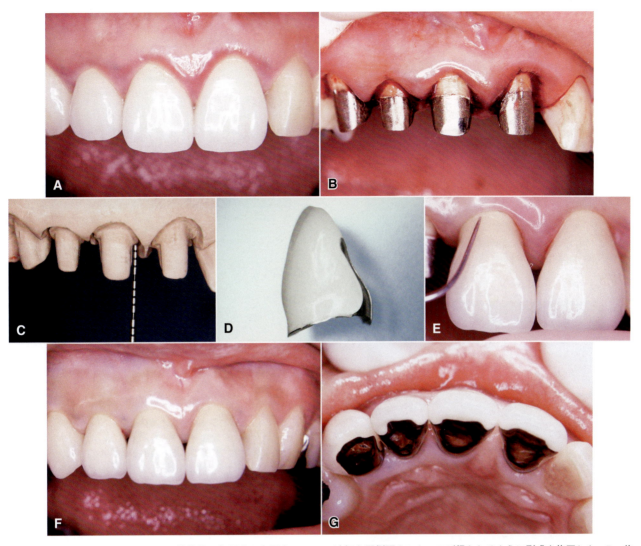

図29-19 A:オーバーカントゥアの修復物に起因する歯周病. B・C:適切な唇側面カントゥアが得られるように形成を修正した. D:修復物の適正なエマージェンスプロファイルが得られた. E:口腔内で適合状態を確認する. F:新しい修復物への軟組織の反応に注目. G:適切な鼓形空隙形態によりプラークコントロールが可能である.

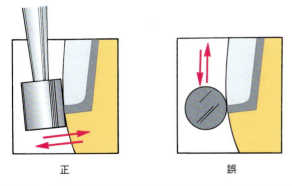

図29-20 金属-陶材境界部を削合する必要がある場合は, 削合する方向が境界部と平行になるようにポイントを保持する. 平行にしないと, 金属の粒子が陶材部を汚染する可能性がある.

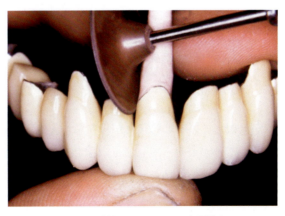

図29-21 隣接面のカントゥアを調整する.

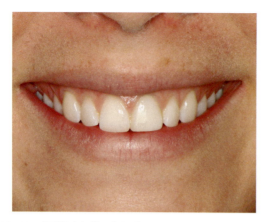

図29-22 典型的な切端の位置（Monteith BD: A cephalometric method to determine the angulation of the occlusal plane in edentulous patients. J Prosthet Dent 54: 81, 1985. より引用）

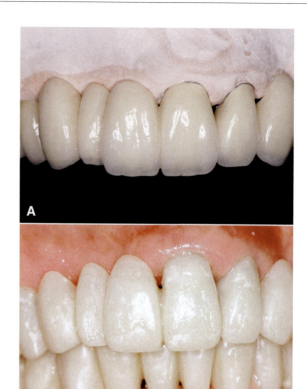

図29-24 上顎右側側切歯のための近遠心的スペースは不十分である．見かけ上の重なりをつくり出すことにより，ポンティックが正常な解剖学的形態であるかのような錯覚を生み出している．

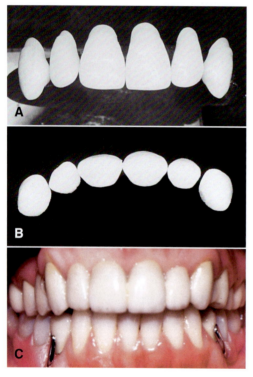

図29-23 A・B：適切な形態の切端側鼓形空隙．C：鼓形空隙が小さすぎるため，不自然な外観となっている．

が欠如していると修復物が目立ち，天然歯ではないことがわかってしまう（図29-23 C）．同様に，切端から見たとき，隣接面鼓形空隙をできるかぎり狭く深くすることで，固定性補綴物の1歯1歯の陰影を際立たせる．鼓形空隙がないと，何げなく見ただけでも天然歯ではないと気づかれるだろう．

⑥ 患者に子音をはっきり発音させる．特に"F"音が有効である．この子音は，上顎中切歯切端が下唇の赤唇縁の乾湿の境界（ウェット－ドライライン）に触れることでつくられるからである[14]．

⑦ 色鉛筆を用いてビスケットベークの陶材修復物に直接，線角を描き，隣在歯や反対側の歯の線角と比較する．青や黒の鉛筆は陶材を変色させるので，赤鉛筆のほうがよい．良好な審美性を得るうえで，正しい線角の設定は非常に重要な要素の1つである．見る人が受ける歯の形の印象は線角によって大きく変わるからである（ワックスパターンの線角については18章で論じた）．非常に大きい歯や幅の狭い歯でも，正常な位置に線角を配置することによって[15]，反対側の歯と同じ大きさであるように感じさせることができる（図29-24；23章参照）．

⑧ 隣在歯の形態に調和しているかを確認するために，全体的なカントゥアを評価する．経験を積めば，ほとんどの人がすぐに"正常"なカントゥアを評価し，修正が必要な箇所を見つける

ことができるようになる．歯を湿らせて，光の反射を観察するとわかりやすい．また，歯科診査時のようにすぐ近くで見るのではなく，患者を立たせて，通常の会話をする距離で観察するのも役に立つ．

解剖学的形態の陶材修復物（二ケイ酸リチウムやジルコニアなどで作製されたものを含む）は，装着前の評価において特別な配慮が必要である．必要な咬合面・隣接面の調整に続いて，注意深く十分に研磨することにより表面を滑沢にし，対合歯の咬耗を抑制する．二ケイ酸リチウムやジルコニア製の陶材修復物を適切に仕上げる手順を，図 29-25，29-26 に示す．最終研磨における手順の違いに注意が必要である．

❷ 表面性状のキャラクタリゼーション

修復物のカントゥアを仕上げたら，次の目標は患者の天然歯の細かい表面性状を再現することである．

使用器材

- ダイヤモンドディスク
- カーボランダムポイント
- ダイヤモンドポイント

手　順

① 歯を乾燥させて表面を注意深く診査する．適切な粒度のダイヤモンドポイントで陶材を削合することによって，周波条や他の陥凹部を表現することができる（このような細かい表面性状は強調しすぎないように注意する）．平らな部分や陥凹した部分は，光を特徴的に反射し，形状を際立たせる（図 29-27）．

② 詳細を再現し，注意深くなじませて隣在歯に類似させる．一般に，歯の正常な解剖学的形態の主な彎曲に調和した表面性状を生み出すように努めるべきである．こうすることで，キャラクタリゼーションを行った面が最も自然に感じられるようになる．

③ 同様に，縦方向の陥凹部があれば注意深く削合することによって表現する．

④ 修復物に"特徴をつけすぎない"ように注意する．これはよくみられる失敗である（図 29-28）．

場合によっては，これらの方法を用いて修復物の見かけの大きさを変えることもできる．表面がなめらかな歯は，面の特徴が強調されている同じ大きさの歯よりも大きく見える．

2. キャラクタリゼーションとグレージング

陶材修復物の表面の輝きや光沢の程度は，グレージングによって左右される（24 章参照）．時間と温度の両方を注意深くコントロールしなければならない．グレージング焼成中に陶材の表層はわずかに溶解し，粒子が融合して表面の陥凹を埋める．

修復物は真空下でグレーズするべきではない．内在していた空気が表面に引き出されて気泡をつくることがあるためである（図 29-29）．大気焼成のグレーズ用ファーネスは比較的小型で安価であるため，診療室でのグレーズを好む歯科医師もいる．これは，表面ステインを用いる場合に特に便利である．グレージングの手順は簡単で，グレーズの程度は，ファーネスの温度と，修復物の係留時間の長さによって決まる．グレーズしすぎた前歯は不自然に見える．試適評価時には，唾液が外観に影響を与えるので，患者に修復物の表面を唾液で湿らせるよう指示する．乾燥したクラウンはグレーズが不足しているように見える．しかし，グレーズしすぎるよりは，グレーズ不足で再焼成してグレージングを追加するほうがよい．修復物のグレーズが不十分だと，プラークの付着や破折が起こりやすくなる可能性がある．グレージング後，焼成により酸化された修復物の金属面を研磨する．

グレージングに代わる方法として，修復物の陶材面を研磨する方法がある[16]．この方法の利点は，グレージングよりも表面の光沢や分布をコントロールしやすい点にある[17]．たとえば，歯頸部の光沢を強く，切端部の光沢を弱くすることもできる．しかし，グレージングでは，クラウン全体で時間と温度

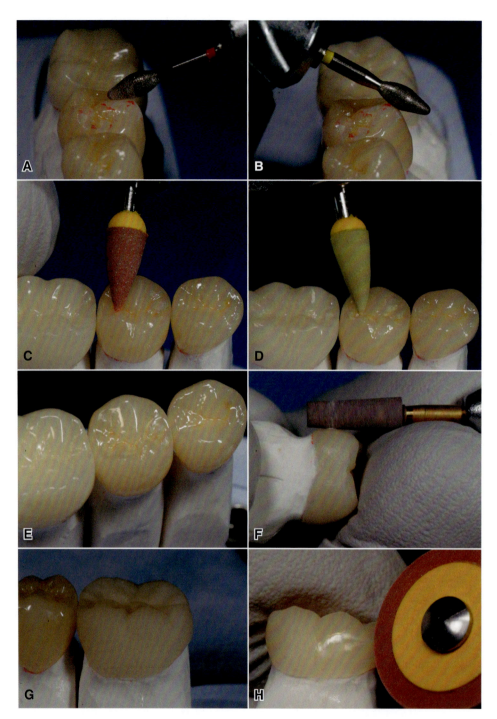

図 29-25 二ケイ酸リチウムガラスセラミックスの修復物を仕上げる手順. **A**：Dialite 仕上げ用ダイヤモンドポイント 8369DF（赤バンド；ファイン）による口腔内での咬合調整. **B**：Dialite 仕上げ用ダイヤモンドポイント 369DEF（黄バンド；エクストラファイン）による口腔内での咬合調整. **C**：Dialite LD ポイント W16MLD による口腔内での研磨. **D**：Dialite LD 研磨用ポイント W16FLD（黄；ファイン）による口腔内での研磨. **E**：研磨の終了した二ケイ酸リチウムガラスセラミックスのクラウン. ステインとグレージングは行っていない. **F**：発熱量の少ない LD Grinder LD13M を使用したスプルー削除. **G**：掘り出した状態の IPS e.max Press（二ケイ酸リチウムガラスセラミックス）のクラウン. ワックスアップの状態で正確な咬合接触が付与されているので, 解剖学的形態に削合しなくてよい. 必要なのは研磨だけである. **H**：Dialite LD 研磨用ホイール R17MLD（赤；ミディアム）による二ケイ酸リチウムガラスセラミックスの光沢仕上げ（右半分は研磨された状態で, 左半分はサンドブラスト処理のままの状態）. （つづく）

29章 試適評価，キャラクタリゼーション，グレージング

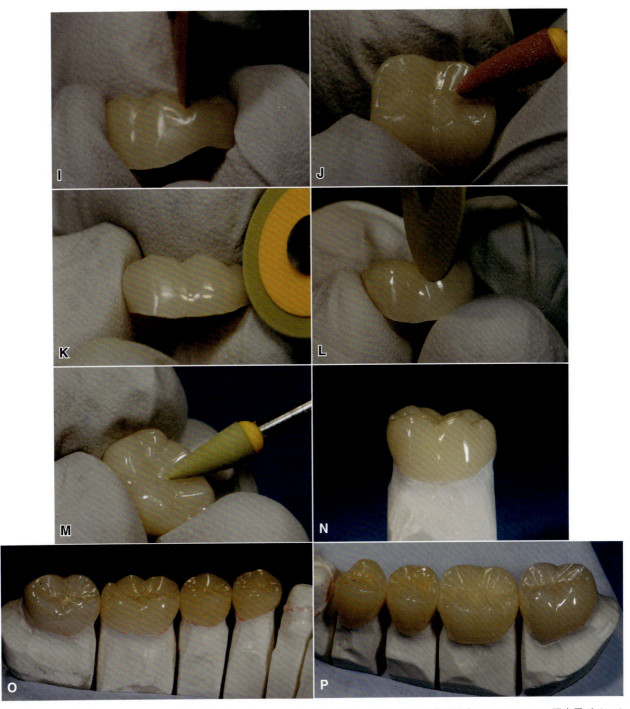

図29-25（つづき） I：Dialite LD 薄型研磨用ディスク L20MLD（赤；ミディアム）による溝の研磨．J：Dialite LD 研磨用ポイント H2MLD（赤；ミディアム）による咬合面の溝の艶出し．K：Dialite LD 研磨用ホイール R17FLD（黄；ファイン）による最終艶出し研磨（右半分のみ最終研磨）．L：Dialite LD 薄型研磨用ディスク L20FLD（黄；ファイン）による溝の研磨．M：Dialite LD 研磨用ポイント H2FLD（黄；ファイン）による咬合面の溝の艶出し．N：Dialite LD キットによる研磨だけで仕上げた二ケイ酸リチウムガラスセラミックスのクラウン．ステインやグレージングは行っていない．O：LD ステインとグレージングを行った第一・第二小臼歯の二ケイ酸リチウムガラスセラミッククラウン，Dialite LD キットで研磨した第一大臼歯の二ケイ酸リチウムガラスセラミッククラウン，Dialite ZR で研磨した第二大臼歯のジルコニアクラウンの比較（舌側面観）．P：ステインとグレージングを行った第一小臼歯，研磨のみを行った第二小臼歯と第一大臼歯，Dialite ZR で研磨した第二大臼歯のジルコニアクラウン（頬側面）．（提供：Dr. J. A. Sorensen）

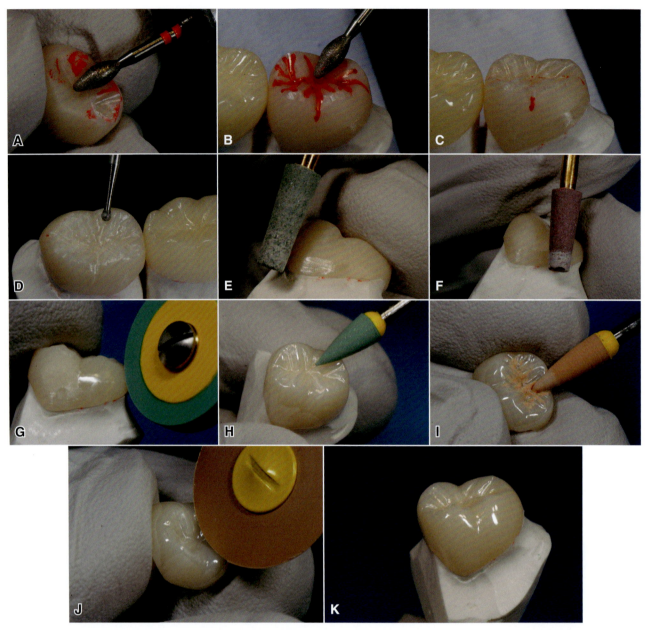

図29-26 ジルコニアの修復物を仕上げる手順．A：ジルコニアクラウンの咬合面を，フットボール状のDialite仕上げ用ダイヤモンドポイント8369DF（赤バンド；ファイン）で解剖学的形態に修正する．B：ジルコニアクラウンをフットボール状のDialite仕上げ用ダイヤモンドポイント8369DF（赤バンド；ファイン）で解剖学的形態に削合する．C：2段階の削合で解剖学的形態を付与されたジルコニアクラウン．D：小径のDialite仕上げ用ラウンド型ダイヤモンドポイント8801LDF（赤バンド；ファイン）で，解剖学的形態のジルコニアクラウンに溝を形成し，微調整を行う．E：LD Grinder LD13C（緑；コース）でジルコニアクラウンの軸面に概形を付与する．F：LD Grinder LD13M（ピンク；ミディアム）でジルコニアクラウンの外形を調整する．G：Dialite ZR研磨用ホイールR17MZR（緑；ミディアム）でジルコニアクラウンの艶出し研磨を行う（研磨した右半分はこの段階でも十分な光沢が得られている）．H：Dialite ZR研磨用ポイントH2MZR（緑；ミディアム）で咬合面の溝の艶出し研磨を行う．I：Dialite ZR研磨用ポイントH2FZR（オレンジ；ファイン）でさらに咬合面の溝を研磨して光沢を出す．J：Dialite ZR薄型研磨用ディスクL20FZR（オレンジ；ファイン）で溝を仕上げる．K：研磨が終了し解剖学的形態に仕上げられたジルコニアクラウン．（つづく）

29章 試適評価，キャラクタリゼーション，グレージング

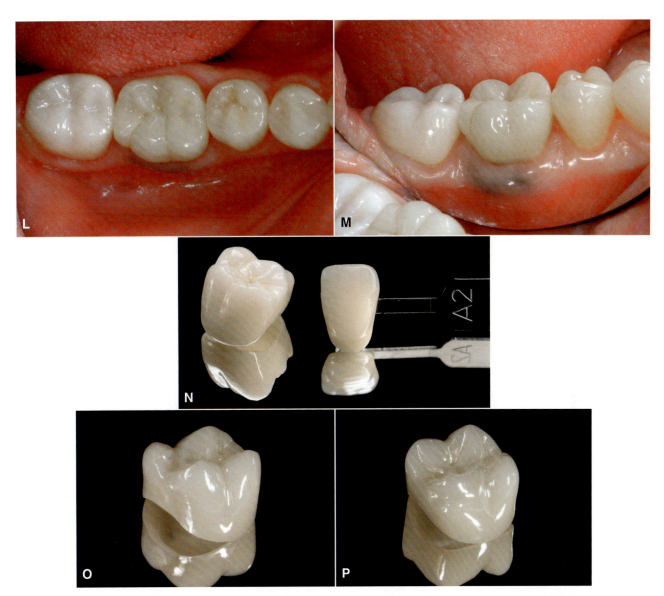

図29-26（つづき）　L：解剖学的形態に仕上げられたジルコニアクラウン（下顎第二大臼歯）と，ニケイ酸リチウムガラスセラミッククラウン（下顎第一大臼歯と下顎第二小臼歯）．高度な研磨面と光沢は耐久性も高い（咬合面観）．M：頬側面観．N：VITA Shade Guideをベースとした Lava Plus All-Zirconia Monolithic システムはすぐれた審美性をもたらす．O：インサイザルとデンティンにそれぞれ内部ステインを適用し，Dialite ZR システムで研磨した Lava Plus フルジルコニアクラウン（トランスルーセント）（頬側面）．P：Dialite ZR システムで研磨した Lava Plus フルジルコニアクラウン（トランスルーセント）（舌側面）．（提供：Dr. J. A. Sorensen）

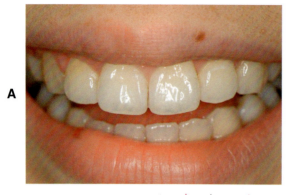

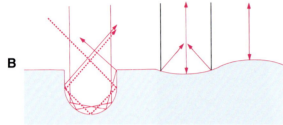

図29-27　A：修復物の表面性状は天然歯のエナメル質にできるかぎり近づけるべきである．B：明瞭な溝は光を閉じ込めてしまうので，陶材表面には形成しないようにする．彎曲した面のほうが自然に見え，収束する反射や発散する反射を生む．（提供：Dr. D. Ketteman）

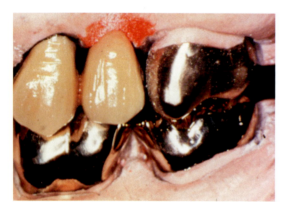

図29-28　これらの陶材焼付鋳造冠は表面性状を強調しすぎているため，人工的に見える．

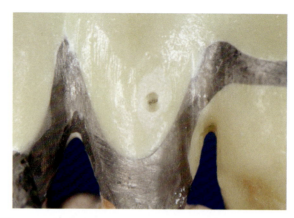

図29-29　試適評価直前に発見された気泡．このような欠陥は補綴物装着前に修正しておかなければならない．

は同じであるため，このようなコントロールは不可能である．

　歯科用陶材の研磨は，削合によって調整した後に光沢を取り戻す便宜的方法として長い間支持されてきており，多くの研磨用キットが市販されている．正しく使用すれば（すなわち，砥粒の粗いものから細かいものへと省略せずに段階的に用いれば），ほとんどのキットでなめらかな陶材表面が得られる[18,19]．仕上げ用ホイールで研磨した後に浮石末を用いてもよい[20]．陶材の研磨は，光沢をより的確にコントロールする1つの方法としてセラミストに支持されている．必要とされる陶材の光沢の程度と分布を正確に得ることができるのは，グレージングではなく研磨である．

　研磨には審美的な利点があるが，研磨によって修復物の強度が低下するのかどうか，あるいは対合歯を咬耗させやすくなるのかどうかについて検討する必要がある．破折のきっかけとなる欠陥はグレージングによって減少するので，修復物の強度が増すと考えられている[21]が，研磨によってもその欠陥は減少する．また，実験的研究によると，グレージングと比較して，研磨による物理的特性の低下は認められなかった[22-26]．対合歯を咬耗させる程度も，研磨された陶材はグレーズされた陶材と変わらないことも明らかにされている[27]．しかし，研磨されていない陶材は，研磨あるいはグレーズされた陶材に比べて，対合歯のエナメル質を著しく咬耗させ，プラークも停滞しやすい[28]．

表面の色修正とキャラクタリゼーション

Stuart H. Jacobs

　すべてのセラミストが目指すのは，ポーセレンキットに含まれる基本シェードを用いて完全に色合わせをし，チェアサイドでの修正を必要としないようにすることである．しかし，陶材による歯冠修復は，必然的に困難さと不正確さを伴う．また，技工サイドでは患者がその場にいないので，歯の外観を再現するのは容易なことではない．これらの問題の

29章 試適評価，キャラクタリゼーション，グレージング

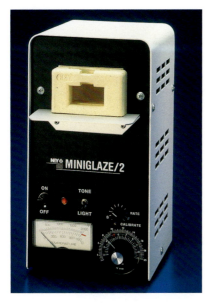

図29-30　Neyのグレージングファーネス Miniglaze/2．（提供：Dentsply International, York, Pennsylvania）

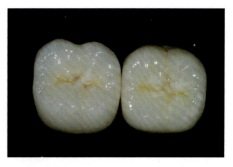

図29-31　築盛法によるこれらのジルコニアクラウンは，患者に合わせてステインを使用することにより審美性が向上している．(Freedman G: Contemporary Esthetic Dentistry, St. Louis, 2012, Mosby. より引用)

ために，完璧なシェードマッチングを常に得るのは非常に困難である．多くの場合，隣在歯との調和が不完全な修復物は，チェアサイドでの簡単な色の修正やキャラクタリゼーションによって改善することができる[29]．これらは最終的なグレージングと同時に行うので，修復物の口腔内での試適は形態修正後のグレーズしていない状態（ビスケットベークの段階）で行うべきである．

使用器材

- ポーセレンファーネス（小型の大気焼成ファーネスは診療室での使用に適している）（図29-30）
- 清潔なガラス練板
- クロテンの毛の筆
- 蒸留水
- ティッシュペーパー
- ステインキット

陶材メーカーは多くのステインキットを用意しており，ほとんどのキットはかなり広範囲の色をカバーしている．ステインそのものは色素を多く含む表面着色剤で，少量のガラスを含み，陶材表面に色素を融合させる．一般的に，全部陶材システムでは専用の表面着色剤が用意されており，通常は歯科医師の指定したシェードに従って技工士が修正を行う．しかし，これらの表面ステインを診療室で使用して，より正確なシェードマッチングを望む歯科医師もいる（図29-31）．

市販されているキャラクタリゼーションキットの例を図29-32に示す．さまざまな色が用意されている．キットに含まれていない色をつくるために，ステインを混ぜ合わせることができる．また，無色の陶材を混ぜて色を薄くすることもできる．

手順

ステインの応用には利点と欠点がある．利点の1つは，修復物が完成して患者が来院しているときに，歯科医師あるいは歯科技工士がシェードを修正することができる点である．最大の欠点は，色が加えられるのは表面に限られるため，天然歯らしく見える特徴（すなわち歯質内の深いところにある特徴）をつくり出す効果はない．また，表面のキャラクタリゼーションを加えすぎると[30]，仕上げた修復物の蛍光性が失われるとともに，条件等色（メタメリズム）効果（ある特定の照明のもとではシェードのミスマッチが強調される現象）が増大する．さらに，ステインを施したクラウンはオートグレーズしたものより面が若干粗く[31]，またステインは通常のブラッシングによって，いずれは（10〜12年で）摩耗してなくなってしまう[32,33]．

キャラクタリゼーションの種類は以下の3つで，これらを単独で，または組み合わせて用いることによって自然な外観を得る．その3つとは，シェードの修正（彩度を増す，色相を変える，明度を下げる），個性的なキャラクタリゼーション（低石灰化

863

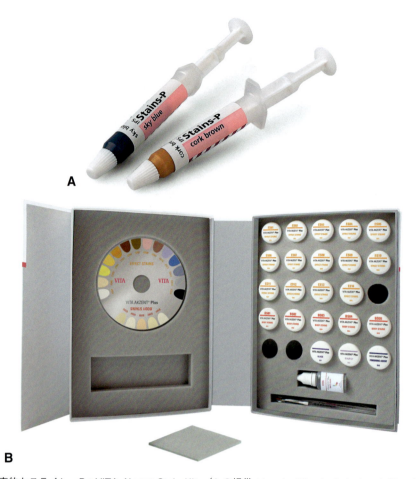

図29-32　A：IPSの代表的なステイン．B：VITA Akzent Stain Kit．（Aの提供：Ivoclar Vivadent, Amherst, New York；Bの提供：VITA North America, Yorba Linda, California）

の領域や亀裂など），および形態や位置についての特殊な錯視効果である（図29-33）．

① キットに付属している液（通常はグリセリン水溶液）とステインを混和し，クリーム状の粘稠度にする（図29-33 A）．粘稠度が低すぎると修復物表面を流れて1か所にたまってしまう．最高の結果を得るためには，均一に被覆することが重要である．

② ステインを塗布する前に，修復物をスチームクリーナーで十分に清掃する．湿らせた清潔なクロテンの毛の筆を用いて修復物にステインを塗布する（図29-33 B）．筆を湿らせると多少扱いやすくなるので，ステインを塗布しやすい．

③ 効果をつくり出したら，どのステインをどこに使用したかを記録しておく．通常，この手順は繰り返さなければならない．完全に清潔な状態を保つことが重要であり，口腔内に装着するときにある程度の汚染は避けられないためである．さらに，修復物を汚さずに口腔内から取り出すことも同様に困難である．

④ 口腔内から修復物を取り出し，洗浄して，キャラクタリゼーションを再度行う（図29-33 C〜E）．

⑤ キャラクタリゼーションを完了したら，修復物を焼成用トレーに移す．そしてファーネスのマッフルの前に置き，ステインが乾いて表面がチョーク様に白くなるまで待つ（図29-33 F・G）．

⑥ 修復物が乾燥したら，ステインがクラウン内面に流れていないことを確認する．

⑦ 余剰があれば乾いた筆で除去し，クラウンをファーネスに入れる．

⑧ 陶材の焼成温度まで加熱し，必要なグレーズに応じて一定時間係留する（図29-33 H）．

⑨ 修復物を取り出し，放冷し，患者の口腔内に再試適する．

29章 試適評価，キャラクタリゼーション，グレージング

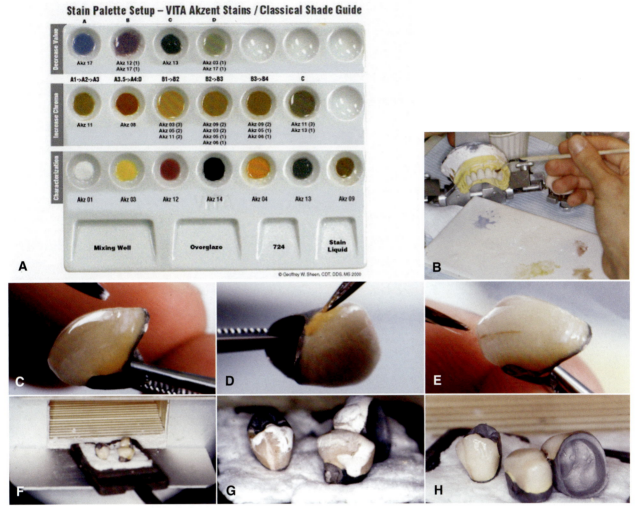

図29-33 キャラクタリゼーションとグレージングの手順．A：パレット上でステインと液を混和し，クリーム状にする．B：ステインを適用する．通常，この手順を繰り返すか，患者の口腔内から取り出した後に修正を加える．C：白のステインを用いて低石灰化を表現する．D：彩度の高いステインを用いて隣接面に着色する．E：陶材上にステインで線を描くことによって，茶色の細いクラックラインを表現する．線の幅をさらに細くするためには，きれいな筆で線の両側をぬぐい取る．F・G：ファーネスのマッフルの前に置いて，ステインが白くなるまで乾燥させる．H：キャラクタリゼーションとグレーズを終えた修復物．（Aの提供：Dr. G. W. Sheen）

1 シェードの修正

表面ステインで陶材のシェードを変える場合は（23章参照），ある程度限界があることを考慮しなければならない．その主な理由は，表面キャラクタリゼーションによって蛍光性が失われ，条件等色（メタメリズム）効果が増すためである．大幅に修正したり，シェードの著しい不調和を補償したりすることはできない．

シェードマッチングを評価するときは，陶材をグレーズした状態に近づける必要がある．そのためには，ステインキットに付属する液を陶材に少し塗布するとよい．また，隣接する天然歯にも塗っておくと，キャラクタリゼーションの間に乾燥するのを防げる（乾燥すると歯の明度が増す）．

1）彩度と色相の調整

色の彩度（飽和度）を増すのは，最も簡単にシェードを変える方法の1つである[34]．黄色のステインを添加すると基本的に黄色の彩度が増し，オレンジのステインを添加すると黄-赤の彩度が増す．色相を変える必要がある場合，ピンク-紫によって黄色が黄-赤に移行し，黄色によって黄-赤の赤の成分が減る．天然歯の色相は，必ず黄-赤から黄色の範囲にあるので，必要な修正は以上の2つだけのはずである．

彩度が高すぎる陶材焼付鋳造修復物の修正は難しい．低い彩度を高くすることは容易なので，常に低

い彩度のシェードを選ぶほうがよい．修復物に補色を使用すると彩度が下がる．黄色には紫-青を用い，オレンジには青か青-緑が必要である．しかし，このような補色のステインを添加すると，修復物の明度が下がり，条件等色（メタメリズム）効果を増大するので，期待する効果は得られにくい．

2）明度の調整

明度は補色を加えることによって下げることができる（図23-1参照）．黄色の修復物には紫が使われ，見かけの半透明感を増す効果もある．灰色のステインは半透明感を減じる傾向があり，表面を曇らせるので勧められない．

明るい色を多く加えれば明度を増すことはできるが，この試みは通常あまり成功しない．たとえば，クラウンに白のステインを加えることで明度は上がるが，非常に不透明になってしまう．

❷ キャラクタリゼーション

キャラクタリゼーションとは，患者個有の特徴を再現するための技法であり，作製するクラウンを隣接する天然歯に調和させたいとき，特に好結果をもたらす．一般に，修復歯の個性的特徴は天然歯の特徴よりも若干控えめに再現するべきである．つい特徴を強めに表現したくなるが，自制しなければならない．

キャラクタリゼーションは，後で外面から加えるよりも，築盛時に修復物内に加える（24章参照）ほうが自然に見え，より長持ちする[35]．しかし，どのようなキャラクタリゼーションが必要かを技工サイドに正確に伝えるのは難しいので，チェアサイドで天然歯の特徴を参考にしながら再現するほうが好結果につながるであろう．

1）低石灰化領域

白のステインを用いてつくられ，最も容易で一般的に行われているキャラクタリゼーションである．

2）隣接面の着色

多くの天然歯は隣接面に着色がある．これを修復物に再現することによって，深さと分離の錯視効果を演出することができ，歯頸部の過剰な不透明感を抑えることも可能である．茶とオレンジのステイン

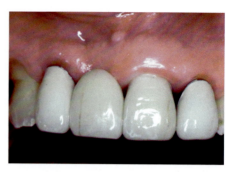

図29-34 補綴物の外観を向上させるために，細い茶色のクラックラインを加えている．

を隣接面領域に軽く塗布し，接触部より根尖側の頬側面に少し延ばす．隣接面の着色は，ブリッジの各ユニットを分離しているように見せる錯視効果をつくり出すのに特に有効である．

3）エナメルクラック

クラックは外面から加えることもできるが，築盛時に加えるほうがよい．縦に走る線状のクラックは光が歯面を透過するのをさえぎり，影をつくる．したがって，忠実に再現するためには，クラックの影の部分と明るい部分の両方を表現しなければならない．

明るい部分は白と黄色を4：1の割合で混ぜてつくり，灰色のステインを影に使う．クラックを入れたい箇所に筆を用いて白と黄色のステインで細い線を描く．ついでその遠心に灰色の細い線を描き，影の錯視効果をつくり出す．

4）着色したクラックライン

天然歯では，クラックの入ったエナメル質はすぐに着色する（図29-34）．オレンジと茶を混ぜ，できるかぎり細い線を描くと，効果的にクラックを表現することができる．

5）切端の象牙質露出

これはエナメル質の咬耗によるものであり，高齢者の下顎前歯部にみられることが多い．切端は"カップ状に凹んだ"形態にし，オレンジと茶のステインを用いてエナメル象牙境を表現する．

6）切縁のハロー

透明感のある切端は，若年患者の切歯によくみられる．しかし，切端部は半透明であっても，その縁端はまったく不透明であることが多い．これを内側

表29-1 ステインによるキャラクタリゼーション

効果	基本色	Ivoclar IPSのステイン	VITA Akzentのステイン番号
彩度を増す	黄と黄-赤	Caramel brown, orange	図29-33 A参照
彩度を減らす	紫と青-緑	Sky blue+basic red, sky blue	図29-33 A参照
色相の調整	ピンク-紫または黄	Basic red+basic blue, basic yellow	12 (Redwood) +17 (Niagara), 03 (Sun Kiss)
明度の調整	紫と（白）※1	Sky blue+basic red, white	図29-33 A参照
低石灰化	白	White	01 (Birch)
隣接面着色	茶とオレンジ	Cork brown, orange	彩度を増す（図29-33 A参照）
エナメルクラック	白-黄と灰色	Bamboo beige	01 (Birch) + 03 (Sun Kiss)
着色したクラックライン	オレンジ-茶	Cork brown+orange	01 (Birch) に13 (Shak)
切端の象牙質露出	オレンジと茶	Orange, cork brown	彩度を増す（図29-33 A参照）
切縁のハロー	白-黄	Bamboo beige	02 (Mellow Yellow)
透明感	（紫）※2	Sky blue+basic red	13 (Shak)
歯頸部のステイン			
Aシェード	オレンジ-茶	A1, A2/A3, A4※2	彩度を増す（図29-33 A参照）
Bシェード	緑がかった茶	B1, B2/B3/B4※2	彩度を増す（図29-33 A参照）
Cシェード	緑がかった茶	C1/C2, C3/C4※2	彩度を増す（図29-33 A参照）
Dシェード	緑がかった茶	D2/D3, D4※2	彩度を増す（図29-33 A参照）

※1 望む効果が得られない場合もある．
※2 IPS Shade V

から再現するのは難しいかもしれない．白と黄色のステインを4：1の割合で混ぜて切端部舌側に置き，唇側に少し延ばしてハロー効果を出す．

7）透明感

紫のステインを使って透明感を演出することができる．ただし，インサイザル陶材を正しく築盛した場合ほどの結果は得られないことが多い．最適な結果を得るために唇側面と舌側面の両方にステインを加える．透明感を減らすためには，優位を占める色相を唇舌側面に追加する．

③ 特殊な錯視効果

審美性を高めるためには，形態と位置が最も重要な因子であることに疑いの余地はないが，本来の形態を回復することが常に可能であるとはかぎらない．歯周組織の喪失，ポンティックスペースの大きさ，不正咬合のために，理想的な修復が妨げられることがある．

支持骨が吸収しているため，ブリッジのポンティックが非常に長くなることがある．歯根面のように見せかけることである程度外観を改善することができる．歯根に相当する部分の形態を整えて，そこにオレンジと茶を混ぜて置く．ピンクのステインを用いて歯肉を表現してもよいが，ピンクのボディ陶材を用いたほうが良い結果が得られる．

推奨されるステインの手順を，表29-1にまとめる．

3. まとめ

修復物を口腔内で試適評価するときには，隣接面接触部をまず評価し，続いてマージンの適合状態，安定性，咬合を評価する．わずかな咬合干渉は通常，口腔内で調整できる．広範囲の補綴治療ではリマウント操作が必要になることがあり，修復物に最適な咬合を与えるために必要なチェアタイムは，リマウントによって短縮される．

陶材焼付鋳造修復物では，歯周組織の健康維持を促進するために，歯頸側1/3の陶材に適切なカントゥアを付与することが重要である．歯肉側と切端側の鼓形空隙を適切な形態にし，カントゥア付与やキャラクタリゼーションを適切に行うと，審美性は著しく向上する．また，表面ステインを用いてわずかな修正を行ったり，微妙な変化を与えたりすることもできる．ある種の全部陶材修復物は，合着してから最終的な咬合調整を行うことがある．

Study Questions

1. 金属修復物の臨床的評価として推奨される順序を述べよ．また，なぜその順序で行うべきなのか？ 陶材修復物においては，その他に何を評価する必要があるか？
2. 強すぎる隣接面接触を最も効果的に特定し修正する方法を述べよ．
3. 金属修復物および陶材修復物の隣接面接触部の追加方法を述べよ．
4. リマウントとは何か？ その手順を述べよ．
5. ネガティブスペースとは何か？
6. シェードの修正が必要なとき彩度を増すにはどうするか？ どのような色相調整が可能か？ 明度はどう調整するか？

●引用文献

1. Li YQ, et al: Effect of different grit sizes of diamond rotary instruments for tooth preparation on the retention and adaptation of complete coverage restorations. J Prosthet Dent 107: 86, 2012.
2. Kious AR, et al: Film thickness of crown disclosing material and its relevance to cementation. J Prosthet Dent 112: 1246, 2014.
3. Byrne G, et al: Casting accuracy of high-palladium alloys. J Prosthet Dent 55: 297, 1986.
4. Schilling ER, et al: Marginal gap of crowns made with a phosphate-bonded investment and accelerated casting method. J Prosthet Dent 81: 129, 1999.
5. Christensen GJ: Marginal fit of gold inlay castings. J Prosthet Dent 16: 297, 1966.
6. Goretti A, et al: A microscopic evaluation of the marginal adaptation of onlays in gold. Schweiz Monatsschr Zahnmed 102: 679, 1992.
7. Lofstrom LH, Asgar K: Scanning electron microscopic evaluation of techniques to extend deficient cast gold margins. J Prosthet Dent 55: 416, 1986.
8. Eames WB: Movement of gold at cavosurface margins with finishing instruments [Letter]. J Prosthet Dent 56: 516, 1986.
9. Hobo S: Distortion of occlusal porcelain during glazing. J Prosthet Dent 47: 154, 1982.
10. Huffman RW, Regenos JW: Principles of occlusion, 4th ed. London, Ohio, H & R Press, 1973.
11. Monteith BD: A cephalometric method to determine the angulation of the occlusal plane in edentulous patients. J Prosthet Dent 54: 81, 1985.
12. Sharma N, et al: Smile characterization by U.S. white, U.S. Asian Indian, and Indian populations. J Prosthet Dent 107: 327, 2012.
13. Matthews TG: The anatomy of a smile. J Prosthet Dent 39: 128, 1978.
14. Rahn AO, Heartwell CM: Textbook of complete dentures, 5th ed. Philadelphia, BC Decker, 1993.
15. Blancheri RL: Optical illusion and restorative dentistry. Rev Asoc Dent Mex 8: 103, 1950.
16. al-Wahadni A, Martin DM: Glazing and finishing dental porcelain: a literature review. J Can Dent Assoc 64: 580, 1998.
17. Hubbard JR: Natural texture and lustre in ceramics. In Preston JD, ed: Perspectives in dental ceramics. Chicago, Quintessence Publishing, 1988.
18. Goldstein GR, et al: Profilometer, SEM, and visual assessment of porcelain polishing methods. J Prosthet Dent 65: 627, 1991.
19. Fuzzi M, et al: Scanning electron microscopy and profilometer evaluation of glazed and polished dental porcelain. Int J Prosthodont 9: 452, 1996.
20. Newitter DA, et al: An evaluation of adjustment and post-adjustment finishing techniques on the surface of porcelain-bonded-to-metal crowns. J Prosthet Dent 48: 388, 1982.
21. Binns DB: The physical and chemical properties of dental porcelain. In Yamada HN, ed: Dental porcelain: the state of the art 1977. A compendium of the colloquium held at the University of Southern California School of Dentistry on Feb. 24-26, 1977, p 25. Los Angeles, University of Southern California, 1977.
22. Levy H: Effect of laboratory finishing technics and the mechanical properties of dental ceramic. Inf Dent 69: 1039, 1987.
23. Rosenstiel SF, et al: Comparison of glazed and polished dental porcelain. Int J Prosthodont 2: 524, 1989.
24. Brackett SE, et al: An evaluation of porcelain strength and the effect of surface treatment. J Prosthet Dent 61: 446, 1989.
25. Fairhurst CW, et al: The effect of glaze on porcelain strength. Dent Mater 8: 203, 1992.
26. Giordano R, et al: Effect of surface finish on the flexural strength of feldspathic and aluminous dental ceramics. Int J Prosthodont 8: 311, 1995.
27. al-Hiyasat AS, et al: The abrasive effect of glazed, unglazed, and polished porcelain on the wear of human enamel, and the influence of carbonated soft drinks on the rate of wear. Int J Prosthodont 10: 269, 1997.
28. Preis V, et al: Wear performance of dental ceramics after grinding and polishing treatments. J Mech Behav Biomed Mater 10: 13, 2012.
29. Abadie FR: Porcelain surface characterization and staining in the office. J Prosthet Dent 51: 181, 1984.
30. Weiner S: Staining porcelain veneer restorations. J Prosthet Dent 44: 670, 1980.
31. Cook PA, et al: The effect of superficial colorant and glaze on the surface texture of vacuum-fired porcelain. J Prosthet Dent 51: 476, 1984.
32. Aker DA, et al: Toothbrush abrasion of color-corrective porcelain stains applied to porcelain-fused-to-metal restorations. J Prosthet Dent 44: 161, 1980.
33. Bativala F, et al: The microscopic appearance and effect of toothbrushing on extrinsically stained metal-ceramic restorations. J Prosthet Dent 57: 47, 1987.
34. Lund TW, et al: Spectrophotometric study of the relationship between body porcelain color and applied metallic oxide pigments. J Prosthet Dent 53: 790, 1985.
35. Winings JR: A method of making decalcifications in the porcelain build up. J Dent Technol 15: 13, 1998.

Part IV 臨床術式：Section 2

30章 合着材と合着手順
Luting Agents and Cementation Procedures

合着材は固定性補綴物をその耐用期間にわたって確実に安定させるために使用され，仮着用と最終合着用がある．後者は水性のものと高分子系のものに分けられる．

1. 仮　着

場合によっては，患者と歯科医師が修復物の外観や機能を1回の診察だけで確認するのではなく，より長い時間をかけて評価できるように，修復物を仮着することが勧められる．しかしながら，仮着をうまく行うには，いくつかの点に注意する必要がある．1つには，たとえ酸化亜鉛ユージノール系仮着用セメントを用いていても，最終的な合着を行おうとする際に，仮着された修復物を外すことが困難になることがある．この問題を避けるには，仮着用セメントに少量のワセリンを混ぜ，それを修復物のマージン部のみに用いることにより辺縁封鎖を獲得し，かつその後の撤去が容易となる．しかし，仮着された修復物は，機能しているうちに外れることがある．単独冠が外れると患者は困惑し不快に思うだろう．しかし，ブリッジの支台装置の1つが外れると，引き起こされる問題はより厳しいものになりうる．もし患者が再装着のためにただちに来院しない場合，齲蝕が急速に広がる可能性がある．

仮着を行う際には必ず，患者に仮着の目的，期間，および仮着が緩んだ場合にはただちに来院することの重要性について十分な説明を行うべきである．仮着した固定性補綴物の撤去が困難な場合には，CORONAflex（KaVo Dental Corporation）やCrown Tractor（Practicon Inc.；31章参照）のような冠撤去用の器具の使用が推奨される．

2. 合　着

1 従来の鋳造修復物

合着には，その他の修復治療の各段階と較べると，同程度の細かい配慮がなされていないことが往々にしてある．合着材のタイプを不用意に選択すると，マージンの浮き上がりや咬合の不具合を生じ，さらには，患者の口腔から修復物を切断除去し，再製しなければならないことさえありうる．合着材の選択は，第一に，合着するものが従来の鋳造修復物であるのか，セラミックインレーや接着ブリッジのような接着性修復物であるのかによって異なる．これまでの水性歯科用セメントは鋳造冠やブリッジに使用されるが，接着力を必要とするところには使用できない．修復物によっては，接着性レジンが必要であるが，新しいセルフエッチングシステムのもの以外は，術者の技量に左右されやすく，操作も困難である．さらに，従来の鋳造修復物に普通に用いて問題がないかどうかを判断する長期臨床データは限られている．

2 歯科用セメント

以前より鋳造修復物に使用されてきた合着材の多くは歯科用セメントである（図30-1）．これらは酸に金属酸化物の塩基を混ぜたものからなり，塩と水性セメントを形成する．硬化の機序は，塩の基質によって未反応のセメント粒子が結合し全体が凝結することによる．しかしながら，セメント粒子はイオン結合しているので，酸による侵蝕を受けやすく，そのためある程度唾液に溶解する[1-4]．一般的に，これらの材料を用いてセメント合着された修復物が成功するかどうかは，鋳造体と形成歯との適合

精度にかかっている．しかし，実験環境（in vitro）においては，セメントの溶解性は，マージンの空隙がある一定値以上になるまでは影響を受けない．それ以上になると，Fickの溶質拡散の第一法則〔ある規定された平面を考えた場合，濃縮物のある成分が薄膜を透過する単位面積当たりの質量流速は，その平面の内外面（もしくは裏表面）の濃度差に比例する〕によって説明されるように，わずかずつ増加する[5]．Dupuisら[6]および他の研究者らは，セメント浸蝕のメカニズムの本態は，物理的な分解ではなく，その溶解性であることを示している．マージンが歯肉縁下にある場合には0.1mmの空隙があっても検知することは困難であるが，これらの研究によって，歯肉縁下マージンに比較的大きな不適合がみられる鋳造修復物が成功している理由が明らかにされた[7]．

1 リン酸亜鉛セメント

リン酸亜鉛セメントの歴史は古いが，鋳造修復物に対して今でも用いられている．これは，十分な強度，約25μmの被膜厚さ（図30-2）（この厚さは鋳造修復物作製において要求されている許容限度内である）[8]，適度な操作時間を有している．硬化後の余剰セメントは鋭い探針で簡単に除去できる．

リン酸亜鉛，より厳密にいえばリン酸の毒性については，多くの報告がなされている[9]．しかしながら，多年にわたりこの材料が問題なく使用されてきたことから判断すると，リン酸の歯髄に対する影響は，通常の予防策がとられ，形成が歯髄に接近しすぎないかぎり臨床的には許容できるレベルであると考えられる．

2 ポリカルボキシレートセメント

ポリカルボキシレートセメントの長所の1つは生体適合性を有することであり[10]，これはポリアクリル酸の分子が大きく，象牙細管に侵入しないことによる．また，ポリカルボキシレートセメントはカルシウムとキレート結合するため，歯質に対し高い接着性を有する（金合金の鋳造体には接着しない）．

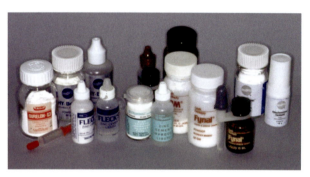

図30-1　代表的な合着用セメント

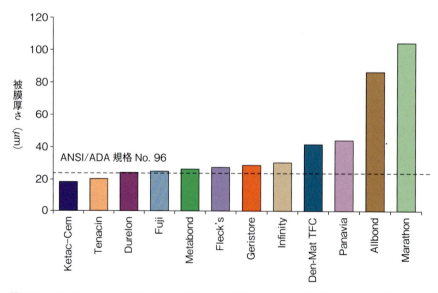

図30-2　WhiteとYu[57]によってテストされた各種合着材の被膜厚さ．試験方法はリン酸亜鉛セメントの米国歯科医師会（ADA）規格No.8（現在は米国規格協会／米国歯科医師会［ANSI/ADA］規格No.96）に準拠している．一部の接着性合着材は許容範囲を超えた被膜厚さを示しており，修復物の合着の際に浮き上がりを生じる可能性がある．（Rosenstiel SF, et al: Dental luting agents: a review of the current literature. J Prosthet Dent 80: 280, 1998. より引用）

ポリカルボキシレートセメントは粘性が高いため練和しにくいことがあるが，カプセル入りの製品（Durelon Maxicap, 3M ESPE Dental）を使用することによりこの問題は解決できる．

臨床試験においてポリカルボキシレートセメントは，リン酸亜鉛セメントに比べて同等もしくは若干良好な成績を収めている[11,12]．しかしながら，歯科医師らによって報告された評価にはばらつきがあり，長期の維持力に劣るという意見もある．これらの問題は誤った粉液比に起因している可能性がある．メーカーの推奨する粉液比では，練和されたポリカルボキシレートセメントは初期の粘性がかなり高く，一部の歯科医師はセメント合着の際に，浮き上がりを防ぐ意味で作業濃度を低めにしようとする．しかし，ポリカルボキシレートセメントのレオロジー的特性（塑性流動性）は，リン酸亜鉛セメントとは異なり，剪断速度が増すとともに被膜が薄くなる[8]．これはすなわち，ポリカルボキシレートセメントが見た目の粘性とは裏腹に，薄い被膜を形成できることを意味する．歯科医師が不必要に粉液比を下げると，セメントの溶解性（溶けやすさ）は大幅（3倍）に増加する[13]．これが，臨床における失敗の増加の原因かもしれない．カプセル入りのポリカルボキシレートといった合着材を開発することによって，メーカーは不正確な操作に起因する問題を起こりにくくしている．

ポリカルボキシレートセメントの操作時間は，リン酸亜鉛セメントよりかなり短い（リン酸亜鉛では5分だがポリカルボキシレートでは約2.5分である）．これは，複数の形成歯に修復物を合着する際に問題となる．余剰のポリカルボキシレートセメントはリン酸亜鉛セメントより除去しにくく，またリン酸亜鉛セメントよりクラウンの維持に劣るということを示唆するいくつかのエビデンス[14,15]がある（図30-3）．したがって，このセメントが選択されるのは，歯髄刺激を最小限に抑えたい部位（たとえば髄室の大きい小児）で，維持形態と抵抗形態に優れた修復物にほぼ限定されるべきである．裏層材としての使用や，生活歯の形成で小範囲のアンダーカットをブロックアウトする目的での使用も考慮する価値があるだろう．ポリカルボキシレートセメントはチタンと化学的相互反応を示すので，このセメントでインプラントのクラウンをチタンアバットメントに合着することは禁忌である[16]．

❸ グラスアイオノマーセメント

このセメントは，エナメル質と象牙質に接着し，良好な生体適合性を示す．さらに，フッ素を放出する[17,18]ので，抗齲蝕効果を有するとされているが，臨床的には証明されていない[19]．硬化したセメント

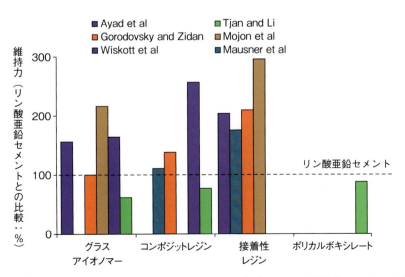

図30-3　クラウンの維持力に合着材が及ぼす影響を調べた6つの in vitro 研究データ．リン酸亜鉛セメントの維持力を100として，それとの対比を示す．接着性レジンはリン酸亜鉛セメントよりも一貫して大きい維持力を示した．通常のコンポジットレジンやグラスアイオノマーセメントは結果にばらつきがある．（Rosenstiel SF, et al: Dental luting agents: a review of the current literature. J Prosthet Dent 80: 280, 1998. より引用）

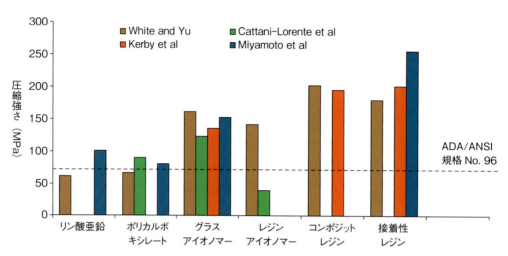

図30-4 合着材の圧縮強さ．接着性レジンとグラスアイオノマーセメントのほうが，リン酸亜鉛セメントやポリカルボキシレートセメントよりも強度が大きいことがこれらの研究で報告された．レジン添加型グラスアイオノマーセメントは他のセメントよりも報告によるばらつきが大きかった．(Rosenstiel SF, et al: Dental luting agents: a review of the current literature. J Prosthet Dent 80: 280, 1998. より引用)

は半透明で，唇側マージンをカラーレスとする設計において用いられるときに有利である（24章参照）．

　グラスアイオノマーセメントの機械的特性は，リン酸亜鉛セメントやポリカルボキシレートセメントよりも全般的に優れている（図30-4）．硬化中のグラスアイオノマーセメントは水分に特に敏感なので[20]，箔やレジン被膜で保護するか，帯状に溢出したセメントを10分間そのまま残すべきである[21]．水分はグラスアイオノマーセメントの硬化反応を変化させる．セメントを形成する陽イオンが流出して水分を吸収する結果，浸蝕が生じる[22]．しかし，リン酸亜鉛セメントも水分によって初期に著しく浸蝕されることがわかっている[18]．グラスアイオノマーセメントは，この重要な初期硬化時に水分と接触させないようにするべきである．新しいレジン添加型グラスアイオノマーセメントは，初期に感水の影響を受けにくい[23]．

　グラスアイオノマーセメントは，知覚過敏症の原因となることが報告されているが[24]，組織学的レベルでわずかな歯髄反応がみられる程度であり[25]，特に象牙質の厚さが1mm以上残存している場合にはほぼ問題ないものと考えられる[26]．装着後の知覚過敏症のような副作用は生体適合性が低いために起こると考えられていたが，実際にはセメントによる刺激ではなく，象牙質の乾燥や細菌感染[27]によるものかもしれない．グラスアイオノマーセメントが装

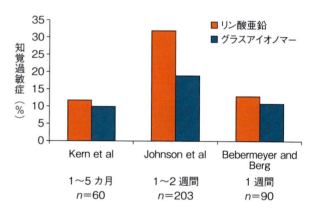

図30-5 リン酸亜鉛セメントあるいはグラスアイオノマーセメントによるクラウン合着後の知覚過敏症を評価した3つの臨床試験[28-30]．経験則的な評価とは反対に，グラスアイオノマーセメントで合着されたクラウンに装着後の知覚過敏症の増加は認められなかった．(Rosenstiel SF, et al: Dental luting agents: a review of the current literature. J Prosthet Dent 80: 280, 1998. より引用)

着後の知覚過敏症を起こしやすいという所見は散発的にみられるが，臨床試験ではそのような結果は出ていない．メーカーの指示に従って使用すれば，リン酸亜鉛セメントとグラスアイオノマーセメントにおいて歯髄知覚過敏症の発現率にほとんど差はなかったことが報告されている[28-30]（図30-5）．セメント合着後に知覚過敏症が起こった場合には，術者はその使用方法，特に歯冠形成された象牙質表面を乾燥させなかったかどうかを注意深く評価するべきである[31]．レジン添加型グラスアイオノマーセメントとセルフアドヒーシブの接着性レジンは，装着後の

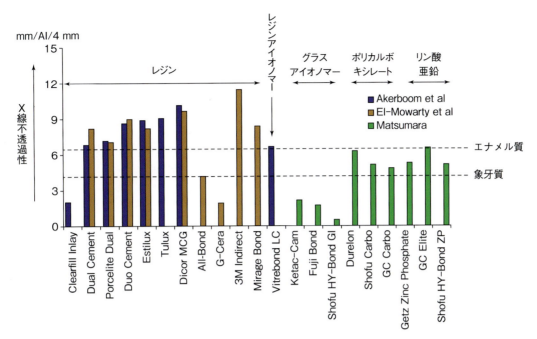

図30-6 合着材のX線不透過性. アルミニウムに使用した合着材のX線不透過性が3つのin vitro研究で比較された. 使用された試料の厚さが実験によって異なるためにデータの数値は標準化してある. 不透過性の低い合着材を使用した場合には, 余剰の合着材を見つけにくくなる. さらに, マージンの不適合や二次齲蝕を診断することが困難になる. (Rosenstiel SF, et al: Dental luting agents: a review of the current literature. J Prosthet Dent 80: 280, 1998.より引用)

知覚過敏症を起こすことが少ないと報告されている[32]. 脱感作剤は知覚過敏症を予防できるかもしれないが, 少なくともいくつかの合着用セメントでは維持力が低下するおそれがある[15,33]. 一部のグラスアイオノマーセメントおよび一部のレジンセメントはX線透過性であるので (図30-6), セメントラインと二次齲蝕との判別が困難であり, またセメントのオーバーハングも見つけにくい[34]. グラスアイオノマーセメントの臨床成績は良好である[35]が, フッ化物徐放により期待される齲蝕活動性の低下については, 臨床研究では実証されていない[36].

④ エトキシ安息香酸（EBA）含有/非含有の酸化亜鉛ユージノール（ZOE）セメント

強化型酸化亜鉛ユージノールセメントは, きわめて生体適合性が高く, 優れた辺縁封鎖が得られる. しかしながら, 物理的特性が他のセメントに比べ全体的に劣っているために, 使用が制限される[37]. 圧縮強さ, 溶解性, 被膜厚さに関しては, 他の合着材（たとえば, リン酸亜鉛セメント）が勧められる. エトキシ安息香酸（EBA）が, 従来のZOEセメントのユージノールの一部と置き換わると, 変形に対する抵抗性に影響することなく圧縮強さが向上する. このセメントが使用されるのは, 修復物そのものが良好な維持形態を有しており, 特に生体適合性や歯髄保護が重視される場合に限られるべきである. EBAセメントは比較的操作時間が短く, 余剰セメントは除去しにくい.

⑤ レジン添加型グラスアイオノマーセメント

レジン添加型グラスアイオノマーセメントは, グラスアイオノマーセメントの望ましい性質（たとえば, フッ素徐放性や接着性）と, レジンのもつ高い強度と低い溶解性とを併せもったセメントとして1990年代に導入された〔グラスアイオノマーとレジンを組み合せた新しいセメントに対する用語は多少混乱している. 本書ではresin-modified glass ionomer（レジン添加型グラスアイオノマー）を使用している. グラスアイオノマーとレジンを組み合せた化学組成の合着材や修復材を示す他の用語には, compomer（コンポマー；大半がコンポジットレジンで, 一部グラスアイオノマーを含む）, hybrid ionomer（ハイブリッドアイオノマー；現在は使われていない）, resin-reinforced glass ionomer（レ

ジン強化型グラスアイオノマー）がある］．このセメントは，グラスアイオノマーセメントよりも硬化初期における感水の影響を受けにくく[23]，臨床において現在最も一般的に使用されている合着材の1つである．これらはその臨床的経験から，装着後の知覚過敏症が起こりにくいとされている．また，従来のセメントより強度が高く，接着性レジンと同等の値を示す[38]．

❻ 接着性レジン

1950年代以来，フィラーを含まないレジンがセメント合着に用いられてきた．これらの初期の製品は重合収縮が大きく，生体適合性に乏しいために成功しなかったが，溶解性はきわめて低かった．特性が飛躍的に向上した接着性コンポジットレジンはレジン接着性補綴（26章参照）を目的として発達し，全部陶材修復（25章参照）では頻繁に用いられている．接着性レジンは象牙質と化学的に結合する[39]．多くの場合，結合は有機ホスホン酸，メタクリル酸ヒドロキシエチル（HEMA），あるいは4-メタクリロキシエチルトリメリット酸無水物（4-META）によって達成される[40]．これらの進歩と低い溶解性によって，クラウンや通常のブリッジに接着性レジン（特にセルフエッチングシステム[41]）を利用することに再び関心が高まってきている（図30-7）．接着性レジンは，特に完全に重合していないときには，グラスアイオノマーのようなセメントに比べて生体適合性に劣る．セルフアドヒーシブタイプの接着性レジンは，装着後の知覚過敏症の発現率が最も低いことが示されている[42]．

3 合着材の選択

理想的な合着材の条件としては，操作時間が長いこと，歯質と修復材料の双方によく接着すること，良好な辺縁封鎖性を示すこと，歯髄刺激性がないこと，十分な強度を有すること，被膜厚さが薄いこと，粘性および溶解性が低いこと，さらに良好な操作性，硬化特性を有することが挙げられる．さらにまた，余剰セメントが容易に除去できることも望まれる．しかしながら，そのような理想的な製品は存

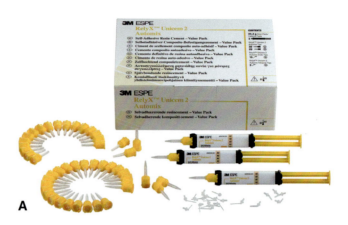

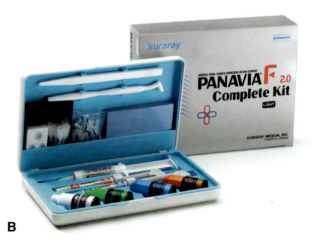

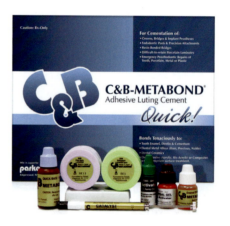

図30-7　代表的な接着性レジン．**A**：RelyX Unicem 2．**B**：パナビアF 2.0．**C**：C ＆ B-Metabond Quick．（Aの提供：3M ESPE Dental, St. Paul, Minnesota．Bの提供：Kuraray America, Inc., New York, New York．Cの提供：Parkell Inc., Edgewood, New Jersey）

在しない（表30-1，30-2，30-3）．

❶ リン酸亜鉛セメント

歯髄刺激性という点では生体適合性に限界があるにもかかわらず，リン酸亜鉛セメントは長年にわたり使用されており，そのような限界については文献

表30-1 各種合着材の比較

特性	理想的な合着材	リン酸亜鉛	ポリカルボキシレート	グラスアイオノマー	レジンアイオノマー	コンポジットレジン	接着性レジン	セルフエッチング
被膜厚さ（μm）[*1]	薄い	≦25	<25	<25	>25	>25	>25	>25
操作時間（分）	長い	1.5～5	1.75～2.5	2.3～5	2～4	3～10	0.5～5	2～2.5
硬化時間（分）	短い	5～14	6～9	6～9	2	3～7	1～15	5～6
圧縮強さ（MPa）[*2]	大きい	62～101	67～91	122～162	40～141	194～200	179～255	195～240
弾性率（GPa）[*3]	象牙質=13.7 エナメル質=84～130[*4]	13.2	試験非実施	11.2	試験非実施	17	4.5～9.8	試験非実施
歯髄刺激性	低い	中程度	低い	高い	高い	高い	高い	低い
溶解性	非常に低い	高い	高い	低い	非常に低い	高い～非常に高い	非常に低い～低い	非常に低い
微小漏洩[*5]	非常に低い	高い	高い～非常に高い	低い～非常に低い	非常に低い	高い～非常に高い	非常に低い～低い	非常に低い
余剰セメントの除去	容易	容易	中程度	中程度	中程度	中程度	困難	困難
維持力[*6]	高い	中程度	低い／中程度	中程度～高い	高い[*7]	中程度	高い	非常に高い

[*1] White SN, Yu Z: Film thickness of new adhesive luting agents. J Prosthet Dent 67: 782, 1992.；図30-2も参照
[*2] 図30-4参照
[*3] Rosenstiel SF, et al: Strength of dental ceramics with adhesive cement coatings. J Dent Res 71: 320, 1992.
[*4] O'Brien WJ: Dental materials and their selection, 2nd ed. p351, Chicago, Quintessence Publishing, 1997.
[*5] 図30-8参照
[*6] 図30-3参照
[*7] Cheylan JM, et al: In vitro push-out strength of seven luting agents to dentin. Int J Prosthodont 15: 365, 2002.

表30-2 各種合着材の適応と禁忌

修復物	適応*	禁忌*
鋳造冠，陶材焼付鋳造冠，ブリッジ	1, 2, 3, 4, 5, 6, 7	―
維持力の低いクラウンやブリッジ	1	2, 3, 4, 5, 6, 7
ポーセレンマージンの陶材焼付鋳造冠	1, 2, 3, 4, 5, 6, 7	―
装着後の知覚過敏症の既往をもつ患者の鋳造修復物	4または7	2
プレス法による高リューサイト陶材冠	1, 2	3, 4, 5, 6, 7
スリップキャスト法によるアルミナクラウン	1, 2, 3, 4, 6, 7	5
セラミックインレー	1, 2	3, 4, 5, 6, 7
セラミックベニア	1, 2	3, 4, 5, 6, 7
接着ブリッジ	1, 2	3, 4, 5, 6, 7
鋳造ポストコア	1, 2, 3, 5, 6	4, 7

合着材のタイプ	主な長所	主な懸念	注意点
1. 接着性レジン	接着性，低溶解性	被膜厚さ，短期の臨床実績	水分のコントロール
2. 接着性レジン（セルフエッチング）	低溶解性，使いやすさ，象牙質への接着性	被膜厚さ	水分のコントロール
3. グラスアイオノマー	半透明性	溶解性，漏洩	初期の感水を避ける
4. 強化型酸化亜鉛ユージノール	生体適合性	低強度	非常に維持力の高い修復物のみに使用
5. レジンアイオノマー	低溶解性，微小漏洩が少ない	吸水性，短期の臨床実績	陶材修復物は避ける
6. リン酸亜鉛	長期の臨床実績	溶解性，漏洩	"従来"の鋳造修復物に使用
7. ポリカルボキシレート	生体適合性	低強度，溶解性	粉液比を下げない

*訳注：適応および禁忌欄の数字は，「合着材のタイプ」の数字を示す．

表 30-3 製品情報

合着材			
従来の水性セメント（弱い結合）			
リン酸亜鉛	ポリカルボキシレート	グラスアイオノマー	レジンアイオノマー[*1]
Fleck's Zinc (Mizzy) Hy-Bond Zinc Phosphate (Shofu) Modern Tenacin (LD Caulk)	Durelon (3M ESPE Dental) Fleck's PCA (Mizzy) Liv Carbo (GC America) Hy-Bond Polycarboxylate (Shofu) Tylok-Plus (LD Caulk)	Fuji I (GC America) Ketac Cem (3M ESPE Dental) CX-Plus (Shofu)	FujiCEM (GC America) RelyX Luting (3M ESPE Dental)
接着性レジン（強い結合）			
デュアルキュア（アドヒーシブ併用）	化学重合（アドヒーシブ併用）	光重合/デュアルキュア（アドヒーシブ併用）	デュアルキュア（セルフアドヒーシブ）
パナビア F 2.0 (Kuraray) RelyX ARC (3M ESPE Dental) Duo-Link (Bisco) LinkMax (GC America)	パナビア 21[*2] (Kuraray) C & B-Metabond (Parkell) Multilink[*2] (Ivoclar Vivadent) C & B Cement (Bisco)	Insure (Cosmedent) Nexus 2 (Kerr) Variolink II (Ivoclar Vivadent) Appeal (Ivoclar Vivadent) RelyX Veneer (3M ESPE Dental)	RelyX Unicem[*2] (3M ESPE Dental) MaxCem[*2] (Kerr) MonoCem (Shofu) Dyract CEM[*2] (DENTSPLY)

陶材		
シリカを主成分とする低強度の陶材（シランカップリング処理と接着性レジンが必要）		
長石系陶材	リューサイト強化型陶材	二ケイ酸リチウムガラスセラミックス
Ceramco 3 (DENTSPLY) VITA VMK, Omega 900 (VITA North America) IPS dSIGN (Ivoclar Vivadent) その他，多くの焼付用陶材	IPS Empress Esthetics (Ivoclar Vivadent) OPC (Pentron) Finess (DENTSPLY) ProCAD, IPS Empress CAD (Ivoclar Vivadent) Cerinate (DenMat)	IPS Empress 2 (Ivoclar Vivadent) G3 (Pentron) IPS e.max CAD (Ivoclar Vivadent)
シリカを主成分としないセラミックス（強度の高い陶材には，レジン添加型グラスアイオノマーセメントを除きすべての合着材が使用できる）		
ガラス浸透型セラミックス	高密焼結型酸化アルミニウム	高密浸透型酸化ジルコニア
VITA In-Ceram ALUMINA, VITA In-Ceram ZIRCONIA, VITA In-Ceram SPINELL (VITA North America) Wol-Ceram (Electro Phorectic Ceramic)	NobelProcera (Nobel Biocare)	LAVA (3M ESPE Dental) Cercon (DENTSPLY) IPS e.max ZirCAD (Ivoclar Vivadent) Procera Crown Zirconia (Nobel Biocare) 解剖学的形態のジルコニアクラウン（すべての製品）

推奨される製品の組み合わせ				
陶材	表面処理	カップリング剤	合着材	用途
シリカを主成分とした陶材（低強度）				
長石系陶材	フッ化水素酸によるエッチング	シラン処理	コンポジットレジンのみ 接着性レジンが望ましい	ラミネートベニア，インレー
リューサイト強化型陶材	フッ化水素酸によるエッチング	シラン処理	コンポジットレジンのみ 接着性レジンが望ましい	ラミネートベニア，インレー，アンレー，前歯部・臼歯部クラウン
二ケイ酸リチウムガラスセラミックス				前歯部・臼歯部クラウン，前歯部ブリッジ（大きな連結部が必要）
方法①（推奨）	フッ化水素酸によるエッチング	シラン処理	コンポジットレジン	
方法②	なし	なし	従来のセメント	

表 30-3 製品情報（つづき）

推奨される製品の組み合わせ				
陶　材	表面処理	カップリング剤	合着材	用　途
シリカを主成分としない陶材（高強度）				
ガラス浸透型セラミックス				前歯部・臼歯部クラウン，3ユニットブリッジ
方法①（推奨）	なし	適用外	コンポジットレジン[*3]	
方法②（容易）	なし	適用外	従来のセメント	
方法③（技工操作に限定）	ロカテック（シリカコーティング）	シラン処理	コンポジットレジン	
方法④	サンドブラスト[*4]	適用外	コンポジットレジン[*3]	
高密焼結型セラミックス				前歯部・臼歯部クラウン，ブリッジ
方法①（維持力の高い形成歯）	サンドブラスト[*5]あるいは Ivoclean	適用外	コンポジットレジン[*3]	余剰セメント除去が困難
方法②（維持力の高い形成歯）	同上	適用外	従来のセメント	余剰セメント除去が容易
方法③（維持力の低い形成歯）	同上	金属/ジルコニアプライマー	コンポジットレジン[*3]	ジルコニアへの接着性向上
方法④（維持力の低い形成歯）	ロカテック（シリカコーティング）	シラン処理	コンポジットレジン	ジルコニアへの接着性向上

提供：Dr. R. R. Seghi
[*1] 膨張により応力が発生するので，シリカを主成分とする陶材には適さない．
[*2] リン酸エステル系．シリカを主成分としない陶材に最適である．
[*3] リン酸エステル系コンポジットレジン．
[*4] 一般的に陶材内面のサンドブラストと削合により面が粗造化し結合力が高まるが，強度は低下する．
[*5] 一般的に陶材内面のサンドブラストと削合により面が粗造化し結合力が高まるが，強度は低下する．しかし，高密焼結型ジルコニアは他の陶材ほどサンドブラストの悪影響を受けない．

的に十分検証されている．このことは，長期的に機能するように設計される鋳造修復物において，重要な意味をもつ．保存的に形成された標準的な歯に修復物を合着する際に，リン酸亜鉛セメントは現在でも優れた選択肢となりうる．化学反応による発熱が硬化を速めるので，分割練和法が必要である．リン酸による歯髄刺激から保護する目的で窩洞をバーニッシュで被覆するが，バーニッシュは合着された修復物の維持力にほとんど影響しないことがわかっている[43]．また，抵抗形態に乏しい形成歯にリン酸亜鉛セメントで合着したクラウンは，脱離に対する高い抵抗力を示した[31]．

❷ ポリカルボキシレートセメント

ポリカルボキシレートセメントが推奨されるのは，歯髄刺激をなるべく抑える必要があり（たとえば，髄室の大きな若年者），形成歯の維持形態が十分得られている場合である．

❸ グラスアイオノマーセメント

グラスアイオノマーセメントは，鋳造修復物を合着するセメントとして幅広く使用されている．操作性に優れ，リン酸亜鉛セメントよりも透明性が高い．リン酸亜鉛セメントより速く硬化し，練和も容易である．

❹ レジン添加型グラスアイオノマーセメント

現在，非常に幅広く使用されているセメントのなかで，レジン添加型グラスアイオノマーセメントは溶解性が低く，接着性があり，微小漏洩（形成窩洞壁と修復物との界面における水分や微生物の漏出・浸潤）を起こしにくい（図30-8）．この材料が頻用される主な理由は，セメント合着後の知覚過敏症が少ないと考えられているためである[44, 45]．

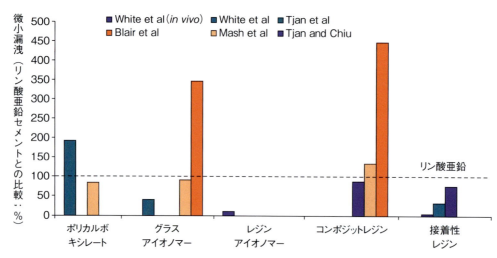

図30-8　合着材の微小漏洩．リン酸亜鉛セメントの値を100として，それとの対比を示した1つの臨床的研究と5つの実験的研究のデータ．かなりばらつきが大きかったが，接着性レジンとレジン添加型グラスアイオノマーの微小漏洩は低かった．（Rosenstiel SF, et al：Dental luting agents：a review of the current literature. J Prosthet Dent 80：280, 1998. より引用）

5 接着性レジン

　接着性レジンは，全部陶材修復物や技工サイドで作製されるコンポジットレジン修復物の装着に際して使用される．実験的には高い維持力を示す[46]ものの，重合収縮によって発生する内部応力が薄い被膜内では増大する[47]ため，辺縁漏洩を生じるという懸念がある．接着性レジンは，鋳造体が維持不足により脱離したときに適用してもよい．また，全部陶材修復物には推奨される[48]．

　セルフエッチングシステムは，従来のセメントにおける単純な手順と，通常の接着性レジンにおける溶解性の低さを組み合わせたことにより，急速に普及しつつある．また，装着後に知覚過敏が生じる確率が最も低い[42]．さらに象牙質に対して良好な接着強さを示し，人工唾液中に2年間保存した後や機械的負荷を繰り返しかけた後でも低下はみられなかった[49]．

4　セメント合着のための修復物と歯面の調製

　合着材が水分，血液あるいは唾液に汚染されていると，合着材の性能は低下する．それゆえに，試適評価が済んだら，修復物と形成歯を注意深く清掃して乾燥するべきである．とはいえ，象牙芽細胞に損傷を与えないために，歯を乾燥しすぎることは避けるべきである（図30-9）．鋳造修復物は50μmのアルミナで内面をサンドブラストすることで最良の状態に調製される．この際，研磨面やマージンをサンドブラストしないように注意深く行う．実験的には，サンドブラストによって鋳造体の維持力が64％増加することが示されている[50]．別の清掃法としては，スチームクリーナー，超音波洗浄器，有機溶媒などを使用する方法がある．

　セメント練和開始に先立って，合着部位を防湿し，歯を清掃・乾燥するが，過剰な乾燥は避ける．形成歯を乾燥しすぎると，装着後の知覚過敏症につながる（水分をコントロールしながら歯を乾燥させることは，適正な合着に不可欠であり，その方法については14章に記載している）．非接着性のセメント（たとえばリン酸亜鉛セメントやグラスアイオノマーセメント）を用いるときは，歯を清掃して静かに乾燥し，窩洞用バーニッシュや象牙質接着性レジンを塗布するとよい〔浮石末や Consepsis（Ultradent Products, Inc.）のようなクロルヘキシジン製剤が推奨される〕．

5　使用器材

　以下の器材が必要である（図30-10）．

・ミラー
・探針
・デンタルフロス
・ロール綿

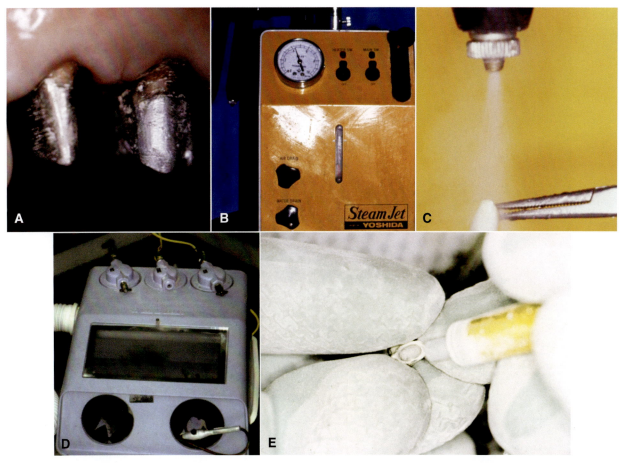

図30-9 形成歯と修復物は合着直前に慎重に調製するべきである．A：形成歯面から仮着用セメントを除去して清掃し，乾燥するが，過剰に乾燥させてはいけない．B・C：スチームクリーナーは修復物から研磨材の残留物を除去するのに便利である．D・E：修復物内面のサンドブラスト．

- ポリッシングカップ
- 浮石末
- 合着材
- ホワイトポイント
- カトルディスク
- 局所麻酔薬（必要に応じて）
- 排唾管
- 鉗子
- 厚いガラス練板（冷やしておく）
- セメントスパチュラ
- 角切りガーゼ
- 接着用フォイル
- 成形充塡器

手順

合着する修復物と選択するセメントによってステップは若干変化するが，セルフエッチングシステ

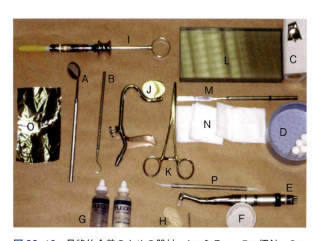

図30-10 最終的合着のための器材．A：ミラー，B：探針，C：デンタルフロス，D：ロール綿，E：ポリッシングカップ，F：浮石末，G：合着材，H：ホワイトポイント，カトルディスク，I：局所麻酔薬，J：排唾管，K：鉗子，L：厚いガラス練板，M：セメントスパチュラ，N：角切りガーゼ，O：接着用フォイル，P：成形充塡器．

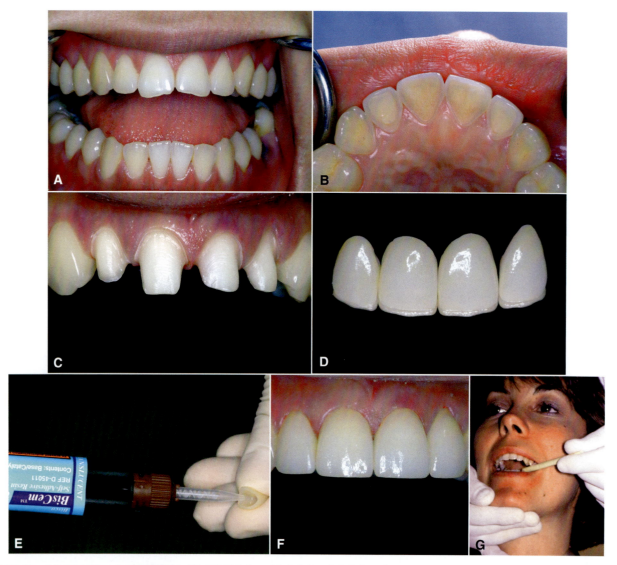

図30-11 セルフアドヒーシブの接着性レジンでアルミナコアのセラミッククラウン（NobelProcera, Nobel Biocare, Göteborg, Sweden）を装着する．術前の唇側面（A）と舌側面（B）．患者は過食症の既往をもつ．C：形成の終了した上顎側切歯と中切歯．D：技工所から届けられたアルミナコアの全部陶材冠（NobelProcera）．E：セルフアドヒーシブの接着性レジン（BisCem, Bisco, Schaumburg, Illinois）をオートミックスチップからクラウン内面に注入する．F：上顎側切歯・中切歯に装着された全部陶材冠．G：臼歯部の修復物を装着する際は，オレンジウッドスティックを当てがって揺り動かしながら圧接し，余剰セメントをすべて確実に溢出させる．（A～F：Freedman G: Contemporary esthetic dentistry. St. Louis, Mosby, 2012 より引用．G：Campagni WV: The final touch in the delivery of a fixed prosthesis. CDA J 12 [2]：21, 1984. より引用）

ムのレジンセメントで陶材修復物を合着する典型的な手順を説明する（図30-11）．

① セメント合着の直前に，すべての形成面の清掃状態を診査する．浮石末や過酸化水素水を用いて仮着材を取り除く（図30-9 A）．レジンセメントを使用する際は，ユージノールがレジンの重合を阻害するので，ユージノール非含有仮着材を使用するべきである．クラウン脱離時に破壊が生じるのは修復物とセメントの境界であるので，修復物の内面を清掃し，修復物と合着材とが十分に結合するように調製しなければならない．鋳造修復物ではサンドブラストやスチームクリーナーを使用するか，超音波洗浄を行った後，アルコールで清拭し，最終修復物の維持を妨げる可能性のある研磨材の残留物を完全に取り除く（図30-9 B～E）．

② 装着部位をロール綿で防湿し，排唾管を置く．場合によってはラバーダムが使用されるが，外側性修復物の場合に用いられることは稀である．形成歯を乾燥する補助的手段として窩洞洗

浄剤を用いることは，歯髄に悪影響を与えるので避ける．

③ 清掃した修復物内面にセメントを注入する（図30-11 D・E）．操作時間を延ばすために，セメントは温い歯にではなく冷えた修復物に適用するほうがよい．

④ 軽くエアをかけて歯をもう一度乾燥し，修復物を所定の位置まで押し入れる（図30-11 F）．臼歯部の修復物は，すべての余剰セメントが溢出するまでオレンジウッドスティックで揺り動かしながら圧を加えることによって最終的な位置に装着される．動かしながら修復物全体に圧をかけることによってしっかりと支台歯に適合させることが重要である（図30-11 G）．動かさずに加圧すると，修復物が支台歯に対して傾いた状態で固定されるため完全な適合が得られない．鋳造体を揺すらずに圧力のみを増加しても，不完全な適合を助長するだけのようである[51]．特に陶材焼付鋳造修復物ないしは全部陶材修復物の場合には破折する可能性があるので，圧入時に過度な力を加えることは避けるべきである．

⑤ クラウンが圧入された後，完全に所定の位置に収まったかどうか，マージンをチェックして確かめる．接着用フォイル（たとえば，Dryfoil, Jelenko Dental Alloys；Heraeus Kulzer, Inc.）でカバーして，硬化中のセメントを水分から保護する．

⑥ 完全に硬化したら，探針で余剰セメントを取り除く．余剰セメント除去のタイミングが早すぎると，マージン部が水分に触れて唾液溶解性が増加する．ポリカルボキシレートやレジンのようなセメントでは，余剰セメントの除去が早すぎると，マージンから引き剥がされる傾向があり，24時間以内に仕上げを行うと現代のセメントの多くは機能や特性が低下する[52]．歯肉を刺激する残留セメントを隣接面や歯肉溝から除去するには，小さい結び目をつけたデンタルフロスを用いるとよい．歯肉溝にセメントを残してはいけない．余剰セメントを除去した後，Mylarストリップ（シムストック）でもう一度咬合をチェックする．

⑦ セメントは，最終強度に達するまでには少なくとも24時間必要であるため，1〜2日は注意して噛むように患者に指示する．

6 接着性レジン

接着性レジンにはさまざまな種類がある．これらは，重合形式（化学重合，光重合ないしデュアルキュア），象牙質との接着性，酸エッチングの有無に基づいて分類される．金属修復物には化学重合タイプが適しており，一方，光重合やデュアルキュアシステムは陶材修復物に適している．一般的な鋳造体を合着するためのレジンは，陶材や矯正用ブラケット用のレジンよりも薄い被膜厚さが必要である．しかしながら，そのためには，フィラー粒子の含有量を犠牲にすることになり，その結果，重合収縮といった他の特性に悪影響を与えることになるであろう．

接着性レジンは製品によって操作方法がかなり異なる．たとえば，パナビアEX（Kuraray America, Inc.）は空気を遮断すると急速に硬化する．添付文書によると，この材料は薄い被膜状にスパチュラで伸ばす必要がある．練和紙上で塊にすると急速に硬化する．別の材料（C & B-Metabond, Parkell Inc.）は，早期硬化を防止するために，冷やしたセラミック製のウェルプレートの上で練和する．セルフエッチング・デュアルキュアタイプのRelyX UniCEM（3M ESPE Dental）は，2種類のペーストがカプセルに入っており，これをオートミックスシリンジで注入する．これらの材料の練和方法を図30-12, 30-13に示す．

3. セラミックベニア・インレーの合着

これらの修復物は，維持力と強度をレジンの接着性に依存している（図30-14）．合着の各手順は修復物の成功のためにきわめて重要であり，接着性レジンを軽率に取り扱うと耐久性に問題を生じるであろう．接着のステップは次のとおりである．

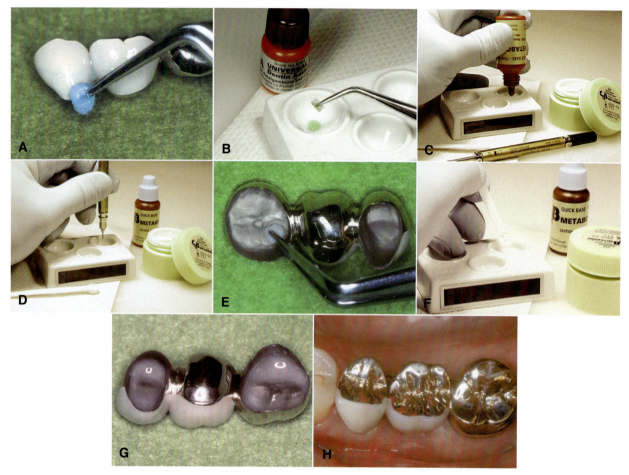

図30-12 C & B-Metabond接着性レジンによる合着．A：必要のない部分の接着を防ぐために，補綴物と隣在歯に分離剤を塗布する．B：付属の象牙質コンディショナーを10秒間塗布し，水洗して乾燥する．C・D：1歯あたりベース4滴，キャタリスト1滴を混和する．E：鋳造体の内面処理を行ってからこの液を塗布した後，粉末を加える（F）．G：鋳造体内面にレジンを満たし，修復物を所定の位置に装着する．H：完全に硬化した後に余剰レジンを除去する．分離剤を塗布してあればきわめて容易に除去できる．餅状期のレジンはマージンから引き剥がされるので，完全に硬化する前にレジンを除去しないことが重要である．（提供：Parkell Inc., Edgewood, New Jersey）

① フッ化水素酸でセラミックの適合面をエッチングする．
② セラミック材料にシランカップリング剤を塗布する．
③ エナメル質をリン酸でエッチングする．
④ エッチングされたエナメル質にボンディングレジンを塗布する[53]．
⑤ 接着性レジンを注入した修復物圧接する．

エッチングとシラン処理のステップは，25章で述べた．

1 接着性レジンの選択

接着性コンポジットレジンはさまざまな組成の製品が市販されている．ベニアには光重合タイプの製品が使用されるが，インレーには，光の届きにくい隣接面領域でレジンを十分重合させるために，化学重合するものが望ましい．臨床試験では，化学重合レジンで接着した修復物はデュアルキュアのレジンで接着したものより良好な成績を示した[54]．

ベニアのシェードは，接着性レジンのシェードによって影響を受ける．シェードの選択を容易にするために，セメントと同じ色調の試適用ペーストがいくつかのメーカーから市販されている（たとえば，NX3 Nexus, Kerr Corporation）．

2 修復物の接着

使用器材

必要な器材を図30-15に示す．

・ミラー

30章 合着材と合着手順

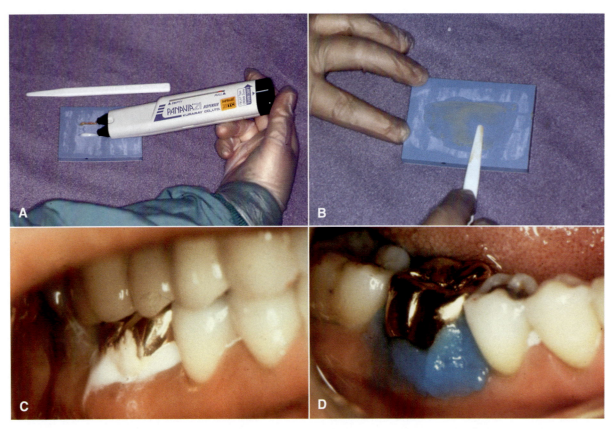

図30-13 A：パナビア接着性レジン．B：計量した粉末と液を60〜90秒間練和する．練和していくと接着性レジンは次第にクリーム状になる．酸素が遮断されるとレジンは硬化するので，盛り上げないで，練和紙上に大きく広げておく．C：接着性レジンを薄く塗布して修復物を装着し，余剰レジンを取り除く．D：レジン周囲にオキシガードを塗布し，重合を促進する．（提供：J. Morita USA, Inc., Irvine, California）

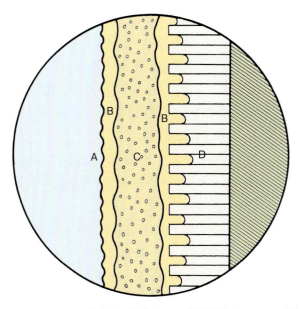

図30-14 レジン接着法の模式図．A：陶材表面（エッチング後にシラン処理されている）．B：フィラーを含まないレジン．C：接着性レジン．D：エッチングされたエナメル質．

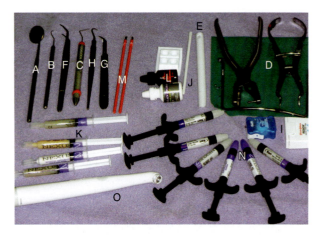

図30-15 接着で使用する器材．A：ミラー，B：探針，C：歯周プローブ，D：ラバーダム一式，E：排唾管，F：コットンプライヤー，G：メス，H：キュレット，I：デンタルテープ，J：Mylarストリップ，K：試適用ペースト，L：ボンディングレジン，M：ブラシ，N：接着性レジン，O：重合用ライト．

・探針
・歯周プローブ
・ラバーダム一式
・局所麻酔薬

- 排唾管
- コットンプライヤー
- メス
- キュレット
- デンタルテープ
- Mylar ストリップ
- ロール綿
- ポリッシングカップ
- 浮石末ペースト
- 酸エッチング液
- 陶材エッチング液
- シランカップリング剤
- アセトン
- グリセリンないしは試適用ペースト
- ボンディングレジン
- ブラシ
- 接着性レジン
- 重合用ライト
- ファイングリットのダイヤモンドポイント
- 陶材研磨用器具

手順

一連の操作を図30-16に示す.

① 暫間修復物を撤去し（図30-16 A），歯を浮石末泥またはクロルヘキシジン製剤で清掃する．接着性レジンの使用が予定されている場合は，ユージノールがレジンの重合を阻害するので，暫間修復物の仮着に酸化亜鉛ユージノール（ZOE）セメントを使用するのは避けるべきである．浮石末で清掃するとZOEの混ざった浮石末の残留物が残るが，これも接着を阻害する可能性がある[55]．浮石末で清掃後，37%のリン酸でエッチングするのが，ZOEを除去する最も良い方法であろう[56]．

② グリセリンもしくは試適用ペーストを用いて修復物を試適評価する（図30-16 B）．適合，シェード，装着後の状態を確認する．

③ 超音波洗浄器を用いて修復物を水中で完全に洗浄する．試適時にシェードを確認するために接着性レジンを用いた場合はアセトンを使う（この方法は注意が必要である．修復物にユニットのライトが当たると，レジンが早期に重合してしまう）．ついで，修復物を乾燥する．

④ 25章で記載されているように，修復物をエッチング，シラン処理する．

⑤ マトリックスバンドで隣在歯を隔離してから（図30-16 C），酸でエナメル質をエッチングする．37%リン酸が一般的に使用され，20秒間適用する（図30-16 D）．その後完全に水洗して乾燥する（図30-16 D）．

⑥ 形成歯にボンディングレジンを薄く塗布する（図30-16 F・G）．この薄い層が重合してしまうと修復物の完全な適合を妨げるので，注意が必要である．

⑦ 気泡を入れないように十分に注意しながら，修復物に接着性レジンを塗布する（図30-16H）．

⑧ 静かに修復物を装着し（図30-16 I・J），インスツルメントあるいは細いブラシを用いて余剰レジンを除去する（図30-16 K）．

⑨ レジンが重合する間，修復物を所定の位置に軽く押さえておく．ベニアの中央を強く押してはならない．ベニアがたわんだり，割れたりする可能性がある（図30-16 L）．

⑩ デンタルテープを用いて，隣接面のマージン部から余剰レジンを除去する（図30-16 M）．

⑪ 接着性レジンを十分に重合させる（図30-16 N）．未重合レジンが残らないように，少なくとも40秒は各部を照射する．

⑫ メスか鋭利なキュレットあるいは仕上げ用のタングステンカーバイドバーでレジンのバリを取り除く（図30-16 O）．

⑬ ポリッシングカップで唇側面のマージンを仕上げる（図30-16 P）．舌側面のマージンは仕上げ用のタングステンカーバイドバーで仕上げる（図30-16 Q）．仕上げ用のダイヤモンドストリップとアルミナストリップで隣接面を研磨する（図30-16 R・S）．

⑭ 完成した修復物と患者の新しいスマイル（図30-16 T〜W）．

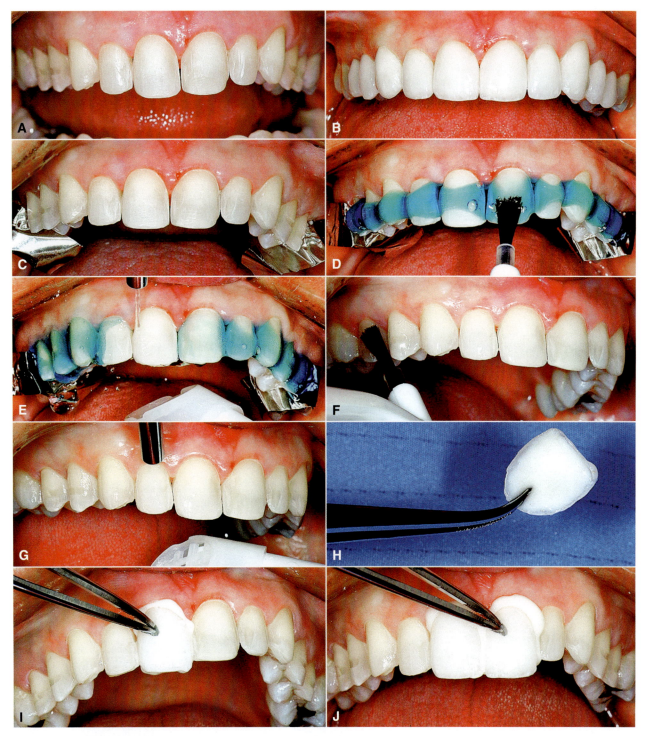

図30-16 A：暫間修復物の撤去．B：ポーセレンラミネートベニアの試適評価．C：マトリックスバンドの装着．D：エナメル質の酸エッチング．E：エッチングジェルの水洗．F：ボンディングレジンの塗布．G：ボンディングレジンをエアで薄く伸ばす．H：接着性レジンの塗布．I：右側中切歯にベニアを装着．J：左側中切歯にベニアを装着．（つづく）

4. ステップの要約

上顎6前歯の陶材焼付鋳造冠を合着する手順を図30-17に示す．

1. 形成歯を入念に清掃する．仮着材がすべて除去されていることを確認する（図30-17 A）．
2. 修復物を装着し，アクセス可能なマージン部を探針で診査する（図30-17 B）．このときの評価を基準にして，最終合着時の浮き上がりを確認する．

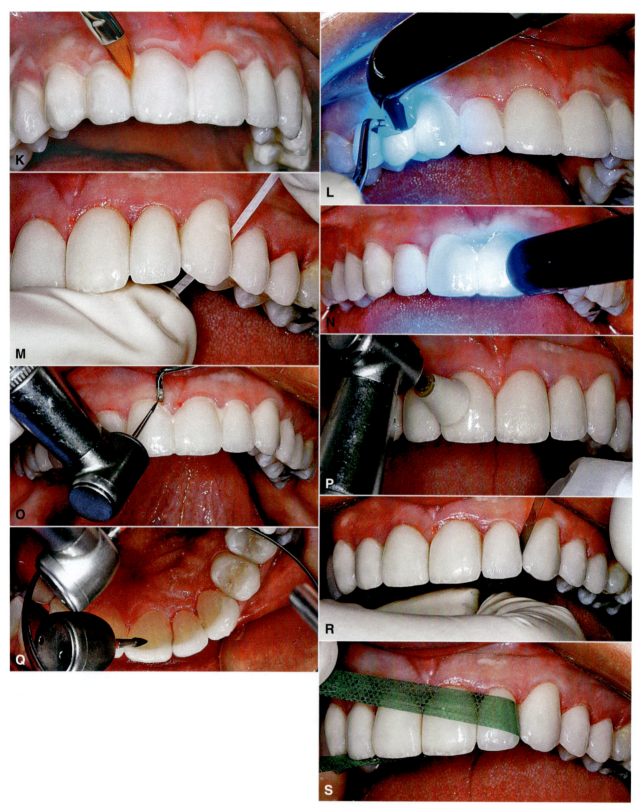

図30-16（つづき）　K：未重合の余剰レジンを除去．L：ベニアを押さえて固定しながら重合する．M：未重合の余剰レジンを除去．N：接着性レジンを最終的に重合させる．O：重合した余剰レジンを仕上げ用タングステンカーバイドバーで除去する．P：ポリッシングカップで余剰レジンを除去する．Q：舌側面から余剰レジンを除去する．R：ダイヤモンドストリップを使用して隣接面を仕上げる．S：アルミナストリップを使用して隣接面を仕上げる．（つづく）

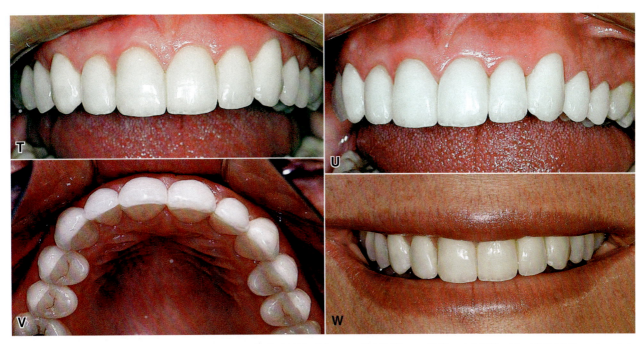

図30-16（つづき） T：10歯にポーセレンベニアを装着（唇側面観）．U：側方面観．V：切端・咬合面観．W：患者の新しいスマイル．(Freedman G： Contemporary esthetic dentistry, St. Louis, Mosby, 2012. より引用)

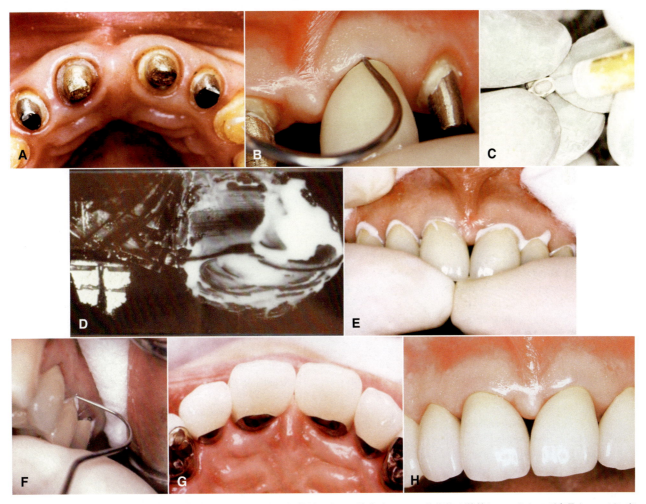

図30-17 ステップの要約．A：形成歯を入念に清掃する．仮着材はすべて除去する．B：修復物を装着し，アクセスが容易なマージン部を探針で診査する．C：修復物をサンドブラスト，スチームクリーナー，あるいは超音波洗浄器で完全に清掃する．D：メーカーの指示に従って，合着材を練和する．E：少し揺り動かしながらしっかりと力を加え，修復物を所定の位置に装着する．F：アクセスが容易なマージン部をすばやく再診査し，浮き上がりのないことを確認する．G・H：合着材が完全硬化したら，すべての余剰セメントを除去する．

3. 修復物をサンドブラスト，スチームクリーナー，あるいは超音波洗浄器で完全に清掃する（図30-17 C）．
4. メーカーの指示に従って，合着用セメントを練和する（図30-17 D）．
5. 少し揺り動かしながらしっかりと力を加え，修復物を所定の位置に圧接する（図30-17 E）．
6. アクセス可能なマージン部をすばやく再診査し，浮き上がりがないことを確認する（図30-17 F）．
7. セメントが完全硬化したら，すべての余剰セメントを除去する（図30-17 G・H）．

5. まとめ

合着を行うときは，適切な水分コントロールがきわめて重要である．形成歯と修復物は合着に備えて入念な処置（研磨材の完全除去など）を施す．被着面はサンドブラスト処理をするとよい．選択した合着材をメーカーの指示に従って練和し，修復物を少し揺り動かしながら圧接する．初期硬化の間は合着材が水分に接しないようにする．歯周組織の健康を維持するために，歯肉溝から余剰セメントを除去することが重要である．

接着性修復物では追加のステップが必要である．これらのステップは，メーカーの指示に従って，順序と時間を厳守しなければならない．

Study Questions

1. 3つの異なるタイプのセメントの化学的・物理的特性の違いと操作方法の相違点について述べよ．それらの相違点は，臨床応用にどのように影響するか？
2. "理想的"な合着材の特性を述べよ．
3. リン酸亜鉛セメントとパナビアEXの練和法を比較せよ．
4. 陶材焼付鋳造冠をグラスアイオノマーセメントで合着する際に，支台歯とクラウンにはどのような処置が必要か？ 別のセメントを使用する場合には，何が違うか？
5. 両側の上顎中切歯にラミネートベニアを合着する際の手順を述べよ．

●引用文献

1. Swartz ML, et al: In vitro degradation of cements: a comparison of three test methods. J Prosthet Dent 62: 17, 1989.
2. Stannard JG, Sornkul E: Demineralization resistance and tensile bond strength of four luting agents after acid attack. Int J Prosthodont 2: 467, 1989.
3. Dewald JP, et al: Evaluation of the interactions between amalgam, cement and gold castings. J Dent 20: 121, 1992.
4. Knibbs PJ, Walls AW: A laboratory and clinical evaluation of three dental luting cements. J Oral Rehabil 16: 467, 1989.
5. Jacobs MS, Windeler AS: An investigation of dental luting cement solubility as a function of the marginal gap. J Prosthet Dent 65: 436, 1991.
6. Dupuis V, et al: Solubility and disintegration of zinc phosphate cement. Biomaterials 13: 467, 1992.
7. Dedmon HW: Ability to evaluate nonvisible margins with an explorer. Oper Dent 10: 6, 1985.
8. Anusavice KJ, et al: Phillips' science of dental materials, 12th ed, St. Louis, Elsevier, 2013.
9. Langeland K, Langeland LK: Pulp reactions to crown preparation, impression, temporary crown fixation, and permanent cementation. J Prosthet Dent 15: 129, 1965.
10. Going RE, Mitchem JC: Cements for permanent luting: a summarizing review. J Am Dent Assoc 91: 107, 1975.
11. Dahl BL, et al: Clinical study of two luting cements used on student-treated patients: final report. Dent Mater 2: 269, 1986.
12. Black SM, Charlton G: Survival of crowns and bridges related to luting cements. Restorative Dent 6: 26, 1990.
13. Osborne JW, Wolff MS: The effect of powder/liquid ratio on the in vivo solubility of polycarboxylate cement. J Prosthet Dent 66: 49, 1991.
14. Øilo G, Jørgensen KD: The influence of surface roughness on the retentive ability of two dental luting cements. J Oral Rehabil 5: 377, 1978.
15. Mausner IK, et al: Effect of two dentinal desensitizing agents on retention of complete cast coping using four cements. J Prosthet Dent 75: 129, 1996.
16. Wadhwani C, Chung K-H: Bond Strength and interactions of machined titanium-based alloy with dental cements. J Prosthet Dent, In Press.
17. Swartz ML, et al: Long-term F release from glass ionomer cements. J Dent Res 63: 158, 1984.
18. Muzynski BL, et al: Fluoride release from glass ionomers used as luting agents. J Prosthet Dent 60: 41, 1988.
19. Rosenstiel SF, et al: Dental luting agents: a review of the

current literature. J Prosthet Dent 80: 280, 1998.
20. Um CM, Øilo G: The effect of early water contact on glass-ionomer cements. Quintessence Int 23: 209, 1992.
21. Curtis SR, et al: Early erosion of glass-ionomer cement at crown margins. Int J Prosthodont 6: 553, 1993.
22. McLean JW: Glass-ionomer cements. Br Dent J 164: 293, 1988.
23. Cho E, et al: Moisture susceptibility of resin-modified glass-ionomer materials. Quintessence Int 26: 351, 1995.
24. Council on Dental Materials, Instruments, and Equipment, American Dental Association: Reported sensitivity to glass ionomer luting cements. J Am Dent Assoc 109: 476, 1984.
25. Heys RJ, et al: An evaluation of a glass ionomer luting agent: pulpal histological response. J Am Dent Assoc 114: 607, 1987.
26. Pameijer CH, et al: Biocompatibility of a glass ionomer luting agent. II. Crown cementation. Am J Dent 4: 134, 1991.
27. Torstenson B: Pulpal reaction to a dental adhesive in deep human cavities. Endod Dent Traumatol 11: 172, 1995.
28. Johnson GH, et al: Evaluation and control of post-cementation pulpal sensitivity: zinc phosphate and glass ionomer luting cements. J Am Dent Assoc 124: 38, 1993.
29. Bebermeyer RD, Berg JH: Comparison of patient-perceived postcementation sensitivity with glass-ionomer and zinc phosphate cements. Quintessence Int 25: 209, 1994.
30. Kern M, et al: Clinical comparison of postoperative sensitivity for a glass ionomer and a zinc phosphate luting cement. J Prosthet Dent 75: 159, 1996.
31. Rosenstiel SF, Rashid RG: Postcementation hypersensitivity: scientific data versus dentists' perceptions. J Prosthodont 12: 73, 2003.
32. Chandrasekhar V: Post cementation sensitivity evaluation of glass Ionomer, zinc phosphate and resin modified glass Ionomer luting cements under class II inlays: An in vivo comparative study. J Conserv Dent 13: 23, 2010.
33. Pameijer CH, et al: Influence of low-viscosity liners on the retention of three luting materials. Int J Periodontics Restorative Dent 12: 195, 1992.
34. Goshima T, Goshima Y: Radiographic detection of recurrent carious lesions associated with composite restorations. Oral Surg 70: 236, 1990.
35. Brackett WW, Metz JE: Performance of a glass ionomer luting cement over 5 years in a general practice. J Prosthet Dent 67: 59, 1992.
36. Moura JS, et al: Effect of luting cement on dental biofilm composition and secondary caries around metallic restorations in situ. Oper Dent 29: 509, 2004.
37. Silvey RG, Myers GE: Clinical study of dental cements. VI. A study of zinc phosphate, EBA-reinforced zinc oxide eugenol and polyacrylic acid cements as luting agents in fixed prostheses. J Dent Res 56: 1215, 1977.
38. Piwowarczyk A, et al: Laboratory strength of glass ionomer cement, compomers, and resin composites. J Prosthodont 11: 86, 2002.
39. Cheylan J-M, et al: In vitro push-out strength of seven luting agents to dentin. Int J Prosthodont 15: 365, 2002.
40. Anusavice KJ, et al: Phillips' science of dental materials, 12th ed. St. Louis, Elsevier, 2013.
41. Swift EJ Jr, Cloe BC: Shear bond strength of new enamel etchants. Am J Dent 6: 162, 1993.
42. Blatz MB et al: Postoperative tooth sensitivity with a new self-adhesive resin cement — a randomized clinical trial. Clin Oral Investig 17: 793, 2013.
43. Felton DA, et al: Effect of cavity varnish on retention of cemented cast crowns. J Prosthet Dent 57: 411, 1987.
44. Hilton T, et al: A clinical comparison of two cements for levels of post-operative sensitivity in a practice-based setting. Oper Dent 29: 241, 2004.
45. Chandrasekhar V: Post cementation sensitivity evaluation of glass Ionomer, zinc phosphate and resin modified glass Ionomer luting cements under class II inlays: an in vivo comparative study. J Conserv Dent 13: 23, 2010.
46. Tjan AHL, Tao L: Seating and retention of complete crowns with a new adhesive resin cement. J Prosthet Dent 67: 478, 1992.
47. Feilzer AJ, et al: Setting stress in composite resin in relation to configuration of the restoration. J Dent Res 66: 636, 1987.
48. Malament KA, Socransky SS: Survival of Dicor glass-ceramic dental restorations over 16 years. Part III: effect of luting agent and tooth or tooth-substitute core structure. J Prosthet Dent 86: 511, 2001.
49. Aguiar TR, et al: Effect of storage times and mechanical load cycling on dentin bond strength of conventional and self-adhesive resin luting cements. J Prosthet Dent 111: 404, 2013.
50. O'Connor RP, et al: Effect of internal microblasting on retention of cemented cast crowns. J Prosthet Dent 64: 557, 1990.
51. Rosenstiel SF, Gegauff AG: Improving the cementation of complete cast crowns: a comparison of static and dynamic seating methods. J Am Dent Assoc 117: 845, 1988.
52. Irie M, et al: Marginal and flexural integrity of three classes of luting cement, with early finishing and water storage. Dent Mater 20: 3, 2004.
53. Della Bona A, et al: Effect of ceramic surface treatment on tensile bond strength to a resin cemen. Int J Prosthodont 15: 248, 2002.
54. Sjögren G, et al: A 10-year prospective evaluation of CAD/CAM-manufactured (Cerec) ceramic inlays cemented with a chemically cured or dual-cured resin composite. Int J Prosthodont 17: 241, 2004.
55. Mojon P, et al: A comparison of two methods for removing zinc oxide–eugenol provisional cement. Int J Prosthodont 5: 78, 1992.
56. Schwartz R, et al: Effect of a ZOE temporary cement on the bond strength of a resin luting cement. Am J Dent 3: 28, 1990.
57. White SN, Yu Z: Film thickness of new adhesive luting agents. J Prosthet Dent 67: 782, 1992.

Part IV 臨床術式：Section 2

31章
術後管理
Postoperative Care

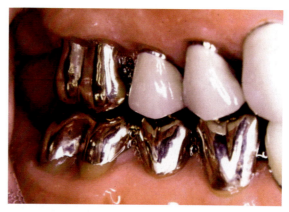

図31-1　複数の修復物による治療．健康な歯周組織を保ち，修復物を長期間使用するためには，正しい口腔清掃法の習得が必須である．

　固定性補綴装置（ブリッジ）装着後も，継続的に口腔の健康状態を観察するために，患者はよく計画された一連の術後管理のもとに置かれる（図31-1）．その際，歯科医師は患者に対して，きめ細かなプラークコントロールを確実に習慣づけ，初期病変があれば早期に特定し，また，不可逆的な障害が生じる前に必要に応じて適宜治療を行わなければならない．

　患者には特別なプラークコントロールの方法（特にポンティックや連結部周囲）や，フロススレッダーのような口腔清掃補助用具（図31-2）の使用法について指導する必要がある．ポンティックが正しくデザインされていれば（20章参照），ポンティックの近遠心鼓形空隙にフロスを通すことができる．このフロスをループ状に引っ張り，滑らせるように動かすことによって，ポンティック基底面を清掃することができる（図31-3）．ポンティックの下をフロスで清掃することは，補綴物を長期にわたって機能させるために必要不可欠である．フロスを使用することによって，ポンティック下の粘膜の健康を保つことができるが，使用しなければ軽度ないしは中等度の炎症が生じる[1]．また，組織の反応はポンティックの材質とは無関係であることが示されている[2]．

　リコール時の診査は，広範囲に修復物を装着した患者には特に重要であり，歯科医師自身が行うべきである．術後管理の責任を，歯科衛生士など歯科医

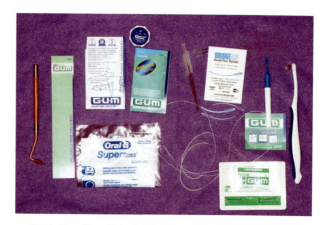

図31-2　ブリッジを維持管理するための口腔清掃補助用具

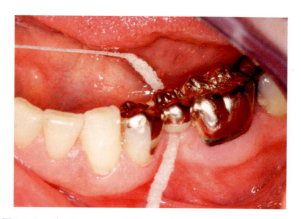

図31-3　デンタルフロスを用いたブリッジの清掃法を患者に指導しなければならない．

師以外のスタッフに負わせてはならない（しかし，術後管理を成功させるためには，歯科衛生士の協力が必要である）．

　ブリッジ周囲の病変を，修正的治療が比較的容易に行える早い段階で見つけるのは非常に難しいかもしれない．たとえば，歯肉縁下マージンのセメント

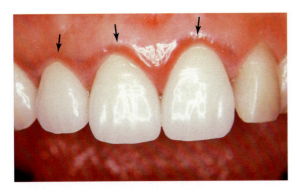

図31-4　合着後に修復物周囲におけるプラークコントロールの状況を確認することが必要である．この患者では，口腔衛生不良による歯肉炎（矢印）が観察される．

の部分的溶解を診断するのは容易なことではない．齲蝕が発見されるのは不可逆性の歯髄疾患が生じた後であることが多い．クラウン下の齲蝕をX線撮影によって見つけることはさらに困難であるが，咬翼法で撮影すれば，隣接面の診査はある程度可能である．ブリッジを装着した患者の追跡調査によると，個々の患者について危険因子を特定し齲蝕の発生を予知するのは難しいことが明らかになっている．しかしながら，修復されていない歯と比べて，補綴物によって齲蝕が発生しやすくなるという事実はない[3]．

もし病変が見逃されれば齲蝕は急速に進行し，補綴物の再製，さらには歯の喪失に至るおそれがある．

1. 合着後の診査

歯科医師が補綴物の機能と状態を診査し，患者が正しいプラークコントロールの方法を習得しているかを確認するために（図31-4），ブリッジ装着後，普通1週間から10日までの間に予約を入れる．歯肉溝に前回見落とした可能性のある余剰セメントがないかどうか，また，あらゆる咬合位において問題がないかどうか，注意深く診査する．

X線透過性の合着材は，余剰セメントをX線写真で見つけることができないので，使用するべきではない．X線不透過性の高い合着材であれば，通常のX線写真で余剰セメントを見つけやすくなる．したがって，歯科医師はできるかぎりX線不透過性の高い合着材を選ぶべきである．臨床で使用される合着材のX線不透過性の程度はさまざまである[4-6]．図31-5に，これらの研究のデータをまとめた．

ブリッジ装着後の来院時に，歯の動揺（フレミタス，1章参照）や，鋳造修復物に光沢のある咬合小面（ファセット）があれば，注意深く再評価し咬合調整しなければならない．ごくわずかでも歯が移動していた場合は，咬合調整が必要となりうる．咬合調整を行った場合には，次の週にも患者に再度来院してもらい，結果を確認する．

2. 定期的リコール

鋳造修復物を装着した患者は，少なくとも6か月ごとにリコールすることが望ましい．リコールの間隔が長くなると，齲蝕の再発や歯周病の発症を見逃すことになるかもしれない．広範囲に及ぶ固定性補綴物を装着している患者（図31-6）で，特に重度の歯周病を有している場合には，より頻繁なリコールが必要であろう．患者のリコールのためのアポイントは，補綴医あるいは歯周病専門医によって決められる．術後管理を継続させるために，リコール日を決定する第一の責任が誰にあるのかを前もって明確にしておくことは必要不可欠である．

1 既往歴と一般診査

少なくとも1年に1回は患者の医科的既往歴を再確認し，情報を更新すべきである．また，患者は1章で示した原則に従って診査されなければならない．口腔癌の初期の徴候はリコール時に見つかることがあるため，軟組織の診査には特に注意を払うべきである．

2 口腔衛生と食事および唾液

患者は補綴治療が終了すると，プラークコントロールをおろそかにしがちである．歯科医師は口腔衛生状態の悪化を示す徴候を注意深く探り，リコールごとに客観的な指標（図31-7）を用いて，プラークコントロールの効果を評価しなければならない．異常を早期に見きわめ，改善するための治療を開始する．飲食物の変化，特に砂糖摂取量の増加や，

合着材のX線不透過性

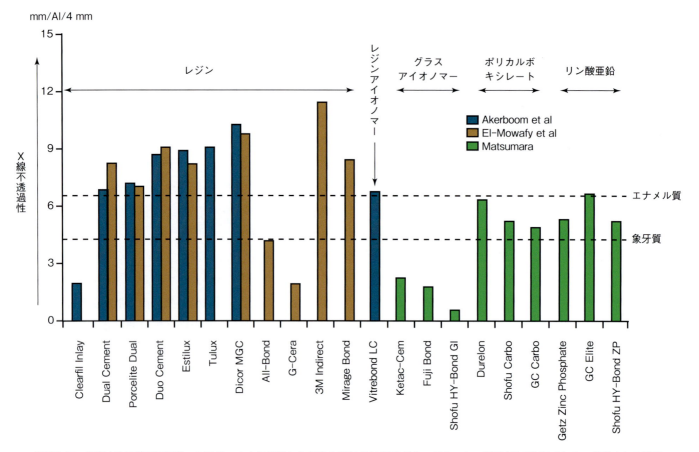

図31-5　合着材のX線不透過性．アルミニウムに使用した各種合着材のX線像が3つのin vitro研究[4-6]で比較された．使用された試料の厚さが実験によって異なるためにデータの数値は標準化してある．不透過性の低い合着材を使用した場合には，余剰の合着材を見つけにくくなる．さらに，マージンの不適合や二次齲蝕を診断することが困難になる．

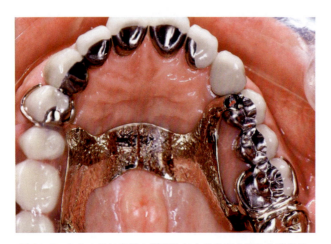

図31-6　このように広範な補綴物による治療を受けた患者は，頻繁な術後管理が必要である．

"偏った"食事について尋ねるべきである．また，極端な体重の増加や減少についても診査するべきである．たとえば，禁煙を始めたばかりの患者は，キャンディーを多く食べるようになり，結果的に齲蝕が増加している可能性がある．

唾液は齲蝕の発生に重要な役割を果たす．口腔乾燥症の患者では急速に広範囲の齲蝕が発生することがある[7]．唾液減少の原因を究明することは不可欠であり，薬物の副作用に起因する場合が多い[8]．ドライマウスの患者はリコールの間隔を短くし（たとえば3か月ごと），フッ化物バーニッシュを行う．0.12％クロルヘキシジン10 mLによる1分間の洗口を毎日1週間続け，キシリトール含有のガムあるいはキャンディーを摂取し，高濃度のフッ化物配合歯磨剤を利用することが勧められる[9]．

3 齲蝕

鋳造修復物が失敗する原因として最も頻度が高いのは齲蝕（図31-8）である[10-13]．鋳造修復されている歯の齲蝕診査は非常に難しく[14]，特に全部被覆

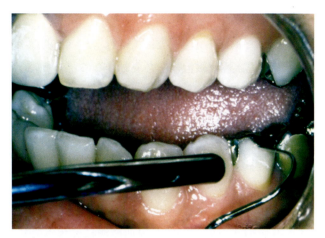

図31-9 歯を乾燥させることにより，合着した補綴物のマージン部の評価が容易になる．

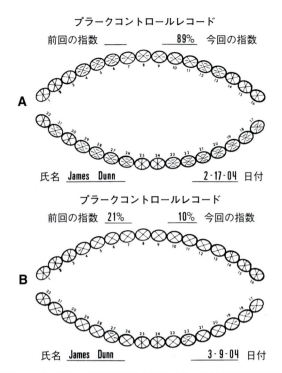

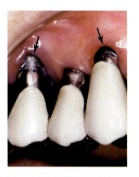

図31-10 場合によっては，歯頸部のグラスアイオノマーまたはアマルガム充塡（矢印）によって，装着されている鋳造修復物の継続使用が可能となり，それによって補綴物の複雑な再製を延期することができる．

図31-7 A：正しい口腔清掃法を指導するために最初の来院時に記録したプラークコントロールレコード．B：4回の指導後のプラークコントロールレコード．この患者の口腔清掃のレベルは，最終的な治療を開始できる程度まで改善している．この口腔清掃のレベルは，術後管理に入ってからも維持されなければならない．
(Goldman HM, Cohen DW: Periodontal Therapy, 5th ed. St. Louis, Mosby, 1973. より引用改変)

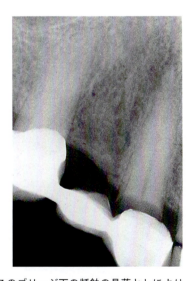

図31-8 このブリッジ下の齲蝕の見落としにより，重大な問題が生じた．

冠の場合はきわめて困難である．毎回の来院時に，鋳造修復されている歯を完全に乾燥し，直視下で齲蝕の有無を診査する（図31-9）．探針による初期エナメル質齲蝕の診査は，慎重に行わなければならない．探針を無造作に使用することによって，脆弱な脱灰エナメル基質に損傷を与える可能性がある．健全なエナメル基質は，再石灰化を誘導する手段（たとえば，プラークコントロールの改善，食事内容の変更，フッ化物局所応用）にとって必須のものである[15]．

窩縁部における齲蝕の保存的治療には問題が多い．特に修復物マージンの適合が良くない場合には急速に広がりやすい．このような部位は，アマルガム，コンポジットレジン，あるいはグラスアイオノマーによる小さい修復物で対応可能な場合もある（図31-10）．もし，鋳造修復物がアマルガムコアあるいはコンポジットレジンコアを支台とするものであれば，齲蝕の広がりを診査するのは困難であろう．すべての齲蝕象牙質を除去できたかどうか疑わしい場合は，修復物全体をやり直すのが賢明である．

■ 根面齲蝕

露出した根面の齲蝕（図31-11）は，50歳以上の患者（固定性補綴治療を必要とすることの多い年齢層）では重大な問題となる[16-18]．Vipeholmの有名な研究[19]では，50歳以上の患者で新しく生じる齲蝕のうち50％以上が根面齲蝕であったとしている．根面齲蝕の発生率は，加齢とともに大幅に上昇する[20]．The Third National Health and Nutrition Examination SurveyのPhase 1での齲蝕の調査では，有歯顎人口の22.5％が根面齲蝕に罹患している[21]．根面齲蝕は個人のプラークスコアと唾液中のミュータンス連鎖球菌の数に関連していると考えられる[22]．加齢あるいは投薬や放射線治療による口腔乾燥症は，ランパントカリエスの発症に関与している[23-25]．他の要因として患者の経済状況，食事，口腔衛生，民族的背景なども考えられる[26]．それらの問題を解決するには，歯科医師と患者の積極的な取り組みが必要とされるであろう．予防としては，食事指導とフッ化物応用に重点を置く．根面齲蝕の治療では，鋳造修復物の辺縁全周にわたる広範囲のグラスアイオノマー修復またはアマルガム修復が必要となることが多い．こうした充填は困難ではあるが，制約が多いことを考慮すると，複雑な固定性補綴物による包括的な再治療を行うよりは，代用的な治療法として好ましい場合がある．

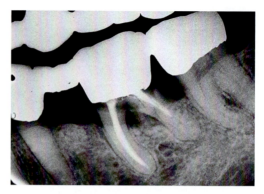

図31-11 合着したブリッジ下の広範な根面齲蝕（提供：Dr. J. Keene）

4 歯周病

遺憾ながら，固定性補綴物装着後に歯周病が起こることが多い[27]．特に歯肉縁下に設定されたマージン部[28-30]や，補綴物にオーバーカントゥアがある部位[31]で起こりやすい．不適合修復物[32]（図31-12）の場合，炎症はより重篤になるが，たとえ理想的なマージンが得られていても歯周炎は起こりうる[33]．毎回のリコール時に，歯周病の初期徴候である歯肉溝からの出血，根分岐部病変や歯石の形成について特に注意を払わなければならない．不適当なカントゥアを付与されている修復物は，カントゥアの修正または修復物自体の再製を行うべきである．

5 咬合機能障害

毎回のリコール時には，咬合機能障害の徴候の有無について診査を行う．ブラキシズムなどの悪習慣に関する問診を行うべきである．咬合面の診査によって異常な咬合小面を発見できるであろう（図31-13）．犬歯が咬耗すると，偏心運動時の干渉が起こりやすくなるので，特に診査するべきである．異常機能活動が咬耗の原因である場合，咬合小面の形成は犬歯から始まることが多い．咬耗がもう少し進行すると，切歯にも咬合小面がみられるようになり，その後は偏心運動時の干渉により臼歯部に磨耗面が生じる．筋痛および関節痛の有無を確認するとともに，異常動揺歯の診査も行う．標準化された筋-顎関節触診法（1章参照）が有効である．定期的に診断用模型を作製して咬合器に装着し（図31-14），過去の記録と比較検討することによって咬合の変化を診査し，必要であれば治療を開始できるようにするべきである．

少数ではあるが咬合治療を行ってもあまり反応しない患者もあり，また固定性補綴治療の完了後に異常機能活動が再発することもある．根本的な原因を解決することが望ましいが，ときにはナイトガードによる治療が有用である（図31-15）．ナイトガードの設計は，不正咬合によって生じた神経筋症状を治療するオクルーザルスプリント（4章参照）とまったく同じであるが，ナイトガードは夜間のみ使用する．もし患者が主にクレンチングを行うのであれば，装置の前歯部の傾斜を通常よりわずかに平坦に

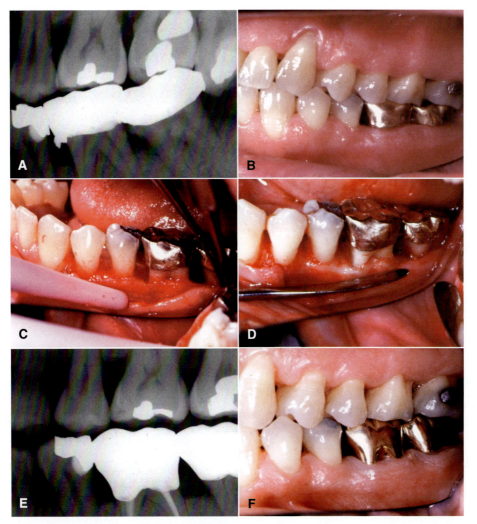

図31-12 不良な固定性補綴物による歯周組織の破壊．A：不適切なマージンとカントゥア．B：外科処置前．C：歯肉弁を翻転した状態．D：歯槽骨整形術後．E：新しい鋳造修復物のX線写真．F：装着後．（提供：Dr. C. L. Politis）

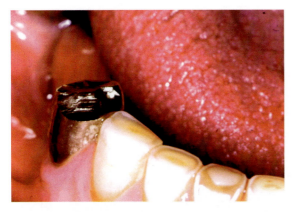

図31-13 もし鋳造修復物が神経筋機構および顎関節と調和するようにつくられていなければ，比較的短期間のうちに広範囲の咬耗が生じうる．

するとよい．

6 歯髄と根尖周囲組織の健康

　リコール時に，患者は過去数か月間に何度か痛みがあったことを訴える場合がある．これは支台歯の失活を示唆している可能性があり，調べる必要がある．そのうえで必要な処置を行う．

　全部被覆冠の装着されている歯であっても，歯髄の生死は温度診によって判定できるが，部分被覆冠の1つの利点は，電気歯髄診断器（図31-16）で歯髄の状態が判別できることである．患者の歯髄診に対する反応から歯髄組織の状態を直接うかがい知るのは困難である[34]．したがって歯髄診の結果を判定する際は，詳細な患者の既往歴や他の診査データと組み合わせて判断しなければならない．また歯内

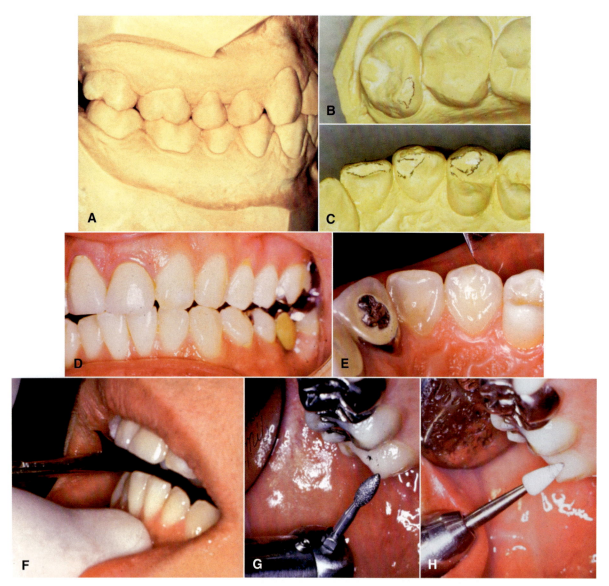

図 31-14 治療後の咬合診査. A：咬合器に装着した診断用模型による定期的な診査が必要である. B・C：小臼歯，犬歯および側切歯の咬耗面と一致する上顎大臼歯非作業側の咬合小面. D・E：観察された咬耗パターンと一致する下顎側方運動. F・G：新しく見出された干渉部分は咬合紙で印記することで容易に除去できる. H：咬合調整した歯面を研磨する.

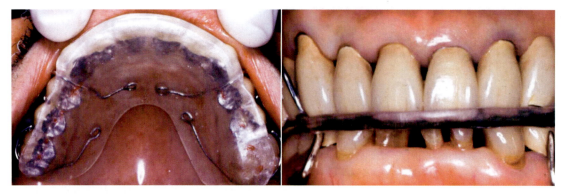

図 31-15 広範な固定性補綴治療を行った後は（特に，咬合面に陶材を用いた場合や患者にブラキシズムの習慣がある場合），オクルーザルスプリントの使用が必要となることがある.

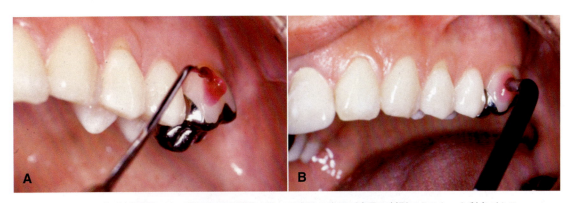

図 31-16　部分被覆冠には，電気歯髄診断器を用いて歯髄の生死が容易に判別できるという利点がある．

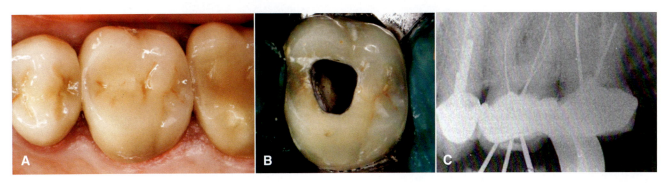

図 31-17　クラウン合着後の歯内療法．A：症状を有する上顎大臼歯に，陶材焼付鋳造冠が装着されている．B：クラウンを貫通しての髄腔開拡．C：歯内療法中．（提供：Dr. D. A. Miller）

療法医の意見を聞くのも得策であろう（図31-17）．X線写真は根尖病変を調べるのに有効である．固定性補綴処置歯に対しては何年かごとにX線診査を行うことが望ましい．規格化された方法で撮影することにより，過去のX線写真と客観的に比較することができる．

固定性補綴物に関連して根尖病変の罹患率が高くなるという研究がある[35,36]一方，罹患率は低いという研究もある[30,37,38]．

3. 緊急治療

ときおり，患者は定期のリコール以外に急患として来院することがある．しかしながら周到な治療を行っていれば，緊急治療は少ないはずである（とはいえ，たとえ最善の治療を行ったとしても問題は起こりうる）．口腔内の小さな変化に気づき，遅滞なく歯科医師に知らせるように患者を指導しなければならない．たとえば，陶材焼付鋳造冠のポーセレン部分の小さなチッピングは，それがわかってからすぐに鋭縁を丸めて咬合調整を行うことによって，さ

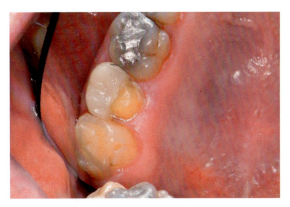

図 31-18　全部陶材冠の破折例．（提供：Dr. D. Ketteman）

らなる破折を予防できるであろう．全部陶材冠は破折しやすく，その場合は再製を要することが多い（図31-18）．修正するための処置が遅れると，複雑な補綴物の再製が必要となるので，患者は大きな経済的負担を負うことになる．このような事態は迅速に対応すれば避けられたはずである．

1　疼痛

疼痛のある患者に対しては，その部位，性質，程

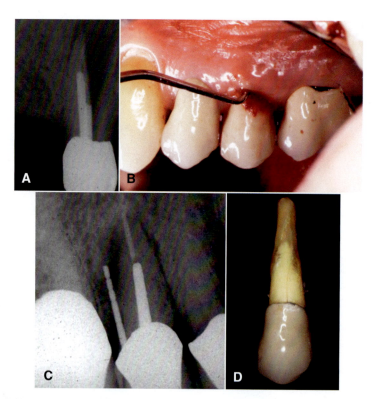

図31-19　A：部分床義歯の維持歯の垂直性歯根破折．抜歯が必要である．B・C：垂直性破折とそれに伴う歯周組織の欠損．D：抜歯後，破折線が明瞭に確認できる．（提供：Dr. D. A. Miller）

度，誘因，開始時期について問診する．痛みを引き起こしたり，やわらげたり，あるいは変化させたりする要因を調べ，適切な治療を始める（3章参照）．

ほとんどの疼痛は歯髄が原因であるが，決めてかかってはいけない．常に綿密な検査を行うことが望ましい．診断が困難な場合には，適切な専門医の助けを借りて診断を確定するべきである．

複数の根管処置歯に，ポストコアと固定性補綴物が装着されている場合は，歯根破折の可能性を疑うべきである．特に歯内療法によって歯質が薄くなり，さらに適切な長さよりも短く，かつ太すぎるポストが装着されている歯は，なおさら注意する必要がある．いったん破折が生じるとその歯はまず間違いなく失われる．そうなると以降の術後管理は著しく困難になり，破折した歯がブリッジの支台歯であった場合はさらに事態は悪化する（図31-19）．根管治療が行われていない歯の破折は，各咬頭に1つずつ順番に荷重をかけることによって確認することができる（図31-20）．荷重を解除したときに生じる疼痛の神経シグナルはAδ線維により伝達されるものであり，歯根破折を示唆している．歯が破折し

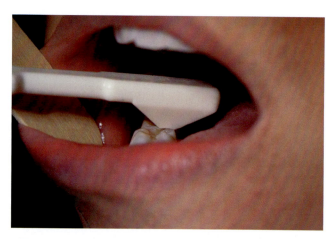

図31-20　歯根破折を検出するためにバイトスティック（Tooth Slooth®）を咬ませて，個々の咬頭に選択的に荷重をかける．荷重を抜いたときに痛みが生じれば破折が疑われる．

ているかどうかを電気的に試験する最新の方法も報告されている[39]．

2　支台装置の緩み

患者は支台装置の緩み（図31-21）には気づかないことが多い．特にブリッジの複数の支台装置のうちの1つが緩んだ場合は，なおさらである．患者はブリッジの動揺に気づいていなくても，嫌な味や

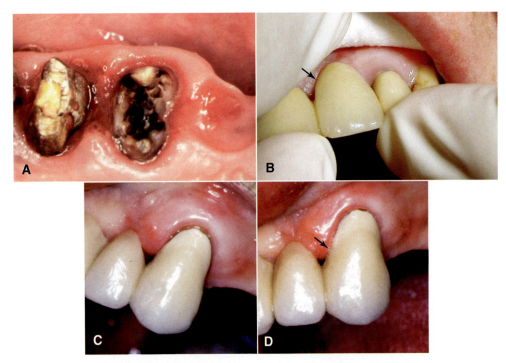

図31-21　A：支台装置の緩みを見逃すと，重篤な歯の崩壊を招くことがある．B：支台歯に対して切端から歯軸方向に力をかけることで，装置の緩みを直接確認できることもある（矢印）．C：歯頸部に水をつける．D：力を加えた際に気泡（矢印）が現れれば確実に判断できる．

においには気づいていた可能性がある．

　適切な器具が手元になければ，補綴物を無傷で撤去し再装着することは困難もしくは不可能である．最近開発された器具（図31-22〜24）を使用すると撤去は可能であるが，高価なものである．図31-25に示した器具は確実性にやや劣り，患者をおびえさせて不快感を与えることがある．ときには，止血鉗子やクラウン撤去専用の鉗子（Trial Crown Remover, Hu-Friedy Mfg. Co.）で直接引っ張ることによって撤去できることもある（陶材焼付鋳造冠の場合は，破折やクラック防止のため，あらかじめ表面を即時重合レジンで覆っておかなければならない）．持続的な超音波振動はクラウンの維持を低下させる[40]ので，修復物に超音波スケーラーのチップを当ててみるのもよいであろう．強力な接着性レジンによって合着されたクラウンやブリッジを撤去する方法[41]が，状況によっては効果的に用いられている[42]（図31-26）．合着された補綴物を撤去しようとする際には，歯科医師は細心の注意を払わねばならない．装着方向に平行に力をかけなければ，支台歯が破折し，歯の喪失につながるおそれがある．

　支台装置の緩みの原因は，不適切な支台歯形成，不良な合着操作，または齲蝕の発生であることが多い．このような場合，再形成と補綴物の再製が必要となる．補綴物をそのまま無傷で撤去しようとするよりも，切断してしまうほうが得策であることが多い（図31-27）．

3　連結部の破折

　連結部が正しく作製されていないと，機能時の負荷により破折する可能性がある（図31-28）．ブリッジの部位と設計によって，患者の訴える痛みは異なる．支台歯に大きな力が伝わることが多く，荷重は各支台歯に適切に配分されていないので，1本の支台歯に大きな力が伝達され，歯根膜への過剰な負荷により生じる不快感が，本当に問題のある場所から離れた部位へ注意を向けさせる可能性がある．支台歯が良好な骨に支えられ，動揺も生理的範囲内である場合は，視診や触診で連結部の破折を見出すのは非常に困難である．ウェッジを用いてブリッジの各構成要素の動きを独立させて調べることによって，正しい診断が得られることがある．

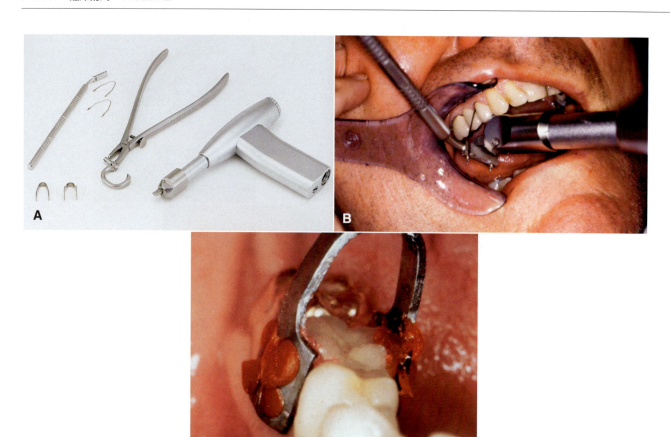

図31-22 CORONAflex クラウンリムーバー．これは KaVo 社の MULTIflex カプラーで標準的歯科用ハンドピースに接続でき，圧縮空気で作動する．クラウンリムーバーの先端から制御された低振幅の衝撃が伝えられる．この器具はブリッジの撤去に有用であり，患者の耐容性も高い．A：キットには，キャリパー，ブリッジの連結部の下に通すループ，それを取り付けるホルダー，および単冠を把持するための接着用クランプが含まれている．この器具の目的は支台歯の長軸方向に衝撃を与えることである．B：ループは連結部の下を通す．クラウンリムーバーの先端をバーの上に置き，示指をエアバルブから放して作動させる．C：単冠を撤去するときは，接着用クランプを即時重合レジンで固定する．（A・C の提供：KaVo Dental, Charlotte, North Carolina）

4　ポーセレン前装部の破折

陶材焼付鋳造冠（図31-29）の破折は珍しいことではない．通常これらの失敗は，フレームワークデザインの誤り，不適切な技工操作，過度の咬合圧負担，あるいは外傷（たとえば，自動車やスポーツによる事故）に起因している．全部陶材冠も長期的に使用すると破折しやすくなる（図31-30）．

複数歯にわたる補綴物で，一部のポーセレンだけが破折し他に問題がないときには，患者の不快感，時間や費用などを考慮すると再製よりも修理が妥当な場合がある．ポーセレンの破折片が残っており，破折部に機能時の負荷がほとんど，またはまったくかからない場合は，アクリルレジンあるいはコンポジットレジンとの結合を促進するシランカップリング剤や4-メタクリロキシエチルトリメリット酸無水物（4-META）を利用したポーセレン修理システム（図31-31）を使って，元の場所へ接着させることも可能である[43-46]．しかし残念ながら，このようにして得られた接着面の強度は，温度変化[47]や水分との長期的接触[48]によって低下するようである．このような修理は暫間的な効果しか得られないと考えられているが，複雑なブリッジを撤去して再製するよりは，一定期間ごとに修理を行うほうが好ましい場合もある．別の状況では，メタルフレームワークに維持のためのアンダーカットを付与し，破折部をコンポジットレジンで修理することも考えられる[49]．このような修理においても，シランカップリング剤の使用が望ましい．

破折面上に適合する陶材焼付鋳造修復物を作製す

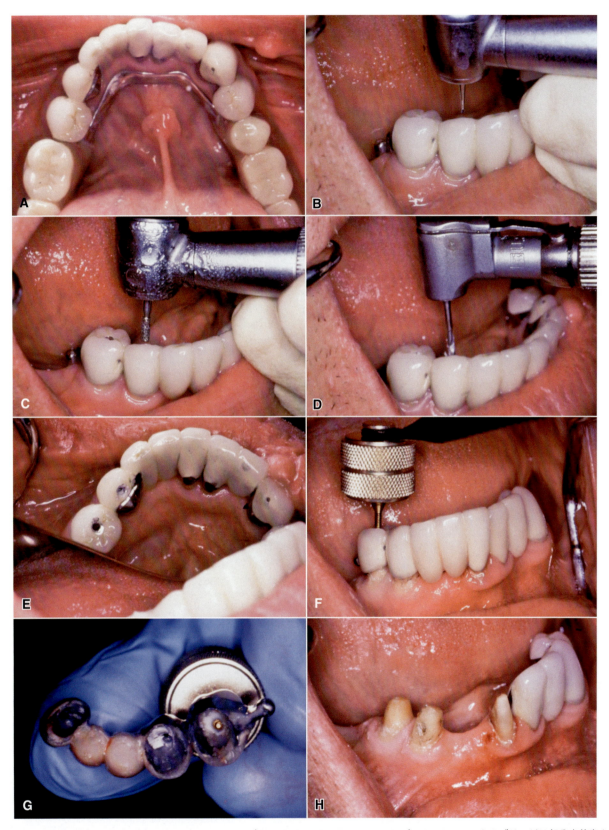

図31-23 Metalift Crown and Bridge Removal System (Classic Practice Resources, Inc.). A：5ユニットのブリッジは部分床義歯を支持している．下顎右側中切歯の支台装置が緩んでいる．下顎右側第一・第二小臼歯の支台装置はしっかりと合着されている．B：各支台装置の金属面に達するまでダイヤモンドポイントでポーセレンを穿孔する．C：No. 1のラウンドバーで金属を穿通し，各支台にパイロットチャネルをつくる．D：パイロットホールを付属のドリルで形成する．E：セメントが見えたらドリリングをストップし，パイロットホールは金属を穿通するだけにとどめる．F：Metaliftをねじ込み，セメントによる封鎖を破壊する．G：ブリッジが撤去され，支台歯がHで見られるように問題のない状態であれば再装着可能である．咬合面の穴を封鎖するためのネジがメーカーから市販されている．再装着を確実なものとするために，合着する前にネジをクラウンに組み込んでおくこともできる．(提供：Dr. R. D. Westerman)

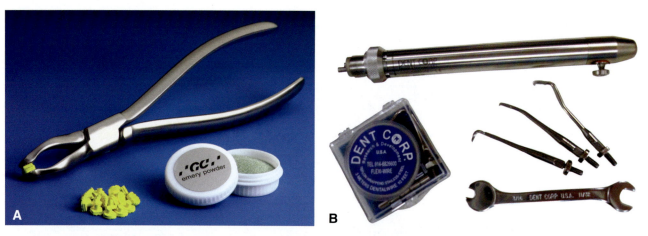

図 31-24　撤去のための器具．A：GC Pliers．小さな鋭いピンをもち，特殊なやすり目仕上げになっている．この器具はクラウンやブリッジを把持し，長軸方向に脱離力がかけられるように設計されている．エメリーパウダーを使うと握りやすくなる．B：Easy Pneumatic Crown and Bridge Remover II．圧搾空気を使用してコントロールされた調節可能な力を加え，修復物を撤去する．（A の提供：GC America Inc., Alsip, Illinois．B の提供：Dent Corp Research and Development, White Plains, New York）

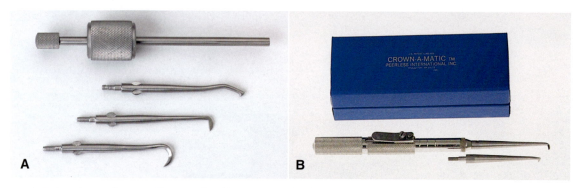

図 31-25　クラウンリムーバー．A：重りの反動を利用するタイプ．B：バネ力を利用するタイプ．（A の提供：Henry Schein Inc., Melville, New York．B の提供：Peerless International Inc., North Easton, Massachusetts）

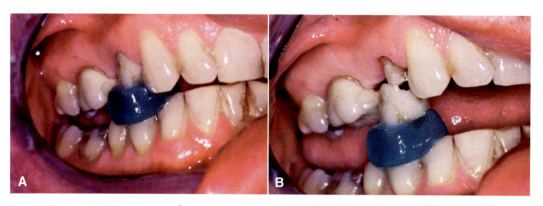

図 31-26　Richwil Crown and Bridge Remover（Almore International, Inc., Portland, Oregon）．A：接着性レジンタブレットを 1〜2 分間温水中で軟化し，患者にそれを咬むように指示する（メーカーは，誤飲・誤嚥を防ぐためにフロスを付けておくことを推奨している）．B：レジンを水で冷やし，一気に開口させることによってクラウンを撤去する．対合歯の修復物が外れないように注意が必要である．

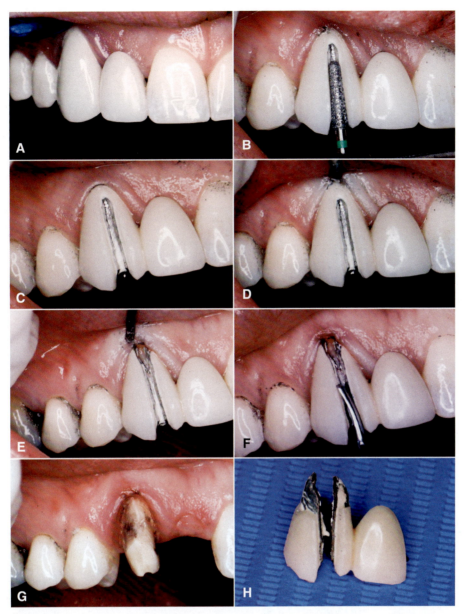

図 31-27 切断によるクラウンの撤去．**A**：このカンチレバーブリッジは審美性と歯周組織の問題のために修復し直す必要があった．**B**：修復物を注意深く切断する．最初は金属面に達するまでセラミックを切る．唇側面および切端に行うと容易である．**C**：ちょうどセメントに達するところまで金属を切断し，そのセメント露出部がマージンまでつながるようにする．**D**：器具で歯肉を圧排し，注意深くマージンまでクラウンを切断する（**E**）．**F**：適当な器具（たとえば，セメントスパチュラあるいは滅菌したネジ回し）を切断部に置き，半分に切ったクラウンを押し広げるようにゆっくりと回転させる．舌側面の一部を切断するとこの操作は容易になる．**G**：支台歯．唇側面をもう少し削除する必要がある．切端の凹みは無視してよい．**H**：撤去された補綴物．（つづく）

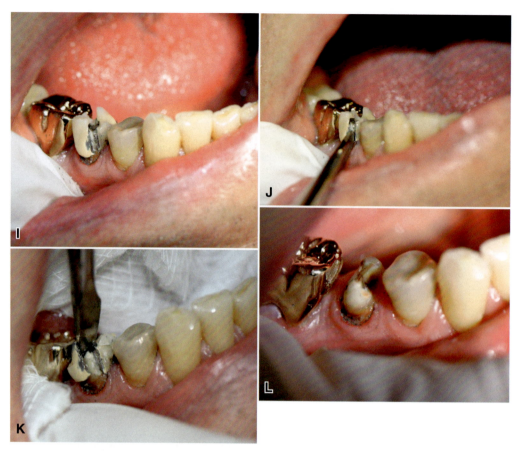

図31-27（つづき） I：陶材焼付鋳造冠の近心頬側面と咬合面を切断する．J：近心頬側面から挺子を使ってクラウンを捩じ開ける．K：次いで咬合面も同様に行う．金属や陶材の破片が飛び散らないようにガーゼを使用している．L：クラウンを撤去し，修正が必要かどうか残存歯質を評価する．（A～Hの提供：Dr. D. H. Ward）

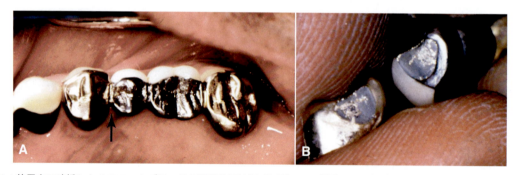

図31-28 A：使用中に破折した4ユニットブリッジの鑞付け連結部（矢印）．B：鑞付け面の間隙が狭すぎたため，連結部が不完全で破折に至った．鑞付け部の破折により2歯ポンティックのカンチレバーブリッジとなったため，歯髄の炎症が惹起された．

31章 術後管理

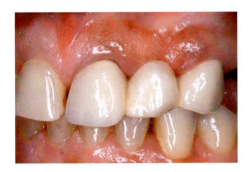

図31-29 上顎側切歯の陶材焼付鋳造ポンティックの切端が破折した．

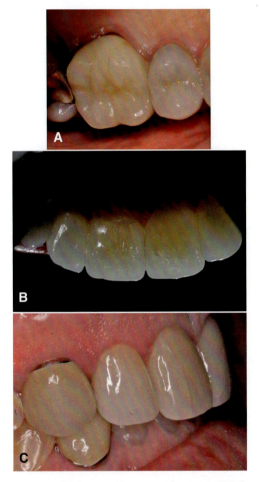

図31-30 A：大臼歯のフルジルコニアクラウンの中心窩から近心舌側面にかけて生じたクラック．B：両側中切歯の築盛ジルコニアクラウンの舌側面に，装着後約7年で生じたクラック．C：二ケイ酸リチウムガラスのプレスセラミッククラウンの破折．（提供：Dr. D. Ketteman）

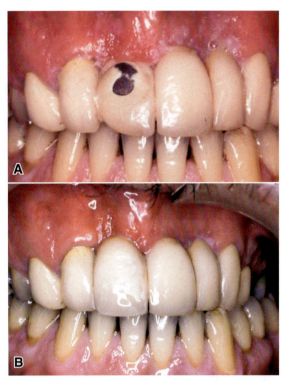

図31-31 場合によってはブリッジ全体を再製するのではなく，破折した陶材部分のみを修理するほうがよいことがある．A：広範な補綴物のポンティック（中切歯）の破折．B：陶材表面をエッチングし，レジンを用いて修理した．

ることで，より永久的な修復が行えることもある．この方法は，支台装置での破折よりもポンティック部での破折の場合に適している．適切なデザインのものを作製するために多少の工夫が必要である[50,51]．このような修理を試みる際に最もよく遭遇する問題は，修理する部分を形態修正することにより連結部の強度が下がり，その結果，補綴物自体が破折を起こす危険性を生じることである（図31-32）．

4. 再治療

固定性補綴物は永久的なものではないが，良好なプラークコントロールと患者の動機づけ，そして疾病に対する平均的または平均以上の抵抗性があれば，綿密に設計され作製された修復物は長年にわたってその役目を果たすことが可能である．いかに完璧な補綴物あるいは修復物であったとしても，管理が不十分で放置されれば短期間で機能しなくなる（図31-33）．明らかに欠陥のある修復物であっても，患者の例外的な宿主抵抗性のために長年にわたって使用されることもある（図31-34）．

それでもなおある段階においては，再治療が必要であるという決定をしなければならない．その再治療が継続中の総合的治療計画の一環として行われるのか，あるいは使用中の補綴物の問題が患者の年余

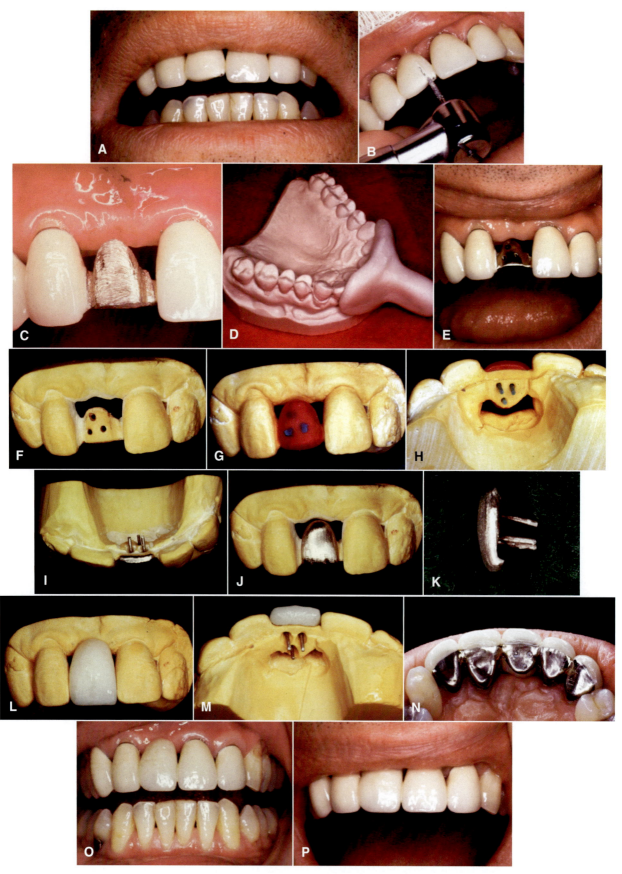

図31-32 破折した陶材焼付鋳造ポンティックの修理．A：処置前．B：ダイヤモンドポイントを用いて陶材部分を除去．C：陶材除去後．D：特製の印象用トレー．E：フレームワークにピンホールを形成する．F：作業模型．G・H：ワックスアップ．プラスチックピンが使用されている（H）．I：金属部分の完成．J：唇側面観．K：隣接面観．L：陶材焼付け後の唇側面観．M：焼付け後の舌側面観（模型はリリーフされている）．N：合着後．O・P：修理完了．（提供：Dr. A. G. Gegauff）

にわたる怠慢によるものであるのかによって，再治療は大きく異なる．

1 計画された再治療

当初の治療計画策定の段階から，将来的に必要となる再治療についても考慮に入れておく必要がある．その際には，将来どのような歯科疾患が起こりうるかを正確に予測することは難しいので，細部の問題よりも大局的な立場に立つべきである．しかし，場合によっては，予後不良と思われる支台歯が将来失われることを考慮に入れた設計がなされることがある（図 31-35）．最後方支台歯を失ったときのことをある程度予測して，将来部分床義歯が適用できるよう，ブリッジの支台装置にあらかじめサベイヤーを用いて必要な歯冠外形を付与しておくことも可能である．同様に，支台歯形成時に咬合面を意図的に多めに削合し，咬合面を金属で作製しても将来的に咬合面レストシートが形成できるように備えることもできる．さらに，隣接面をボックス形態と

して金属の厚みを確保しておけば，将来の再治療時に鳩尾形の半固定性連結装置とすることが容易になる（図 31-35）．

支台歯の形成が最小限でマージンが歯肉縁上にあり，かつ複雑なブリッジのデザインを避けることができる場合，プラークコントロールと術後管理が十分維持されるならば，予知性の高い再治療と再修復が可能である．

固定性補綴物による治療を計画する際の要点は（3章参照），将来問題が生じる可能性のある部位を予測することにある．補綴物の理想的なデザインとしては，将来の治療のために必要となる変更を簡便に行えるような保険的な機構を備えたものであることが望ましい．

2 自己管理不良

広範囲にわたる固定性補綴物が患者の自己管理不良で放置されていた場合の再治療は非常に困難である．そのような場合，時間のかかる難しい処置を成し遂げるには，相当の熟練度が必要となる．ほとんどの症例において専門医による特別な治療が必要となり，支台歯の動揺のコントロール，欠損部における義歯の支持の改善，また，より良好な荷重配分などが行われる．

5. 症例提示

多年に及ぶ経過例を含めた症例をいくつか提示する．必要に応じて術後管理記録も付記されている．これらの11症例（図 31-36～46）は，本書で説明した原則に則って治療された成功例である．

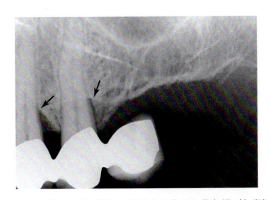

図 31-33　ブリッジ装着後2年以内に生じた骨欠損（矢印）（提供：Dr. J. Keene）

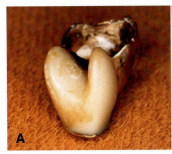 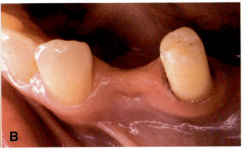

図 31-34　A：鞍状型ポンティックはプラークコントロールが不可能であるため，作製するべきではない．しかしながら，このブリッジは35年間使用されたものである．B：不適切なポンティック形態にもかかわらず潰瘍形成の明確な徴候は認められない．これは，患者の宿主抵抗性の違いによって組織反応が異なることを示す良い例である．

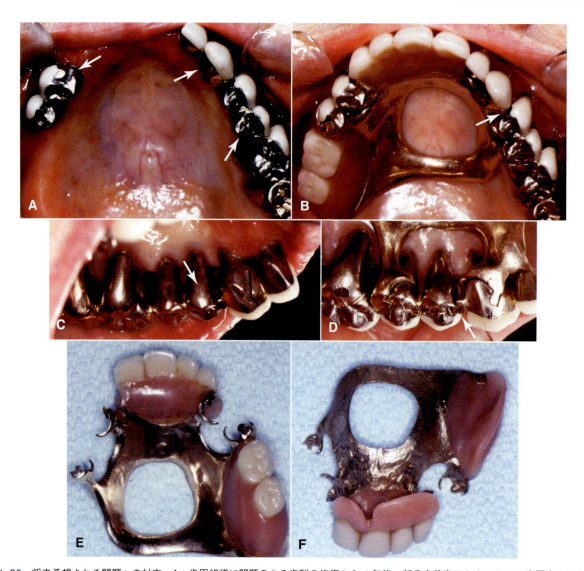

図31-35 将来予想される問題への対応．A：歯周組織に問題のある歯列の修復から4年後．部分床義歯のために3つの歯冠内レスト（矢印）がすでに設定してある．B：上顎左側部の補綴物を連結する緩圧型維持装置として，新たにレスト（矢印）を追加した．このレストは他のレストと平行な関係に設定してあるので，将来，改変あるいは新製した部分床義歯を装着する際の支持として利用可能である．C：小臼歯の舌側部には将来の義歯に適合するよう，サベイングによる適切な形態（矢印）が付与されている．D：義歯を装着したところ．3番目の歯冠内レスト（矢印）に注意．E・F：義歯の外面および内面．この部分床義歯のメタルフレームはタイプⅣ金合金で鋳造されているので，通常の鑞付け法によって新しい小連結子を比較的容易に追加することができる．

症例1（図31-36）　単純な鋳造修復物

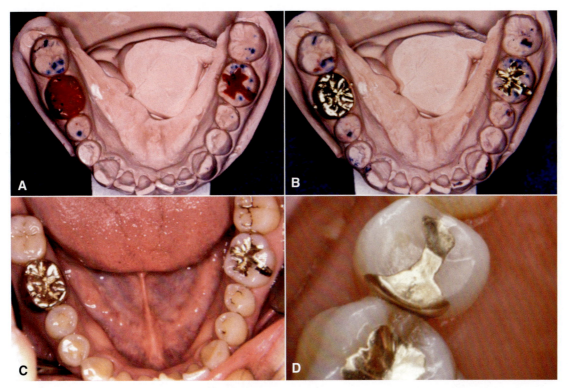

図31-36　全部鋳造冠とインレーによる左右第一大臼歯の修復．A：ワックスパターン．B：鋳造体を作業模型に戻し，試適のための調整を行う．C：合着された修復物．D：この2面にまたがる内側性鋳造修復物は66年間機能している（別症例）．

● 症例2（図31-37）　単独鋳造修復物

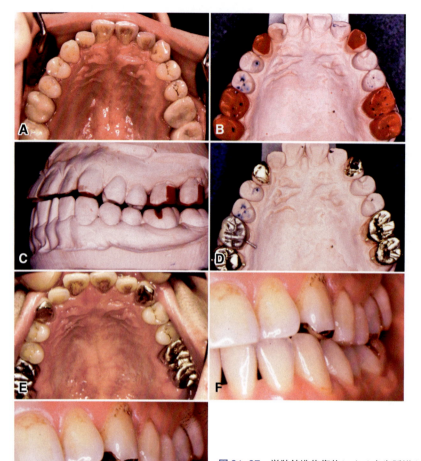

図31-37　単独鋳造修復物による犬歯誘導と機能的咬合の再確立．A：長期の異常機能（パラファンクション）活動による広範囲にわたる前歯部の咬耗．B：犬歯のピンレッジは大臼歯と同時にワックスアップされた．C：アンテリアガイダンスと臼歯部の咬合が再確立された．D：鋳造体を作業模型上で調整する．E：口腔内での試適．F：正常な上下顎犬歯間の関係が回復された．G：作業側滑走運動．

● 症例3（図31-38）　単純なブリッジ

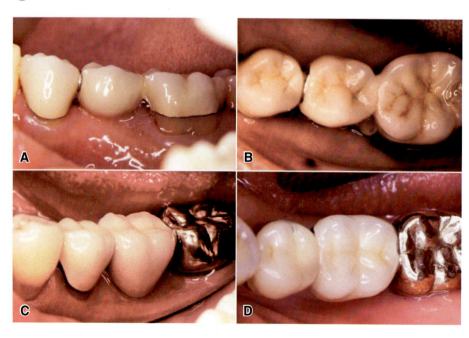

図31-38　単純なブリッジの長期経過．これらの単純なブリッジはそれぞれ，7年間と13年間使用されている．A・B：装着後7年目．C・D：装着後13年目．

● **症例 4**（図 31-39） 固定性および可撤性補綴物とインプラント支持補綴物によるフルマウスリハビリテーション

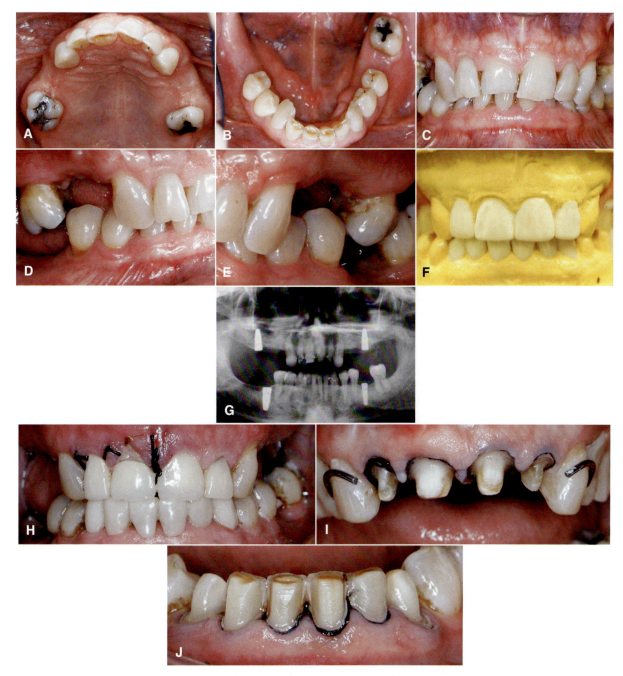

図 31-39 治療前（A〜E）；逆スマイルラインと上顎左右中切歯の歯肉組織の高さの違いがみられる．左右の上顎第一大臼歯は根分岐部病変があり，歯槽骨吸収のため予後不良が見込まれた．A・B：咬合面観．C：正面観．D・E：最大咬頭嵌合位における右側および左側の側方面観．治療中；F：診断用ワックスアップ．G：下顎歯列修復と，上顎部分床義歯の維持と支持のために，インプラントを埋入した．H：歯周外科処置により歯肉組織の高さを修正した．I・J：固定性修復物のために前歯に歯冠形成を行った．（つづく）

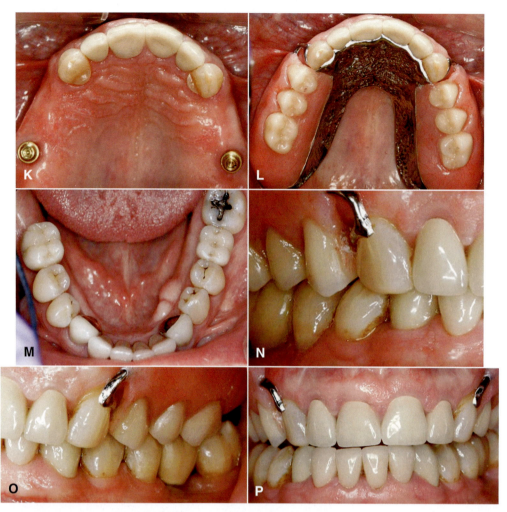

図31-39（つづき） 治療後；K・L：上顎歯列の咬合面観．部分床義歯を外した状態と装着した状態．M：修復した下顎歯列の咬合面観．N・O：最大咬頭嵌合位における右側および左側側方面観（ミラー像）．P：正面観．（提供：Dr. B. A. Purcell）

症例 5（図 31-40） 広範囲にわたる固定性補綴治療

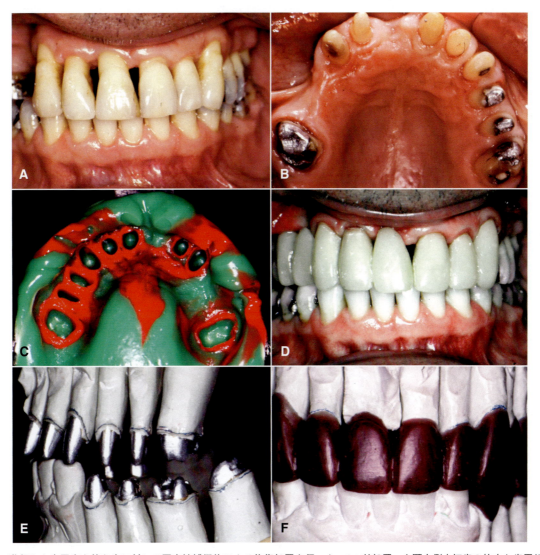

図 31-40　進行した歯周病を伴う歯に対して固定性補綴物による修復処置を行った．A：前処置．上顎右側中切歯の抜去と歯周組織の欠損に対する外科的修正を必要とした．B：陶材焼付鋳造修復を行うために上顎歯を歯冠形成した．C：寒天印象．D：暫間修復物．E：作業模型．F：解剖学的形態を付与したワックスパターン．（つづく）

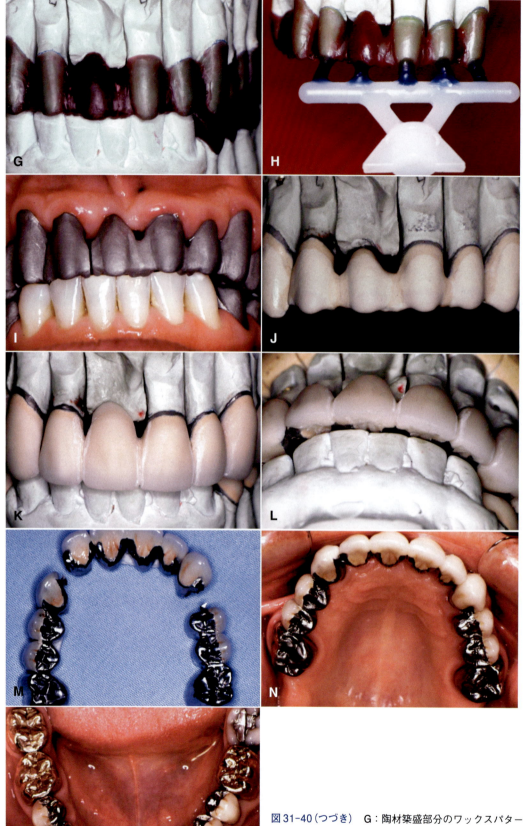

図31-40（つづき） G：陶材築盛部分のワックスパターンをカットバック．H：スプルー植立．I：メタルフレームワークの試適評価．J：オペーク陶材を築盛．K：ビスケットベーク．L：中心位での咬合接触はメタル上に設定されている．M：修復物の完成．広範囲にわたる補綴物は分割されており，歯冠内レストによって連結される．N・O：合着された補綴物．（提供：Dr. M. T. Padilla）

症例6（図31-41）　広範囲にわたる固定性および可撤性補綴治療

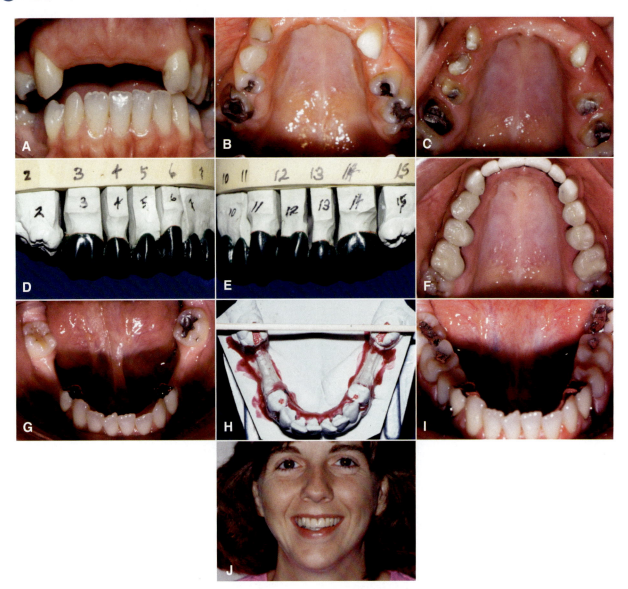

図31-41　患者は上顎前歯と下顎臼歯を喪失している．また，中心位から咬頭嵌合位に至る明らかな滑走がある．固定性および可撤性補綴物を併用して治療した．A：上顎正面観．B：上顎咬合面観．C：支台築造と歯冠形成を行った上顎歯．D・E：解剖学的形態にワックスアップされた上顎歯．F・G：完成した固定性修復物．H：下顎部分床義歯のフレームワーク作製のために調製された作業模型（この後，耐火複模型を作製する）．第二大臼歯の近心アンダーカットを利用するために円弧状の着脱路を設定した．I：完成した下顎部分床義歯．人工歯の早期咬耗を防ぐために第一大臼歯部にアマルガムストップを設けた．J：治療終了時．（つづく）

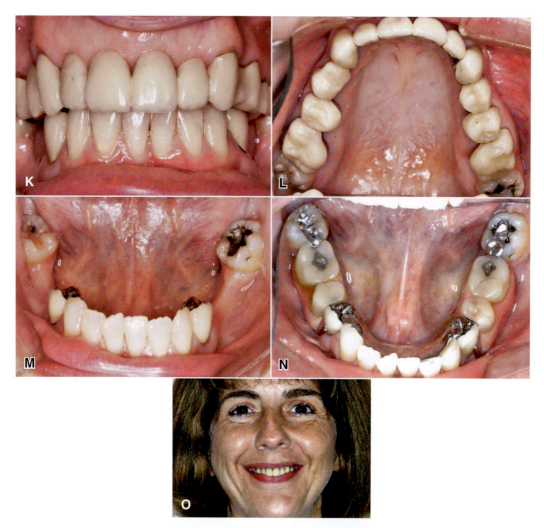

図31-41（つづき）　K〜O：治療から13年後の状態．（提供：Dr. J. A. Holloway）

●症例 7（図31-42） 将来予想される問題への対応

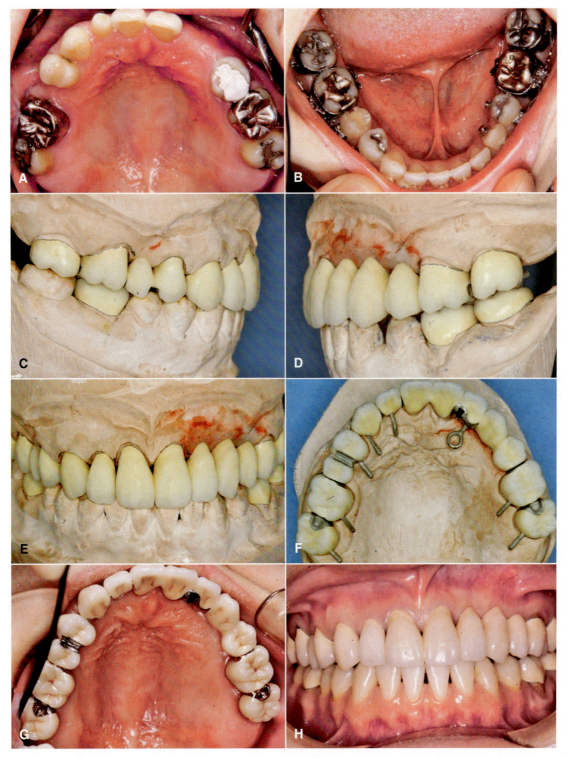

図31-42 治療前の上顎（A）および下顎（B）．ビスケットベークの頰側面観（C・D）および唇側面観（E）．試適前（F）および試適時（G）の咬合面観．将来的に装着が見込まれる部分床義歯の種々のデザインを考慮して，咬合面レストが付与されている．鳩尾形の歯冠内レストを左側側切歯に設置した．レスト内はコンポジットレジンで充填されており，必要に応じて容易に除去できる．H：治療終了時．

症例 8（図 31-43） 固定性および可撤性補綴物による包括的なリハビリテーションの長期症例

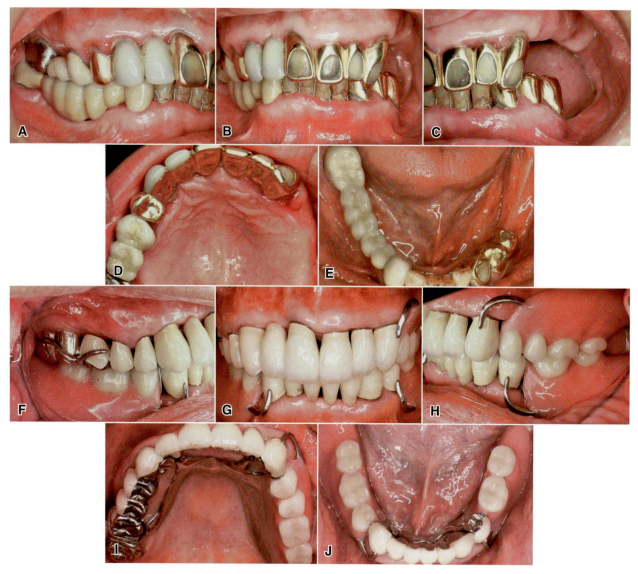

図 31-43　患者は，複数の不良修復物と重度の機能障害を有していた．A～E：治療前．F～J：治療後．可能な箇所はIバーを使用し，クラスプを目立たないようにした．また，咬合面には金属を多用している．歯冠歯根比に問題のある歯に対して補綴物を設計する場合には，厳密な咬合調整とアンテリアガイダンスの確立が重要である．（つづく）

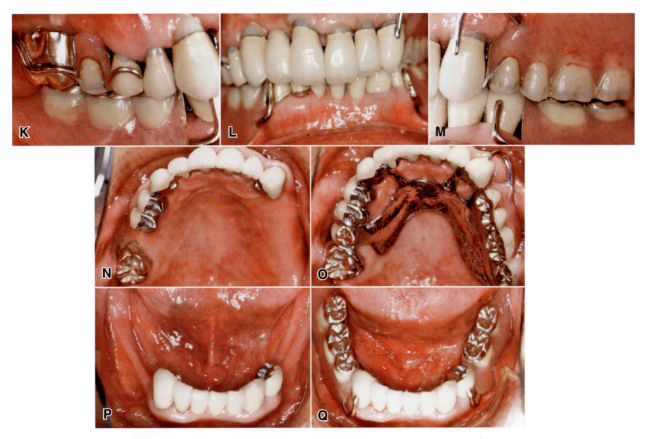

図31-43（つづき） K～Q：17年後．上顎の犬歯が喪失したので，支台装置にコンポジットレジンを追加してポンティックに変更している．時間の経過に伴い歯内療法が必要になった．（つづく）

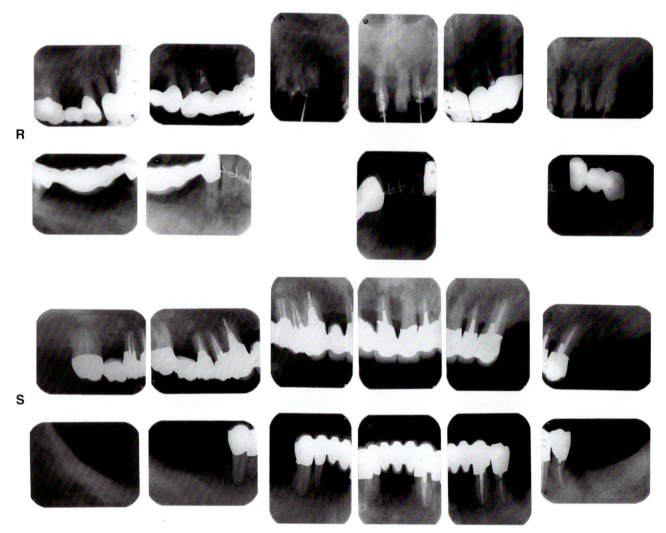

図31-43（つづき）　R：治療前のX線写真．S：治療後のX線写真．（つづく）

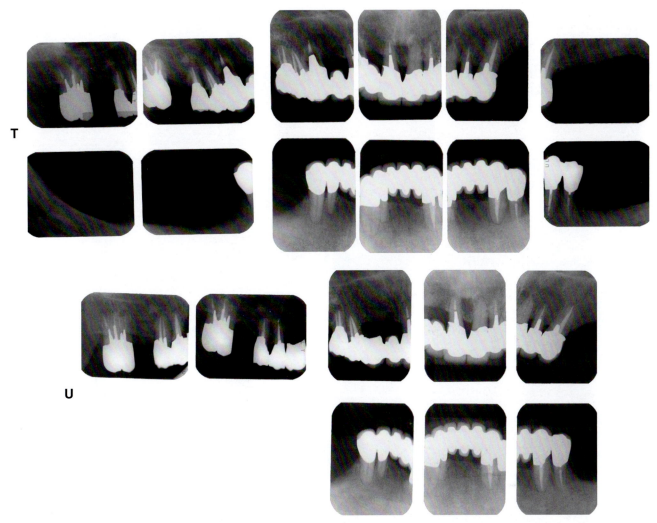

図31-43（つづき） T：8年後のX線写真．U：17年後のX線写真．喪失した 6| を補綴するために 754| を支台歯としてブリッジを作製した．最小限のテーパーで歯冠形成を行い，鋳造体は良好な維持力を示した．10年後，7| が脱離した（義歯によってさらに荷重されたことによると思われる）ので，7| とポンティックを除去し，歯内療法を行い，新たにクラウンを作製し，6| のポンティックは新しい義歯に組み込んだ．3| は内部吸収と齲蝕のために喪失した．最初，歯は変色を示したが病変は活動的でなく，保存を図ったが8年後に失った．治療を開始する前から 3| の予後については重要なリスク要因として検討されていた．この症例は，鋳造体の適合と咬合の原則に注意を払えば，予後に疑問のある歯であっても維持することが可能であることを示唆している．

症例9（図31-44）固定性補綴物による包括的なリハビリテーションの長期症例（症例7；図31-42）

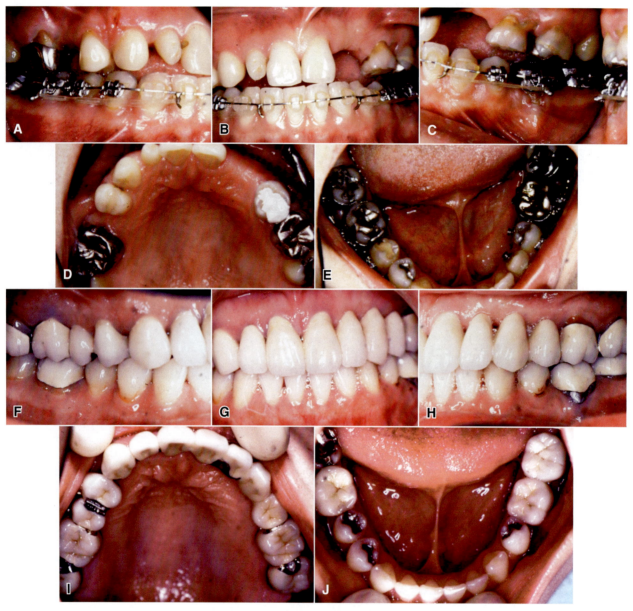

図31-44　A～E：治療前．F～J：治療後．（つづく）

31章 術後管理

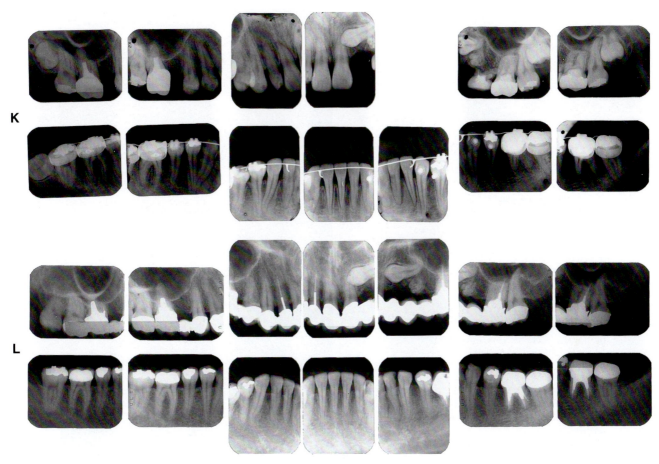

図 31-44（つづき） K：術前 X 線写真．L：12 年後の X 線写真．固定性補綴物が注意深く設計され，患者が協力的で，プラークコントロールが良好に維持されているなら，固定性補綴物は長期的な使用に耐えることができる．現在，この補綴物は 16 年以上もの間，優れた審美性と機能を提供し続けている．埋伏犬歯に対しては治療を行わず，経過観察としている．最初この患者は左右の第一大臼歯のみにポステリアガイダンスがあった．固定性補綴治療の前に，左側に歯肉移植を行った．14 年後すべての歯が視診・触診で目立った動揺もなく安定し，アンテリアガイダンスを構成する歯面に咬合小面はみられない．骨レベルに大きな変化がないだけでなく，骨密度のわずかな増加が X 線写真上で明らかに認められる．厳密な咬合調整，特にアンテリアガイダンスを構成する歯に細心の注意を払うことによって，この治療の長期的成功がもたらされた．術後 14 年の X 線写真でも，咬合性外傷の徴候はみられない．また，歯内療法を行った 3 本の大臼歯には，非常に大きなアクセスキャビティが形成されている．このような歯は予後に不安があり破折しやすいが，現時点まで破折は起きていない．この症例も，厳密で最適な荷重の配分が初期治療時および定期的な術後管理中において重要であることを示唆している．リコールの間隔は 6 か月に設定されている．

症例 10（図 31-45） 歯周組織に重篤な問題のある歯列の包括的なリハビリテーション

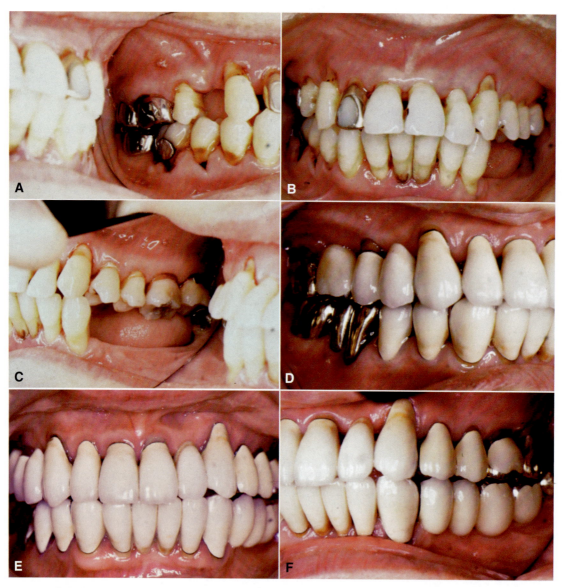

図 31-45　A〜C：治療前．D〜F：治療後 14 年．歯周組織に重篤な問題のある歯列の広範囲の治療計画について最初に話し合うときには，さまざまなリスクと失敗の可能性があることを当事者全員が十分に理解しなければならない．この非常に複雑なリハビリテーションは現在もよく機能している．細部にわたる設計と頻繁なリコールに加え，十分なホームケアが行われていることにより，この患者は 14 年後も良好な機能を享受している．術後管理中，患者はポケット診査と動機づけのために 1 か月後および 3 か月ごとのリコールに来院した．14 年が経過した時点で，5|は付着歯肉がなく骨支持もわずかであるが，ポケットは形成されていない．当初この歯は最初に喪失するだろうと思われた．8|の喪失と同時に，部分床義歯かインプラント支持のブリッジが必要になると思われたので，それに備えて咬合面レスト，アンダーカット，ガイドプレーンをあらかじめ補綴物に組み込んでおいた．14 年経過してなお，補綴物は問題なく機能し続けている．アンテリアガイダンスを構成する歯面はいくらか咬耗し始めている．リコール時において滑走運動時に臼歯の接触があれば，継続的な咬合調整の一環として接触部位を必ず調整した．厳密な荷重配分の管理が，この非常に複雑なリハビリテーションの長期的成功をもたらした．（つづく）

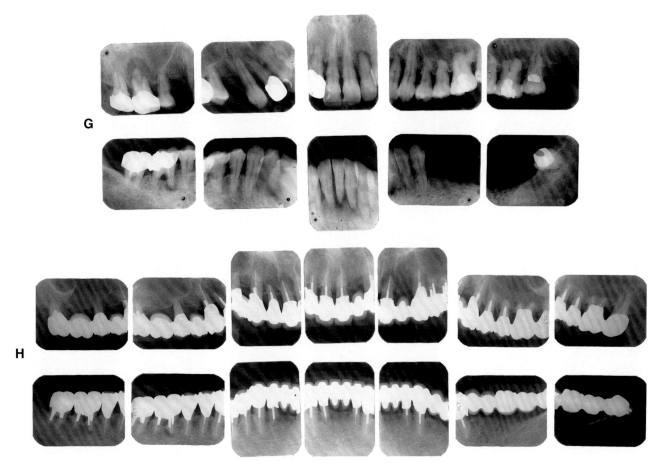

図31-45（つづき）　G：術前X線写真．H：14年後のX線写真．この患者は当初，上下顎総義歯の作製のため紹介されて来院した．補綴治療前に歯周治療を行った．上下顎にWidman改良フラップ手術などが行われた．|6 に歯根切除を行い，6| はヘミセクションし，2本の小臼歯として修復した．大きく傾斜した |8 を単独支台歯として非常に長いスパンのブリッジを支持することは，この治療の長期的成功に対する危険性をはらんでおり，将来それが喪失した場合を考慮して補綴物を設計した．その他のリスクとして，8| の歯根が小さく，しかも癒合しているという問題があった．この歯は，癒合した歯根の溝に沿って骨吸収が進行し，14年後に喪失した．

症例 11（図 31-46） ブリッジの長期症例

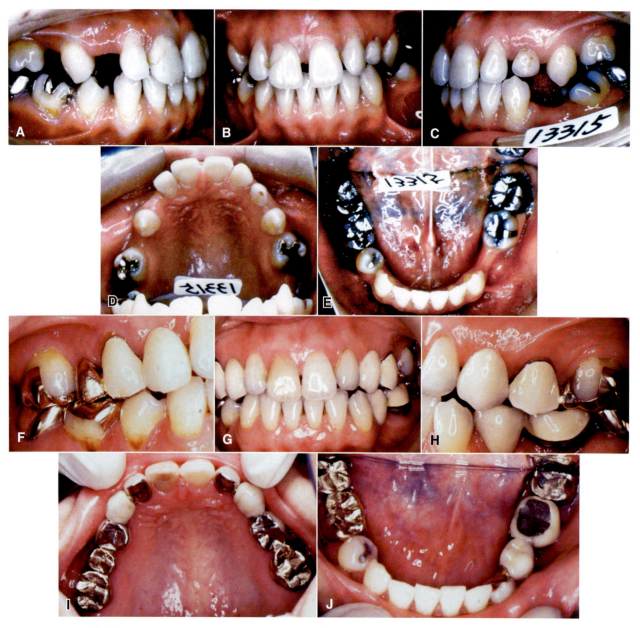

図 31-46　A～E：治療前．F～J：治療後 18 年．3 つの単純なブリッジは，一般的な修復物と陶材焼付鋳造修復物を後鑞付けで連結したものだが，装着後 18 年間，機能し続けている．その間，咬合の不調和を修正するためにいくつかの修復物の形態を修正し，また，クラウンを穿孔して |6 の歯内療法を行った（アクセスキャビティはアマルガムで修復した）．この患者の 5| と |4 は先天的に欠如していた．上顎犬歯は支台歯として使用するために小臼歯の位置にそのまま残し，臼歯離開咬合のガイドは犬歯形態のポンティックに設定した．これは力の配分の観点からみて理想的とはいえないが，犬歯の歯根はこれまでよく荷重に耐えている．歯冠歯根比が修復物の長期的予後に悪影響を及ぼすと考えられる歯のリスク要因については，最初に患者と話し合った．補綴治療が行われたのはこれらの写真が撮影されるより 25 年以上前のことだったが，当時オッセオインテグレーションは現在のように信頼度の高い治療法ではなかった．患者は義歯を拒否し，ブリッジを選択した．小さな側切歯にはピンレッジの支台装置を使用した．これは長期にわたって，審美的効果だけでなく歯周組織の健康維持に寄与した．同様に，下顎左側犬歯にも陶材焼付鋳造冠よりはるかに保存的なピンレッジを使用した．もし陶材焼付鋳造冠が支台装置として使用されていたなら，これまでにさらなる治療が必要になったかもしれないし，最終的には側切歯が喪失していた可能性もある．|7 および，|6 6| は歯内療法後，鋳造ポストコアで修復した．また，|1 は長期にわたり良好な状態を保っている．保存的に形成したアクセスキャビティが修復され，また歯列内の好ましい位置にあったので，適切な荷重配分が得られた．この患者に対するリコールは，術後管理の期間を通じて 6 か月ごとであった．（つづく）

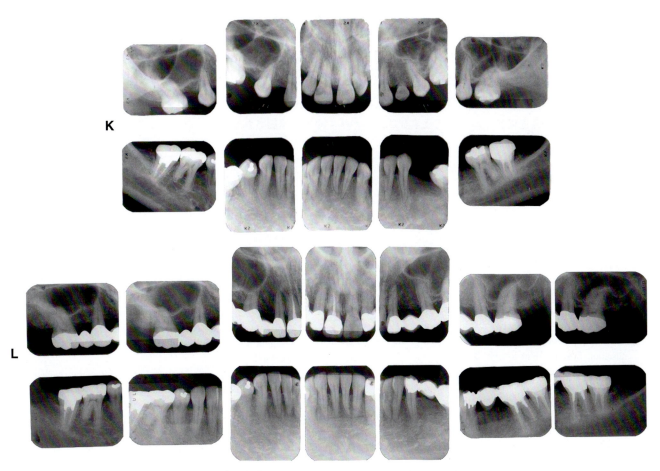

図31-46（つづき）　K：術前のX線写真．L：18年後のX線写真．

6. まとめ

　系統的かつ効率的な術後管理は固定性補綴治療を長期にわたり成功させるための重要な役割を担っている．いかにすばらしく設計・作製・装着された補綴物であっても，合着後に管理を怠れば，それは結局失敗に終わるであろう．修復歯は健全歯に比べてより徹底したプラークの除去とメインテナンスが必要になる．同様に，ブリッジの場合はなおさら特別の管理と注意が必要である．

　補綴物装着後によくみられる問題としては，齲蝕，歯周病，歯髄疾患，支台装置の緩み，陶材の破折，歯根破折などが挙げられる[52,53]．可能であれば，歯科医師は長期的な予後と将来の治療の必要性を予測し，これに対応した治療計画を立てる必要がある．ときには将来の再治療を予想し，それが容易に行えるようなブリッジの設計とすることもある．しかしながら，どれほど経験豊かな有能な歯科医師であっても，すべての偶発症や併発症を予測することは不可能である．固定性補綴物による治療には限界のあることを，治療の開始時にあらかじめ患者に理解してもらっておくことが重要である．

Study Questions

1. 補綴治療が完了した患者の術後評価に必ず含めるべき項目は何か？ いつ，どれほどの頻度で患者を再診査するべきか？ この頻度に影響を与える因子を挙げよ．
2. セメント合着後，早期に起こる典型的な問題は何か？ それらはどのようにすれば避けられるか？ それらが確認された場合どのように解決するか？
3. 進行した根面齲蝕に対する適切な対処法は何か？
4. 支台装置の緩みを確認するにはどうすればよいか？ それが確認されたとき，ブリッジを撤去する方法を述べよ．
5. 将来予想される問題を考慮した治療計画を3例挙げよ．

● 引用文献

1. Tolboe H, et al: Influence of oral hygiene on the mucosal conditions beneath bridge pontics. Scand J Dent Res 95: 475, 1987.
2. Tolboe H, et al: Influence of pontic material on alveolar mucosal conditions. Scand J Dent Res 96: 442, 1988.
3. Ericson G, et al: Cross-sectional study of patients fitted with fixed partial dentures with special reference to the caries situation. Scand J Dent Res 98: 8, 1990.
4. Akerboom HB, et al: Radiopacity of posterior composite resins, composite resin luting cements, and glass ionomer lining cements. J Prosthet Dent 70: 351, 1993.
5. Matsumura H, et al: Radiopacity of dental cements. Am J Dent 6: 43, 1993.
6. el-Mowafy OM, Benmergui C: Radiopacity of resin-based inlay luting cements. Oper Dent 19: 11, 1994.
7. Gibson G: Identifying and treating xerostomia in restorative patients. J Esthet Dent 10: 253, 1998.
8. Keene JJ Jr, et al: Antidepressant use in psychiatry and medicine: importance in dental practice. J Am Dent Assoc 134: 71, 2003.
9. Jenson L, et al: Clinical protocols for caries management by risk assessment. CDA J 35: 714, 2007.
10. Walton JN, et al: A survey of crown and fixed partial denture failures: length of service and reasons for replacement. J Prosthet Dent 56: 416, 1986.
11. Libby G, et al: Longevity of fixed partial dentures. J Prosthet Dent 78: 127, 1997.
12. Sundh B, Odman P: A study of fixed prosthodontics performed at a university clinic 18 years after insertion. Int J Prosthodont 10: 513, 1997.
13. Priest GF: Failure rates of restorations for single-tooth replacement. Int J Prosthodont 9: 38, 1996.
14. Bauer JG, et al: The reliability of diagnosing root caries using oral examinations. J Dent Educ 52: 622, 1988.
15. Silverstone LM: Remineralization phenomena. Caries Res 11 (Suppl 1): 59, 1977.
16. Gordon SR: Older adults: demographics and need for quality care. J Prosthet Dent 61: 737, 1989.
17. Hellyer PH, et al: Root caries in older people attending a general dental practice in East Sussex. Br Dent J 169: 201, 1990.
18. Guivante-Nabet C, et al: Active and inactive caries lesions in a selected elderly institutionalised French population. Int Dent J 48: 111, 1998.
19. Gustafsson BE, et al: The Vipeholm Dental Caries Study: the effect of different levels of carbohydrate intake on caries activity in 436 individuals observed for 5 years. Acta Odontol Scand 11: 232, 1954.
20. Fure S: Five-year incidence of caries, salivary and microbial conditions in 60-, 70- and 80-year-old Swedish individuals. Caries Res 32: 166, 1998.
21. Winn DM, et al: Coronal and root caries in the dentition of adults in the United States, 1988-1991. J Dent Res 75 (Spec. No.): 642, 1996.
22. Reiker J, et al: A cross-sectional study into the prevalence of root caries in periodontal maintenance patients. J Clin Periodont 26: 26, 1999.
23. Younger H, et al: Relationship among stimulated whole, glandular salivary flow rates, and root caries prevalence in an elderly population: a preliminary study. Spec Care Dentist 18: 156, 1998.
24. Powell LV, et al: Factors associated with caries incidence in an elderly population. Community Dent Oral Epidemiol 26: 170, 1998.
25. Sorensen JA: A rationale for comparison of plaque-retaining properties of crown systems. J Prosthet Dent 62: 264, 1989.
26. Alexander AG: Periodontal aspects of conservative dentistry. Br Dent J 125: 111, 1968.
27. Valderhaug J: Gingival reaction to fixed prostheses. J Dent Res 50: 74, 1971.
28. Reichen-Graden S, Lang NP: Periodontal and pulpal conditions of abutment teeth. Status after four to eight years following the incorporation of fixed reconstructions. Schweiz Monatsschr Zahnmed 99: 1381, 1989.
29. Wagman SS: The role of coronal contour in gingival health. J Prosthet Dent 37: 280, 1977.
30. Mojon P, et al: Relationship between prosthodontic status, caries, and periodontal disease in a geriatric population. Int J Prosthodont 8: 564, 1995.
31. Rantanen T: A control study of crowns and bridges on root canal filled teeth. Suom Hammaslaak Toim 66: 275, 1970.
32. Abou-Rass M: The stressed pulp condition: an endodontic-restorative diagnostic concept. J Prosthet Dent 48: 264, 1982.
33. Saunders WP, Saunders EM: Prevalence of periradicular periodontitis associated with crowned teeth in an adult Scottish subpopulation. Br Dent J 185: 137, 1998.
34. Karlsson S: A clinical evaluation of fixed bridges, 10 years following insertion. J Oral Rehabil 13: 423, 1986.
35. Eckerbom M, et al: Prevalence of apical periodontitis,

crowned teeth and teeth with posts in a Swedish population. Endod Dent Traumatol 7: 214, 1991.
36. Valderhaug J, et al: Assessment of the periapical and clinical status of crowned teeth over 25 years. J Dent 25: 97, 1997.
37. Olin PS: Effect of prolonged ultrasonic instrumentation on the retention of cemented cast crowns. J Prosthet Dent 64: 563, 1990.
38. Oliva RA: Clinical evaluation of a new crown and fixed partial denture remover. J Prosthet Dent 44: 267, 1980.
39. Sheets CG, et al: An in vitro comparison of quantitative percussion diagnostics with a standard technique for determining the presence of cracks in natural teeth. J Prosthet Dent 112: 267, 2014.
40. Parreira FR, et al: Cast prosthesis removal using ultrasonics and a thermoplastic resin adhesive. J Endod 20: 141, 1994.
41. Robbins JW: Intraoral repair of the fractured porcelain restoration. Oper Dent 23: 203, 1998.
42. Chung KH, Hwang YC: Bonding strengths of porcelain repair systems with various surface treatments. J Prosthet Dent 78: 267, 1997.
43. Kupiec KA, et al: Evaluation of porcelain surface treatments and agents for composite-to-porcelain repair. J Prosthet Dent 76: 119, 1996.
44. Pameijer CH, et al: Repairing fractured porcelain: how surface preparation affects shear force resistance. J Am Dent Assoc 127: 203, 1996.
45. Nowlin TP, et al: Evaluation of the bonding of three porcelain repair systems. J Prosthet Dent 46: 516, 1981.
46. Gregory WA, et al: Composite resin repair of porcelain using different bonding materials. Oper Dent 13: 114, 1988.
47. Barreto MT, Bottaro BF: A practical approach to porcelain repair. J Prosthet Dent 48: 349, 1982.
48. Welsh SL, Schwab JT: Repair technique for porcelain-fused-to-metal restorations. J Prosthet Dent 38: 61, 1977.
49. Miller TH, Thayer KE: Intraoral repair of fixed partial dentures. J Prosthet Dent 25: 382, 1971.
50. Cardoso AC, Spinelli Filho P: Clinical and laboratory techniques for repair of fractured porcelain in fixed prostheses: a case report. Quintessence Int 25: 835, 1994.
51. Westerman RD: A new paradigm for the construction and service of fixed prosthodontics. Dent Today 18: 62, 1999.
52. Goodacre CJ, et al: Clinical complications in fixed prosthodontics. J Prosthet Dent 90: 31, 2003.
53. Goodacre CJ, et al: Clinical complications with implants and implant prostheses. J Prosthet Dent 90: 121, 2003.

和文索引

あ

アタッチメント　659
アタッチメントレベル　133
圧排糸　414
圧排用ペースト　418
後鑞（付け）　809, 812, 815
アバットメント　379
アマルガム　161
アマルガムコア　162, 344
アマルガム修復　76
アマルガムボンド　165
アルコン型　40
アルジネート印象材　37
アルミナス陶材　759
アルミニウム冠　479
鞍状型ポンティック　621
アンダーカット　545
アンテの法則　89
アンテリアガイドテーブル　67
アンレー　284
アンレーグラフト　613

い

医科的既往歴　5
維持形態　210
維持歯　235
維持スクリュー　386
維持装置　644
異常機能運動　110
維持腕　650
一次手術　373
1回法インプラント　358
意図的挺出　137
鋳肌粗れ　692
色順応　703
インサイザル陶材　731, 736, 740
印象採得　36, 410, 434, 653
印象用コーピング　380
印象用トレー　37, 427
インデックス　818
インプラント　80, 357
インプラントアナログ　384
インプラント体　378
インプラント補綴　159
インレー　77, 284, 294

インレーワックス　550

う

ウィルソンの彎曲　563
齲蝕　95, 892

え

エッチング　775
エポキシレジン　515
エマージェンスプロファイル　141, 560
エレクトロサージェリー　419
エレクトロニックパントグラフ　66
演色指数　701
円錐型ポンティック　623
延長ブリッジ　83

お

応力-歪み曲線　591
応力腐食　759
オートグレージング　745
オーバーカントゥア　141, 499, 560, 853
オーバーデンチャー　664
オーバーハング　847
オーバーマージン　571
オープンマージン　571, 847
オープン鑞付け　816
オールセラミック　222, 296
オールセラミッククラウン　296
オクルーザルスプリント　119
オクルーザルマトリックス　419
オッセオインテグレーテッドインプラント　357
オパール効果　704
オベイト型ポンティック　147, 614, 623, 631
オペーク陶材　730, 736, 737
温度診　169

か

加圧成形セラミックス　751
カーボンファイバーポスト　337
外側靱帯　101
回転切削器具　202
回転防止機構　368

ガイドグルーブ　237, 250
ガイドプレーン　656
外面用モールド　454
改良オベイト型ポンティック　624
改良完全自浄型ポンティック　621
改良リッジラップ型ポンティック　621, 630
窩縁隅角　297
下顎運動　19, 105
下顎管　367
下顎模型　59
下顎誘導　50
可逆性ハイドロコロイド　423, 439
角化歯肉　169
角化付着歯肉　11
顎関節　8, 101
顎関節症　7, 118
顎関節靱帯　101
顎矯正外科　159
顎堤　611
角度付きアバットメント　379
過酸化ベンゾイル　464
下歯槽神経　367
ガス-空気トーチ　815, 821
ガス-酸素トーチ　822
カスタムアンテリアガイドテーブル　67, 504, 573
カスタムシェードガイド　506, 711
カスタムポスト　336, 339
仮着用セメント　484, 869
顎間関係　63
各個トレー　428
カットバック　573, 585, 638, 740
可撤性補綴治療　7
金-白金-パラジウム合金　598
金-パラジウム-銀合金　598
金-パラジウム合金　599
加熱膨張　677
カラーレスクラウン　746
ガルバニック腐食　809
簡易型咬合器　40
簡易型パントグラフ　64
環状型マトリックス　166
桿状体　703
間接-直接法　461, 470
関節円板　101

索引

間接法　467
完全自浄型ポンティック　619
感染予防　499
カンチレバー　83, 792
カントゥア　234, 487, 560, 853
カンファーキノン　464

キー　807
キーウェイ　807
機械加工セラミック　763
機械的条件　210, 451
貴金属合金　597, 599
貴金属合金用ダイレクトボンディングシステム　784
技工作業指示書　502
義歯床　648
既製アタッチメント　659, 660
既製冠　455
既製トレー　427
既製ポスト　327, 337
拮抗腕　651
基底結節レストシート　649, 656
キネマティックフェイスボウ　45, 528
キャラクタリゼーション　743, 857, 866
吸湿カード　413
球状アマルガム　161
吸水膨張　677
凝集破壊　734
矯正治療　6, 96, 175
矯正的挺出　617
極限引張強さ　593
亀裂　758
近遠心的幅径　631
筋筋膜痛　7
筋筋膜疼痛機能障害　118
近心傾斜　85
金属-陶材界面　732
金属-陶材固定性補綴物　391
金属-レジン固定性補綴物　388, 391

クラウン　78
グラスアイオノマーセメント　871, 877
グラスアイオノマーセメントコア　167
クラスプ　650

グラスファイバー　490
グラスファイバーポスト　337
クリアランス　236
クリープ　593
クリッキング　9
グループファンクション　113
グレージング　745, 758, 857
クレンチング　112
クロスマウント法　97, 647

傾斜ショルダーマージン　207, 300
傾斜埋入　393
ゲイツグリデンドリル　326
経頭蓋撮影　19
茎突下顎靭帯　101
外科的歯冠長延長術　173
外科的歯槽堤増大術　93
外科的補綴前処置　96
外科用ステント　361, 371
結合組織移植　171
ケルビン　701
限界運動　106
研磨　829

コア　160, 344
光学印象　443, 535
硬化膨張　675
高貴金属合金　598
口腔清掃補助用具　890
抗痙攣薬　5
咬合　101, 504
咬合器　39
咬合器装着　59, 527
咬合機能障害　894
咬合再構築　533
咬合採得　63, 654
咬合紙　833, 848
咬合支持　792
咬合床　59
咬合診査　15
咬合接触　561, 834, 847
咬合調整　97, 178, 834
咬合治療　118
咬合分析　6
咬合面インデックス　818
咬合面削除　237
咬合面削除量計測器具　240
咬合面レストシート　649, 656

口臭　5
合着材　215, 869
合着材のX線不透過性　891
高銅アマルガム　161
咬頭嵌合位　60
降伏強さ　592
後方決定要素　107
後方調節機構　62
コーンビームCT　19, 158
鼓形空隙　560, 854
骨吸収　406
骨内インプラント　357
固定性暫間修復物　449
固定性補綴治療　2
固定性補綴物　79
固定性連結部　803, 806
コバルト-クロム合金　602
4/5冠　265
根管処置歯　313
根管の形成　317
根尖病変　897
コンダイラー型　40
コンディショニングユニット　439
コンデンス　161, 730
コントラベベル　268
コンビネーションブリッジ　789
コンポジットセラミックポスト　337
コンポジットレジン　162
コンポジットレジンコア　168
根面齲蝕　894

さ

サービカル陶材　740
最大開口量　9
最大側方運動量　9
最大咬頭嵌合位　60, 113, 530
彩度　698, 865
サイドシフト　105
作業模型　512
錯視　705
削除量　236
サベイヤー　644
サベイライン　650, 654
酸化亜鉛ユージノールセメント　484, 873
酸化処理　727, 733
酸化膜　727
暫間アバットメント　378
暫間アンレー　474
暫間インレー　474

索引

暫間クラウン　477
暫間修復　93
暫間修復物　346, 390, 449, 842
暫間修復用材料　462
暫間全部被覆冠　474
暫間被覆冠　474
暫間部分被覆冠　474
暫間ブリッジ　452, 467, 470, 614
暫間ポストコア　482
酸蝕　5
サンドブラスト　733, 783, 850, 878

し

シェード　865
シェードガイド　505
シェード選択　505
シェード分布チャート　506, 711
シェードマッチング　700
視覚的シェードマッチング　700
歯牙診査票　15
自家製アタッチメント　663
歯科的既往歴　6
歯科用石膏　513
歯科用セメント　869
歯科用陶材　728
歯冠延長術　146
歯冠外アタッチメント　659
歯冠形成　499
歯冠側移動有茎弁移植　171
歯冠長延長術　171
歯冠内アタッチメント　660
歯間乳頭　146, 174
歯冠部歯質の形成　318, 336
色彩計　713
色相　697
軸壁　836
軸面形態　196, 652
軸面削除　240
歯型　522
歯型固着式模型　517
歯根型インプラント　358
歯根破折　317, 898
歯質削除不足　499
歯周炎　131
歯周診査票　12
歯周治療　6, 96
歯周治療用固定装置　794
歯周病　129, 894
歯周プローブ　12
矢状面　105

歯髄診断　19, 168
歯髄損傷　191
歯槽骨整形　158
支台歯　84
支台築造　160, 775
失透　730
試適評価　842
歯内療法　6, 85, 96, 168
歯肉　11
歯肉圧排　413
歯肉炎　129
歯肉縁下マージン　199
歯肉縁上マージン　197
歯肉溝　129
歯肉増殖　5
歯肉バイオタイプ　143
歯肉弁側方移動術　170
シムストック　18, 843
シャンファーマージン　204, 237, 256, 300
終末蝶番軸　105
収斂剤　414
縮重合型シリコーンラバー　425
主訴　2
術後管理　97, 890
上顎洞　366
上顎模型　59
条件等色　704, 863
消毒　38, 441
上皮下結合組織　171
小連結子　650
ショルダーマージン　206, 258, 297
シラン処理　775
ジルコニア　767, 781, 857
ジルコニア-陶材固定性補綴物　391
ジルコニア強化型ケイ酸リチウム　767
ジルコニアクラウン　236
ジルコニアコア　348
ジルコニアポスト　337
ジルコニアポストコア　343
真空練和　524, 682
靱性　593
診断用咬合調整　178
診断用歯冠形成　227, 646
診断用模型　361
診断用ワックスアップ　228, 361, 504, 611, 646
心電図　8
審美的条件　221, 452

す

錐状体　703
水平性骨吸収　90
水平面　105
スーパーボンド　782
スキャナー　535
スキャニング　444
スクリーニング質問票　2
スクリュー維持型インプラントクラウン　397
スクリュー型インプラント　359
スケーリング・ルートプレーニング　132
スタッドアタッチメント　664
スタンダードアバットメント　380
ステイン　743
ステインキット　863
ステレオグラム　66
スピーの彎曲　563
スプルー　671, 674, 831
スペクトル反射率　704
3Dプリンター　544, 576, 590
スリップキャスト法　759
スロット　163
寸法変化　593

せ

生物学的条件　449
生物学的幅径　138, 142
切縁オフセット　277
切縁レスト　650
石膏　513
石膏系埋没材　675, 681
接合上皮　129
石膏注入法　522
舌骨上筋群　102
切歯指導板　67
接触角　525, 732
切端側鼓形空隙　719
接着性レジン　300, 321, 775, 783, 797, 874, 878, 881
接着破壊　734
接着ブリッジ　782
セファログラム　361
セミプレシジョンアタッチメント　663
セメント維持型インプラントクラウン　397
セメント仮着　484

索引

セメントスペース 545
セラミック-ガラス IPCs 768
セラミック-ポリマー IPC 769
セラミックアンレー 301
セラミックインレー 300
セラミックベニア・インレー 881
セルフエッチング 878
繊維強化コンポジットレジンポンティック 629
線角 856
前後的歯列彎曲 563
前歯プログラミング装置 52
前処置 155
選択削合 178
全調節性咬合器 42
前頭面 106
セントリックストップ 297, 582
全部床義歯 81
全部鋳造冠 234
全部陶材冠 296
全部陶材修復物 79, 296, 756
全部陶材ブリッジ 770, 774
前方運動 17
前方基準点 47
前方決定要素 108

早期接触 15
象牙質シェードガイド 709
即時荷重 395
側方移動有茎弁移植 170
側方運動 18
側方歯列彎曲 563
組織面用モールド 454, 458
咀嚼運動 109
咀嚼筋群 102
咀嚼障害 3

ターミナルヒンジアキシス 105
ダイ-ロック法 518
耐蝕性 597, 809
耐変色性 809
ダウエルピン 516, 523
唾液分泌抑制薬 413
ダブルコードテクニック 415
弾性印象材 434
弾性歯型材 515
弾性率 591
単独欠損歯 82

単独歯修復 389

チェックバイト 63
知覚過敏症 872
チゼルエッジマージン 201
チタン 811
チタン合金 602
中心位 48, 105
中心位記録 48, 527
鋳巣 694
鋳造 686
鋳造機 686
鋳造金属 76
鋳造欠陥 690
鋳造コア 344
鋳造不完全 694
鋳造用合金 679
鋳造連結部 806
蝶下顎靱帯 101
超硬石膏 514
蝶番咬合器 62
治療計画 75

抵抗形態 215
抵抗領域 216
テーパー 211, 236
テーパー付きアバットメント 380
テーパーポスト 319
適合検査材 831, 845
適合精度 302
デジタルX線写真 19
デジタル印象 443, 535
デジタル暫間修復物 475
テレスコープクラウン 404
電解エッチング法 781
電気歯髄診断器 895
電気診 169
デンタルX線写真 19

陶材 728
陶材-金属境界部 582
陶材焼付金属冠 769
陶材焼付鋳造冠 78, 222, 248, 580, 723
陶材焼付鋳造ポンティック 628, 636
陶材焼付用合金 590
トーチ 815

突起 691
トラフィング 586
トリミング 527

ナイトガード 894
軟組織増大術 612
軟組織用レーザー 422

2回法インプラント 358
二ケイ酸リチウム 762, 767, 857
二次齲蝕 159
二次手術 375
ニッケル 602
ニッケル-クロム合金 601
2面形成 237, 250

ヌープ硬さ 592

ネガティブスペース 9, 854
ネジ状ポスト 319
熱可塑性シート 455
熱収縮係数 597
熱膨張係数 597, 733

の

伸び百分率 593
ノンセグメントタイプ 379

は

バーアタッチメント 668
バーチャル咬合器 70, 539
バーチャル模型 537, 544
バーニッシュ 837
バイタルサイン 8
ハイドロコロイド 423
ハイブリッド型補綴物 389
配列 17
パウチ・トンネル法 172
パウチ法 612
7/8冠 270
白色光 701
バッカルコリダー 716
抜歯 82
抜歯窩 613
パッシブフィット 404
バットジョイント 304, 587

933

索引

パナビア 782
パノラマX線写真 19
パラジウム-ガリウム合金 600
パラジウム-銀合金 599
パラジウム-銅-ガリウム合金 600
パラレルポスト 319
バリ 693
半精密性アタッチメント 403
半調節性咬合器 40
パントグラフ 42, 65

ヒートプレス 762
ヒーリングキャップ 379
ヒーリングスクリュー 378
光造形法 590
非貴金属合金 597, 601
引け巣 694
非固定性連結部 805
ビスケットベーク 742
非調節性小型咬合器 40
ビッカース硬さ 592
引張強さ 593
ビニルポリエーテルシリコーンラバー 427
比例限界 591
ピンデックス法 516, 528
ピンホール 277, 283
ピンレッジ 278, 293

ファイバー強化型固定性修復物 489
ファイバー強化型暫間修復物 452
ファイバー強化型レジン 79, 489
ファイバーコンポジットポスト 337
ファンクショナルカスプベベル 236
フィラー 465
フェイスボウ 44
フェイスボウトランスファー 48
フェザーエッジマージン 201
フェルール 318
付加型シリコーンラバー 426
副歯型 517
副歯型式模型 517, 525
不動態化 597
部分矯正 175
部分欠損症例の分類体系 24
部分床義歯 80, 93, 644
部分被覆冠 225, 263, 291
ブラキシズム 111
フラックス 810
ブラックトライアングル 611
ブリッジ 79
フルーティング 234
フルジルコニア 757, 767
ブレード型インプラント 358
フレームワーク 581, 628
プレシジョンアタッチメント 660
フレミタス 18
ブローネマルクシステム 359
ブローパイプ 686, 815
ブロックアウト 545
分割復位式模型 515

平均値型蝶番軸フェイスボウ 47
閉口印象法 440, 533
ペイント-オン-ステインキット 487
ベネット運動 105
ヘビーシャンファーマージン 300, 305
ベベルドショルダーマージン 207, 258
ベベルドマージン 204
ベリリウム 601
偏心位 63
片側性平衡咬合 113
変法4/5冠 272

膨張曲線 551
ポーセレン前装部 900
ポーセレンファーネス 738
ポーセレンマージン 746
ポーセレンラミネートベニア 306
ボーンサウンディング 138, 364
保隙装置 86
補助照明 703
ポスト 320
ポストコア形成 317
ポストシステム 327
ポストの作製 337
ポストの除去 350
ポッセルトの図形 107
ホットプレス法 296
ボディ陶材 731, 736, 740
補綴物維持スクリュー 386
ポリエーテルラバー 426
ポリエチレンファイバー 489
ポリカーボネート冠 477
ポリカルボキシレートセメント 870, 877
ポリサルファイドラバー 424
ポンティック 610
ポンティック基底面 618
ボンディング 300

マージン 197, 501, 549
マージンデザイン 201
マイクロウェーブ鑞付け 817
埋没 682
埋没材 675
前鑞（付け） 809, 812, 815
マトリックス 161, 165
マンセル表色系 697

み

密度 597
ミューチュアリープロテクテッドオクルージョン 114
ミリング 576, 657, 765

む

無歯顎症例 390

め

明所視 703
明度 698, 866
メタケイ酸リチウム 767
メタマー 704
メタメリズム 863
メタルコア 162
メタルコーピング 505, 580, 628
メタルセラミッククラウン 78, 248, 723
メタル調製 724
メタルポンティック 641
面粗れ 691

モーションアナログ 65
モールド 453
モデリングコンパウンド 38
モノマー 465

ゆ

有孔性鋳造支台装置 780
遊離エナメル質 163
遊離基重合 464

遊離自家歯肉移植　171
ユニバーサルプレコーション　5

予荷重　400
予後　21
3/4冠　274

ラジオサージェリー　422
ラミネートベニア　306, 477

り

リッジラップ型ポンティック　621
リマウント　850
リューサイト　728, 762
両側性平衡咬合　113
リングファーネス　683
リングライナー　673
リングレス埋没法　674
リン酸亜鉛セメント　870, 874

リン酸塩系埋没材　677, 682
臨床的アタッチメントレベル　12
隣接軸面削除　242
隣接面　557
隣接面グルーブ　268, 281
隣接面スライス　281
隣接面接触　586, 833, 843

レーザー焼結　603
レーザー焼結積層成形装置　603
レーザースキャナー　535
レーザー溶接　817
レジンインデックス　820
レジン含浸グラスファイバー　629
レジン接着性全部陶材ブリッジ　782
レジン接着性ブリッジ　779
レジン前装ポンティック　629
レジン添加型グラスアイオノマーセメント　161, 873, 877
レストシート　648, 652, 793

レッジ　282, 847
連結部　587, 803, 833, 899

鑞　809
鑞付け間隙　807
鑞付け用アンチフラックス　811
鑞付け用インデックス　819
鑞付け用フラックス　810
鑞付け用埋没材　811
鑞付け連結部　807
ロストワックス法　544, 671
ロングシャンファーマージン　308
ロングセントリック　114

ワキシングスリーブ　385
ワックスアップ　551, 572, 637
ワックスコーンテクニック　560
ワックスパターン　544
ワンピースインプラント　359

欧文索引

Aluwax　52

Benham円盤　704
Boleyゲージ　560
BOP　132, 133

CAD/CAM　347, 475, 590, 763
CAD/CAMアバットメント　404
CEJ　146
Centri-Checkマーキングシステム　62
CIELAB表色系　698
CT　21, 361

DOインレー　286
DVA模型法　518

E

external surface form：ESF　454

M

MODアンレー　288
MOインレー　286
MRI　21
MTM　175
Mylarストリップ　18, 843

S

SICATファンクション　125

SPT　131

tissue surface form：TSF　454

UCLAアバットメント　380

X線写真　7

Zeiser模型法　518
ZOEセメント　484

935

【監訳者略歴】
藤本 浩平
- 1994 年　東京歯科大学卒業
- 1994～1998 年　藤本歯科医院勤務，藤本研修会助手
- 1998 年　ワシントン大学歯周病科大学院入学
  - ・American Academy of Periodontology 正会員
  - ・Academy of Osseointegration 正会員
- 2001 年　ワシントン大学歯周病科大学院修了
  - ・米国歯周病専門医
  - ・学位　Master of Science in Dentistry（MSD）修得
  - ・ワシントン大学歯周病科助手
  - ・ワシントン大学最優秀臨床教授賞受賞
- 2003 年　藤本歯科医院勤務　歯周外科並びにインプラント外科担当
  - ・California Society of Periodontists（米国，カリフォルニア州歯周病学会）
  - ・インプラント研究部門 "Research in Implantology" 部門　Scholarship 受賞
- 2004 年　日本臨床歯周病学会正会員
- 2005 年　アメリカ歯周病学会認定医取得（Diplomate, American Board of Periodontology）
- 2008 年　日本臨床歯周病学会理事
- 2011 年　日本臨床歯周病学会常任理事
- 2015 年　藤本歯科医院医院長
- 2018 年　藤本研修会代表

クラウンブリッジの臨床　原著第 5 版　　ISBN978-4-263-44527-3

1999 年 3 月 15 日　第 1 版第 1 刷発行 〈2nd Edition〉	日本語版翻訳出版権所有
2002 年 8 月 30 日　第 2 版第 1 刷発行 〈3rd Edition〉	
2010 年 6 月 25 日　第 3 版第 1 刷発行 〈4th Edition〉	原著者　Stephen F. Rosenstiel
2018 年 6 月 25 日　第 4 版第 1 刷発行 〈5th Edition〉	Martin F. Land
	Junhei Fujimoto

監訳者　藤　本　浩　平
発行者　布　川　　　治
　　　　白　石　泰　夫

発行所　エルゼビア・ジャパン株式会社
編集・販売元　医歯薬出版株式会社

〒113-8612　東京都文京区本駒込 1-7-10
TEL.（03）5395-7638（編集）・7630（販売）
FAX.（03）5395-7639（編集）・7633（販売）
https://www.ishiyaku.co.jp/
郵便振替番号　00190-5-13816

乱丁，落丁の際はお取り替えいたします　　　　印刷・製本／大日本印刷
© Elsevier Japan KK, Ishiyaku Publishers, Inc., 2018. Printed in Japan

本書の複製権・翻案権・上映権・譲渡権・貸与権・公衆送信権（送信可能化権を含む）・口述権は，エルゼビア・ジャパン株式会社および医歯薬出版株式会社が保有します．
本書のコピー，スキャン，デジタル化等の無断複製は著作権法上の例外を除き禁じられています．違法ダウンロードはもとより，代行業者等の第三者によるスキャンやデジタル化はたとえ個人や家庭内での利用でも一切認められていません．著作権者の許諾を得ずに無断で複製した場合や違法ダウンロードした場合は，著作権侵害として刑事告発，損害賠償請求などの法的措置をとることがあります．＜発行所：エルゼビア・ジャパン株式会社＞
JCOPY ＜(社)出版者著作権管理機構　委託出版物＞
本書をコピーやスキャン等により複製される場合は，そのつど事前に(社)出版者著作権管理機構（電話 03-3513-6969，FAX 03-3513-6979，e-mail : info@jcopy.or.jp）の許諾を得てください．